国家卫生健康委员会“十四五”规划教材
全国高等中医药教育教材
供护理学、康复治疗学等专业用

正常人体学

護理

第3版

主　编　孙红梅　包怡敏

副主编　刘慧敏　徐　强　高伟芳　黄晓芹　颜贵明

编　委　（按姓氏笔画排序）

王　微（长春中医药大学）
王媛媛（北京中医药大学）
印媛君（浙江中医药大学）
包怡敏（上海中医药大学）
刘爱华（上海中医药大学）
刘慧敏（山东中医药大学）
刘慧慧（辽宁中医药大学）
闫福曼（广州中医药大学）
孙红梅（北京中医药大学）
牟芳芳（上海中医药大学）
严　进（湖北中医药大学）
李海燕（北京中医药大学）
杨恩彬（云南中医药大学）
何　倩（湖南中医药大学）
闵建新（江西中医药大学）
欧阳厚淦（江西中医药大学）
明海霞（甘肃中医药大学）
罗友华（成都中医药大学）
徐　强（黑龙江中医药大学）
徐玉英（河南中医药大学）
高伟芳（河北中医学院）
姬军风（陕西中医药大学）
黄晓芹（成都中医药大学）
彭　岳（广西中医药大学）
蒋　葵（广西中医药大学）
储开博（山西中医药大学）
蔡　青（天津中医药大学）
颜贵明（安徽中医药大学）

秘　书（兼）　王媛媛　刘爱华

人民卫生出版社
·北　京·

图书在版编目（CIP）数据

正常人体学/孙红梅，包怡敏主编. —3版. —北京：人民卫生出版社，2021.11（2025.7重印）
ISBN 978-7-117-31587-6

Ⅰ.①正…　Ⅱ.①孙…②包…　Ⅲ.①人体学-高等学校-教材　Ⅳ.①R32

中国版本图书馆CIP数据核字(2021)第231186号

人卫智网	**www.ipmph.com**	**医学教育、学术、考试、健康，购书智慧智能综合服务平台**
人卫官网	**www.pmph.com**	**人卫官方资讯发布平台**

正常人体学
Zhengchang Rentixue
第3版

主　　编：孙红梅　包怡敏
出版发行：人民卫生出版社(中继线 010-59780011)
地　　址：北京市朝阳区潘家园南里19号
邮　　编：100021
E - mail：pmph @ pmph.com
购书热线：010-59787592　010-59787584　010-65264830
印　　刷：北京顶佳世纪印刷有限公司
经　　销：新华书店
开　　本：850×1168　1/16　**印张：**32
字　　数：839千字
版　　次：2012年7月第1版　2021年11月第3版
印　　次：2025年7月第4次印刷
标准书号：ISBN 978-7-117-31587-6
定　　价：85.00元

数字增值服务编委会

主　编　孙红梅　包怡敏

副主编　刘慧敏　徐　强　高伟芳　黄晓芹　颜贵明

编　委（按姓氏笔画排序）

王　微（长春中医药大学）
王媛媛（北京中医药大学）
印媛君（浙江中医药大学）
包怡敏（上海中医药大学）
刘爱华（上海中医药大学）
刘慧敏（山东中医药大学）
刘慧慧（辽宁中医药大学）
闫福曼（广州中医药大学）
孙红梅（北京中医药大学）
牟芳芳（上海中医药大学）
严　进（湖北中医药大学）
李海燕（北京中医药大学）
杨恩彬（云南中医药大学）
何　倩（湖南中医药大学）
闵建新（江西中医药大学）
欧阳厚淦（江西中医药大学）
明海霞（甘肃中医药大学）
罗友华（成都中医药大学）
徐　强（黑龙江中医药大学）
徐玉英（河南中医药大学）
高伟芳（河北中医学院）
姬军风（陕西中医药大学）
黄晓芹（成都中医药大学）
彭　岳（广西中医药大学）
蒋　葵（广西中医药大学）
储开博（山西中医药大学）
蔡　青（天津中医药大学）
颜贵明（安徽中医药大学）

秘　书（兼）　王媛媛　刘爱华

修 订 说 明

为了更好地贯彻落实《中医药发展战略规划纲要(2016—2030年)》《中共中央国务院关于促进中医药传承创新发展的意见》《教育部 国家卫生健康委 国家中医药管理局关于深化医教协同进一步推动中医药教育改革与高质量发展的实施意见》《关于加快中医药特色发展的若干政策措施》和新时代全国高等学校本科教育工作会议精神,做好第四轮全国高等中医药教育教材建设工作,人民卫生出版社在教育部、国家卫生健康委员会、国家中医药管理局的领导下,在上一轮教材建设的基础上,组织和规划了全国高等中医药教育本科国家卫生健康委员会"十四五"规划教材的编写和修订工作。

为做好新一轮教材的出版工作,人民卫生出版社在教育部高等学校中医学类专业教学指导委员会、中药学类专业教学指导委员会和第三届全国高等中医药教育教材建设指导委员会的大力支持下,先后成立了第四届全国高等中医药教育教材建设指导委员会和相应的教材评审委员会,以指导和组织教材的遴选、评审和修订工作,确保教材编写质量。

根据"十四五"期间高等中医药教育教学改革和高等中医药人才培养目标,在上述工作的基础上,人民卫生出版社规划、确定了第一批中医学、针灸推拿学、中医骨伤科学、中药学、护理学5个专业100种国家卫生健康委员会"十四五"规划教材。教材主编、副主编和编委的遴选按照公开、公平、公正的原则进行。在全国50余所高等院校2 400余位专家和学者申报的基础上,2 000余位申报者经教材建设指导委员会、教材评审委员会审定批准,聘任为主编、副主编、编委。

本套教材的主要特色如下:

1. 立德树人,思政教育 坚持以文化人,以文载道,以德育人,以德为先。将立德树人深化到各学科、各领域,加强学生理想信念教育,厚植爱国主义情怀,把社会主义核心价值观融入教育教学全过程。根据不同专业人才培养特点和专业能力素质要求,科学合理地设计思政教育内容。教材中有机融入中医药文化元素和思想政治教育元素,形成专业课教学与思政理论教育、课程思政与专业思政紧密结合的教材建设格局。

2. 准确定位,联系实际 教材的深度和广度符合各专业教学大纲的要求和特定学制、特定对象、特定层次的培养目标,紧扣教学活动和知识结构。以解决目前各院校教材使用中的突出问题为出发点和落脚点,对人才培养体系、课程体系、教材体系进行充分调研和论证,使之更加符合教改实际、适应中医药人才培养要求和社会需求。

3. 夯实基础,整体优化 以科学严谨的治学态度,对教材体系进行科学设计、整体优化,体现中医药基本理论、基本知识、基本思维、基本技能;教材编写综合考虑学科的分化、交叉,既充分体现不同学科自身特点,又注意各学科之间有机衔接;确保理论体系完善,知识点结合完备,内容精练、完整,概念准确,切合教学实际。

4. 注重衔接,合理区分 严格界定本科教材与职业教育教材、研究生教材、毕业后教育教材的知识范畴,认真总结、详细讨论现阶段中医药本科各课程的知识和理论框架,使其在教材中得以凸显,既要相互联系,又要在编写思路、框架设计、内容取舍等方面有一定的区分度。

5. 体现传承，突出特色 本套教材是培养复合型、创新型中医药人才的重要工具，是中医药文明传承的重要载体。传统的中医药文化是国家软实力的重要体现。因此，教材必须遵循中医药传承发展规律，既要反映原汁原味的中医药知识，培养学生的中医思维，又要使学生中西医学融会贯通，既要传承经典，又要创新发挥，体现新版教材“传承精华、守正创新”的特点。

6. 与时俱进，纸数融合 本套教材新增中医抗疫知识，培养学生的探索精神、创新精神，强化中医药防疫人才培养。同时，教材编写充分体现与时代融合、与现代科技融合、与现代医学融合的特色和理念，将移动互联、网络增值、慕课、翻转课堂等新的教学理念和教学技术、学习方式融入教材建设之中。书中设有随文二维码，通过扫码，学生可对教材的数字增值服务内容进行自主学习。

7. 创新形式，提高效用 教材在形式上仍将传承上版模块化编写的设计思路，图文并茂、版式精美；内容方面注重提高效用，同时应用问题导入、案例教学、探究教学等教材编写理念，以提高学生的学习兴趣和学习效果。

8. 突出实用，注重技能 增设技能教材、实验实训内容及相关栏目，适当增加实践教学学时数，增强学生综合运用所学知识的能力和动手能力，体现医学生早临床、多临床、反复临床的特点，使学生好学、临床好用、教师好教。

9. 立足精品，树立标准 始终坚持具有中国特色的教材建设机制和模式，编委会精心编写，出版社精心审校，全程全员坚持质量控制体系，把打造精品教材作为崇高的历史使命，严把各个环节质量关，力保教材的精品属性，使精品和金课互相促进，通过教材建设推动和深化高等中医药教育教学改革，力争打造国内外高等中医药教育标准化教材。

10. 三点兼顾，有机结合 以基本知识点作为主体内容，适度增加新进展、新技术、新方法，并与相关部门制订的职业技能鉴定规范和国家执业医师（药师）资格考试有效衔接，使知识点、创新点、执业点三点结合；紧密联系临床和科研实际情况，避免理论与实践脱节、教学与临床脱节。

本轮教材的修订编写，教育部、国家卫生健康委员会、国家中医药管理局有关领导和教育部高等学校中医学类专业教学指导委员会、中药学类专业教学指导委员会等相关专家给予了大力支持和指导，得到了全国各医药卫生院校和部分医院、科研机构领导、专家和教师的积极支持和参与，在此，对有关单位和个人表示衷心的感谢！希望各院校在教学使用中，以及在探索课程体系、课程标准和教材建设与改革的进程中，及时提出宝贵意见或建议，以便不断修订和完善，为下一轮教材的修订工作奠定坚实的基础。

人民卫生出版社

2021 年 3 月

前　言

《正常人体学》(第 3 版)是在新一届全国高等中医药教育教材建设指导委员会、全国高等中医药教育护理学专业教材评审委员会的指导下,根据中医药院校护理学专业新的培养目标,在第 2 版教材的基础上,精心修订而成,供护理学、康复治疗学等相关专业使用。

本版教材将人体解剖学、组织学及生理学三门医学基础课程进行了有机整合,分为上、下两篇。上篇内容为形态学,将以器官系统为中心的大体结构和微细结构相关知识有机整合;下篇内容以机体的机能活动规律为主,并将生理学中与形态结构相关的内容适当缩减。整部教材注重大体结构和微细结构的融合,形态和功能的结合,既避免了重复,又保持了知识的连贯性,图文并茂,能够更好地满足护理学及其他医学相关专业人才培养的需要。

本次编写对第 2 版教材进行了进一步修改、完善。一是对上、下篇内容进行了增减或调整,使其内容更加详略得当。如:在第四章"运动系统"中增加了"体表标志"一节;删除了过时以及与专业培养不匹配的内容;将下篇的名称"机能学"改为更规范的"生理学";并将第 2 版教材中"神经系统的功能"一章中的感觉部分单独设为"感觉器官的功能"一章,以更适应目前的教学需要;等等。二是对本教材的图片进行了修改或重制,使其更加准确、精美。三是在编写形式方面进行了精心设计。除每章前有学习目标、章后有复习思考题外,还设有与临床等联系密切的"知识链接"和"知识拓展"模块,以激发学生的学习兴趣与求知欲;并且,在专业知识相关版块之外,增加了"思政元素"版块。四是配套了丰富的数字化资源。除 PPT 课件、模拟试卷及书后复习思考题的参考答案外,另配有近 500 幅真实标本标注的照片、真实组织切片拍摄的微细结构标注图片,以及标本讲解的视频、动画等。学生通过扫描纸质教材二维码即可查看对应资源,自主学习更加便利,保证了学习质量和效果。

本教材由全国 20 所中医药院校 28 位经验丰富的解剖学、组织学及生理学教授和副教授共同编写。衷心感谢各位同道的辛勤付出;感谢人民卫生出版社的大力支持;感谢王媛媛和刘爱华两位老师所做的编写秘书工作。教材中如有疏漏和不当之处,恳请广大同仁和读者指正,以更臻完善。

编者
2021 年 3 月

目　录

上篇　形　态　学

下篇　生　理　学

上 篇

形 态 学

笔记栏

01章PPT

PPT 课件

第一章

绪　　论

学习目标

1. 掌握解剖学姿势、方位术语及切面术语的概念。
2. 熟悉人体形态学的主要研究内容；人体的基本组成。
3. 了解人体解剖学和组织学的主要技术和方法。

一、人体形态学的研究内容

人体形态学(human morphology)包括**人体解剖学**(human anatomy)和**组织学**(histology)的内容。人体解剖学主要通过肉眼观察研究人体各系统的组成、器官的形态结构及相互之间的位置关系等；组织学主要是借助显微镜等观察研究人体器官组织的微细结构及其相关功能。将两者有机地整合在一起组成了本教材上篇的人体形态学。

人体形态学是护理学等专业学习的重要先修课和基础课，学生掌握必要的人体形态结构和功能的基本知识，将为后续其他医学基础课程和临床护理相关课程打下坚实的基础。

二、人体的基本组成

ER-1-1

人体的基本组成

人体是一个有机整体，组成人体结构和功能的基本单位是**细胞**，在细胞之间非细胞形态的物质称为**细胞外基质**。许多形态结构相似、功能相关的细胞与细胞外基质一起组成的细胞群称为**组织**。人体共有四种基本组织：**上皮组织**、**结缔组织**、**肌组织**和**神经组织**。几种不同的基本组织相互结合，组成具有一定形态和功能的**器官**，如胃、肝、肺、心、脑等。在结构和功能上密切相关的多个器官组合起来共同完成某些生理活动，这些器官即构成一个**系统**，人体包括九个系统，即**运动**、**消化**、**呼吸**、**泌尿**、**生殖**、**循环**、**内分泌**、**感觉**和**神经系统**。

三、解剖学姿势和常用术语

为了便于描述和学习人体各部位、各器官的形态结构和位置，规定了统一的解剖学标准姿势，也确定了解剖学的方位、切面及轴等术语，这是学习人体形态学的必备知识。

（一）解剖学姿势

人体的解剖学姿势即身体直立，两眼向正前方平视，双上肢自然下垂于躯干两侧，手掌朝前，双下肢靠拢，足尖朝前(图 1-1)。不论被观察的人体标本或模型处于何种位置，均应按解剖学姿势对其器官形态结构和位置进行描述。

（二）方位术语

为了更好地描述人体器官或各部位相互之间的位置关系，以解剖学姿势为标准，规定了六对方位术语，每对术语所描述的位置均是相对的(图 1-1、图 1-2)。

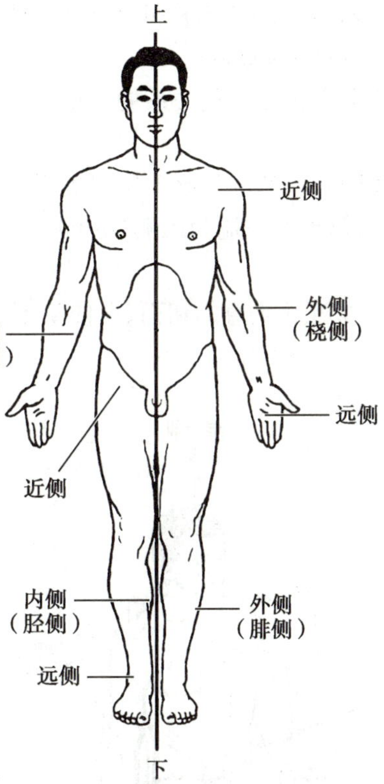

图 1-1 解剖学姿势和方位术语

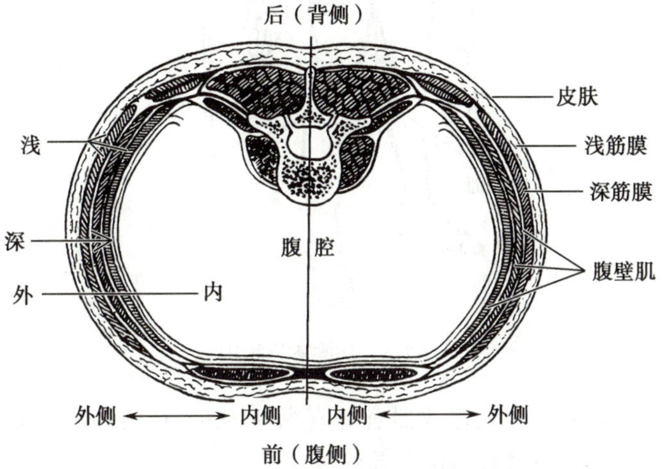

图 1-2 方位术语（腹壁水平面模式图）

1. **上和下** 是描述人体器官或结构位置高低的术语。近颅者为**上**(superior)；近足者为**下**(inferior)。

2. **前和后** 是描述人体器官或结构距身体腹面或背面远近的术语。近腹者为**前**(anterior)，亦称**腹侧**(ventral)；近背者为**后**(posterior)，亦称**背侧**(dorsal)。

3. **内侧和外侧** 是描述人体器官或结构距正中矢状面远近的术语。离正中矢状面近者为**内侧**(medial)；向左右两侧旁开远离正中矢状面者为**外侧**(lateral)。在前臂，桡骨位于尺骨的外侧，故前臂的外侧又称**桡侧**(radial)，内侧又称**尺侧**(ulnar)；在小腿，腓骨位于胫骨的外侧，故小腿外侧又称**腓侧**(fibular)，内侧又称**胫侧**(tibial)。

4. **浅和深** 是描述人体器官或结构与皮肤表面相对距离关系的术语。离皮肤表面近者为**浅**(superficial),反之则为**深**(profound)。

5. **内和外** 是描述空腔器官相互位置关系的术语。近内腔者为**内**(interior),离内腔远者为**外**(exterior)。

6. **近侧和远侧** 是描述四肢各部位与躯干位置关系的术语。接近躯干的一端(肢体附着部)为**近侧**(proximal);远离躯干的一端为**远侧**(distal)。

(三) 切面术语

按解剖学姿势,设计了三个互相垂直的切面,以便从不同切面上观察人体或器官的形态结构和位置(图 1-3)。

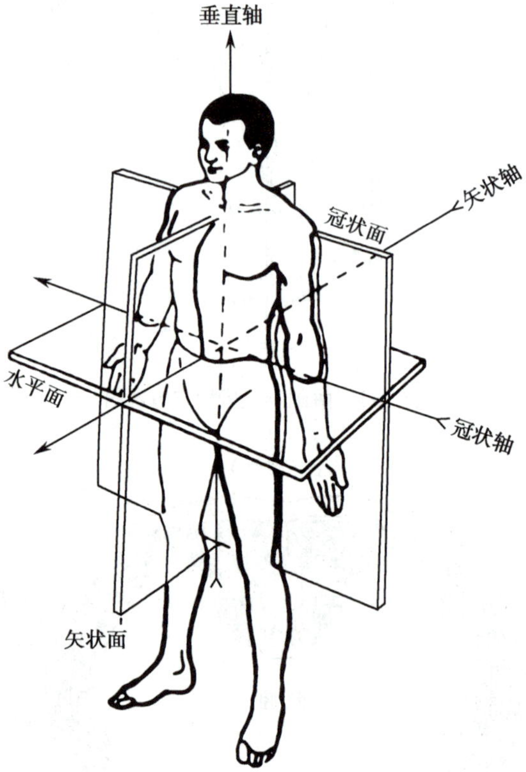

图 1-3 切面术语和轴

1. **矢状面** 从前后方向将人体或器官垂直纵切为左、右两部分的面为**矢状面**(sagittal plane)。经过人体正中的矢状面,为正中矢状面。

2. **冠状面** 从左右方向将人体或器官垂直纵切为前、后两部分的面为**冠状面**(coronal plane),亦称**额状面**(frontal plane)。

3. **水平面** 将人体分为上、下两部分的面为**水平面**(horizontal plane),此面与地平面平行,亦称**横切面**(transverse plane)。

器官的切面通常以器官本身的长轴为标准,与器官长轴平行的切面为**纵切面**,与器官长轴垂直的切面为**横切面**。

(四) 轴

轴(axis)是按解剖学姿势描述关节运动的常用术语。每一关节的运动均可假设其围绕一定的轴来进行。人体有三种互相垂直的轴(图 1-3)。

1. **矢状轴** 呈前后方向,并与身体的长轴和冠状轴垂直,称**矢状轴**(sagittal axis)。关节围绕此轴可做内收和外展运动。

2. **冠状轴** 呈左右方向，并与身体的长轴和矢状轴垂直，称**冠状轴**(coronal axis)，亦称**额状轴**。关节围绕此轴可做屈和伸运动。

3. **垂直轴** 呈上下方向，与身体长轴平行且垂直于地面，称**垂直轴**(vertical axis)。关节围绕此轴可做旋转运动。

四、人体形态学常用主要技术或方法简介

（一）人体解剖学常用主要技术简介

人体解剖学是一门古老的学科，“解剖”一词原意就有用刀剖开、切割的意思，至今用刀剖割也是解剖学学习和研究的最基本技术和方法，但随着时代的变迁，逐渐又出现了绘图、解剖模型制作、解剖标本制作等技术，近代解剖学技术随着科学技术的进步也在不断发展和创新，下面主要针对解剖标本制作及目前解剖学和数字化相融合的新技术进行扼要介绍。

1. **人体解剖学的标本制作技术简介** 人体解剖学的学习离不开解剖标本，解剖标本的制作是一个复杂的过程。制作解剖标本所用的遗体被尊称为**“大体老师”**，有相当一部分来源于遗体志愿捐献者，每一位解剖学工作者和学习者都应该尊重这些“大体老师”。除对“大体老师”严格按照国家和有关部门的政策和法规完成信息登记、纪念、清理消毒相关工作外，还要进行防腐和保存，再进一步进行教学和展示标本的制作。

(1) **骨骼标本的制作技术**：制作**骨骼标本**时，首先采用物理和化学的方法使软组织分解、脱离骨块，然后予以消毒、脱脂、清洗、漂白和干燥，并对其表面进行防潮、防霉变的处理，在此基础上可按原套左右侧编号后整套保存或单骨分类保存，以备教学使用；进一步也可进行全身骨骼标本(骨架)的制作或局部骨标本如脊柱、手骨、足骨等的制作。

(2) **软体标本的制作技术**：**软体标本**一般指骨骼以外的人体标本，占解剖标本的大多数，是大体解剖学技术最基本和重要的部分。首先根据教学或展示要求，利用解剖器械进行各种结构的解剖显示和修洁，有时为了更清楚地区别各种结构，对不同的解剖结构如血管、神经、淋巴结等涂染不同的颜色。有的软体标本在制作前还可进行血管、淋巴管等灌注。对软体标本的保存包括湿保存法(用杀菌、抗霉的保存液浸泡标本，隔绝空气)、干保存法(不经过药水浸泡、经过防腐固定的标本，干燥状态保存)和包埋保存法(将已防腐固定的标本，包埋于可凝结的透明基质中)。

(3) **断层标本的制作技术**：为了在机体原位状态更好地显示机体某个断面或称切面的形态结构、位置及其毗邻，特别是随着临床影像技术和计算机三维重建技术发展起来的断层解剖学以及腧穴解剖学的建立，**断层标本**的制作也越来越受到重视。一般选择新鲜的标本灌流固定、进行冰冻后，按等分和等距进行划线，再按划线进行锯切，锯切的断面需要冲洗、修整再进行保存。

(4) **铸型标本的制作技术**：为了更清晰地显示机体一些管腔的整体结构和管道系统(如血管、肺管道、肝管道等)复杂的立体构筑，解剖学管道铸型技术逐渐发展起来。制作**铸型标本**一般选择新鲜材料，先进行管道冲洗，再进行铸型填充剂的灌注，灌注定型后，腐蚀掉不必要的组织以充分显示所铸型的管道结构。

(5) **透明标本的制作技术**：**透明标本**在保持器官外形完整的同时，还可显示其内部的某些结构，主要用于难以解剖的较小材料和胚胎等。其主要包括冲洗、排血、灌注填充剂、固定、脱钙、漂白、脱水、透明和保存等步骤。

(6) **塑化标本的制作技术**：**塑化技术**是利用高分子化合物对生物标本进行渗透、塑化，从而有利于标本保存和研究的一项技术。主要原理是尸体标本经塑化技术处理后，其内的

笔记栏

水和脂质被硬聚酯替换，使标本达到近似塑料的性能。塑化标本干燥、无味无毒，且经久耐用、易于保存。制作处理过程主要包括灌流固定、真空保存、脱水、真空浸渍和硬化等步骤。目前，人体塑化标本因其独特的优势在各医学院校的解剖教学中得到越来越广泛的应用。

2. **与数字化相结合的解剖学技术**　随着计算机仿真学与医学影像学等数字化新技术的飞速发展，传统的解剖学技术也得到了进一步的发展，为了满足基础解剖教学和临床相结合的需要，解剖学家与计算机专家、临床影像学及其他临床专家等通力合作，开发了**解剖模型 3D 打印技术**、**解剖数字人虚拟仿真技术**、**计算机模拟三维重建技术**等，这些新技术显示的解剖结构直观、逼真、形象、方便，并且可重复操作，也可通过互联网线上学习操作，大大提高了学生的学习兴趣，为解剖标本、模型为主要教具的传统教学方式的一种有力补充，为人体解剖学教学开辟了一个崭新的模式。

思政元素

解剖学誓词

无言良师，授吾医理；
敬若先贤，临如活体；
正心恭行，追深辨细；
德彰术精，修成大医。

“无言良师”是医学界对遗体捐赠者的尊称，也称为“大体老师”。正是由于他们的无私奉献，才有了解剖学和医学的长足发展。

（二）组织学常用主要技术简介

组织学的研究由 1665 年英国学者 Robert Hooke 采用简易的光学显微镜观察薄片软木标本中的蜂房状小区称为“细胞”开始，主要借助光学显微镜和电子显微镜等技术进行。

1. **光学显微镜技术**　普通**光学显微镜**（light microscope，LM）简称光镜，是最常用于观察组织结构的仪器，放大倍数可达 1 500 倍。应用普通光镜技术时，首先需要把组织经过一系列处理，再经切片及染色后，才能在镜下观察。目前常用的切片主要是石蜡切片和冰冻切片。最常用的染色方法是**苏木精**（hematoxylin）和**伊红**（eosin）染色，简称 **HE 染色**。苏木精为碱性染料，主要使细胞核内的染色质与细胞质内的核糖体染成紫蓝色；伊红为酸性染料，主要使细胞质的其他成分和细胞外基质中的成分染成红色。组织结构易于被碱性染料着色的称**嗜碱性**；易于被酸性染料着色的称**嗜酸性**；而对碱性染料和酸性染料亲和力都比较弱的称**中性**。有些组织结构也可经过特殊方法进行染色后镜下观察，如硝酸银染色、甲苯胺蓝染色等。

ER-1-2
HE 染色步骤简介

如果组织标本使用荧光染料染色或作为标记物，需用**荧光显微镜**观察。荧光显微镜以紫外线为光源，能激发染料发出荧光。在荧光显微镜的基础上加装了激光共轭聚焦逐层扫描装置并结合计算机图像处理技术而成为**激光扫描共聚焦显微镜**，它可获得组织内各个层面的精细图像，经计算机处理后，形成完整的三维图像，还可用激光激发荧光。另外还有**双光子显微镜**、**扫描探针显微镜**等。

ER-1-3
激光扫描共聚焦显微镜

2. **电子显微镜技术**　**电子显微镜**（electron microscope，EM）简称电镜，也被越来越多地应用于组织细胞微细结构的研究，它的成像原理与光镜不同，是采用电子束穿透标本切片，经过电磁透镜的汇聚、放大后成像。电镜观察需将组织标本制成超薄切片(50~80nm),电镜的分辨率和放大倍数远远超出光镜,可达几十万倍。因此借助电镜能观察到组织细胞更微细的结构,称**超微结构**。目前常用的电镜有**透射电镜**和**扫描电镜**等。

3. **其他技术** 随着科学技术的不断发展,组织学的技术也在不断地改进和创新,产生了许多新的技术和方法。如:**组织化学术、图像分析术、细胞培养术、组织工程术**以及**组织芯片技术**等。

笔记栏

ER-1-4 透射电镜

ER-1-5 扫描电镜

知识拓展

组织工程术

组织工程术是利用细胞培养和生物材料等在体外模拟构建机体组织或器官并将其应用于器官缺损患者提供移植替代物的技术。组织工程是一门新兴学科,是生物医学和工程学交叉融合的产物,该技术可用于维持、重建及改善因疾病和创伤等引起的组织结构或功能的丧失。目前组织工程皮肤较为成功,已用于治疗烧伤、皮肤静脉性溃疡等疾病。

学习小结

人体形态学包括人体解剖学和组织学,是两者有机的整合。

人体是一个有机整体。细胞和细胞外基质组成人体四种基本组织:上皮组织、结缔组织、肌组织和神经组织。几种不同的基本组织相互结合,组成器官。多个器官组合起来共同完成某些生理活动,构成一个系统,人体包括九个系统。

为了便于描述和学习人体各部位、各器官的形态结构和位置,规定了统一的解剖学标准姿势,并以此确定了解剖学的6对方位术语(上和下,前和后,内侧和外侧,浅和深,内和外,近侧和远侧)、3个切面术语(矢状面、冠状面和水平面)和3个轴的概念(矢状轴、冠状轴和垂直轴)。

人体解剖学常用主要技术包括各种解剖标本的制作技术,还包括与数字化相结合的解剖学技术如:解剖模型3D打印技术、解剖数字人虚拟仿真技术、计算机模拟三维重建技术等。

组织学的常用技术包括光学显微镜技术、电子显微镜技术。最常用的染色方法是苏木精和伊红染色,简称HE染色。组织学的技术和其他技术不断结合,产生了许多新技术和方法。如组织化学术、图像分析术、细胞培养术、组织工程术、组织芯片技术等。

扫一扫,测一测

(孙红梅)

复习思考题

1. 解剖学姿势和立正姿势有何不同?
2. 人体矢状面、冠状面和水平面是怎样规定的?
3. 组织学常规染色中,在显微镜下怎样区分细胞的嗜酸性、嗜碱性和中性?

笔记栏

02章PPT

PPT 课件

第二章
基 本 组 织

学习目标

1. 掌握四种基本组织的构成、基本特征和分类；被覆上皮的主要类别、形态特点、分布及功能；疏松结缔的主要细胞、纤维的形态特点和功能；骨骼肌和心肌纤维的光镜结构特点；神经元的形态特点与功能、突触及其分类、神经纤维的构成和分类。

2. 熟悉上皮细胞游离面、基底面的特殊结构；外分泌腺、内分泌腺的结构特点；疏松结缔组织的基质；致密结缔组织的特点、软骨组织的分类；骨组织的基本结构及骨质分类；神经元的形态和功能分类、血脑屏障的构成和意义。

3. 了解上皮细胞侧面的特殊结构及功能；脂肪组织和网状组织的结构特点；软骨及长骨骨干的结构特点；骨骼肌和心肌纤维的电镜结构特点；平滑肌的结构特点；神经胶质细胞的类别及功能；神经末梢的种类、分布及功能。

组织(tissue)由形态和功能相似的细胞和细胞外基质(extracellular matrix)有机结合而成。按照结构特点及功能等可将人体组织归纳为四大类型，即上皮组织、结缔组织、肌组织和神经组织。

第一节　上 皮 组 织

上皮组织(epithelial tissue)简称上皮，由排列密集的上皮细胞与极少量的细胞外基质组成。上皮细胞具有明显的极性，即细胞的不同面在结构和功能上具有显著差异。上皮细胞朝向体表或空腔性器官内表面的一面称游离面，常分化出一些特殊结构，以适应器官功能的需要；与游离面相对的朝向深部与结缔组织相连的一面称基底面，基底面通过基膜与结缔组织相连；细胞之间的连接面称侧面。上皮组织内大多无血管，其营养来自结缔组织中的血管。上皮组织中有丰富的游离神经末梢，能感受多种刺激。

根据其功能，上皮组织主要分为**被覆上皮**(covering epithelium)和**腺上皮**(glandular epithelium)两类。此外，体内还有感受特定理化刺激的感觉上皮和具有收缩能力的肌上皮细胞等。

一、被覆上皮

被覆上皮(covering epithelium)覆盖于机体外表面或衬附于体内各种管、腔及囊的内表面。按上皮细胞的层数，分为单层上皮和复层上皮；根据单层上皮或复层上皮浅层细胞垂直切面的形状分为扁平、立方、柱状等多种类型。

1. **单层扁平上皮**(simple squamous epithelium) 又称**单层鳞状上皮**,由一层扁平细胞组成。细胞为多边形,边缘呈锯齿状,相邻细胞彼此嵌合;细胞质薄,核的部位略厚;细胞核呈扁圆形,位于细胞中央(图 2-1A)。衬于心脏、血管和淋巴管腔面的单层扁平上皮称**内皮**;分布于心包膜、胸膜和腹膜表面的单层扁平上皮称**间皮**。内皮、间皮为血液、淋巴液的流动和内脏器官的相对运动提供润滑的表面,但薄而易受损。单层扁平上皮还分布在肾小囊、肺泡壁等处。

2. **单层立方上皮**(simple cuboidal epithelium) 由一层立方形的细胞组成。从上皮细胞表面观察,细胞呈六边形或多边形;在垂直切面上,细胞呈立方形,核圆,位于中央(图 2-1B),该上皮分布于肾小管和甲状腺滤泡,分别具有重吸收和分泌作用。

3. **单层柱状上皮**(simple columnar epithelium) 由一层高柱状细胞组成。核呈长椭圆形,位于细胞基底部(图 2-1C)。该上皮分布于胃、肠、子宫、输卵管和胆囊腔面,具有分泌和吸收作用。分布于肠壁的单层柱状上皮,在柱状细胞之间有许多散在的**杯状细胞**,具有分泌黏液的作用。

4. **假复层纤毛柱状上皮**(pseudostratified ciliated columnar epithelium) 由柱状细胞、梭形细胞、锥形细胞和杯状细胞组成,其中柱状细胞最多,其游离面有大量纤毛。在垂直切面上观察,由于细胞高低不等,核的位置参差不齐,貌似复层,但所有细胞基底面均附于基膜上,实为单层(图 2-1D)。该上皮主要分布于呼吸道内表面,具有分泌和排出尘粒的作用。

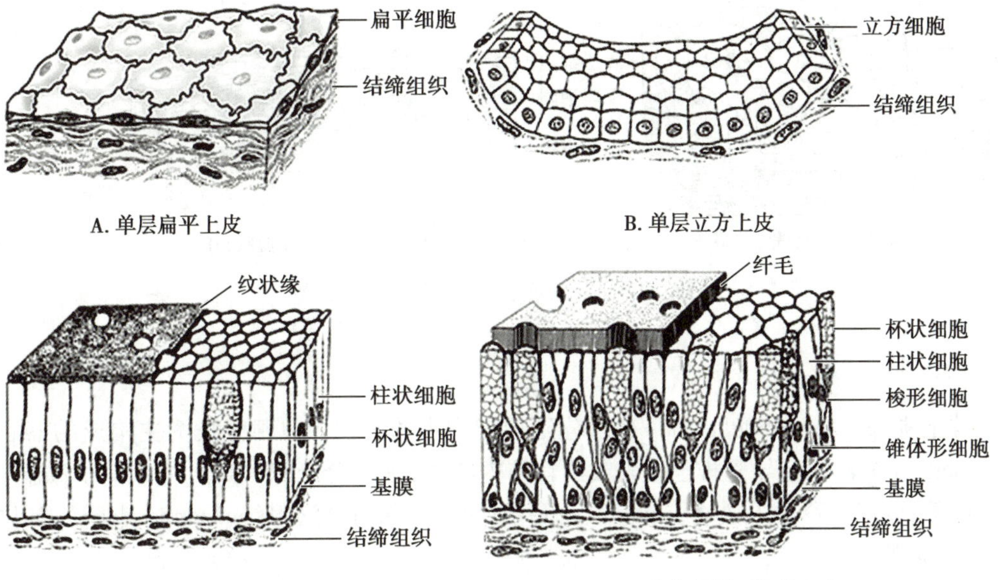

图 2-1 单层上皮立体模式图

5. **复层扁平上皮**(stratified squamous epithelium) 又称**复层鳞状上皮**,由多层细胞组成。基底层为一层低柱状或立方形细胞,较幼稚,具有旺盛的分裂能力,新生的细胞不断向浅层移动,补充表层衰老、脱落的细胞;中间层由深至浅为多边形和梭形细胞;表层为逐渐衰老脱落的扁平鳞状细胞(图 2-2A、图 2-2B)。

分布于体表的复层扁平上皮,其浅层细胞的核消失,细胞质中充满角蛋白,形成角质层,称**角化的复层扁平上皮**;铺衬于口腔、食管及阴道腔面的复层扁平上皮,浅层细胞有细胞核,角蛋白含量相对较少,称**非角化的复层扁平上皮**。复层扁平上皮较厚,耐摩擦,具有很强的

笔记栏

ER-2-1 单层扁平上皮微细结构显微镜照片

ER-2-2 单层立方上皮微细结构标注显微镜照片

ER-2-3 单层柱状上皮微细结构显微镜照片

ER-2-4 假复层纤毛柱状上皮微细结构标注显微镜照片

ER-2-5 角化的复层扁平上皮微细结构标注显微镜照片

笔记栏

ER-2-6

非角化的复层扁平上皮微细结构标注显微镜照片

机械性保护作用，并可阻止异物、病原菌等的入侵，受损伤后有很强的再生修复能力。

6. **变移上皮**（transitional epithelium） 分布于肾盂、输尿管、膀胱等处。变移上皮为复层上皮，其特点是细胞层数和形态随所在器官功能状态不同而变化。如膀胱空虚时，上皮变厚，细胞层数增多，表层细胞呈立方形；膀胱充盈时，上皮变薄，细胞层数减少，表层细胞多呈扁平形。变移上皮表层细胞游离面的胞质浓缩成壳层，可防止尿液侵蚀。其部分表层细胞较大，有 1~2 个胞核，可覆盖其深层的几个细胞，称盖细胞；中间几层呈多边形，基底细胞为立方形（图 2-2C、图 2-2D）。

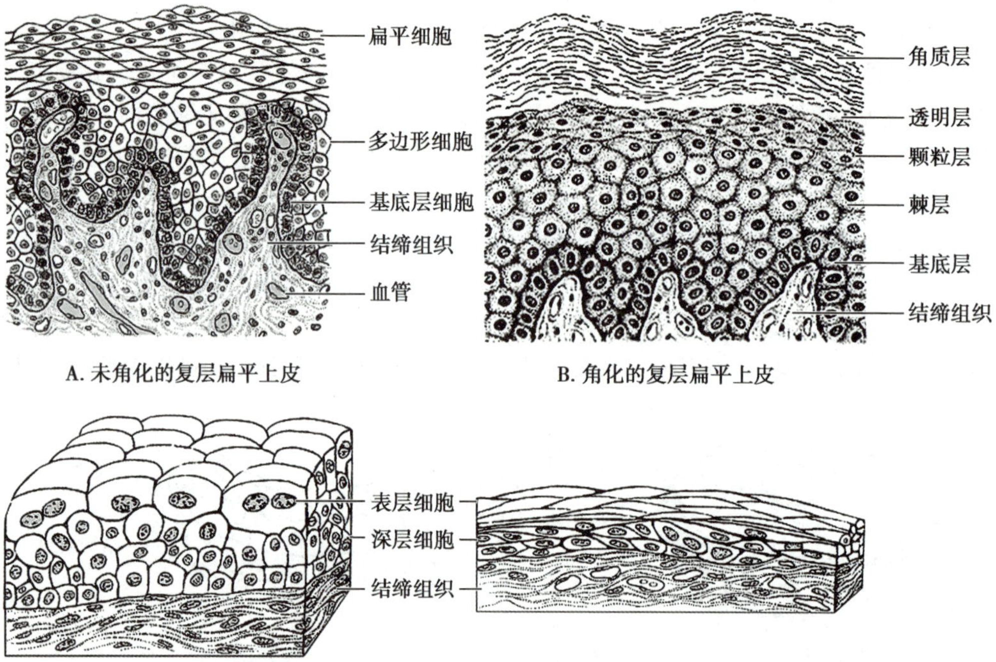

A. 未角化的复层扁平上皮　　B. 角化的复层扁平上皮

C. 变移上皮(膀胱空虚状态)　　D. 变移上皮(膀胱充盈状态)

图 2-2 复层扁平上皮和变移上皮模式图

二、腺上皮

腺上皮（glandular epithelium）是以分泌功能为主的上皮。以腺上皮为主构成的器官称**腺**（gland）。分泌物经导管排至体表或器官腔内的腺，称**外分泌腺**（exocrine gland），如汗腺、唾液腺等；分泌物释放入血液或淋巴液而无导管的腺，称**内分泌腺**（endocrine gland），如甲状腺、肾上腺等。

（一）外分泌腺

外分泌腺可分为单细胞腺和多细胞腺。杯状细胞属单细胞腺。人体大部分外分泌腺为多细胞腺，由分泌部和导管两部分组成（图 2-3）。

1. **分泌部** 多由一层腺细胞组成。腺细胞可以围成管状、泡状或管泡状，泡状和管泡状的分泌部又称**腺泡**（acinus）。在腺泡中央有腔，周围有基膜，基膜与腺细胞之间还可见扁平的肌上皮细胞，其收缩有助于腺细胞分泌物的排出。根据分泌物性质不同，一般可分为浆液性腺、黏液性腺和混合性腺。

（1）**浆液性腺**（serous gland）：由浆液性细胞组成。细胞呈锥体形，核圆，位于细胞基底部；胞质顶部含许多嗜酸性的酶原颗粒，基底部胞质呈强嗜碱性（图 2-3）。细胞具有蛋白质分泌细胞的超微结构特点，即细胞基底部为密集的粗面内质网、核上方有较发达的高尔基

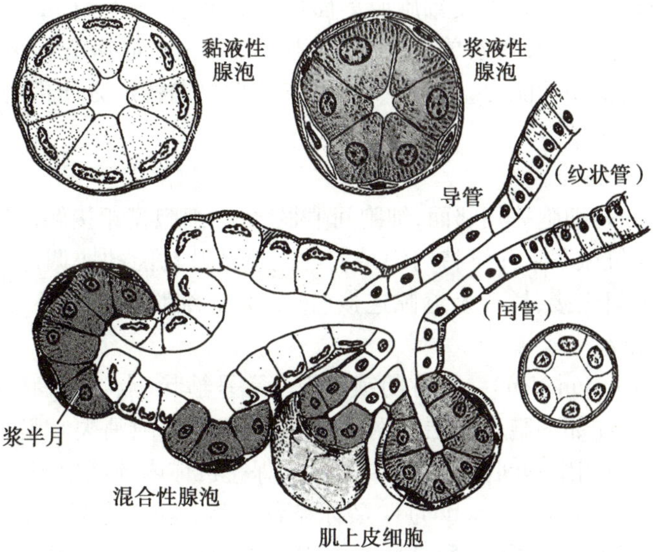

图 2-3 外分泌腺模式图

复合体和电子密度高的分泌颗粒。该细胞分泌物稀薄，含有丰富的酶类。

（2）**黏液性腺**（mucous gland）：由黏液性细胞组成。细胞呈锥体形，核扁圆形，位于细胞基底部；除核周的胞质呈弱嗜碱性外，其余大部分胞质内充满黏原颗粒，HE 染色时，黏原颗粒被溶解而呈泡沫状或空泡状（图 2-3）。细胞具有糖蛋白分泌细胞的超微结构特点，即：基底部有粗面内质网和游离核糖体、核上方有高尔基复合体和粗大的黏原颗粒。该细胞的分泌物较黏稠，含黏蛋白，有滑润、保护作用。

（3）**混合性腺**（mixed gland）：由黏液性腺泡和浆液性腺泡共同构成。大部分混合性腺以黏液性细胞为主，浆液性细胞少，常见黏液性腺泡末端有几个浆液性细胞，在切片中呈半月形结构，称浆半月（图 2-3）。

2. **导管** 直接与分泌部通连，由单层或复层上皮构成。将分泌物排至体表或器官的腔内。有的导管上皮细胞还有分泌或吸收水和电解质的功能。

ER-2-7

外分泌腺标注显微镜照片

（二）内分泌腺

细胞常排列呈索状、团状或泡状，无导管，其分泌物（激素）直接释放入毛细血管或淋巴管而循环全身，以调节组织和器官的功能活动（见第十章）。

三、上皮组织的特殊结构

上皮细胞为适应功能的需要在细胞的各个面常形成各种特殊结构，这些特殊结构也可见于其他组织的细胞之间。

（一）上皮细胞的游离面

1. **微绒毛**（microvillus） 指上皮细胞游离面的细胞膜和细胞质共同向细胞外延伸形成的细小指状突起（图 2-4）。直径 0.1～0.3μm，长度因细胞种类或细胞生理状态而有所差别，小肠或肾小管腔面的上皮细胞游离面存在密集排列的微绒毛，形成光镜下的**纹状缘**或**刷状缘**。电镜下，微绒毛轴心内含许多与其长轴平行排列的微丝。微绒毛可扩大细胞表面积，利于物质吸收。

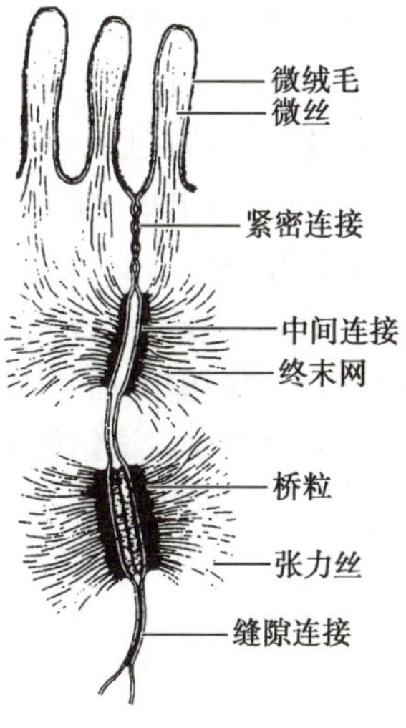

图 2-4 单层柱状上皮的微绒毛与细胞连接超微结构模式图

笔记栏

2. **纤毛**(cilium) 纤毛是上皮细胞游离面伸出的突起,长 5~10μm,直径 0.2μm,光镜下可见。电镜下,纤毛中央有两条单独的微管,周围有 9 组二联微管。微管可相互滑动,使纤毛具有节律性定向摆动的能力,从而将分泌物和颗粒物向特定方向推送,起到清除异物和运输物质的作用。

(二)上皮细胞的侧面

上皮细胞的侧面是细胞的相邻面,细胞间隙很窄,在细胞膜相接触区域可特化形成细胞连接,以加强细胞间机械联系并维持组织结构的完整性及功能的协调性。上皮细胞间的连接包括紧密连接、中间连接、桥粒及缝隙连接(图 2-4)。细胞连接也可见于其他组织,如心肌、神经组织的细胞间。

1. **紧密连接**(tight junction) 又称**闭锁小带**。常呈箍状、点状、斑状或带状环绕于上皮细胞靠近游离面处。相邻细胞膜外层呈网格状融合,细胞间隙消失。紧密连接除有机械性的连接作用外,还可封闭细胞间隙,具有屏障作用,保持机体内环境稳定。

2. **中间连接**(intermediate junction) 又称**黏着小带**。位于紧密连接下方,呈连续带状环绕上皮细胞。相邻细胞间存在 15~20nm 宽的间隙,内有中等电子密度的丝状物连接相邻的细胞膜。中间连接具有黏着作用,并有维持细胞形态和传递细胞收缩力的作用。

3. **桥粒**(desmosome) 又称**黏着斑**,呈斑块状,大小不等,位于中间连接的深部。相邻细胞间隙为 20~30nm,内有电子密度较低的丝状物,丝状物在间隙中央交织形成与细胞膜平行的致密中间线。两侧胞膜内侧有较厚的致密物质构成的附着板,胞质中有许多直径 10nm 的张力丝附着于板上,并折成袢状返回胞质中,起固定和支持作用。桥粒是一种很牢固的连接方式,多见于易受机械性刺激或摩擦较多的皮肤、食管等。

4. **缝隙连接**(gap junction) 又称**通讯连接**(communication junction)。位于桥粒的深部,此种连接广泛存在于细胞之间。缝隙连接处的细胞间隙为 2~3nm,此间隙内有许多间隔大致相等的连接点,连接点处相对应的细胞膜内分别镶嵌的 6 个蛋白颗粒对接,颗粒围成的管道相通,形成贯穿两侧胞膜直径 1.5nm 的小管。相邻细胞可借缝隙连接进行一些小分子物质和离子交换,传递化学信息。

以上四种细胞连接,两种或两种以上紧邻存在时,称连接复合体(junctional complex)。

(三)上皮细胞的基底面

上皮细胞的基底面主要有基膜和质膜内褶两种特化结构。

1. **基膜**(basement membrane) 又称基底膜,是上皮组织基底面与结缔组织之间的一层均质状薄膜。基膜是一种半透膜,具有选择通透性,有利于上皮细胞与深部结缔组织进行物质交换;同时对上皮细胞具有支持、连接和固着作用。基膜还能引导上皮细胞移动,影响细胞的增殖和分化。

2. **质膜内褶**(plasma membrane infolding) 是上皮细胞基底面的细胞膜折向细胞质内形成的皱褶,褶两侧的细胞质内含有许多纵向排列的线粒体。质膜内褶与细胞基底面垂直,光镜下为基底纵纹。该结构扩大了细胞基底面的面积,有利于水和电解质的迅速转运。

第二节 结 缔 组 织

结缔组织(connective tissue)由细胞和细胞外基质构成,形态多样、分布广泛,包括固有结缔组织、软骨组织、骨组织和血液等。其共同的结构特点是:细胞数量少但种类多、分散、无极性;细胞外基质含量较多,包括细丝状的纤维和无定形的基质。一般所说的结缔组织主

笔记栏

要是指疏松结缔组织和致密结缔组织。结缔组织具有连接、支持、营养、运输、防御等功能。

一、固有结缔组织

固有结缔组织按其结构和功能不同又分为疏松结缔组织、致密结缔组织、脂肪组织和网状组织。

1. **疏松结缔组织**（loose connective tissue）　广泛存在于组织和器官内，起着连接、支持、营养、防御和修复等功能。疏松结缔组织由细胞、纤维和无定形基质三种成分构成，其特点是纤维含量少且排列疏松，呈蜂窝状，故又称**蜂窝组织**（图 2-5）。

ER-2-8

疏松结缔组织微细结构标注显微镜照片

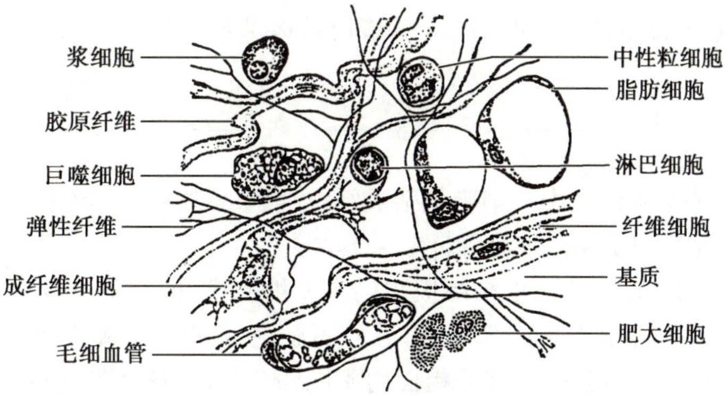

图 2-5　疏松结缔组织模式图

（1）**纤维**：疏松结缔组织中有三种纤维，即胶原纤维、弹性纤维和网状纤维。

胶原纤维（collagenous fiber）是疏松结缔组织中的主要纤维，新鲜时呈白色，故又称**白纤维**。HE 染色时，胶原纤维呈嗜酸性，粉红色，常集合成束，粗细不等，呈波浪行。胶原纤维由更细的胶原原纤维黏合而成，其化学成分为Ⅰ型和Ⅲ型胶原蛋白。胶原纤维韧性大，抗拉力强。

弹性纤维（elastic fiber）新鲜时呈黄色，故又称**黄纤维**。弹性纤维较细，排列散乱，有分支并互相交织成网。HE 染色时，折光性强，着色淡红，不易与胶原纤维区分；用醛复红可将其染成紫色。弹性纤维由弹性蛋白和微原纤维共同构成，富于弹性，常与胶原纤维编织在一起，使疏松结缔组织既有韧性又有弹性，有利于所在组织和器官保持形态和位置的相对恒定，并具有一定的可变性。

网状纤维（reticular fiber）主要由Ⅲ型胶原蛋白构成。网状纤维很细，分支多，交织成网。在 HE 染色标本上不着色，可被银盐染为黑褐色，故又称**嗜银纤维**。网状纤维主要存在于网状组织，构成淋巴组织、淋巴器官和造血器官的支架，还分布于结缔组织与其他组织的交界处。

（2）**基质**（ground substance）：是由生物大分子和组织液构成。其生物大分子成分主要为蛋白聚糖和纤维黏连蛋白。其中蛋白聚糖以透明质酸为主干形成聚合体，其内有许多微孔，称**分子筛**。小于孔隙的水分子和溶于水的营养物质、代谢产物及气体分子等可以通过；大于孔隙的物质，如细菌和异物等不能通过，从而起到局部屏障作用。

组织液是从毛细血管动脉端渗入到基质中的不含大分子物质的血浆成分，细胞通过组织液获得营养和氧气（O_2），并向其中排出代谢产物和二氧化碳（CO_2）。经过和细胞进行物质交换后，组织液又从毛细血管静脉端或毛细淋巴管返回到血液中。因此，组织液是血液与组织中的细胞进行物质交换的媒介。

笔记栏

知识链接

蜂窝组织炎与分子筛

蜂窝组织炎也称蜂窝织炎，是发生于疏松结缔组织的弥漫性、化脓性炎症。致病菌多为溶血性链球菌。溶血性链球菌能释放链激酶和透明质酸酶，破坏基质中分子筛的结构，故炎症扩展迅速，病变部位不易局限，炎症边界不清，脓液稀薄、血性。蜂窝织炎发生于皮下时，患处初期就可出现红、肿、热、痛并可能伴有局部淋巴结肿痛，易于发现并及时就诊；发生于深部位置时早期不易发现，可能以发热、乏力、头痛等全身症状就诊，延误治疗，并可能扩散进入淋巴管和血液，引起败血症。金黄色葡萄球菌和其他种类的细菌亦可引起蜂窝织炎，但由于分子筛的局部屏障作用，通常比较容易局限为脓肿，脓液稠厚。

(3) **细胞**：疏松结缔组织中的细胞包括成纤维细胞、巨噬细胞、浆细胞、肥大细胞、脂肪细胞、未分化的间充质细胞和白细胞等(图 2-5)。

成纤维细胞(fibroblast)是疏松结缔组织的主要细胞成分，常附在胶原纤维上。细胞扁平，多突起；细胞核较大，扁椭圆形，着色浅，核仁明显；细胞质弱嗜碱性，HE 染色标本上细胞轮廓不清。电镜下，胞质内含有丰富的粗面内质网、游离核糖体和发达的高尔基复合体，成纤维细胞能合成和分泌纤维及基质，参与创伤修复。

成纤维细胞功能静止时，称**纤维细胞**。细胞较小，呈长梭形；核小而细长，着色深；胞质少，常呈嗜酸性。电镜下，细胞器不发达。在创伤等情况下，纤维细胞又可转化为功能活跃的成纤维细胞。

巨噬细胞(macrophage)来源于血液中的单核细胞。细胞形态与功能状态有关：功能活跃时，常伸出较长的伪足而形态不规则；核较小，呈卵圆形或肾形，着色深；胞质丰富，嗜酸性，可含异物颗粒和空泡。电镜下，细胞表面有许多皱褶和微绒毛，胞质内含大量溶酶体、吞噬体、吞饮泡和残余体。细胞膜内侧和伪足内有较多的微丝、微管。

疏松结缔组织内的巨噬细胞又称**组织细胞**(histiocyte)，是机体重要的防御细胞，当受细菌产物、炎症变性蛋白等物质刺激后可沿这些物质的浓度梯度向浓度高的部位定向移动，最终聚集到产生这些物质的部位，这种特性称**趋化性**(chemotaxis)。巨噬细胞能够吞噬和清除异物及衰老死亡的细胞，并能传递抗原，启动淋巴细胞的免疫应答，还能合成和分泌多种生物活性物质，参与机体免疫防御功能。

浆细胞(plasma cell)由 B 淋巴细胞接受抗原刺激后增殖分化而来，又称**效应 B 淋巴细胞**。细胞呈圆形或卵圆形；细胞核也呈圆形，多偏居细胞一侧，染色质呈块状，沿核膜内面呈辐射状分布；细胞质嗜碱性，核旁可见一淡染区。电镜下胞质内含大量板层状排列的粗面内质网，高尔基体复合体发达，位于核旁淡染区。浆细胞合成和分泌**免疫球蛋白**(immunoglobulin, Ig)，即抗体(antibody)，参与体液免疫。

肥大细胞(mast cell)常成群分布于小血管和小淋巴管周围。细胞较大，呈圆形或卵圆形；细胞核小而圆，多位于细胞中央；胞质内充满粗大的、具有异染性的嗜碱性颗粒。颗粒内含有肝素、组胺及嗜酸性粒细胞趋化因子等，细胞质内还含白三烯，其中肝素具有抗凝血作用，组胺和白三烯可使小血管扩张、支气管平滑肌痉挛。部分人会对机体并无伤害的花粉、某些药物(如青霉素)等发生免疫应答，使浆细胞产生抗体，当机体再次接触到相同物质时，抗原抗体复合物可以刺激肥大细胞释放出颗粒内的生物活性物质(常称脱颗粒)，引起局部红肿、荨麻疹乃至支气管平滑肌痉挛等过敏反应。

脂肪细胞(fat cell)单个或成群存在。胞体大,呈圆球形或多边形,内含一个大脂滴;核被脂滴挤压成弯月形,位于细胞一侧。HE 染色时,脂滴被溶解,细胞呈空泡状。脂肪细胞能够合成和贮存脂肪,参与脂类代谢。

未分化的间充质细胞(undifferentiated mesenchymal cell)的形态与纤维细胞相似,是保留在成体结缔组织内的干细胞。它们保持着胚胎时期间充质细胞的分化潜能,在机体需要时可分裂分化为成纤维细胞、平滑肌细胞和内皮细胞等。

白细胞(leukocyte)在血液内可以通过变形运动的方式穿出毛细血管和微静脉,游走到疏松结缔组织内,行使其防御功能。

2. **致密结缔组织**(dense connective tissue) 以纤维为主要成分,纤维粗大,排列致密,支持和连接为其主要功能。根据纤维的性质和排列方式,可分为以下几种类型:

(1) **规则致密结缔组织**:主要构成肌腱和韧带。大量密集的胶原纤维顺着受力方向平行排列成束,纤维束之间有沿其长轴成行排列的成纤维细胞,也称腱细胞(图 2-6A)。

(2) **不规则致密结缔组织**:主要见于真皮、硬脑膜、巩膜及器官被膜等处,其特点是粗大的胶原纤维纵横交织为致密的板层结构。纤维之间含少量基质和成纤维细胞(图 2-6B)。

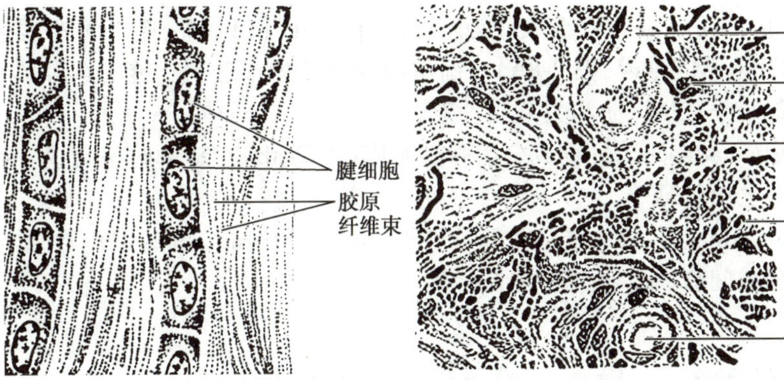

图 2-6 致密结缔组织

A. 规则致密结缔组织(肌腱);B. 不规则致密结缔组织

(3) **弹性组织**(elastic tissue):是以弹性纤维为主的致密结缔组织。粗大的弹性纤维平行排列成束或编织成膜状,如项韧带、黄韧带和大动脉管壁的弹性膜。

3. **脂肪组织**(adipose tissue) 主要由大量脂肪细胞集聚而成,并由疏松结缔组织分隔成许多脂肪小叶(图 2-7)。脂肪组织可以分黄色和棕色两种。黄色脂肪组织即通常所说的脂肪组织,在人类呈黄色(在某些哺乳动物为白色),其脂肪细胞与疏松结缔组织脂肪细胞相同。**黄色脂肪组织**是体内最大的贮能库,具有供能、保温、支持、缓冲、保护等作用,在饥饿时可分解提供能量。**棕色脂肪组织**呈棕色,含有丰富的毛细血管,脂肪细胞内含有多个分散的小脂滴和较多线粒体。棕色脂肪组织在成人极少,新生儿及冬眠动物含量较多,在寒冷的刺激下,其脂肪细胞的脂类分解、氧化,产生大量热能。

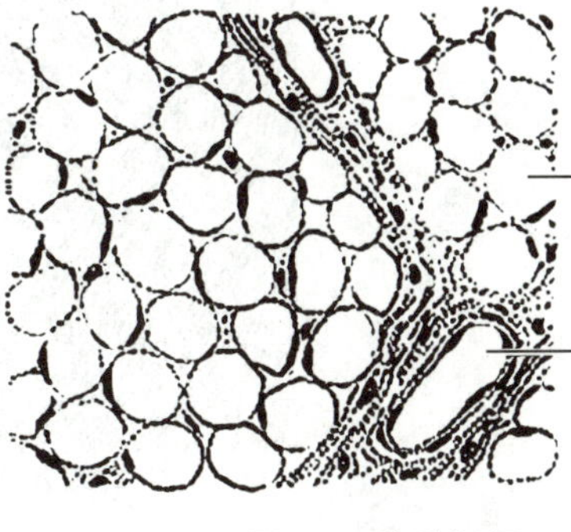

图 2-7 脂肪组织

笔记栏

4. **网状组织**(reticular tissue) 主要由网状细胞和网状纤维构成。网状组织参与构成淋巴组织、淋巴器官和造血器官,为淋巴细胞和血细胞发育提供适宜的支架环境。

二、软骨组织

软骨组织(cartilage tissue)由软骨细胞和细胞外基质构成。软骨组织及其周围的软骨膜构成软骨。软骨组织内无血管,从软骨膜血管渗出的营养物质可抵达软骨深部。软骨膜深面有骨祖细胞,可分裂分化为软骨细胞,使软骨从表面生长。

1. **软骨细胞**(chondrocyte) 包埋在软骨基质中,所在的腔隙称**软骨陷窝**。近软骨表面的软骨细胞较为幼稚,胞体小,呈扁椭圆形,单个存在;越向深层,细胞越成熟,体积变大,为圆形或椭圆形,多见2~8个细胞聚集成群,它们由同一个软骨细胞分裂而来,故称**同源细胞群**(图2-8A~图2-8C)。同源细胞群是软骨从内部生长的一种形式。

2. **细胞外基质** 由基质和纤维构成。

(1)**基质**:主要成分是蛋白多糖和水。蛋白多糖使软骨基质形成坚固的凝胶。在近软骨陷窝处糖胺多糖较多,呈强嗜碱性,染色深,称**软骨囊**(图2-8A~图2-8C)。

(2)**纤维**:纤维成分埋于基质中,使软骨具有韧性或弹性。根据软骨组织细胞外基质所含纤维的不同,可将软骨分为透明软骨、弹性软骨和纤维软骨。

1)**透明软骨**(hyaline cartilage):纤维成分为胶原原纤维,由于纤维很细,折光率与基质接近,故在HE染色切片上不能分辨(图2-8A)。新鲜时为淡蓝色半透明。透明软骨具有一定的弹性和韧性,构成鼻、喉、气管、肋和关节软骨等。

ER-2-9

透明软骨微细结构标注显微镜照片

2)**弹性软骨**(elastic cartilage):纤维成分为弹性纤维(图2-8B)。新鲜时呈黄色。弹性软骨弹性好,构成耳郭、会厌软骨等。

3)**纤维软骨**(fibrocartilage):纤维成分为胶原纤维,粗大成束分布(图2-8C)。纤维软骨韧性好,抗拉力强,构成椎间盘、耻骨间盘、关节盘等。

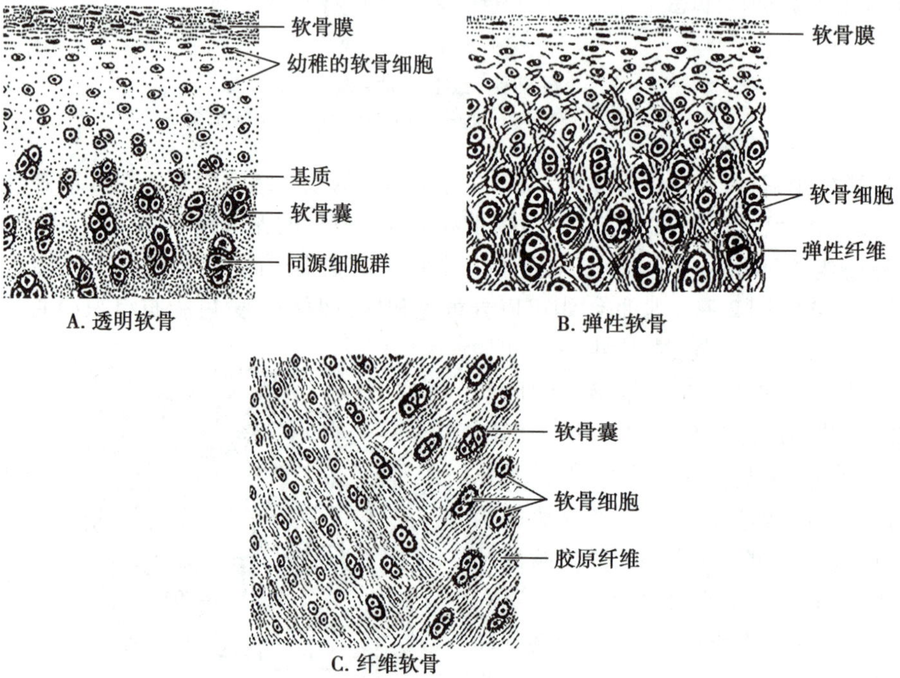

图2-8 软骨

笔记栏

ER-2-10

骨组织微细结构标注显微镜照片

三、骨组织

骨由骨组织、骨膜和骨髓等构成。**骨组织**(osseous tissue)由骨基质和多种细胞组成,质地坚硬,是构成骨的主体成分。

1. **骨基质**(bone matrix) 为钙化的细胞外基质,包括有机成分和无机成分。有机成分包括大量的胶原纤维及少量无定形基质,约占骨干重的35%。无机成分又称骨盐,占骨干重的65%,以钙、磷离子为主,主要存在形式为细针状、沿胶原原纤维长轴规则排列并与之紧密结合的羟基磷灰石结晶。骨盐含量随年龄的增长而增加。有机成分使骨具有韧性,无机成分使骨具有硬度。

骨基质中胶原纤维成层平行排列并借基质黏合在一起,其上有骨盐沉积,形成薄板状结构,称**骨板**。在骨板内和骨板之间散在有小的腔隙称**骨陷窝**,骨陷窝向周围分支形成**骨小管**。在长骨骨干及其他骨的表面,多层骨板规律紧密排列,形成**骨密质**(compact bone);在长骨骨骺和其他骨的内部,骨板形成针状或片状的骨小梁交织成网格结构,称**骨松质**(spongy bone)。

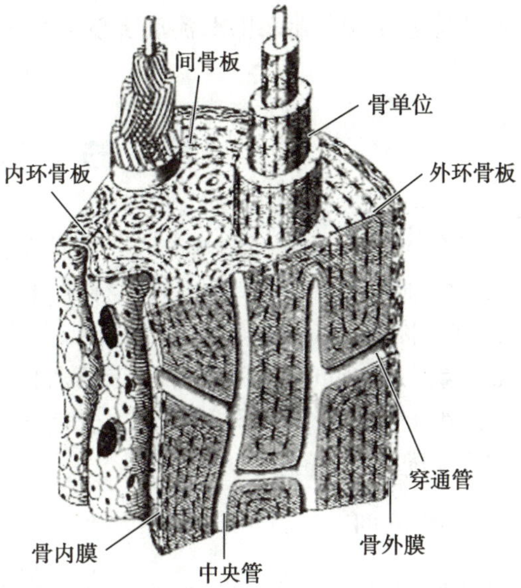

图 2-9 长骨骨干结构模式图

长骨骨干的骨密质有下列三种排列方式(图 2-9)。

(1) **环骨板**(circumferential lamella):是环绕骨干内、外表面的骨板,分别称**内环骨板**和**外环骨板**。横穿内、外环骨板的管道,称**穿通管**,内含血管、神经等,并与骨单位的中央管相通连。

(2) **骨单位**(osteon):又称**哈弗斯系统**(Haversian system),位于内、外环骨板之间,数量多,长筒状,长轴与骨干长轴一致,是长骨干起支持作用的主要结构。骨单位由10~20层同心圆排列的**哈弗斯骨板**(Haversian lamella)围绕中央纵行的**中央管**(central canal)构成。中央管内有来自穿通管的血管、神经及组织液,最内层哈弗斯骨板的骨小管开口于中央管。

(3) **间骨板**(interstitial lamella):是位于骨单位之间或骨单位与环骨板之间的不规则骨板聚集体,是骨生长和改建过程中未被吸收的骨单位或内、外环骨板的残留部分。

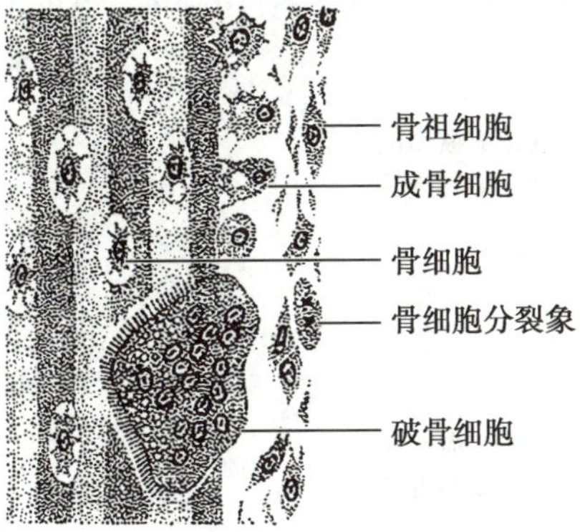

图 2-10 骨组织中骨细胞

2. **骨组织的细胞** 骨组织中的细胞包括骨祖细胞、成骨细胞、骨细胞和破骨细胞四种(图 2-10)。

(1) **骨祖细胞**(osteoprogenitor cell):位于骨膜紧邻骨组织处,是骨组织的干细胞,当骨组织生长或改建时,能分化为成骨细胞。

(2) **成骨细胞**(osteoblast):位于骨组织表面,常单层排列,立方形或矮柱状,细胞核圆,核仁明显;细胞质嗜碱性。成骨细胞有发达的粗面内质网和高尔基复合体,能够合成和分泌类骨质(骨质的有机成分),骨盐沉积后转变成骨质,成骨细胞在类骨质钙化过程中被包埋入骨质中,成为骨细胞。

笔记栏

（3）**骨细胞**（osteocyte）：为扁圆形多突起的细胞，胞体位于骨陷窝，突起位于骨小管。相邻骨细胞的突起以缝隙连接相连，骨陷窝则借骨小管彼此连通。骨陷窝和骨小管内均含有组织液，可营养骨细胞并运输代谢产物。骨细胞具有一定的溶骨和成骨作用，可调节体内钙、磷平衡。

（4）**破骨细胞**（osteoclast）：由多个单核细胞融合而成。散在分布于骨组织边缘。胞体巨大、细胞核6~50个不等、胞质嗜酸性。破骨细胞含丰富的溶酶体和线粒体，能溶解和吸收骨质，与成骨细胞协同完成骨组织的重建和维持血钙的平衡。

四、血液

血液是呈液态的结缔组织，流动于心血管系统中，有关血液的组成及其功能见第十五章。

第三节　肌　组　织

肌组织（muscle tissue）的基本成分是肌细胞。肌细胞间有少量结缔组织、血管、淋巴管及神经。肌细胞呈细长纤维状，故又称**肌纤维**（muscle fiber），其细胞膜称**肌膜**（sarcolemma），细胞质称**肌质**（sarcoplasm）。肌组织分为**骨骼肌**（skeletal muscle）、**心肌**（cardiac muscle）和**平滑肌**（smooth muscle）三种。前两种的肌纤维上有明暗相间的横纹，故称**横纹肌**；平滑肌肌纤维上无横纹，故称**非横纹肌**。骨骼肌受躯体神经支配，属随意肌；心肌和平滑肌受内脏神经支配，属不随意肌。

一、骨骼肌

骨骼肌（skeletal muscle）一般借肌腱附着于骨骼。包裹在整块肌肉外面的致密结缔组织称肌外膜。肌外膜伸入肌内，将其分隔成大小不等的肌束，包裹肌束的结缔组织称肌束膜，分布在每条肌纤维周围的少量结缔组织称肌内膜。结缔组织对骨骼肌具有支持、连接、营养等作用。骨骼肌中还有一种扁平、有突起的肌卫星细胞，附着于肌纤维表面，具有干细胞性质，参与肌纤维的修复。

（一）骨骼肌纤维的光镜结构

骨骼肌纤维呈长圆柱状，极少分支。核扁椭圆形，位于肌膜下方，其数量随肌纤维的长短可为数十个甚至数百个。肌质内含许多与肌纤维长轴平行排列、呈细丝状的**肌原纤维**（myofibril）。每条肌原纤维都有明暗相间的带，各条肌原纤维的**明带**和**暗带**都分别排列在同一平面，构成骨骼肌纤维的周期性横纹（图2-11）。明带又称**I带**，暗带又称**A带**。明带中央

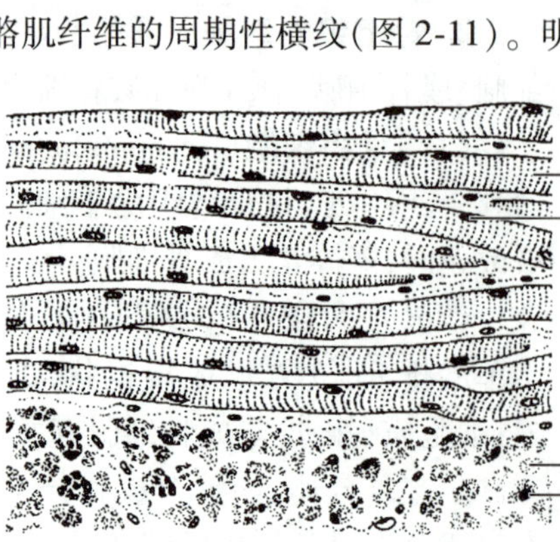

图2-11　骨骼肌纤维纵切面及横切面

笔记栏
ER-2-11
骨骼肌微细结构标注显微镜照片

有一条深色的Z线。暗带中央有一条略浅色的H带，H带中央有一条深色的M线。相邻两条Z线之间的一段肌原纤维称**肌节**（sarcomere），由1/2 I带+A带+1/2 I带组成，是骨骼肌纤维结构和功能的基本单位。

（二）骨骼肌纤维的超微结构

1. **肌原纤维** 由粗、细两种肌丝构成。**粗肌丝**位于肌节的中部，贯穿A带全长，两端游离，中央借M线固定。**细肌丝**位于肌节的两侧，一端附着于Z线，另一端伸至粗肌丝之间，与之平行走行，其末端游离，止于H带的外侧。因此明带只含细肌丝，H带只含粗肌丝，H带以外的暗带部分既有粗肌丝又有细肌丝（图2-12）。粗、细肌丝这种排列方式使肌原纤维上形成了明暗相间的条带。

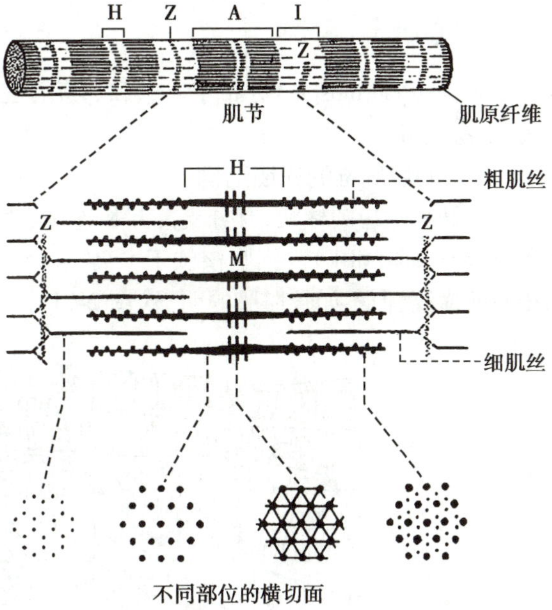

图2-12 骨骼肌纤维的超微结构模式图

2. **横小管** 亦称**T小管**，是肌膜以垂直于肌纤维长轴的方向陷入细胞内而形成的管状结构，环绕在每条肌原纤维的表面（图2-13）。可将肌膜的兴奋迅速传导至肌纤维内部。

3. **肌质网** 是肌细胞内特化的滑面内质网，位于横小管之间。其中部纵行包绕每条肌原纤维，称**纵小管**（L小管），两端扩大呈扁囊状盲管，称终池。每条横小管与其两侧的终池构成**三联体**（图2-13），能将兴奋从肌膜传递到肌质网膜。肌质网膜上的钙泵能逆浓度差将肌质中的Ca^{2+}泵入肌质网中贮存，当肌质网膜兴奋后，钙通道开放，大量Ca^{2+}释放进入肌质。

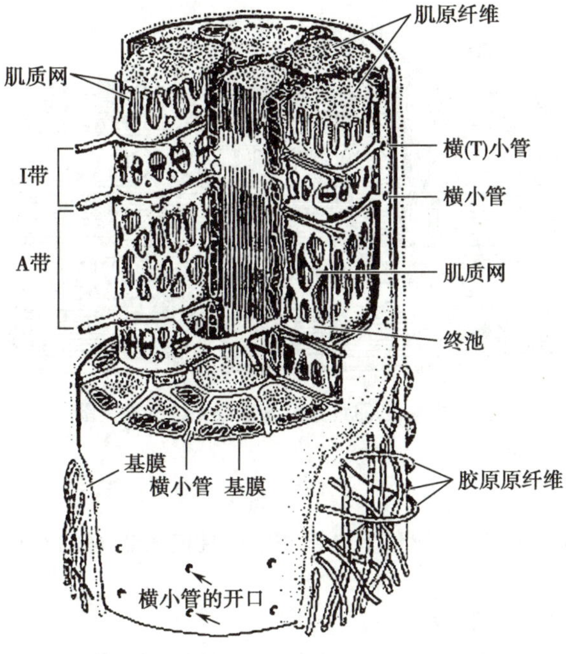

图2-13 骨骼肌纤维的超微结构立体模式图

笔记栏

二、心肌

心肌(cardiac muscle)分布于心壁和邻近心脏的大血管壁,其收缩具有自动节律性,缓慢持久,不易疲劳。

(一)心肌纤维的光镜结构

心肌纤维呈短圆柱状,有分支并互相连接成网。心肌纤维相连处深染的阶梯状粗线,称**闰盘**(intercalated disk)。细胞核位于中央,多为一个,偶见双核。心肌纤维纵切面上也有明、暗相间的横纹,但不如骨骼肌的明显(图2-14)。

ER-2-12

心肌微细结构标注显微镜照片

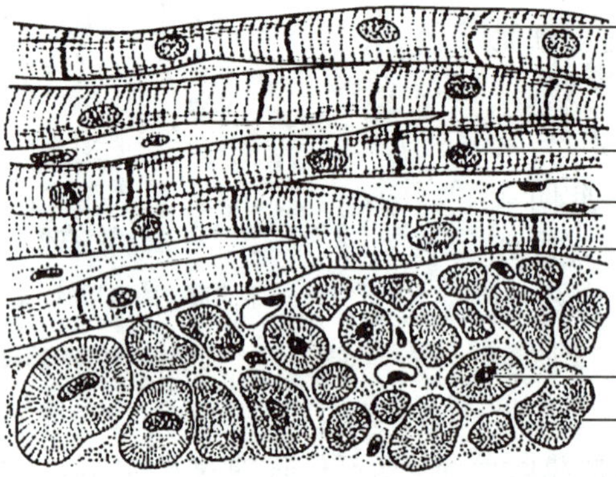

图2-14 心肌纤维纵切面及横切面

(二)心肌纤维的超微结构

心肌纤维的超微结构与骨骼肌纤维的相似,但肌原纤维不如骨骼肌纤维的明显;横小管口径较粗;肌质网不如骨骼肌纤维的发达;线粒体多。在闰盘处,肌细胞横向接触的部位有中间连接和桥粒;纵向部分有缝隙连接(图2-15),便于细胞间化学信息的交流和电信号的传导,有助于心房肌和心室肌分别同步舒缩。

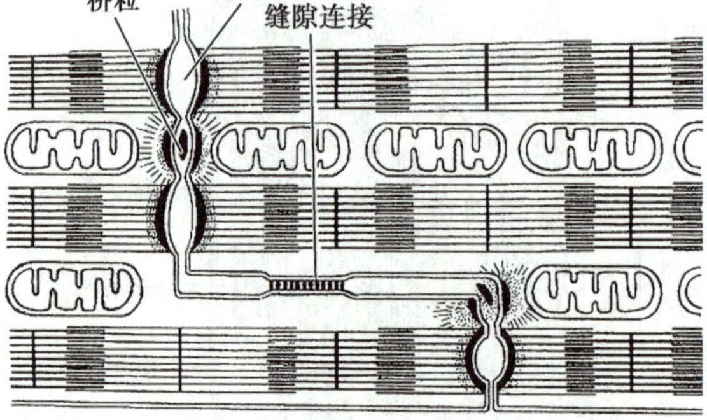

图2-15 心肌纤维及闰盘超微结构模式图

三、平滑肌

平滑肌(smooth muscle)广泛分布于血管和中空性内脏器官的管壁,其收缩呈阵发性,缓慢持久。

(一)平滑肌纤维的光镜结构

平滑肌纤维呈长梭形,大小不一。单核,呈杆状或椭圆形,位于细胞中央,收缩时可扭曲。胞质嗜酸性,无横纹(图2-16)。

笔记栏

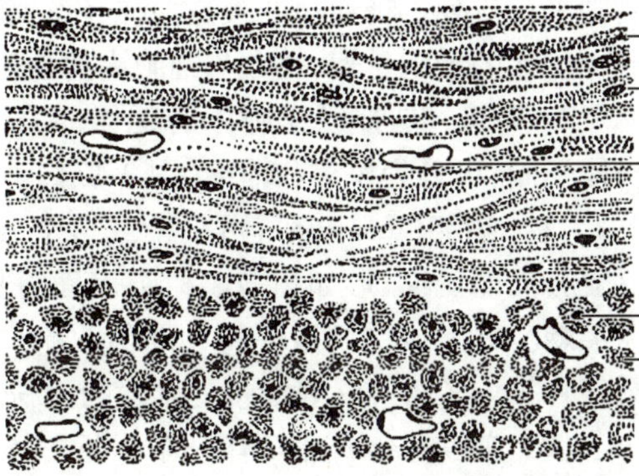

图 2-16　平滑肌纤维纵切面及横切面

平滑肌微细结构标注显微镜照片

（二）平滑肌纤维的超微结构

平滑肌纤维内无肌原纤维，可见肌膜下的密斑、肌质中的密体及连于密斑、密体之间的中间丝。细肌丝一端附着于密斑或密体，另一端游离，环绕在粗肌丝周围，共同组成**肌丝单位**，又称收缩单位。肌膜也可内陷形成的小凹，功能不明。平滑肌纤维间有发达的缝隙连接，可使相邻平滑肌纤维同步收缩而形成功能整体。

第四节　神 经 组 织

神经组织（nervous tissue）由**神经细胞**（nerve cell）和**神经胶质细胞**（neuroglia cell）组成。神经细胞又称**神经元**（neuron），是构成神经组织的主体，是神经系统结构和功能的基本单位。具有接受刺激、整合信息和传导冲动的功能。神经胶质细胞分布于神经元之间，对神经元起着支持、营养、保护、绝缘和修复等作用。神经组织广泛分布于体内各组织器官，把机体各部分联系成为一个功能统一的整体。

神经元微细结构标注显微镜照片

一、神经元

（一）神经元的结构

神经元大小不一，形态多样，但都可以分为胞体和突起两部分。突起又可分为树突和轴突（图 2-17）。

1. **胞体**　位于脑和脊髓的灰质、神经核及神经节内，常为星形、锥体形、梨形和圆球形等。胞体是神经元的代谢和营养中心。

（1）**细胞膜**：为可兴奋膜。在膜上有各种受体和离子通道，是接受刺激和传导冲动的位置。

（2）**细胞核**：位于胞体中央，大而圆，着色浅；核仁 1~2 个，大而明显。

（3）**细胞质**：除含有一般细胞器和随年龄增加的色素颗粒外，光镜下可见尼氏体和神经原纤维两种特征性结构。

1）**尼氏体**（Nissl body）：强嗜碱性，呈斑块状或颗粒状，分布于胞体和树突内（图 2-17）。在电镜下，尼氏体由发达的粗面内质网及游离核糖体组成。尼氏体合成更新细胞器所需的结构蛋白、神经递质所需要的酶类以及肽类神经调质。当神经元损伤或中毒时，尼氏体减少或消失。因此，尼氏体可作为判定神经元功能状态的一种标志。

2）**神经原纤维**（neurofibril）：镀银染色时呈棕黑色丝状，在胞体内交织成网，伸入突起

笔记栏

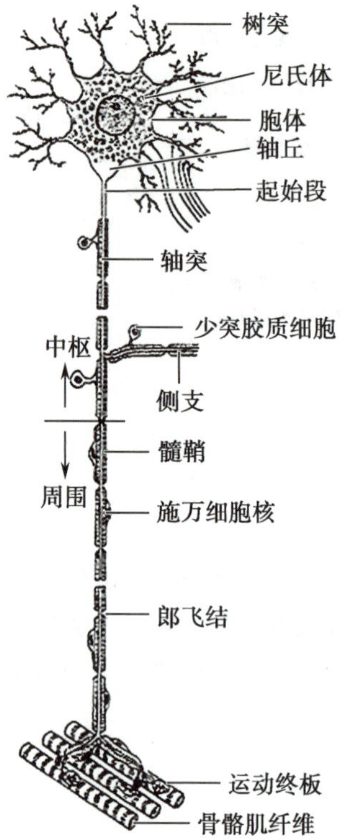

图 2-17　神经元模式图

后则平行排列。神经原纤维是由神经丝、微管、微丝构成，形成神经元的细胞骨架，并参与细胞内的物质运输。

2. **突起**　是神经元胞体的延伸部分，根据形态结构和功能不同，可分为树突和轴突（图 2-17）。

（1）**树突**（dendrite）：可一个或多个，起始部分较粗，经反复分支而变细，形如树枝。树突表面可见许多小突起，称**树突棘**。树突接受刺激并将冲动传入胞体。树突的分支和树突棘扩大了神经元表面接受刺激的面积。

（2）**轴突**（axon）：只有一条。长短不一，长者可达 1m 以上。轴突通常较树突细，粗细均一，表面光滑，分支较少。胞体发出轴突的部位多呈圆锥形，称**轴丘**，轴突和轴丘内无尼氏体，颜色较浅。轴突末端多呈纤细分支称轴突终末，与其他神经元或效应细胞形成特殊连接结构。轴突的主要功能是将神经冲动由胞体传至其他神经元或效应细胞。

轴突表面的胞膜称为轴膜，轴突内的胞质称为轴质。轴突内的物质是流动的，称为轴质流，轴突内物质的双向运输，称为轴突运输。

（二）神经元的分类

1. 根据突起的多少分类

（1）**多极神经元**（multipolar neuron）：有一个轴突和多个树突，在人体内数量最多。

（2）**双极神经元**（bipolar neuron）：有一个轴突和一个树突。

（3）**假单极神经元**（pseudounipolar neuron）：从胞体发出一个突起，在距胞体不远处又呈“T”形分成周围突和中枢突。

2. 根据神经元的功能分类

（1）**感觉神经元**（sensory neuron）：又称传入神经元（afferent neuron），接受体内外刺激，并将冲动传向中枢，多为假单极神经元（图 2-18）。

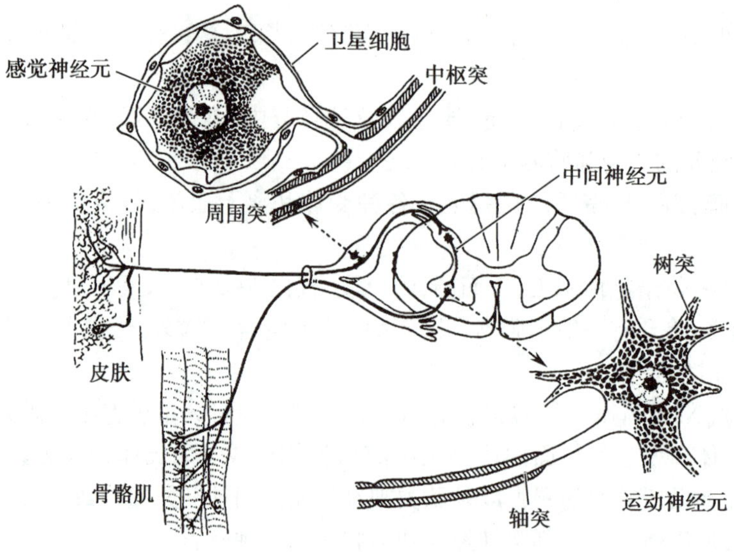

图 2-18　三种神经元之间的关系图

（2）**运动神经元**（motor neuron）：又称传出神经元（efferent neuron），将神经冲动传给肌肉或腺体，产生生理效应，多为多极神经元（图 2-18）。

（3）**中间神经元**（interneuron）：又称联络神经元，位于前两类神经元之间传递信息，主要为多极神经元。中间神经元参与构成中枢神经系统内极其复杂的神经网络，是学习、记忆和思维的物质基础。

3. 根据神经元所释放的神经递质分类

可分为胆碱能神经元、胺能神经元、氨基酸能神经元、肽能神经元等。

二、突触

突触（synapse）是神经元与神经元之间，或神经元与非神经细胞（肌细胞、腺细胞）之间传递信息的结构。按照信息传递媒介的不同，突触可分为化学性突触和电突触。

（一）化学性突触

化学性突触（chemical synapse）是通过释放神经递质传递信息的细胞连接。镀银染色标本中可见神经元轴突末端膨大呈纽扣状紧贴于另一神经元胞体或树突表面，称为**突触小体**（图 2-19A）。电镜下，化学性突触由三部分组成，即突触前成分、突触间隙和突触后成分（图 2-19B）。

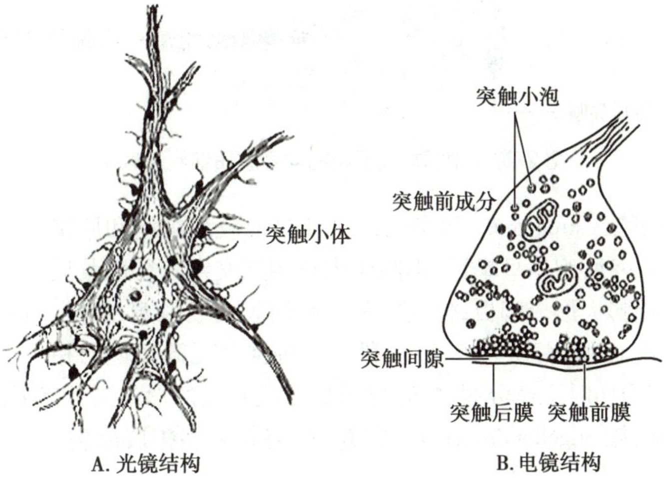

图 2-19 突触结构模式图

ER-2-15

突触超微结构标注透射电镜照片

1. **突触前成分**（presynaptic element） 是神经元轴突终末的球状膨大，其轴膜增厚形成**突触前膜**。在突触前成分的细胞质内，含有许多**突触小泡**。突触小泡内含有神经递质。突触小泡表面附有一种称为突触素的蛋白质，将小泡连接于细胞骨架。突触前膜富含电位门控通道，并有受体参与回收剩余的神经递质。

2. **突触后成分**（postsynaptic element） 是与突触前膜相对应的另一胞体的胞膜或树突膜，也称**突触后膜**。膜上有受体蛋白和化学门控通道。

3. **突触间隙**（synaptic cleft） 是突触前、后膜之间的细胞间隙，宽 20～30nm，其中含糖胺多糖（如唾液酸）和糖蛋白等，可促进神经递质由突触前膜移向突触后膜；还含有消化和水解各种神经递质的酶。

（二）电突触

即**缝隙连接**（见上皮组织）。这种连接以电冲动的方式传递信息，具有双向快速的特点，可促进神经元的同步活动。

笔记栏

三、神经胶质细胞

神经胶质细胞简称**神经胶质**（neuroglia），广泛分布于神经系统，位于神经元胞体、突起间。终生保持分裂增殖能力，数量为神经元的 10～50 倍。

（一）中枢神经系统的神经胶质细胞

主要包括星形胶质细胞、少突胶质细胞、小胶质细胞和室管膜细胞等（图 2-20）。

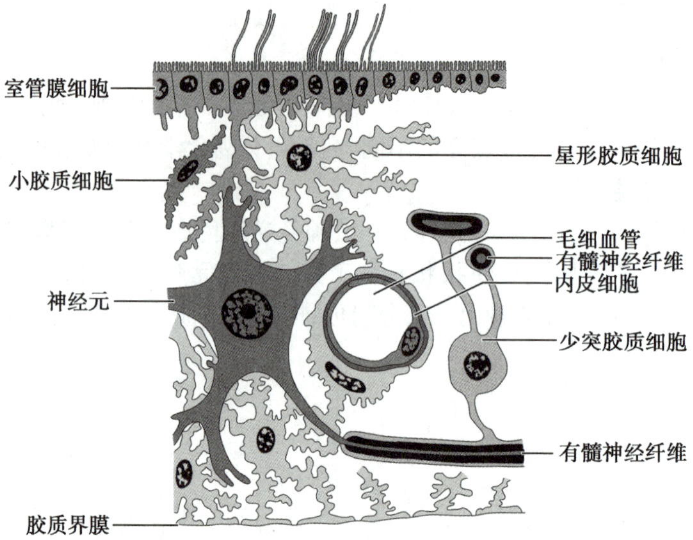

图 2-20　中枢神经系统的神经胶质细胞示意图

1. **星形胶质细胞**（astrocyte）　可分为纤维性星形胶质细胞和原浆性星形胶质细胞。是胶质细胞中最大的一种，胞体呈星形，细胞质内有相互交织走行的胶质丝。由胞体伸出许多突起，部分突起末端膨大形成脚板，伸到脑和脊髓的表面或附着在毛细血管基膜上形成胶质界膜，后者参与构成血-脑屏障（图 2-20），利于维持神经元微环境的相对稳定。星形胶质细胞在中枢神经系统损伤时迅速分裂增殖，以形成胶质瘢痕的形式进行修复。

2. **少突胶质细胞**（oligodendrocyte）　突起少，突起末端扩展成扁平薄膜，包裹神经元轴突形成髓鞘（图 2-20）。

3. **小胶质细胞**（microglia）　胞体较小（图 2-20）。一般认为来自血液中的单核细胞，具有吞噬功能。

4. **室管膜细胞**（ependymal cell）　为覆盖在脑室和脊髓中央管壁的一层立方或柱状细胞（图 2-20），一部分室管膜细胞突入脑室参与脉络丛的构成，脉络丛可产生脑脊液。

（二）周围神经系统的神经胶质细胞

1. **施万细胞**（Schwann cell）　又称**神经膜细胞**（neurolemmal cell），参与构成周围神经系统神经纤维的髓鞘和神经膜。施万细胞在神经纤维的再生中起诱导作用。

2. **卫星细胞**（satellite cell）　为包绕在神经节内神经元周围的一层扁平细胞，有营养和保护神经细胞的作用（图 2-18）。

ER-2-16
少突胶质细胞微细结构标注显微镜照片

ER-2-17
室管膜细胞微细结构标注显微镜照片

ER-2-18
卫星细胞微细结构标注显微镜照片

四、神经纤维和神经

（一）神经纤维

神经纤维（nerve fiber）由神经元的轴突或长树突及包绕其周围的神经胶质细胞组成。

笔记栏

根据神经纤维有无髓鞘包裹，将其分为有髓神经纤维和无髓神经纤维两种。

1. **有髓神经纤维**（myelinated nerve fiber） 周围神经系统的有髓神经纤维是由施万细胞包绕神经元轴突构成。多个施万细胞呈长卷筒状一个接一个地包绕在轴突外面，相邻施万细胞不完全连接而形成节段性缩窄，此部位轴膜裸露，可发生膜电位变化，称**郎飞结**（Ranvier node）。相邻郎飞结之间的一段神经纤维称**结间体**（internode），一个结间体的髓鞘由一个施万细胞形成（图 2-21）。电镜下，可见髓鞘是由一个施万细胞的双层细胞膜呈同心圆反复环绕轴突所构成的明暗相间的板层样结构（图 2-21）。髓鞘主要成分为脂蛋白，称髓磷脂，因类脂含量高，故新鲜时呈亮白色。常规染色时脂类溶解，只见到网格状的残留蛋白。髓鞘具有保护和绝缘作用，故有髓神经纤维的神经冲动是从一个郎飞结跳到下一个郎飞结的跳跃式传导，结间体越长，传导的速度越快。

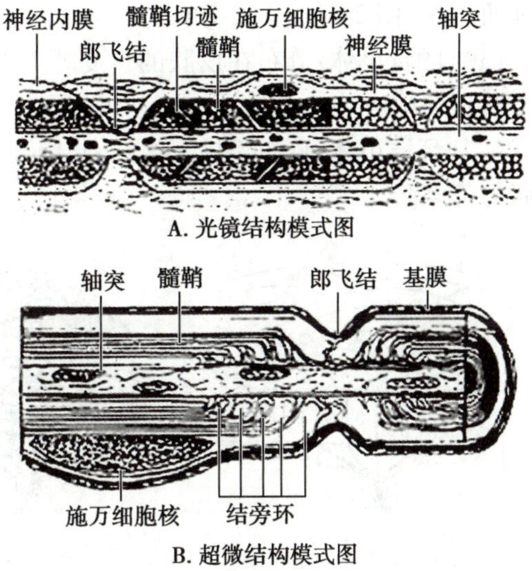

图 2-21 有髓神经纤维结构模式图

ER-2-19 有髓神经纤维微细结构标注显微镜照片

中枢神经系统有髓神经纤维的髓鞘由少突胶质细胞形成。一个少突胶质细胞的几个突起可分别包卷几条轴突形成髓鞘（图 2-20）。

2. **无髓神经纤维**（unmyelinated nerve fiber） 在周围神经系统，施万细胞表面有多个深浅不等的纵行凹沟包裹着多条轴突，但不形成髓鞘，也无郎飞结。神经冲动只能沿轴膜连续传导，传导速度较慢（图 2-22）。中枢神经系统的无髓神经纤维一般没有胶质细胞包裹，轴突裸露地行走于有髓神经纤维或胶质细胞间。

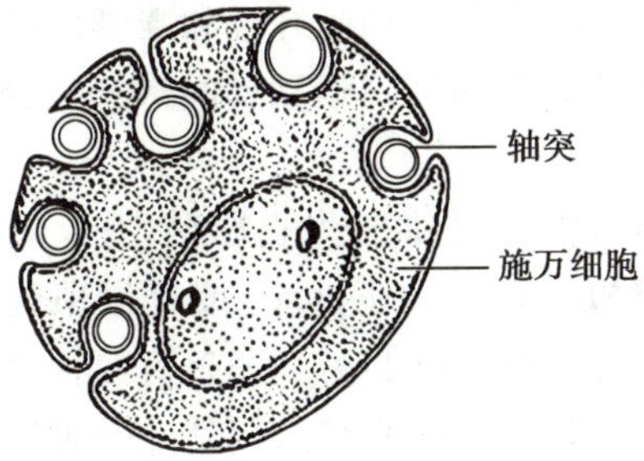

图 2-22 无髓神经纤维结构模式图

（二）神经

详见第十二章神经系统第一节。

五、神经末梢

周围神经纤维的终末部分终止于各器官或组织所形成的特殊结构，称**神经末梢**（nerve ending），按功能可分为感觉神经末梢和运动神经末梢两大类。

（一）感觉神经末梢

感觉神经末梢（sensory nerve ending）是指感觉神经元周围突的终末部分，该终末部分与其附属结构共同构成**感受器**。它能将来自体内外的刺激转化为神经冲动并传至中枢。根据形态结构的不同，又可分为以下两类：

1. **游离神经末梢** 周围突在接近终末处胶质细胞消失，裸露的突起细支反复分支，分布于表皮、角膜、黏膜上皮的细胞间或骨膜、肌腱等结缔组织内（图 2-23A）。能感受冷热、疼痛和轻触刺激。

2. **有被囊神经末梢** 在神经末梢外面包有结缔组织被囊，常见的有触觉小体、环层小

笔记栏

体和肌梭等(图 2-23B、图 2-23C)。

(1) **触觉小体**:分布在皮肤的真皮乳头内,以手指掌面和足趾底面最多。其主要功能是感受触觉刺激。

(2) **环层小体**:分布于皮下组织、腹膜、肠系膜、韧带和关节囊等处,主要感受压力、振动和张力等刺激。

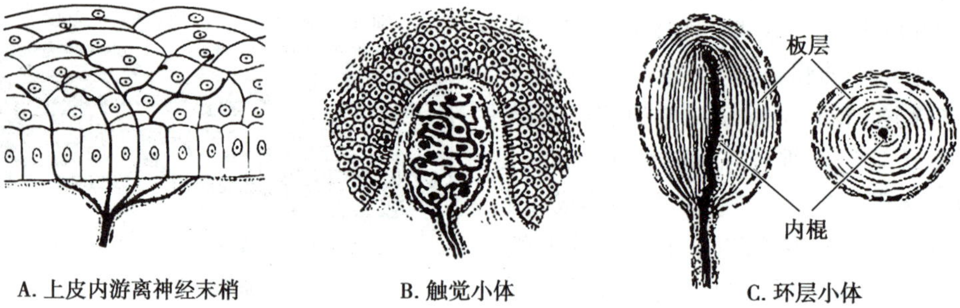

A. 上皮内游离神经末梢　B. 触觉小体　C. 环层小体

图 2-23 几种感觉神经末梢模式图

ER-2-20

有被囊神经末梢微细结构标注显微镜照片

(3) **肌梭**(muscle spindle):分布于全身骨骼肌中,为细长梭形的小体,表面有结缔组织被囊,其内含有 3~10 条较细的骨骼肌纤维,称梭内肌纤维。肌梭是感觉肌纤维的伸缩运动和肢体位置变化的本体感受器。

(二) 运动神经末梢

运动神经末梢(motor nerve ending)是运动神经元的长轴突分布到肌纤维和腺细胞的终末部分,与邻近组织共同构成效应器,支配肌肉收缩或腺体分泌活动。运动神经末梢又分为躯体和内脏运动神经末梢两类。

1. **躯体运动神经末梢** 运动神经元轴突终末到达骨骼肌纤维时失去髓鞘,并反复分支,其末端与骨骼肌肌膜形成化学性突触,称为**运动终板**(motor end plate)或**神经肌连接**(neuromuscular junction)(图 2-24)。该突触的突触小泡内含有乙酰胆碱。一条有髓神经纤维支配骨骼肌纤维的数目由数条到上千条不等,而一条骨骼肌纤维通常只接受一条轴突分支的支配。

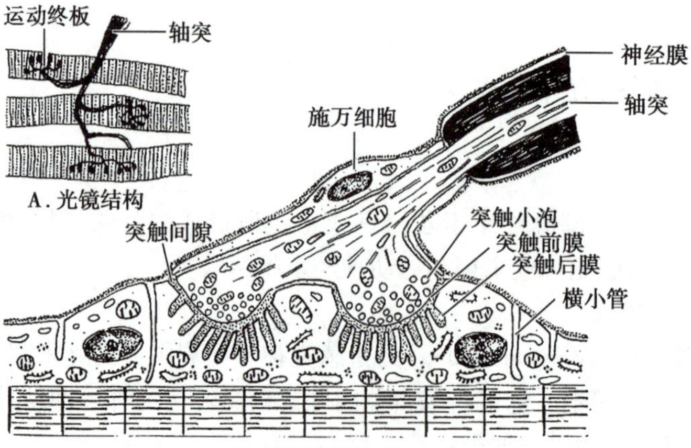

B. 超微结构模式图

图 2-24 运动终板模式图

ER-2-21

运动终板微细结构标注显微镜照片

2. **内脏运动神经末梢** 内脏运动神经元的传出(节后)纤维末端分支并呈串珠状膨大,形成膨体。膨体贴附于平滑肌、心肌、腺细胞表面建立突触。

笔记栏

学习小结

人体的基本组织可分为上皮组织、结缔组织、肌组织和神经组织四种。

上皮组织细胞多，细胞外基质少；细胞有极性；大多无血管；有丰富的神经末梢。主要分为被覆上皮和腺上皮。被覆上皮可按细胞层数和形状分为单层扁平上皮、单层立方上皮、单层柱状上皮、假复层纤毛柱状上皮、复层扁平上皮及变移上皮。腺上皮由以分泌为主的腺细胞组成。以腺上皮为主构成的器官为腺，可分为外分泌腺(有管腺)和内分泌腺(无管腺)。

结缔组织包括疏松结缔组织、致密结缔组织、脂肪组织、网状组织、软骨组织、骨组织和血液等，分布广泛；具有连接、支持、营养、运输、防御等功能；其细胞少、无极性；细胞外基质多，包括纤维和基质。疏松结缔组织纤维稀而少，有胶原、弹性和网状三种类型；基质主要由以透明质酸为主干的蛋白聚糖形成的分子筛和孔隙中的组织液构成；细胞种类较多，包括成纤维细胞、巨噬细胞、浆细胞、肥大细胞、脂肪细胞、未分化的间充质细胞和白细胞等。致密结缔组织纤维粗而密，包括规则致密结缔组织和不规则致密结缔组织。脂肪组织由脂肪细胞和疏松结缔组织构成，分为黄色和棕色两种。网状组织构成淋巴组织和造血组织的支架结构。软骨组织可分为含有胶原原纤维的透明软骨、含有弹性纤维的弹性软骨和含有胶原纤维的纤维软骨；软骨基质内没有血管，软骨细胞以同源细胞群的形式分布在软骨基质围成的软骨陷窝内。骨组织的细胞外基质(骨质)以骨板形式构骨，并由以胶原纤维和基质为主的有机成分及以钙、磷离子为主的无机成分构成，使骨具有韧性和硬度；骨板多层规律紧密排列为分布于长骨骨干及其他骨表面的密质骨；形成针状或片状的骨小梁交织为长骨骨骺和其他骨内部的松质骨。骨组织中的骨祖细胞、成骨细胞、骨细胞为同一细胞的不同阶段。

肌组织包括骨骼肌、心肌和平滑肌。骨骼肌纤维(细胞)长圆柱状，多核、位于肌膜下；其细胞内有由粗、细肌丝规律排列而成的肌原纤维，横纹明显；细胞膜内陷为横小管并与发达的滑面内质网(肌质网)形成传导冲动的三联体。心肌纤维短柱状有分支，单或双核，位于中央；其细胞内粗、细肌丝规律排列而成的肌丝束，可见横纹；肌质网不发达；线粒体多；相邻细胞间有缝隙连接等形成闰盘。平滑肌纤维长梭形，单核、位于中央；粗、细肌丝形成肌丝单位，无横纹(非横纹肌)。

神经组织由神经细胞(神经元)和神经胶质细胞构成。神经元是神经系统结构和功能的基本单位，其胞体位于灰质、神经核及神经节。神经元胞体可发出一个或多个树突，接受刺激并传入冲动，发出一条轴突，传出冲动。神经元与神经元或效应细胞间有化学性突触(借神经递质传递信息)和电突触(缝隙连接)。中枢神经系统中星形胶质细胞主要参与构成血-脑屏障和损伤修复；少突胶质细胞参与构成神经纤维髓鞘；小胶质细胞有吞噬功能；室管膜细胞覆盖在脑室和脊髓中央管内壁。周围神经系统的施万细胞参与构成神经纤维并诱导神经纤维的再生；卫星细胞包绕在神经节内神经元周围。神经纤维包括有髓神经纤维和无髓神经纤维。周围神经纤维的终末形成神经末梢。感觉神经末梢包括游离神经末梢和有被囊神经末梢(触觉小体、环层小体及肌梭)。运动神经末梢包括躯体运动神经末梢(运动终板)和内脏运动神经末梢。

扫一扫，测一测

(黄晓芹)

笔记栏

复习思考题

1. 上皮组织与结缔组织在结构特点上有何异同?

2. 在正常的结缔组织中可以见到白细胞,能否见到红细胞?为什么?正常的结缔组织内可否见到大量聚集的浆细胞?为什么?

3. 上皮组织和软骨组织没有血管分布,它们如何得到营养排除代谢产物?根据日常生活观察,你还发现机体那些器官组织可能也没有血管分布?

4. 骨骼肌细胞和心肌细胞,哪一种细胞内的线粒体更为丰富?为什么?骨骼肌组织和心肌组织,哪一种毛细血管更为丰富,为什么?

5. 组织切片中的每一个神经元都一定能够看到轴突吗?为什么?

第三章
皮　肤

笔记栏

PPT 课件

学习目标

1. 掌握皮肤的构成；表皮角质形成细胞的分层及主要形态特点。
2. 熟悉表皮非角质形成细胞的种类、功能；真皮的结构。
3. 了解皮肤附属器的组成、结构和功能；皮下组织特点。

皮肤(skin)覆盖身体的表面，是人体面积最大的器官。皮肤由表皮和真皮构成，以皮下组织与深部组织相连。皮肤有毛、皮脂腺、汗腺和指(趾)甲等附属器。皮肤直接与外界接触，有重要的屏障保护功能；其内有丰富的感觉神经末梢，能感受外界多种刺激。皮肤还有分泌、排泄、吸收、调节体温和参与免疫应答等功能。

皮肤微细结构标注显微镜照片

一、表皮

表皮(epidermis)是皮肤的浅层，由角化的复层扁平上皮组成。手掌和足底最厚，眼睑部最薄。表皮细胞包括大量的角质形成细胞和少量的非角质形成细胞两类。

(一) 角质形成细胞

角质形成细胞又称角蛋白形成细胞，按一定顺序排列。其由深至浅可分为基底层、棘层、颗粒层、透明层和角质层五层结构(图 3-1、图 3-2)。

1. **基底层**(stratum basale)　为一层立方或矮柱状细胞，附着于基膜上。其细胞核圆形，细胞质强嗜碱性，胞质内有散在或成束分布的角蛋白丝(张力丝)。基底细胞是表皮的干细胞，具有活跃的分裂增殖能力，可分化为浅层的棘细胞，以完成皮肤生理性再生和创伤后修复功能。

2. **棘层**(stratum spinosum)　由 4~10 层多边形的细胞组成。细胞胞体较大，向四周伸出许多细短的棘状突起并彼此借桥粒相连，故名棘细胞；细胞核圆形，位于中央；细胞质弱嗜碱性。细胞内有许多较粗的角蛋白丝束，附着于桥粒上；胞质中出现含糖脂和固醇的膜被板层状颗粒，它可以胞吐方式将内容物排入细胞间隙，构成阻止水溶性物质透过的重要屏障。

3. **颗粒层**(stratum granulosum)　由 3~5 层梭形细胞组成。细胞核和细胞器逐渐退化；板层颗粒增多；细胞质还出现许多强嗜碱性的透明角质颗粒，角蛋白丝包绕在透明角质颗粒周围或穿入其中。

4. **透明层**(stratum lucidum)　由 2~3 层扁平细胞组成。细胞界限不清，细胞核和细胞器均已退化消失。在 HE 染色切片上细胞为透明均质状，呈浅红色。

角质形成细胞标注显微镜照片

5. **角质层**(stratum corneum)　由多层扁平的死亡角质细胞组成，细胞完全角化，轮廓不清，无核、无细胞器，细胞质充满均质状嗜酸性的**角蛋白**。角蛋白由密集、粗大的角蛋白丝束与均质状透明角质颗粒蛋白形成。表层细胞间的桥粒消失，细胞连接松散，脱落后成为皮屑。

表皮由基底层至角质层的结构变化，是角蛋白形成细胞增殖、分化、移动和脱落过程及

笔记栏

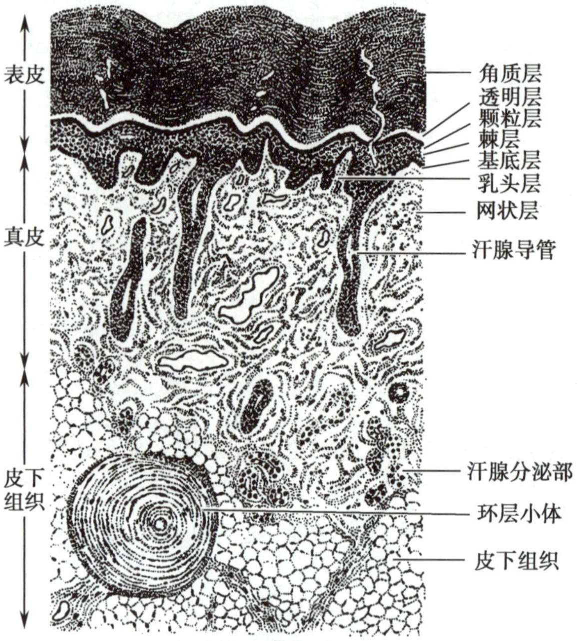

图 3-1 手指皮肤（低倍）

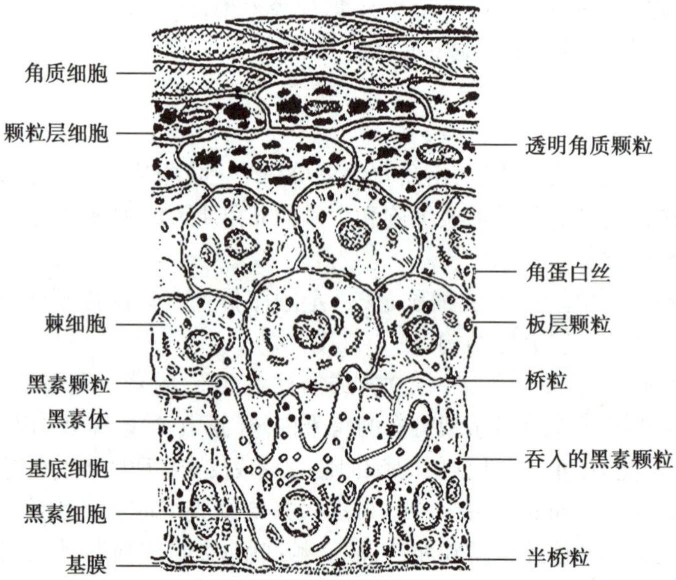

图 3-2 角质形成细胞和黑素细胞超微结构模式图

角质形成细胞形成角蛋白、表皮角化过程的反映。干硬坚固的角质细胞使表皮细胞对多种物理和化学性刺激有很强的耐受力，表皮细胞的更新周期为 3~4 周。

（二）非角质形成细胞

1. **黑素细胞**（melanocyte） 是生成黑色素的细胞。细胞分散于基底细胞之间，胞体较大，呈圆形，有许多突起伸入到基底层和棘层细胞之间（图 3-2）。细胞质内有含酪氨酸酶的黑素体，能将酪氨酸转化成黑色素。黑素体充满黑色素后成为黑素颗粒，黑素颗粒迁移、聚集于细胞突起末端，脱落形成泡状结构，并与角质形成细胞融合，分布于其核的周围，故黑素颗粒主要分布在角质形成细胞中。黑色素可以吸收紫外线，保护皮肤及深层组织免受辐射损伤。紫外线可使酪氨酸酶活性增强，合成的黑色素增加。

笔记栏

2. **朗格汉斯细胞**(Langerhans cell) 分散于棘层细胞之间。该细胞能识别、摄取和处理抗原，并传递给淋巴细胞，引起免疫应答，为皮肤内的抗原呈递细胞，在对抗侵入皮肤的病原微生物、监视癌变细胞方面起重要作用。

3. **梅克尔细胞**(Merkel cell) 分散于基底细胞之间，数量少。细胞基部与神经末梢的盘状膨大相接触，可能为接受触觉等刺激的感觉上皮细胞。

二、真皮

真皮(dermis)位于表皮下方，分为乳头层和网织层，两者间无明确界限(图 3-1)。身体各部真皮的厚度不等，一般为 1~2mm。

1. **乳头层** 为邻近表皮的薄层疏松结缔组织，向表皮突出形成乳头状，故称**真皮乳头**，此种结构使表皮与真皮的连接面扩大，连接更加牢固，并有利于表皮从真皮的组织液中获取营养。乳头层含丰富的毛细血管和游离神经末梢，在手指掌侧的真皮乳头内含较多触觉小体。

2. **网织层** 位于乳头层下方，较厚，为致密结缔组织，其内胶原纤维束交织成网，并含有许多弹性纤维，赋予皮肤较好的韧性和弹性。此层内还有较多的血管、淋巴管和神经，深部可见环层小体。

三、皮肤的附属器

皮肤的附属器有毛、皮脂腺、汗腺和指(趾)甲等。

ER-3-3

毛囊微细结构标注显微镜照片

1. **毛**(hair) 人体除手掌和足底等部位外，大部分皮肤都长有毛。毛的粗细和长短不一，分为**毛干**、**毛根**、**毛球**三部分，露在皮肤外面的部分称毛干，埋在皮肤内的为毛根，毛根周围的上皮组织和结缔组织构成的鞘状结构称毛囊。毛根与毛囊的下端结合在一起，形成的膨大结构称毛球。毛球底面内凹，富含毛细血管和神经，称**毛乳头**。毛乳头对毛的生长有诱导和营养作用(图 3-3)。

毛和毛囊斜长在皮肤内，在它们与皮肤表面呈钝角一侧，有一束平滑肌，一端附着于毛

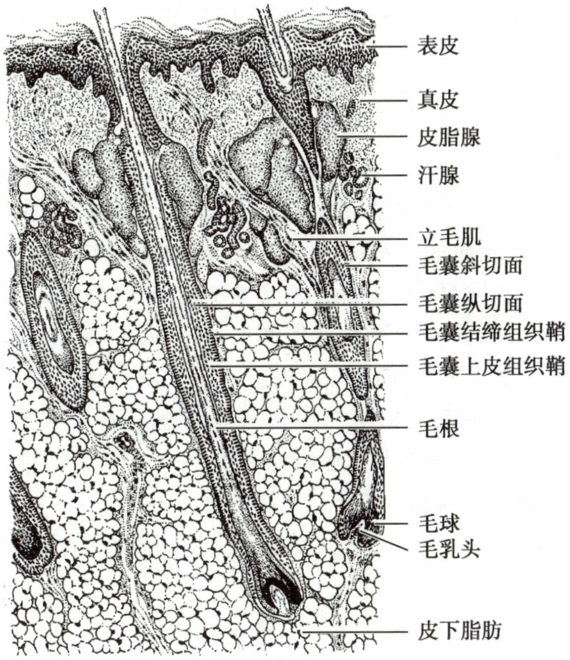

图 3-3 头皮

笔记栏

ER-3-4
皮脂腺微细结构标注微细结构照片

ER-3-5
汗腺微细结构标注显微镜照片

囊，另一端与真皮乳头层的结缔组织相连，称**立毛肌**（图3-3）。立毛肌受交感神经支配，收缩时使毛竖起，产生“鸡皮疙瘩”现象。

2. **皮脂腺**（sebaceous gland）　多位于毛囊与立毛肌之间，为泡状腺，其导管短而粗。皮脂腺分泌的皮脂经导管排入毛囊上部或直接排到皮肤表面，可润滑皮肤和保护毛发。雄性激素促进皮脂腺的分泌，故青春期分泌旺盛，如分泌物过多，导管口堵塞易形成痤疮。

3. **汗腺**（sweat gland）　分为**小汗腺**和**大汗腺**两种。小汗腺遍布全身各处皮肤内，于手掌和足底尤多；小汗腺为弯曲的单管状腺，由分泌部和导管部组成，分泌部位于真皮深层和皮下组织中，导管开口于皮肤表面的汗孔；汗液分泌是机体散热的主要方式，故小汗腺有调节体温、湿润皮肤和排泄废物的作用。大汗腺主要分布在腋窝、阴部和乳晕等处；其分泌部较粗，腺腔较大，导管开口于毛囊；大汗腺的分泌物为黏稠的乳状液，被细菌分解后产生特殊的气味，形成狐臭。

【附】皮下组织

皮下组织（hypodermis）即**浅筋膜**，又称**皮下筋膜**。其位于真皮深面，由疏松结缔组织和脂肪组织构成，内含动脉、浅静脉、神经以及淋巴管等，将皮肤与深部组织相连，并使皮肤具有一定的活动性。皮下脂肪组织还具有缓冲、保温及贮存能量等作用。皮下组织的厚度随个体、年龄、性别和部位而异。

知识链接

皮内注射和皮下注射

皮内注射法和皮下注射法均是临床常用的给药方法。皮内注射是将少量药液注入皮肤内，注射深度为真皮与表皮间或真皮的乳头层内，注射后局部应形成半球形隆起的皮丘，皮肤变白，该法可用于各种药物过敏试验和局部麻醉等，如青霉素皮试；皮下注射是将药物注入皮下组织，可用于预防接种、局部麻醉及某些不宜或不能口服给药情况。

学习小结

皮肤由表皮和真皮构成。表皮位于浅层，为角化的复层扁平上皮，包括角质形成细胞和非角质形成细胞。角质形成细胞由深至浅为基底层、棘层、颗粒层、透明层和角质层。基底层细胞低矮，是表皮的干细胞；棘层细胞（棘细胞）向四周伸出棘状突起，细胞内有角蛋白丝束和板层状颗粒；颗粒层细胞核和细胞器开始退化，板层颗粒增多，透明角质颗粒出现；透明层细胞核和细胞器退化消失；角质层细胞内充满角蛋白，为完全角化、干硬、可脱落的死细胞。非角质形成细胞包括生成黑色素的黑素细胞、具有抗原呈递作用的朗格汉斯细胞和具有感觉功能的梅克尔细胞。真皮位于深层，富含血管、神经，由疏松结缔组织形成的乳头层和致密结缔组织形成的网织层构成。毛、皮脂腺、汗腺和指（趾）甲等为皮肤的附属器。

皮下组织（浅筋膜/皮下筋膜）位于皮肤深面，由富含血管、神经的疏松结缔组织和脂肪组织构成。

扫一扫，测一测

（黄晓芹）

笔记栏

复习思考题

1. 表皮内有血管吗？如何能够证实？表皮从哪里得到营养并排出代谢产物？
2. 青霉素皮试为什么选择皮内注射而不是皮下注射？
3. 狐臭是遗传的吗？为什么？如何预防和减轻症状？

笔记栏

04章PPT

PPT 课件

第四章

运动系统

学习目标

1. 掌握运动系统的组成和功能，骨的构造；躯干骨、上肢骨、下肢骨和颅骨的名称、数目、位置；胸骨、椎骨、肩胛骨、肱骨、髋骨及股骨的主要形态结构；主要的骨性标志；关节的主要结构和运动；椎骨的主要连结和脊柱的组成、生理弯曲；肩关节、肘关节、髋关节、膝关节及颞下颌关节的组成、主要特点和运动；肌的构造；主要的躯干肌、头颈肌、肩肌、臂肌、臀肌、大腿肌和小腿肌的位置及作用；前臂肌的作用；主要的肌性标志。

2. 熟悉骨的形态；胸廓的组成和功能，骨盆的组成和性差；肌的形态，起止点的概念。

3. 了解前臂骨、手骨、小腿骨和足骨的主要形态结构；手和足的关节；手肌和足肌的分群和主要作用。

运动系统由骨、骨连结和骨骼肌三部分组成。骨通过骨连结构成骨骼，成为人体的支架。附于骨骼上的肌为骨骼肌。骨骼与骨骼肌共同构成人体的基本外形，并参与形成颅腔、胸腔、腹腔和盆腔等体腔的壁，以保护其内的器官。在运动过程中，骨起杠杆作用，关节是枢纽，骨骼肌为动力器官。运动系统具有运动、支持、保护及造血等功能。运动系统约占成人体重的60%。

第一节 骨 学

一、总论

成人骨为206块，按其在人体的位置不同，分为躯干骨、上肢骨、下肢骨和颅骨四部分（图4-1）。成人骨约占体重的1/5，而新生儿的则占1/7。每块骨均是具有一定形态和功能的器官，既坚硬而又有一定的弹性。

（一）骨的形态

每块骨的形态各异，总体可分为长骨、短骨、扁骨和不规则骨四类（图4-2）。

1. **长骨**（long bone） 呈长管状，分布于四肢，有一体和两端。体又名**骨干**，骨质致密，内有**骨髓腔**，容纳骨髓，在体的一定部位有血管出入的滋养孔。骨的两端膨大称**骺**，其上有光滑的关节面，并有关节软骨覆盖。在幼年，长骨的骨干与骺之间有一层软骨，称**骺软骨**（骺板），是长骨增长的基础。成年后骺软骨骨化，原骺软骨处留有一线状痕迹，称**骺线**。

2. **短骨**（short bone） 近似立方形，多成群连结在一起，如手的腕骨和足的跗骨。

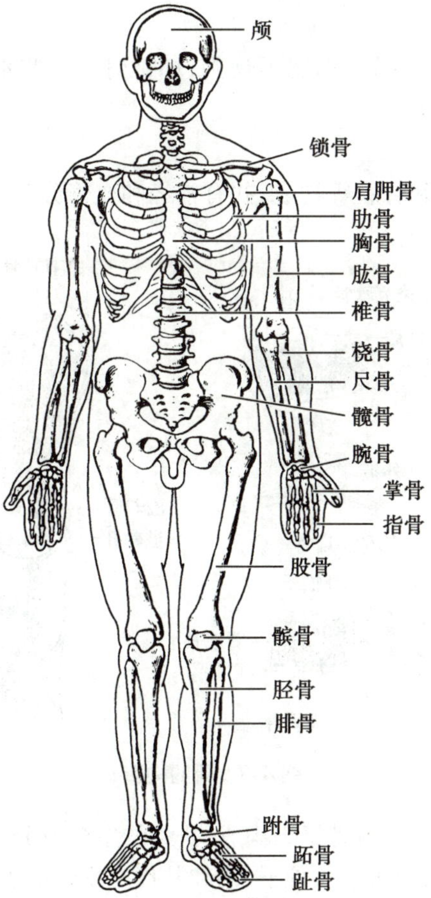

图 4-1 人体全身骨骼

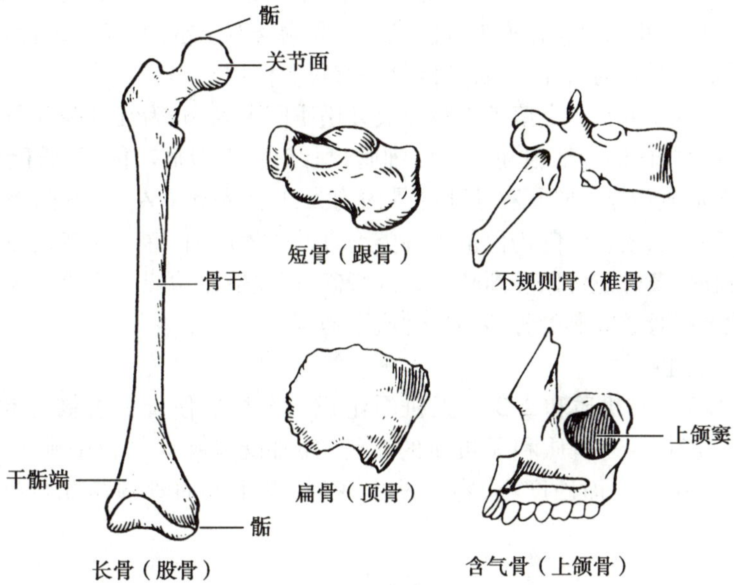

图 4-2 骨的形态

笔记栏

ER-4-1

骨的形态标本标注照片

3. **扁骨**(flat bone) 呈板状,主要参与构成颅腔、胸腔和盆腔的壁,如颅盖骨、胸骨和肋骨等。

4. **不规则骨**(irregular bone) 形态不规则,如椎骨。有些不规则骨内有含空气的小腔为**含气骨**,如上颌骨和额骨等。

(二) 骨的构造

每块骨均由骨质、骨髓和骨膜等构成,并有神经和血管分布(图 4-3)。

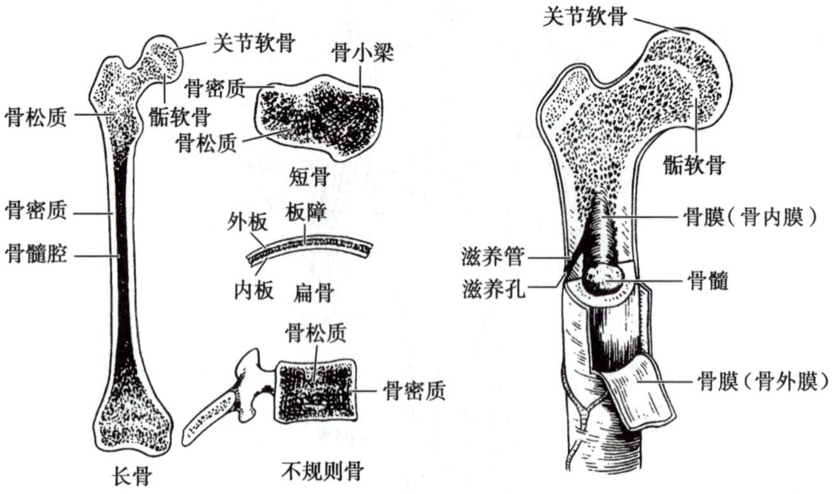

图 4-3 骨的构造

1. **骨质**(bone substance) 由骨组织构成,是骨的主要成分,分为骨密质和骨松质两种。**骨密质**致密坚硬,耐压性强,分布于长骨干、骺和其他类型骨的表面。在颅盖骨,骨密质构成内板和外板。**骨松质**呈海绵状,由相互交错的骨小梁构成,分布于长骨骺和其他类型骨的内部。颅盖骨的骨松质在内板与外板之间,称为板障。

2. **骨膜**(periosteum) 除关节面外,整个骨表面均覆有骨膜,其为致密结缔组织薄膜,在骨髓腔内面和骨松质间隙内的骨膜为骨内膜。骨膜内含有丰富的神经、血管和骨祖细胞,因此骨膜感觉敏锐,并对骨的营养、生长及修复等有重要作用。

ER-4-2

骨的构造标本标注照片

3. **骨髓**(bone marrow) 充填于骨髓腔及骨松质网眼内,分为红骨髓和黄骨髓。**红骨髓**内含大量不同发育阶段的红细胞和一些白细胞,呈红色,有造血功能;**黄骨髓**内含大量脂肪组织,呈黄色,无造血功能。胎儿和幼儿的骨内均为红骨髓,6 岁左右,骨髓腔内的红骨髓开始逐渐转化为黄骨髓,但红骨髓仍保留于各类型骨的骨松质内,继续保持造血功能。在慢性失血或重度贫血时,黄骨髓可以逐渐转化为红骨髓,恢复造血功能。因成人长骨的骨髓腔内含有黄骨髓,故选择骨髓穿刺的骨多为扁骨或不规则骨。

(三) 骨的理化特性

成人骨由 1/3 的有机质和 2/3 的无机质组成。有机质使骨具有韧性和弹性,无机质使骨具有硬度和脆性。有机质和无机质的结合,使骨既有弹性又很坚硬。小儿的骨无机质含量较少,因此弹性大而硬度小,容易发生变形;老年人的骨则与此相反,因此易发生骨折。

二、各论

(一) 躯干骨

躯干骨包括椎骨、胸骨和肋。成人的躯干骨由 24 块分离的椎骨(颈椎、胸椎和腰椎)、

1 块骶骨、1 块尾骨、1 块胸骨和 12 对肋组成，共 51 块。

1. **椎骨**(vertebrae) 在幼儿时期，椎骨总数为 33~34 块，即颈椎 7 块、胸椎 12 块、腰椎 5 块、骶椎 5 块和尾椎 4~5 块。至成年后，5 块骶椎愈合成 1 块骶骨，4~5 块尾椎愈合成 1 块尾骨。因此，成年人的椎骨总数一般为 26 块。

(1) **椎骨的一般形态**：大部分椎骨由椎体和椎弓构成(图 4-4)。**椎体**(vertebrae body)位于椎骨的前部，呈短圆柱状，是支持体重的主要部分。**椎弓**(vertebrae arch)是附在椎体后方的弓形骨板。椎弓与椎体连结的部分较细，称**椎弓根**，其上、下缘各有一切迹，分别称**椎上切迹**和**椎下切迹**。椎骨叠连时，上位椎骨的椎下切迹和下位椎骨的椎上切迹围成一孔，称**椎间孔**，内有脊神经和血管通过。椎体与椎弓围成的孔称**椎孔**。全部椎骨的椎孔叠连在一起，形成的纵行管道称**椎管**，容纳脊髓和脊神经根等。从椎弓伸出 7 个突起：向两侧伸出一对**横突**，向上伸出一对**上关节突**，向下伸出一对**下关节突**，向后伸出单一的**棘突**。

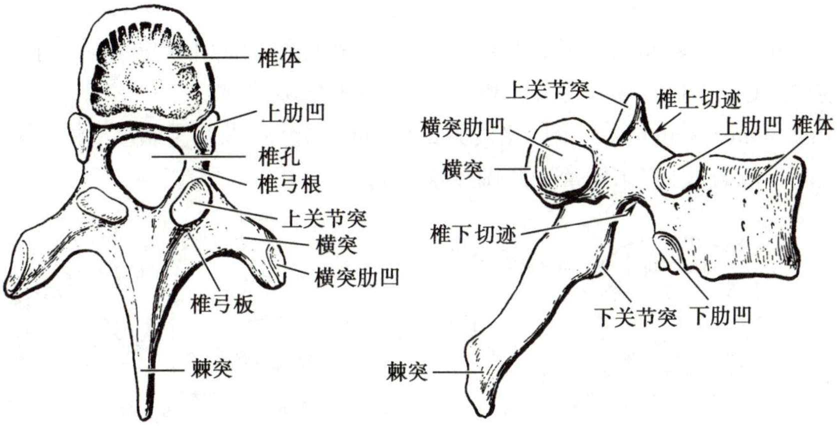

图 4-4 胸椎

(2) **各部椎骨的主要特征**：

1) **颈椎**(cervical vertebrae)：共有 7 块，其主要特点是横突上有**横突孔**，内有椎动脉和椎静脉通过。另外，颈椎椎体小，椎孔较大。第 2~6 颈椎的棘突较短，末端分叉。其中第 3~6 颈椎属一般颈椎，第 1、2、7 颈椎为特殊颈椎。

第 1 颈椎又称**寰椎**(atlas)(图 4-5)，呈环形，无椎体、棘突和关节突，由前弓、后弓及 2 个侧块构成。

第 2 颈椎又称**枢椎**(axis)(图 4-6)，椎体向上伸出一指状突起称**齿突**。

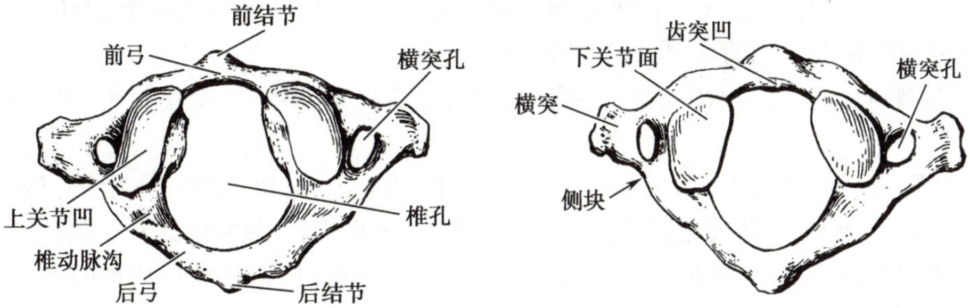

图 4-5 寰椎

笔记栏

第 7 颈椎又称**隆椎**(prominent vertebra)(图 4-7),棘突特别长,末端变厚且不分叉。当头前屈时,该棘突尖特别隆起,皮下易触及,是临床计数椎骨的标志。

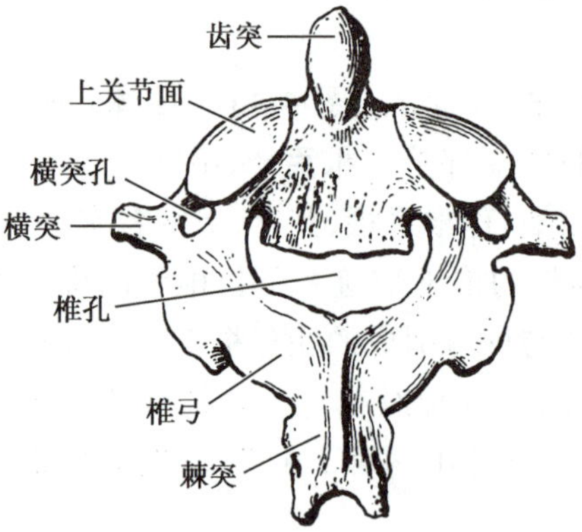

图 4-6 枢椎(上面)

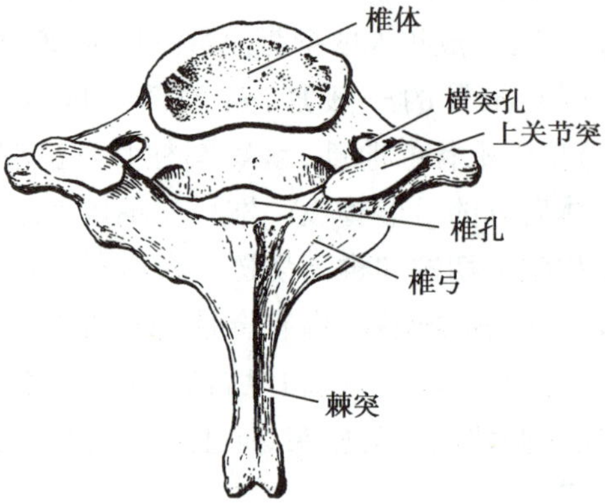

图 4-7 隆椎(上面)

2) **胸椎**(thoracic vertebrae)(图 4-4):共 12 块,在椎体侧面和横突尖端的前面分别有**椎体肋凹**和**横突肋凹**,与肋后端的关节面相关节,棘突伸向后下方。

3) **腰椎**(lumbar vertebrae)(图 4-8):共 5 块,椎体肥厚,棘突呈板状,水平伸向后方,相邻的棘突之间空隙较大,临床上常在此做腰椎穿刺。

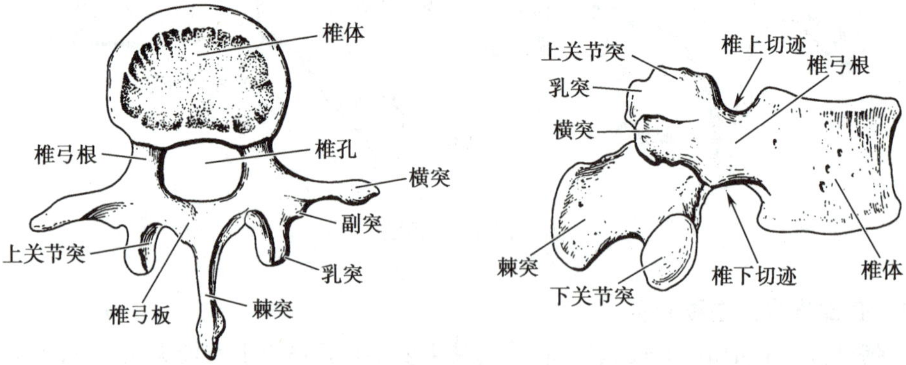

上面　　右侧面

图 4-8 腰椎

4) **骶骨**(sacrum)(图 4-9):呈三角形,其底向上,尖向下。底的前缘向前突出称**岬**,为女性骨盆测量的重要标志。骶骨尖向前下,与尾骨相连接。

骶骨的两侧有**耳状面**,中央有一纵贯全长的管道为**骶管**,向上通椎管,下端开口形成**骶管裂孔**,骶管裂孔两侧有向下突出的**骶角**。骶骨前面略凹而平滑,有 4 对**骶前孔**,后面凸隆粗糙,有 4 对**骶后孔**。骶前、后孔均与骶管相通。

5) **尾骨**(coccyx)(图 4-9):呈三角形,底朝上,借软骨、韧带与骶骨相连,尖向下,下端游离。

2. **胸骨**(sternum)(图 4-10) 位于胸前部正中,为一扁骨,由上而下分为胸骨柄、胸骨体和剑突三部分。胸骨上部较宽,称**胸骨柄**,其上缘正中的凹陷称**颈静脉切迹**。胸骨中部呈长方形,称**胸骨体**,其侧缘连接第 2~7 肋软骨。胸骨体与胸骨柄相接处形成突向前方的横行隆起称**胸骨角**,可在体表触及,它平对第 2 肋软骨,为计数肋的重要标志。胸骨的下端为一形状不定的薄骨片,称**剑突**,幼年时为软骨,老年后完全骨化。

ER-4-3
椎骨标本标注照片

ER-4-4
骶骨标本标注照片

ER-4-5
视频:胸骨标本讲解

ER-4-6
胸骨标本标注照片

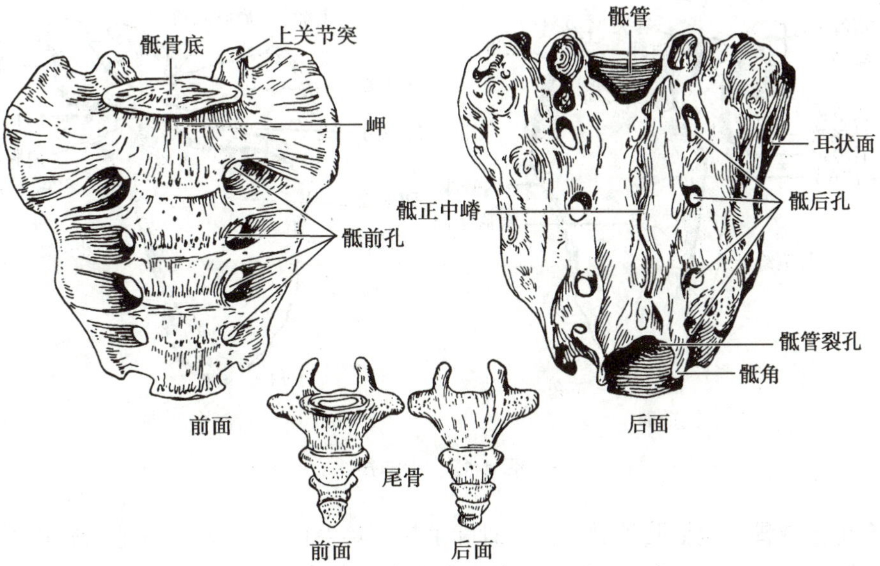

图 4-9 骶骨和尾骨

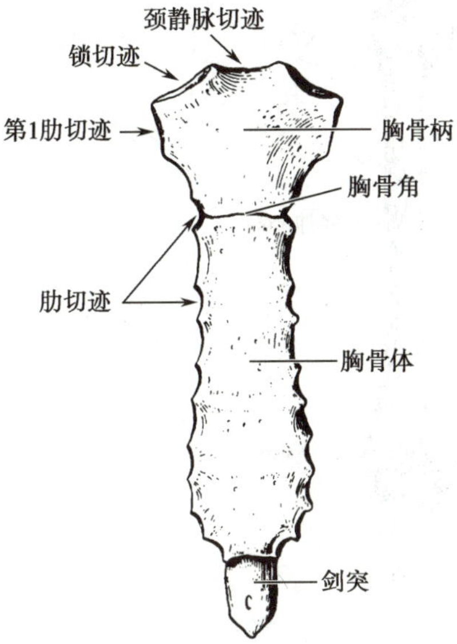

图 4-10 胸骨（前面）

3. **肋**(ribs)(图 4-11) 共 12 对，由**肋骨**和**肋软骨**构成。肋骨为细长弓状的扁骨，可分为中部的体及前、后两端。肋骨前端接肋软骨，后端膨大称**肋头**，肋头外侧稍细部为肋颈，颈外侧稍隆起部称肋结节。**肋体**内面近下缘处有**肋沟**，肋间血管和神经沿此沟走行。

ER-4-7

肋骨标本标注照片

ER-4-8

上肢带骨标本标注照片

（二）上肢骨

上肢骨包括上肢带骨和自由上肢骨，自由上肢骨借上肢带骨连于躯干骨。两侧共计 64 块。

1. **上肢带骨** 包括锁骨和肩胛骨。

(1) **锁骨**(clavicle)(图 4-1)：呈横“S”状，位于胸廓前上部两侧。全长于皮下均可摸到，是重要的骨性标志。内侧端与胸骨柄相关节；外侧端与肩胛骨的肩峰相关节。锁骨中、外 1/3 交界处较脆弱，易发生骨折。

(2) **肩胛骨**(scapula)(图 4-12)：为三角形的扁骨，位于背部外上方，介于第 2~7 肋骨之间，有三缘、三角和两面。

上缘的外侧有一弯曲的指状突起，称**喙突**，体表可触及；**内侧缘**薄而长；**外侧缘**稍肥厚。

内侧缘的上端为**上角**，下端为**下角**，分别平对第 2 肋和第 7 肋，可作体表标志。**外侧角**有梨形关节面，称**关节盂**，与肱骨头相关节。

前面为大的浅窝，毗邻肋骨，称**肩胛下窝**。**后面**被横行的**肩胛冈**分成上方的**冈上窝**和下方的**冈下窝**。肩胛冈的外侧端，向前外伸展至关节盂上方称**肩峰**。

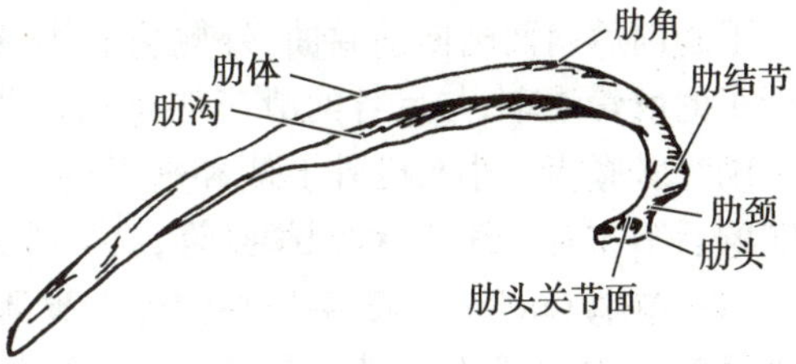

图 4-11 肋骨

笔记栏

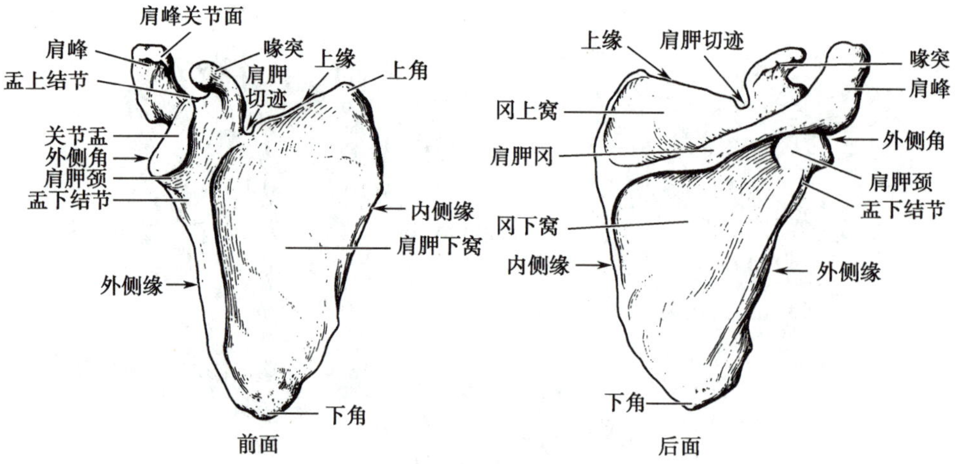

图 4-12 肩胛骨

2. **自由上肢骨** 包括肱骨、桡骨、尺骨和手骨。除手骨的腕骨外，其他均属长骨。

（1）**肱骨**（humerus）（图 4-13）：位于臂部，分为一体和两端。

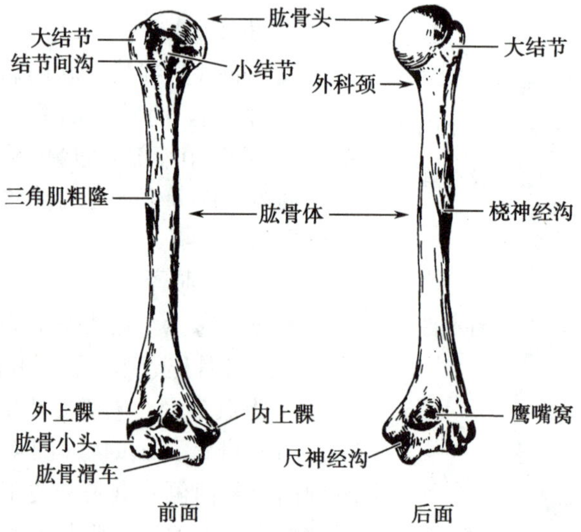

图 4-13 肱骨

ER-4-9

肱骨标本标注照片

上端膨大呈半球形，称**肱骨头**，与肩胛骨的关节盂相关节。肱骨头前下方的突起为**小结节**，小结节外侧的隆起为**大结节**，大、小结节之间的纵行沟为**结节间沟**，内有肱二头肌长头肌腱通过。肱骨上端与体交界处稍细，称**外科颈**，是骨折的好发部位。

肱骨体中部外侧面有一粗糙呈“V”形的**三角肌粗隆**，是三角肌的附着处。体的后面有由内上斜向外下的浅沟，称**桡神经沟**，有桡神经通过，肱骨体骨折易损伤桡神经。

下端前后扁而略向前卷曲，外侧份有半球形的**肱骨小头**，与桡骨头相关节；内侧份有形如滑车的**肱骨滑车**，与尺骨的滑车切迹相关节。滑车的后上方有一深窝，称**鹰嘴窝**，伸肘时可容纳尺骨鹰嘴。小头的外上侧和滑车的内上侧各有一突起，分别称**外上髁**和**内上髁**。内上髁的后下方有一浅沟，称**尺神经沟**，有尺神经通过。肱骨内上髁骨折时，易损伤尺神经。

（2）**桡骨**（radius）（图 4-14）：位于前臂外侧，分为一体和两端。上端细小，有稍微膨大的**桡骨头**，头的上面有关节凹与肱骨小头相关节；头的周缘有**环状关节面**与尺骨的桡切迹相关节。头下方缩细的部分称**桡骨颈**，颈的内下方有一粗糙隆起，称**桡骨粗隆**。桡骨下端粗大,内侧面有关节面,称**尺切迹**,与尺骨头相关节;下端的外侧份向下突出,称**桡骨茎突**,为骨性标志;下端的下面为**腕关节面**,与腕骨相关节。

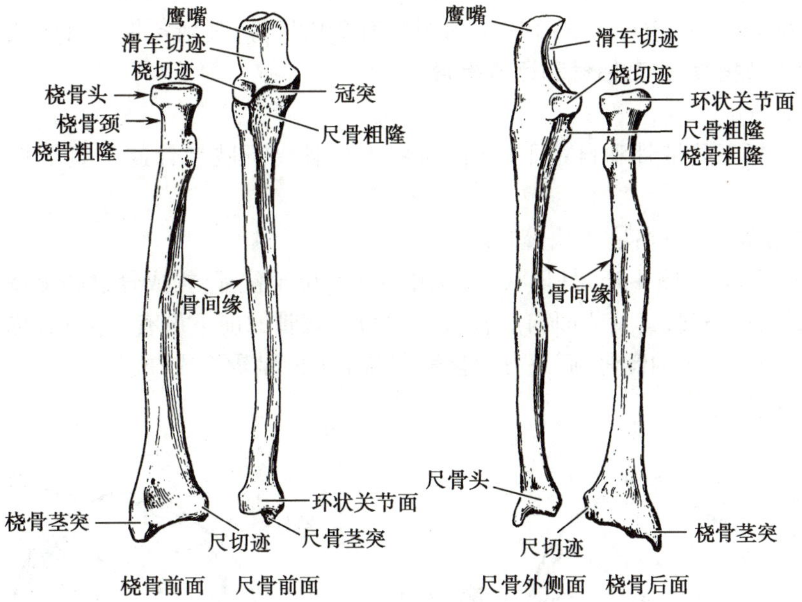

图 4-14　桡骨和尺骨

(3) **尺骨**(ulna)(图 4-14):位于前臂内侧,分为一体和两端。上端较粗大,前面有凹陷的关节面,称**滑车切迹**,与肱骨滑车相关节。在滑车切迹的上、下方各有一突起,分别称**尺骨鹰嘴**和**冠突**,冠突外侧面的关节面是**桡切迹**,与桡骨头相关节。尺骨下端称**尺骨头**,与桡骨的尺切迹相关节。尺骨头的后内侧有向下的突起,称**尺骨茎突**。

(4) **手骨**(bone of hand)(图 4-15):分为腕骨、掌骨及指骨。

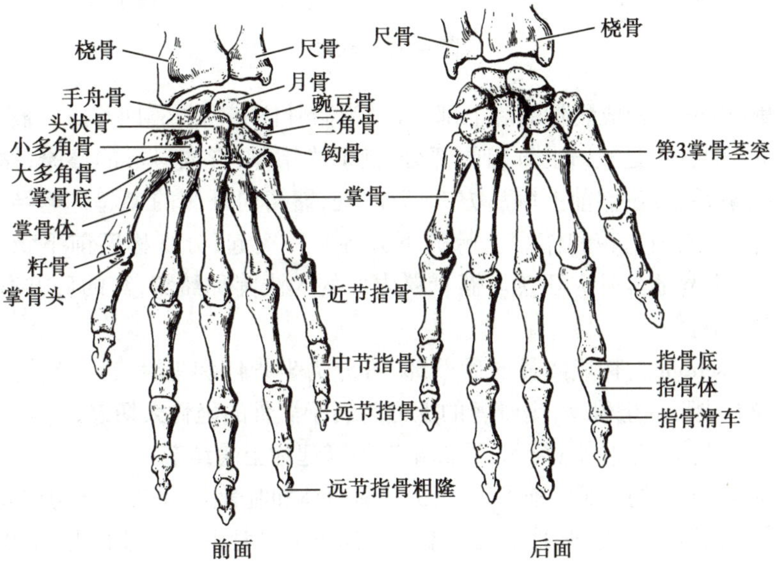

图 4-15　手骨

腕骨(carpal bones)由 8 块小的短骨组成,排成两列,每列各有 4 块。由桡侧向尺侧,近侧列依次为**手舟骨**、**月骨**、**三角骨**和**豌豆骨**;远侧列依次为**大多角骨**、**小多角骨**、**头状骨**和**钩**

笔记栏

ER-4-10
桡骨标本标注照片

ER-4-11
尺骨标本标注照片

ER-4-12
手骨标本标注照片

笔记栏

ER-4-13

腕骨歌诀

ER-4-14

髋骨标本标注照片

骨。各腕骨均与相邻骨的关节面构成腕骨间关节。各腕骨相互连结，背面隆起，掌面凹陷而成腕骨沟。

掌骨(metacarpal bones)共 5 块，由桡侧向尺侧，分别称第 1~5 掌骨。

指骨(phalanges of fingers)共 14 块，拇指只有 2 块指骨，其余各指均有 3 块。由近侧至远侧依次为**近节指骨**、**中节指骨**和**远节指骨**。

（三）下肢骨

下肢骨包括下肢带骨和自由下肢骨，自由下肢骨借下肢带骨连于躯干骨。两侧共计 62 块。

1. **下肢带骨** 每侧各有 1 块髋骨。

髋骨(hip bone)(图 4-16)是形状不规则的扁骨，位于盆部，构成骨盆的侧壁。髋骨的外侧面有一深窝，称**髋臼**，其关节面与股骨头相关节。髋骨的前下份有一大孔，称**闭孔**。幼儿时期的髋骨，由后上方的**髂骨**、后下方的**坐骨**和前下方的**耻骨**组成；成年后，三块骨在髋臼处融合成为 1 块髋骨。

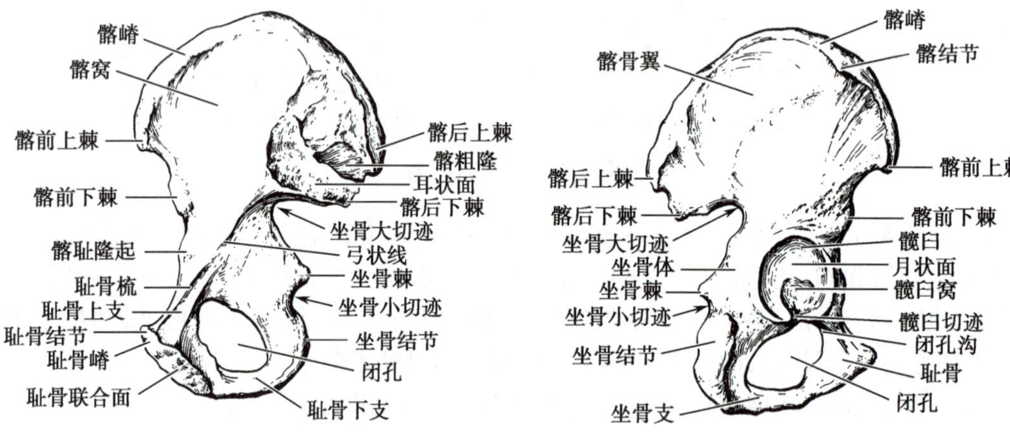

髋骨（内面）　　髋骨（外面）

图 4-16 髋骨

(1) **髂骨**(ilium)：构成髋骨的后上部，可分为髂骨体和髂骨翼两部分。**髂骨体**肥厚，构成髋臼的上部。髂骨翼是髋臼上方扁阔部分，其上缘增厚，形成弓形的**髂嵴**，髂嵴前端称**髂前上棘**，后端称**髂后上棘**；髂前上棘后方 5~7cm 处，髂嵴向外侧的突起称**髂结节**，它们均是重要的体表标志。髂前上棘和髂后上棘的下方各有一突起，分别称**髂前下棘**和**髂后下棘**。髂后下棘下方有深陷的坐骨大切迹。髂骨翼内面的大浅窝称**髂窝**，窝的后方有**耳状面**与骶骨的耳状面相关节。

(2) **坐骨**(ischium)：构成髋骨的后下部，可分为坐骨体和坐骨支。坐骨体组成髋臼的后下 2/5，后缘有尖形的**坐骨棘**，坐骨棘的上方为属于髂骨的**坐骨大切迹**，下方为属于坐骨的**坐骨小切迹**。坐骨体与坐骨支移行处后部粗糙的隆起为**坐骨结节**。

(3) **耻骨**(pubis)：构成髋骨前下部，可分为耻骨体和耻骨上、下支。体组成髋臼前下 1/5。耻骨体向前内伸出耻骨上支，耻骨上支末端急转向下成耻骨下支。耻骨上、下支移行部的内侧面有长圆形粗糙面，称**耻骨联合面**，其外上方有呈圆形突起的**耻骨结节**。

2. **自由下肢骨** 包括股骨、髌骨、胫骨、腓骨和足骨。除髌骨和足骨的跗骨外，全都属于长骨。

(1) **股骨**(femur)(图 4-17)：位于大腿部，为人体最长的骨，其长度约占身高的 1/4，分

笔记栏

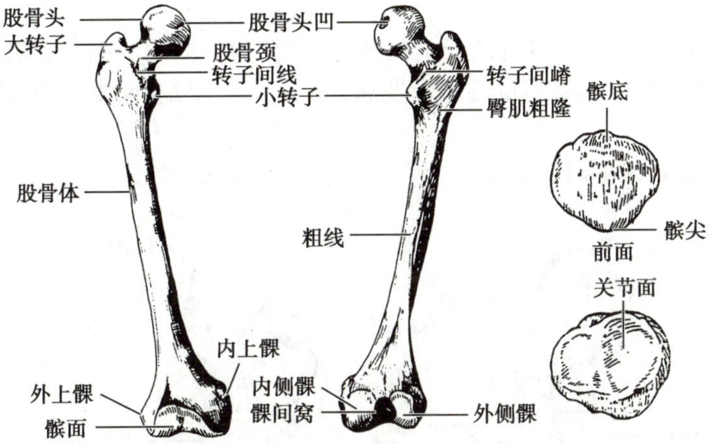

图 4-17 股骨和髌骨

为一体和两端。

上端有球形的**股骨头**，与髋臼相关节。头下外侧的狭细部分称**股骨颈**。颈与体交界处有 2 个隆起，上外侧的隆起为**大转子**，下内侧的为**小转子**。大转子是重要的体表标志，可在体表触及。

ER-4-15
视频：股骨标本讲解

股骨体稍微向前凸，后面有纵行的骨嵴，称**粗线**，其向上外延续为**臀肌粗隆**。

下端有 2 个膨大，分别称**内侧髁**和**外侧髁**。内、外侧髁侧面最突起处分别称**内上髁**和**外上髁**，为骨性标志。

ER-4-16
股骨和髌骨标本标注照片

（2）**髌骨**（patella）（图 4-17）：是全身最大的籽骨，位于股四头肌腱内，上宽下尖。髌骨的位置浅表，可因外力直接打击而出现骨折。

（3）**胫骨**（tibia）（图 4-18）：位于小腿内侧，是小腿主要负重骨，故较粗壮，可分为一体和两端。上端有 2 个膨大，分别称**内侧髁**和**外侧髁**。在胫骨上端与体移行处前面的突起为**胫骨粗隆**。胫骨体呈三棱柱形，其前缘和内侧面紧贴皮下，均可在体表摸到。胫骨下端内侧

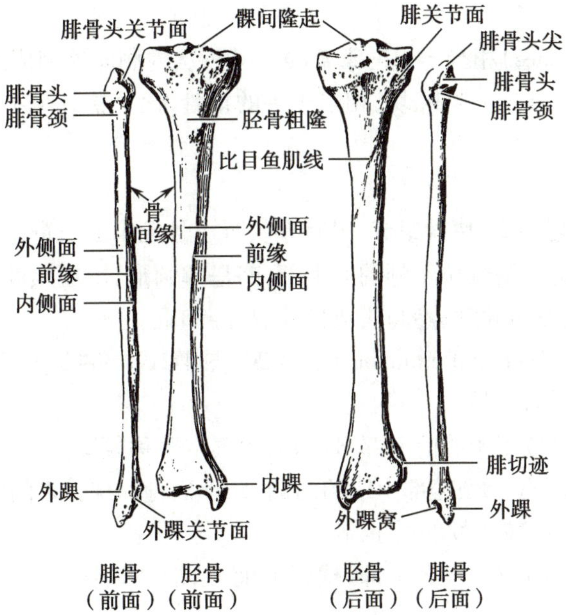

图 4-18 胫骨和腓骨

笔记栏

ER-4-17

胫骨和腓骨标本标注照片

面凸隆，称**内踝**。

（4）**腓骨**（fibula）（图 4-18）：位于小腿外侧，可分为一体和两端。上端略膨大，称**腓骨头**，与胫骨相关节，浅居皮下，为重要的骨性标志。头下方变细，称**腓骨颈**，腓骨下端膨大为**外踝**。

（5）**足骨**（bone of foot）（图 4-19）：可分为跗骨、跖骨和趾骨。

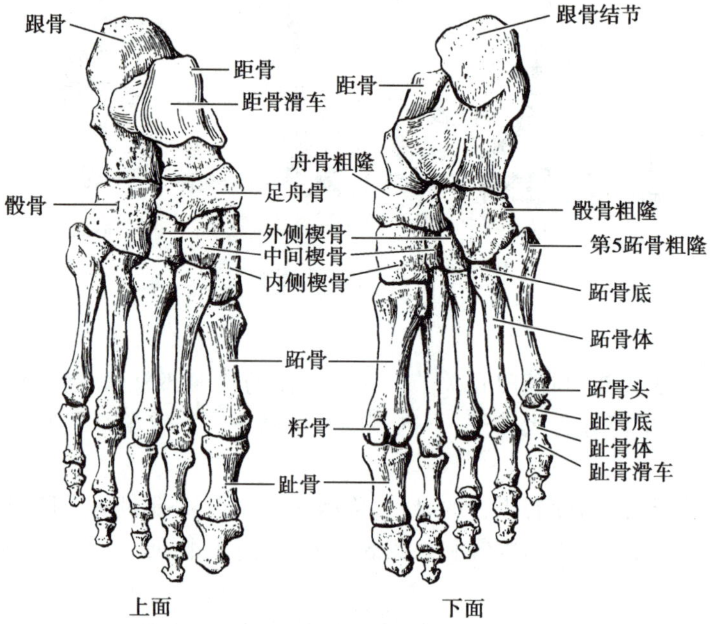

图 4-19　足骨

ER-4-18

足骨标本标注照片

跗骨（tarsal bones）属于短骨，共 7 块，即**距骨**、**跟骨**、**骰骨**、**足舟骨**及 3 块**楔骨**（内侧楔骨、中间楔骨和外侧楔骨）。距骨在跟骨的上方，跟骨前方接骰骨，距骨前方接足舟骨，足舟骨的前方为 3 块楔骨。各跗骨的相邻面均有关节面相关节。距骨上方的距骨滑车与胫、腓骨的下端相关节。

跖骨（metatarsal bones）相当于手的掌骨，共 5 块，从内侧向外侧依次称第 1~5 跖骨。

趾骨（phalanges of toes）：共 14 块，相当于手的指骨，比手指骨短小，其数目、命名与指骨相同。

（四）颅骨

成人**颅**（skull）一般由 23 块骨组成，另有 6 块听小骨见第十一章第二节“前庭蜗器”。颅分为脑颅和面颅两部分。脑颅位于颅的后上部，略呈卵圆形，围成颅腔容纳脑。面颅位于颅的前下部，形成颜面的基本轮廓，参与构成口腔、鼻腔和眶。

1. **脑颅骨**（bones of cerebral cranium）（图 4-20、图 4-21）　共 8 块，包括额骨、枕骨、蝶骨、筛骨各 1 块；顶骨、颞骨各 2 块。

额骨（frontal bone）位于颅的前上部，骨内的含气空腔称**额窦**。

顶骨（parietal bone）位于颅盖部中线的两侧，介于额骨和枕骨之间。

枕骨（occipital bone）位于颅的后下部。

蝶骨（sphenoid bone）位于颅底中部、枕骨的前方，形似蝴蝶。其中央部称**蝶骨体**，体内的含气空腔称**蝶窦**。

筛骨（ethmoid bone）位于颅底，在蝶骨的前方和左、右两眶之间。骨内含有若干含气的

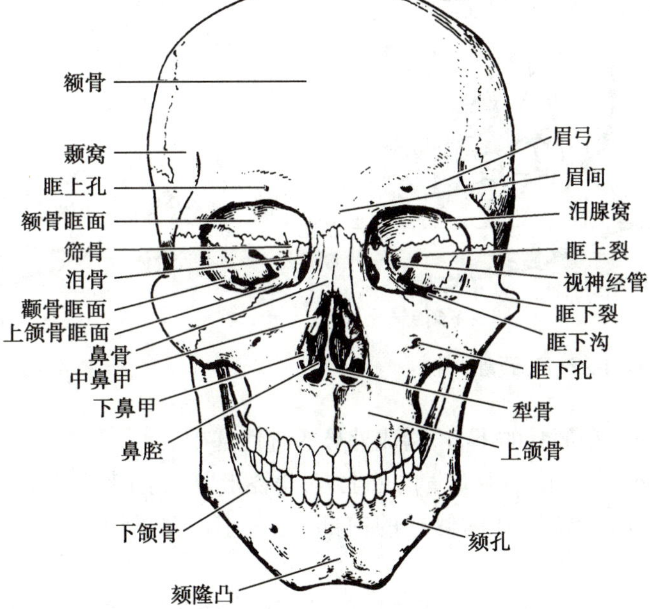

图 4-20 颅的前面观

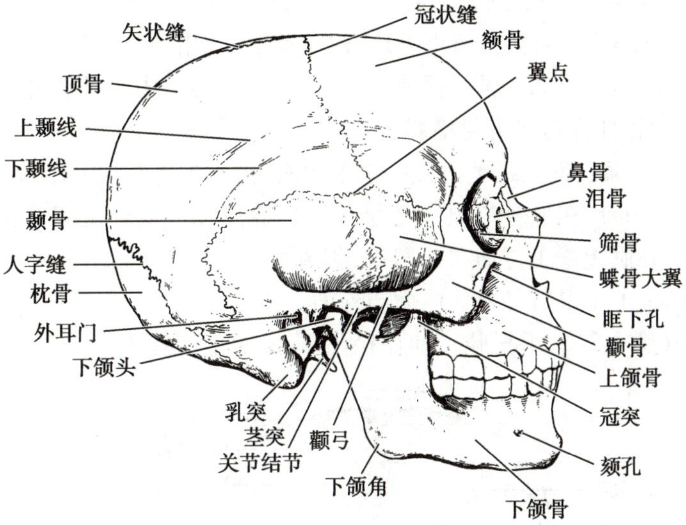

图 4-21 颅的侧面观

空腔，称**筛窦**。

颞骨(temporal bone)位于颅的两侧，参与颅底和颅腔侧壁的构成。它参与构成颅底的部分称**颞骨岩部**，其内有前庭蜗器。

2. **面颅骨**(bones of facial cranium)(图 4-20~图 4-23) 共 15 块，其中犁骨、下颌骨和舌骨各 1 块；上颌骨、鼻骨、泪骨、颧骨、下鼻甲及腭骨各 2 块。

上颌骨(maxilla)位于面颅中央。骨内各有一大的含气腔，称**上颌窦**。上颌骨下缘游离，有容纳上颌牙根的牙槽。

下颌骨(mandible)居上颌骨的下方，可分为一体和两支(图 4-22)。**下颌体**居中央，呈马蹄铁形，其上缘有容纳下颌牙根的牙槽。**下颌支**向上各伸出 2 个突起，前突称**冠突**，后突称**髁突**，髁突的上端膨大，称**下颌头**，与颞骨的下颌窝相关节。

ER-4-19

视频：脑颅标本讲解

笔记栏

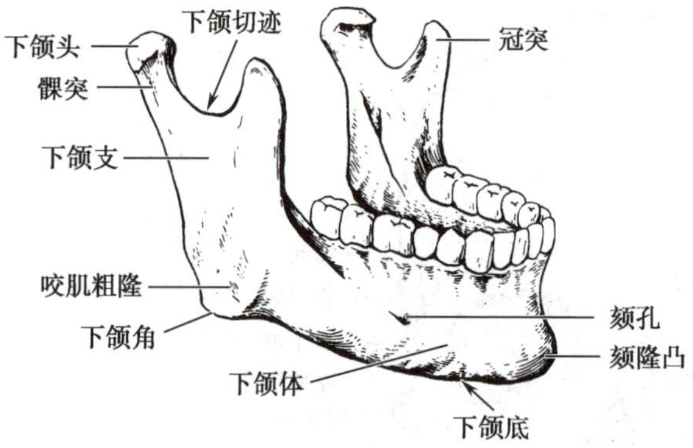

图 4-22 下颌骨

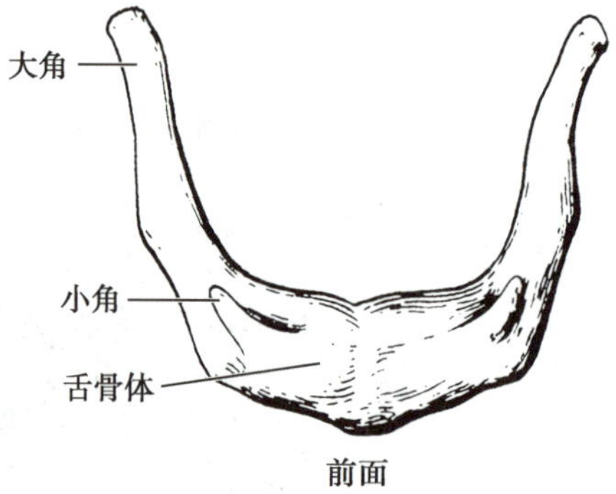

图 4-23 舌骨

鼻骨(nasal bone)在额骨的下方,构成外鼻的骨性基础。

颧骨(zygomatic bone)位于上颌骨的外上方,呈菱形,形成面颊的骨性突起。

泪骨(lacrimal bone)位于眶内侧壁的前部,为一小而薄的骨片,参与构成泪囊窝及鼻泪管。

下鼻甲(inferior nasal concha)位于鼻腔的外侧壁,为薄而卷曲的小骨片,附着于上颌体的内侧面。

ER-4-20 颅骨标本标注照片

腭骨(palatine bone)位于上颌骨的后方,参与构成骨腭的后部。

犁骨(vomer)(图 4-26)为斜方形小骨片,构成骨性鼻中隔的后下部。

舌骨(hyoid bone)(图 4-23)居下颌骨后下方,呈马蹄形。中间部称**体**,向后延伸的长突为**大角**,体和大角为骨性标志。舌骨借肌、韧带与其他颅骨相连。

3. **颅的整体观** 通过眶上缘上方做一水平切面,将颅分为上部的颅盖和下部的颅底。

(1) **颅盖**(calvaria):在额骨与顶骨之间有**冠状缝**,左、右顶骨之间有**矢状缝**,顶骨与枕骨之间有**人字缝**。在眶上缘上方有弓形隆起,称**眉弓**。

(2) **颅底**(base of skull):可分为内面与外面。

1) **颅底内面**(图 4-24):承托脑,由前向后呈阶梯状排列着 3 个窝,分别称颅前窝、颅中

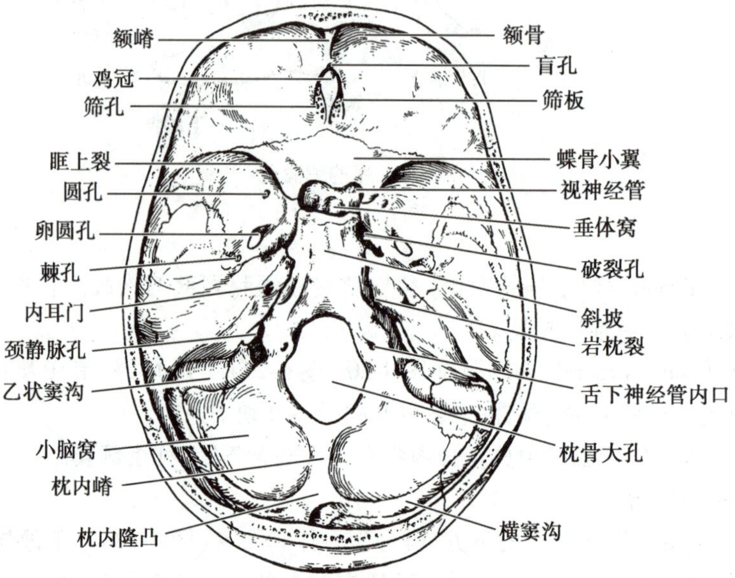

图 4-24 颅底内面

窝和颅后窝。各窝内有许多孔、裂和管，它们大多通于颅外。

颅前窝(anterior cranial fossa)：中央低凹部分是筛骨的**筛板**，板上有许多孔，称**筛孔**，有嗅神经通过。

颅中窝(middle cranial fossa)：由蝶骨、颞骨等构成。中央是蝶骨体，体上面中央的凹陷为**垂体窝**。窝前方两侧有**视神经管**，管的外侧有**眶上裂**，它们均通眶腔。蝶骨体的两侧，从前向后外有**圆孔**、**卵圆孔**和**棘孔**，棘孔内有脑膜中动脉通过。

颅后窝(posterior cranial fossa)：主要由枕骨和颞骨岩部后面构成。窝中央有**枕骨大孔**，孔前上方的斜面称**斜坡**，承托脑干。枕骨大孔前外缘有**舌下神经管**，孔的后上方有**枕内隆凸**，隆凸的两侧有**横窦沟**，横窦沟折向前下为**乙状窦沟**，它向下终于**颈静脉孔**。在颞骨岩部的后面有**内耳门**，由此通入内耳道(内耳道不与外耳道相通)。

2) **颅底外面**(图 4-25)：前部有上颌骨的牙槽和硬腭的骨板，骨板后缘的上方有被犁骨分开的 2 个**鼻后孔**。颅底后部的中央有**枕骨大孔**，它的两侧有椭圆形隆起，称**枕髁**。枕髁的外侧有**颈静脉孔**，孔前外方有细长的骨突，称**茎突**；孔后外方有颞骨的**乳突**。茎突与乳突之间的孔为**茎乳孔**。茎乳孔前方大而深的凹陷为**下颌窝**，与下颌头相关节。下颌窝前方的横行隆起称**关节结节**。枕骨大孔的后方有**枕外隆凸**。

笔记栏

ER-4-21 颅底内面标本标注照片

ER-4-22 颅底外面标本标注照片

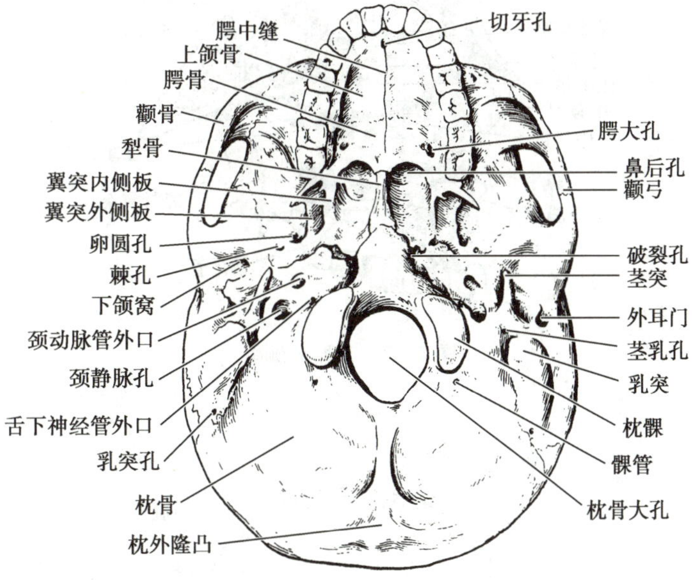

图 4-25　颅底外面

(3) **颅的前面**(图 4-20)：由大部分面颅和部分脑颅构成，并共同围成眶和骨性鼻腔。

1) **眶**(orbit)：容纳眼球及其附属结构，呈四面锥体形，尖向后内方，经视神经管通入颅腔。底向前外，它的上、下缘分别称**眶上缘**和**眶下缘**。眶上缘中、内 1/3 交界处有**眶上切迹**(有时为**眶上孔**)，眶下缘中点的下方有**眶下孔**。

2) **骨性鼻腔**(bony nasal cavity)：位于面颅的中央，被骨性鼻中隔分为左、右两半(图 4-26)。鼻腔外侧壁有 3 个卷曲的骨片，分别称**上鼻甲**、**中鼻甲**和**下鼻甲**(图 4-27)。下鼻甲为独立骨块，上、中鼻甲均属筛骨的一部分。每个鼻甲下方的空间分别称**上鼻道**、**中鼻道**和**下鼻道**。

3) **鼻旁窦**(paranasal sinus)(图 4-27、图 4-28)：有 4 对，包括额窦、上颌窦、筛窦和蝶窦，它们皆与鼻腔相通。**额窦**位于额骨内，开口于中鼻道；**上颌窦**最大，位于鼻腔两侧的上颌骨内，开口于中鼻道，由于窦口高于窦底部，故直立时窦内积液不易引流，临床上有时需用上颌

笔记栏

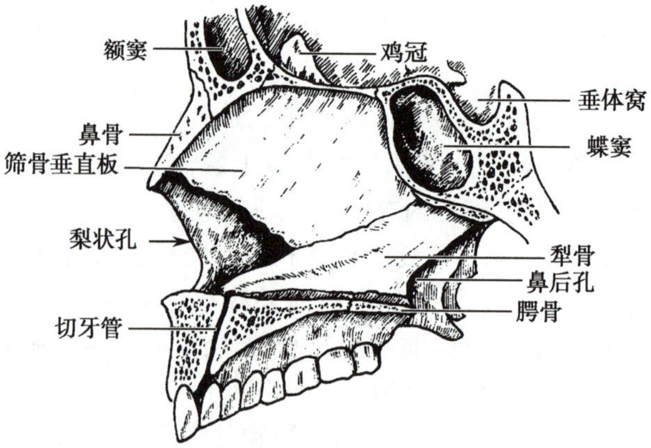

图 4-26 鼻腔内侧壁（骨性鼻中隔）

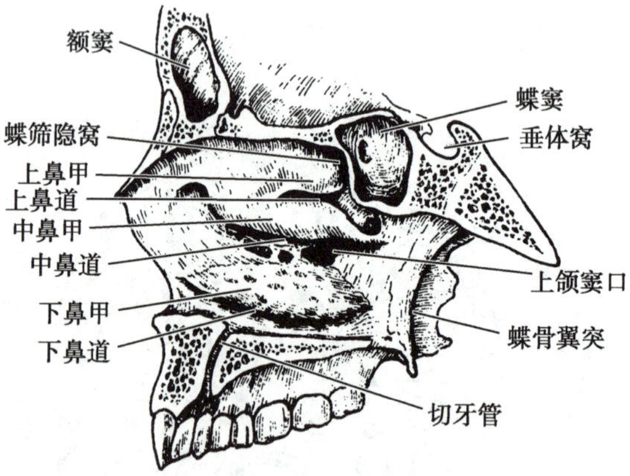

图 4-27 鼻腔外侧壁

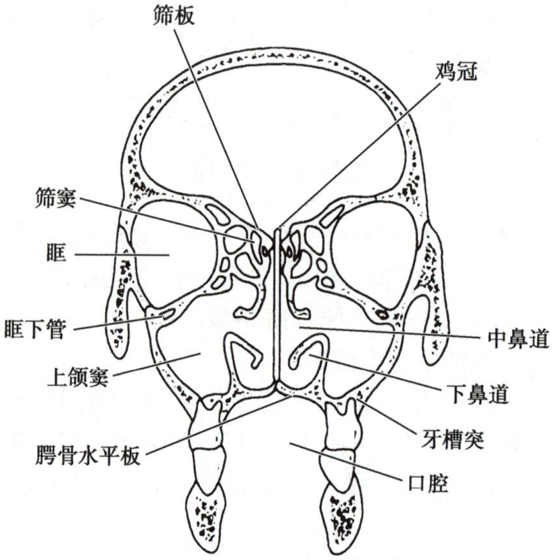

图 4-28 颅的冠状切面（通过第 3 磨牙）

窦穿刺针从下鼻道刺入上颌窦内引流积液。**筛窦**位于筛骨内，可分为前、中、后 3 群小房，前、中群筛小房开口于中鼻道，后群筛小房开口于上鼻道；**蝶窦**位于蝶骨体内，开口于上鼻甲后上方的**蝶筛隐窝**。

（4）**颅的侧面**（图 4-21）：在乳突的前方有**外耳门**，向内入**外耳道**。在外耳门前方有体表可触及的弓状骨梁，称**颧弓**。颧弓上方的凹陷称**颞窝**，容纳颞肌。在颞窝内，额、顶、颞、蝶 4 骨的会合处称**翼点**。该处的骨质较薄弱，其内面有脑膜中动脉的前支通过，故翼点骨折时，容易损伤该动脉，引起颅内血肿，严重者可危及生命。

4. **新生儿颅骨**（图 4-29）　新生儿颅骨尚没有发育完全，各颅骨之间留有间隙，由结缔组织膜封闭，称**颅囟**。最大的颅囟在矢状缝与冠状缝相交处，呈菱形，称**前囟**（额囟），在一岁半左右骨化闭合。在矢状缝和人字缝相交处，有三角形的**后囟**（枕囟），在生后 3 个月左右闭合。前囟在临床上常作为婴儿发育和颅内压变化的检查部位之一。

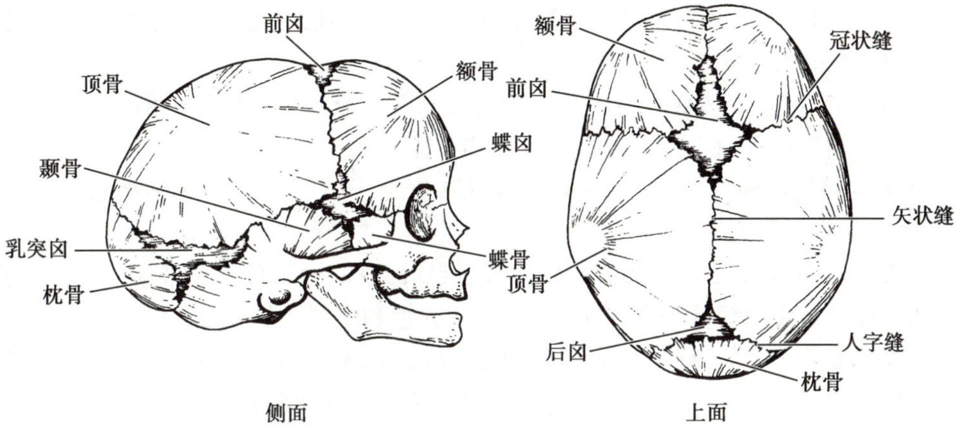

图 4-29　新生儿颅（示囟）

第二节　骨　连　结

一、总论

骨与骨之间的连结装置为**骨连结**，按照骨连结的方式，可分为直接连结和间接连结两种（图 4-30）。

（一）直接连结

直接连结是指两骨间借纤维结缔组织、软骨或骨相连结，其间无间隙，不活动或少许活动。如颅骨间的缝连结、椎骨间的椎间盘、骶椎融合骨化为骶骨等。

（二）间接连结

间接连结又称**关节**（joint），是指两骨之间借膜性囊互相连结，其间有腔隙及滑液，有较大的活动性。关节的结构分为主要结构和辅助结构两部分。

1. **关节的主要结构**　包括关节面、关节囊和关节腔三部分，为每个关节必有的基本结构（图 4-30）。

（1）**关节面**（articular surface）：为两骨互相接触的光滑面，通常一骨形成凸面，称**关节头**；另一骨形成凹面，称**关节窝**。关节面覆盖一层关节软骨，多为透明软骨，可增加关节的光滑度，减少运动时的摩擦。

笔记栏

ER-4-23 鼻旁窦标本标注照片

ER-4-24 新生儿颅标本标注照片

ER-4-25 前囟与疾病的关系

笔记栏

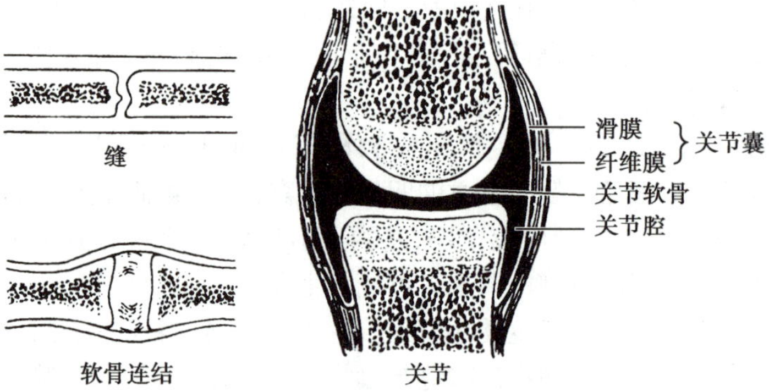

图 4-30　骨连结的分类和构造

(2) **关节囊**(articular capsule):由结缔组织构成,附着于关节面周缘及附近的骨面上,封闭关节腔,在结构上可分为内、外两层。内层光滑,称**滑膜**,分泌滑液,起滑润关节软骨面的作用;外层厚而坚韧,称**纤维膜**。

(3) **关节腔**(articular cavity):为关节囊滑膜与关节软骨之间所围成的密闭窄隙,内含少量滑液。其内呈负压,对维持关节的稳固性有一定作用。

2. **关节的辅助结构**　某些关节为适应其特殊功能,还配置了一些辅助结构,包括韧带、关节盘、关节半月板和关节唇。

(1) **韧带**(ligament):呈束状或膜状,由致密结缔组织构成,位于关节周围或关节囊内,分别称**囊外韧带**或**囊内韧带**。韧带有增加关节稳固性和限制关节运动的作用。

(2) **关节盘**(articular disc)和**关节半月板**(articular meniscus):两者均属于关节内软骨。关节盘是位于两骨关节面之间的纤维软骨板,将关节腔分成两部分。关节半月板呈半月形,位于膝关节内。关节盘和关节半月板使两骨关节面更为适合,能增加关节的运动范围,并有缓冲震荡和减少外力冲击的作用。

(3) **关节唇**(articular labrum):为附着于关节窝周缘的纤维软骨环,有加深关节窝、扩大关节面的作用,使关节更加稳固。

3. **关节的运动**　一般关节都是围绕一定轴做运动。

(1) **屈和伸**:指关节绕冠(额)状轴进行的运动。运动时两骨互相靠拢,角度缩小称屈;反之,角度加大则称伸。

(2) **内收和外展**:为关节绕矢状轴的运动。运动时,骨向躯干或正中矢状面靠拢者称内收;反之,离开躯干或正中矢状面者称外展。

(3) **旋内和旋外**:关节环绕垂直轴进行的运动称**旋转**。骨的前面转向内侧称旋内;反之,称旋外。在前臂,旋内亦称旋前;旋外亦称旋后。

凡两轴或三轴关节可做**环转**运动,即关节头原位转动,骨的远端可做圆周运动,运动时全骨描绘成一圆锥形的轨迹。

二、各论

(一)躯干骨的连结

1. **椎骨间的连结**　相邻椎骨之间借椎间盘、韧带和关节相连结。

(1) **椎间盘**(intervertebral disc)(图 4-31):相邻两椎体间借椎间盘牢固相连。椎间盘由外部的**纤维环**和内部的**髓核**构成。椎间盘既坚韧又有弹性,除连接椎体外,还有承受压力、吸收震荡和减缓冲击的作用。此外,它还有利于脊柱向各方向运动。

笔记栏

知识链接

椎间盘突出症的形态学基础

椎间盘突出症是临床上较为常见的脊柱疾病之一。成年人由于椎间盘的退行性改变，在过度劳损、体位骤变、猛力动作或暴力撞击下，使纤维环破裂，髓核多向后外侧突出，从而导致相邻的组织如脊神经根和脊髓等受到刺激或压迫，产生疼痛和麻木等一系列临床症状，形成椎间盘突出症。由于腰椎的活动较多，故此病多发生于腰部。

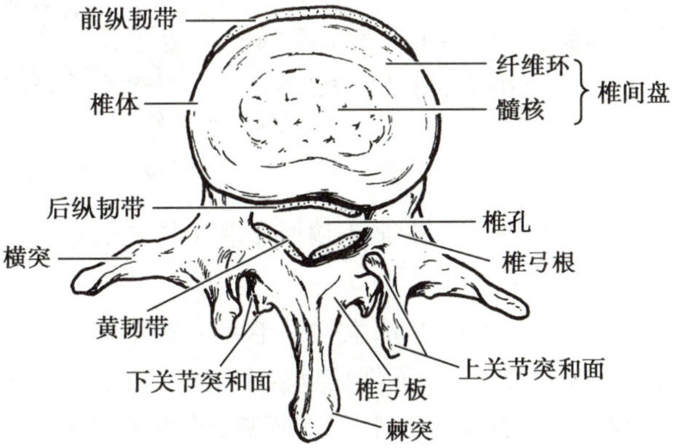

图 4-31 椎间盘

ER-4-26
椎间盘标本标注照片

（2）**韧带**（图 4-32）：连于椎骨间的主要韧带有：

前纵韧带（anterior longitudinal ligament）为全身最长的韧带。其位于椎体和椎间盘前面，有限制脊柱过度后伸和防止椎间盘向前突出的作用。

后纵韧带（posterior longitudinal ligament）位于椎体和椎间盘后面（即椎管前壁），较前纵韧带窄，有限制脊柱过度前屈和防止椎间盘向后突出的作用。

黄韧带（ligamenta flava）位于相邻椎弓板之间，又称**弓间韧带**，参与构成椎管后壁，有限制脊柱过度前屈的作用。

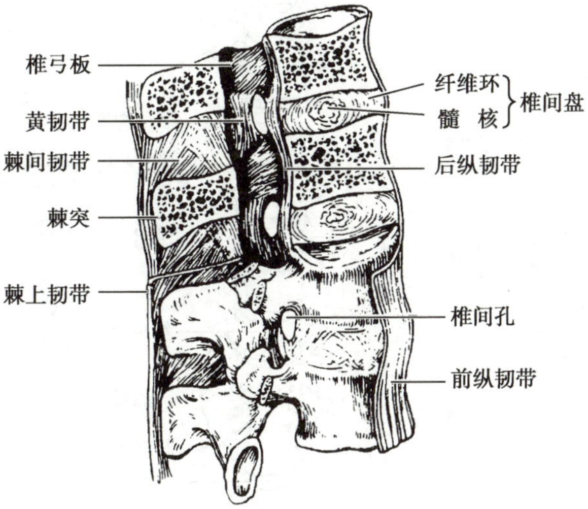

图 4-32 脊柱的韧带

笔记栏

棘间韧带(interspinal ligament)位于相邻的棘突之间,前接黄韧带,后接棘上韧带或项韧带。

棘上韧带(supraspinal ligament)是连于胸、腰、骶椎各棘突尖的纵行韧带,有限制脊柱过度前屈的作用。

项韧带(ligamentum nuchae)(图 4-33)是位于项中线呈矢状位的板状韧带。前缘与颈椎棘突尖相连,向上连于枕外隆凸,向下延续为棘上韧带。

(3) **关节**:主要有**关节突关节**(图 4-33),由相邻椎骨的上、下关节突构成,可做微量运动。

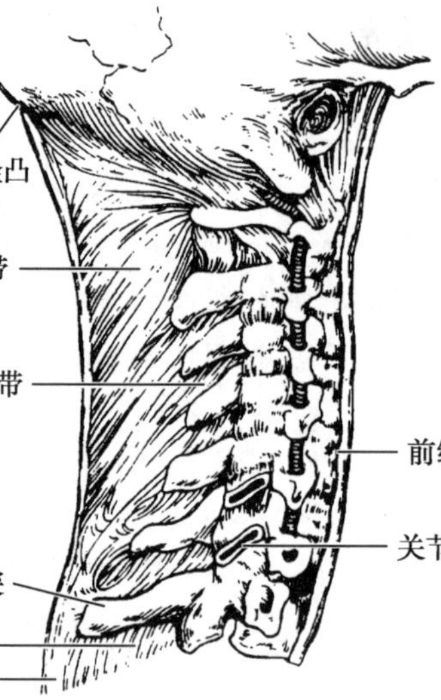

图 4-33 项韧带

2. **脊柱**(vertebral column)

(1) **组成**(图 4-34):由 24 块分离椎骨、1 块骶骨和 1 块尾骨借椎间盘、韧带和关节紧密连结而成。

(2) **整体观**:成年男性脊柱长约 70cm,女性及老年人的略短。

从前面观察脊柱,因人体直立,脊柱下部负重较上部大,故椎体自上而下逐渐加大,到骶骨上部最为宽阔。耳状面以下的骶骨和尾骨承重骤减,椎体体积亦迅速变小。

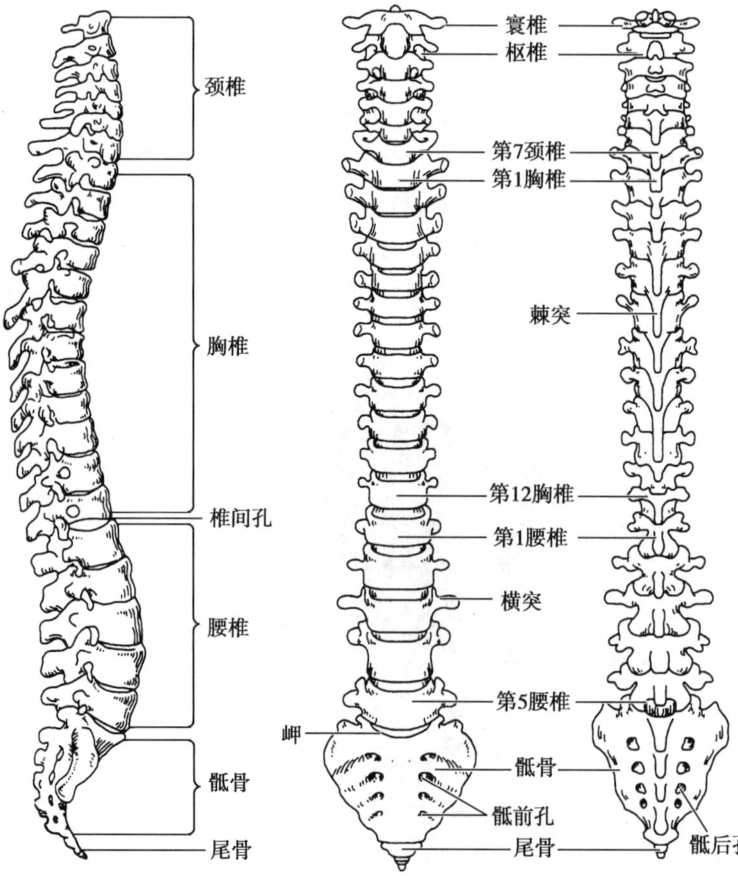

图 4-34 脊柱

从后面观察脊柱，棘突在背部正中形成纵嵴，其两侧有纵行的背侧沟，容纳背部的深肌。颈部棘突短，近水平位；胸部棘突向后下方倾斜，呈叠瓦状；腰部棘突又呈水平位。

从侧面观察脊柱，有 4 个生理弯曲，即**颈曲**、**胸曲**、**腰曲**及**骶曲**。颈曲和腰曲向前突出，而胸曲和骶曲向后突出。脊柱的生理弯曲使脊柱更具有弹性，可减轻震荡，并与维持人体的重心有关，且扩大了胸腔和盆腔的容积。

（3）**脊柱的功能**：脊柱有支持体重、保护脊髓和运动的功能。脊柱的运动包括屈、伸、侧屈、旋转和环转。

3. **胸廓**（thoracic cage）

（1）**组成**：由 12 块胸椎、1 块胸骨和 12 对肋借胸椎间盘、韧带和关节连结而成。

（2）**连结**：肋后端的肋头关节面与相应胸椎的椎体肋凹构成**肋头关节**；肋结节关节面与相应胸椎的横突肋凹构成**肋横突关节**（图 4-35）。

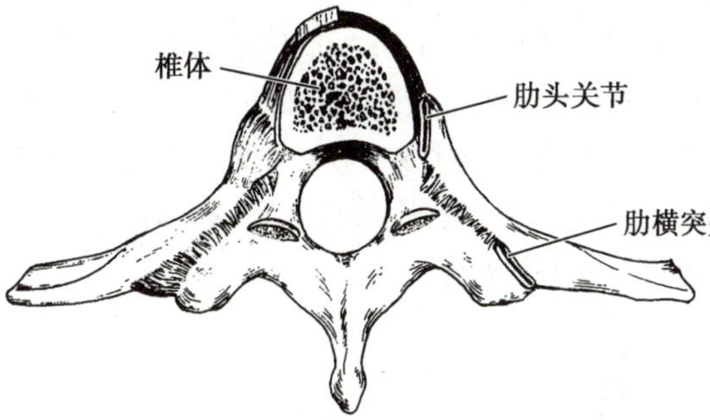

图 4-35 肋头关节和肋横突关节

肋前端的第 1 对肋软骨与胸骨柄直接连结；第 2~7 对肋软骨与胸骨侧缘相应的肋切迹形成**胸肋关节**；第 8~10 对肋软骨不直接连于胸骨，而是依次连于上一个肋软骨，形成一对**肋弓**；第 11、12 对肋软骨前端游离于腹壁肌中，又称**浮肋**（图 4-36）。

（3）**形态**（图 4-1）：成人胸廓近似圆锥形，其横径长，前后径短；上部狭窄，下部宽阔。**胸廓上口**由第 1 胸椎、第 1 对肋和胸骨柄上缘围成，是食管、气管、大血管和神经出入胸腔的通道；**胸廓下口**宽阔而不整齐，由第 12 胸椎、第 11、12 对肋、两肋弓和剑突共同围成，被膈封闭。胸廓的内腔称**胸腔**，容纳心及其大血管、肺、气管、食管和神经等。

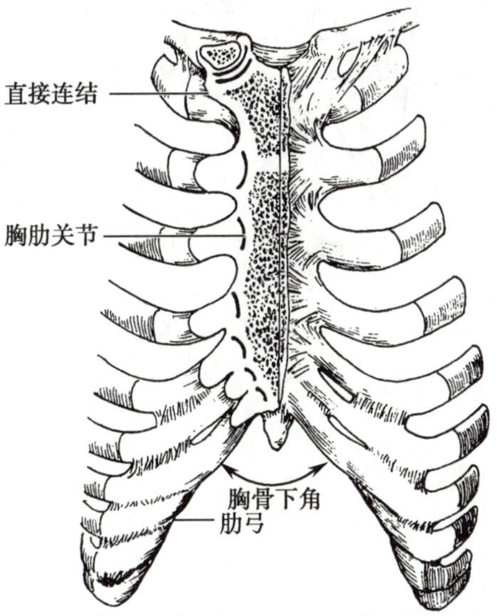

图 4-36 胸肋关节和胸锁关节

（4）**功能**：①保护和支持胸腔重要脏器。②完成胸式呼吸运动。在骨骼肌的作用下，肋的后端沿着贯穿肋结节与肋头的轴旋转，前端连带胸骨一起做上升和下降运动，使胸廓扩大和缩小，协助吸气和呼气。

（二）上肢骨的连结

上肢骨的连结分为上肢带骨连结和自由上肢骨连结。

1. **上肢带骨连结** 包括胸锁关节和肩锁关节（图 4-36、图 4-37）。

2. **自由上肢骨连结**

（1）**肩关节**（shoulder joint）（图 4-37）

笔记栏

ER-4-27

脊柱的整体观标本标注照片

ER-4-28

胸廓标本标注照片

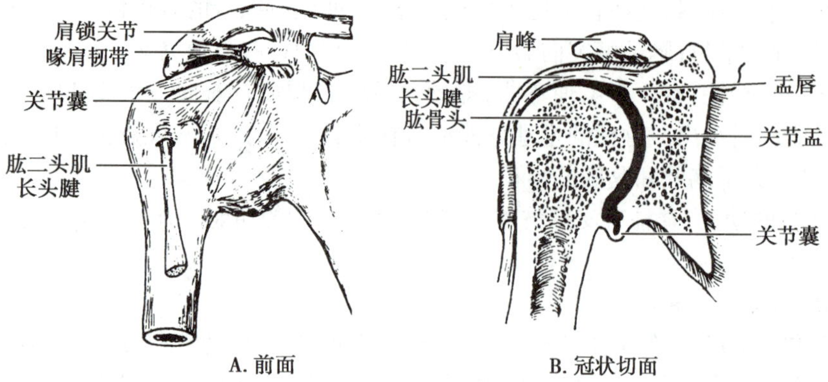

图 4-37　肩关节

1）**组成**：由肱骨头与肩胛骨的关节盂构成。

2）**特点**：①肱骨头大，关节盂浅而小，关节盂周缘有盂唇（关节唇）加深；②关节囊薄而松弛，囊内有肱二头肌长头腱通过；③囊的上部、后部和前部有肌和肌腱跨越，囊的下部较薄弱。因此，临床以肱骨头向前下方脱位为多见；④关节囊的上方有**喙肩韧带**。

3）**运动**：肩关节能做屈、伸、收、展、旋外、旋内和环转运动，为人体运动最灵活的关节。

（2）**肘关节**（elbow joint）（图 4-38）

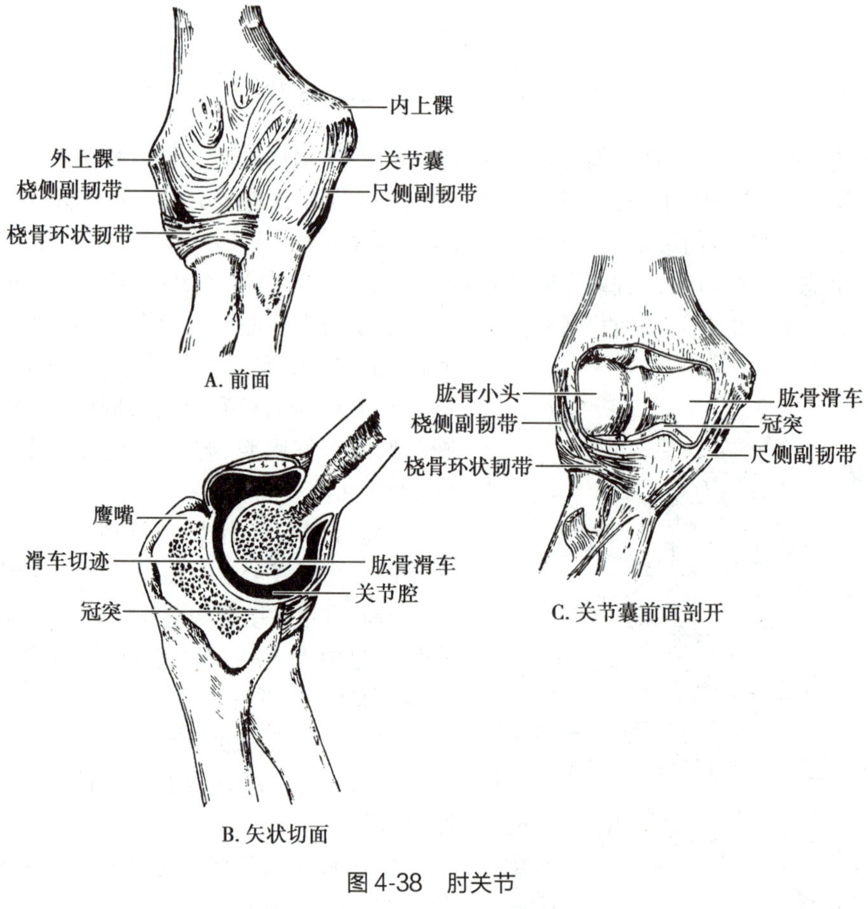

图 4-38　肘关节

1）**组成**：由肱骨下端和桡、尺骨上端构成，包括**肱尺关节**（由肱骨滑车和尺骨滑车切迹构成）、**肱桡关节**（由肱骨小头和桡骨头关节凹构成）和**桡尺近侧关节**（由桡骨头环状关节面

笔记栏

和尺骨的桡切迹构成)。

2) **特点**:①上述3个关节在一个共同的关节囊内,有一个共同的关节腔;②关节囊的前、后壁薄弱而松弛,两侧有桡侧副韧带和尺侧副韧带加强;③关节囊纤维膜的环行纤维增厚,包绕桡骨头的环状关节面,形成**桡骨环状韧带**。

3) **运动**:肘关节主要做屈、伸运动,同时参与前臂旋前和旋后运动。

(3) **前臂骨间的连结**(图4-39):包括前臂骨间膜、桡尺近侧关节和桡尺远侧关节。

(4) **手关节**(joint of hand)(图4-40):包括桡腕关节、腕骨间关节、腕掌关节、掌骨间关节、掌指关节和指骨间关节。

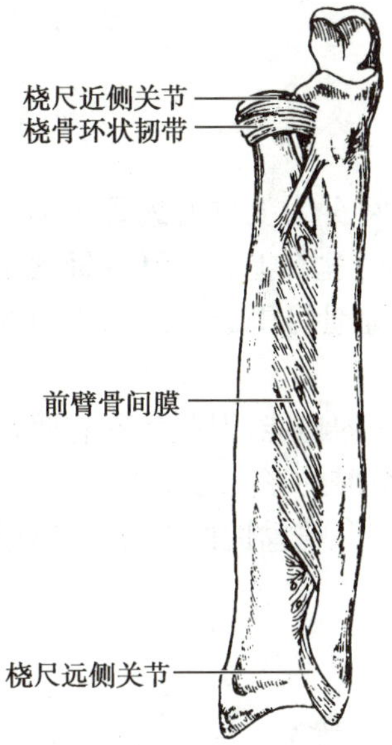

图4-39　前臂骨的连结

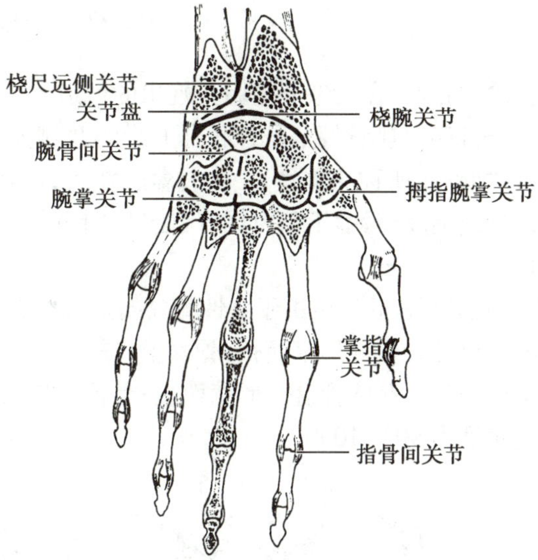

图4-40　手关节(冠状切面)

ER-4-29

上肢的关节标本标注照片

桡腕关节(radiocarpal joint)又称**腕关节**,由桡骨下端的腕关节面和尺骨头下方的关节盘组成的关节窝与手舟骨、月骨、三角骨近侧面组成的关节头构成。其特点是①在尺骨头下方有一关节盘;②关节囊松弛,关节腔宽广,囊外有韧带加强。桡腕关节可做屈、伸、收、展和环转运动。

(三)下肢骨的连结

下肢骨的连结分为下肢带骨连结和自由下肢骨连结。

1. 下肢带骨连结

(1) **髋骨与骶骨的连结**:包括骶髂关节和韧带(图4-41)。

骶髂关节(sacroiliac joint)由骶、髂两骨的耳状面构成。关节囊紧张,并有坚强的韧带进一步加强其稳固性,运动范围极小。

骶结节韧带(sacrotuberous ligament)为骶、尾骨的外侧缘至坐骨结节的韧带。

骶棘韧带(sacrospinous ligament)为骶、尾骨的外侧缘至坐骨棘的韧带。

上述两个韧带与坐骨大、小切迹分别围成**坐骨大孔**和**坐骨小孔**,两孔内有神经、血管和肌通过。

(2) **髋骨间的连结**:即**耻骨联合**(pubic symphysis),由左、右两侧耻骨的耻骨联合面借纤维软骨性的**耻骨间盘**相连而成。耻骨联合下方形成的骨性弓称**耻骨弓**。

(3) **骨盆**(pelvis)

1) **组成**:由骶骨、尾骨及左右髋骨借关节和韧带等连结而成。其主要功能是支持体重

笔记栏

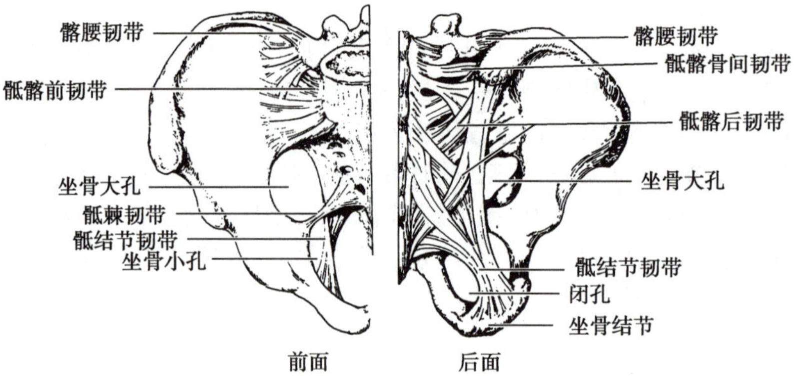

图 4-41 骨盆的韧带

和保护盆腔脏器,在女性还是胎儿娩出的产道。

2）**分部**:以骶骨岬至耻骨联合上缘的两侧连线为界线,可分为上方的**大骨盆**和下方的**小骨盆**(即临床所称的骨盆)。大骨盆较宽大,向前开放。小骨盆有上、下两口:**骨盆上口**由上述的界线围成,**骨盆下口**由尾骨、骶结节韧带、坐骨结节和耻骨弓围成。两口之间的空腔称**骨盆腔**。

ER-4-30

骨盆标本标注照片

3）**性差**(图 4-42):由于女性骨盆要适应孕育胎儿和分娩的功能,因此骨盆有明显的性别差异。男性骨盆外形窄而长;骨盆上口较小,近似桃形;骨盆腔的形态似漏斗;耻骨弓的角度为 70°~75°。女性骨盆外形宽而短;骨盆上口较大,近似圆形;骨盆腔的形态呈圆桶状;耻骨弓的角度为 90°~100°。

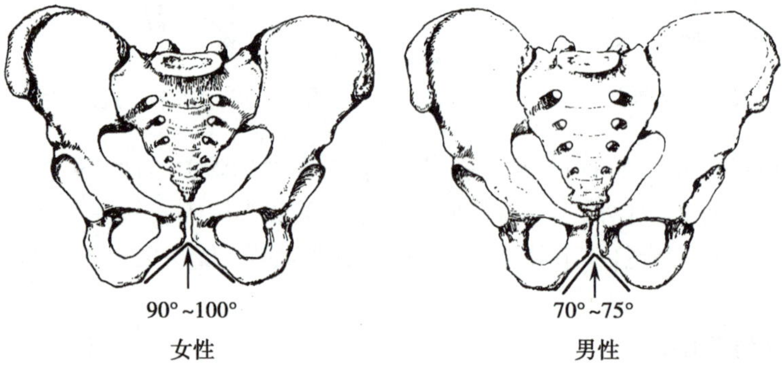

图 4-42 男女性骨盆

2. **自由下肢骨连结**

(1) **髋关节**(hip joint)(图 4-43、图 4-44):

1）**组成**:由股骨头与髋臼构成。

2）**特点**:①髋臼窝较深,其周缘有**髋臼唇**(关节唇)加深;②关节囊紧张而坚韧,前面包裹整个股骨颈,而后面只包裹股骨颈内侧 2/3,故股骨颈骨折可有囊内、囊外和混合性之分;③关节囊内有**股骨头韧带**,韧带内含营养股骨头的血管;④关节囊的后下方相对较薄弱,故股骨头易向后下方脱位。

3）**运动**:髋关节的运动与肩关节类似,即能做屈、伸、收、展、旋内、旋外和环转运动,但运动范围较肩关节小。

(2) **膝关节**(knee joint):为人体最大、最复杂的关节。

1）**组成**:由股骨内、外侧髁,胫骨内、外侧髁和髌骨共同构成。

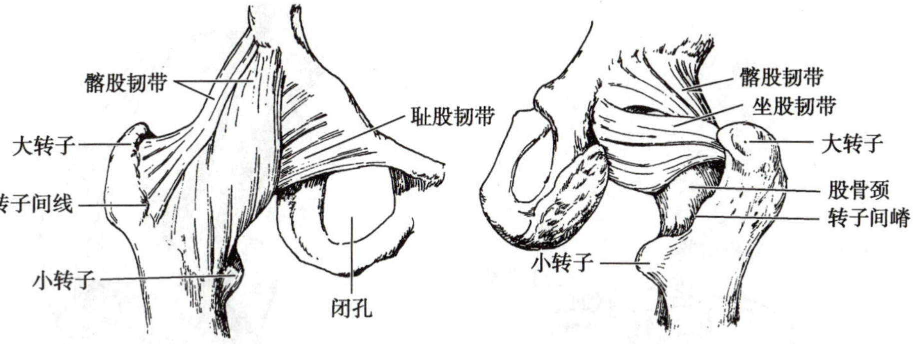

图 4-43 右髋关节

2）**特点**：①关节囊广阔而松弛。囊外前方有**髌韧带**，囊的两侧分别有**胫侧副韧带**和**腓侧副韧带**加强（图 4-45）。②囊内有**前交叉韧带**和**后交叉韧带**（图 4-46），分别防止胫骨向前、向后移位。③在股骨与胫骨相对的内、外侧髁之间有**内侧半月板**和**外侧半月板**（图 4-47）。半月板加深了关节窝，使关节更加稳固，并可缓冲跳跃和剧烈运动时的震荡。

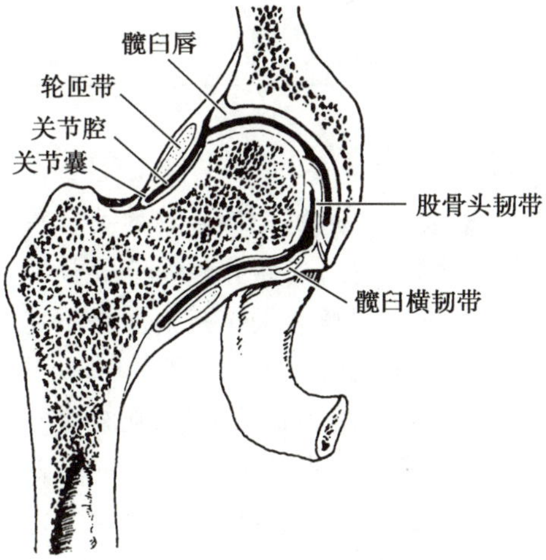

图 4-44 髋关节（冠状切面）

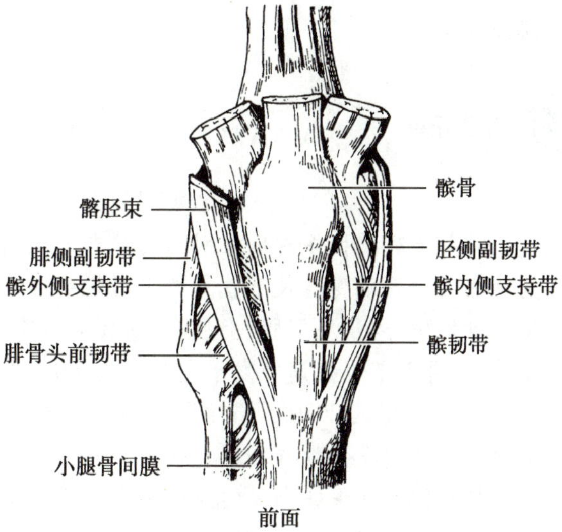

图 4-45 膝关节

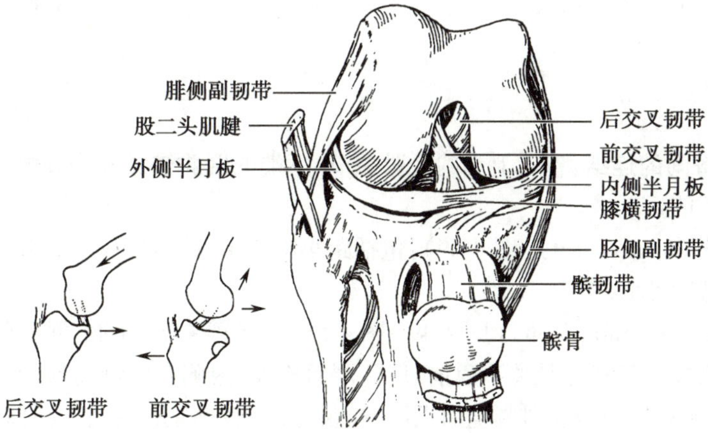

图 4-46 膝关节（示内部结构）

笔记栏

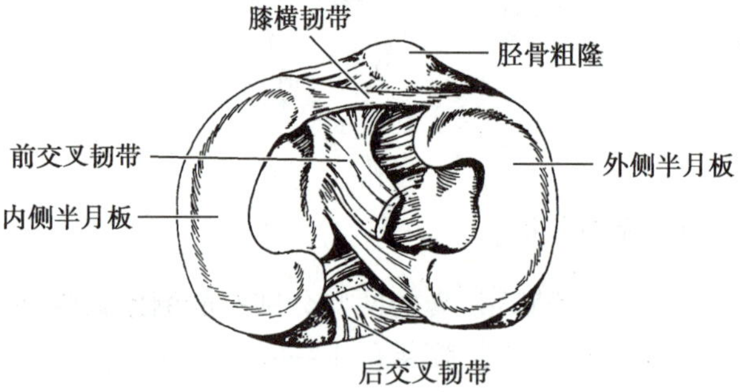

图 4-47 膝关节半月板

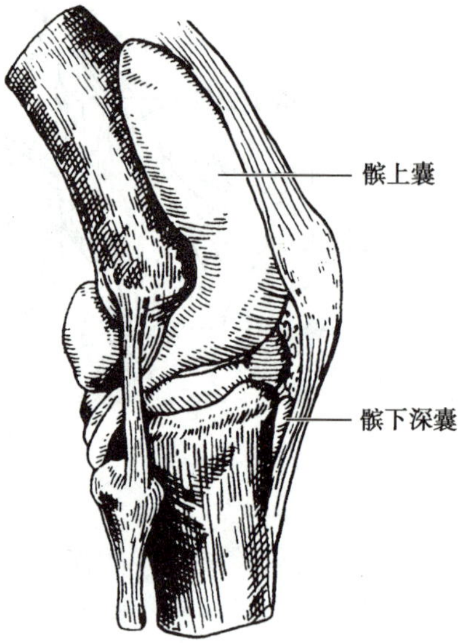

图 4-48 膝关节的滑膜囊

3）**运动**：膝关节主要是绕冠状轴做屈、伸运动；在屈膝状态下还可绕垂直轴做轻微的旋内、旋外运动。

思政元素

关爱老人，关注骨关节炎

骨关节炎是由多种因素引起的关节软骨纤维化、皲裂、溃疡、脱失而导致的关节疾病。主要病理改变是关节软骨的退行性病变和继发性骨质增生，以膝骨性关节炎最常见。其发病与年龄、肥胖、炎症、创伤和遗传等因素有关，是一种慢性关节疾病。据不完全统计，骨关节炎疾病多发于中老年人，60 岁以上者达 78.5%，女性多于男性。

《"健康中国 2030"规划纲要》特别强调了疾病预防和保持健康的重要性，明确重点要放在高死亡率和致残的慢性病上，特别对提高全民健康素养做出了制度性的安排，凸显了党和国家对保护国民健康的高度重视和坚定决心。相关纲领性政策文件的颁布对骨关节炎的预防及控制、降低其疾病负担等方面起到了推动作用。

作为新时代的大学生应提高关爱老人的意识；作为将来的医务工作者应认真学习运动系统相关解剖学知识，为将来从事骨关节炎的预防、诊断、治疗及护理工作奠定坚实的基础。

（3）**小腿骨间的连结**：包括上端的**胫腓关节**、下端的**胫腓连结**和中间的**小腿骨间膜**。小腿两骨间几乎不能运动。

（4）**足关节**（joint of foot）（图 4-49）：包括距小腿关节、跗骨间关节、跗跖关节、跖骨间关节、跖趾关节和趾骨间关节。

距小腿关节（talocrural joint）（图 4-49～图 4-51）又名**踝关节**，由胫、腓两骨下端的踝关节面和距骨滑车构成。其特点是关节囊前、后壁薄而松弛；内侧有**内侧韧带**（又名**三角韧带**）加强；外侧有三条独立的韧带自外踝连于距骨和跟骨，均较薄弱。距小腿关节主要可做背屈（伸）和跖屈（屈）运动。

ER-4-31
下肢的关节标本标注照片

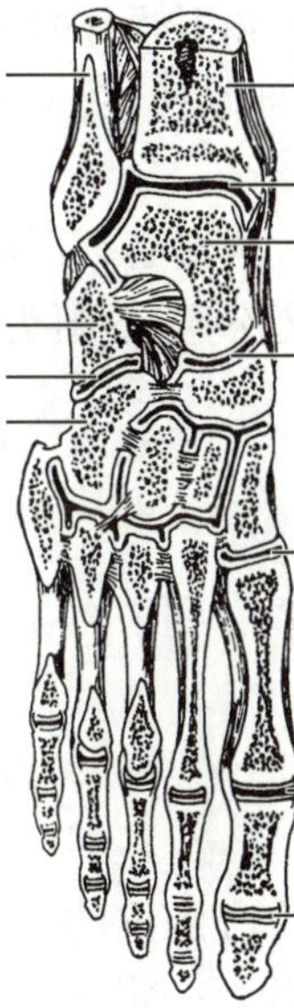

图 4-49 足关节（水平切面）

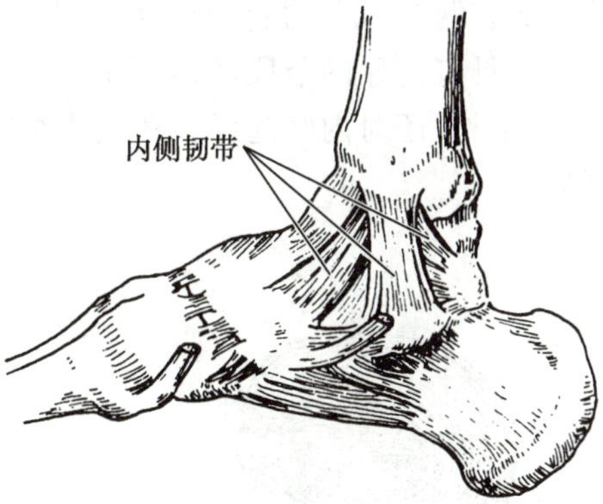

图 4-50 距小腿关节内侧面韧带

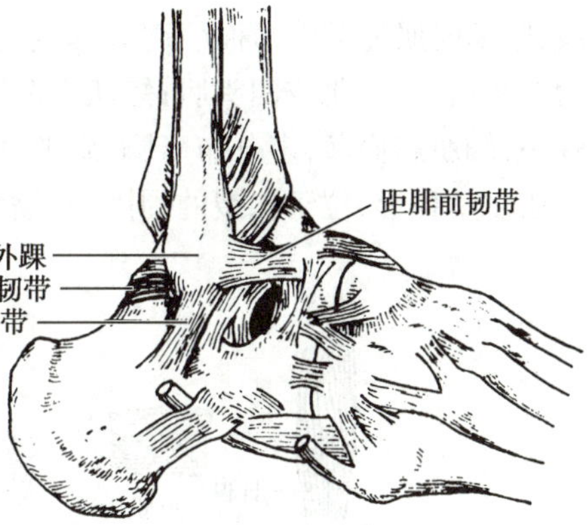

图 4-51 距小腿关节外侧面韧带

（四）颅骨的连结

各颅骨之间大多是借缝或软骨相互连结，彼此结合得很牢固。舌骨借韧带、肌与颅底相连。唯一可活动的关节是颞下颌关节。

颞下颌关节（temporomandibular joint）（图 4-52）又称**下颌关节**。

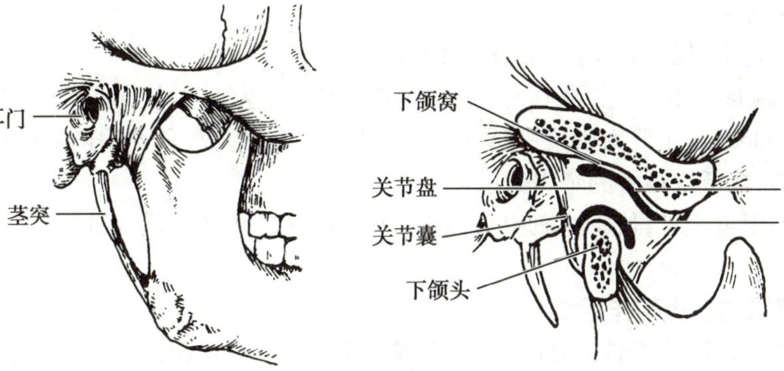

图 4-52 颞下颌关节

笔记栏

ER-4-32

颞下颌关节

（1）**组成**：由颞骨的下颌窝、关节结节和下颌骨的下颌头构成。

（2）**特点**：①关节囊松弛，前部薄，后部厚；②关节囊外侧有韧带加强；③关节腔内有关节盘。

（3）**运动**：颞下颌关节属于联合关节，两侧必须同时运动。能做开口、闭口、前进、后退及侧方运动。若张口过大、过猛，关节囊又松弛，下颌头和关节盘滑到关节结节的前方而不能退回关节窝，即形成颞下颌关节脱位。

第三节 肌 学

一、总论

人体骨骼肌共有600多块，分布广，约占体重的40%。每块肌均具有一定的形态和结构，并有丰富的血管、淋巴管和神经分布，执行一定的功能，因此每块肌均可视为一个器官。

（一）骨骼肌的形态

肌的形态多种多样，可概括分为长肌、短肌、阔肌和轮匝肌4种（图4-53）。**长肌**多见于四肢，收缩时肌显著缩短而引起大幅度的运动。有些长肌有两个以上的起始头，依其头数被称为二头肌、三头肌或四头肌；**短肌**多分布于躯干的深层，具有明显的节段性，收缩时运动幅度较小；**阔肌**扁而薄，多分布于胸、腹壁，收缩时除运动躯干外，还对内脏起保护和支持作用；**轮匝肌**多呈环形，位于孔裂的周围，收缩时使孔裂关闭。

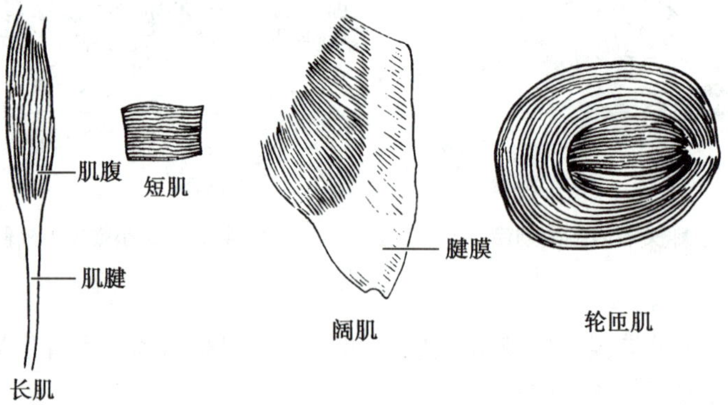

图4-53 肌的形态

（二）骨骼肌的构造

ER-4-33

骨骼肌的形态和构造标本标注照片

每块骨骼肌均由肌腹和肌腱两部分构成（图4-53）。

1. **肌腹**（muscle belly） 主要由大量骨骼肌纤维构成，色红，柔软而有收缩能力。

2. **肌腱**（tendon） 主要由密集平行排列的胶原纤维束构成，色白、强韧而无收缩力，多位于肌腹的两端，能抵抗很大的牵引力。

肌腹以肌腱附着于骨，长肌的肌腹呈梭形，两端的肌腱呈索条状；阔肌的肌腱均呈薄膜状，称**腱膜**。

（三）骨骼肌的起止和作用

肌一般均以两端附着于骨，中间跨过一个或几个关节。肌收缩时，通常一骨的位置相对固定，另一骨的位置相对移动。肌在固定骨的附着点，称**起点**或**定点**；在移动骨的附着点，称**止点**或**动点**（图4-54）。但定点和动点是相对的，在一定条件下可以互换。

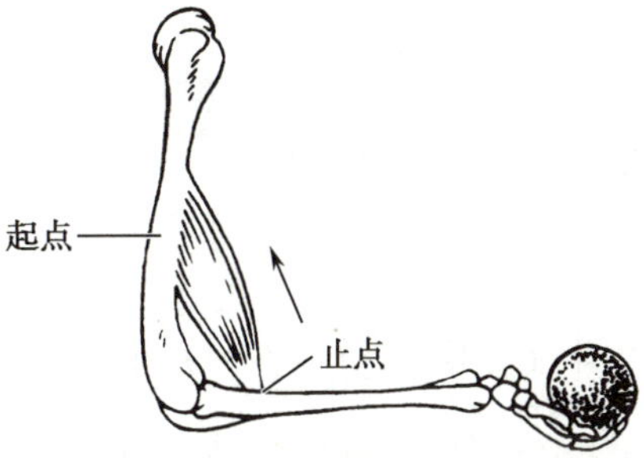

图 4-54　肌的起止点

肌有两种作用：一种是静力作用，即肌张力，使身体各部之间保持一定姿势，如站立和静止动作等；另一种是动力作用，即肌肉收缩力，使身体完成各种动作，如运动、行走和跑跳等。

（四）骨骼肌的辅助装置

肌的辅助结构有筋膜、滑膜囊和腱鞘等，这些结构有保护和辅助肌运动的作用。

1. **筋膜**（fascia）　位于肌的表面，分为浅筋膜和深筋膜两种（图 4-55）。

（1）**浅筋膜**（superficial fascia）：又称**皮下筋膜**，位于真皮之下，包被全身，由疏松结缔组织构成，内含脂肪、浅动脉、浅静脉、皮神经和浅淋巴管等。

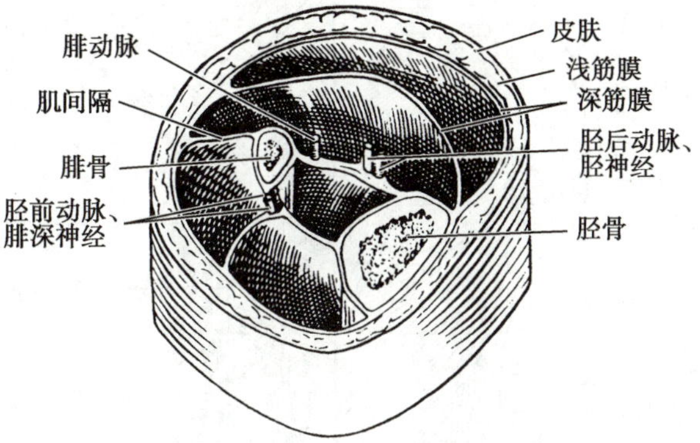

图 4-55　右侧小腿中部横切面，示筋膜

（2）**深筋膜**（deep fascia）：位于浅筋膜深面，又称**固有筋膜**，由致密结缔组织构成，遍布全身且互相连续。深筋膜包被肌或肌群、腺体、大血管和神经等形成**筋膜鞘**。在四肢，深筋膜伸入肌群之间，并附着于骨，构成**肌间隔**。

浅筋膜和深筋膜标本标注照片

2. **滑膜囊**（synovial bursa）（图 4-48）　为密闭的结缔组织扁囊，内有少量滑液。有的独立存在，有的与关节腔相通。多位于肌腱与骨面之间，可减少两者之间的摩擦，使肌腱运动更具灵活性。

3. **腱鞘**（tendinous sheath）（图 4-56）　为套在长肌腱周围的鞘管。多位于手、足摩擦较大的部位。分为两层，外层为**纤维层**（腱纤维鞘），内层为**滑膜层**（腱滑膜鞘）。腱鞘可起约束肌腱的作用，并可减少肌腱在运动时与骨面的摩擦。临床上常见腱鞘炎，严重时局部呈结节性肿胀，引起局部疼痛和活动受限。

腱鞘炎

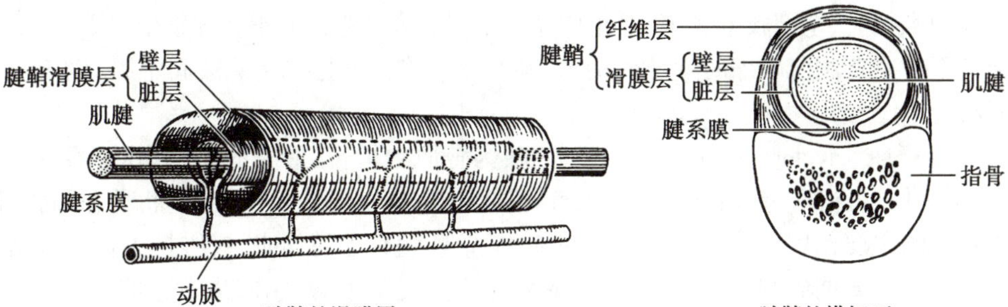

腱鞘的滑膜层　　腱鞘的横切面

图 4-56　腱鞘示意图

腱鞘标本标注照片

笔记栏

ER-4-37

躯干肌标本标注照片

二、各论

全身的骨骼肌根据所在部位不同分为躯干肌、头颈肌、上肢肌和下肢肌。

（一）躯干肌

躯干肌主要包括背肌、胸肌、腹肌和膈等。

1. **背肌**(muscle of back)(图 4-57)　指位于躯干背面的肌群，可分为浅、深两群。浅层主要有斜方肌、背阔肌、肩胛提肌和菱形肌；深群主要有竖脊肌等。

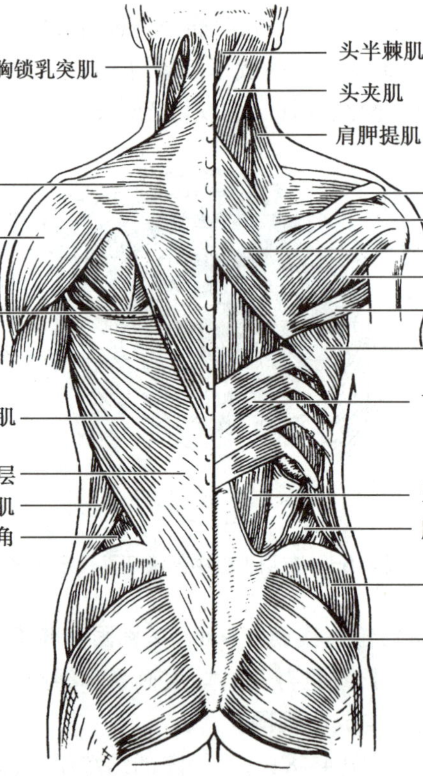

图 4-57　背肌（右侧斜方肌、背阔肌已切除）

(1) **斜方肌**(trapezius)：位于项部和背上部的浅层。为三角形的阔肌，两侧相合在一起呈斜方形。该肌起于上项线、枕外隆凸、项韧带和全部胸椎棘突，止于锁骨的外侧端、肩胛骨的肩峰和肩胛冈。全肌收缩牵引肩胛骨向脊柱靠拢；上部肌束收缩可上提肩胛骨；下部肌束收缩可使肩胛骨下降。该肌瘫痪时，产生“塌肩”。

(2) **背阔肌**(latissimus dorsi)：位于背下部和胸侧部，为全身最大的阔肌。其以腱膜起自下 6 个胸椎棘突、全部腰椎棘突、骶正中嵴及髂嵴后部，肌束向外上方集中，以扁腱止于肱骨小结节下方。背阔肌收缩时使肱骨内收、旋内和后伸；当上肢上举被固定时，则上提躯干(如引体向上)。

(3) **竖脊肌**(erector spinae)：又称骶棘肌，为背肌中最长、最大的肌，纵列于脊柱两侧的沟内，居上述肌的深部。起自骶骨背面及髂嵴的后部，向上沿途止于椎骨、肋骨和颞骨乳突。

竖脊肌的主要作用可使脊柱后伸和仰头，是脊柱强有力的伸肌，对维持人体直立姿势有重要作用。临床所谓的“腰肌劳损”，主要是由于此肌受累所致，引起患者腰部疼痛。

2. **胸肌**(muscle of thorax)(图 4-58)　可分为胸上肢肌和胸固有肌。

(1) **胸上肢肌**：均起自胸廓外面，止于上肢带骨或肱骨。主要有胸大肌、胸小肌和前

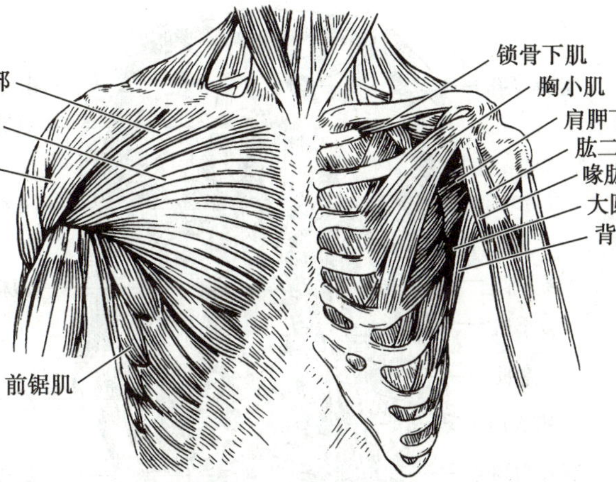

图 4-58 胸肌

锯肌。

胸大肌（pectoralis major）位置表浅，覆盖胸廓前壁的大部，呈扇形，宽而厚。起自锁骨的内侧半、胸骨和第 1~6 肋软骨等处，各部肌束聚合向外以扁腱止于肱骨大结节下方。胸大肌收缩时使肱骨内收和旋内；如上肢上举并固定，可牵引躯干向上，并上提肋骨，协助吸气。

胸小肌（pectoralis minor）位于胸大肌深面，呈三角形。起自第 3~5 肋，止于肩胛骨喙突。收缩时牵拉肩胛骨向前下方。

前锯肌（serratus anterior）（图 4-59）位于胸廓侧面，以肌齿起自上 8 或 9 肋骨外面，肌束向后内，行经肩胛骨前面，止于肩胛骨内侧缘。前锯肌收缩时可拉肩胛骨向前，并使肩胛骨紧贴胸廓。

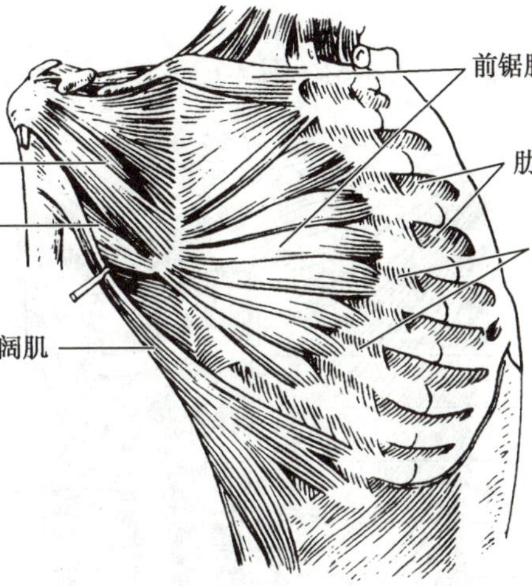

图 4-59 前锯肌和肋间肌

（2）**胸固有肌**（图 4-59）：参与构成胸壁，位于肋间隙，主要有肋间外肌和肋间内肌等。

肋间外肌（intercostales externi）位于各肋间隙的浅层。肌束斜向前下，收缩时提肋，助吸气。

肋间内肌（intercostales interni）位于各肋间外肌的深面。肌束斜向内上，收缩时降肋，助呼气。

3. **膈**（diaphragm）（图 4-60） 封闭胸廓下口，介于胸腔与腹腔之间，为穹隆形的扁薄阔

笔记栏

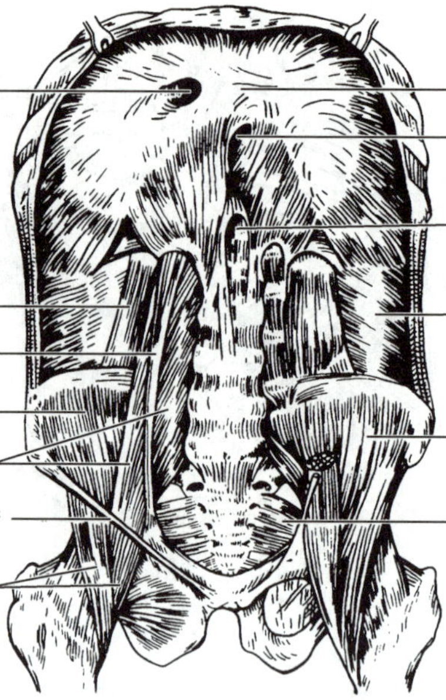

图 4-60 膈和腹后壁肌

肌。其周围为肌纤维，起自胸廓下口内面及腰椎前面，肌束向中央集中移行于腱膜，称**中心腱**。

膈上有 3 个裂孔：①**主动脉裂孔**在膈与脊柱之间，平第 12 胸椎体，有主动脉及胸导管通过；②**食管裂孔**位于主动脉裂孔的左前方，约平第 10 胸椎体，有食管和迷走神经通过；③**腔静脉孔**位于食管裂孔右前方的中心腱内，约平第 8 胸椎体，有下腔静脉通过。

膈为主要的呼吸肌。收缩时，膈的穹隆顶下降，胸腔容积扩大，引起吸气；舒张时，膈的穹隆顶上升恢复原位，胸腔容积缩小，引起呼气。膈与腹肌同时收缩，则能增加腹压，可协助排便、呕吐及分娩等活动。

4. **腹肌**（muscle of abdomen）（图 4-61～图 4-63） 可分为前外侧群和后群两部分。

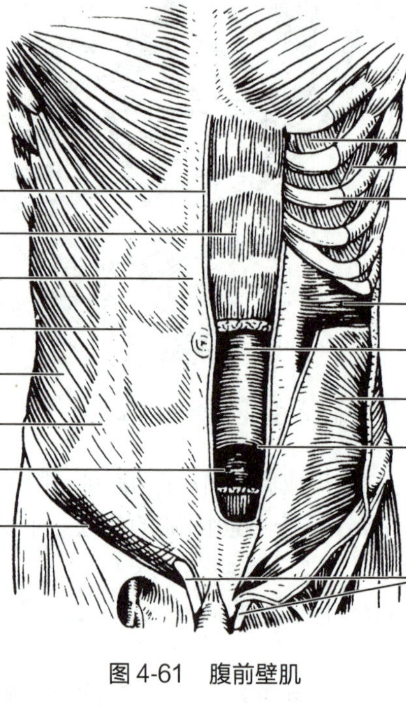

图 4-61 腹前壁肌

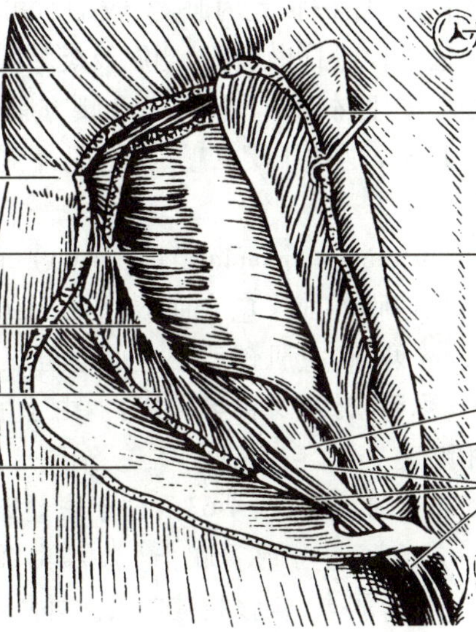

图 4-62 腹前壁的下部

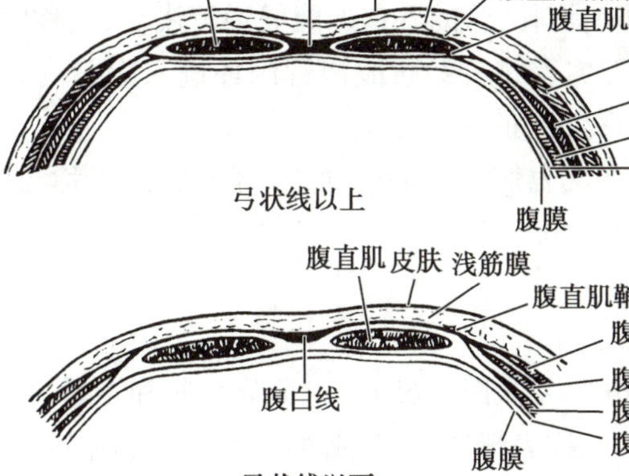

图 4-63 腹壁两个横切面（示腹直肌鞘）

（1）**前外侧群**：构成腹腔的前外侧壁，包括腹直肌、腹外斜肌、腹内斜肌和腹横肌等。

腹直肌（rectus abdominis）位于腹前壁正中线的两旁，居腹直肌鞘中，为上宽下窄的带形肌。起自耻骨联合与耻骨结节之间，肌束向上止于胸骨剑突及第 5～7 肋软骨的前面。肌的全长被 3～4 条横行的**腱划**分成多个肌腹，腱划由结缔组织构成，与腹直肌鞘的前层紧密结合。

腹外斜肌（obliquus externus abdominis）位于腹前外侧壁浅层，为一宽阔扁肌。肌束由后外上斜向前内下，大部分在腹直肌外侧缘处移行为**腹外斜肌腱膜**。腱膜向内侧参与腹直肌鞘前层的构成，腱膜的下缘卷曲增厚连于髂前上棘与耻骨结节之间，形成**腹股沟韧带**。在耻骨结节外上方，腱膜形成一三角形小裂隙，称**腹股沟管浅环**（皮下环）。

腹内斜肌（obliquus internus abdominis）位于腹外斜肌深面。大部分肌束向内上方，下部肌束向内下方，在腹直肌外侧缘移行为**腹内斜肌腱膜**。腱膜向内侧分为前、后两层并包裹腹直肌，参与腹直肌鞘前、后两层的构成。

腹横肌（transversus abdominis）位于腹内斜肌深面。肌束向前内横行，在腹直肌外侧缘移行为腹横肌腱膜，参与构成腹直肌鞘后层。

笔记栏

腹前外侧群肌的主要作用：保护腹腔内脏器；收缩时可以增加腹压，以协助呼气、排便、分娩、呕吐及咳嗽等活动；还可使脊柱做前屈、侧屈及旋转等运动。

（2）**后群**：包括腰大肌（详见本节“下肢肌”）和腰方肌（图 4-60）。

腰方肌（quadratus lumborum）：位于腹后壁、腰大肌外侧，收缩时可降第 12 肋，并使脊柱腰部侧屈。

（3）**腹直肌鞘**（sheath of rectus abdominis）（图 4-63）：包裹腹直肌，分前、后两层。前层由腹外斜肌腱膜和腹内斜肌腱膜的前层愈合而成，后层由腹内斜肌腱膜的后层和腹横肌腱膜愈合而成。在脐下 4~5cm 处，腹直肌鞘后层全部移至腹直肌前面参与构成鞘的前层，后层的下缘呈凸向上的弓形，称**弓状线**（又称**半环线**）。由于弓状线以下缺乏鞘的后层，故腹直肌后面直接与腹横筋膜相贴。

（4）**腹白线**（linea alba）（图 4-61、图 4-63）：位于腹前壁正中线上，由两侧腹直肌鞘的纤维交织而成。上方起自剑突，下方止于耻骨联合。在腹白线的中部有一**脐环**，胎儿时期有脐血管通过，此处是腹壁的一个薄弱点，若腹腔脏器由此处膨出，则称脐疝。

（5）**腹股沟管**（inguinal canal）（图 4-61、图 4-62）：为男性精索或女性子宫圆韧带所通过的一条裂隙，位于腹前外侧壁下部、腹股沟韧带内侧半的上方，由外上斜向内下方，长约 4.5cm。管的内口称**腹股沟管深环**，又称**腹股沟管腹环**，在腹股沟管中点上方约 1.5cm 处，为腹横筋膜向外突出形成的卵圆形孔；管的外口即**腹股沟管浅环**，又称**腹股沟管皮下环**。

在病理状态下，小肠等腹腔内容物若经腹股沟管深环进入腹股沟管，还可经浅环突出，在男性可下降至阴囊，形成腹股沟斜疝。

（6）**腹内筋膜**：贴附在腹腔与盆腔各壁的内面，各部筋膜的名称与覆盖的肌相同，如膈筋膜、腹横筋膜、盆筋膜等（图 4-63）。

（二）头颈肌

包括头肌和颈肌。

1. **头肌**（muscle of head）（图 4-64、图 4-65） 可分为面肌和咀嚼肌。

（1）**面肌**（facial muscle）：又称表情肌，为扁薄的皮肌，位置浅表，大多起自颅骨的不同部位，止于面部皮肤，主要分布于口裂、眼裂和鼻孔的周围，可分为环形肌和辐射状肌两种，

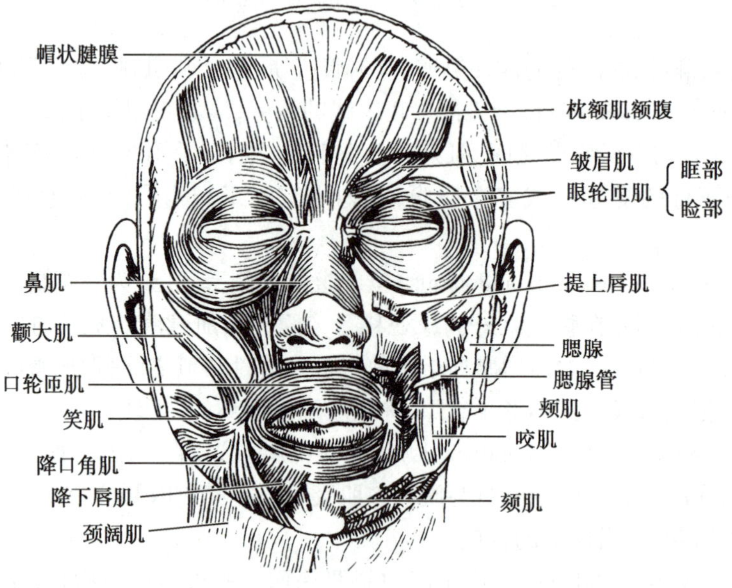

图 4-64 头肌前面

笔记栏

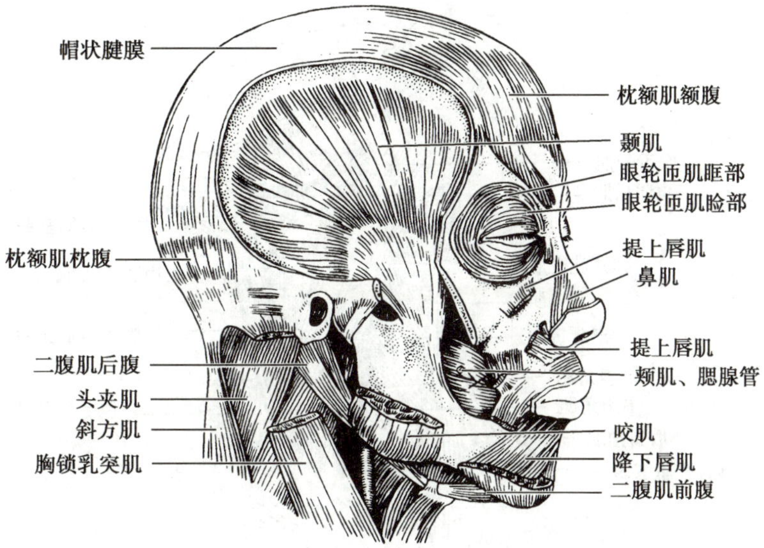

图 4-65 头肌侧面

可闭合或开大上述孔裂，同时牵动面部皮肤显出喜怒哀乐等各种表情。

1）**颅顶肌**（epicranius）：由成对的**枕额肌**（occipitofrontalis）组成，覆盖于颅盖外面，阔而薄。每块枕额肌包括枕腹、额腹以及中间的帽状腱膜。**枕腹**起自枕骨，止于**帽状腱膜**，可向后牵拉腱膜；**额腹**起自帽状腱膜，止于额部皮肤，收缩时可扬眉、皱额；帽状腱膜很坚韧，以纤维束垂直穿经浅筋膜与皮肤相连，三者紧密结合构成**头皮**。帽状腱膜与深部的骨膜则隔以疏松结缔组织，当头皮外伤时，常在腱膜深面形成血肿或撕脱。

2）**孔裂周围肌**：肌纤维呈环形排列的可关闭孔裂；呈放射状排列的则开大孔裂。

眼轮匝肌（orbicularis oculi）：肌纤维呈扁椭圆形环绕于眶和眼裂周围，可使眼裂闭合。

口轮匝肌（orbicularis oris）：肌纤维环绕口裂，可使口裂闭合。

颊肌（buccinator）：位于口角两侧、面颊深部，紧贴于口腔侧壁的黏膜外面。该肌收缩时可使唇、颊紧贴牙齿，帮助咀嚼和吸吮。

（2）**咀嚼肌**（masticatory muscle）（图 4-65）：主要有咬肌和颞肌。

咬肌（masseter）呈长方形，起自颧弓，向后下止于下颌角的外面。

颞肌（temporalis）呈扇形，起自颞窝骨面，肌束向下汇聚，通过颧弓的内侧止于下颌骨的冠突。

咬肌和颞肌的主要作用是上提下颌骨，使上、下颌牙咬合。

2. **颈肌**（muscle of neck）（图 4-66、图 4-67） 按位置分为浅、中、深三层肌群。

（1）**颈浅肌群**：主要有**胸锁乳突肌**（sternocleidomastoid），斜列于颈部两侧。起自胸骨柄前面和锁骨的胸骨端，肌束斜向后上方，止于颞骨乳突。两侧收缩，可使头向后仰；单侧收缩，使头屈向同侧，面转向对侧。

（2）**颈中肌群**：包括舌骨上肌群和舌骨下肌群。

舌骨上肌群位于舌骨与下颌骨和颅底之间，包括**二腹肌**、**茎突舌骨肌**、**下颌舌骨肌**和**颏舌骨肌** 4 对。它们均有上提舌骨的作用。

舌骨下肌群位于颈前部，在舌骨与胸骨之间，居喉、气管和甲状腺的前方，包括**胸骨舌骨肌**、**肩胛舌骨肌**、**胸骨甲状肌**和**甲状舌骨肌** 4 对。它们可下降舌骨和喉。

（3）**颈深肌群**：位于颈椎两侧，包括**前斜角肌**、**中斜角肌**和**后斜角肌**，三者均起自颈椎横突，止于第 1 肋骨或第 2 肋骨。斜角肌的主要作用为上提第 1、2 肋，助深吸气。前、中斜角

ER-4-38
头肌标本标注照片

ER-4-39
颈肌标本标注照片

笔记栏

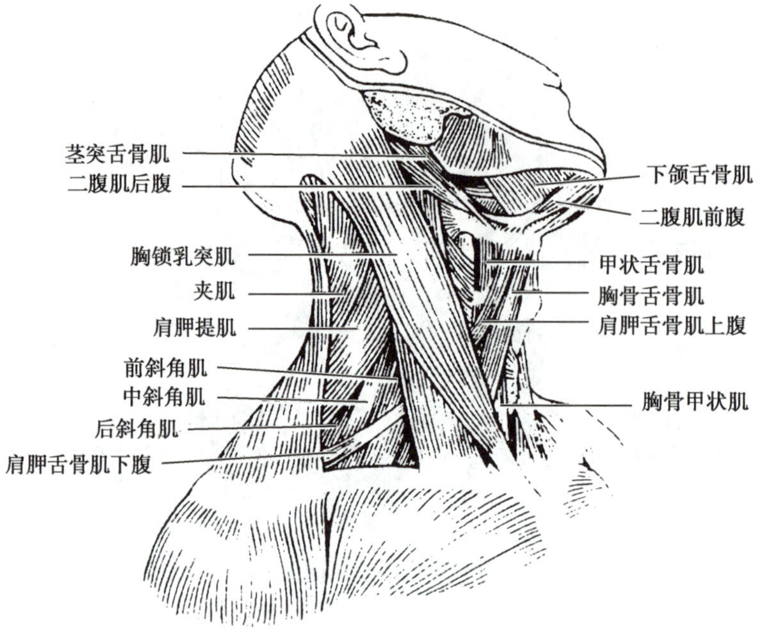

图 4-66 颈肌（侧面观）

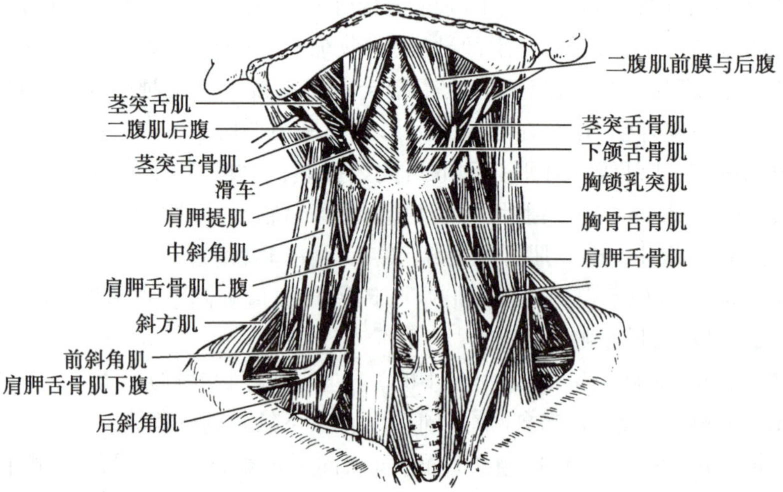

图 4-67 颈肌（前面观）

肌与第 1 肋骨之间的间隙为**斜角肌间隙**（scalenus interspace），有锁骨下动脉和臂丛神经通过。

上肢肌标本标注照片

（三）上肢肌

上肢肌根据其所在部位，可分为肩肌、臂肌、前臂肌和手肌。

1. **肩肌**（图 4-68） 位于肩关节周围，主要有三角肌、冈上肌、冈下肌、小圆肌、大圆肌和肩胛下肌。

三角肌（deltoid）位于肩部，呈三角形。起自锁骨的外侧段、肩峰和肩胛冈，肌束逐渐向外下方集中，止于肱骨体外侧的三角肌粗隆。三角肌使肩部呈圆隆状。如肩关节向下脱位或三角肌瘫痪萎缩，则可形成“方形肩”体征。三角肌是肌内注射的部位之一。其主要作用是使肩关节外展；前部肌纤维收缩可使肩关节前屈和旋内；后部肌纤收缩可使肩关节后伸和旋外。

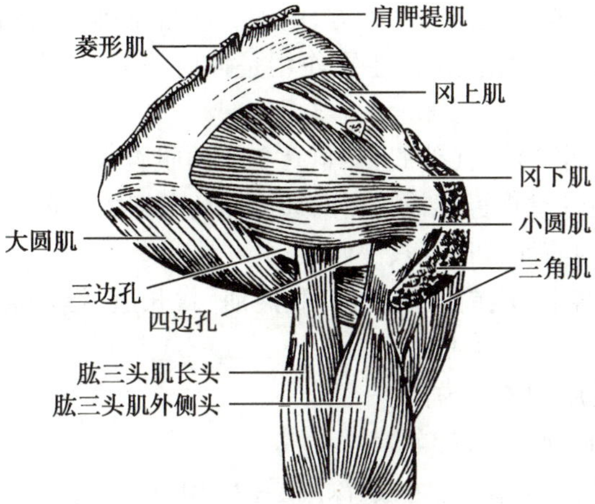

图 4-68 肩肌（后面）

冈上肌、**冈下肌**和**小圆肌**位于斜方肌的深面，前者可使肩关节外展，后两者可使肩关节旋外。**大圆肌**位于小圆肌的下方，使肩关节后伸、内收和旋内。**肩胛下肌**位于肩胛骨前面，使肩关节内收和旋内。

2. **臂肌** 位于肱骨周围，可分为前群和后群。

(1) **前群**(图 4-69)：位于肱骨前方，浅层为肱二头肌，深层的上部为喙肱肌、下部为肱肌。

肱二头肌(biceps brachii)位于臂前面浅层。有长、短两头，长头以长腱起自肩胛骨关节盂的上方，穿经肩关节囊，沿结节间沟下降；短头在内侧，起自肩胛骨喙突，两头在臂中部会合成一肌腹，向下延续为肌腱，经肘关节前方，止于桡骨粗隆。此肌肌腹的内、外侧各有一沟，分别称**肱二头肌内侧沟**和**肱二头肌外侧沟**，沟内有重要的血管和神经通过。肱二头肌主要作用是屈肘关节，长头协助屈肩关节。

喙肱肌(coracobrachialis)起自肩胛骨喙突，止于肱骨中部内侧。作用是屈和内收肩关节。

肱肌(brachialis)起自肱骨体下半部的前面，止于尺骨冠突下方。作用是屈肘关节。

(2) **后群**(图 4-70)：**肱三头肌**(triceps brachii)位于臂的后面。该肌起端有 3 个头，长头

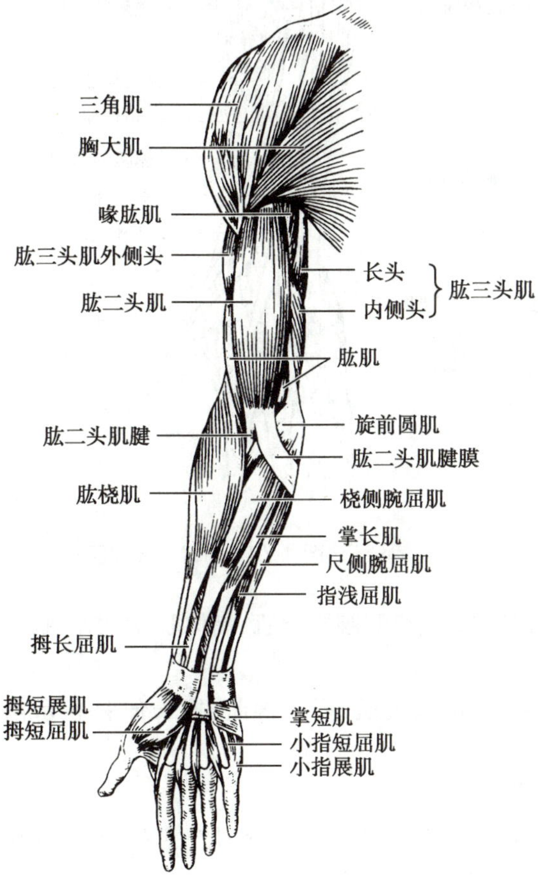

图 4-69 上肢浅层肌（前面）

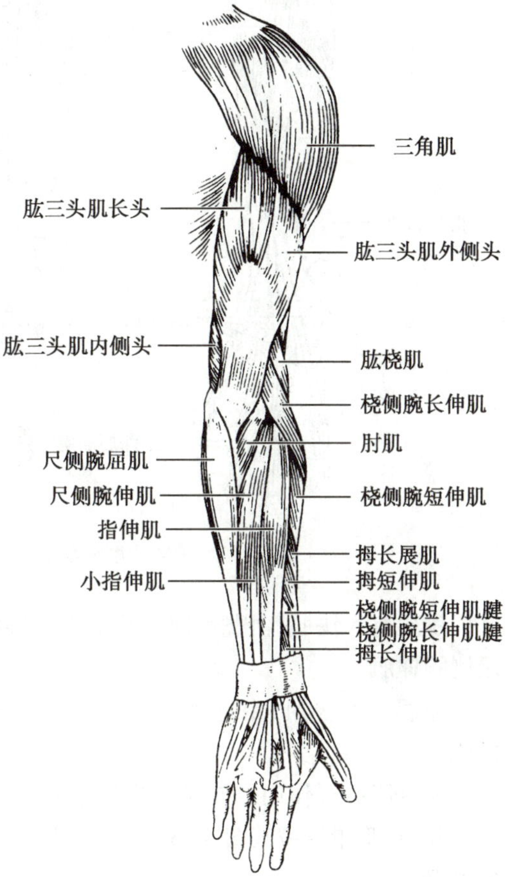

图 4-70 上肢浅层肌（后面）

起自肩胛骨关节盂下方，外侧头起自肱骨后面桡神经沟的外上方，内侧头起自桡神经沟的内下方，三头合为一个肌腹，以扁腱止于尺骨鹰嘴。肱三头肌主要作用是伸肘关节，长头还可使臂后伸和内收。

3. **前臂肌** 位于尺、桡骨周围，分为前（屈肌）、后（伸肌）两群。各肌的肌腹大部分在前臂的上半部，向下形成细长的肌腱，因而使前臂呈现近端较粗而向远侧逐渐变细的外形。

（1）**前群**（图 4-69、图 4-71）：位于前臂的前面，可分浅、深两层，共 9 块肌。

浅层有 6 块肌，自桡侧向尺侧依次为**肱桡肌**、**旋前圆肌**、**桡侧腕屈肌**、**掌长肌**、**指浅屈肌**和**尺侧腕屈肌**。

深层有 3 块肌，分别是**拇长屈肌**、**指深屈肌**和**旋前方肌**。

前臂肌前群作用主要是屈肘、屈腕、屈指和使前臂旋前。

（2）**后群**（图 4-70、图 4-72）：位于前臂的后面，可分为浅、深两层，共 10 块肌。

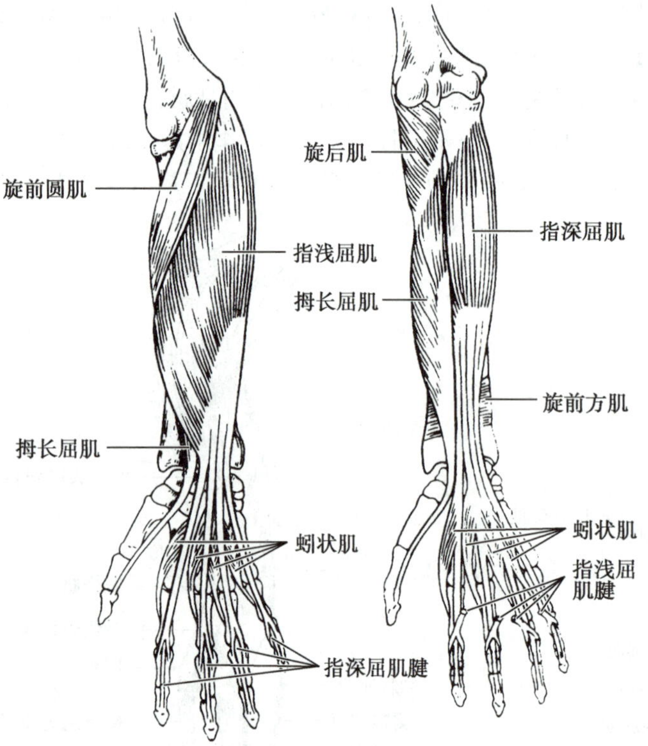

图 4-71 前臂前群深层肌

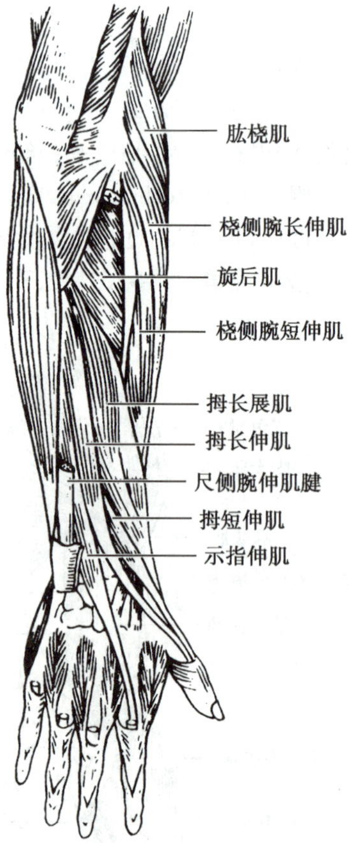

图 4-72 前臂后群深层肌

浅层有 5 块肌，由桡侧向尺侧依次为**桡侧腕长伸肌**、**桡侧腕短伸肌**、**指伸肌**、**小指伸肌**和**尺侧腕伸肌**。

深层有 5 块肌，由近侧向远侧依次为**旋后肌**、**拇长展肌**、**拇短伸肌**、**拇长伸肌**和**示指伸肌**。

前臂肌后群作用是伸肘、伸腕、伸指和使前臂旋后。

4. **手肌**（图 4-72、图 4-73） 为短小的肌，这些肌均在手掌面，可分为外侧群、中间群和内侧群。

（1）**外侧群**：在手掌拇指侧构成一隆起，称**鱼际**，有**拇短展肌**、**拇短屈肌**、**拇对掌肌**和**拇**

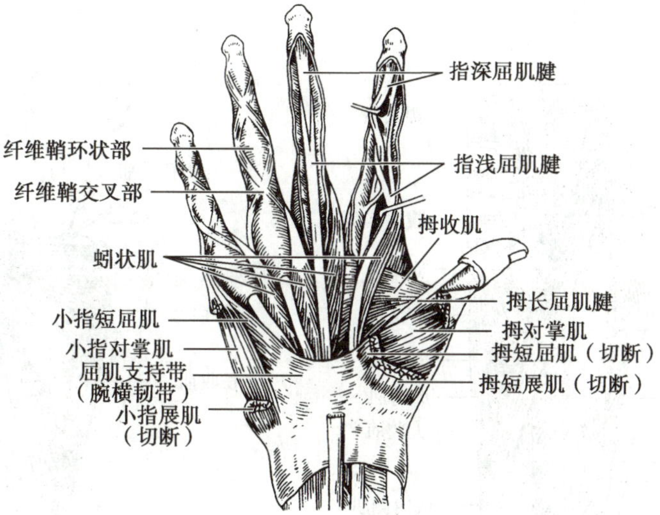

图 4-73 手肌前面

收肌 4 块肌。

（2）**内侧群**：在手掌小指侧，构成**小鱼际**，有**小指展肌**、**小指短屈肌**和**小指对掌肌** 3 块肌。

外侧群与内侧群的各肌作用基本与其名称一致。

（3）**中间群**：位于大、小鱼际之间，共 11 块肌，包括 4 块**蚓状肌**、3 块**骨间掌侧肌**和 4 块**骨间背侧肌**。作用主要与手指活动有关。

（四）下肢肌

下肢肌标本标注照片

根据其所在部位，分为髋肌、大腿肌、小腿肌和足肌。下肢肌比上肢肌粗壮强大，这与维持人体直立姿势、支持体重和行走有关。

1. **髋肌**（图 4-74、图 4-75） 主要起自骨盆的内面或外面，跨越髋关节，止于股骨上部，能运动髋关节，可分为前、后两群。

（1）**前群**：主要有髂腰肌和阔筋膜张肌（图 4-74）。

髂腰肌（iliopsoas）由**腰大肌**（psoas major）和**髂肌**（iliacus）组成。腰大肌起自腰椎体侧面和横突，髂肌起自髂窝，两肌向下会合，经腹股沟韧带深面和髋关节的前内侧，止于股骨小转子。髂腰肌使髋关节前屈和旋外；下肢固定时，可使躯干和骨盆前屈，如仰卧起坐。

阔筋膜张肌（tensor fasciae latae）位于大腿的前外侧，起自髂前上棘，肌腹被阔筋膜（大腿深筋膜）包裹，向下移行为髂胫束，止于胫骨外侧髁。其可屈髋关节，并紧张阔筋膜。

（2）**后群**（图 4-75）：位于臀部，有臀大肌、臀中肌、臀小肌、梨状肌、闭孔内肌、闭孔外肌和股方肌等。

臀大肌（gluteus maximus）位于臀部皮下，由于直立姿势的影响，故大而肥厚，形成特有的臀部膨隆。该肌起自髂骨外面和骶、尾骨的后面，肌束斜向下外，止于股骨的臀肌粗隆和髂胫束。臀大肌肌束肥厚，其外上 1/4 部深面无重要血管和神经，故为肌内注射的常用部位。臀大肌的主要作用是使髋关节后伸和旋外，对维持人体直立姿势有重要作用。

臀中肌（gluteus medius）和**臀小肌**（gluteus minimus）均起自髂骨外面，臀中肌掩盖臀小肌，向下均止于股骨大转子。两肌均可使髋关节外展。

梨状肌（piriformis）起于骶骨前面，向外经坐骨大孔，止于股骨大转子。该肌与坐骨大孔上、下缘之间的空隙，分别称**梨状肌上孔**和**梨状肌下孔**，均有血管和神经通过。该肌可使髋关节外展和旋外。

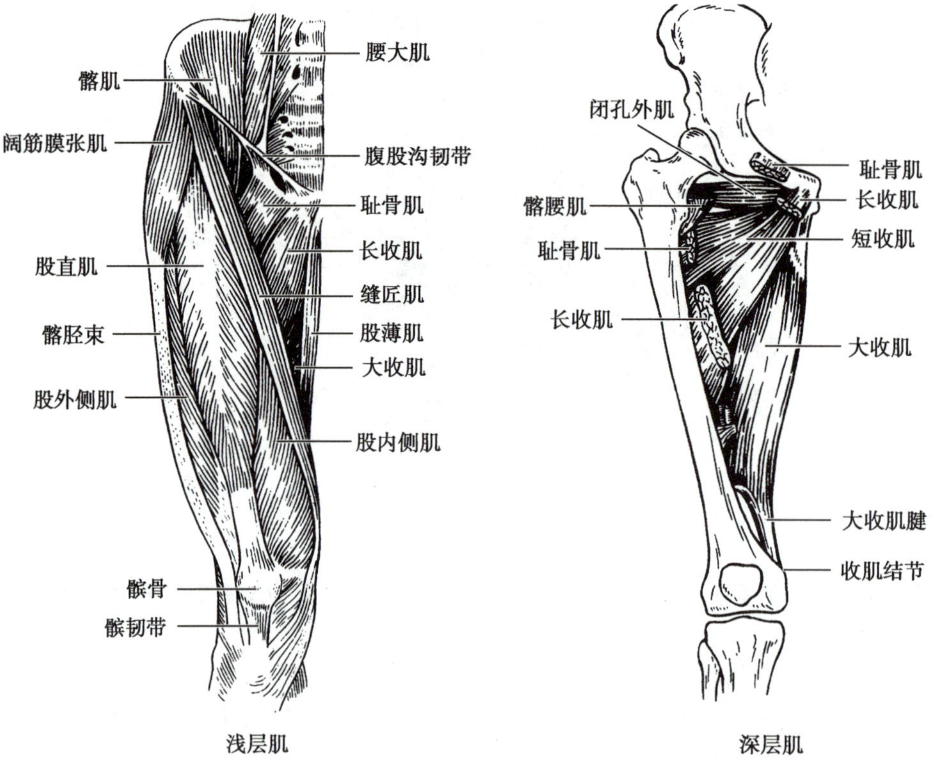

图 4-74　髋肌和大腿肌前群及内侧群

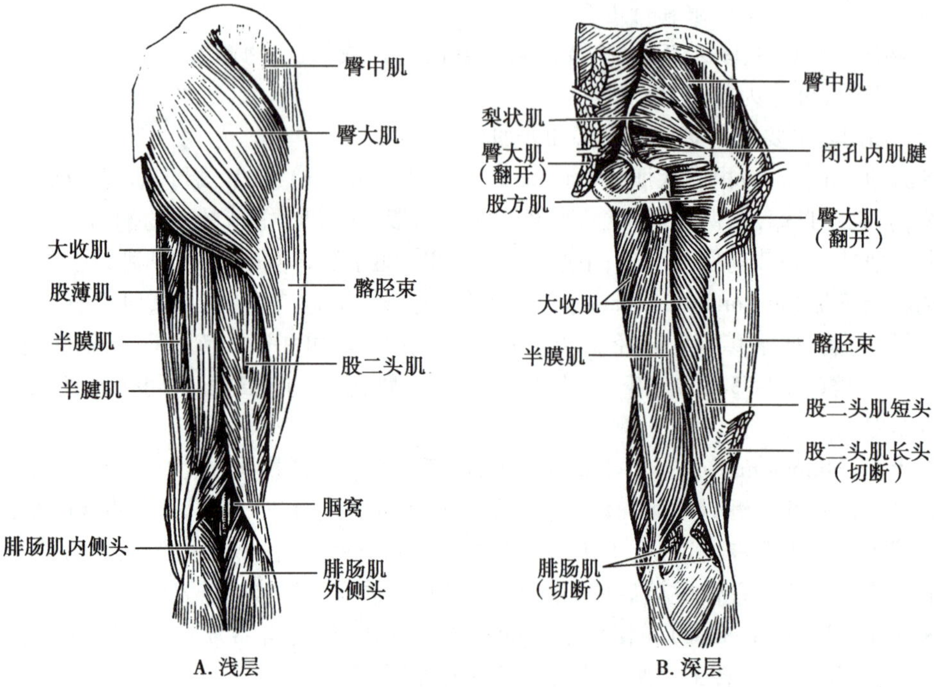

图 4-75　髋肌和大腿肌后群

2. **大腿肌** 位于股骨周围，可分为前群、后群和内侧群。

（1）**前群**（图 4-74）：位于股骨前面，包括缝匠肌和股四头肌。

缝匠肌（sartorius）是全身最长的肌，呈扁带状，起自髂前上棘，经大腿前面，转向内下侧，止于胫骨上端的内侧面。该肌可屈髋关节和膝关节，并使小腿旋内。

股四头肌（quadriceps femoris）是全身体积最大的肌。起端有 4 个头，即**股直肌**、**股内侧肌**、**股外侧肌**和**股中间肌**。股直肌位于大腿前面，起自髂前下棘；股内、外侧肌分别位于股直肌的内、外侧，起自股骨粗线；股中间肌位于股直肌的深面，在股内、外侧肌之间，起自股骨体前面。4 个头向下形成一个腱，包绕髌骨的前面和两侧缘，并向下延续为**髌韧带**，止于胫骨粗隆。股四头肌主要作用为伸膝关节，其中股直肌还可屈髋关节。当小腿屈曲，叩击髌韧带时可引出膝跳反射（伸小腿动作），即股四头肌收缩所致。

（2）**内侧群**（图 4-74）：亦称内收肌群，有**耻骨肌**、**长收肌**、**股薄肌**、**短收肌**和**大收肌** 5 块。均起自耻骨支、坐骨支和坐骨结节等前面，除股薄肌止于胫骨上端的内侧面以外，其他各肌均止于股骨粗线。大收肌尚有一腱止于股骨内上髁上方，此腱与股骨之间构成**收肌腱裂孔**，其间有股血管通过。

内侧群肌的主要作用是使髋关节内收和旋外。

（3）**后群**（图 4-75）：位于股骨后面，包括股二头肌、半腱肌和半膜肌。

股二头肌（biceps femoris）位于大腿后面外侧。有长、短两头，长头起自坐骨结节，短头起自股骨粗线，两头合并，止于腓骨头。

半腱肌（semitendinosus）位于股二头肌的内侧，起自坐骨结节，止于胫骨上端的内侧。

半膜肌（semimembranosus）位于半腱肌的深面，起自坐骨结节，止于胫骨内侧髁的后面。

3 块肌均可屈膝关节和伸髋关节。屈膝状态下股二头肌可使膝关节旋外，半腱肌和半膜肌使膝关节旋内。

3. **小腿肌**（图 4-76） 位于胫、腓骨周围，可分为前群、外侧群和后群。

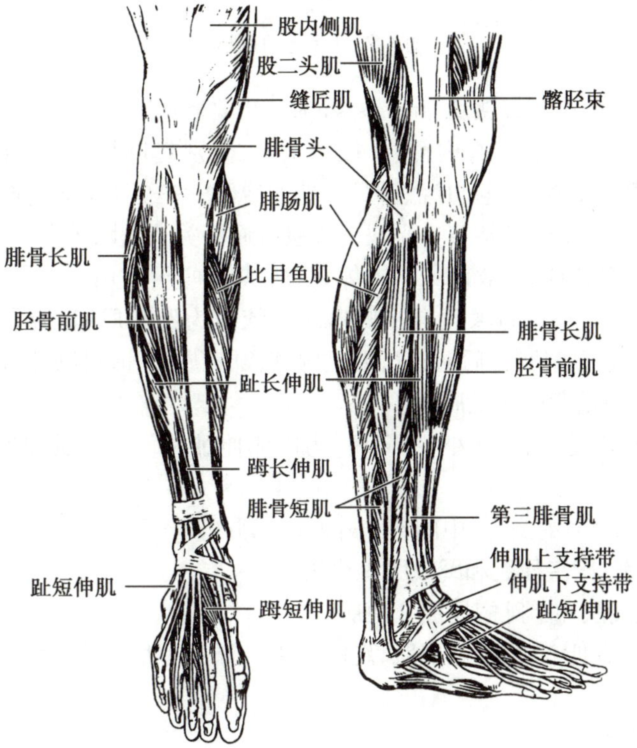

图 4-76 小腿肌前群和外侧群

笔记栏

（1）**前群**：位于小腿骨前方，有 3 块肌，自胫侧向腓侧依次为：**胫骨前肌**、**踇长伸肌**和**趾长伸肌**。三块肌均可使踝关节背屈，胫骨前肌还可使足内翻，踇长伸肌和趾长伸肌还可伸趾。

（2）**外侧群**：位于腓骨的外侧，包括**腓骨长肌**和**腓骨短肌**，均可使踝关节跖屈并足外翻。

（3）**后群**（图 4-77）：位于小腿骨后方，可分浅、深两层。

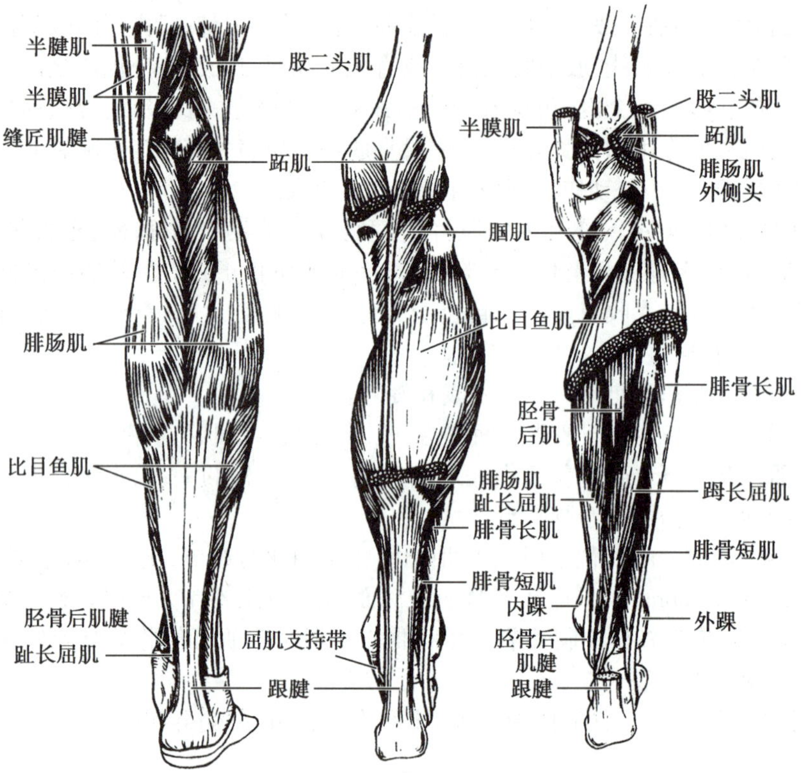

图 4-77　小腿肌后群

1）**浅层**：为强大的**小腿三头肌**（triceps surae），由腓肠肌和比目鱼肌构成。**腓肠肌**（gastrocnemius）位于小腿后面浅层，有内侧、外侧 2 个头，分别起自股骨内、外侧髁后面；**比目鱼肌**（soleus）位于腓肠肌的深面，起自胫、腓骨上端的后面。三个头会合，向下移行为粗大的**跟腱**（tendo calcaneus），止于跟骨结节。小腿三头肌可屈膝关节和踝关节。在站立时可固定膝关节和踝关节，防止身体前倾，故对维持人体直立姿势有重要作用。

2）**深层**：在小腿三头肌的深面自胫侧向腓侧依次为**趾长屈肌**、**胫骨后肌**和**踇长屈肌**。三块肌均可使踝关节跖屈，胫骨后肌还可使足内翻，趾长屈肌和踇长屈肌还可屈趾。

4. **足肌**　可分为足背肌和足底肌。

（1）**足背肌**：位于足背，较弱小，有 2 块，为内侧伸趾的**踇短伸肌**和外侧伸第 2~4 趾的**趾短伸肌**（图 4-76）。

（2）**足底肌**：可分为内侧群、中间群和外侧群三群（图 4-78）。

内侧群有**踇展肌**、**踇短屈肌**和**踇收肌** 3 块肌。

外侧群有**小趾展肌**和**小趾短屈肌** 2 块肌。

中间群共有 13 块肌，包括**趾短屈肌**、**足底方肌**、4 条**蚓状肌**、3 块**骨间足底肌**和 4 块**骨间足背肌**。

5. **下肢的局部记载**

（1）**股三角**：位于大腿前面的上部，为底朝上、尖朝下的三角形。上界为腹股沟韧带，内侧

笔记栏

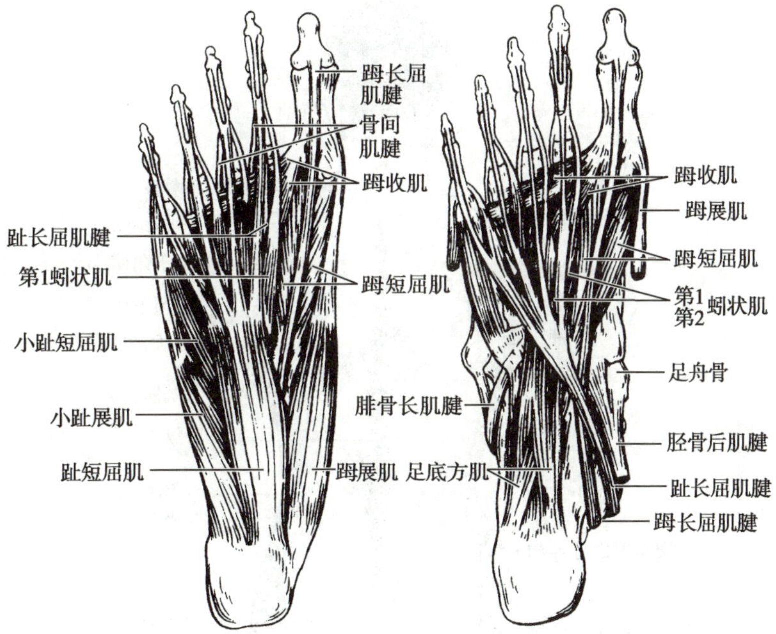

图 4-78　足底肌（浅、中层）

界为长收肌内侧缘，外侧界为缝匠肌内侧缘。三角内有股神经、股动脉、股静脉和淋巴结等。

（2）**腘窝**：位于膝关节后方，呈菱形。腘窝的上外界为股二头肌，上内侧界为半腱肌和半膜肌，下外侧界和下内侧界分别为腓肠肌外侧头和内侧头。腘窝内有腘动脉、腘静脉、胫神经、腓总神经、淋巴结和脂肪等。

ER-4-42

股三角标本标注照片

ER-4-43

腘窝标本标注照片

知识链接

臀肌注射点和股外侧肌注射点的解剖学定位

臀部外上 1/4 区为臀肌注射最佳部位。因臀部外下和内侧部臀大肌深面有血管和神经，应避开这些部位。2 岁以下的婴儿因臀肌不发达，首选用股外侧肌注射。股外侧肌注射点选择在大腿中段外侧，进针时针尖亦不能向前内倾斜，以免损伤股血管及神经。

第四节　体 表 标 志

在活体体表上用肉眼可以观察或用手可以触摸到的骨性突起、凹陷和肌的轮廓以及皮肤皱纹等，均称**体表标志**。应用这些体表标志，可以帮助确定血管和神经的走行以及内部器官的位置、形状、大小，也可作为临床检查、治疗和针灸腧穴定位的标志，故有实用意义。现按身体分部阐述如下。

一、躯干部

（一）项背腰骶部皮肤、骨性和肌性标志（图 4-79）

1. **皮肤标志**　**背纵沟**为背部正中纵行的浅沟，在沟底可触及各椎骨的棘突。

笔记栏

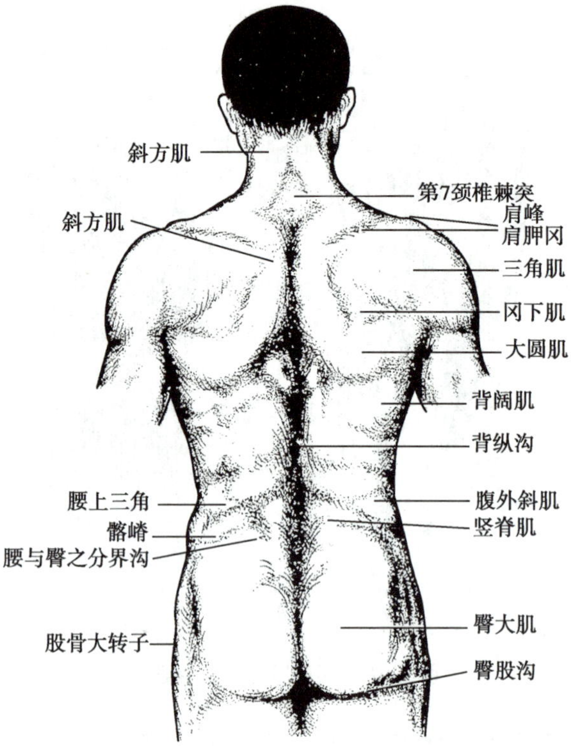

图 4-79 躯干后面的体表标志

2. 骨性标志

枕外隆凸:为头后正中线处的骨性隆起。

第 7 颈椎棘突:为头俯下时,在后正中线平肩处可摸到显著的突起。

骶角:为在背纵沟脊柱下端尾骨底附近可摸到的突起。

肩胛骨:位于背外侧的皮下,可以摸到肩胛冈、肩峰和上、下角。肩胛冈内侧端平第 3 胸椎棘突,上角对第 2 肋,下角对第 7 肋或平第 7 肋间隙。

髂嵴:主要位于腰骶部皮下,其最高点约平第 4 腰椎棘突。

3. 肌性标志

竖脊肌:位于背纵沟两侧的纵行隆起。

斜方肌:为项部正中线及胸椎棘突与肩峰之间的三角形轮廓,运动时略可辨认。

背阔肌:为覆盖腰部及胸部下份的阔肌,运动时可辨认其轮廓。

(二)胸腹部皮肤、骨性和肌性标志(图 4-80)

1. 皮肤标志

腹前正中线:位于腹部正中,剑突至耻骨联合之间,深面为腹白线;腹前正中线中部有脐,平对后方第 3、4 腰椎间。

腹股沟:为腹部与股前部分界的沟。

2. 骨性标志

锁骨:全长均可摸到,锁骨的内侧端膨大,突出于胸骨颈静脉切迹的两侧,其内侧 2/3 凸向前,外侧 1/3 凸向后。

喙突:在锁骨中、外 1/3 交界处的下方一横指处,向后深按即能触及。

颈静脉切迹:位于胸骨柄上缘正中,平对后方第 2 胸椎体下缘水平。

胸骨角:为胸骨柄与胸骨体相接处形成突向前方的横行隆起,两侧接第 2 肋软骨,可依

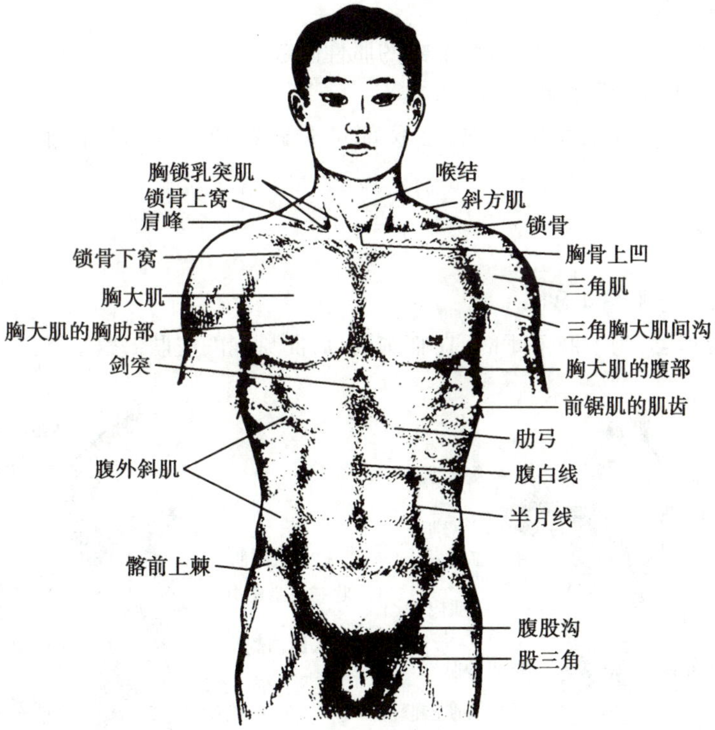

图 4-80 躯干前面的体表标志

此计数肋和肋间隙。胸骨角平对后方第 4 胸椎体下缘水平。

剑突：在胸骨体的下方两肋弓的夹角处，有一个三角形凹陷，于此处可摸到剑突。

肋弓：由剑突向外下方可摸到。

耻骨联合上缘：在两侧腹股沟内侧端之间可摸到的骨性横嵴，其下有外生殖器。

耻骨结节：为耻骨联合外上方的骨性隆起。

髂前上棘：为髂嵴前端的突起。

3. **肌性标志**

胸大肌：为胸前壁上部的肌性隆起。

半月线：腹直肌的外侧缘呈半月形的弧线。

二、头颈部

（一）皮肤标志

人中：为上唇外面中线上的一纵行浅沟。

鼻唇沟：为颊和上唇分界的斜行浅沟。

（二）骨性标志

乳突：为耳郭后方的骨性突起，属于颞骨。

颧弓：位于耳前方的骨性弓。

眶上缘和眶下缘：为眶口上、下的骨性边界。

眶上切迹或眶上孔：位于眶上缘内、中 1/3 交界处。

眉弓：为眶上缘上方的横行隆起。

下颌角：为下颌体下缘的后端。

舌骨：在颈前部正中、甲状软骨的上方。

笔记栏

（三）肌性标志

咬肌：为咬紧牙关时，在下颌角前上方的肌性隆起。

颞肌：在颧弓上方的颞窝内。

胸锁乳突肌：为当头转向对侧时，在颈部可明显看到自后上斜向前下的长条状肌性隆起。

三、上肢部

（一）皮肤标志（图 4-81）

腋前襞和**腋后襞**：为上肢下垂时，在腋窝前、后面见到的皮肤皱襞。

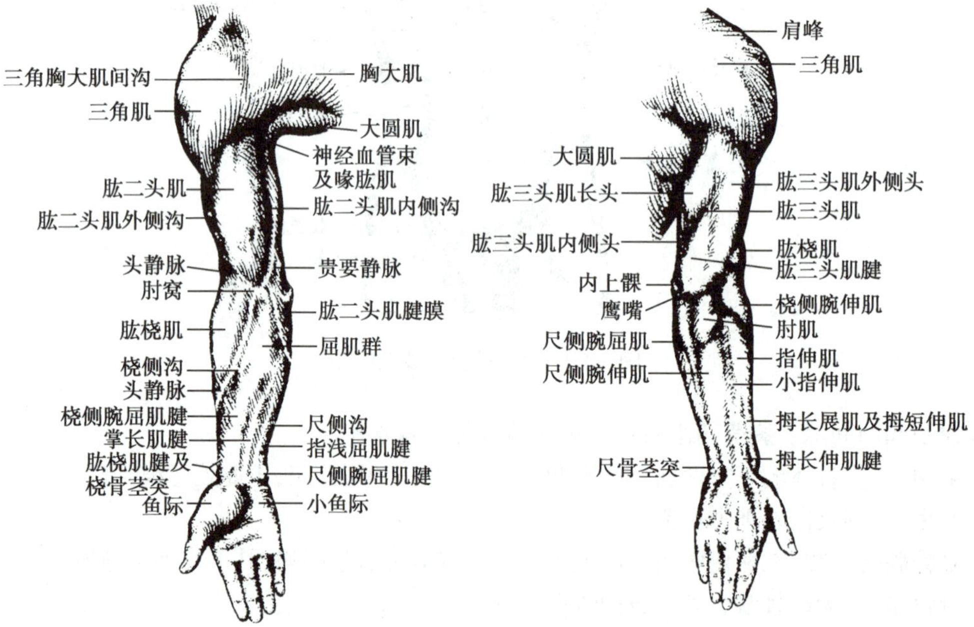

图 4-81 上肢前面和后面的体表标志

肘窝横纹：为屈肘时，出现于肘窝处的横纹。

腕掌侧横纹：为屈腕时，在腕侧出现 2~3 条横行的皮肤皱纹。分别称**近侧横纹**、**中间横纹**（不甚恒定）和**远侧横纹**。

（二）骨性标志（图 4-81）

肱骨大结节：在肩峰的下方，为三角肌所覆盖。

肱骨小结节：在肩胛骨喙突的稍外方。

肱骨内上髁和外上髁：在肘关节两侧的稍上方。内上髁突出较明显。

尺骨鹰嘴：为肘关节后方的骨性隆起，极易摸到。

桡骨头：在肱骨外上髁下方，伸肘时在肘后容易摸到。

桡骨茎突：为桡骨下端外侧份的骨性隆起。

尺骨茎突：在尺骨头后内侧。正常情况下，尺骨茎突比桡骨茎突高。

豌豆骨：位于腕前尺侧的皮下。

（三）肌性标志（图 4-81）

三角肌：从前、外、后侧三方包绕肩关节，形成肩部圆隆状的外形。

肱二头肌：在臂前面，其内、外侧各有一纵行的浅沟，内侧沟较明显。肱二头肌下部肌腱

笔记栏

可在肘窝处摸到。

腕掌侧的肌腱：指握拳屈腕时，在腕掌侧可见到3条肌腱，位于中间者即**掌长肌腱**，位于桡侧者为**桡侧腕屈肌腱**，位于尺侧者为**尺侧腕屈肌腱**。

腕背侧的肌腱：拇指伸直外展时，在腕背桡侧可看到3条肌腱，自桡侧向尺侧依次为**拇长展肌腱**、**拇短伸肌腱**和**拇长伸肌腱**。在拇长伸肌腱的尺侧为指伸肌腱。

四、下肢部

（一）皮肤标志（图4-82）

臀股沟：又称**臀沟**，为一横行的沟，界于臀部和大腿后面之间。

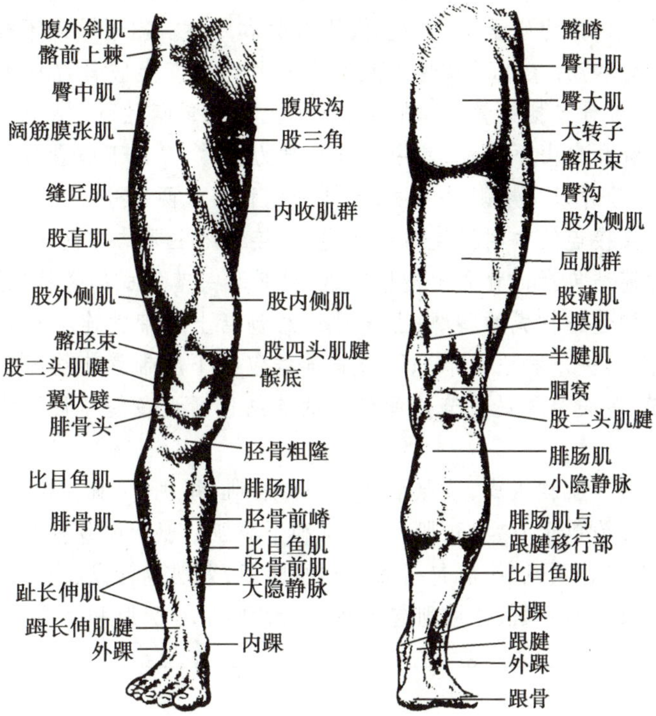

图4-82　下肢前面和后面的体表标志

（二）骨性标志（图4-82）

坐骨结节：为坐骨最低点，取坐位时与凳子相接触，在皮下易摸到。

股骨大转子：为股骨颈与股骨体交界处向上外侧的方形隆起，构成髋部最外侧的骨性边界。

股骨内、外侧髁和胫骨内、外侧髁：都在膝关节两侧皮下。

髌骨：在膝关节前面皮下。

胫骨粗隆：为胫骨内、外侧髁前下方的骨性隆起，向下续于胫骨前缘。

胫骨前缘：胫骨粗隆向下为胫骨前缘

腓骨头：位于胫骨外侧髁的后外方，位置稍高于胫骨粗隆。

外踝：为腓骨下端一窄长的隆起，比内踝低。

内踝：为胫骨下端内侧面的隆起。

（三）肌性标志（图4-82）

臀大肌：形成了臀部圆隆的外形。

笔记栏

股四头肌:形成了大腿前面的肌性隆起,肌腱经膝关节前面包绕髌骨的前面和两侧缘,向下延伸为**髌韧带**,止于胫骨粗隆,为临床上膝反射叩击部位。

半腱肌腱、半膜肌腱:附于胫骨上端的内侧面,构成腘窝的上内侧界。

股二头肌腱:为一粗索,附着于腓骨头,构成腘窝的上外侧界。

跟腱:在距小腿关节后方,呈粗索状,向下止于跟骨结节。

学习小结

运动系统包括骨、骨连结和骨骼肌三部分。

骨由骨质、骨膜和骨髓构成,按照形态可分为长骨、短骨、扁骨和不规则骨,按照在人体的位置不同可以分为躯干骨、上肢骨、下肢骨和颅骨。躯干骨以不规则骨和扁骨为主,包括椎骨、胸骨和肋。上、下肢骨以长骨和短骨为主。上肢骨包括上肢带骨和自由上肢骨,其中上肢带骨包括锁骨和肩胛骨,自由上肢骨包括肱骨、桡骨、尺骨和手骨;下肢骨包括下肢带骨和自由下肢骨,其中下肢带骨为髋骨,自由下肢骨包括股骨、髌骨、胫骨、腓骨和足骨。颅骨以不规则骨为主,包括脑颅和面颅两部分。

骨连结包括直接连结和间接连结两大类,间接连结主要结构包括关节面、关节囊和关节腔。躯干骨连结包括椎骨之间借椎间盘、韧带和关节构成的脊柱以及由胸椎、肋和胸骨借它们之间的连结构成的胸廓;上肢骨连结包括上肢带骨连结和自由上肢骨连结(肩关节、肘关节、腕关节和手关节);下肢骨连结包括下肢带骨连结和自由下肢骨连结(髋关节、膝关节、踝关节和足关节);颅骨间的连结包括大多数颅骨间的直接连结和颞下颌关节。

骨骼肌由肌腹和肌腱组成,按照形态可分为长肌、短肌、阔肌和轮匝肌,按照在人体的位置不同可以分为躯干肌、头颈肌、上肢肌和下肢肌。躯干肌包括背肌、胸肌、腹肌和膈;头颈肌包括头肌和颈肌,头肌包括面肌和咀嚼肌,颈肌包括浅、中、深三群;上肢肌包括肩肌、臂肌、前臂肌和手肌;下肢肌包括髋肌、大腿肌、小腿肌和足肌。

扫一扫,测一测

(蒋 葵 杨恩彬)

复习思考题

1. 在活体躯干部,如何计数肋和肋间隙?
2. 肱骨、股骨上有何关节面?各参与构成哪些关节?这些关节可做何运动?
3. 肩关节和髋关节各有何特点?
4. 与呼吸有关的骨骼肌主要有哪些?其作用如何?
5. 使膝关节屈、伸的主要肌肉分别有哪些?

第五章
消 化 系 统

笔记栏

PPT 课件

学习目标

1. 掌握胸部的标志线和腹部分区;消化系统的组成和功能;上、下消化道的组成;消化管各部位置、分部和主要形态及胃和小肠的微细结构;大唾液腺的位置和形态;肝、胆囊及胰的位置和形态;肝和胰的主要微细结构。

2. 熟悉消化管的一般微细结构;输胆管道的组成;腹膜壁层、脏层及腹膜腔的概念。

3. 了解腹膜形成的结构;腹膜腔最低点的位置。

第一节 概　　述

一、胸部标志线及腹部分区

为了从体表确定内脏各器官的正常位置,通常在胸腹部体表画出若干标志线和分区(图5-1),这对描述内脏的位置形态、临床诊断和病理检查均有重要的实用价值。

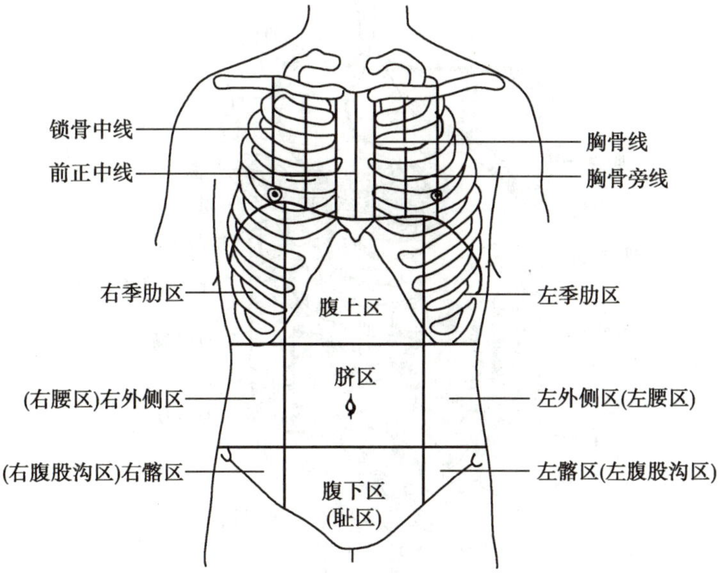

图 5-1　胸腹部标志线和腹部分区

笔记栏

（一）胸部标志线

1. **前正中线** 沿身体前面中线所作的垂线。
2. **锁骨中线** 通过锁骨中点向下所作的垂线。
3. **腋前线** 沿腋窝前缘（腋前襞）向下所作的垂线。
4. **腋中线** 沿腋窝中点向下所作的垂线。
5. **腋后线** 沿腋窝后缘（腋后襞）向下所作的垂线。
6. **肩胛线** 通过肩胛骨下角所作的垂线。
7. **后正中线** 沿身体后面中线（通过椎骨棘突）所作的垂线。

（二）腹部分区

通常采用两条横线和两条垂线将腹部分成九个区。**上横线**是两侧肋弓最低点之间的连线，**下横线**是两侧髂结节之间的连线，两横线将腹部分为上、中、下三部分；**两垂线**分别是通过两侧腹股沟韧带中点所作的垂线，和两横线相交将腹部分为九个区。由左至右、由上至下分别是左季肋区、腹上区、右季肋区；左腹外侧区（左腰区）、脐区、右腹外侧区（右腰区）；左腹股沟区（左髂区）、腹下区（耻区）和右腹股沟区（右髂区）。在临床上也常用简便方法，即通过脐作一水平线和一垂线，将腹部分为左上腹部、右上腹部、左下腹部和右下腹部四个区。

二、消化系统的组成及功能

（一）消化系统的组成

消化系统由消化管和消化腺两部分组成（图 5-2）。

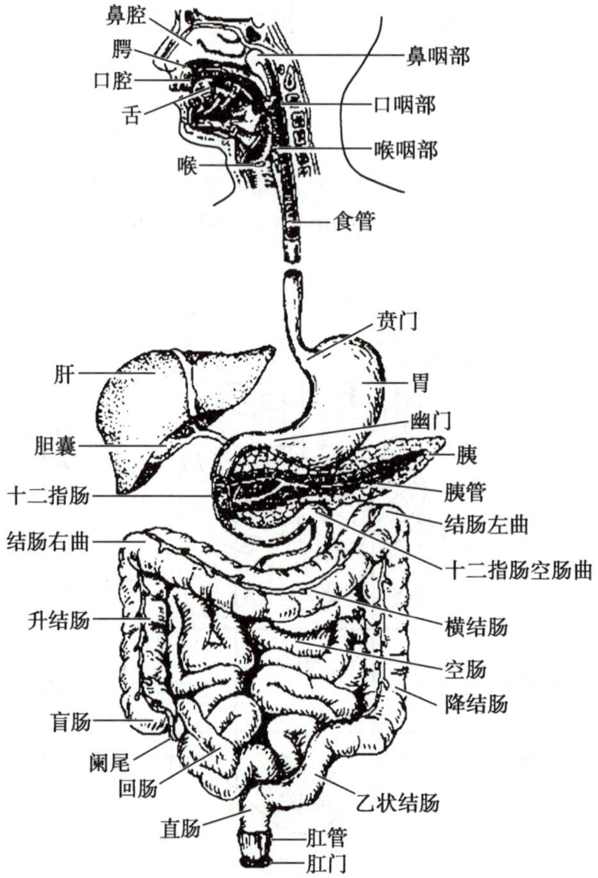

图 5-2 消化系统模式图

1. **消化管**(alimentary canal)　亦称**消化道**。由口腔至肛门，为粗细不等的弯曲管道，长7～9m。包括口腔、咽、食管、胃、小肠和大肠，其中小肠又分为十二指肠、空肠和回肠，大肠包括盲肠、阑尾、结肠、直肠和肛管。临床上通常将从口腔到十二指肠的一段称**上消化道**；空肠到肛门的一段称**下消化道**。

2. **消化腺**(alimentary gland)　为分泌消化液的有管腺体，包括大、小两种。大消化腺包括大唾液腺、肝和胰；小消化腺位于消化管壁内，如胃腺和肠腺等。

（二）消化系统的功能

消化系统的主要功能是摄取食物，进行物理性和化学性消化，吸收其中的营养物质，并将剩余的糟粕排出体外，以保证人体新陈代谢的正常进行。

三、消化管的一般微细结构

消化管各段的形态和功能不同，其构造也各有特点，但从整体来看，却有类似之处。由咽至肛门之间的消化管壁，均可分为四层，即由内向外分为黏膜、黏膜下层、肌层和外膜（图5-3）。

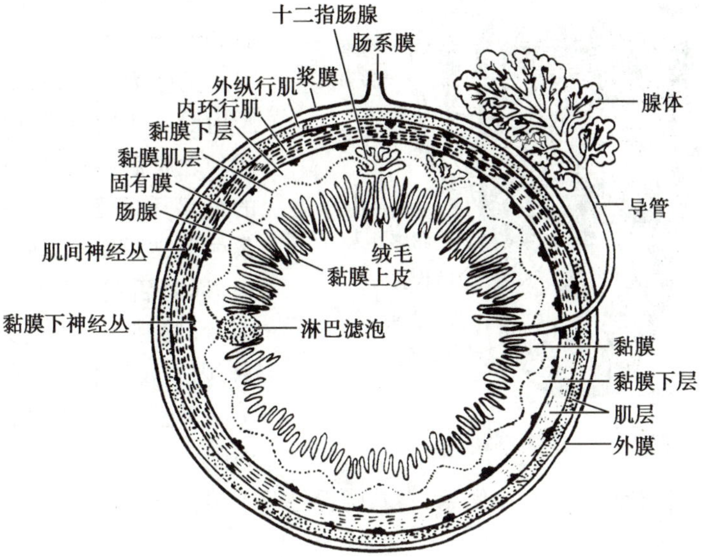

图5-3　消化管模式图（横切面）

1. **黏膜**　是消化管壁最内层结构，由上皮、固有层和黏膜肌层构成。黏膜具有保护、吸收和分泌等功能。

2. **黏膜下层**　由疏松结缔组织构成，内含丰富的血管、淋巴管和神经等。黏膜下层可使黏膜有一定的移动性。

3. **肌层**　多由平滑肌构成，一般可分为内环和外纵两层。环肌、纵肌交替收缩，可推动消化管内容物逐渐下移。

4. **外膜**　是消化管的最外层。腹腔内大部分消化管外膜主要由薄层结缔组织和一层间皮覆盖，称浆膜。浆膜能分泌浆液，减少器官之间的摩擦。

笔记栏

ER-5-1

视频：消化系统的组成标本讲解

ER-5-2

消化管一般构造标注显微镜照片

笔记栏

第二节　消　化　管

一、口腔

（一）口腔的构造

口腔（oral cavity）为消化管的起始部，以上、下颌骨和骨骼肌为基础，外面覆以皮肤，内面衬以黏膜，由前、左右侧、上、下五个壁构成。口腔向前以口裂通体外，向后经咽峡通咽腔（图5-4）。

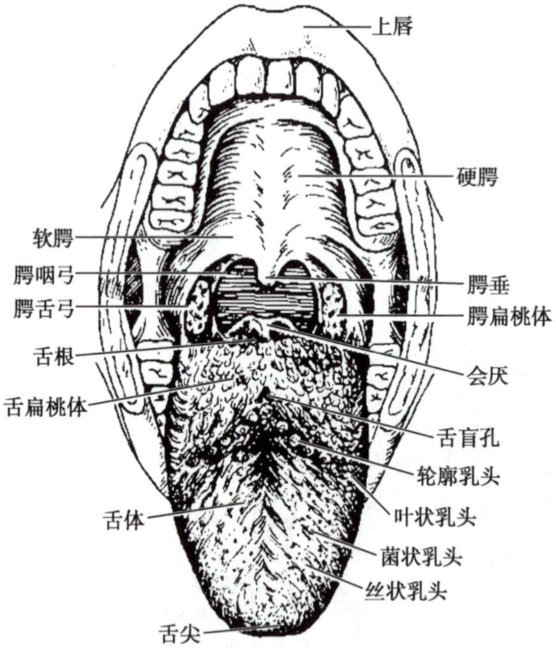

图5-4　口腔及咽峡

前壁为**口唇**。上、下唇的游离缘围成口裂，口裂的两端称口角。上唇表面正中线上有一浅沟，称**人中**，其中点为水沟穴，临床可针刺或按压该穴抢救昏迷患者。从鼻翼两旁至口角两侧各有一浅沟，称鼻唇沟。

左、右侧壁为**颊**，包括颊黏膜、颊肌和颊脂体等。

上壁为口腔**顶**，以腭与鼻腔相隔；腭由前2/3的硬腭和后1/3的软腭构成。软腭后缘游离，中央有一向下垂的突起，称**腭垂**；自腭垂向两侧各有两条弓形黏膜皱襞，前方的一条连于舌根，称**腭舌弓**；后方的一条连于咽侧壁，称**腭咽弓**。两弓之间为腭扁桃体窝，内有属于淋巴器官的腭扁桃体。

下壁为口腔底，由舌和软组织封闭。

咽峡是口腔通咽腔的门户，由腭垂、左右腭舌弓及舌根共同围成。

（二）口腔的分部

口腔借上、下牙弓分为口腔前庭和固有口腔两部分。牙弓以前与口唇及颊之间的腔隙称**口腔前庭**，牙弓以内称**固有口腔**。当上、下牙咬合时，口腔前庭和固有口腔仍借上、下牙弓后方的间隙相通。在临床上患者牙关紧闭时，可通过此间隙将导管送入固有口腔、咽、食管及胃，注入营养物质或药物。

（三）口腔内的结构

口腔内的主要器官有牙和舌。

1. **牙**（teeth）　是人体最坚硬的器官，嵌入上、下颌骨牙槽内，分别排列成上牙弓和下牙弓。牙可咬切和磨碎食物，并对发音有辅助作用。

（1）**牙的形态**：每颗牙均分为**牙冠**、**牙颈**和**牙根**三部分。牙冠是露于口腔的部分，洁白而有光泽；牙根嵌入牙槽内，借牙周膜与骨质结合，牙根尖部有一孔，称牙根尖孔，有血管及神经出入；牙冠和牙根之间稍细部分为牙颈，外被有牙龈（图5-5）。

（2）**牙的构造**：主要由**牙质**（dentine）构成，在牙根和牙颈部的牙质外面包有一层**牙骨质**（cement），而在牙冠表面覆有白色、光亮、坚硬的**牙釉质**（enamel）。牙釉质是人体中钙化

笔记栏

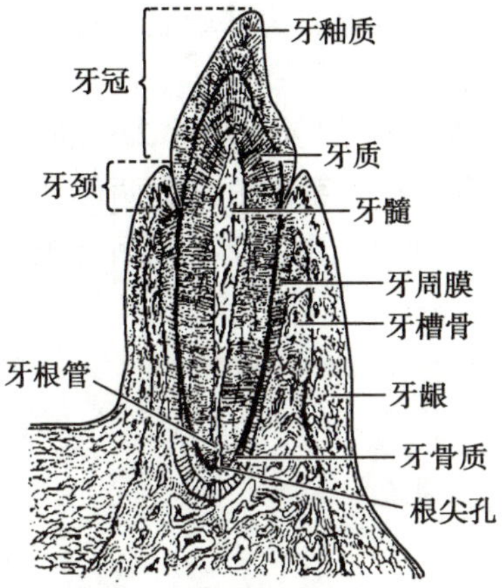

图 5-5 牙的形态结构

程度最高的组织。口腔内的乳酸菌能使糖类酵解产酸，导致牙釉质脱落，产生空洞，临床称龋齿。牙内部的腔隙称**牙腔**，其内容纳**牙髓**。牙髓由神经、血管、淋巴管和结缔组织组成（图 5-5）。

（3）**牙的分类**：人一生有两套牙，即**乳牙**（deciduous teeth）和**恒牙**（permanent teeth）。根据牙的形态和功能不同，乳牙分为三类，即乳切牙、乳尖牙和乳磨牙；恒牙可分为切牙、尖牙、前磨牙和磨牙四类。

（4）**出牙和牙式**：乳牙自出生 6 个月开始萌出，2~3 岁内出齐，共 20 个。上、下颌左右各 5 个，由前向后为切牙 2 个、尖牙 1 个、磨牙 2 个。恒牙自 6~7 岁开始替换乳牙，至 12 岁左右除第三磨牙外，全部出齐。第 3 磨牙一般在 18~30 岁萌出，也可终生不出，因此恒牙为 28~32 个均属正常。恒牙在上、下颌左右各 8 个，由前向后为切牙 2 个、尖牙 1 个、前磨牙 2 个、磨牙 3 个，共 32 个。

临床上为了记录牙的位置，以被检查的方位为准，用“+”记号记录牙的排列形式，称**牙式**。其中横线表示上、下牙的分界，纵线表示左、右侧的分界。用罗马数字表示乳牙；用阿拉伯数字表示恒牙。

乳牙和恒牙的牙式排列如下图（图 5-6、图 5-7）：

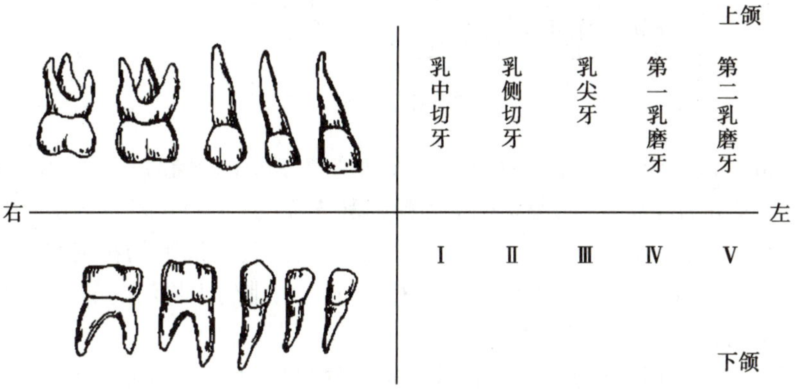

图 5-6 乳牙的名称及符号

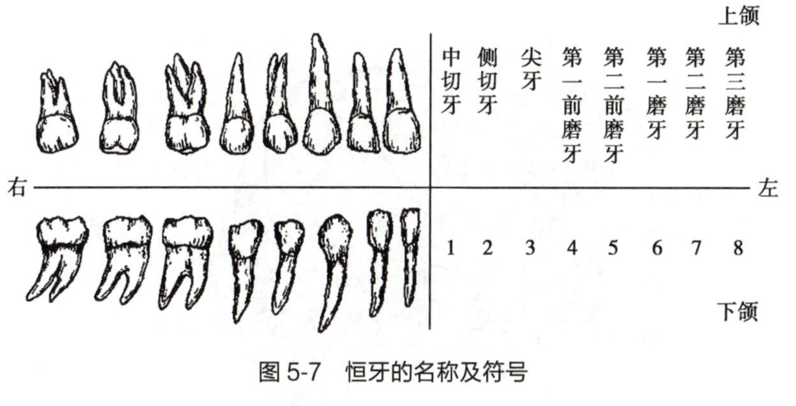

图 5-7 恒牙的名称及符号

ER-5-3

牙标本标注照片

（5）**牙周组织**：位于牙根周围，包括**牙槽骨**、**牙周膜**和**牙龈**，对牙具有保护、支持和固定等作用（图 5-5）。

笔记栏

2. 舌(tongue) 为口腔中随意运动的器官,位于口腔底,以骨骼肌为基础表面覆以黏膜构成,具有感受味觉、协助咀嚼、吞咽食物和辅助发音等功能。

(1) **舌的形态**:舌的上面有一条"V"形界沟,将舌分成后 1/3 的**舌根**和前 2/3 的**舌体**,舌体的前端称舌尖。舌的下面正中有一黏膜皱襞,称**舌系带**。在舌系带根部的两侧各有一个小的隆起,称**舌下阜**,阜顶有下颌下腺管和舌下腺管的共同开口。由舌下阜向后外侧延伸的黏膜皱襞称**舌下襞**,此襞深面有舌下腺(图 5-8)。

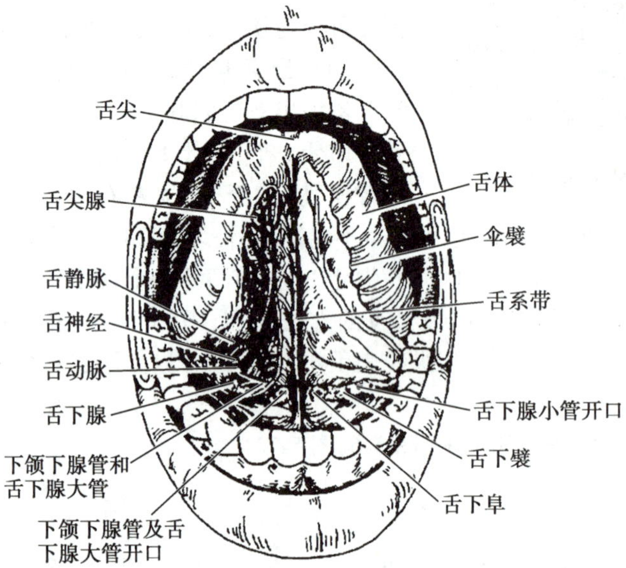

图 5-8 舌下面

(2) **舌黏膜**:淡红湿润。舌上面的黏膜表面有许多小的突起,称**舌乳头**(lingual papilla)。按其形状又分为**丝状乳头**、**菌状乳头**和**轮廓乳头**等(图 5-4)。丝状乳头数量最多,呈白色丝绒状,具有一般感觉的功能;菌状乳头数量较少,为红色钝圆形的小突起,散在于丝状乳头之间,内含有味蕾,司味觉;轮廓乳头最大,有 7~11 个,排列于界沟的前方,中央隆起,周围有环状沟,沟壁内含有味蕾,司味觉。

(3) **舌肌**:为骨骼肌,分为舌内肌和舌外肌两种(图 5-9)。舌内肌起止点均在舌内,收缩时改变舌的形状;舌外肌起于舌周围的骨骼,止于舌内,收缩时改变舌的位置。舌外肌中双侧**颏舌肌**同时收缩拉舌向前下方(伸舌);单侧收缩时可使舌伸向对侧。当一侧颏舌肌瘫

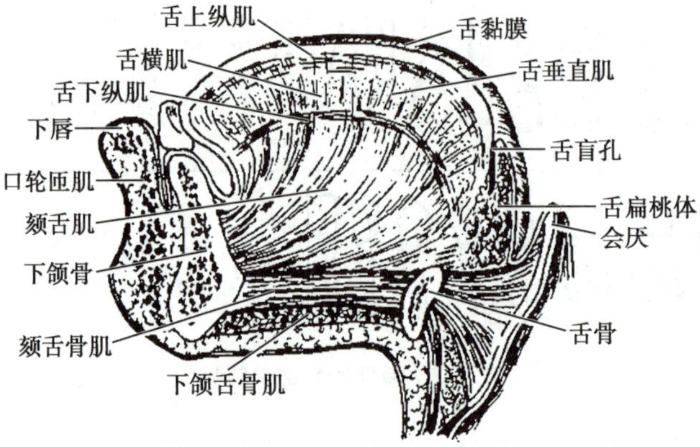

图 5-9 舌肌

瘫时,伸舌时舌尖偏向瘫痪侧。

(四)大唾液腺

大唾液腺共三对,即腮腺、下颌下腺和舌下腺(图 5-10)。它们的分泌液具有湿润口腔黏膜、调和食物及分解淀粉等作用。

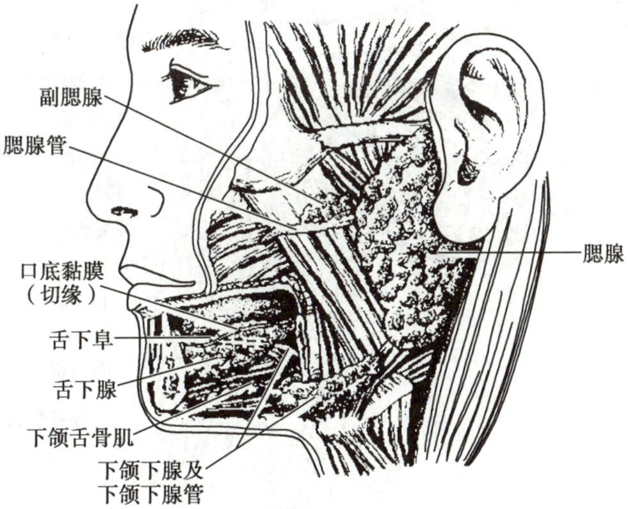

图 5-10 大唾液腺

1. **腮腺**(parotid gland) 是唾液腺中最大的一对,略呈三棱锥形,位于耳郭前下方。腮腺导管从腮腺前缘发出,横过咬肌的表面,至咬肌前缘呈直角向内穿过颊肌,开口于平对上颌第二磨牙的颊黏膜上,此处称**腮腺乳头**。临床小儿麻疹早期可在腺管开口周围出现灰白色的斑点,称麻疹斑。

2. **下颌下腺**(submandibular gland) 呈卵圆形,位于下颌骨体的内侧,导管开口于舌下阜。

3. **舌下腺**(sublingual gland) 呈杏核状,位于口腔底舌下襞的深面,小腺管直接开口于舌下襞,大腺管常与下颌下腺管汇合,开口于舌下阜。

二、咽

(一)咽的形态和位置

咽(pharynx)呈漏斗形,上起自颅底,下至第 6 颈椎体下缘高度(平环状软骨弓)续于食管,全长 12cm 左右。咽位于上 6 个颈椎之前,在鼻腔、口腔和喉腔之后,因此咽的前壁不完整,而后壁是完整的。咽既是食物从口腔到食管的必经之路,也是呼吸道中联系鼻腔与喉腔的要道,因此,咽是消化和呼吸共用的器官。

(二)咽腔的分部和结构

咽腔依其位置自上而下可分为鼻咽、口咽和喉咽三部(图 5-11、图 5-12)。

1. **鼻咽部**(nasopharynx) 位于鼻腔后方,向前借鼻后孔与鼻腔相通。在下鼻甲后方约 1cm 处的侧壁上,有**咽鼓管咽口**,空气由此口经咽鼓管进入中耳的鼓室,以维持鼓膜内、外两侧压力的平衡。咽鼓管咽口的后方有一个凹陷,称**咽隐窝**,为鼻咽癌的好发部位。

2. **口咽部**(oropharynx) 位于口腔的后方,向前借咽峡与口腔相通。

3. **喉咽部**(laryngopharynx) 位于喉的后方,向前借喉口与喉腔相通,向下与食管相续。在喉口的两侧与咽侧壁之间各有一个深窝,称**梨状隐窝**,是异物易滞留的部位。

笔记栏

ER-5-4 舌标本标注照片

ER-5-5 大唾液腺标本标注照片

ER-5-6 咽标本标注照片

笔记栏

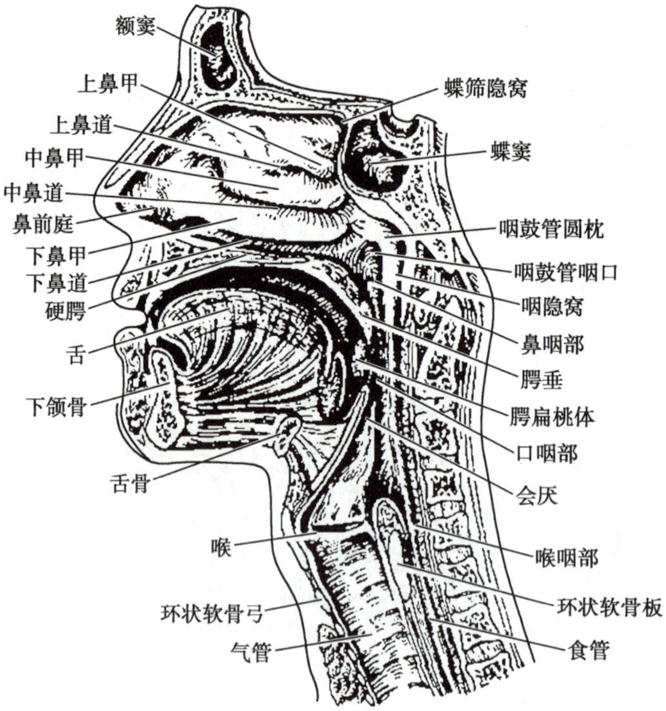

图 5-11 咽的分部及结构

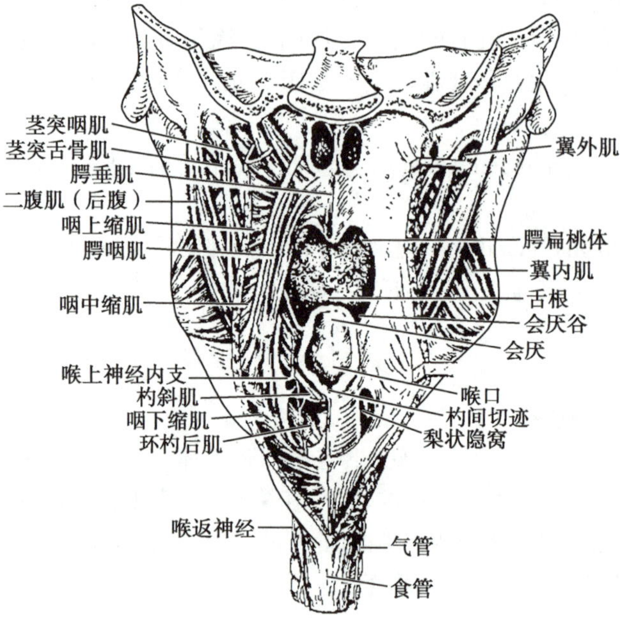

图 5-12 咽腔后面观

三、食管

（一）食管的位置

食管（esophagus）上端平环状软骨弓水平连于咽，向下沿脊柱的前方、气管的后方入胸腔，通过左主支气管后方，沿胸主动脉右侧下行，下段斜跨胸主动脉前方至左侧，穿过膈的食管裂孔至腹腔，续于胃的贲门。食管根据其行程分为颈、胸、腹三段（图 5-13）。

笔记栏

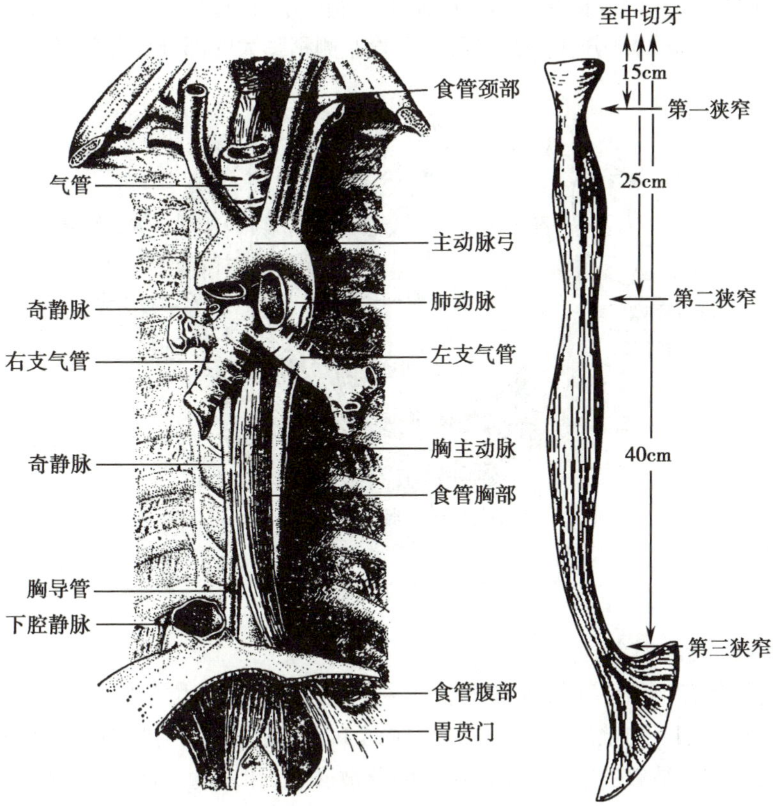

图 5-13 食管的位置及三个狭窄

（二）食管的形态及生理性狭窄

食管为消化管最扁窄的部分，长约 25cm，从鼻前孔至食管末端的长度为 42~45cm。食管全长有三个生理性狭窄（图 5-13）。

1. **第一个狭窄** 位于咽与食管相续处，正对第 6 颈椎体下缘，距中切牙 15cm。

2. **第二个狭窄** 位于食管与左主支气管交叉处，相当于第 4、第 5 胸椎之间的平面，距中切牙约 25cm。

3. **第三个狭窄** 位于食管穿过膈的食管裂孔处，相当于第 10 胸椎平面，距中切牙约 40cm。

这些狭窄处是异物容易停留的部位，也是食管癌好发的部位。临床进行食管内插管时，应注意食管的狭窄，根据食管镜插入的距离可推知到达的部位。

EB-5-7

食管标本标注照片

四、胃

胃（stomach）是消化管最膨大的部分。可暂时储存食物，将食物与胃液混合形成食糜，并有初步消化蛋白质以及吸收部分水、无机盐和醇类的功能。

（一）胃的形态及分部

胃的形态和大小随其内容物多少而有所不同。胃特别充满时，其容量约有 3 000ml，但在极度收缩时（如饥饿），又可缩成管状。

胃有两口、两壁、两缘，可分四部。两口：入口为食管与胃相续处，称**贲门**；出口为胃与十二指肠相续处，称**幽门**。两壁：胃前壁朝向前上方；胃后壁朝向后下方。两缘：上缘称**胃小弯**，下缘称**胃大弯**。四部：**贲门部**，在贲门附近，与其他部无明显界限；自贲门向左上方膨出的

笔记栏

部分称**胃底**；胃的中间大部分称**胃体**；近于幽门的部分称**幽门部**，临床常称此部为胃窦。幽门部中紧接幽门而呈管状的部分，称**幽门管**；幽门管左侧稍膨大的部分称**幽门窦**（图 5-14）。

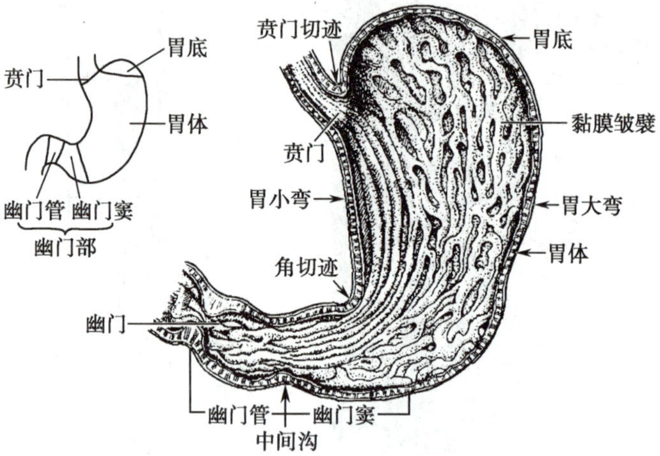

图 5-14 胃的形态和分部

ER-5-8

视频：胃的形态标本讲解

ER-5-9

胃的位置和毗邻标本标注照片

ER-5-10

胃的微细结构标注显微镜照片

（二）胃的位置和毗邻

胃中等充盈状态、半卧位时，大部分位于左季肋区，小部分位于腹上区。其两口的位置较固定，贲门约在第 11 胸椎的左侧，幽门约在第 1 腰椎的右侧。胃前壁中间部分直接贴于腹前壁，位于剑突下，是胃的触诊部位，其余部分被肝、膈和左肋弓所覆盖；胃后壁邻近左肾、左肾上腺及胰等；胃底与膈和脾相邻；胃大弯的后下方有横结肠横过。

（三）胃的微细结构

胃壁由黏膜、黏膜下层、肌层和外膜构成。

1. **黏膜** 胃黏膜呈淡红色，在胃空虚时黏膜有许多皱襞，充盈时，则皱襞减少或展平。黏膜表面有许多浅沟，将黏膜分成许多直径 2~6mm 的胃小区。黏膜表面还遍布约 350 万个不规则形的小孔，称**胃小凹**。每个胃小凹底部与 3~5 条腺体相通连。黏膜在幽门处形成环形皱襞，称**幽门瓣**，具有防止肠内容物逆流入胃的作用。

黏膜由内至外分为上皮、固有层和黏膜肌层。

上皮为单层柱状，由**表面黏液细胞**组成。椭圆形的细胞核位于细胞底部；顶部细胞质充满黏原颗粒，此细胞分泌的黏液覆盖于上皮表面，具有保护作用。

固有层由疏松结缔组织构成，内有紧密排列的大量管状腺。根据所在部位和结构的不同，分为胃底腺、贲门腺和幽门腺。三种腺体的分泌物混合，统称胃液。

(1) **胃底腺**（fundic gland）：分布于胃底和胃体，主要由主细胞、壁细胞、颈黏液细胞、未分化细胞和内分泌细胞组成（图 5-15）。**主细胞**数量最多，主

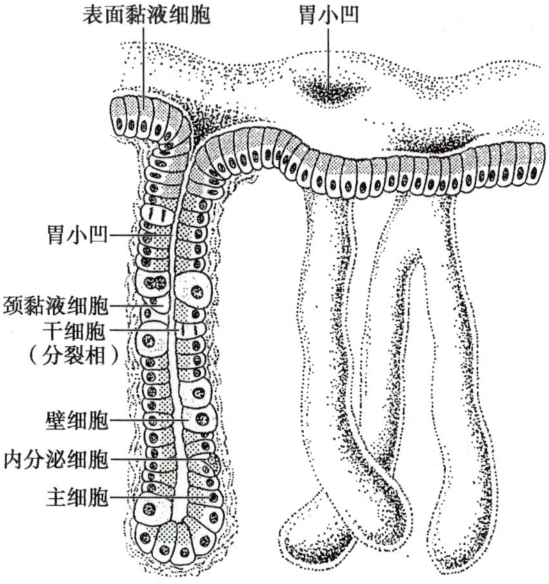

图 5-15 胃底腺模式图

要分布于腺的下半部。细胞呈柱状；细胞核圆形，位于细胞基底部；细胞质顶部充满酶原颗粒。主细胞分泌**胃蛋白酶原**，在盐酸的作用下转化为有活性的胃蛋白酶，参与消化蛋白质；婴儿的胃底腺主细胞还可分泌凝乳酶。**壁细胞**在腺的上半部较多。胞体较大，多呈圆锥形；细胞核圆而深染，居中，可有双核；细胞质嗜酸性。壁细胞能合成和分泌盐酸，具有激活胃蛋白酶原和杀菌作用；人的壁细胞还分泌内因子，与维生素 B_{12} 结合成复合物，促进维生素 B_{12} 吸收。**颈黏液细胞**位于胃腺颈部，分泌黏液；**未分化细胞**能分裂为胃黏膜柱状上皮细胞和胃腺的各种细胞；**内分泌细胞**可以分泌激素调节壁细胞分泌和胃肠运动。

(2) **贲门腺**(cardiac gland)和**幽门腺**(pyloric gland)：分布于近贲门处和幽门部，为黏液性腺。

黏膜肌层由内环行和外纵行两层平滑肌组成。

2. **黏膜下层** 为疏松结缔组织，含较粗的血管、淋巴管、神经及脂肪细胞。

3. **肌层** 胃的肌层发达，由内斜、中环和外纵三层平滑肌构成。环行肌在贲门部和幽门部增厚，分别形成贲门括约肌和幽门括约肌。

4. **外膜** 为浆膜。

知识链接

胃插管术的解剖学基础

胃插管术是经口腔或鼻腔入路，将导管经咽、食管插入胃内进行检查诊断和治疗的手段。

经口腔插胃管时，若患者牙关紧闭，应从第3磨牙后方的间隙插入。经鼻插管时，通过鼻中隔与鼻甲之间的总鼻道插入，一般插管方向应先向上，然后再向后下，使胃管经鼻前庭沿固有鼻腔下壁靠内侧滑行。当胃管进入咽部时，嘱患者做吞咽动作，有利于导管进入食管到达胃内。

插胃管依次经过口腔或鼻腔、咽及食管进入胃。临床上通常以自患者鼻尖或口唇经耳垂至剑突的距离来估算胃插管的长度。

五、小肠

小肠(small intestine)为消化管最长而弯曲的一段，全长 5~7m，是消化食物和吸收营养的最重要部位。小肠由上至下可分为十二指肠、空肠及回肠三部分。

(一) 十二指肠

十二指肠(duodenum)为小肠的起始段，全长 25~30cm，相当于十二个横指并列的距离，故得名。上端起自幽门，下端至十二指肠空肠曲与空肠连续。十二指肠呈"C"形包绕胰头，可分为四部分：上部、降部、水平部和升部(图 5-16)。

1. **上部** 约在第1腰椎的右侧起于幽门，行向右后方，至胆囊处急转向下移行于降部。上部活动性较大，黏膜光滑无环形皱襞，又称球部，临床上十二指肠溃疡多发生于此部。

2. **降部** 沿第1~3腰椎右侧下行，至第3腰椎的下缘又急转向左移行于水平部。在降部肠腔的左后壁上有一纵行的黏膜皱襞，下端为**十二指肠大乳头**，是胆总管和胰管的共同开口，胆汁和胰液由此流入十二指肠内。从中切牙至十二指肠大乳头的距离约为 75cm。

3. **水平部** 起于十二指肠降部，自右向左横过脊柱的前方，移行于升部。

笔记栏

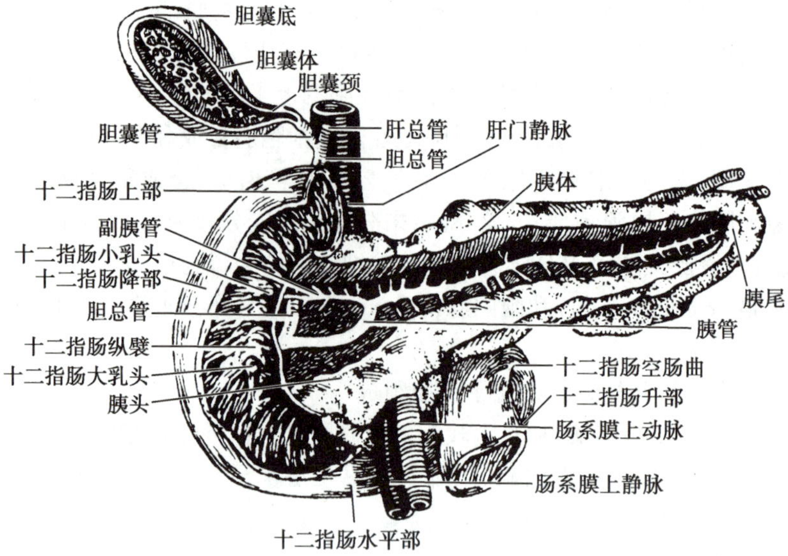

图 5-16 十二指肠和胰

ER-5-11

十二指肠标本标注照片

4. **升部** 自水平部斜向左上方升至第 2 腰椎的左侧，然后向前弯曲形成十二指肠空肠曲，续空肠。十二指肠空肠曲的上后壁有**十二指肠悬肌**将其固定在腹后壁上，十二指肠悬肌和包绕其下段的腹膜皱襞共同构成**十二指肠悬韧带**又称 Treitz 韧带。这是临床手术确认空肠起点的重要标志。

（二）空肠和回肠

空肠（jejunum）和**回肠**（ileum）迂曲回旋，盘绕在腹腔中部和下部，其周围被结肠包围。空肠上端起于十二指肠空肠曲，回肠下端与大肠的盲肠连续。

ER-5-12

空肠和回肠标本标注照片

空肠与回肠之间无明显界限。空肠约占空、回肠的左上 2/5，主要位于左腰区和脐区；回肠约占空、回肠的右下 3/5，主要位于脐区和右腹股沟区。空、回肠的表面均被覆有腹膜，并借腹膜形成的小肠系膜将其固定于腹后壁，故活动范围较大。空肠和回肠黏膜内的淋巴滤泡可分为**孤立淋巴滤泡**和**集合淋巴滤泡**。空肠只有孤立淋巴滤泡，而回肠黏膜内除有孤立淋巴滤泡外，还有集合淋巴滤泡。集合淋巴滤泡由孤立淋巴滤泡汇集而成。这些淋巴组织在小肠壁内具有防御作用，肠伤寒时细菌常侵犯回肠集合淋巴滤泡，发生黏膜溃疡、坏死，有时可引起肠出血或肠穿孔（图 5-17）。

（三）小肠的主要微细结构

小肠壁由黏膜、黏膜下层、肌层和外膜构成。

1. **黏膜** 在小肠腔面有由黏膜层和黏膜下层共同突出形成的环形皱襞，在十二指肠末段和空肠头段极发达，向下逐渐减少、变矮，至回肠中段以下基本消失。黏膜表面由上皮和固有层向肠腔突起形成许多细小的**肠绒毛**。环形皱襞和肠绒毛使小肠内表面积扩大 20~30 倍，有利于营养物的吸收。肠绒毛根部的上皮与下方固有层中的小肠腺上皮相连续。

肠上皮为单层柱状，由吸收细胞、杯状细胞和内分泌细胞组成；此外还有帕内特细胞和未分化细胞。**吸收细胞**最多，呈高柱状；细胞核椭圆形，位于细胞基底部；细胞游离面在光镜下可见纹状缘，这是由密集而规则排列的微绒毛构成，使细胞游离面的面积明显扩大。微绒毛与环形皱襞和肠绒毛使小肠吸收表面积扩大 600 倍。**杯状细胞**散在于吸收细胞之间，分泌黏液，有润滑和保护作用。肠上皮向固有层凹陷形成许多小肠腺，直接开口于肠腔（图 5-18）。杯状细胞散在于吸收细胞间，分泌黏液，有润滑和保护作用；**帕内特细胞**是小肠腺的特征性细胞，三五成群位于腺底部，分泌防御素、溶菌酶，对肠道微生物有杀灭作用；**未分化细**

笔记栏

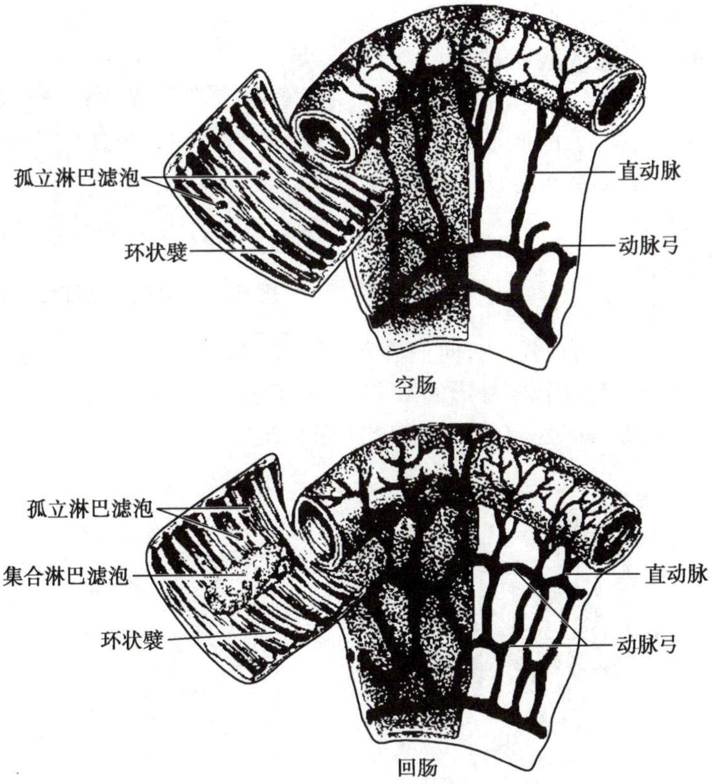

图 5-17 空肠与回肠

胞位于小肠腺的下半部，能不断分裂、分化成为其他肠上皮和肠腺细胞；**内分泌细胞**种类较多，当酸性的食糜从胃排入肠时，刺激它们的分泌活动，其最终的作用效果主要是促进碱性胆汁和胰液中和胃酸，并为胰酶的消化作用提供碱性环境。

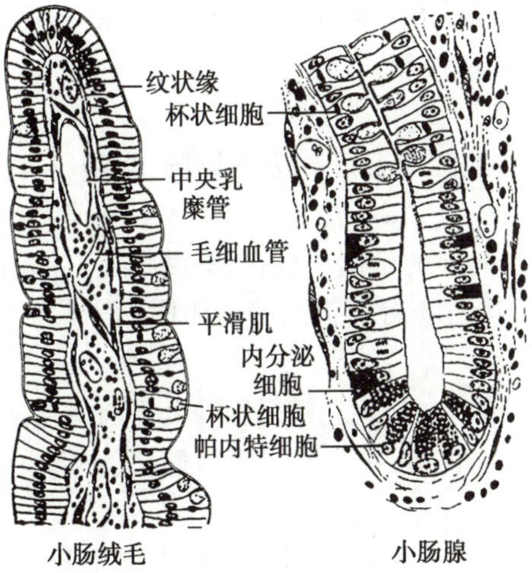

图 5-18 小肠绒毛及小肠腺

固有层的结缔组织中除大量小肠腺外，还有丰富的淋巴组织。肠绒毛中轴的固有层结缔组织内，有大量的有孔毛细血管，还有1~2条纵行的毛细淋巴管，称**中央乳糜管**。

黏膜肌层由内环行和外纵行两层平滑肌组成。

2. **黏膜下层** 十二指肠的黏膜下层内有大量十二指肠腺，为黏液性腺，其导管开口于小肠腺底部。此腺分泌黏稠的碱性黏液，保护十二指肠免受胃酸侵蚀。

3. **肌层** 由内环行和外纵行两层平滑肌组成。

4. **外膜** 除部分十二指肠壁为纤维膜外，其余均为浆膜。

EB-5-13

小肠微细结构标注显微镜照片

六、大肠

大肠(large intestine)长约 1.5m，在空、回肠的周围形成一个方框。根据位置和特点，大肠分为盲肠、阑尾、结肠、直肠及肛管。大肠在外形上与小肠有明显的不同，大肠一般口径较粗，肠壁较薄。特别是盲肠和结肠还具有三个特征性结构：①在肠表面，沿着肠的纵轴排列

笔记栏

ER-5-14

盲肠和结肠的特征性结构标本标注照片

有三条**结肠带**，由肠壁纵行肌增厚形成；②由肠壁上的横沟隔成囊状的**结肠袋**；③在结肠带附近由于浆膜下脂肪聚集，形成许多大小不等的脂肪突起，称**肠脂垂**。这三个特征可作为识别大肠的标志（图 5-19）。

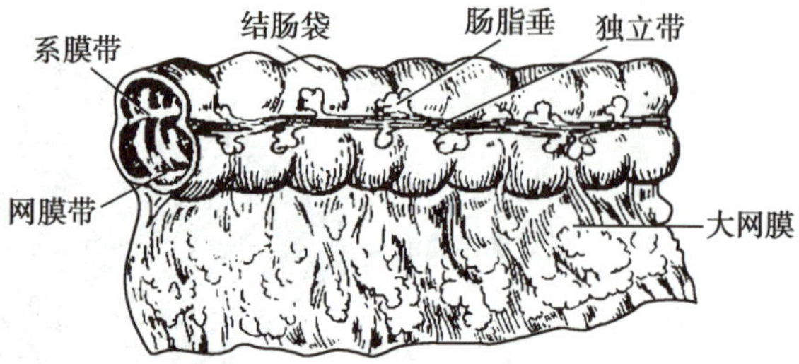

图 5-19 结肠的特征性结构

（一）盲肠和阑尾

1. **盲肠**（cecum） 为大肠起始的膨大盲端，长 6~8cm，位于右髂窝内，向上通升结肠，向左连回肠。回、盲肠的连通口称**回盲口**，此处的黏膜折成上、下两个半月形的皱襞，称**回盲瓣**，此瓣可防止大肠内容物逆流入小肠。在回盲瓣的下方约 2cm 处，有阑尾的开口（图 5-20）。

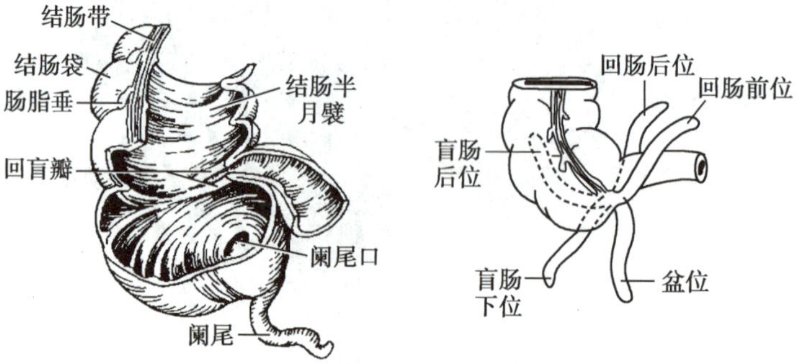

图 5-20 盲肠和阑尾

ER-5-15

盲肠和阑尾标本标注照片

2. **阑尾**（vermiform appendix） 形如蚯蚓状，又称**蚓突**。上端连通盲肠的后内壁，下端游离，一般长 7~9cm。阑尾有系膜，其活动性较大，位置较不恒定。因为三条结肠带最后均汇集于阑尾根部，故沿结肠带向下追踪是临床寻找阑尾的可靠方法（图 5-20）。

阑尾根部在体表的投影位置是脐与右髂前上棘连线的中、外 1/3 交界处，临床称**麦克伯尼点**（McBurney point），急性阑尾炎时该处可有压痛和反跳痛。

（二）结肠

结肠为介于盲肠和直肠之间的部分，按其所在位置和形态又分为升结肠、横结肠、降结肠和乙状结肠四部分（图 5-2）。

1. **升结肠**（ascending colon） 长约 15cm，是盲肠向上的延续，自右髂窝沿腹后壁的右侧上升，至肝下方向左弯成**结肠右曲**，移行于横结肠。升结肠后面借结缔组织附贴于腹后壁，故活动性较小。

2. **横结肠**（transverse colon） 长约 50cm，起自结肠右曲，向左横行至脾处再向下弯成**结肠左曲**，移行于降结肠。横结肠全部被腹膜包被，并借横结肠系膜连于腹后壁，其中部下垂，活动性较大。

ER-5-16

结肠标本标注照片

3. **降结肠**（descending colon） 长约 20cm，从结肠左曲开始，沿腹后壁的左侧下降，至左髂嵴处移行于乙状结肠。降结肠后面借结缔组织附贴于腹后壁，故活动性较小。

4. **乙状结肠**（sigmoid colon） 长 40~50cm，平左髂嵴处接降结肠，呈“乙”字形弯曲，至第 3 骶椎前面移行于直肠。空虚时，其前面常被小肠袢遮盖，当充盈扩张时，在左髂窝可触及。乙状结肠全部被腹膜包被，并借乙状结肠系膜连于左髂窝和小骨盆后壁，活动性大。

（三）直肠和肛管

1. **直肠的位置及毗邻** **直肠**（rectum）长 15~16cm，位于小骨盆内。上端平第 3 骶椎处

笔记栏

接乙状结肠，沿骶骨和尾骨的前面下行，穿过盆膈，续于肛管。直肠前面毗邻的脏器男女不同：男性直肠的前面有膀胱、前列腺和精囊；在女性则有子宫和阴道。因此，临床经肛门指诊时，在男性可触及前列腺，女性可触及子宫和阴道。

2. **直肠的形态和结构**　直肠的下段肠腔膨大，称**直肠壶腹**，直肠壶腹内面的黏膜形成2~3条半月状的**直肠横襞**，其中位于前右侧壁的一条大而恒定，距肛门约7cm，相当于腹膜返折的水平。在通过乙状结肠镜检查确定直肠肿瘤与腹膜腔的位置关系时，常以此横襞作为标志。这些横襞有支持粪便的作用。

直肠有两个弯曲：上段凸向后，与骶骨前面的曲度一致，形成**骶曲**；下段向后下绕过尾骨尖，形成凸向前的**会阴曲**（图5-21）。在临床进行乙状结肠镜检查时，应顺着直肠两个弯曲的方向将镜插入，以免损伤肠壁。

3. **肛管**（anal canal）　为大肠的末段，上端于盆膈处连于直肠，下端开口于肛门，长3~4cm。

肛管上段的黏膜形成6~10条纵行皱襞，称**肛柱**。各肛柱下端之间相连的结构称**肛瓣**。两个相邻肛柱下端与肛瓣围成袋状小陷窝，称**肛窦**。各肛瓣和肛柱的下端共同连成一锯齿状的环形线，称**齿状线**或**肛皮线**，是皮肤和黏膜的分界线，也是内痔和外痔的分界线。齿状线以下有一宽约1cm的环状带，表面光滑而略有光泽，称**肛梳**。肛柱下段和肛梳深面的静脉扩张弯曲向腔内突出即为痔。肛梳下缘有一环状线，称**肛白线**，此线恰为肛门内、外括约肌的交界处，活体指诊时可触知一环状沟，即上述两肌的分界沟。**肛门内括约肌**为平滑肌，可协助排便；**肛门外括约肌**为骨骼肌，可括约肛门，控制排便（图5-22）。

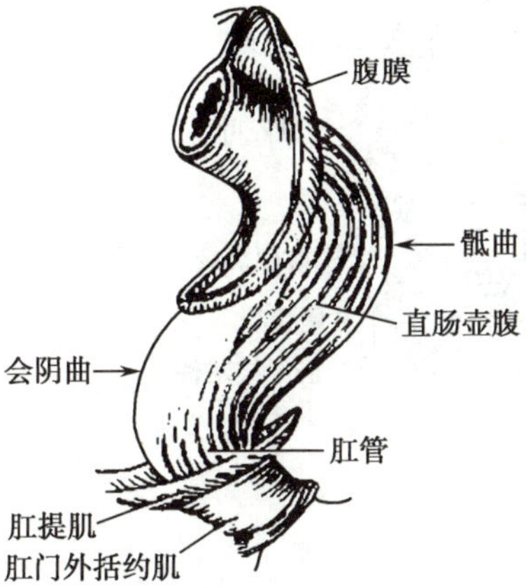

图5-21　直肠和肛管

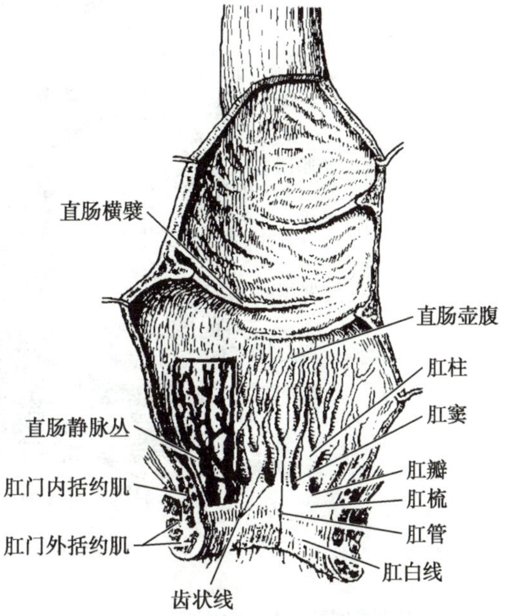

图5-22　直肠和肛管内腔的结构

ER-5-17

直肠和肛管标本标注照片

第三节　消　化　腺

一、肝

肝（liver）是人体中最大的消化腺。我国成年人肝的重量在男性为1 230~1 450g，在女性

笔记栏

为 1 100~1 300g。因肝血液供应丰富，故为棕红色，质软而脆，受暴力打击易破裂出血。

（一）肝的形态

肝呈楔形。可分为前、后两缘，上、下两面和左、右两叶。肝的前缘锐利，后缘钝圆，与脊柱相贴。肝的上面凸隆，贴膈称**膈面**；下面凹凸不平，与内脏接触，称**脏面**。肝以其上面的**镰状韧带**附着线为界，分为左、右两叶，左叶小而薄，右叶大而厚（图 5-23、图 5-24）。肝脏面有略呈“H”形的左右两条纵沟和一条横沟。左纵沟的前部内有肝圆韧带，后部容纳静脉韧带；右纵沟的前部内容纳胆囊，后部内有下腔静脉通过。连接左、右纵沟中份的横沟为**肝门**，有肝门静脉、肝固有动脉、肝左右管、淋巴管和神经等出入。

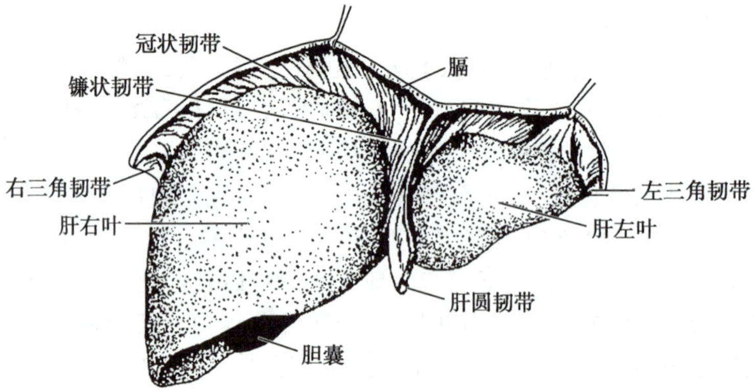

图 5-23 肝膈面

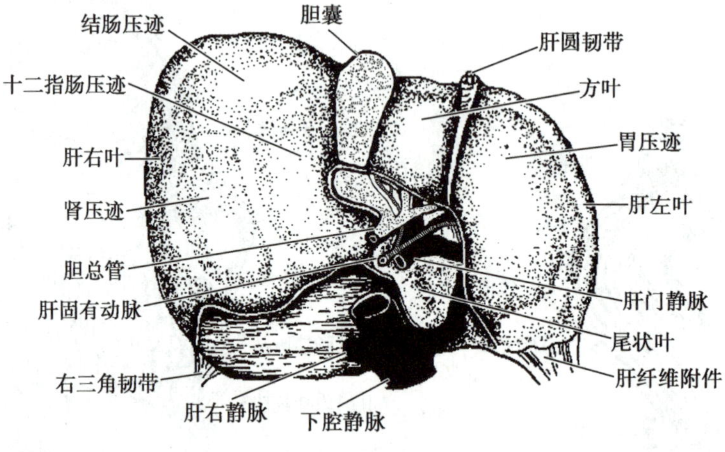

图 5-24 肝脏面

ER-5-18 视频：肝的形态标本讲解

ER-5-19 肝的形态标本标注照片

（二）肝的位置及体表投影

肝主要位于右季肋区和腹上区，只有小部分延伸至左季肋区，大部分被肋弓所覆盖，仅在腹上区左、右肋弓间露出，和腹前壁接触。肝的体表投影如下：

1. **肝上界** 和膈穹隆一致，在右锁骨中线平第 5 肋，在前正中线越过胸骨体和剑突结合处，至左锁骨中线平第 5 肋间隙。

2. **肝下界** 和肝前缘一致，起自右肋弓最低点，至第 8、9 肋软骨结合处离开肋弓，经剑突下 3~5cm 斜向左上，至左肋弓第 7、8 肋软骨结合处进入左季肋区，连上界左端。

在成人腹上区剑突下 3~5cm 范围内，可能触及肝的前缘，但在右肋弓下缘一般不应触及，因此，在成人肝上界位置正常的情况下，如在右肋弓下触及肝脏，则认为有病理性肿大。

笔记栏

在小儿,肝下缘位置较低,露出于右肋弓下属正常情况。

(三)肝的微细结构

肝表面覆以结缔组织被膜,除在肝下面各沟窝处以及右叶上面后部为纤维膜外,其余均为浆膜。肝门处的结缔组织随肝门静脉、肝固有动脉和肝管的分支伸入肝实质,将实质分成许多**肝小叶**。肝小叶之间各种管道密集的部位为**门管区**。

ER-5-20

肝的位置标本标注照片

1. **肝小叶**(hepatic lobule)　为肝的基本结构单位,呈多角棱柱体,成人肝有 50 万~100 万个肝小叶。肝小叶中央有一条沿其长轴走行的**中央静脉**,肝索和肝血窦以中央静脉为中心向周围呈放射状排列。肝细胞单层排列成凹凸不平的板状结构,称**肝板**。相邻肝板吻合连接,其切片平面呈索状,故称**肝索**。肝板之间不规则的空隙为肝血窦。肝细胞相邻面的质膜局部凹陷,形成微细的**胆小管**(图 5-25)。

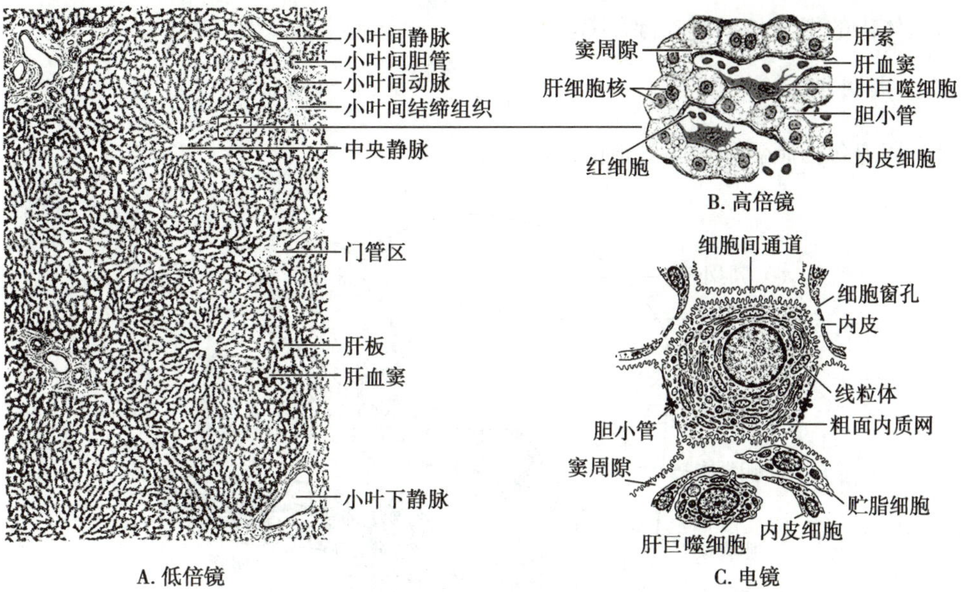

图 5-25　肝小叶模式图

(1) **肝细胞**(hepatocyte):占肝内细胞总数的 80%。肝细胞呈多面体形;细胞核大而圆,居中,色浅,有一至数个核仁,双核细胞较多;细胞质呈嗜酸性,含有弥散分布的嗜碱性团块,肝细胞细胞器丰富,肝脏的功能主要由肝细胞完成。

(2) **肝血窦**(hepatic sinusoid):即肝脏的毛细血管。窦壁由内皮细胞围成,窦内有肝巨噬细胞,又称**库普弗细胞**(Kupffer cell),具有清除从肝门静脉入肝的抗原异物、衰老的血细胞及监视肿瘤的作用。肝门静脉的血液和肝固有动脉的血液通过在门管区的小叶间动脉和小叶间静脉均注入肝血窦,经过与肝细胞物质交换后再汇入中央静脉。

(3) **窦周隙**(perisinusoidal space):为肝血窦内皮与肝板之间的狭小间隙,宽约 0.4μm。窦周隙充满血浆,是肝细胞和血浆进行物质交换的场所。

ER-5-21

肝的微细结构标注显微镜照片

(4) **胆小管**(bile canaliculus):为相邻肝细胞的质膜局部凹陷形成的微细管道,靠近胆小管的相邻肝细胞膜形成细胞连接,封闭胆小管周围的细胞间隙,防止胆汁外溢至细胞间或窦周隙。

2. **门管区**　相邻几个肝小叶之间呈三角形或椭圆形的结缔组织小区,称**门管区**(portal area),其中可见小叶间静脉、小叶间动脉和小叶间胆管三种伴行管道。小叶间静脉是肝门静脉的分支,管腔较大而不规则,管壁薄;小叶间动脉是肝固有动脉的分支,管腔小,管壁相

笔记栏

对较厚；小叶间胆管管壁为单层立方上皮，其内胆汁向肝门方向汇集，最后形成肝左、右管出肝。在非门管区的小叶间结缔组织中，还有单独走行的小叶下静脉，由中央静脉汇集形成，它们逐渐汇集成左、中、右 3 条肝静脉，在靠近肝后缘处出肝注入下腔静脉，临床上称此处为第 2 肝门。

（四）肝的主要功能

肝的功能很复杂，可谓是人体最主要的“化工厂”。其主要功能如下：

1. **参与物质代谢** 肝是肝内糖、脂类、蛋白质等合成与分解、转化与运输、贮存与释放的重要场所，也与激素和维生素的代谢密切相关。

2. **分泌胆汁** 肝细胞分泌胆汁，帮助肠道内脂肪的消化和吸收，并促进脂溶性维生素的吸收。成人的肝每日可分泌胆汁 500～1 000ml。

3. **解毒和吞噬** 肝可以通过生物转化作用对非营养性物质（包括有毒物质）进行排泄；对进入人体内的细菌和异物进行吞噬。

二、肝外胆道

肝外胆道包括胆囊和输胆管道（图 5-26）。

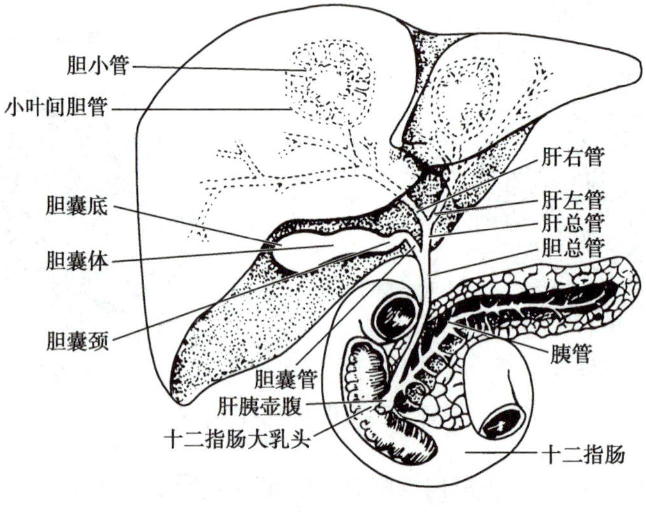

图 5-26 胆道、十二指肠和胰管

（一）胆囊

1. **位置和形态** **胆囊**（gallbladder）略呈鸭梨形，容量为 40～60ml，位于肝右纵沟前部的胆囊窝内（图 5-24），上面借结缔组织与肝相连，下面由腹膜被覆。

2. **分部** 胆囊从前向后可分为**胆囊底**、**胆囊体**、**胆囊颈**和**胆囊管**四部分（图 5-26）。胆囊底的体表投影在右侧腹直肌外侧缘与右肋弓相交的夹角处，当胆囊发炎时，此处可有压痛。

ER-5-22

肝外胆道标本标注照片

3. **作用** 胆囊有贮存和浓缩胆汁的作用，并可调节胆道内压力。

（二）输胆管道

输胆管道由肝左管、肝右管、肝总管和胆总管组成，简称**胆道**（图 5-26）。

肝内的胆小管逐渐汇合成肝左管和肝右管，两管出肝门后汇合成肝总管下行，肝总管与胆囊管汇合，共同形成**胆总管**（common hepatic duct）。胆总管长 4～8cm，在肝固有动脉右侧和肝门静脉前方，下行于十二指肠上部的后方，至胰头处进入十二指肠降部的左后壁，在此处与胰管汇合，形成略膨大的**肝胰壶腹**，开口于十二指肠大乳头。在开口周围有**肝胰壶腹括约肌**（Oddi 括约肌）包绕，可调节胆汁和胰液进入十二指肠。

在正常情况下，肝胰壶腹括约肌保持收缩状态，而胆囊扩张，使肝细胞分泌的胆汁由肝左管和肝右管、肝总管、胆囊管进入胆囊贮存并浓缩；进食后，尤其摄入高脂肪食物后，胆囊收缩，肝胰壶腹括约肌舒张，胆囊内的胆汁经胆囊管、胆总管、肝胰壶腹、十二指肠大乳头，排入十二指肠，同时肝产生的胆汁也排入十二指肠。

笔记栏

ER-5-23

动画：胆汁产生及排至消化道的途径

三、胰

（一）胰的位置

胰（pancreas）是人体第二大消化腺，位于胃的后方，在第 1、第 2 腰椎水平横贴于腹后壁，其位置较深。

ER-5-24

胰的位置和形态标本标注照片

（二）胰的形态

胰的形态细长，可分为**胰头**、**胰体**和**胰尾**三部分。胰头宽大，被十二指肠包绕；胰体为胰中间的大部分，横跨下腔静脉和腹主动脉前面；胰尾较细，伸向左上，至脾门后下方。胰管位于胰腺内，与胰的长轴平行，它起自胰尾，在向右行的过程中接受许多小叶间导管，最后胰管离开胰头与胆总管合并，共同开口于十二指肠大乳头（图 5-16、图 5-26）。

（三）胰的主要微细结构和功能

胰表面覆有薄层结缔组织被膜，结缔组织伸入实质，将其分隔为许多胰小叶。胰实质由外分泌部和内分泌部（胰岛）组成（图 5-27）。

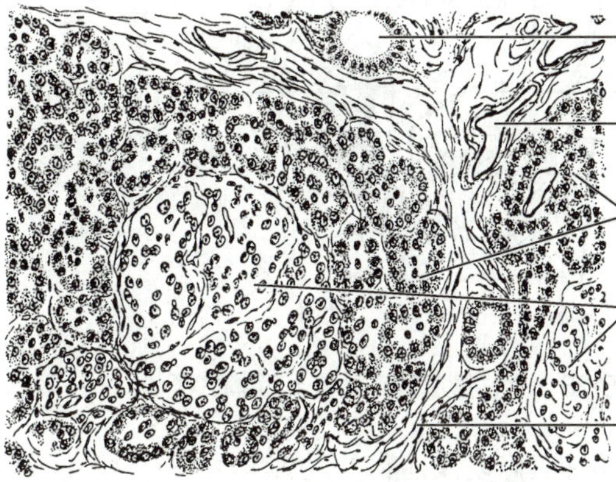

图 5-27 胰的外分泌部和胰岛

1. **外分泌部** 为纯浆液性腺，分泌含有多种消化酶或酶原的胰液，构成消化液的一部分，参与小肠的消化功能；胰液经小叶内导管至在小叶间结缔组织内的小叶间导管，后者再汇至胰管（主导管）。

2. **内分泌部** 为**胰岛**（pancreas islet），分布于外分泌部的腺泡之间，在 HE 染色中，胰岛为着色浅淡的细胞团。胰岛主要有 A、B、D 三种细胞。其中 A 细胞约占胰岛细胞总数的 20%，细胞体积较大，多分布于胰岛周边部，分泌胰高血糖素，使血糖升高；B 细胞约占胰岛细胞总数的 70%，主要位于胰岛的中央部，分泌胰岛素，其与胰高血糖素的协同作用能保持血糖水平处于动态平衡；D 细胞约占胰岛细胞总数的 5%，分泌生长抑素，对 A 细胞和 B 细胞的功能起调节作用。其余内分泌细胞如 PP 细胞等占胰岛细胞总数的 5%。

ER-5-25

胰的微细结构标注显微镜照片

笔记栏

第四节 腹 膜

一、腹膜的配布和功能

腹膜(peritoneum)为被覆于腹、盆腔内面及其脏器表面的浆膜,薄而光滑,呈半透明状。被覆在腹壁及骨盆壁内面的腹膜为**壁腹膜**;被覆在腹、盆腔脏器表面的腹膜为**脏腹膜**;脏、壁腹膜相互移行所围成的间隙为**腹膜腔**。腹膜腔在男性为完全闭锁的盲囊;在女性因输卵管腹腔口开口于腹膜腔,故腹膜腔可通过生殖管道间接和体外相通(图 5-28)。正常人腹膜腔内含有少量浆液,可湿润脏器表面,从而减少脏器间的摩擦。

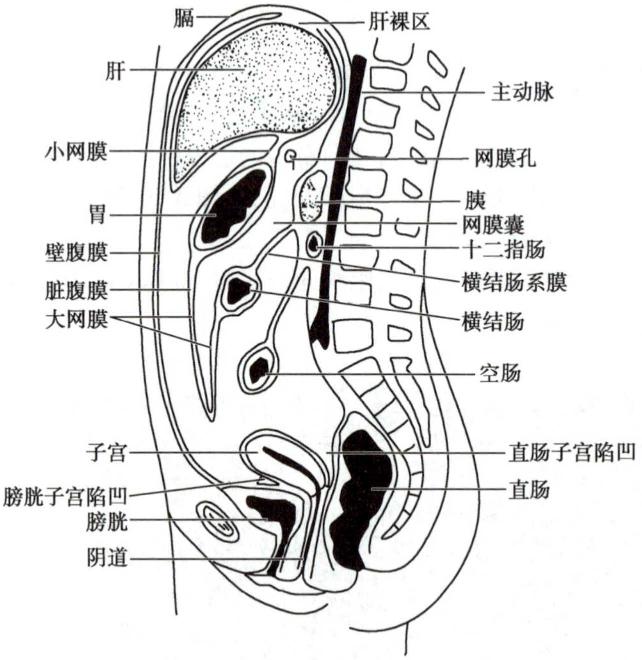

图 5-28 女性腹膜腔正中矢状面模式图

ER-5-26

腹膜标本标注照片

腹膜具有分泌、吸收、支持、保护、修复及防御等功能。

二、腹膜与腹盆腔脏器的关系

根据腹膜包被脏器的程度不同,可将腹、盆腔脏器分为三类:

1. **腹膜内位器官** 指脏器表面均被腹膜包被的器官。如胃、十二指肠上部、空肠、回肠、盲肠、阑尾、横结肠、乙状结肠、脾、卵巢和输卵管等。腹膜内位器官一般活动性较大。

2. **腹膜间位器官** 指脏器表面大部分被腹膜包被的器官。如肝、胆囊、升结肠、降结肠、直肠上部、膀胱和子宫等。

3. **腹膜外位器官** 亦称腹膜后位器官,指仅有一面被覆腹膜的器官。如十二指肠的降部和水平部、胰、肾上腺、肾、输尿管及直肠下部等。

三、腹膜形成的主要结构

腹膜从腹、盆壁移行于脏器,形成了许多腹膜结构。主要包括:网膜、系膜和腹膜陷凹等。

笔记栏

（一）网膜

包括小网膜、大网膜和网膜囊（图 5-28、图 5-29）。

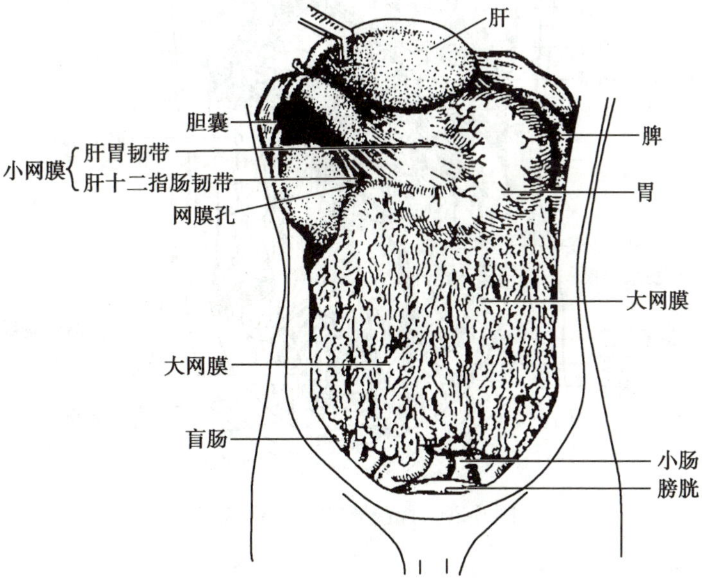

图 5-29　大网膜和小网膜

1. **小网膜**（lesser omentum）　由肝门至胃小弯和十二指肠上部之间的双层腹膜构成。可分为两部：左侧部分称**肝胃韧带**，右侧部分称**肝十二指肠韧带**。在肝十二指肠韧带的两层间含有肝门静脉、肝固有动脉和胆总管。胆总管在右侧，肝固有动脉在左侧，肝门静脉则位于前两者之间的后方。

ER-5-27
大网膜标本标注照片

2. **大网膜**（greater omentum）　为胃大弯与横结肠之间最大的腹膜皱襞，呈围裙状，遮盖于小肠和结肠的前面，它由四层腹膜构成。大网膜有较强的吸收和保护功能，腹膜腔如有炎症或胃肠穿孔时，它即向病变处移位，将病灶包裹，限制炎症蔓延。因此，手术时可借大网膜移位情况，寻查病变的发生部位。

3. **网膜囊**（omental bursa）　是位于小网膜和胃后方的扁窄间隙，又称小腹膜腔。网膜囊借**网膜孔**与大腹膜腔相通。临床常用于判断液体流向，手术时也常经此孔探查胆道和网膜囊。

（二）肠系膜

肠系膜（mesentery）是将肠管连于腹后壁的双层腹膜结构。凡有肠系膜的肠管活动性均较大。在两层系膜间夹有血管、神经、淋巴管、淋巴结和脂肪等。系膜包括小肠系膜、阑尾系膜、横结肠系膜和乙状结肠系膜等。其中小肠系膜最长，广阔呈扇形，它附着于腹后壁的部分称小肠系膜根（图 5-30）。

（三）腹膜陷凹

在男性，腹膜形成的位于直肠与膀胱之间的深窝，称**直肠膀胱陷凹**，距肛门约 7cm。女性的腹膜在膀胱与子宫之间形成一浅窝，称**膀胱子宫陷凹**；在直肠与子宫之间形成的深窝，称**直肠子宫陷凹**，亦称道格拉斯（Douglas）腔，与阴道穹后部相邻，距肛门约 5.5cm（图 5-28）。站立或坐位时，男性的直肠膀胱陷凹和女性的直肠子宫陷凹是腹膜腔的最低处，故腹膜腔的渗出液或脓液常因重力作用聚集于各陷凹中，临床上可经直肠前壁或阴道穹后部处做穿刺或切开引流。

ER-5-28
腹膜陷凹标本标注照片

笔记栏

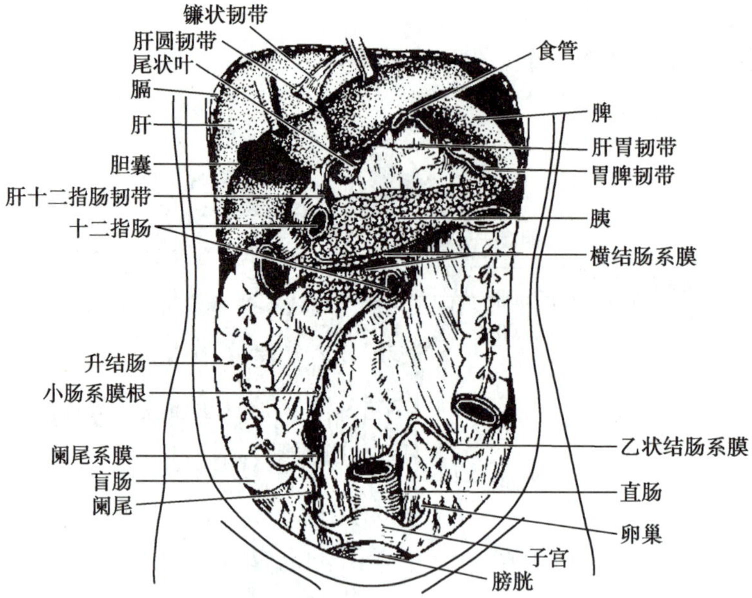

图 5-30 腹膜形成的系膜和韧带

学习小结

消化系统由消化管和消化腺两部分组成，消化道是由口腔至肛门的连续管道，包括口腔、咽、食管、胃、小肠和大肠。其中小肠又分为十二指肠、空肠和回肠，大肠包括盲肠、阑尾、结肠、直肠和肛管。从口腔到十二指肠的一段称上消化道，空肠到肛门的一段称下消化道。大消化腺包括大唾液腺、肝和胰，小消化腺位于消化管壁内。消化系统的主要功能是摄取食物，进行物理性和化学性消化，吸收其中的营养物质，并将剩余的糟粕排出体外，以保证人体新陈代谢的正常进行。

咽至肛门之间的消化管壁由内向外分为黏膜、黏膜下层、肌层和外膜四层。口腔为消化管的起始部，口腔内的主要器官有牙和舌。三大唾液腺包括腮腺、下颌下腺和舌下腺。咽分为鼻咽、口咽和喉咽三部。食管分为颈、胸、腹三段，有三个生理性狭窄。胃是消化管最膨大的部分，有贲门和幽门，前、后两壁，胃大弯、胃小弯，分为贲门部、胃底、胃体和幽门部四个部分；胃的上皮为单层柱状，主要有表面黏液细胞；胃底腺主要由主细胞、壁细胞、颈黏液细胞、未分化细胞及内分泌细胞组成。小肠为消化管最长的一段，分为十二指肠、空肠及回肠三部分，是消化食物和吸收营养的最重要部位；小肠表面有皱襞、肠绒毛和微绒毛，扩大了小肠的吸收表面积；小肠上皮为单层柱状，有吸收细胞、杯状细胞、未分化细胞和内分泌细胞组成，小肠腺除上述细胞外还有帕内特细胞。大肠分为盲肠、阑尾、结肠、直肠及肛管。

肝是人体中最大的消化腺，可分为前、后两缘，上、下两面和左、右两叶，肝的主要功能为参与物质代谢、分泌胆汁、解毒和吞噬；肝实质由肝小叶和门管区组成，肝小叶是肝的基本结构单位，中央有中央静脉，周围有肝索和肝血窦；门管区位于肝小叶之间，其内有小叶间动脉、小叶间静脉和小叶间胆管。肝外胆道包括胆囊和输胆管道，胆囊主要有贮存和浓缩胆汁的作用。输胆管道由肝左管、肝右管、肝总管和胆总管组成。胰是人体第二大消化腺，位于胃的后方，可分为胰头、胰体和胰尾三部分；胰实质由外分泌部和内分泌部（胰岛）组成，外分泌部分泌的胰液进入十二指肠，参与消化，胰岛含有 A、B、D 等细胞，分泌相应的激素。

笔记栏

扫一扫，测一测

腹膜为被覆于腹、盆腔内面及其脏器表面的浆膜，可分为壁腹膜和脏腹膜；脏、壁腹膜相互移行所围成的间隙为腹膜腔。腹膜具有分泌、吸收、支持、保护、修复及防御等功能。

（欧阳厚淦 何 倩）

复习思考题

1. 上、下消化道和大消化腺各包括哪些内容？
2. 经口腔插胃管或引流胆汁经过哪些主要的解剖结构？
3. 根据所学的解剖学知识，简述经肛门灌肠时应注意什么。
4. 肝、胰分泌的消化液经过什么途径到达小肠？
5. 站立时男、女性腹膜腔的最低点各位于何处？

笔记栏

06章PPT

PPT 课件

第六章 呼吸系统

学习目标

1. 掌握呼吸系统的组成和功能；固有鼻腔的主要形态结构；喉的位置，喉软骨名称，喉腔的分部及主要结构；气管和主支气管的主要位置及形态结构；肺的形态和位置；胸膜和胸膜腔概念。

2. 熟悉肺泡的结构；胸膜的分部，胸膜隐窝的概念；肺尖、肺下缘、胸膜顶及胸膜下界的体表投影。

3. 了解支气管树和肺小叶的基本概念；纵隔的概念和分区。

ER-6-1 肺外呼吸道和肺标本标注照片

ER-6-2 视频：呼吸系统的组成标本讲解

ER-6-3 知识链接：重视呼吸系统疾病

呼吸系统（respiratory system）由肺外呼吸道和肺组成。肺外呼吸道包括鼻、咽、喉、气管及主支气管。临床上常将鼻、咽、喉称**上呼吸道**，气管和各级支气管称**下呼吸道**。肺由肺实质和肺间质组成（图 6-1）。肺实质包括肺内各级支气管和肺泡，肺间质包括结缔组织、血管、淋巴管和神经等。

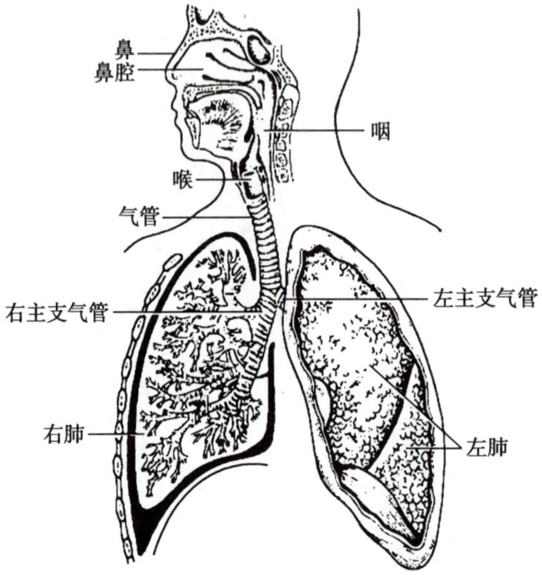

图 6-1 呼吸系统全貌

呼吸系统的主要功能是从外界吸入氧气，呼出二氧化碳。此外，呼吸系统还有感受嗅觉、发音等功能。

第一节 肺外呼吸道

一、鼻

鼻(nose)为呼吸道的起始部,又是嗅觉器官,包括外鼻、鼻腔和鼻旁窦三部分。

(一)外鼻

外鼻(external nose)位于面部中央,以鼻骨和软骨为支架,表面覆以皮肤。上部狭窄,位于两眼之间,称**鼻根**,向下延伸为**鼻背**,下端突出形成**鼻尖**,鼻尖向两侧扩大为弧形的**鼻翼**,鼻翼下方的开口为**鼻孔**。在平静呼吸时,鼻翼无显著活动,当呼吸困难时,可出现明显的鼻翼扇动。

(二)鼻腔

鼻腔(nasal cavity)为一前后狭长的腔隙,由骨和软骨为支架,内面衬以黏膜和皮肤。鼻腔被**鼻中隔**分为左右两个腔,向前下经鼻孔通外界,向后经鼻后孔通鼻咽部。每侧鼻腔均分为前、后两部,前部为**鼻前庭**,后部为**固有鼻腔**。

1. **鼻前庭** 为鼻翼所围成的空腔,内面衬以皮肤,生有鼻毛,有滤过和净化空气的功能。该处缺少皮下组织,发生疖肿时,疼痛较为剧烈。

2. **固有鼻腔** 位于鼻前庭后上方,是鼻腔的主要部分,内面覆以黏膜。临床上所称鼻腔常指该部。

鼻中隔是两侧鼻腔共同的内侧壁,由骨性鼻中隔(筛骨垂直板和犁骨)及鼻中隔软骨覆以黏膜共同构成。鼻中隔常偏向一侧,以偏向左侧为多见,故左、右鼻腔常不对称。鼻中隔前下部的血管丰富,约90%的鼻出血发生于此,故此处称**易出血区**(亦称 Little 区或 Kiesselbach 区)。鼻腔外侧壁上有上、中、下三个平行排列的长形隆起,分别称**上鼻甲**、**中鼻甲**和**下鼻甲**。各鼻甲下方的空隙分别称**上鼻道**、**中鼻道**和**下鼻道**。上鼻道和中鼻道有鼻旁窦的开口,下鼻道的前部有鼻泪管的开口(图 6-2)。

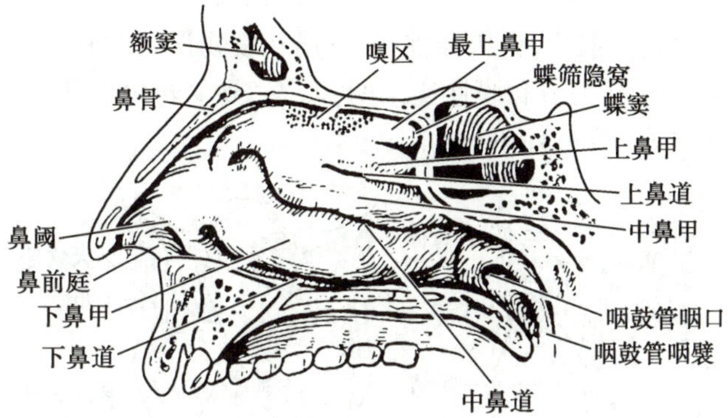

图 6-2 鼻腔外侧壁

固有鼻腔标本标注照片

根据结构和功能,固有鼻腔的黏膜分为**嗅区**和**呼吸区**两部分。嗅区位于上鼻甲内侧面及其相对应的鼻中隔部分,此区黏膜内含有嗅细胞,能感受嗅觉刺激;呼吸区为嗅区以外的黏膜部,黏膜上皮有纤毛,黏膜内含丰富的血管和黏液腺,对吸入的空气起加温、湿润及净化其中的灰尘和细菌等作用。

(三)鼻旁窦

见第四章运动系统。

笔记栏

二、咽

见第五章消化系统。

三、喉

（一）喉的位置和毗邻

喉(larynx)既是呼吸道，又是发音器官。位于颈前部正中，位置表浅，上借韧带和肌连舌骨，下接气管，前方被皮肤、浅筋膜、深筋膜和舌骨下肌群所覆盖，后方与喉咽相邻，两侧有大血管、神经和甲状腺左、右侧叶。

成人喉的上界约平第4、5颈椎体之间，下界平第6颈椎体下缘，女性略高于男性，小儿比成人高。由于喉与舌骨及咽紧密连接，故当吞咽或发音时，喉可随之上、下移动。

（二）喉的结构

喉是复杂的管状器官，由喉软骨、喉连结、喉肌和黏膜构成。

1. **喉软骨** 是喉的支架，主要包括甲状软骨、环状软骨、会厌软骨和杓状软骨(图6-3)。

(1) **甲状软骨**(thyroid cartilage)：是最大的喉软骨，位于舌骨的下方、环状软骨的上方，构成喉上部的前壁和两侧壁。甲状软骨由左右两块软骨板组成，两板前缘相互愈合成**前角**。前角上端向前突出，称**喉结**，在成年男性特别明显。两板后缘游离，向上、下各有一对突起，上方的一对为**上角**，下方的一对为**下角**，下角与环状软骨构成环甲关节。

(2) **环状软骨**(cricoid cartilage)：位于甲状软骨的下方，形成喉的底座。环状软骨形似指环，前部窄呈弓形，称**环状软骨弓**；后部宽呈板状，称**环状软骨板**。环状软骨是喉软骨和气管软骨中唯一完整的软骨环，对保持呼吸道通畅有重要作用。

ER-6-5

喉的位置和喉软骨标本标注照片

(3) **杓状软骨**(arytenoid cartilage)：位于环状软骨板上方，左右各一，呈三棱锥形，尖朝上，底朝下，底与环状软骨板上缘构成环杓关节。杓状软骨底有向前的突起称**声带突**，有声韧带附着；向外侧较钝的突起称肌突，是喉肌的附着处。

(4) **会厌软骨**(epiglottic cartilage)：形似树叶，下端狭细，借韧带附着于甲状软骨前角的后面，上端宽阔，斜向后上，构成喉口的前界，位于舌根的后方。会厌软骨被黏膜覆盖构成**会厌**，吞咽时，随咽的上提则向前移，会厌盖住喉口，防止食物误入喉腔。

2. **喉软骨的连结** 包括关节和膜性连结两种。关节主要包括环甲关节和环杓关节，膜性连结主要有弹性圆锥等(图6-3、图6-4)。

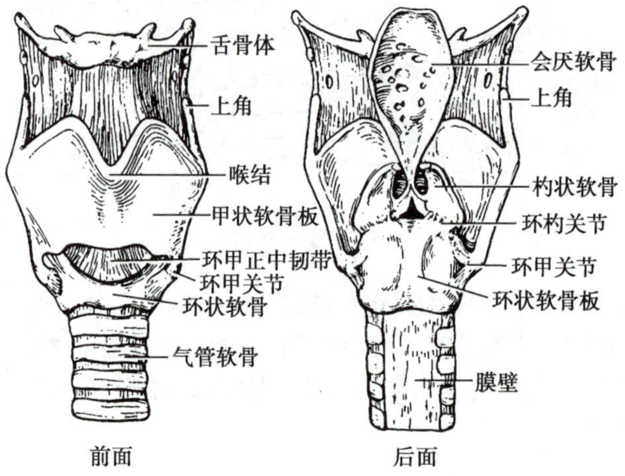

图6-3 喉软骨及其连结

笔记栏

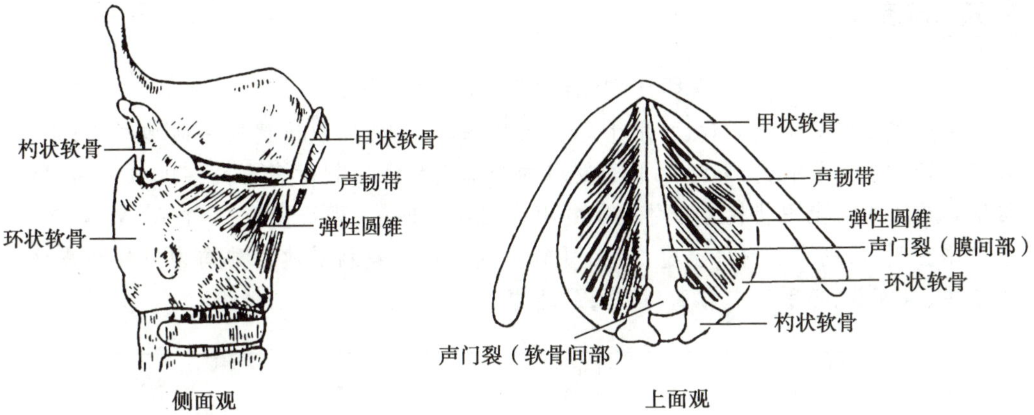

图 6-4　弹性圆锥

（1）**环甲关节**：由甲状软骨下角与环状软骨两侧的关节面构成，可使甲状软骨做前倾和复位的运动。环甲关节的运动与声带的紧张和松弛有关。

（2）**环杓关节**：由杓状软骨底与环状软骨板上缘关节面构成，可使杓状软骨做旋转运动。环杓关节的运动与声门裂的开大和缩小有关。

（3）**弹性圆锥**（conus elasticus）：又称**环声膜**，为圆锥形弹性纤维膜，起自甲状软骨前角的后面，呈扇形向后、向下附着于杓状软骨声带突和环状软骨上缘（图 6-4）。其上缘游离，张于甲状软骨与杓状软骨声带突之间，称**声韧带**，是发音的主要结构。弹性圆锥前部较厚，紧张于环状软骨弓上缘和甲状软骨下缘之间，称**环甲正中韧带**。当急性喉梗阻时，可在此做穿刺或切开，建立暂时的通气道，以抢救患者的生命。

3. **喉肌**（muscles of larynx）　为骨骼肌，附着于喉软骨的表面，其主要功能是通过作用于环甲关节和环杓关节，调节声门裂的大小、声韧带的紧张和松弛以及喉口的开合等。

4. **喉腔**（laryngeal cavity）　为由喉壁围成的不规则管形腔，由喉口至环状软骨下缘，向上经喉口通喉咽，下通气管。

喉腔的两侧壁有上、下两对呈前后方向的黏膜皱襞，上方的一对称**前庭襞**，与发音无直接关系；下方的一对称**声襞**，声襞内含有声韧带和声带肌，三者合称**声带**。两侧前庭襞之间的裂隙称**前庭裂**；两侧声襞及杓状软骨之间的裂隙称**声门裂**。声门裂是喉腔最狭窄的部位，此裂前 3/5 为膜间部，与发音有关，为喉癌的好发部位；后 2/5 为软骨间部，是喉结核的好发部位。

喉腔可分三部分：前庭裂以上的部分称**喉前庭**；前庭裂和声门裂之间的部分称**喉中间腔**，喉中间腔向两侧突出的裂隙称**喉室**；声门裂以下的部分称**声门下腔**（图 6-5）。声门下腔的黏膜下组织较疏松，炎症时容易发生水肿。婴幼儿喉腔较窄小，常因喉水肿引起喉阻塞，可导致呼吸困难。

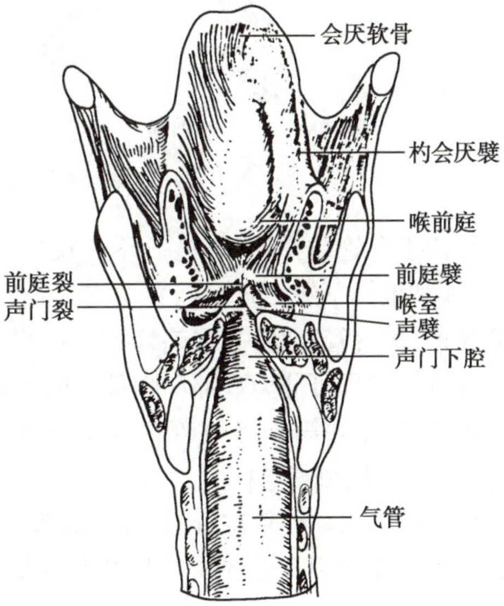

图 6-5　喉腔冠状切面

ER-6-6
视频：喉腔标本讲解

笔记栏

知识链接

环甲正中韧带穿刺术及解剖层次

在环甲正中韧带处穿刺，可用于急性喉阻塞的抢救，以快速建立临时通气道；也可直接将药物注入气管内，以治疗下呼吸道和肺部疾病。穿刺时患者呈仰卧位，头后仰，常取颈前正中线上甲状软骨与环状软骨上缘之间的凹陷（即环甲正中韧带）处，以粗注射针垂直刺入，刺穿后有落空感，回抽可有空气抽出。穿刺层次由外向内依次为皮肤、浅筋膜、深筋膜、环甲正中韧带、黏膜，到达声门下腔。

四、气管

（一）气管的位置和形态

气管（trachea）是连接喉和主支气管之间的管道，由 14~16 个“C”形气管软骨环及连结各环之间的平滑肌、结缔组织和黏膜上皮构成。气管后壁无软骨，由平滑肌和结缔组织膜所封闭（图 6-6）。

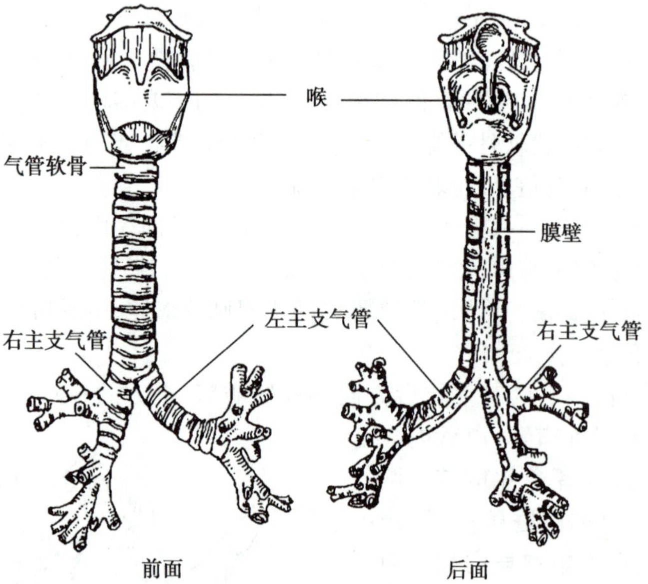

图 6-6 气管和主支气管

ER-6-7

气管和主支气管标本标注照片

气管位于食管前方，上端起于环状软骨下缘（平第 6 颈椎体下缘），下端在胸骨角平面（平对第 4 胸椎体下缘）分为左、右主支气管，分叉处称**气管杈**。气管杈内面有一向上凸出的半月形纵嵴，称气管隆嵴，是支气管镜检查的定位标志。

气管按其行程可分为颈部和胸部。因第 2~4 气管软骨环的前面有甲状腺峡，临床上遇急性喉阻塞时，常在第 3~5 气管软骨环处进行气管切开术。

（二）气管的微细结构

气管管壁由内向外依次分为**黏膜**、**黏膜下层**和**外膜**三层（图 6-7）。

黏膜由上皮和固有层构成。上皮为假复层纤毛柱状上皮；固有层为富含弹性纤维和淋巴组织的结缔组织。

黏膜下层为疏松结缔组织，与固有层和外膜无明显界限，内有较多混合性腺。

笔记栏

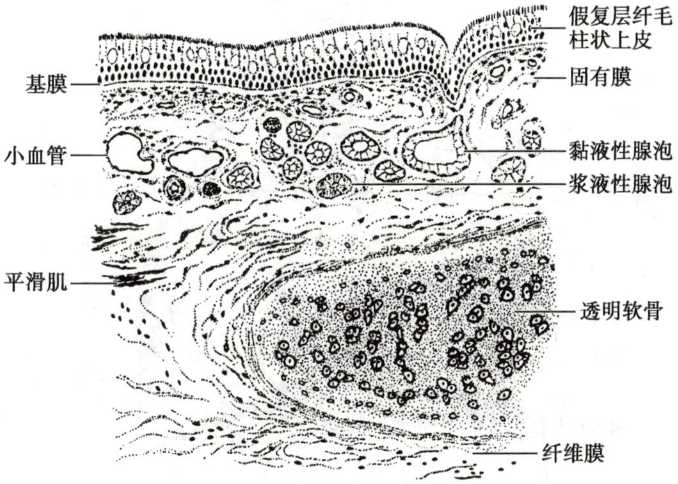

图 6-7　气管微细结构

外膜较厚，主要含透明的气管软骨，软骨之间以弹性纤维构成的膜状韧带连接。气管软骨的缺口由平滑肌和结缔组织填充。

五、主支气管

主支气管(principal bronchus)指由气管杈至肺门之间的管道，左、右各一，分别称**左主支气管**和**右主支气管**(图 6-6)。左主支气管细、长，位置较水平，右主支气管粗、短，位置较陡直，因此临床上气管坠入的异物多进入右主支气管，在施行支气管镜检查或支气管插管时，右主支气管也较易进入。

第二节　肺

肺是呼吸系统最重要的器官，也是进行气体交换的场所。幼儿肺一般呈淡红色，随着年龄的增长，吸入的灰尘沉积于肺内，因此成人的肺可变为暗红色，老年人的肺为蓝黑色，吸烟人的肺为棕黑色。肺质地软，呈海绵状，富有弹性，内含空气，能浮于水中。而未经呼吸的肺内不含空气，质地坚实，在水中下沉。法医可借此鉴别出生前死亡或出生后死亡的婴儿。

一、肺的位置

肺(lung)位于胸腔内、纵隔的两侧、膈的上方，左、右各一。

二、肺的形态

肺的形态近似圆锥状，具有一尖、一底、两面和三缘(图 6-8、图 6-9)。**肺尖**钝圆，经胸廓上口向上突至颈根部，高出锁骨内侧段上方 2~3cm，故在锁骨上方进针时，要避免刺伤肺尖造成气胸。**肺底**向上方凹陷，与膈相贴，又称**膈面**。肺的**外侧面**广阔圆隆，贴近肋和肋间肌，又称**肋面**；**内侧面**贴近纵隔和脊柱，又称**纵隔面**，此面中央凹陷处称**肺门**，有主支气管、肺动脉、肺静脉、淋巴管和神经等出入，这些结构被结缔组织和胸膜包绕成束，称**肺根**。肺的**前缘**锐薄，右肺前缘近于垂直，左肺前缘下部有一明显缺口，称**心切迹**；肺的**后缘**钝圆，贴于脊柱的两旁；肺的**下缘**也较锐薄，伸向膈与胸壁之间。

ER-6-8
气管的微细结构标注显微镜照片

ER-6-9
肺的位置标本标注照片

ER-6-10
肺的形态标本标注照片

ER-6-11
视频：肺的形态标本讲解

笔记栏

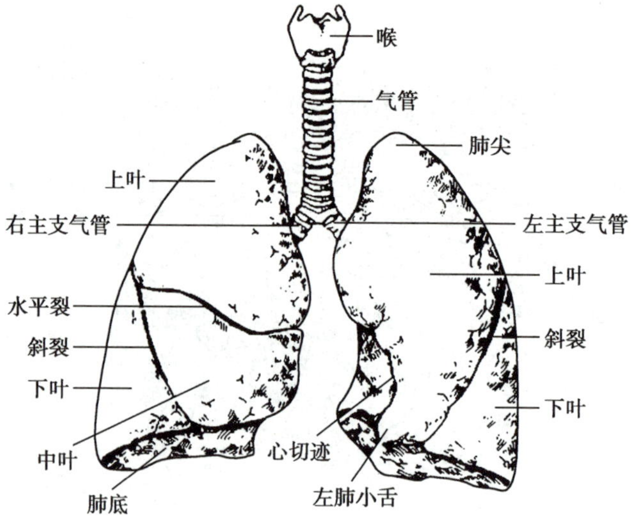

图 6-8　气管、主支气管和肺

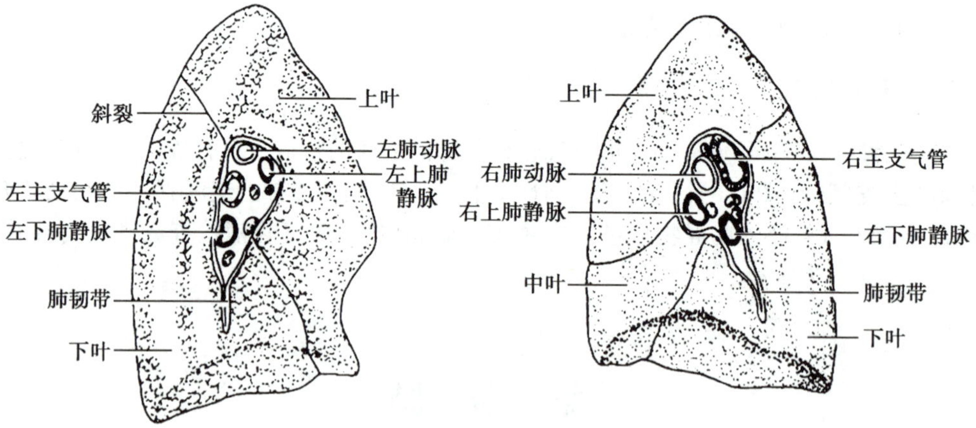

图 6-9　左、右肺内侧面

右肺因膈下有肝向上隆起，故宽而短；而左肺因心脏偏向左侧，故窄而长。

肺借叶间裂分叶。左肺由自后上斜向前下的**斜裂**将其分为上、下两叶；右肺除有与左肺相应的斜裂外，尚有一**水平裂**，故右肺被分为上、中、下三叶。

三、肺的微细结构

ER-6-12

支气管树标本标注照片

主支气管经肺门进入肺实质，依次分支为叶支气管、段支气管、小支气管、细支气管、终末细支气管、呼吸性细支气管、肺泡管、肺泡囊和肺泡。因主支气管的反复分支呈树枝状，故称**支气管树**（图 6-1、图 6-10）。其中，从叶支气管到终末细支气管没有气体交换功能，为肺的**导气部**，呼吸性细支气管及以下各段均出现了肺泡，能够进行气体交换，为肺的**呼吸部**。每一细支气管连同它的分支和肺泡，组成一个**肺小叶**（图 6-10）。

（一）肺导气部

1. **叶支气管至小支气管**　管壁结构与主支气管相似，随管径变细、管壁变薄，三层分界渐不明显；假复层纤毛柱状上皮逐渐变薄；杯状细胞、腺体和软骨片均逐渐减少；平滑肌纤维相对增多。

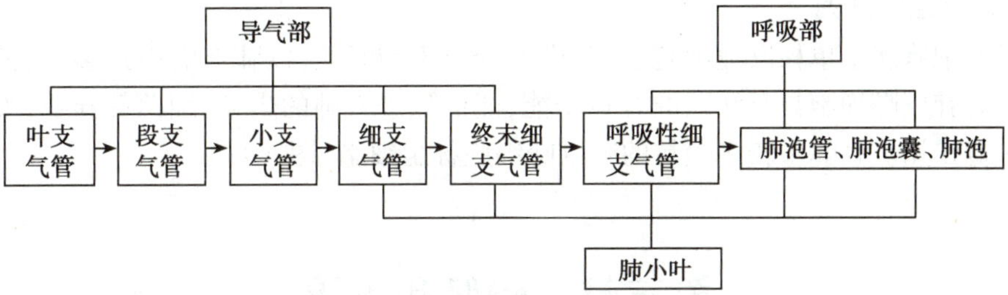

图 6-10 各级支气管在肺内的分支和肺泡

2. **细支气管和终末细支气管** 从细支气管到终末细支气管，内径从约 1mm 渐变为约 0.5mm；上皮由假复层纤毛柱状上皮渐变为单层纤毛柱状上皮，并最终成为单层柱状上皮；杯状细胞、腺体和软骨片逐渐减少至消失；环行平滑肌逐渐增加，并最终形成完整的环行平滑肌层；纵行黏膜皱襞出现，并逐渐明显。细支气管和终末细支气管壁中的环行平滑肌可在自主神经的支配下收缩或舒张，调节进出肺小叶的气流量。

（二）肺呼吸部

1. **呼吸性细支气管** 管壁上出现少量肺泡，故具有换气功能。

2. **肺泡管** 管壁上有许多肺泡，故其自身的管壁结构很少，在切片上可见相邻肺泡开口之间呈现为一系列的结节状膨大。

3. **肺泡囊** 为若干肺泡的共同开口。相邻肺泡开口之间无结节状膨大。

4. **肺泡** 为半球形的小囊，直径约 200μm，开口于肺泡囊、肺泡管或呼吸性细支气管，是肺进行气体交换的部位，构成肺的主要结构。成人肺有 3 亿~4 亿个肺泡。肺泡壁很薄，由单层肺泡上皮细胞及基膜共同组成。相邻肺泡之间的结构称**肺泡隔**（图 6-11）。

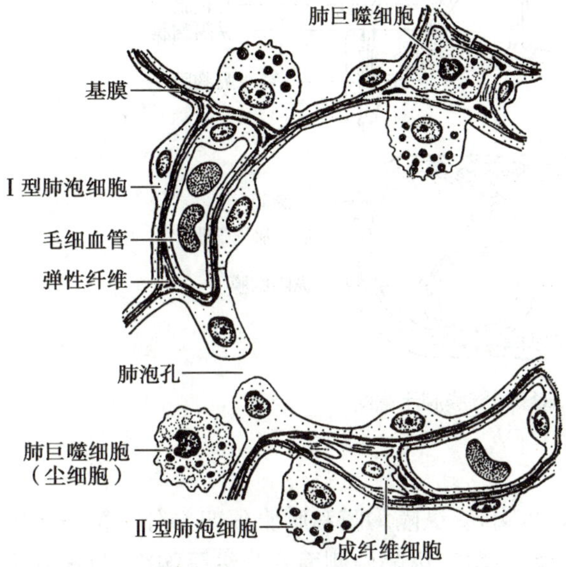

图 6-11 肺泡模式图

（1）**肺泡上皮**：由Ⅰ型肺泡细胞和Ⅱ型肺泡细胞组成（图 6-11）。

Ⅰ型肺泡细胞除含核部略厚外，其余部分扁平菲薄，厚约 0.2μm。该细胞覆盖了肺泡约 95% 的表面积，是进行气体交换的部位。Ⅰ型肺泡细胞无增殖能力，损伤后由Ⅱ型肺泡细胞增殖分化补充。

Ⅱ型肺泡细胞呈立方形或圆形，散在凸起于Ⅰ型肺泡细胞之间，覆盖肺泡约 5% 的表面积。该细胞可分泌磷脂，在肺泡上皮表面铺展形成一层薄膜，称**表面活性物质**，有降低肺泡表面张力、稳定肺泡大小的作用。

（2）**肺泡孔**：是相邻肺泡之间气体流通的小孔，一个肺泡壁上可有一个或数个，可均衡肺泡间气体的含量。

（3）**肺泡隔**：相邻肺泡之间的薄层结缔组织构成肺泡隔，其内有丰富的弹性纤维和密集的连续毛细血管。弹性纤维起回缩肺泡的作用；毛细血管与气体交换有关。肺泡内气体与血液内气体进行交换所通过的结构称为**气-血屏障**，包括肺泡表面液体层、Ⅰ型肺泡细胞与基膜、薄层结缔组织、毛细血管基膜与内皮。有的部位无结缔组织，两层基膜融合。

笔记栏

ER-6-13

肺的微细结构标注显微镜照片

（三）肺巨噬细胞

肺巨噬细胞属于单核巨噬细胞系统，广泛分布于肺间质，以肺泡隔中最多，有的游走进入肺泡腔。肺巨噬细胞具有活跃的吞噬功能，能清除进入肺的尘粒、细菌等异物，发挥重要的免疫防御作用。吞噬了较多尘粒的肺巨噬细胞称**尘细胞**（图 6-11）。

第三节 胸膜和纵隔

一、胸膜

（一）胸膜的配布

胸膜（pleura）是一层薄而光滑的浆膜，衬覆于胸壁内面、膈上面和肺表面。被覆于胸壁内面、膈上面和纵隔两侧面等处的称**壁胸膜**，覆盖于肺表面并伸入肺裂内的称**脏胸膜**。脏、壁胸膜在肺根处互相移行，在左、右两肺周围各形成一个完全封闭的潜在性腔隙，称**胸膜腔**（图 6-12）。左、右胸膜腔互不相通，正常情况下，胸膜腔内呈负压，这是维持肺扩张的重要因素，由于胸膜腔内的负压使两层胸膜相互贴附在一起，因此实际上胸膜腔是两个潜在性的腔隙。胸膜腔内含有少量浆液，可减少呼吸时胸膜间的摩擦。

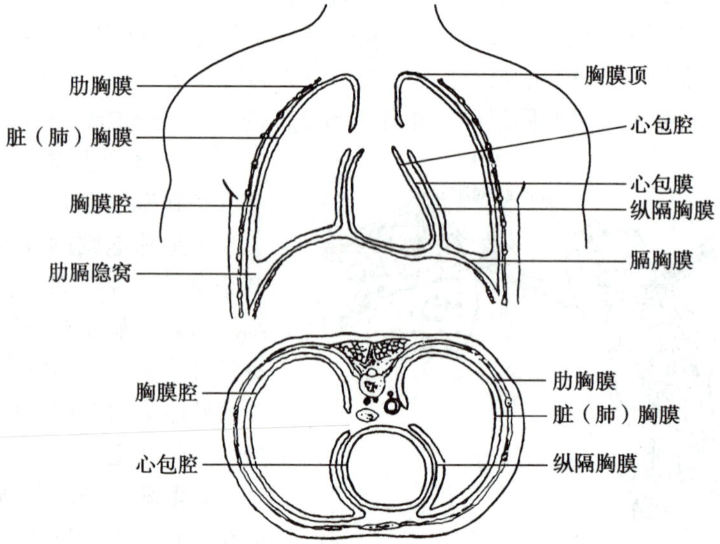

图 6-12 胸膜和胸膜腔示意图

ER-6-14

胸膜标本标注照片

ER-6-15

肋膈隐窝（肋膈窦）标本标注照片

（二）壁胸膜的分部

壁胸膜依其所在的部位，分为膈胸膜、肋胸膜、纵隔胸膜和胸膜顶四部分。覆盖于膈上面的为**膈胸膜**；紧贴于胸壁内面的为**肋胸膜**；被覆于纵隔两侧面的为**纵隔胸膜**；包被肺尖上方的为**胸膜顶**，可高出锁骨内侧段上方 2~3cm。针刺或做锁骨上臂丛神经麻醉时，应注意胸膜顶，以免造成气胸（图 6-12）。

（三）胸膜腔的最低点

在肋胸膜与膈胸膜返折处的半环状间隙，称**肋膈隐窝（肋膈窦）**，即使深吸气时肺下缘也不会伸入其间，此间隙是胸膜腔最低部位，胸膜炎等疾病产生的渗出液常积聚于此（图 6-12）。

（四）胸膜和肺的体表投影

1. **胸膜的体表投影** 胸膜上端起自锁骨内侧段上方 2~3cm 的胸膜顶，斜向下内，在第二胸肋关节水平，两侧互相靠拢，在正中线附近垂直下行。右侧于第 6 胸肋关节处移行于胸膜下界；左侧在第 4 胸肋关节处转向外下方，于第 6 肋软骨后方移行于胸膜下界。右侧的胸膜下界内侧端起自第 6 胸肋关节后方，左侧的胸膜下界内侧端起自第 6 肋软骨。两侧均行向外下方，在锁骨中线与第 8 肋相交，在腋中线与第 10 肋相交，在肩胛线与第 11 肋相交，在近脊柱处平第 12 胸椎棘突（图 6-13，表 6-1）。

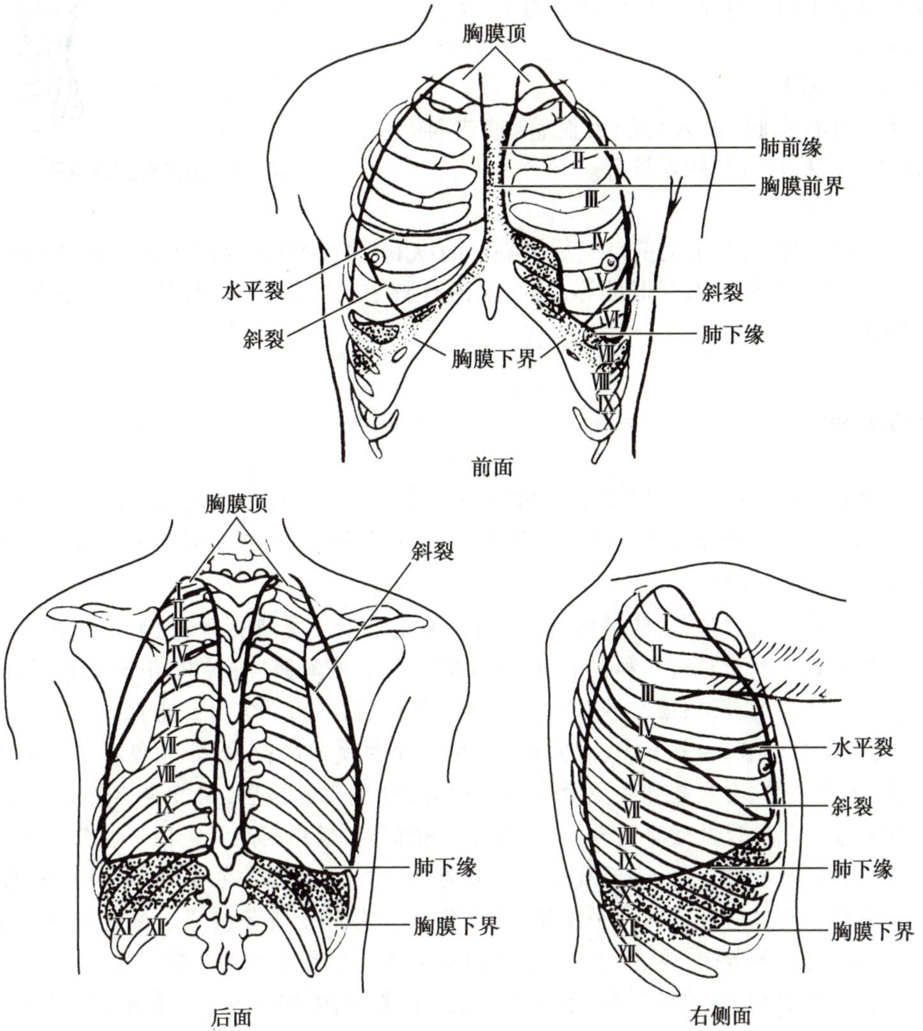

图 6-13 胸膜和肺的体表投影

表 6-1 肺下缘和胸膜下界的体表投影

	锁骨中线	腋中线	肩胛线	靠近脊柱处
肺下缘	第 6 肋	第 8 肋	第 10 肋	第 11 胸椎棘突
胸膜下界	第 8 肋	第 10 肋	第 11 肋	第 12 胸椎棘突

2. **肺的体表投影** 肺尖和肺前缘的体表投影与两侧胸膜顶和胸膜前界的体表投影基本一致。两肺下缘的体表投影相同，在锁骨中线上与第 6 肋相交，在腋中线上与第 8 肋相

笔记栏

交，在肩胛线上与第10肋相交，在近脊柱处约平第11胸椎棘突（图6-13、表6-1）。

二、纵隔

纵隔（mediastinum）是左、右纵隔胸膜之间所有器官和组织结构的总称。纵隔呈矢状位，上窄下宽。其前界为胸骨，后界为脊柱胸段，两侧界为纵隔胸膜，上界达胸廓上口，下界为膈。纵隔通常以胸骨角和第4胸椎体下缘的平面分为上、下纵隔（图6-14）。

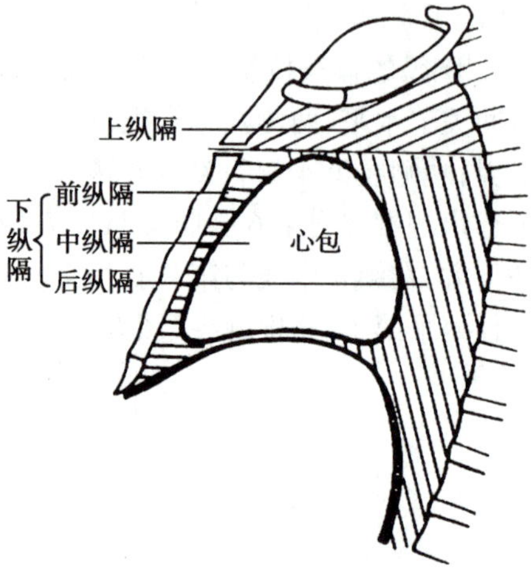

图6-14 纵隔分部示意图

（一）上纵隔

上纵隔内有胸腺、出入心的大血管、迷走神经、膈神经、气管、食管和胸导管等。

（二）下纵隔

下纵隔以心包为界，分为前、中、后纵隔。前纵隔仅含少量结缔组织和淋巴结；中纵隔内有心包、心及出入心的大血管根部等；后纵隔内有胸主动脉、奇静脉及其属支、主支气管、食管和胸导管等。

ER-6-16
纵隔标本标注照片

学习小结

呼吸系统由肺外呼吸道（鼻、咽、喉、气管、主支气管）和肺组成，鼻、咽和喉为上呼吸道，气管、主支气管和肺内各级支气管的分支为下呼吸道。呼吸系统的主要功能是吸入氧气、呼出二氧化碳。

鼻是呼吸道的起始部，能辅助发音，具有嗅觉功能。鼻包括外鼻、鼻腔和鼻旁窦三部分。每侧鼻腔分为鼻前庭和固有鼻腔；固有鼻腔的外侧壁有上、中、下三个鼻甲，每个鼻甲下方为相应的鼻道；固有鼻腔的内侧壁为鼻中隔，其前下方为易出血区。喉既是呼吸道，又是发音器官；由软骨、软骨间连结、喉肌和黏膜构成；喉的软骨包括不成对的甲状软骨、环状软骨、会厌软骨和成对的杓状软骨；喉肌为骨骼肌，调节声门裂的大小、声韧带的紧张和松弛以及喉口的开合；喉腔分为喉前庭、喉中间腔和声门下腔三部分。气管为上起自环状软骨下缘，下至气管杈处分为左、右主支气管，主要由14~16个"C"形气管软骨环及连结各环之间的平滑肌、结缔组织和黏膜上皮等构成。主支气管指由气管杈至肺门之间的管道，左、右各一，分别称左主支气管和右主支气管。

肺位于胸腔内、纵隔的两侧、膈的上方，左右各一，右肺三叶、左肺两叶。肺由肺实质和肺间质构成。主支气管经肺门进入肺实质，依次分支为叶支气管、段支气管、小支气管、细支气管、终末细支气管、呼吸性细支气管、肺泡管、肺泡囊和肺泡；肺泡上皮由Ⅰ型肺泡细胞和Ⅱ型肺泡细胞组成。

胸膜是衬覆于胸壁内面、膈上面和肺表面的浆膜。分为壁胸膜和脏胸膜。脏、壁胸膜在肺根处互相移行，形成胸膜腔；胸膜腔的最低点位于肋膈隐窝（肋膈窦）。

纵隔是左、右纵隔胸膜之间所有器官和组织结构的总称，其被分为上、下纵隔，下纵隔又分为前、中、后纵隔，有相应的结构通过。

扫一扫，测一测

（高伟芳）

笔记栏

复习思考题

1. 鼻内窥镜可观察到固有鼻腔的哪些主要结构?
2. 喉发音的解剖学基础是什么?
3. 在没有仪器的情况下怎样确定肺下缘的位置?

笔记栏

07章PPT

PPT 课件

ER-7-1

泌尿系统组成标本标注照片

ER-7-2

尿毒症简介

第七章

泌 尿 系 统

学习目标

1. 掌握肾的位置、主要形态结构；输尿管的分部和狭窄；膀胱的形态、位置和膀胱三角；女性尿道的特点。

2. 熟悉泌尿系统的组成；肾实质的微细结构；输尿管的位置和走行；膀胱的毗邻；女性尿道的位置。

3. 了解泌尿系统的功能；肾的被膜；膀胱壁的结构。

泌尿系统（urinary system）由**肾**、**输尿管**、**膀胱**和**尿道**四部分组成（图 7-1）。其主要功能是排出机体在新陈代谢中产生的水溶性代谢废物和多余水分，保持机体内环境的平衡和稳定。肾生成尿液后，经输尿管输送至膀胱暂时贮存，最后经尿道排出体外。

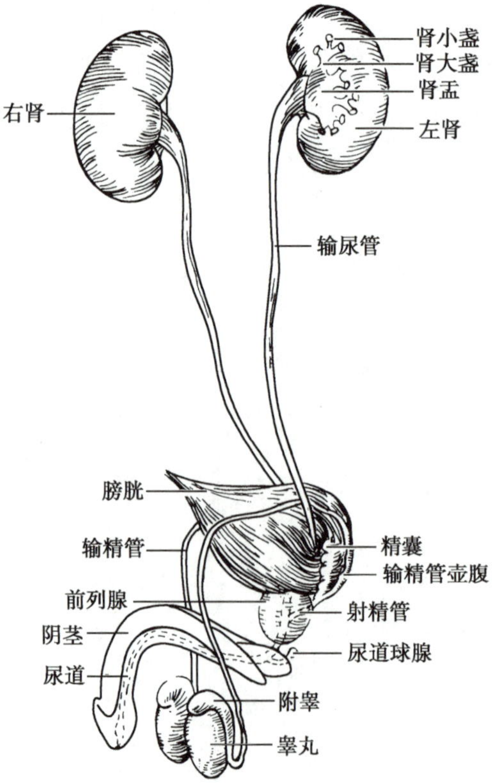

图 7-1　男性泌尿生殖系统模式图

笔记栏

第一节 肾

一、肾的形态

肾(kidney)为一对实质性器官,形似蚕豆,前后略扁,新鲜肾呈红褐色(图 7-2)。

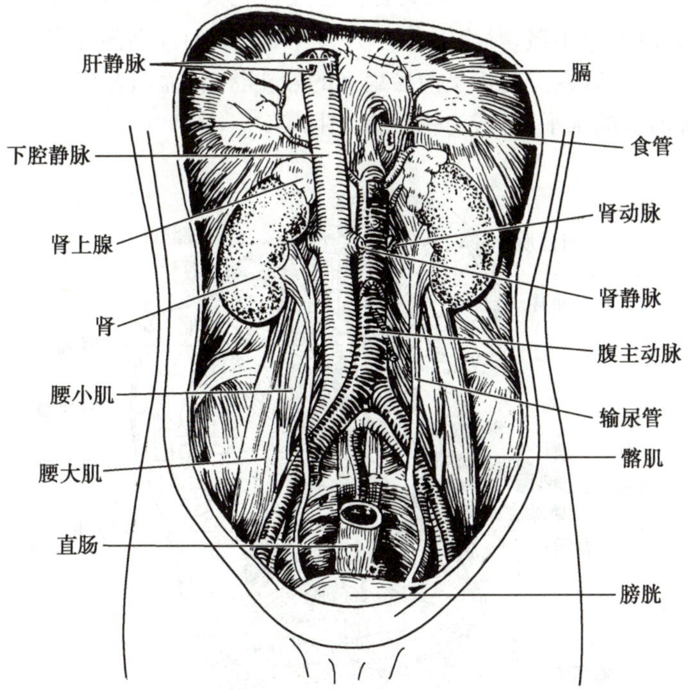

图 7-2 肾的位置

肾可分为上、下两端,前、后两面,内侧、外侧两缘。外侧缘隆凸;内侧缘中部凹陷为**肾门**,有肾动脉、肾静脉、肾盂、淋巴管和神经等出入。出入肾门的结构被结缔组织包裹称**肾蒂**。由肾门伸入肾内的一个稍大的腔隙称**肾窦**,其被肾血管、肾小盏、肾大盏、肾盂和脂肪等所占据。

二、肾的位置

正常成年人肾位于腹后壁的上部、脊柱的两侧、腹膜的后方,属于腹膜外位器官(图 7-2)。两肾呈"八"字形排列,上端距离较近,下端相距较远。肾门约在第 1 腰椎体平面,在正中线外侧约 5cm 处。两肾高度不等,右肾因受肝的影响,较左肾约低半个椎体的高度,左肾在第 11 胸椎体下缘至第 2 腰椎下缘之间。第 12 肋分别斜过左肾后面的中部和右肾后面的上部。临床上常将竖脊肌外侧缘与第 12 肋之间的部位,称**肾区**。在某些肾脏疾病患者的肾区叩击可引起疼痛。

ER-7-3

肾的位置和形态标本标注照片

三、肾的被膜

除紧密包被肾皮质表面的由平滑肌纤维和结缔组织构成的肌织膜外,通常将肾表面的被膜分为三层:即由内向外依次为**纤维囊**、**脂肪囊**和**肾筋膜**。肾的正常位置靠肾的被膜、肾蒂、腹膜、周围器官及腹压共同维持。

笔记栏

四、肾的内部结构

肾实质由浅至深分为**皮质**和**髓质**两部分。**皮质**位于浅部，厚1~1.5cm，新鲜标本为红褐色，富含血管，肉眼观察可见许多红色点状细小颗粒，主要由肾小体与肾小管组成。**髓质**位于深部，血管较少，色淡红，主要由15~20个**肾锥体**组成，约占肾实质厚度的2/3。肾皮质伸入肾锥体之间的部分称**肾柱**。肾锥体呈圆锥形，底朝皮质，尖向肾窦，尖端称**肾乳头**，每个肾乳头顶端有许多(10~30个)小孔，称**乳头孔**。包绕肾乳头的漏斗形膜性管为**肾小盏**。肾产生的终尿经乳头孔流入肾小盏，肾小盏共有7~8个，2~3个肾小盏合成一个**肾大盏**，2~3个肾大盏再汇合形成一个**肾盂**。肾盂呈前后扁平的漏斗状，肾盂出肾门后向下弯行，下行过程中逐渐变细，在肾的下端水平，移行为**输尿管**(图7-3)。

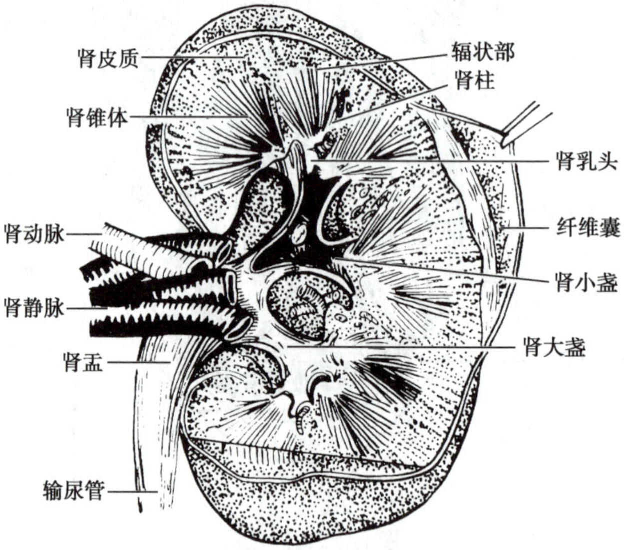

图7-3 肾的内部结构

ER-7-4

视频：肾的内部结构标本讲解

五、肾实质的微细结构

肾实质主要由肾单位和集合管构成。每个肾单位包括一个肾小体和一条与其相连的肾小管。肾小管末端汇入集合管，肾小管和集合管合称泌尿小管(图7-4)。

(一) 肾单位

肾单位(nephron)(图7-4、图7-5)是形成尿液的结构与功能单位，由肾小体和肾小管两部分组成，每个肾约有100万个肾单位。

1. **肾小体**(renal corpuscle) 呈球形，故亦称**肾小球**，由肾小囊和血管球组成。肾小体位于皮质迷路和肾柱内，有微动脉出入的一端称**血管极**，对应的另一端与近曲小管相连称**尿极**。

(1) **血管球**：为包裹在肾小囊中盘曲成团的毛细血管。一条入球微动脉从血管极进入肾小囊内，分成4~5支，每支再分出袢状的毛细血管后又互相吻合为网，最后在近血管极处汇合，形成一条出球微动脉离开肾小囊。血管球毛细血管为有孔毛细血管，有孔毛细血管内皮细胞窗孔多无隔膜封闭。

(2) **肾小囊**：是肾小管起始部膨大凹陷而成的杯状双层囊，内有血管球。肾小囊外层

笔记栏

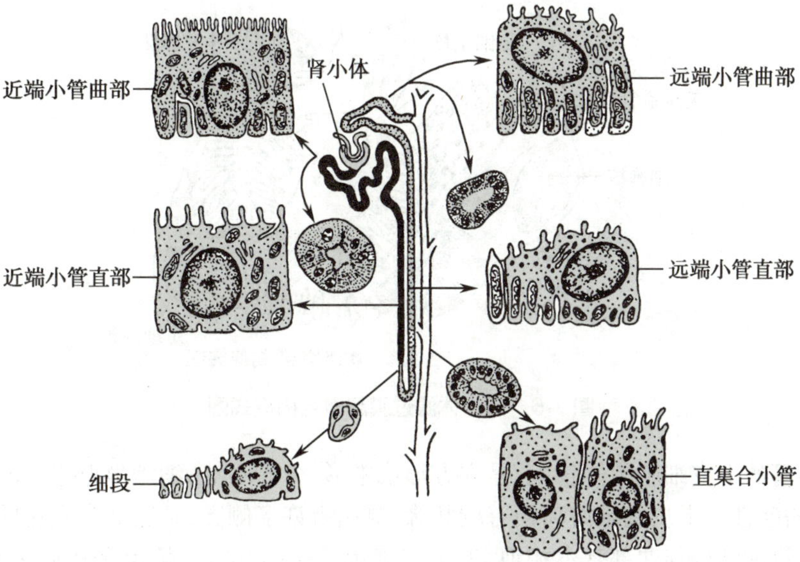

图 7-4 泌尿小管各段上皮细胞结构模式图

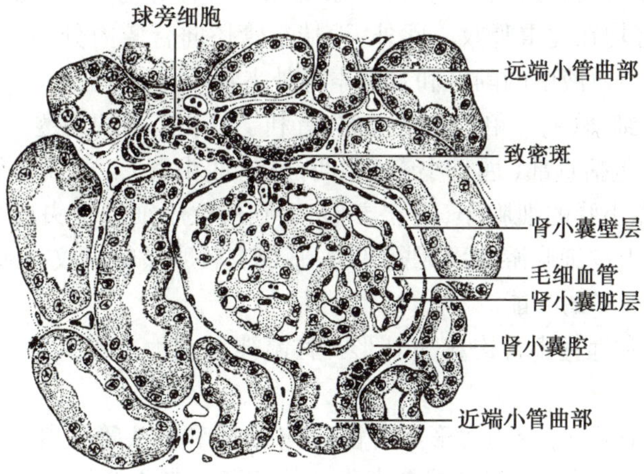

图 7-5 肾皮质微细结构

ER-7-5

肾的微细结构标注显微镜照片

(或称壁层)为单层扁平上皮,在血管极处凹陷为肾小囊内层(或称脏层),两层上皮之间的狭窄腔隙为**肾小囊腔**,与近曲小管腔相通。内层细胞高度特化,有许多突起,称**足细胞**。足细胞体积较大,从胞体伸出几支大的初级突起,从初级突起上再分出许多指状的次级突起,相邻次级突起互相嵌合成栅栏状,紧贴在毛细血管基膜的外面。次级突起之间的裂隙称裂孔,宽约 25nm,裂孔上有一层厚 4~6nm 的裂孔膜。

肾小体犹如滤过器,当血液流经血管球时,血管球毛细血管内血压较高,血浆内部分物质经毛细血管有孔内皮、基膜和足细胞裂孔膜滤入肾小囊腔。这三层结构称**滤过屏障**或**滤过膜**或**血尿屏障**(图 7-6)。滤过膜的三层结构能分别限制一定大小的物质通过,其中足细胞的裂孔膜在滤过屏障中起主要作用。滤入肾小囊腔的液体称**原尿**,原尿中除不含大分子蛋白质外,其成分与血浆相似。成人一昼夜两肾可形成原尿约 180L。

2. **肾小管**(renal tubule) 是单层上皮细胞围成的小管,有重吸收原尿中的某些成分和分泌、排泄等作用(图 7-4、图 7-5)。肾小管包括近端小管、细段和远端小管。

(1) **近端小管**:是肾小管中最长最粗的一段,分曲部(近曲小管)和直部(近直小管)两段。

笔记栏

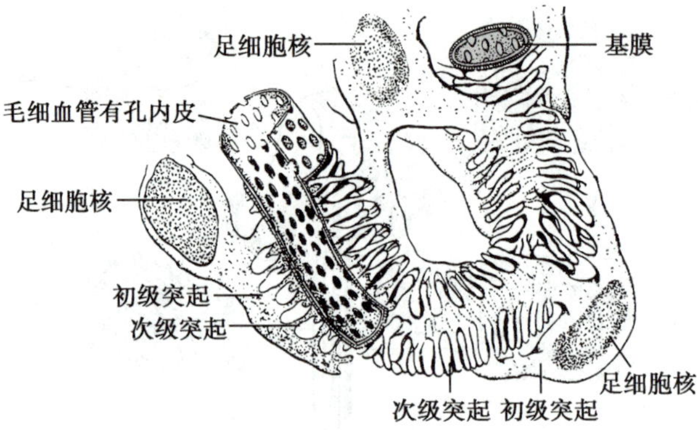

图 7-6 肾小体滤过膜超微结构模式图

近曲小管的上皮细胞胞体较大，呈立方形或锥形，分界不清；细胞核圆形，位于细胞基底部；细胞质嗜酸性。上皮细胞游离面有刷状缘，侧面有许多侧突，基底面有发达的质膜内褶。

近直小管的结构与曲部基本相似，但上皮细胞较矮，微绒毛、侧突和质膜内褶等不如曲部发达。

近端小管是原尿重吸收的主要场所，原尿中几乎所有的葡萄糖、氨基酸以及大部分水、无机盐离子和尿素等均在此重吸收。此外，近端小管还向管腔内分泌 H^+、NH_3、肌酐和马尿酸等，还能转运和排出血液中的酚红和青霉素等外来物质。

（2）**细段**：管径细，管壁为单层扁平上皮，有利于水和离子的通透。

（3）**远端小管**：包括直部（远直小管）和曲部（远曲小管）。远端小管管腔较大而规则，管壁上皮细胞较近端小管的细胞小，呈立方形；细胞核位于细胞中央或靠近游离面；细胞质染色较近端小管浅；上皮细胞游离面无刷状缘；基部有较明显的纵纹。远端小管具有重要的重吸收水、Na^+并排出 K^+的功能。

近直小管、细段和远直小管构成的 U 形袢称**髓袢**。

（二）集合管

集合管（collecting duct）分为**弓形集合管**、**直集合管**和**乳头管**三段。弓形集合管很短，位于皮质内，起始端连接远曲小管，末端与直集合管相通。直集合管在肾锥体内下行，至肾乳头处改称乳头管，开口于肾小盏。

集合管能进一步重吸收水和交换离子，使原尿得以进一步浓缩。

肾小体形成的原尿在流经肾小管及集合管时，经过一系列的重吸收和主动分泌等过程，最终形成终尿。机体每天排出 1~2L 终尿，仅占原尿的 1%。

（三）球旁复合体

球旁复合体亦称**肾小球旁器**，由球旁细胞、致密斑和球外系膜细胞组成（图 7-5），位于肾小体血管极入球微动脉和出球微动脉之间的夹角处。球旁细胞可分泌肾素；致密斑是由远曲小管靠近血管极一侧的上皮细胞形成的椭圆形斑块，为离子感受器，能感受远曲小管滤液中 Na^+浓度变化，并将信息传给球旁细胞，调节肾素分泌；球外系膜细胞是一群位于血管极三角区内的细胞，该细胞与球旁细胞、球内系膜细胞之间有缝隙连接，具有信息传递作用。

（四）肾间质

肾间质为肾内的结缔组织、血管及神经等。其中的结缔组织在皮质很少，越接近肾乳头越多，除一般的结缔组织成分外，还有一种特殊的**间质细胞**能合成前列腺素，使血管舒张，降低血压。另外，间质细胞还产生促红细胞生成素（EPO），刺激骨髓中红细胞生成（图 7-7）。

笔记栏

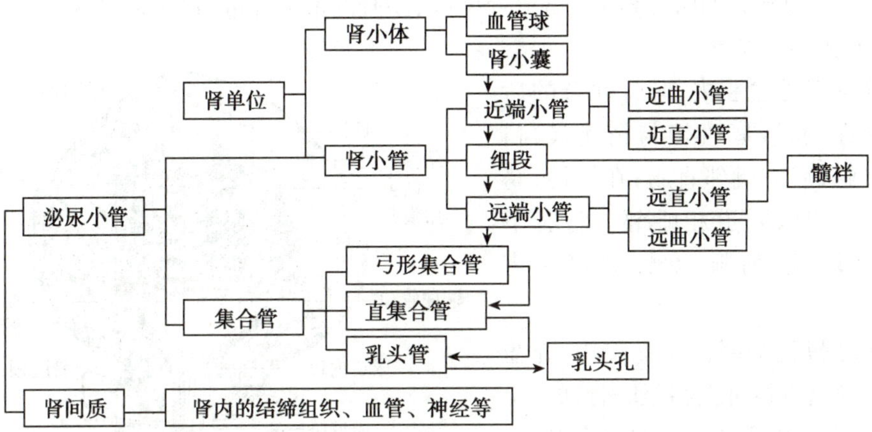

图 7-7 肾的微细结构

第二节 输尿管、膀胱和尿道

一、输尿管

（一）输尿管的位置

输尿管（ureter）是成对细长的肌性管道，位于腹膜后方，属腹膜外位器官。在肾的下端水平连接肾盂，贴腹后壁腰大肌前面下行入盆腔，自膀胱底外上角向内下斜穿膀胱壁，经输尿管口开口于膀胱。全长 20~30cm。

（二）输尿管的分部与狭窄

输尿管按行程分为三部：即输尿管腹部、输尿管盆部和输尿管壁内部（图 7-2）。**输尿管腹部**上起自肾盂下端，下达小骨盆入口处；**输尿管盆部**自小骨盆入口处至穿入膀胱壁之前；**输尿管壁内部**位于膀胱壁内，长约 1.5cm，是斜行穿膀胱壁的输尿管部分。当膀胱充盈时，膀胱内压的升高引起壁内部的管腔闭合，以阻止尿液由膀胱向输尿管反流。

输尿管全程有 3 处生理性狭窄：上狭窄位于肾盂与输尿管移行处（输尿管起始处）；中狭窄位于输尿管跨过髂血管处（越过小骨盆上口处）；下狭窄位于输尿管壁内部（膀胱壁内）。尿路结石常被嵌顿于这些狭窄部位，引起绞痛和尿路阻塞等病症。

ER-7-6
输尿管标本标注照片

二、膀胱

（一）膀胱的形态

膀胱（urinary bladder）是贮存尿液的肌性囊状器官，其形态、大小、位置和壁的厚度随尿液充盈程度而异。当膀胱充盈时呈卵圆形，空虚时呈三棱锥体形（图 7-8），分为尖、体、底和颈四部分，各部间无明显界限。**膀胱尖**朝向前上方；膀胱的后面朝向后下方，呈三角形，为**膀胱底**；膀胱尖与底之间为**膀胱体**；膀胱的最下部称**膀胱颈**，与男性前列腺底或女性尿生殖膈相

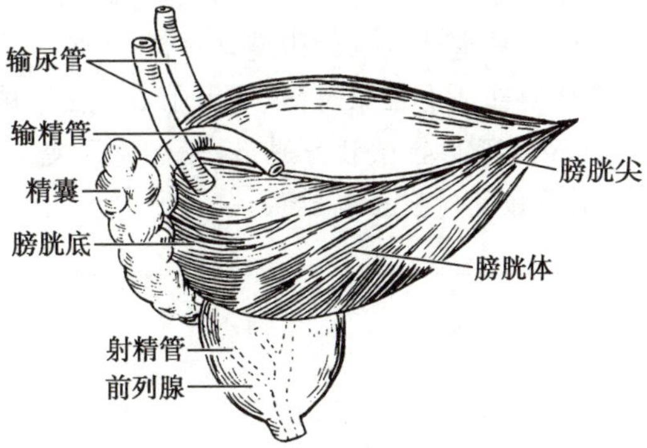

图 7-8 膀胱的形态

笔记栏

邻。一般正常成年人的膀胱容量为350～500ml，膀胱的最大容量为800ml左右。

（二）膀胱的位置

膀胱位于骨盆腔内、耻骨联合的后方。在男性，膀胱底直接与精囊、输精管壶腹接触，后方毗邻直肠；在女性，膀胱后方与子宫、阴道相毗邻。膀胱下方，男性邻接前列腺，女性邻接尿生殖膈。

空虚时膀胱全部位于盆腔内，充盈时膀胱腹膜返折线可上移至耻骨联合上方，此时，可在耻骨联合上方行穿刺术，不会伤及腹膜和污染腹膜腔。

（三）膀胱壁的结构

膀胱壁由内向外分为黏膜、肌层和外膜三层结构。在膀胱底内面的黏膜有一个三角形区域，位于两个输尿管口和尿道内口三者连线之间，称**膀胱三角**，此处膀胱黏膜与肌层紧密连接，无论膀胱充盈或空虚，始终保持平滑。膀胱三角是肿瘤、结核及炎症的好发部位，膀胱镜检查时应特别注意此处（图7-9）。

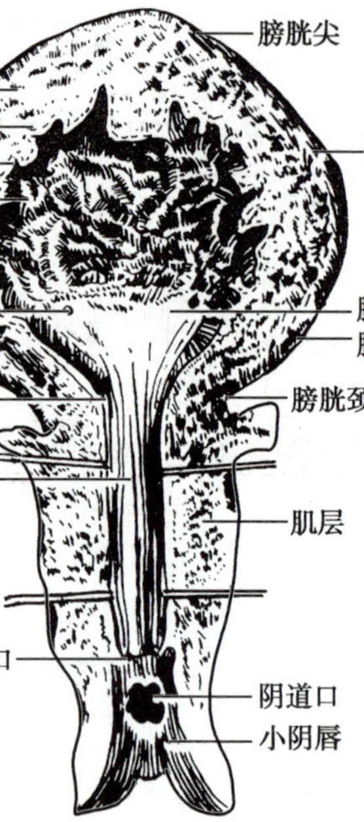

图7-9 膀胱内面及女性尿道

ER-7-7 膀胱的位置和形态标本标注照片

ER-7-8 视频：膀胱壁的结构和膀胱三角标本讲解

ER-7-9 尿液产生及排至体外的途径

三、尿道

男、女性尿道的功能不完全相同。男性尿道除有排尿功能外，还兼有排精作用，故在生殖系统中叙述。

女性尿道（female urethra）长3～5cm，较男性尿道短、宽且直。其上端起自膀胱的尿道内口，沿阴道前方下行，穿过尿生殖膈，开口于阴道前庭前部的**尿道外口**。尿道在穿过尿生殖膈处被由横纹肌形成的**尿道阴道括约肌**环绕，该肌为骨骼肌，受意识支配。由于女性尿道短、宽且直，故女性泌尿系统逆行性感染较为常见（图7-9）。

知识链接

女性尿道的解剖学特点与导尿术操作

女性尿道外口位于阴道口前部，距肛门和阴道口较近，易感染，导尿前应仔细清洁消毒外阴部。女性尿道短、宽且直，一般导尿管轻轻插入尿道4～6cm，见尿后再插入1～2cm即可。导尿管易脱出，应注意固定。老年妇女由于会阴肌肉松弛，尿道外口回缩，插导尿管时应正确辨认。

笔记栏

学习小结

泌尿系统由肾、输尿管、膀胱和尿道四部分组成。

肾为成对的实质性器官，位于脊柱两侧，属腹膜外位器官。肾可分上、下两端，前、后两面，内、外侧两缘。肾门位于内侧缘中部，有肾动脉、肾静脉、肾盂、淋巴管和神经等出入。肾窦是由肾门伸入肾内的一个稍大的腔隙，内有肾血管、肾小盏、肾大盏、肾盂和脂肪等结构。肾区是竖脊肌外侧缘与第 12 肋之间的部位。肾实质由浅至深分为皮质和髓质，主要由肾单位和集合管构成。肾单位由肾小体和肾小管组成；肾小体包括肾小囊和血管球。肾小囊呈双层杯状包裹在入球小动脉和出球小动脉间形成的毛细血管球外面，两层之间为肾小囊腔；血液流经血管球时，血浆经过毛细血管内皮、基膜、足细胞裂孔膜构成的滤过屏障滤入肾小囊腔形成原尿。肾小管包括近端小管、细段和远端小管；泌尿小管包括肾小管和集合管。集合管分为弓形集合管、直集合管和乳头管三段。原尿在流经肾小管及集合管时，经过一系列的重吸收和主动分泌等过程，最终形成终尿。球旁复合体由球旁细胞、致密斑和球外系膜细胞组成，能调节水盐代谢。

输尿管分为腹部、盆部和壁内部；有三个生理性狭窄，即输尿管起始处、跨过髂血管处和膀胱壁内部。膀胱空虚时呈三棱锥体形，分为尖、体、底和颈四部分。膀胱位于骨盆腔内、耻骨联合的后方。膀胱三角位于膀胱底的内面，为两个输尿管口和尿道内口之间的三角形区域。女性尿道较男性尿道短、宽且直，开口于阴道前庭前部。

扫一扫，测一测

（徐玉英）

复习思考题

1. 尿液产生的主要形态学基础是什么？尿液产生后经何途径排出体外？
2. 肾的位置如何？为什么两肾高度不同？
3. 膀胱的毗邻男、女性有何不同？膀胱三角位于何处？
4. 女性比男性易患尿路感染的解剖学基础是什么？

笔记栏

08章PPT

PPT 课件

第八章

生 殖 系 统

学习目标

1. 掌握男、女性生殖系统的组成和功能；睾丸的位置和形态结构；输精管的形态和分部；男性尿道的分部、狭窄和弯曲；卵巢、输卵管、子宫和阴道的位置和形态结构。

2. 熟悉生精上皮的概念；附睾、精囊和前列腺的位置和形态结构；卵泡的发育和成熟过程；子宫内膜的微细结构及周期性变化。

3. 了解乳房的位置、形态结构；会阴的分部和层次结构。

ER-8-1 男性生殖系统组成标本标注照片

ER-8-2 视频：男性生殖系统组成标本讲解

ER-8-3 女性生殖系统组成标本标注照片

ER-8-4 视频：女性生殖系统组成标本讲解

生殖系统分为男性生殖系统和女性生殖系统，两者皆包括内生殖器和外生殖器两部分。男性内生殖器由生殖腺（睾丸）、输精管道（附睾、输精管、射精管和尿道）和附属腺（精囊、前列腺和尿道球腺）组成。外生殖器包括阴囊和阴茎（图 8-1）。睾丸是产生精子和分泌男性激素的器官，睾丸产生的精子贮存于附睾内，经输精管、射精管和尿道排出体外。附属腺分泌的液体与精子相混合构成精液，有利于精子的生存和活动。女性内生殖器由生殖腺（卵巢）、输送管道（输卵管、子宫、阴道）和附属腺（前庭大腺）组成；外生殖器即女阴（图 8-2）。卵巢是产生卵细胞和分泌女性激素的器官。成熟的卵细胞从卵巢表面排出，经腹膜腔进入输卵管，在输卵管内受精后移至子宫内生长发育，胎儿于母体自然分娩时经阴道娩出。

生殖系统的主要功能是产生生殖细胞、繁殖后代、延续种族、分泌性激素以维持第二性征。

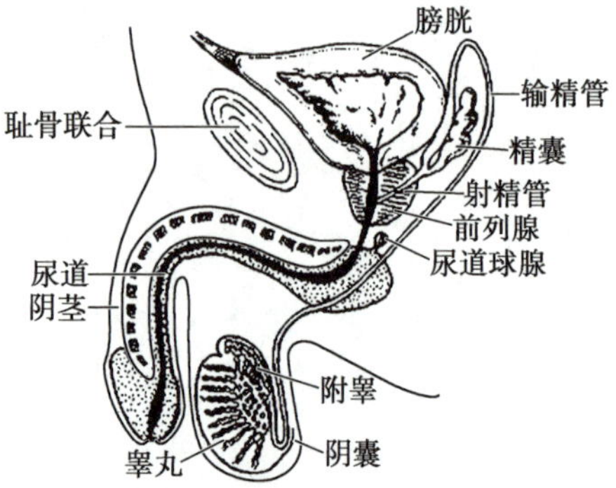

图 8-1　男性生殖系统概观

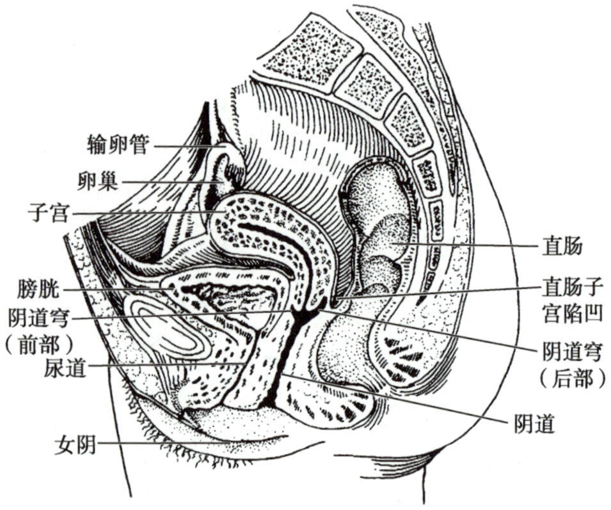

图 8-2　女性盆腔正中矢状面

第一节　男性生殖系统

一、男性内生殖器

（一）睾丸

1. **睾丸的位置和形态**　**睾丸**（testis）是男性的生殖腺，位于阴囊内，左、右各一。睾丸呈扁椭圆形，表面光滑。其随性成熟发育迅速，老年人的睾丸萎缩变小。睾丸的上端有附睾头附着，下端游离；内侧面较平坦，外侧面较凸；前缘游离，后缘连附睾，有血管、神经及淋巴管出入。

2. **睾丸的微细结构**　睾丸表面覆盖一层致密结缔组织膜，称白膜。白膜在睾丸后缘增厚，称睾丸纵隔，睾丸纵隔形成辐射状的小隔伸入睾丸实质，将睾丸分成100~250个锥形睾丸小叶。每个睾丸小叶内有2~4条弯曲细长的小管，称**生精小管**（**精曲小管**）。生精小管之间为疏松结缔组织，称**睾丸间质**（图8-3）。生精小管在接近睾丸后缘处变直，相互汇合和吻合后发出12~15条**睾丸输出小管**，进入附睾（图8-1）。

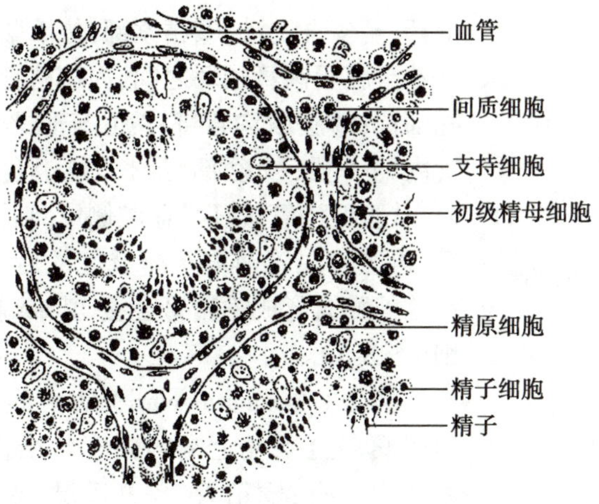

图8-3　人睾丸生精小管及间质细胞

（1）**生精小管的结构**：生精小管是产生精子的场所，管壁主要由生精上皮构成，生精上皮由生精细胞和支持细胞组成（图8-3）。上皮外的结构有基膜和界膜，界膜主要由肌样细胞及成纤维细胞组成。

1）**生精细胞**（spermatogenic cell）：从青春期开始，生精细胞不断发育形成精子，生精细胞包括精原细胞、初级精母细胞、次级精母细胞、精子细胞和精子五种，依次从基膜逐渐移向腔面。从精原细胞到形成精子的过程称精子发生，人的精子发生需64~70天。**精子**（spermatozoon）（图8-4）由精子细胞经过复杂的形态变化而成，该过程称精子形成。精子形似蝌蚪，分为头和尾两部分。精子头主要为浓缩的细胞核，头的前部有顶体覆盖；精子尾部细长，称**鞭毛**，是精子的运动装置，可使精子向前快速运动。精子细胞在变形为精子的过程中常会出现形态异常的畸形精子，一次射精如果畸形精子超过20%，可能出现男性不育。

2）**支持细胞**（sustentacular cell）：呈不规则的高锥体形，体积较大，细胞基部附着于基膜上，顶部伸至管腔面。光镜下支持细胞轮廓不清；细胞核呈椭圆形、三角形或不规则形（图8-3）。

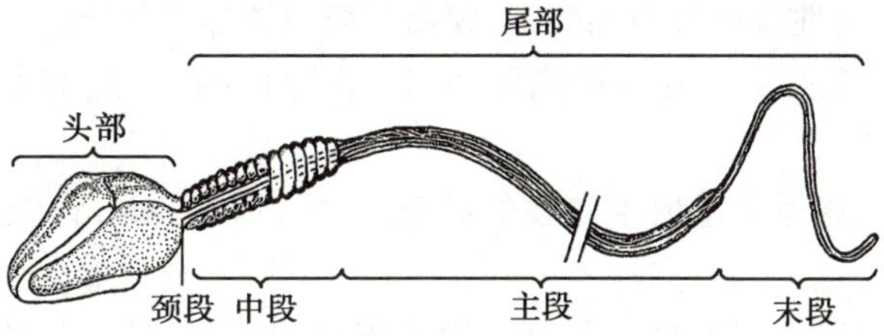

图8-4　精子的结构

笔记栏

ER-8-5 睾丸标本标注照片

ER-8-6 睾丸微细结构标注显微镜照片

ER-8-7 输精管壶腹标本标注照片

ER-8-8 精索标本标注照片

ER-8-9 射精管标本标注照片

支持细胞具有支持、保护和营养各级生精细胞的作用，还能吞噬和消化精子细胞变形脱落的残余物及分泌雄激素结合蛋白等。

（2）**睾丸间质**：是位于生精小管之间的疏松结缔组织，除含有丰富的血管、淋巴管外，还有丰富的**睾丸间质细胞**，它们成群分布于生精小管之间，HE 染色的切片上，胞体较大，呈圆形、椭圆形或不规则形；细胞核呈圆形或卵圆形，常位于中央，染色较淡；细胞质呈嗜酸性。睾丸间质细胞具有分泌**雄激素**的功能（图 8-3）。

（二）附睾

附睾（epididymis）附着于睾丸上端和后缘，呈新月形（图 8-1、图 8-5）。上部膨大称**附睾头**，由睾丸输出小管弯曲盘绕形成，末端汇合成一条**附睾管**；中部称**附睾体**，内有附睾管盘曲；下部变细称**附睾尾**。附睾管向内上弯曲移行为输精管。附睾暂时贮存精子，其分泌物还具有营养精子并促进其进一步发育成熟的功能。

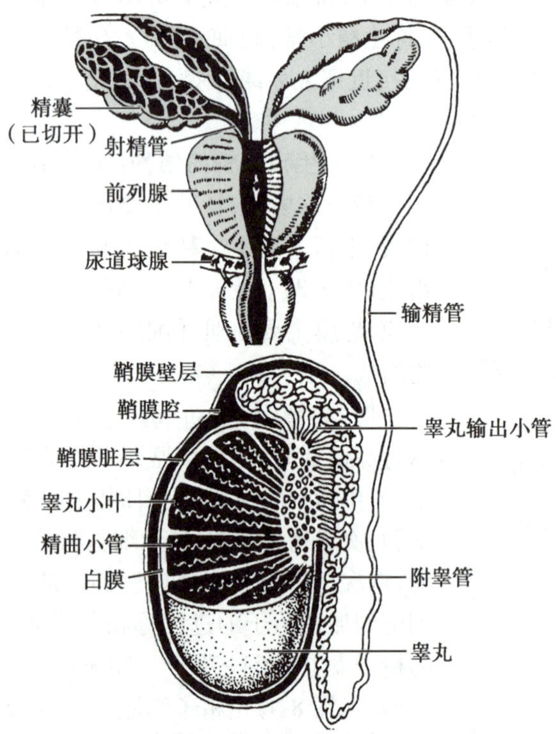

图 8-5 睾丸和附睾的结构及排精途径模式图

（三）输精管和射精管

1. **输精管**（ductus deferens） 长约 50cm，是附睾管的延续，壁厚，管腔细。输精管按行程可分为四部：①**睾丸部**：起自附睾尾，在睾丸后缘附睾内侧上行，至睾丸上端；②**精索部**：位于睾丸上端至腹股沟管浅环之间，为输精管结扎部位；③**腹股沟管部**：为位于腹股沟管内的一段；④**盆部**：最长，位于盆腔内，从腹股沟管腹环沿盆腔侧壁向后下行，再经输尿管前方至膀胱底的后面，在此处膨大形成**输精管壶腹**，其末端变细（图 8-5）。

精索（spermatic cord）是由腹股沟管腹环至睾丸上端的圆索状结构。主要内容有：输精管、睾丸动脉、蔓状静脉丛、神经丛及淋巴管等，外包被膜。

2. **射精管**（ejaculatory duct） 由变细的输精管末端与精囊腺的排泄管汇合形成，长约 2cm，穿前列腺实质，开口于尿道前列腺部（图 8-5、图 8-6）。

（四）男性尿道

男性尿道（male urethra）起自膀胱的**尿道内口**，止于阴茎头的**尿道外口**，长 16~22cm，具有排尿和排精的功能（图 8-6）。

1. **尿道的分部** 男性尿道分前列腺部、膜部和海绵体部三部分。

（1）**尿道前列腺部**：为尿道穿过前列腺的部分，长约 3cm，管腔宽大，在后壁上有射精管及前列腺排泄管的开口。

（2）**尿道膜部**：为尿道穿过尿生殖膈的部分，最短，约 1.2cm，管腔狭窄，在周围有尿道膜部括约肌，属随意肌。

（3）**尿道海绵体部**：为尿道穿过阴茎尿道海绵体的部分，是最长的一段，长 12~17cm。在尿道球内的尿道，管腔宽，称尿道球部，尿道球腺导管开口于此。在阴茎头内的尿道扩大成**舟状窝**。

临床上常将尿道海绵体部称**前尿道**,将膜部和前列腺部称**后尿道**。

2. **尿道的狭窄和弯曲** 男性尿道管径全长粗细不一,有三处狭窄:分别位于**尿道内口**、**尿道膜部**和**尿道外口**处,这是尿道结石易嵌顿的部位。尿道全长有两个弯曲:**耻骨下弯**和**耻骨前弯**,其中**耻骨下弯**在耻骨联合下方,凹面向上,固定不变;**耻骨前弯**在耻骨联合前下方,凹面向下,将阴茎头上提,此弯曲消失(图 8-6)。因此临床进行插导尿管等操作时,注意上提阴茎头使耻骨前弯消失。

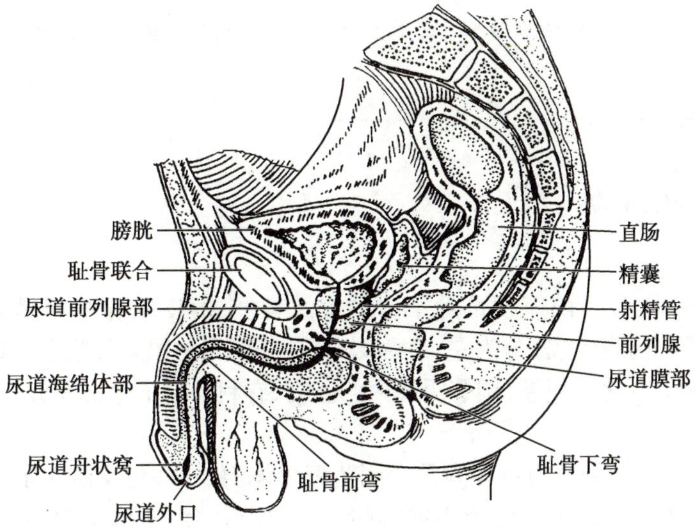

图 8-6 男性骨盆正中矢状面

EB-8-10

男尿道标本标注照片

(五) 精囊

精囊(seminal vesicle)又称**精囊腺**,为成对长椭圆形的囊状器官,表面凹凸不平。精囊位于膀胱后方、输精管壶腹外侧,每个精囊下端有一排泄管与同侧的输精管末端合成射精管,精囊分泌的液体参与精液的组成(图 8-5、图 8-6)。

(六) 前列腺

前列腺(prostate)位于膀胱与尿生殖膈之间,前方为耻骨联合,后方为直肠。前列腺大小和形态类似前后稍扁的栗子(图 8-5、图 8-6)。上端宽大,邻膀胱颈;下端尖细,邻尿生殖膈;前列腺后面正中有一纵行浅沟,称**前列腺沟**,直肠指诊时可触及前列腺后面,向上并可触及输精管壶腹和精囊腺。

前列腺由腺组织、平滑肌和结缔组织构成,表面包有筋膜,其内部有尿道穿过,老年人腺内结缔组织增生,可压迫尿道,引起排尿困难。

前列腺的排泄管细小,数目较多,均开口于尿道前列腺部的后壁。它分泌的液体是精液的主要组成部分。

(七) 尿道球腺

尿道球腺(bulbourethral gland)是一对豌豆大小的球形器官,位于会阴深横肌内,排泄管开口于尿道球部(图 8-1)。

笔记栏

知识链接

精　液

精液由精子和精浆组成，呈弱碱性。精浆除含水、果糖、蛋白质和脂肪外，还含有多种酶和无机盐。根据世界卫生组织规定的标准，正常男性一次射精量应为 2.0ml 或更多；室温下，60 分钟以内颜色为均匀的灰白色，pH 值 7.2~8.0；精子密度 $\geq 20\times10^6$/ml，精子活动力为：射精后 60 分钟内，占 50% 或更多的精子前向运动（即 a 级和 b 级），或占 25% 或更多的精子快速前向运动（a 级）。少精子症为精子密度低于 20×10^6/ml；弱精子症为（a 级+b 级）精子低于 50%；畸精子症为正常形态的精子数量少于 15%。有研究发现：受工业化和环境等因素的影响，成年男子每毫升精液所含精子的数量在不断下降，且质量也在不断降低。

二、男性外生殖器

（一）阴囊

阴囊（scrotum）是位于阴茎根部后下方的皮肤囊袋，由皮肤和浅筋膜（肉膜）组成（图 8-6）。阴囊被中隔（肉膜形成）分为左、右两侧囊腔，分别容纳睾丸和附睾。肉膜内含有平滑肌，可随外界温度的变化而舒缩，调节阴囊内的温度，有利于精子生长发育。

（二）阴茎

阴茎（penis）由一个尿道海绵体和两个阴茎海绵体构成，外包皮肤和筋膜，分为头、体和根三部分，头和体交界处的缩窄为阴茎颈（图 8-7）。尿道海绵体位于阴茎海绵体腹侧，尿道贯穿全长，前端膨大为**阴茎头**，其尖部有尿道外口；后端膨大称**尿道球**。两个阴茎海绵体在阴茎背部并列，前端嵌入阴茎头的凹陷内；后端分开，称**阴茎脚**，附着于耻骨弓。阴茎皮肤薄而柔软，有伸展性，在阴茎颈处游离向前并反折形成包绕阴茎头的双层皮肤皱襞，称**阴茎包皮**。在阴茎头腹侧，连于尿道外口下端与阴茎包皮之间的皮肤皱襞称**包皮系带**。

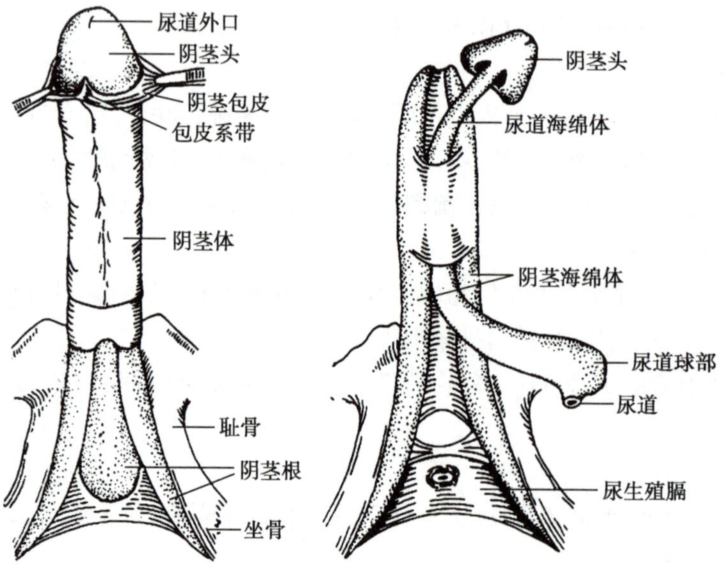

图 8-7　阴茎的结构

精子产生及排至体外的途径

笔记栏

第二节　女性生殖系统

一、女性内生殖器

（一）卵巢

1. **卵巢的位置和形态**　**卵巢**（ovary）左、右各一，位于盆腔侧壁，髂内、外动脉的夹角处。卵巢呈扁卵圆形，幼女卵巢较小，表面光滑；性成熟期最大，因排卵致表面凹凸不平；35～40岁开始缩小；50岁左右随月经停止逐渐萎缩。卵巢内侧面稍凸朝向盆腔，外侧面平坦贴盆壁；前缘借系膜连于子宫阔韧带，其中有血管、神经等出入，后缘游离；上端与输卵管末端接触，又称输卵管端，借**卵巢悬韧带**连于盆腔壁，下端称子宫端，借**卵巢固有韧带**连于子宫（图8-2、图8-8）。

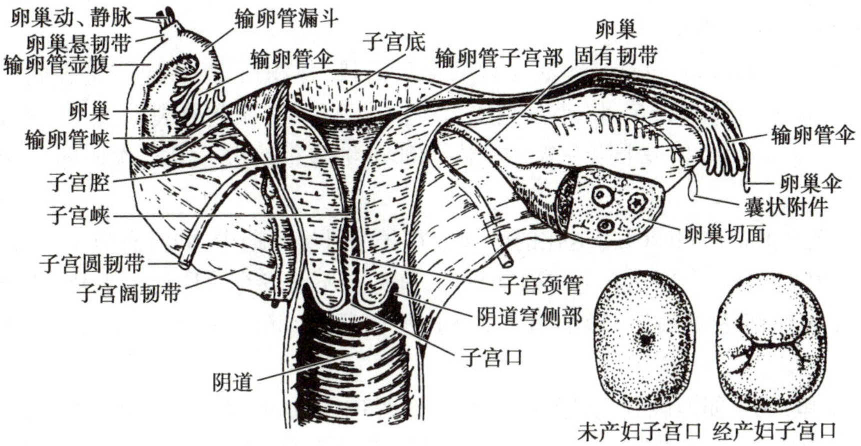

图8-8　女性内生殖器

ER-8-12

卵巢、输卵管、子宫及阴道标本标注照片

2. **卵巢的微细结构**　卵巢表面覆有一层扁平或立方上皮，上皮下方为白膜。卵巢的实质包括位于外周部的**皮质**和中央部的**髓质**。其中皮质较厚，由不同发育阶段的卵泡、黄体、白体、闭锁卵泡以及结缔组织构成；髓质范围较小，由结缔组织构成，含有较多的血管和淋巴管等（图8-9）。

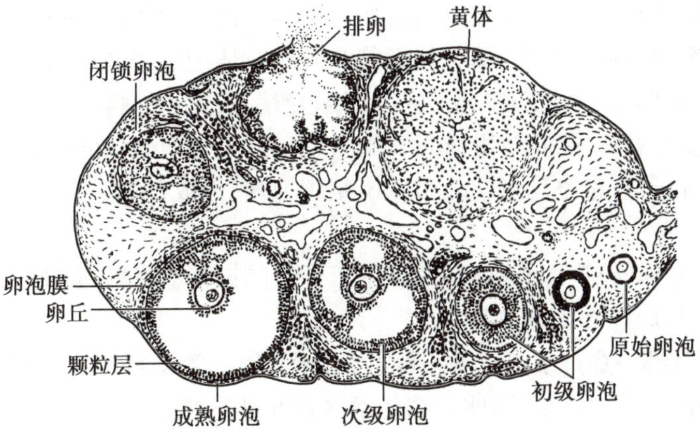

图8-9　成年卵巢切面微细结构模式图

笔记栏

（1）**卵泡的发育**：卵泡是由中央的一个初级卵母细胞及其周围众多卵泡细胞组成的球泡状结构，卵泡的发育与成熟是一个连续的生长过程，一般可分为**原始卵泡**、**初级卵泡**、**次级卵泡**和**成熟卵泡**四个阶段，初级卵泡和次级卵泡合称**生长卵泡**。

原始卵泡（primordial follicle）位于卵巢皮质的浅部，体积小，数量多，是处于静止状态的卵泡。原始卵泡由一个初级卵母细胞及外周单层扁平的卵泡细胞构成。

初级卵泡（primary follicle）的结构特点是初级卵母细胞体积增大，卵泡细胞增生，并由最初单层扁平的细胞转变为单层立方或柱状，随后细胞增生为多层，形成复层上皮；初级卵母细胞与卵泡细胞或放射冠之间出现透明带，卵泡膜开始分化；紧贴透明带的一层柱状卵泡细胞呈放射状排列，称**放射冠**（corona radiata）。

次级卵泡（secondary follicle）的结构特点是初级卵母细胞继续生长增大和分化，卵泡细胞间出现卵泡腔，卵泡细胞进一步增生，又称颗粒细胞，并形成卵泡壁的颗粒层。次级卵泡接近成熟时，卵泡腔合并变大，卵丘逐渐形成。卵丘是初级卵母细胞、透明带、放射冠和一部分颗粒细胞共同突入卵泡腔形成。卵泡膜进一步分化为内、外两层，内层为膜细胞，外层为富含毛细血管的结缔组织。

成熟卵泡（mature follicle）是卵泡发育的最后阶段，体积最大，并向卵巢表面突出，其内的初级卵母细胞在排卵前 36~48 小时完成第一次成熟分裂（减数分裂），产生一个**次级卵母细胞**（secondary oocyte）和一个第一极体。次级卵母细胞很快进入第二次成熟分裂，并停留于分裂中期。

闭锁卵泡（atretic follicle）为退化的卵泡。在每个月经周期中，同时有数十个原始卵泡生长发育，但通常只有一个卵泡发育成熟并排卵，其他在不同发育阶段逐渐退化，称**闭锁卵泡**。次级卵泡和成熟卵泡闭锁后，形似黄体结构，称**间质腺**（interstitial gland），能分泌少量雌激素。

（2）**排卵**：成熟卵泡破裂，次级卵母细胞、透明带及放射冠随卵泡液自卵巢排出的过程称**排卵**。正常情况下，青春期开始至绝经前，卵巢每 28 天排卵一次，排卵时间约在每个月经周期的第 14 天。通常左、右侧卵巢交替排卵，每次排 1 个卵，偶尔也可同时排 2 个或以上。女性一生中排出 400~500 个卵。

卵排出后，若在 24 小时内受精，次级卵母细胞在精子穿入的刺激下完成第二次成熟分裂，产生 1 个成熟的卵细胞和 1 个第二极体；若未受精，次级卵母细胞 24 小时左右退化消失。

（3）**黄体的形成和退化**：卵巢排卵后，在黄体生成素的作用下，卵泡壁的颗粒细胞和卵泡膜内层的膜细胞体积增大，并分化成富含血管的内分泌细胞团，肉眼观之呈黄色，称**黄体**。黄体内**颗粒黄体细胞**分泌孕激素，**膜黄体细胞**与颗粒黄体细胞协同作用分泌雌激素。

ER-8-13

卵巢的微细结构标注显微镜照片

黄体发育因卵细胞是否受精差异甚大。若未受精，黄体小而持续时间短（仅维持 2 周），称**月经黄体**。若受精并妊娠，黄体继续发育增大，直径可达 5cm，并可维持达 5~6 个月，称**妊娠黄体**。无论何种黄体，最终均退化而被结缔组织取代，形成**白体**。

（二）输卵管

输卵管（uterine tube）连于子宫底两侧，位于子宫阔韧带上缘内，长 10~14cm。全长由内侧向外侧可分为四部（图 8-2、图 8-8）：

1. **输卵管子宫部**　穿过子宫壁的一段，内侧端有**输卵管子宫口**通子宫腔。
2. **输卵管峡部**　短而狭窄，输卵管结扎术多在此部进行。
3. **输卵管壶腹部**　管腔膨大，约占输卵管全长的 2/3，卵细胞通常在此部受精。
4. **输卵管漏斗部**　是输卵管的外侧段，管腔扩大成漏斗状，漏斗的中央有**输卵管腹腔**

口,与腹膜腔相通。漏斗部的周缘有许多细长的突起,称**输卵管伞**。

(三) 子宫

子宫(uterus)为壁厚、腔小的肌性器官,是产生月经和孕育胎儿的部位。其形态、位置、结构、大小随年龄、月经和妊娠情况而变化。

1. **子宫的形态** 成人未孕子宫似前后稍扁的倒置梨形,长7~8cm,宽4~5cm,厚2~3cm,可分为子宫底、子宫体和子宫颈三部分(图8-10)。

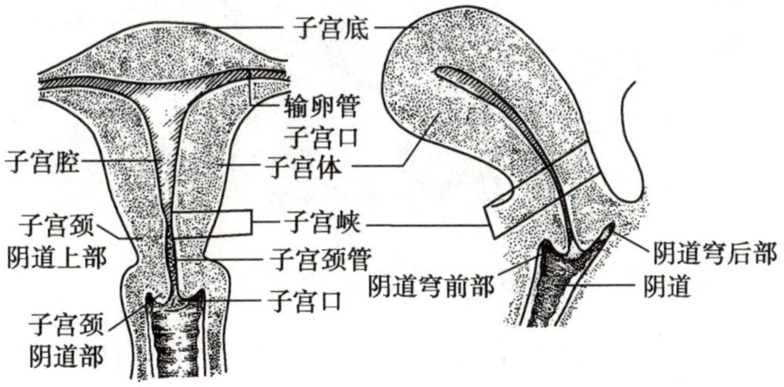

图8-10 子宫的分部

子宫底为子宫上端、两侧输卵管子宫口平面以上宽而圆凸的部分。**子宫体**为子宫底与子宫颈之间的部分。**子宫颈**为下端细长的部分,分为**子宫颈阴道上部**和**子宫颈阴道部**。子宫颈阴道上部是子宫颈在阴道以上的部分;子宫颈阴道部占子宫颈下1/3,即子宫颈突入阴道的部分,被阴道包绕。在子宫颈阴道上部与子宫体相接处,较狭细,称**子宫峡**,在非妊娠期不明显,长约1cm,在妊娠期逐渐伸展变长,可达7~11cm,形成子宫下段。

子宫的内腔包括两部分,其中上部位于子宫体内,称**子宫腔**,呈底在上、前后扁的三角形,底两端通输卵管,向下通子宫颈管;下部在子宫颈内,称**子宫颈管**,呈梭形,下口通阴道,称**子宫口**。

2. **子宫的位置** 子宫位于盆腔中央、膀胱与直肠之间,下端接阴道,两侧有卵巢和输卵管,临床上将卵巢和输卵管合称**子宫附件**。成年女性的子宫通常呈前倾前屈位(图8-2)。前倾指整个子宫向前倾斜,子宫的长轴与阴道的长轴形成向前开放的角度,稍大于90°;前屈指子宫体和子宫颈之间形成一个向前开放的钝角。子宫的位置也受膀胱和直肠充盈程度的影响。

3. **子宫的固定装置** 子宫借韧带、阴道、尿生殖膈和盆底肌等维持其位置和姿势。子宫的韧带主要有以下四对(图8-11):

盆腔示子宫圆韧带标本标注照片

(1) **子宫阔韧带**:由子宫前、后面的腹膜自子宫侧缘延伸至盆腔侧壁和盆底的双层腹膜构成;其上缘游离,内有输卵管。子宫阔韧带可限制子宫向两侧移位。

(2) **子宫圆韧带**:为一对扁索状韧带,由结缔组织和平滑肌构成。起自子宫底两侧,向前经过腹股沟管,止于阴阜及大阴唇的皮下。其作用是维持子宫前倾位。

(3) **子宫主韧带**:位于子宫阔韧带下部两层之间,由结缔组织和平滑肌构成,自子宫颈两侧连到盆腔侧壁。其作用是防止子宫下垂。

(4) **子宫骶韧带**:由结缔组织和平滑肌构成。起自子宫颈后面,向后绕过直肠,附着于骶骨前面。其作用是维持子宫前屈位。

4. **子宫壁的微细结构** 子宫壁分为三层,由外向内分别是:外膜、肌层和内膜(图8-12)。

(1) **外膜**:除子宫颈部分为纤维膜外,其余大部分均为浆膜。

笔记栏

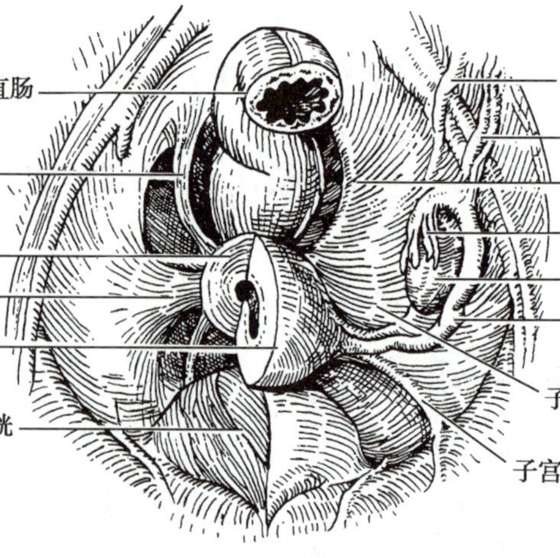

图 8-11 子宫的固定装置

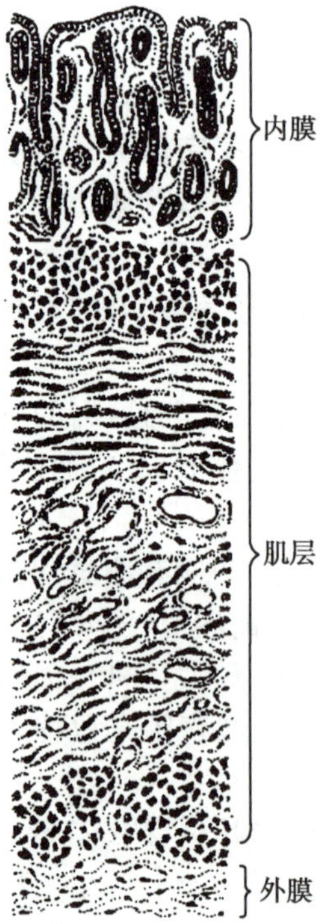

图 8-12 子宫壁的微细结构模式图

ER-8-15

子宫壁微细结构标注显微镜照片

（2）**肌层**：子宫肌层很厚，由平滑肌和结缔组织构成，肌纤维束交错走行，分层不明显。结缔组织中含有丰富的未分化间充质细胞。

（3）**内膜**：子宫内膜由上皮和固有层组成。上皮为单层柱状，由少量纤毛细胞和大量分泌细胞组成。固有层由疏松结缔组织构成，较厚，内含丰富的子宫腺、螺旋动脉和大量分化程度较低的基质细胞。该细胞呈梭形或星形；细胞核大而圆；细胞质较少。基质细胞可合成和分泌胶原蛋白，并随妊娠及月经周期变化而增生与分化。

子宫内膜分为功能层和基底层两部分：位于浅表的称**功能层**，约占内膜厚度的4/5，随月经周期发生周期性脱落，妊娠时胚泡植入该层，并在此生长发育为胎儿；位于深部的称**基底层**，较薄，约占内膜厚度的1/5，不随月经周期发生周期性剥脱，并有较强的增生和修复能力，可以产生新的功能层。

（4）**子宫内膜的周期性变化**：自青春期开始，子宫内膜在卵巢分泌的雌、孕激素的作用下，出现周期性变化。子宫内膜的周期性变化称**月经周期**。一般将子宫内膜的周期性变化分为月经期、增生期和分泌期三个时期。

月经期为月经周期的第1～4天，即从月经开始到出血停止为止。此期子宫内膜功能性缺血坏死和脱落，脱落的子宫内膜随血液一起经阴道排出，形成月经。

增生期为月经周期的第5～14天，即从月经结束至排卵为止。子宫内膜增生修复形成新的功能层。月经周期的第14天卵泡壁破裂，发生排卵。

分泌期为月经周期的第15～28天，卵巢排卵后形成黄体，故又称黄体期。子宫内膜进一步增厚，子宫腺迂曲，腺细胞分泌活动旺盛。如受精，此时子宫内膜适宜于胚泡的植入和发育；如未受精，黄体于形成后第14天开始退化，子宫内膜开始脱落，进入下一个月经周期。

（5）**卵巢和子宫内膜周期性变化的神经内分泌调节**：下丘脑-腺垂体-卵巢轴可调节子宫内膜的周期性变化。下丘脑神经内分泌细胞产生促性腺激素释放激素（GnRH）使腺垂体分泌卵泡刺激素（FSH）和黄体生成素（LH）。FSH 可促进卵泡生长、成熟并分泌大量雌激素。此时子宫内膜转入增生期。当血中雌激素达到一定浓度时，反馈作用于下丘脑和垂体，抑制腺垂体分泌 FSH 而促进其分泌 LH。当 FSH/LH 水平达到一定比例时，卵巢排卵并形成黄体，产生孕激素和雌激素，使子宫内膜进入分泌期。当血中孕激素增加到一定浓度时，又反馈作用于下丘脑和垂体，抑制 LH 的释放，于是黄体退化，血中孕激素和雌激素水平减少，此时子宫内膜进入月经期。

（四）阴道

阴道（vagina）是前后略扁的肌性管道，富有伸展性，连接子宫和外生殖器，为排出月经、娩出胎儿和导入精液的通道。阴道前邻膀胱和尿道，后邻直肠，向下穿尿生殖膈。阴道下端以**阴道口**开口于阴道前庭后部；上端宽阔，包绕子宫颈阴道部形成环行凹陷，称**阴道穹**，分前部、后部和两侧部，后部最深，与直肠子宫陷凹毗邻（图 8-2）。

（五）前庭大腺

前庭大腺（greater vestibular gland）位于阴道口的两侧、前庭球后端的深面，形如豌豆，导管向内开口于阴道前庭，如因炎症阻塞导管，可形成前庭大腺囊肿（图 8-13）。

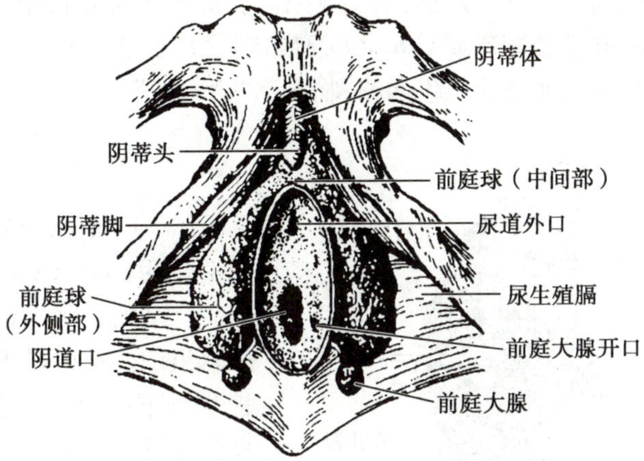

图 8-13　阴蒂、前庭球及前庭大腺

二、女性外生殖器

女性外生殖器统称**女阴**，包括阴阜、大阴唇、小阴唇、阴道前庭、阴蒂和前庭球。阴道前庭为两侧小阴唇之间的裂隙，前部有较小的尿道外口，后部有较大的阴道口；在阴道口与小阴唇之间偏后方有前庭大腺导管的开口（图 8-14）。

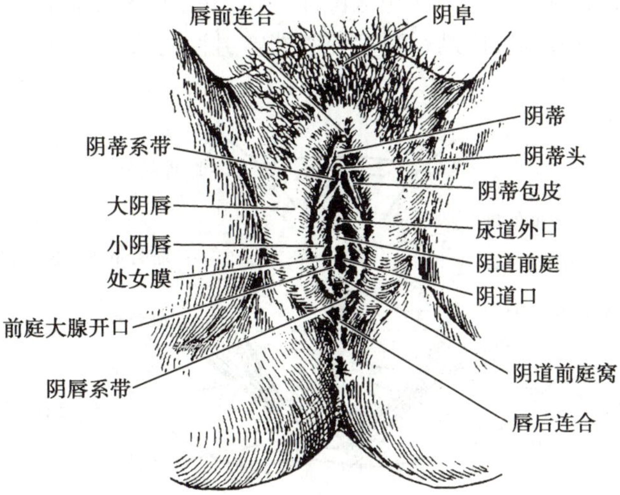

图 8-14　女性外生殖器

笔记栏

【附】女性乳房和会阴

一、乳房

1. **乳房的位置** **乳房**(mamma)位于胸前部、胸大肌和胸肌筋膜浅面,上界平第2~3肋,下界平第6~7肋,内侧界至胸骨旁线,外侧界可达腋中线,乳头位于第4肋间隙或第5肋与锁骨中线相交处。

2. **乳房的形态** 成年未孕女性乳房呈半球形,中央有**乳头**,其顶端有输乳管的开口,乳头周围皮肤颜色较深为**乳晕**。

3. **乳房的结构** 乳房由皮肤、脂肪组织和乳腺组织等构成(图8-15)。每个乳房有15~20个**乳腺叶**,每个乳腺叶中各乳腺小叶的导管逐渐汇合成一条排泄管,称**输乳管**,开口于乳头。乳腺叶和输乳管以乳头为中心呈放射状排列。乳房皮肤与乳腺深面的深筋膜之间连有许多结缔组织小束,称**乳房悬韧带**或**Cooper韧带**,对乳房起支持作用。乳腺癌时乳房悬韧带若受侵犯而缩短,牵拉表面皮肤产生凹陷,临床称"酒窝征"。

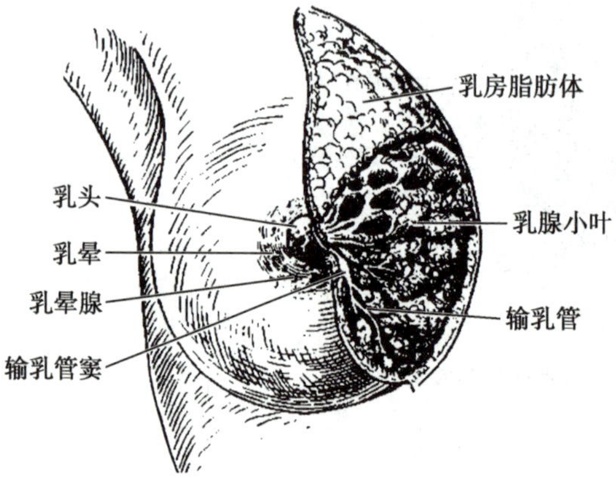

图8-15 女性乳房

ER-8-16

乳房标本和微细结构标注照片

二、会阴

(一)会阴的位置和分部

会阴(perineum)有广义和狭义之分。广义的会阴是指封闭骨盆下口的全部软组织。此区呈菱形,其境界:前为耻骨联合下缘;后为尾骨尖;两侧为耻骨、坐骨和骶结节韧带。经两坐骨结节之间的连线将会阴分为前、后两部分:前部为**尿生殖区(尿生殖三角)**,后部为**肛区(肛门三角)**(图8-16)。狭义的会阴是指肛门和外生殖器之间的软组织,产妇分娩时,要保护此区,以免造成会阴撕裂。

(二)会阴的层次结构

1. **尿生殖膈**(urogenital diaphragm) 由尿生殖膈上筋膜、尿生殖膈下筋膜和其间的横纹肌(会阴深横肌)共同构成。位于尿生殖区深部,从前下方封闭骨盆下口前半,介于耻骨弓和两侧坐骨结节之间,加强盆底,协助承托盆腔脏器。男性的尿生殖膈有尿道通过,女性的有尿道和阴道通过(图8-16)。

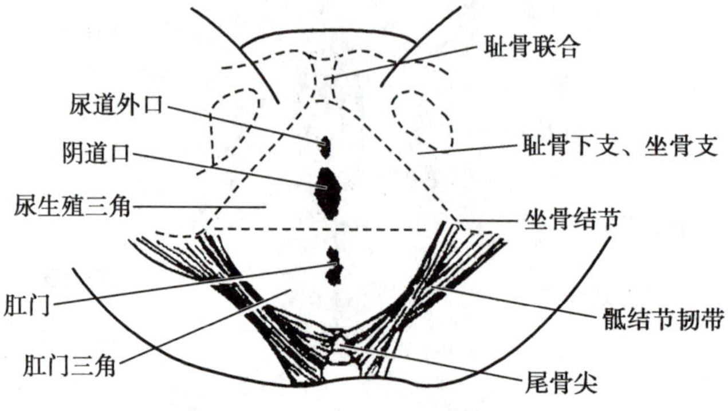

图8-16 会阴的境界

2. **盆膈**(pelvic diaphragm) 由盆膈上筋膜、盆膈下筋膜和其间的肛提肌等共同构成。位于肛区的深部,封闭骨盆下口的大部,中央有肛管通过。

(三)坐骨肛门窝

坐骨肛门窝(ischioanal fossa)又名**坐骨直肠窝**,为成对的楔形腔隙,位于肛管与坐骨之间,在冠状面上呈三角形。坐骨肛门窝内除血管、淋巴管、淋巴结及神经外,尚有大量的脂肪组织,但窝内脂肪的血液供应欠佳,是感染较多的部位,且易形成脓肿或瘘管。

笔记栏

ER-8-17

男性和女性会阴标本标注照片

知识链接

女性泌尿系统和生殖系统易感染的解剖学基础

在女性,尿道外口、阴道口和肛门三者的距离很近,很容易发生交叉感染。由于女性尿道短,细菌很容易侵犯到尿道,形成泌尿系统感染(如尿道炎、膀胱炎等)。不良的卫生条件有可能使细菌在阴道内繁殖形成阴道炎,向上扩展可形成子宫内膜炎或附件炎。因此女性泌尿和生殖系感染的发病率要比男性高许多倍。

学习小结

生殖系统分为男性生殖系统和女性生殖系统,两者皆包括内生殖器和外生殖器两部分。男性内生殖器由生殖腺(睾丸)、输精管道(附睾、输精管、射精管和尿道)和附属腺(精囊、前列腺和尿道球腺)组成。外生殖器包括阴囊和阴茎。睾丸呈扁椭圆形,位于阴囊内,被分割成许多睾丸小叶,小叶内有生精小管,其上皮是产生精子的场所。生精小管之间有睾丸间质,能分泌男性激素。睾丸产生的精子贮存于附睾内,输精管是附睾管的延续,分为睾丸部、精索部、腹股沟管部和盆部。精子经输精管、射精管和尿道排出体外。男性尿道包括前列腺部、膜部和海绵体部三部分,有三个狭窄(尿道内口、膜部和尿道外口)和两个弯曲(耻骨下弯、耻骨前弯)。附属腺包括前列腺、精囊和尿道球腺,其分泌的液体与精子相混合构成精液,有利于精子的生存和活动。

女性内生殖器由生殖腺(卵巢)、输送管道(输卵管、子宫、阴道)和附属腺(前庭大腺)组成。卵巢位于盆腔侧壁,髂内、外动脉的夹角处,呈扁卵圆形。卵巢实质有皮质和髓质构成,其皮质由不同发育阶段的卵泡、黄体、白体、闭锁卵泡以及结缔组织构成。卵巢能产生卵细胞及分泌女性激素。输卵管连于子宫底两侧,由内侧向外侧可分为子宫部、输卵管峡部、输卵管壶腹部和输卵管漏斗部。子宫位于盆腔中央、膀胱与直肠之间,呈前倾前屈位,分为子宫底、子宫体和子宫颈三部分,其固定装置包括子宫阔韧带、子宫圆韧带、子宫主韧带和子宫骶韧带,子宫壁由外向内依次为外膜、肌层和内膜,其内膜在激素的作用下有周期性变化。阴道连接子宫和外生殖器,其上端包绕子宫颈阴道部,形成阴道穹,阴道后穹与直肠子宫陷凹毗邻。

扫一扫,测一测

(牟芳芳)

复习思考题

1. 根据男性尿道的解剖特点,阐述插导尿管时应注意什么。

笔记栏

2. 根据所学的解剖知识,叙述精子从产生到排出体外经过哪些主要部位,附属腺产生的液体在哪些部位与精子汇合。

3. 卵细胞或受精卵经何途径到达子宫?

4. 卵巢的形态与年龄的关系如何?

5. 维持成年未孕女性子宫正常位置的解剖学基础是什么?

第九章

循 环 系 统

PPT 课件

学习目标

1. 掌握循环系统的组成、心血管系统的组成；体循环和肺循环的循环路径；心的位置；心主要外形和各腔结构；心传导系统和心的血管；主动脉的分段及其重要分支；全身各部主要体循环动脉的名称、位置及主要分布范围；上腔静脉系和下腔静脉系的主要收纳范围；头颈、上肢和下肢主要浅静脉的名称、起始、位置及汇入深静脉的部位，头颈、上肢和下肢主要深静脉的名称和汇入；门静脉的组成、位置、主要属支和收纳范围；淋巴系统的组成和功能；主要淋巴器官的位置、形态和主要功能。

2. 熟悉颈动脉窦及颈动脉小球的位置和功能；全身主要动脉的摸脉点；胸腔、腹腔和盆腔主要静脉的名称、汇入及收集范围；门脉高压时通过食管静脉丛和直肠静脉丛的侧支循环途径；淋巴导管的名称、收集的淋巴干、收纳范围和注入静脉的部位。

3. 了解动脉、毛细血管和静脉的微细结构特点；血管吻合以及侧支循环；心壁和心包的形态结构，心的体表投影；动脉导管索的位置；淋巴管道的特点，全身主要部位淋巴结的名称、收集淋巴的范围及回流。

循环系统由心血管系统和淋巴系统组成，它们是闭合的管道系统。

第一节　心血管系统

一、总论

（一）心血管系统的组成

心血管系统由**心**（heart）、**动脉**（artery）、**静脉**（vein）和**毛细血管**（capillary）组成（图 9-1），其内循环流动着血液。

1. **心**　为连接动脉和静脉的动力器官，相当于血液的“动力泵”。由心房和心室构成，心房连接静脉，心室发出动脉。血液由静脉流入心，再由动脉流出心，从而使血液产生定向流动。

2. **动脉**　为运送血液离心而行的管道，动脉分支逐级变细，最后移行于毛细血管。

动脉包括**大动脉**、**中动脉**、**小动脉**和**微动脉**，其管壁相对较厚，结构基本相同，均由内膜、中膜和外膜组成。随着动脉管径变细，其管壁逐渐变薄，但各级动脉之间相互移行没有明显界限。

（1）**大动脉**：包括主动脉、肺动脉、头臂干、颈总动脉和锁骨下动脉等。大动脉管壁内膜

笔记栏

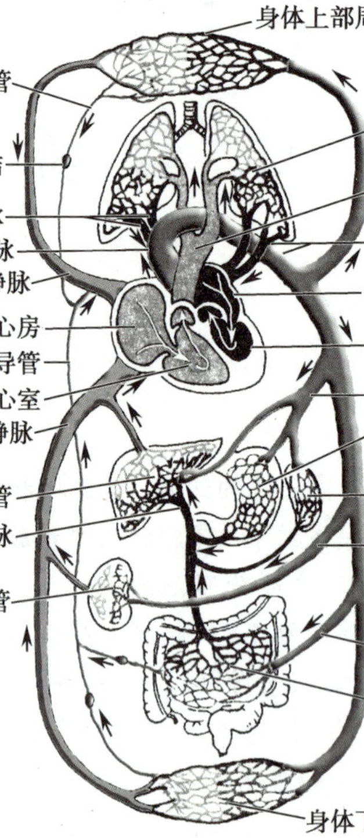

图 9-1 血液循环示意图

由内皮和内皮下层构成。其内皮下层较厚，内皮下层之外是内弹性膜，与中膜的弹性膜相连，故内膜与中膜分界不清楚；中膜含 40~70 层的弹性膜，故大动脉又称**弹性动脉**；外膜由结缔组织构成，无明显的外弹性膜。

(2) **中动脉**（图 9-2）：人体内除大动脉外，凡在解剖学上有名称的动脉均属中动脉。中动脉管壁的内皮下层很薄，内弹性膜明显；**中膜**较厚，由 10~40 层环行平滑肌纤维组成，故中动脉又称**肌性动脉**。平滑肌纤维间夹有弹性纤维和胶原纤维；**外膜**厚度与中膜相近，由较疏松的结缔组织组成，其中含血管、淋巴管和神经；外膜与中膜交界处常见明显的外弹性膜。

(3) **小动脉和微动脉**：管径在 0.3~1mm 的动脉称**小动脉**，中膜有 3~9 层平滑肌，故亦属肌性动脉。管径在 0.3mm 以下的动脉称**微动脉**，内皮下只有极薄的内皮下层，无内弹性膜；中膜有 1~2 层平滑肌，因此亦属肌性动脉；外膜较薄。

3. **静脉** 为运送血液回心的血管。由毛细血管汇合而成，一般从小到大逐级汇合，管径随之增粗，管壁逐渐变厚，最终与心房相接续（图 9-1）。

静脉根据管径的大小和管壁的结构特点分为**微静脉**、**小静脉**、**中静脉**和**大静脉**。和与其伴行的动脉相比，静脉的形态结构具有以下特点（图 9-2）：①管径粗，管壁薄，弹性小，常塌陷变扁；②静脉壁内无明显的内、外弹性膜，故内膜、中膜和外膜间分界不清；中膜

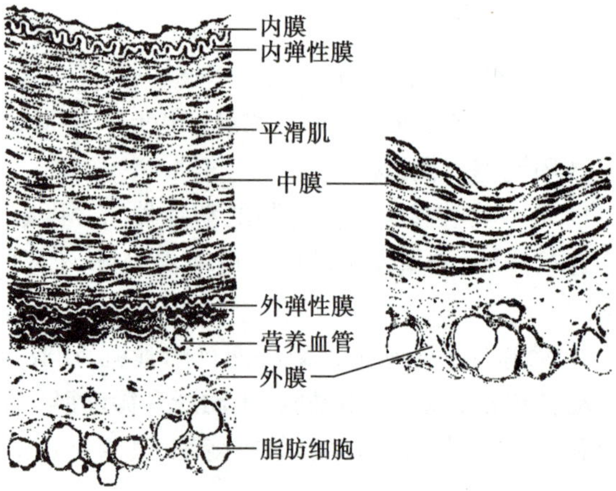

图 9-2 中动脉（左）和中静脉（右）

ER-9-1 大动脉微细结构标注显微镜照片

ER-9-2 中动脉微细结构标注显微镜照片

ER-9-3 小动脉和微动脉微细结构标注显微镜照片

笔记栏

薄，外膜厚，中膜结缔组织成分较多，平滑肌和弹性组织较少；③管径在 2mm 以上的静脉，尤其是下肢静脉常有瓣膜，其作用是防止血液逆流。

4. **毛细血管**　为连接动、静脉末梢间的管道，是人体内管径最细、分布最广的血管，除角膜、晶状体和毛发等部位外，遍布全身。毛细血管彼此吻合成网，管内血流缓慢，管壁有通透性，是血液与周围组织细胞进行物质交换的主要场所。

（1）**毛细血管的结构**：毛细血管数量多，管壁薄，管径为 5~8μm，管壁主要由一层内皮细胞和基膜组成。内皮细胞沿血管长轴排列，相邻的内皮细胞互相嵌合（图 9-3）。内皮细胞与基膜之间常存在一种扁平、有突起的细胞，称周细胞，其功能尚不清楚。

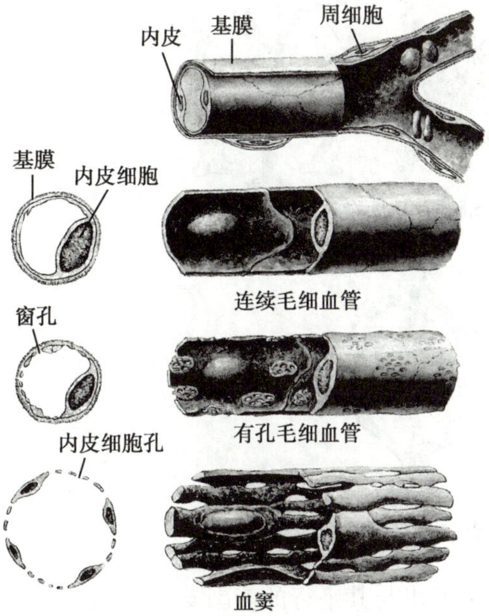

图 9-3　毛细血管结构模式图

（2）**毛细血管的分类**：光镜下观察，各组织、器官内的毛细血管结构相似。电镜下，根据内皮细胞和基膜的结构特点，将毛细血管分为连续毛细血管、有孔毛细血管和血窦三种类型。

连续毛细血管的主要特点是内皮细胞互相连续，内皮细胞间由紧密连接相连，基膜完整。主要分布于结缔组织、肌组织、肺和中枢神经等处。

有孔毛细血管的主要特点是内皮细胞不含核的部分很薄，有许多贯通细胞的小窗孔，孔上有或无隔膜封闭，基膜完整。主要分布于胃肠黏膜、某些内分泌腺和肾血管球等处。

ER-9-4 毛细血管的微细结构和超微结构标注照片

血窦亦称**窦状毛细血管**，管腔较大，内皮细胞之间的间隙较大，内皮细胞上有窗孔，基膜不完整甚至缺如。主要分布于肝、脾、骨髓和某些内分泌腺。

（二）心血管系统的主要功能

心血管系统的功能主要是将消化吸收的营养物质和肺吸入的氧通过血液运送到全身的器官、组织和细胞，同时将全身各部位组织细胞产生的代谢产物及二氧化碳运送到肾、肺和皮肤等处，再排出体外。内分泌系统所产生的激素也通过血液运输到相应的靶器官，实现体液调节。此外，心血管系统可分泌心房钠尿肽（又称心钠素）、肾素等多种生物活性物质，参与机体功能的调节。

（三）血液循环的径路

血液在心血管系统内周而复始的流动，主要循环径路包括**体循环**（systemic circulation）和**肺循环**（pulmonary circulation）（图 9-1）。

ER-9-5 动画：体循环

1. **体循环（大循环）**　含氧丰富的动脉血由左心室输出，经主动脉及其分支到达全身毛细血管，在此与周围的组织细胞进行物质和气体交换，将鲜红色的动脉血变成了暗红色的静脉血，再通过各级静脉向心回流，最后经上、下腔静脉及心冠状窦返回右心房，这一循环途径称**体循环**。

ER-9-6 动画：肺循环

2. **肺循环（小循环）**　含氧量低的静脉血由右心室输出，经肺动脉干及其各级分支到达肺泡毛细血管，在此进行气体交换，使低氧血变成了高氧血（动脉血），再经肺静脉的各级属支，最后经肺静脉回到左心房，这一循环途径称**肺循环**。

笔记栏

体循环和肺循环同时进行，彼此通过左、右房室口相衔接。体循环的特点是：路程长，流经范围广，以动脉血滋养全身各部，并将全身各部的静脉血运回心。肺循环的特点是：路程较短，只通过肺，主要完成血液的气体交换，使低氧血转变成高氧血。

（四）血管吻合和侧支循环

1. **血管吻合** 人体的血管除经动脉、毛细血管、静脉相连通外，动脉与动脉之间、静脉与静脉之间甚至动脉与静脉之间可借血管支（吻合支或交通支）彼此连结，形成**血管吻合**（图 9-4）。血管吻合具有缩短循环途径、减少循环时间从而实现调节血流量等作用。

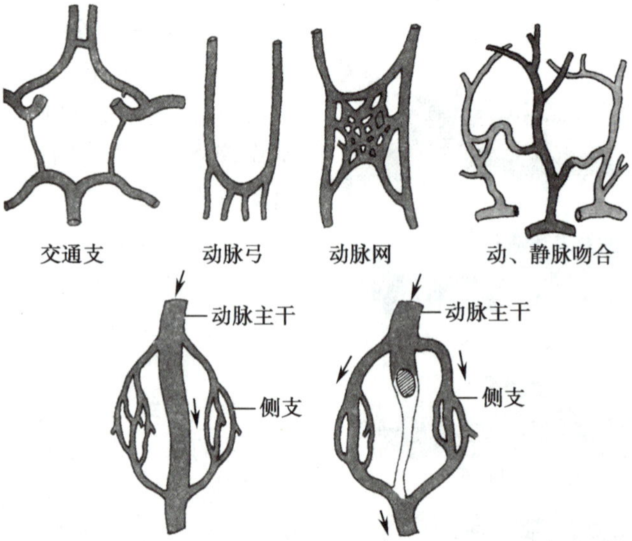

图 9-4 血管吻合与侧支循环示意图

2. **侧支循环** 人体内有的血管主干在行程中发出与其平行的侧副支，发自主干不同部位的侧副支彼此吻合，称**侧支吻合**。正常状态下侧副支比较细小，当主干阻塞时，血流可通过侧支吻合到达阻塞以后的血管受阻区。这种通过侧副支建立的循环称**侧支循环**或**侧副循环**。侧支循环对保证器官的血液供应有重要意义。

二、心

（一）心的位置和毗邻

心（heart）是一个中空多腔的肌性器官，位于胸腔的纵隔内，外面裹以心包，约 2/3 位于前正中线的左侧，1/3 位于前正中线的右侧（图 9-5）。

心前面与胸骨体和第 2~6 肋软骨相对；后方与食管、迷走神经及第 5~8 胸椎毗邻；两侧是胸膜腔和肺；上方连接出入心的大血管；下方贴膈。心的长轴斜向左前下方，与身体正中线构成 45°角。

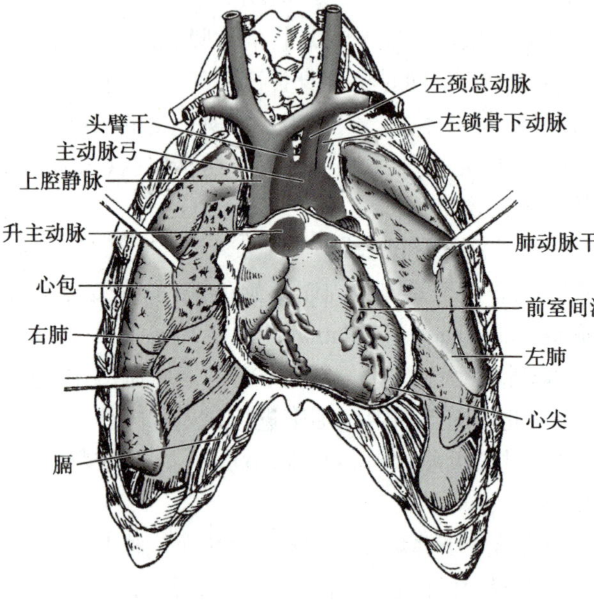

图 9-5 心的位置

ER-9-7
心的位置标本标注照片

（二）心的外形

心似倒置的、前后稍扁的圆锥体，有一尖、一底、两面和三缘，心表面还有三条浅沟（图9-6、图9-7）。

1. **心尖** 圆钝，朝向左前下方，由左心室构成，位于左侧第5肋间隙与锁骨中线交点内侧1~2cm处，在体表可扪及心尖搏动。

2. **心底** 朝向右后上方，和大血管相连，位置较固定，主要由左心房和小部分的右心房构成。

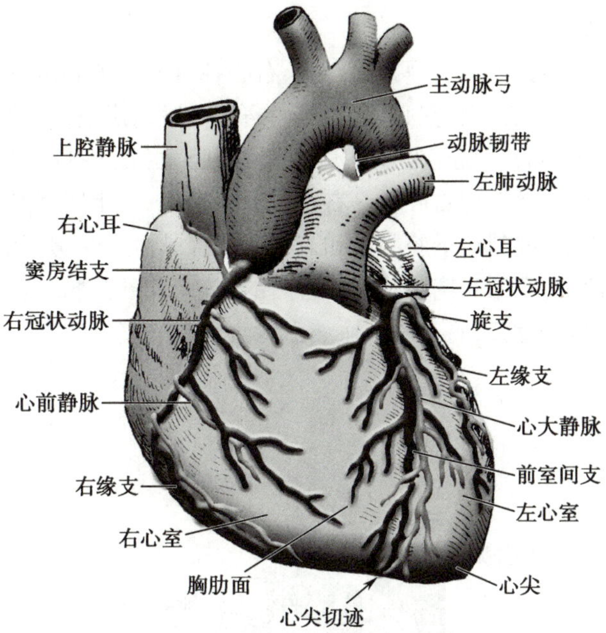

图9-6 心的外形和血管（前面观）

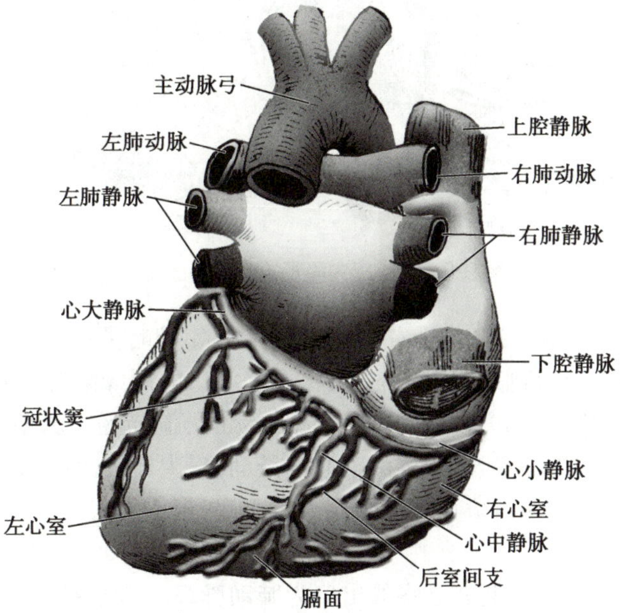

图9-7 心的外形和血管（后下面观）

笔记栏

ER-9-8

心的外形标本标注照片

ER-9-9

视频：心的外形标本讲解

ER-9-10

心的各腔标本标注照片

3. **心的面**　心的**胸肋面**（前面）朝向前上方，大部分由右心室、小部分由左心室构成。该面大部分被胸膜和肺遮盖；小部分与胸骨体下部和左侧第4~6肋软骨邻近。**膈面**（下面）近似水平位，毗邻膈，大部分由左心室、小部分由右心室构成。

4. **心的缘**　心的**下缘**（锐缘）介于膈面与胸肋面之间，接近水平位，由右心室和心尖构成；**左缘**（钝缘）大部分由左心室构成；**右缘**由右心房构成。

5. **心表面的浅沟**　**冠状沟**呈环形，近似冠状位，靠近心底，前方被肺动脉干所中断，为心房和心室在心表面的分界；**前室间沟**位于胸肋面，**后室间沟**位于膈面，两者从冠状沟分别经心室的前面和下面，走向心尖的右侧，是左、右心室在心表面的分界。

（三）心的内部结构

心被房间隔和室间隔分为左、右两部分，左、右心各自又分为心房和心室，因此心共有四个腔，即右心房、右心室、左心房和左心室，同侧心房和心室借房室口相通。

1. **右心房**（right atrium）　位于心的右侧，壁薄而腔大（图9-8）。右心房前上部呈三角形突起，紧贴肺动脉干的右缘，称**右心耳**。右心房有三个入口：**上腔静脉口**、**下腔静脉口**和**冠状窦口**，分别收纳来自上腔静脉、下腔静脉和冠状窦的静脉血。在房间隔右侧面中下部有一卵圆形凹陷，称**卵圆窝**，为胚胎时期卵圆孔闭合后的遗迹，此处薄弱，是房间隔缺损的好发部位。右心房的出口为**右房室口**，右心房的血液由此流入右心室。

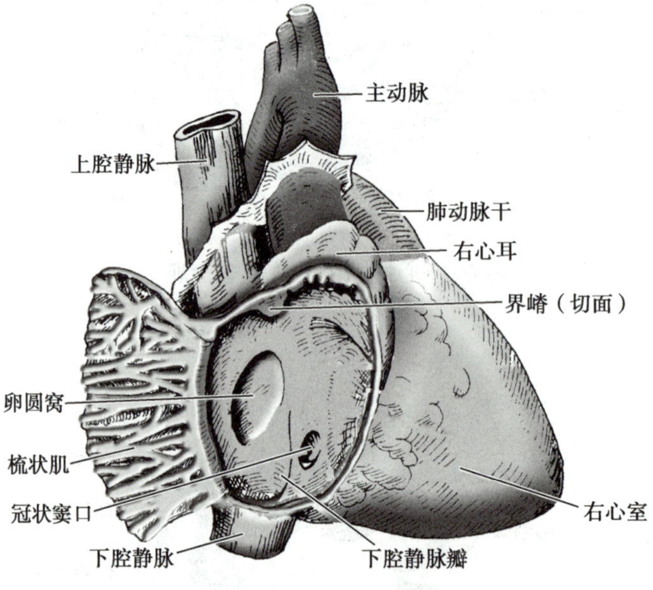

图9-8　右心房内面观（前外侧面观）

2. **右心室**（right ventricle）　位于右心房的前下方，室腔略呈锥体形（图9-9）。右心室有一个入口即**右房室口**，此口也是右心房的出口，右房室口的周缘附有三片三角形的瓣膜，称**三尖瓣**，亦称**右房室瓣**（图9-10）。右心室腔内锥体状的肌隆起称**乳头肌**，每个乳头肌尖端发出**腱索**与三尖瓣相连。当心室收缩时，由于血液推动，三尖瓣关闭，因乳头肌收缩和腱索牵拉，使瓣膜不致翻向心房，从而防止血液倒流入右心房；当心室舒张时，血液冲开三尖瓣，流入右心室。

右心室连接肺动脉干，因此右心室的出口为**肺动脉口**。右心室腔向肺动脉口延伸的部分呈倒置的漏斗状，称**动脉圆锥**。肺动脉口的周缘有三片半月形瓣膜，称**肺动脉瓣**。当心室收缩时，血流冲开肺动脉瓣，流入肺动脉；当心室舒张时，三个袋状瓣膜被倒流的血液充盈，

笔记栏

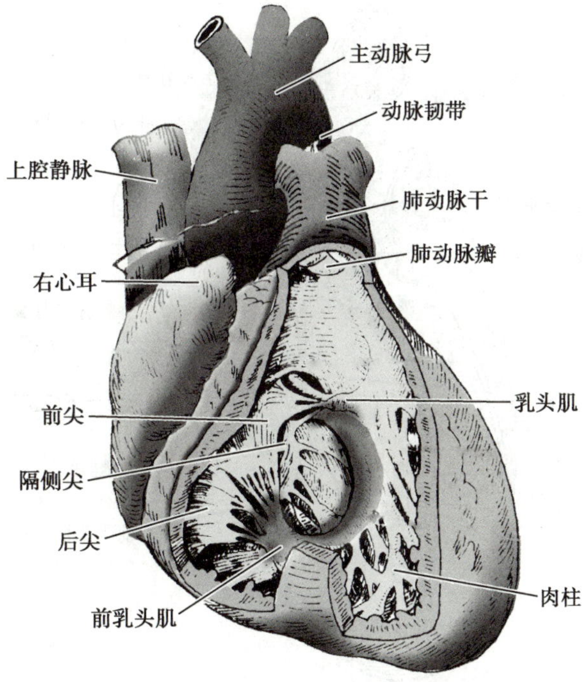

图 9-9 右心室内部结构（前面观）

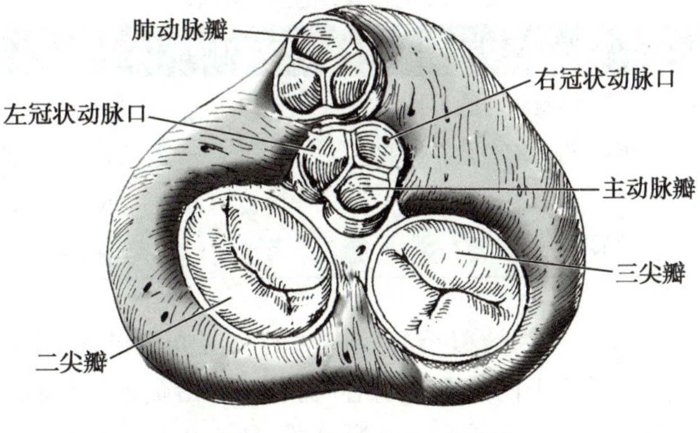

图 9-10 心的瓣膜（上面观）

将肺动脉口关闭，阻止血液倒流入右心室。

3. **左心房**(left atrium) 位于右心房的左后方，构成心底的大部分(图 9-11)。其向前突出的部分，称**左心耳**。左心房有四个入口，分别为左上、左下、右上、右下**肺静脉口**，位于左心房后部左、右两侧。左心房有一个出口，位于前下部，称**左房室口**，左心房的血液由此流入左心室。

4. **左心室**(left ventricle) 位于右心室的左后下方，室壁厚度约为右室壁的三倍(图 9-11)。左心室有一个入口为**左房室口**，即左心房的出口。左房室口的周缘附有两片瓣膜，称**二尖瓣**，亦称**左房室瓣**。二尖瓣同样借腱索与乳头肌相连(图 9-10)。左心室连接主动脉，故左心室的出口为**主动脉口**，主动脉口周缘附有三片半月形的**主动脉瓣**。二尖瓣和主动脉瓣防止血液倒流的原理分别同三尖瓣和肺动脉瓣(图 9-11，表 9-1)。

ER-9-11

心瓣膜标本和微细结构标注显微镜照片

（四）心壁的构造

心壁结构与血管类似，也由三层组成，从内向外依次为心内膜、心肌膜和心外膜。

笔记栏

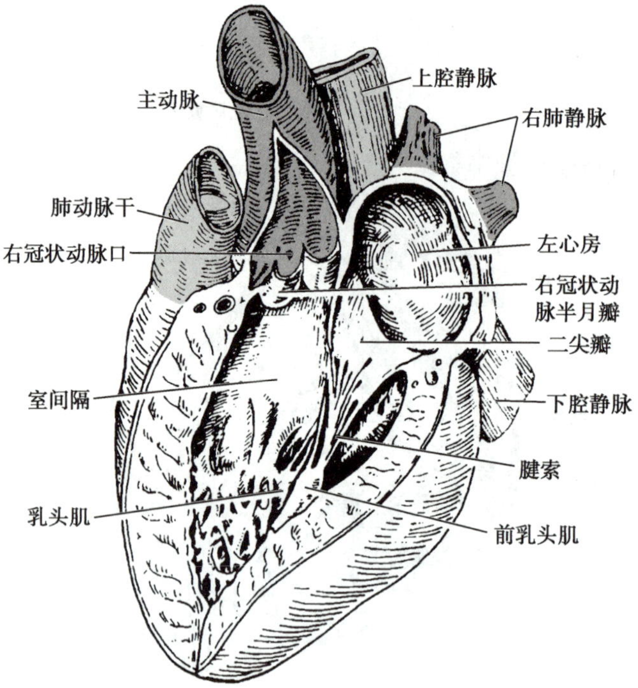

图 9-11 左心房和左心室（左前外侧面观）

表 9-1 心出入口的主要瓣膜

名称	位置	形态	心室收缩时	心室舒张时	作用
三尖瓣	右房室口	三片，借腱索与乳头肌相连	关闭	开放	防止血液倒流至右心房
二尖瓣	左房室口	两片，借腱索与乳头肌相连	关闭	开放	防止血液倒流至左心房
肺动脉瓣	肺动脉口	三个，半月形	开放	关闭	防止血液倒流至右心室
主动脉瓣	主动脉口	三个，半月形	开放	关闭	防止血液倒流至左心室

1. **心内膜**（endocardium） 为被覆于心腔内面的一层光滑的膜，由内皮、内皮下层和心内膜下层组成。心内膜下层位于内皮下层与心肌膜之间，由疏松结缔组织组成，其中含有血管和神经。心室的心内膜下层还分布有浦肯野纤维，属心传导系的分支。

2. **心肌膜**（myocardium） 包括心房肌和心室肌两部分。心肌膜主要由心肌纤维构成。心房肌较薄，心室肌很厚，大致可分内纵、中环、外斜三层。心房肌和心室肌之间有心骨骼，心骨骼由致密结缔组织形成，它构成心的支架，心房肌和心室肌附着于心骨骼，因此两者不连续。

ER-9-12

心壁微细结构标注显微镜照片

3. **心外膜**（epicardium） 是浆膜性心包的脏层，为浆膜，含血管和神经，并常有脂肪组织。

另外，心内膜凸向心腔折叠而成的薄片状结构构成心瓣膜（cardiac valve），与心骨骼的纤维环相连。心瓣膜是类风湿疾病易侵犯的部位，可使瓣膜发生变形和粘连等，从而在心脏收缩或舒张时引起瓣膜闭锁不全及狭窄等变化。

（五）心传导系

心肌纤维按形态和功能可分为两类：普通心肌纤维和特殊心肌纤维。普通心肌纤维的主要功能是收缩；特殊心肌纤维构成心传导系，其主要功能是产生和传导冲动，维持心的节律性活动。心传导系包括窦房结、房室结、房室束及其分支（图 9-12）。

笔记栏

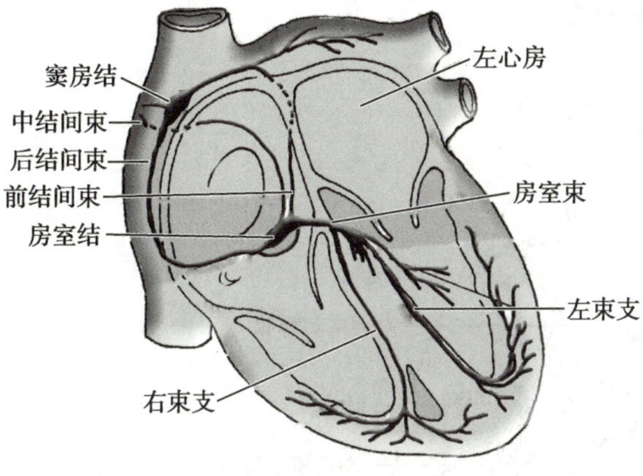

图 9-12 心传导系的模式图（前面观）

1. **窦房结**（sinuatrial node） 呈长梭形，位于上腔静脉与右心房交界处的心外膜深面。窦房结可自动发出节律性兴奋，是心的**正常起搏点**。由其产生的冲动传到心房肌，使心房肌收缩，同时也将冲动传至房室结。

2. **房室结**（atrioventricular node） 呈扁薄椭圆形，位于房间隔右侧面下部、冠状窦口前上方的心内膜深面。房室结将来自窦房结的冲动进行整合与延迟，然后下传至房室束。房室结为重要的次级起搏点，许多复杂的心律失常与其有关。

3. **房室束及分支** **房室束**（atrioventricular bundle）又称 His 束，起自房室结，行至室间隔上部，分成**左、右束支**，分别沿室间隔两侧心内膜深面下降至左、右心室，左、右束支的分支在心内膜下交织成心内膜下支，亦称 **Purkinje（浦肯野）纤维网**，最终与普通心室肌纤维相连，使心室肌收缩。

（六）心的血管

心的血液供应来自升主动脉发出的左、右冠状动脉；心的静脉血绝大部分经冠状窦汇入右心房。心本身的血液循环属于体循环的一部分。心仅占体重的 0.5%左右，而冠状动脉血流量占心输出量的 4%～5%。

1. **左冠状动脉**（left coronary artery） 起于升主动脉的左侧，向左行于左心耳与肺动脉干之间，然后分为前室间支和旋支（图 9-6）。**前室间支**亦称前降支，沿前室间沟下行，末梢多数绕过心尖右侧，与后室间支末梢吻合，主要营养左心室前壁、右心室前壁一小部分及室间隔的前 2/3；**旋支**亦称左旋支，从左冠状动脉主干发出后，沿冠状沟左侧走行，绕心左缘至左心室膈面，主要营养左心房及左心室前壁、侧壁和下壁。

2. **右冠状动脉**（right coronary artery） 起于升主动脉的右侧，行于右心耳与肺动脉干之间，再沿冠状沟右侧走行至心的膈面，主要分为**后室间支和右旋支**（图 9-6、图 9-7）。右冠状动脉主要营养右心房、右心室及室间隔的后 1/3，还发出分支至窦房结和房室结。

3. **心的静脉** 心的静脉血最后大部分由冠状窦汇集入右心房。

冠状窦（coronary sinus）位于心膈面左心房与左心室之间的冠状沟内，经下腔静脉口与右房室口之间的冠状窦口注入右心房，冠状窦的主要属支有（图 9-6、图 9-7、图 9-13）：①**心大静脉**：在前室间沟内伴前室间支上行，进入冠状沟，绕心左缘至心膈面注入冠状窦；②**心中静脉**：起于心尖部，在后室间沟上行，注入冠状窦；③**心小静脉**：起于下缘，行至冠状沟内，伴右冠状动脉向左注入冠状窦或心中静脉。

（七）心包

心包（pericardium）（图 9-14）是包裹心和出入心的大血管根部的膜性囊，分内、外两层，外层为纤维性心包，内层是浆膜性心包。

1. **纤维性心包**（fibrous pericardium） 由坚韧的致密结缔组织构成，上方包裹出入心的大血管根部，下方附着于膈的中心腱。

2. **浆膜性心包**（serous pericardium） 位于纤维性心包的内面及心的外表面，分为脏、壁两层。壁层与纤维性心包紧密相贴；脏层贴覆于心肌的表面，即构成心壁的心外膜。脏、壁

ER-9-13
浦肯野纤维网标本和微细结构标注显微镜照片

ER-9-14
动画：心传导系统的传导过程

ER-9-15
冠状动脉标本标注照片

笔记栏

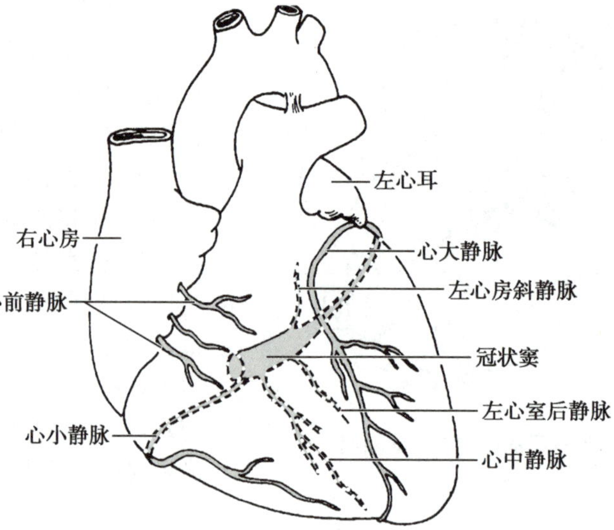

图 9-13 心的静脉模式图（前面观）

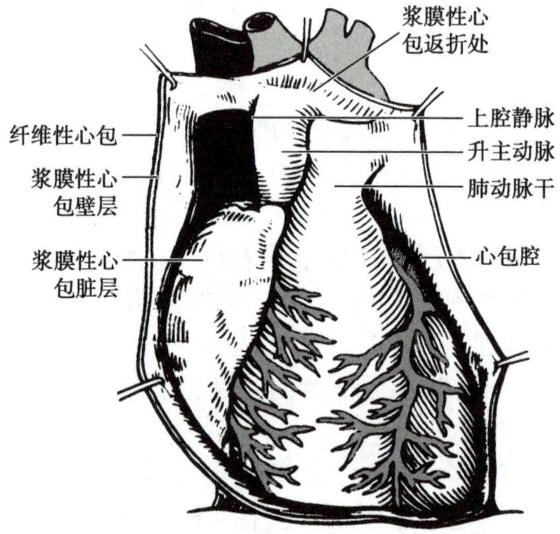

图 9-14 心包

两层在出入心的大血管根部互相移行，构成潜在的腔隙，称**心包腔**（pericardial cavity），内含少量浆液，在心的舒缩运动过程中起到润滑作用。

（八）心的体表投影

心外形的体表投影个体差异较大，也可因体位而有变化，通常采用 4 点连线法来确定（图 9-15）。①**左上点**：于左侧第 2 肋软骨的下缘，距胸骨左缘约 1.2cm 处；②**右上点**：于右侧第 3 肋软骨上缘，距胸骨右缘约 1cm 处；③**右下点**：于右侧第 7 胸肋关节处；④**左下点**：于左侧第 5 肋间隙，距前正中线 7~9cm。左、右上点连线为心的上界，左、右下点连线为心的下界，右上、下点之间微向右凸的弧形连线为心的右界，左上、下点之间微向左凸的弧形连线为心的左界。

ER-9-16
心包标本标注照片

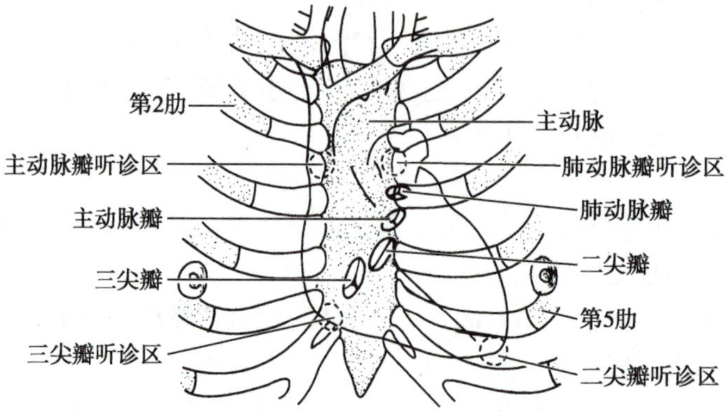

图 9-15 心的体表投影（冠状面）

笔记栏

知识链接

心的位置与安全有效的心外按压术

心外按压术用于临床心搏骤停患者的抢救。由于心前贴胸骨体，后邻胸椎体，相当于夹在两块硬板之间，只要两板之间的距离缩短，心就受到直接压迫而泵出血液。要使心外按压安全有效，按压方向一定要从胸骨体向后，因胸廓具有弹性，胸骨体被压时，肋骨曲度加大，压力解除后，肋因弹性回位，心受到牵引复原，静脉血得以被吸入右心房。注意不要直接按压胸骨体左侧的心前区，如此固然有效，但更易造成左侧肋骨骨折。

三、动脉

动脉（artery）为从心运送血液到全身各器官的血管。根据血液循环径路，可将其分为肺循环的动脉与体循环的动脉。

（一）肺循环的动脉

肺循环的动脉起自右心室，自肺动脉口首先形成一粗短的**肺动脉干**（pulmonary trunk）（图 9-6、图 9-7），它从升主动脉的前方向左后上方斜行，至主动脉弓下方分为**左肺动脉**和**右肺动脉**。左肺动脉较短，分两支进入左肺上、下叶。右肺动脉较长而粗，至右肺门处分为三支进入右肺上、中、下叶。在肺动脉干分叉处稍左侧有一纤维性的**动脉韧带**，连于主动脉弓，这是胚胎时期动脉导管闭锁后的遗迹。如果动脉导管出生后 6 个月未闭锁，则称动脉导管未闭，是一种常见的先天性心脏病。肺动脉干及其分支输送静脉血到肺。

ER-9-17

左、右肺动脉标本标注照片

（二）体循环的动脉

体循环的动脉起自左心室，经主动脉口发出**主动脉**（aorta）。主动脉及各级分支运送动脉血至全身各部。

1. **主动脉** 起始段为**升主动脉**（ascending aorta），由左心室发出后向右前上方斜行，达右侧第 2 胸肋关节高度移行为**主动脉弓**（aorta arch），其呈弓形弯向左后方，至第 4 胸椎体下缘高度向下移行为**降主动脉**。升主动脉发出左、右冠状动脉。主动脉弓凸侧自右向左共发出三大分支：**头臂干**、**左颈总动脉**和**左锁骨下动脉**。头臂干为一粗短干，向右上方斜行至右胸锁关节后方分为**右颈总动脉**和**右锁骨下动脉**（图 9-16）。降主动脉以膈肌主动脉裂孔为界分为**胸主动脉**（thoracic aorta）和**腹主动脉**（abdominal aorta）。腹主动脉沿脊柱左前方下降，至第 4 腰椎体下缘高度分为左、右**髂总动脉**（common iliac artery）。髂总动脉至骶髂关节前方分为**髂内动脉**和**髂外动脉**（图 9-16、图 9-17）。

ER-9-18

主动脉标本标注照片

ER-9-19

视频：主动脉标本讲解

2. **头颈部的动脉**

（1）**颈总动脉**（common carotid artery）：为头颈部的主要动脉干（图 9-18）。左侧起自主动脉弓，右侧自头臂干发出。两侧颈总动脉均经胸锁关节后方，沿食管、气管和喉的外侧上行，走在颈动脉鞘内，至甲状软骨上缘高度分为**颈内动脉**（internal carotid artery）和**颈外动脉**（external carotid artery）。在颈总动脉分叉处有颈动脉窦和颈动脉小球两个重要结构。

颈动脉窦（carotid sinus）为颈总动脉末端和颈内动脉起始部的膨大部分。窦壁外膜含有**压力感受器**，其受刺激时，可反射性调节心率的快慢和血管舒缩，使血压上升或下降。

颈动脉小球（carotid glomus）为扁椭圆形小体，借结缔组织连于颈总动脉分叉的后方，为**化学感受器**，可感受血液中二氧化碳分压、氧分压和氢离子浓度变化。当化学感受器受到血液中上述成分变化的刺激时，可反射性调节呼吸速率的快慢，达到保持血液中二氧化碳与氧含量的平衡。

笔记栏

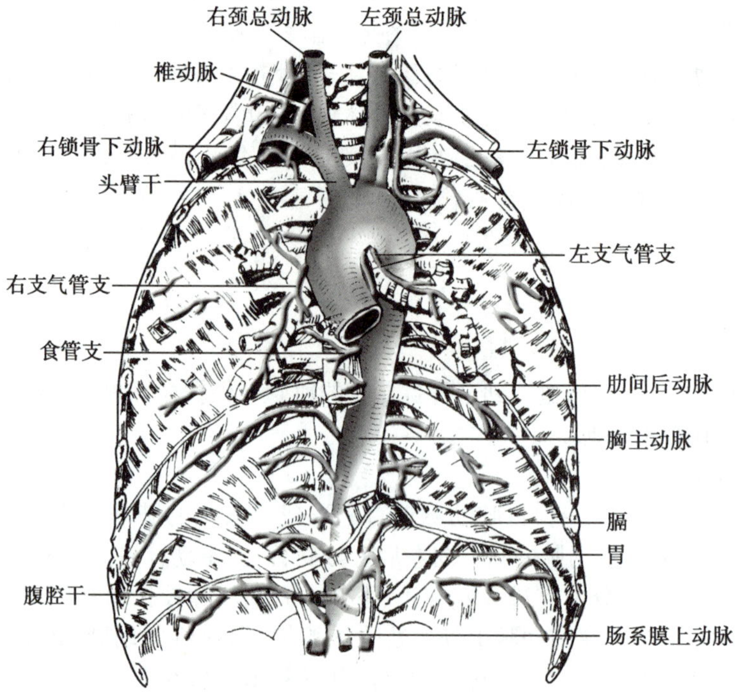

图 9-16 胸主动脉及其分支（前面）

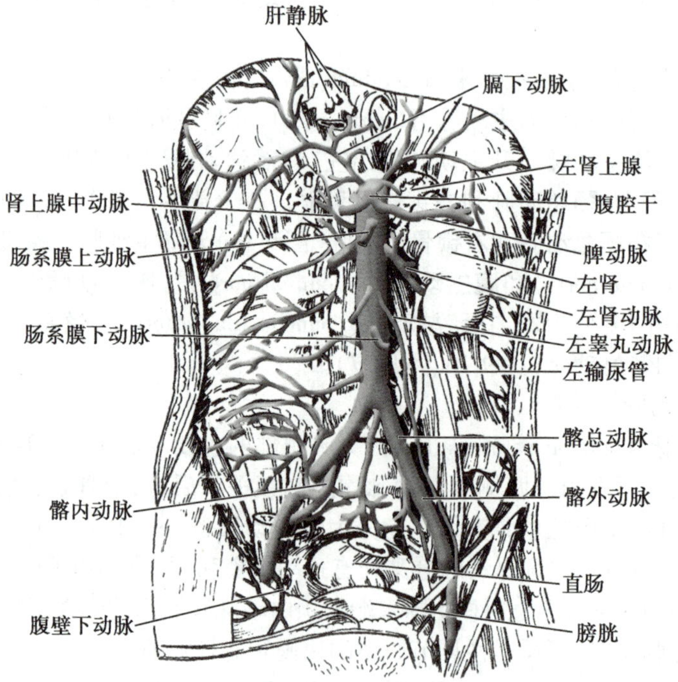

图 9-17 腹主动脉及其分支（前面）

笔记栏

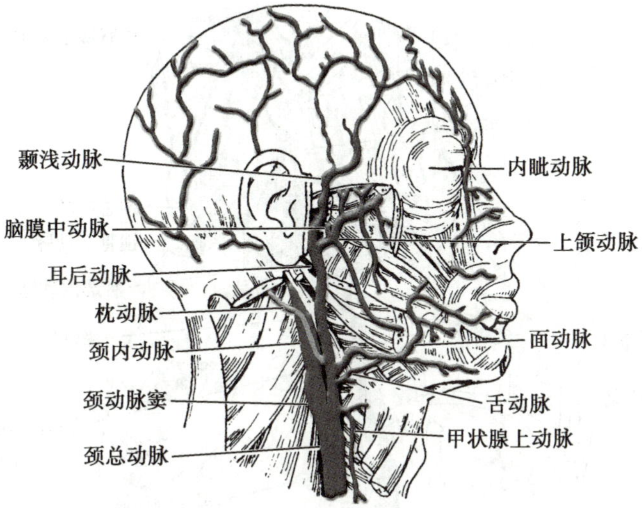

图 9-18 颈外动脉及其分支（外侧面）

（2）**颈外动脉**：起始部位于颈内动脉前内侧，后转至其外侧继续上行穿腮腺至下颌关节平面分为**颞浅动脉**（superficial temporal artery）和**上颌动脉**（maxillary artery）两个终支（图 9-18）。主要分支有：

甲状腺上动脉（superior thyroid artery）自颈外动脉起始部，向前下分支营养甲状腺和喉。

舌动脉（lingual artery）平舌骨大角处起自颈外动脉，营养舌。

面动脉（facial artery）约平下颌角起自颈外动脉，向前经下颌下腺深面，至咬肌前缘绕过下颌骨下缘至面部，经口角后及鼻翼外侧迂曲上行到内眦，移行为**内眦动脉**。面动脉分支营养下颌下腺、面部和腭扁桃体等。面动脉在咬肌前缘绕下颌骨下缘处位置表浅，在活体可摸到动脉搏动。

颞浅动脉在外耳门前方上行，越过颧弓根部至颞部皮下，分支营养腮腺和额、颞、顶部软组织。在活体外耳门前方可摸到颞浅动脉搏动。

ER-9-20 头颈部动脉标本标注照片

上颌动脉经下颌关节深面营养牙、鼻腔、腭、咀嚼肌和硬脑膜等处。其中分布于硬脑膜的分支称**脑膜中动脉**（middle meningeal artery），由上颌动脉的起始部发出，向上穿棘孔入颅腔，分前、后两支，紧贴颅骨内面走行，分布于颅骨和硬脑膜。前支经过颅骨翼点内面，颞部骨折时易受损伤，引起硬膜外血肿。

（3）**颈内动脉**：由颈总动脉发出后，垂直上升至颅底，经颈动脉管入颅腔，分支分布于视器和脑（详见第十二章第六节“脑的血管”）。

3. 锁骨下动脉和上肢的动脉

（1）**锁骨下动脉**（subclavian artery）：左侧起自主动脉弓，右侧起自头臂干。锁骨下动脉从胸锁关节后方斜向外至颈根部，至第 1 肋外缘延续为腋动脉（图 9-19）。锁骨下动脉在颈根部的主要分支有：

椎动脉（vertebral artery）由锁骨下动脉的上方发出，穿第 6~1 颈椎横突孔，经枕骨大孔入颅腔，分支营养脑和脊髓（详见第十二章第六节“脑的血管”）。

ER-9-21 上肢的动脉标本标注照片

胸廓内动脉（internal thoracic artery）在锁骨下动脉的下方发出，向下沿第 1~7 肋软骨后面下降，分支至胸前壁、心包、膈和乳房等处。向下穿膈进入腹直肌鞘后层与腹直肌之间，移行为**腹壁上动脉**，其分支营养该肌和腹膜。

（2）**上肢的动脉**：上肢的动脉在第一肋外缘处由锁骨下动脉延续而来。主要动脉有：

腋动脉（axillary artery）为上肢的主要动脉干，于第一肋外缘续于锁骨下动脉，至背阔肌下缘移行为肱动脉（图 9-20）。其主要分支至肩部和胸部及附近的器官与组织。

笔记栏

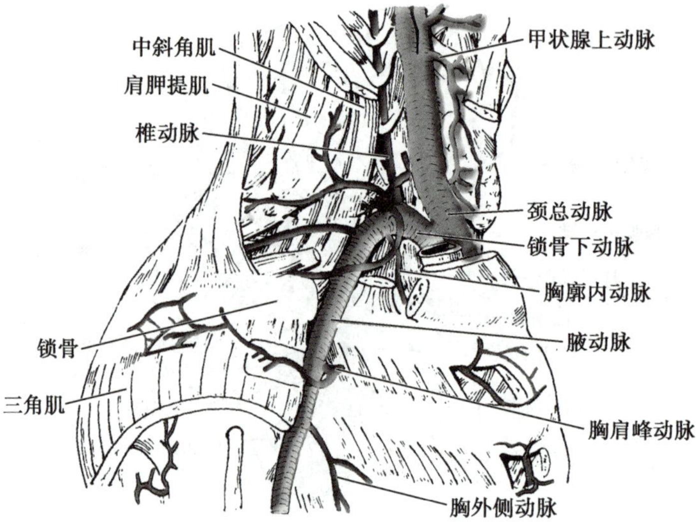

图 9-19 锁骨下动脉及其分支（颈、肩外侧面）

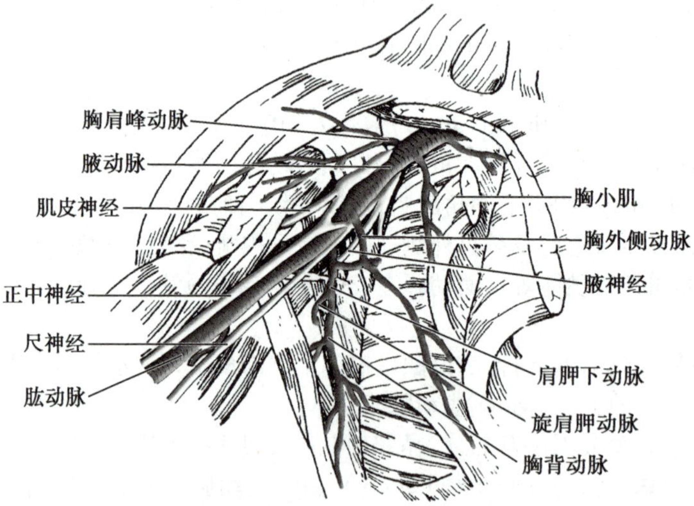

图 9-20 腋动脉及其分支（肩的前面）

肱动脉(brachial artery)于背阔肌下缘续于腋动脉(图 9-21)。沿肱二头肌内侧沟下行至肘窝,分为桡动脉和尺动脉。肱动脉主要分支至臂部。

桡动脉(radial artery)为肱动脉的分支,至前臂中下部,走行于肱桡肌腱与桡侧腕屈肌腱之间,绕桡骨茎突至手背,再穿第 1 掌骨间隙到手掌深部,与尺动脉掌深支吻合构成**掌深弓**(图 9-22)。桡动脉下段位置较浅,仅被皮肤和筋膜遮盖,为临床触摸脉搏的部位。桡动脉的主要分支:①**掌浅支**:在桡腕关节处发出,下行至手掌与尺动脉末端吻合成掌浅弓;②**拇主要动脉**:在第 1 掌骨间隙处发出,分支至拇指掌面两侧缘和示指桡侧缘。

尺动脉(ulnar artery)在尺侧腕屈肌与指浅屈肌之间下行至手掌,与桡动脉掌浅支吻合成掌浅弓(图 9-23)。尺动脉的主要分支掌深支与桡动脉末端吻合形成掌深弓。尺动脉与桡动脉一起营养前臂和手。

掌浅弓(superficial palmar arch)由尺动脉终支与桡动脉掌浅支吻合而成(图 9-23)。位于手掌屈指肌腱浅面。从掌浅弓发出三条指掌侧总动脉和一条小指尺掌侧动脉。每一条指掌侧总动脉再分为两支指掌侧固有动脉,分别至第 2~5 指相对缘;小指尺掌侧动脉至小指掌面尺侧缘。

笔记栏

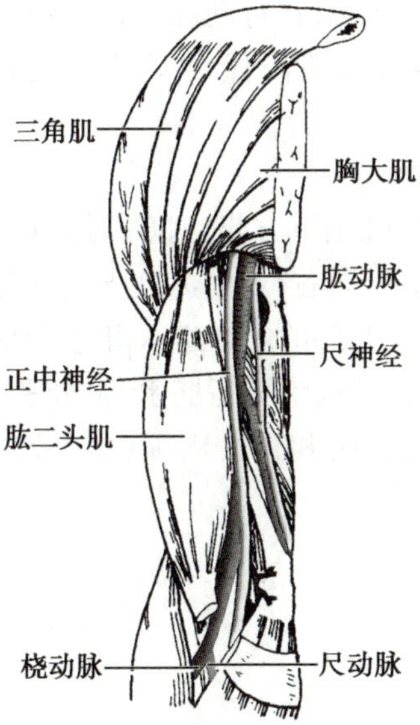

图 9-21 肱动脉及其分支(臂前面)

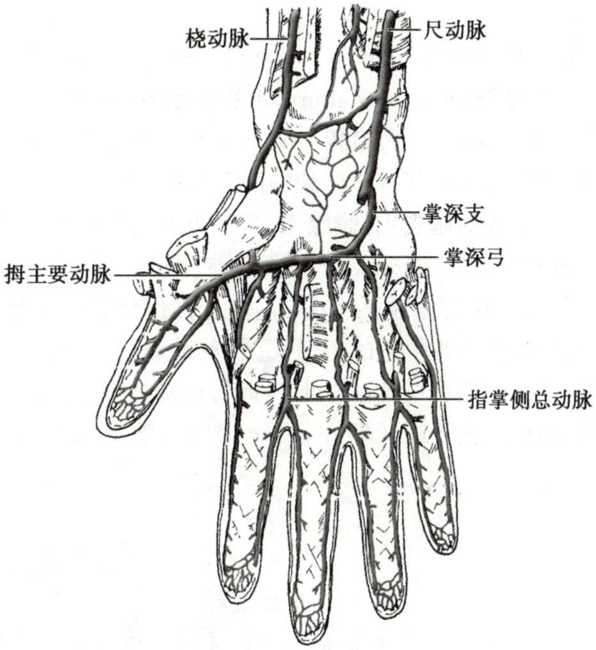

图 9-22 手的动脉(掌侧面深层)

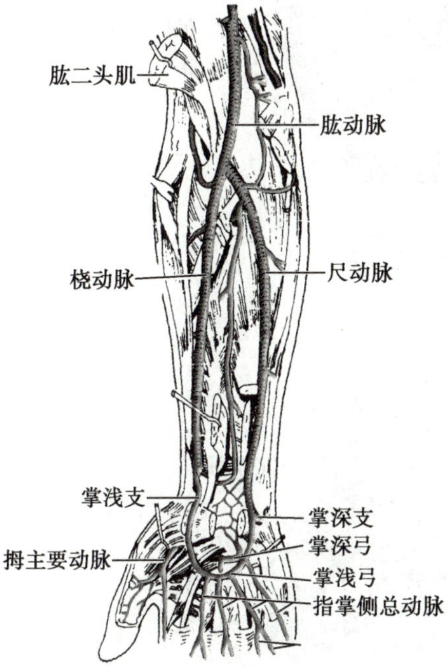

图 9-23 前臂的动脉(掌侧面)

掌深弓(deep palmar arch)由桡动脉末端和尺动脉的掌深支吻合而成(图 9-22)。位于手掌屈指肌腱深面。由弓上发出三条掌心动脉,分别注入相应的指掌侧总动脉。掌浅弓和掌深弓分支营养手指。

4. **胸部的动脉** 主干是胸主动脉,其分支包括壁支和脏支(图 9-16)。

(1) **壁支**:主要有**肋间后动脉**(posterior intercostal artery)和**肋下动脉**。除第 1、2 对肋间后动脉来自锁骨下动脉外,其余第 3~11 对肋间后动脉和 1 对肋下动脉均发自胸主动脉。各肋间后动脉走行于相应的肋间隙内,肋下动脉走行于在第 12 肋下缘。壁支主要至胸、腹壁的肌和皮肤。

ER-9-22

胸部的动脉标本标注照片

(2) **脏支**:主要有**支气管动脉**(bronchial artery)和**食管动脉**(esophageal artery)等分支,分别营养肺和食管。

5. **腹部的动脉** 腹主动脉是腹部的动脉主干,其分支包括壁支和脏支(图 9-17)。

(1) **壁支**:主要有腰动脉、膈下动脉、骶正中动脉等,营养腹后壁、脊髓、膈下面、肾上腺和盆腔后壁等处。

(2) **脏支**:分为成对脏支和不成对脏支两种。

1) **成对脏支**:有肾动脉、肾上腺中动脉、睾丸动脉或卵巢动脉。

肾动脉(renal artery):起于腹主动脉,横行向外,经肾门入肾,并发出分支至肾上腺(图

笔记栏

腹腔成对动脉标本标注照片

9-17)。

肾上腺中动脉(middle suprarenal artery):起自腹主动脉两侧,向外至肾上腺(图 9-17)。

睾丸动脉(testicular artery)或**卵巢动脉**(ovarian artery):细而长,在肾动脉起始处稍下方由腹主动脉前壁发出,沿腰大肌前面斜向外下方走行,在男性经腹股沟管,下降至睾丸和附睾;在女性入盆腔营养卵巢和输卵管(图 9-17)。

2)**不成对脏支**:有腹腔干、肠系膜上动脉和肠系膜下动脉。

腹腔干(celiac trunk)为粗短动脉干(图 9-17),在主动脉裂孔稍下方起自腹主动脉前壁。主要有以下分支:①**胃左动脉**:向左上方行至贲门附近,沿胃小弯向右行,沿途分支至食管腹段、贲门和胃小弯附近的胃壁;②**肝总动脉**:向右行至十二指肠上部的上缘进入肝十二指肠韧带,分为肝固有动脉和胃十二指肠动脉,它们分支至肝、胆囊、胃、十二指肠上部、胰头等;③**脾动脉**:沿胰上缘迂曲左行,至脾门分数支入脾,还分支营养胰和胃后壁等(图 9-24、图 9-25)。

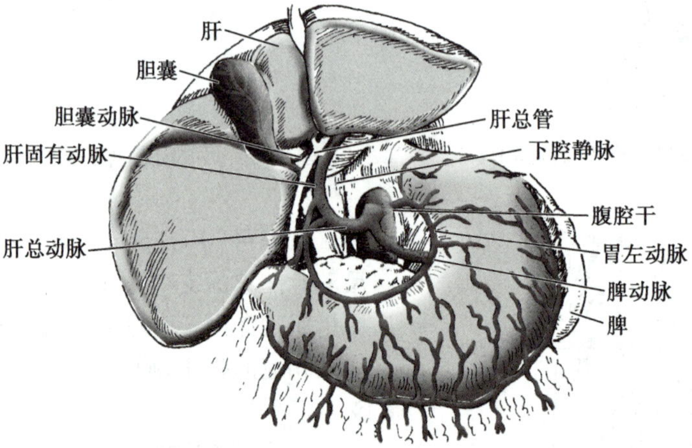

图 9-24 腹腔干及其分支(胃前面)

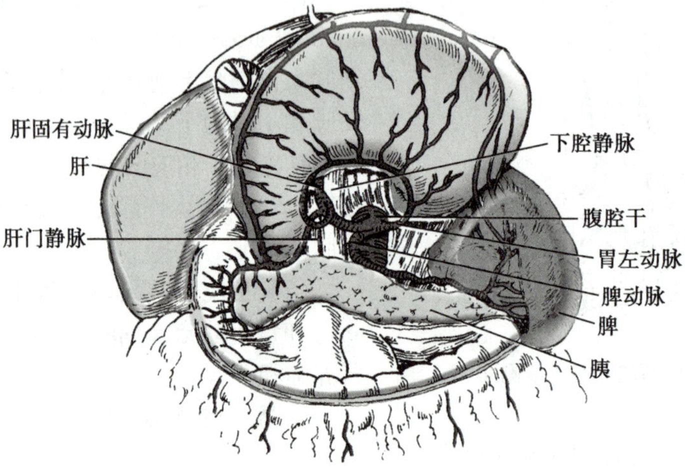

图 9-25 腹腔干及其分支(胃后面)

肠系膜上动脉(superior mesenteric artery)在腹腔干稍下方,约平第 1 腰椎高度起自腹主动脉前壁,经胰后方下行,越过十二指肠水平部前面进入肠系膜内,所发出的各级动脉分支至胰、十二指肠、空肠、回肠、盲肠、阑尾、升结肠和横结肠(图 9-26)。

笔记栏

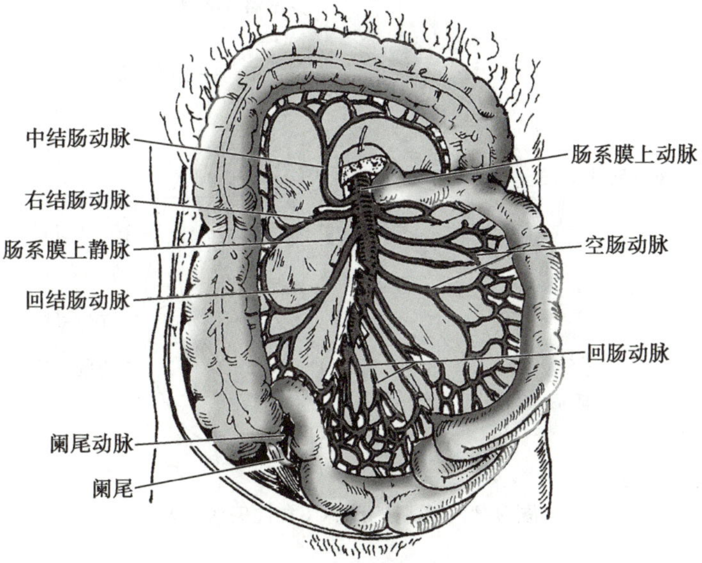

图 9-26　肠系膜上动脉及其分支

肠系膜下动脉（inferior mesenteric artery）约平第 3 腰椎高度起于腹主动脉前壁，向左下走行，分支至降结肠、乙状结肠和直肠上部（图 9-27）。

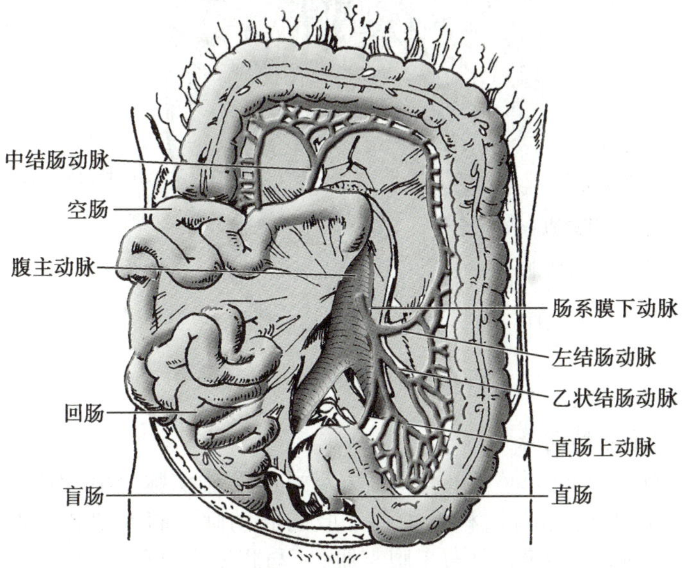

图 9-27　肠系膜下动脉及其分支

ER-9-24
腹腔不成对动脉标本标注照片

6. **盆部的动脉**　主干为**髂内动脉**（internal iliac artery），由髂总动脉分出。髂内动脉沿盆腔侧壁下行，发出壁支和脏支（图 9-28）。

（1）**壁支**：主要有闭孔动脉、臀上动脉和臀下动脉，分支至大腿内侧群肌、臀肌和髋关节。

（2）**脏支**：主要有**子宫动脉**（uterine artery）和**阴部内动脉**（internal pudendal artery）等。子宫动脉沿盆腔侧壁下行，进入子宫阔韧带内，并在子宫颈外侧约 2cm 处从输尿管前上方跨过，再沿子宫侧缘迂曲上升至子宫底。子宫动脉分支营养子宫、阴道、输卵管和卵巢。阴部内动脉穿梨状肌下孔出盆腔，经坐骨小孔至会阴部，营养肛门、会阴部和外生殖器（图 9-28、图 9-29）。

笔记栏

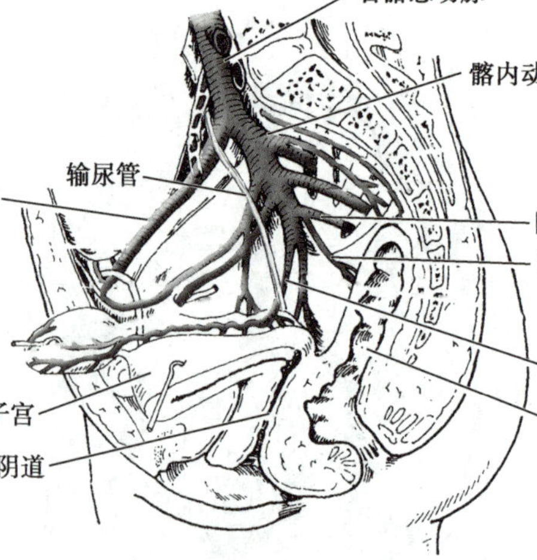

图 9-28　盆腔的动脉（女性矢状位）

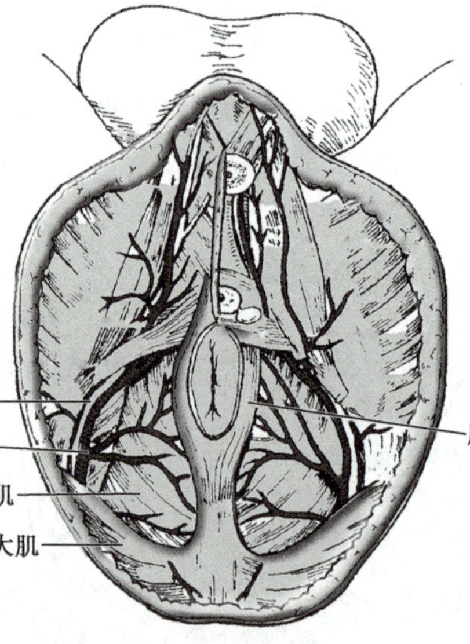

图 9-29　会阴的动脉（男性）

ER-9-25

盆部动脉标本标注照片

7. 髂外动脉和下肢的动脉

（1）**髂外动脉**（external iliac artery）（图 9-28）：由髂总动脉分出，沿腰大肌内侧缘下降，经腹股沟韧带中点深面至股前部，移行为到下肢的股动脉。髂外动脉在腹股沟韧带稍上方发出**腹壁下动脉**，进入腹直肌鞘，分布于腹直肌，并与腹壁上动脉吻合。

（2）**下肢的动脉**：在腹股沟韧带中点由髂外动脉延续而来，主要的动脉有：

股动脉（femoral artery）为下肢动脉的主干。于腹股沟韧带中点下方由髂外动脉延续而来。其在股三角内下行，经大腿内侧收肌管至膝关节后的腘窝，移行为腘动脉。股动脉位置表浅，于腹股沟韧带中点稍下方可摸到搏动。股动脉的主要分支至大腿各肌群和股骨等（图 9-30）。

腘动脉（popliteal artery）在腘窝的上角由股动脉移行而来。腘动脉在腘窝内发出数条关节支和肌支，分布于膝关节及邻近肌。腘动脉于腘窝下角处分为胫前动脉和胫后动脉（图 9-31、图 9-32）。

胫后动脉（posterior tibial artery）沿小腿后群浅、深层肌之间下行，分支营养小腿后群和外侧群肌。主干经内踝后方转至足底，分为**足底内侧动脉**和**足底外侧动脉**两终支，营养足底（图 9-32、图 9-33）。

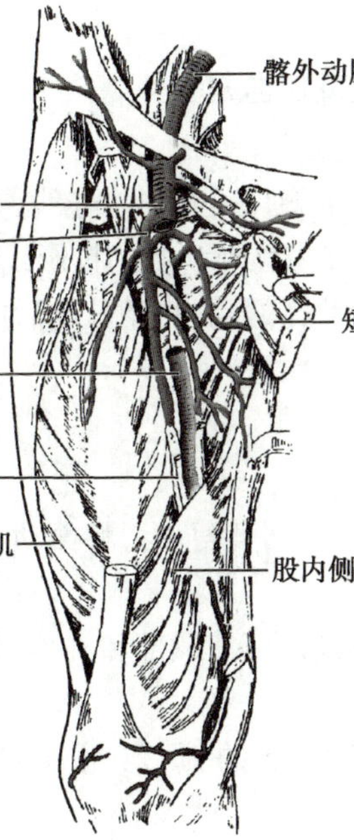

图 9-30　股动脉及其分支

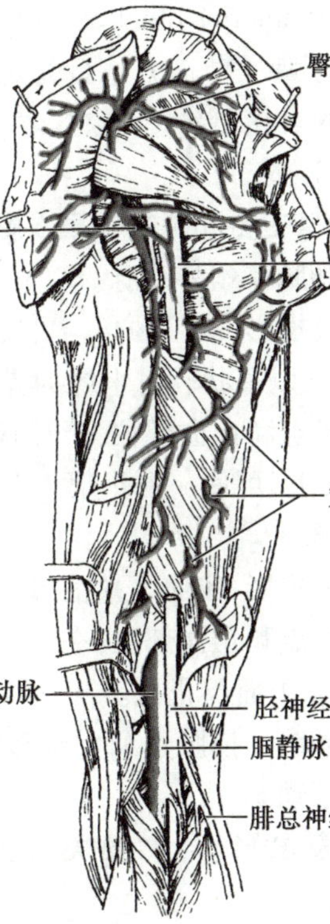

图 9-31　臀部及股后部的动脉

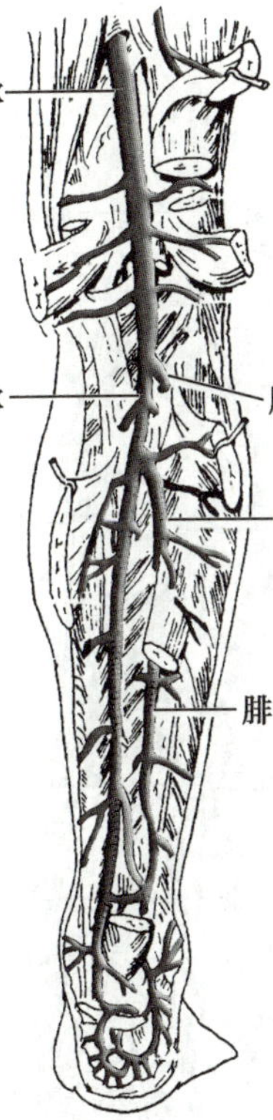

图 9-32　小腿的动脉（右侧后面）

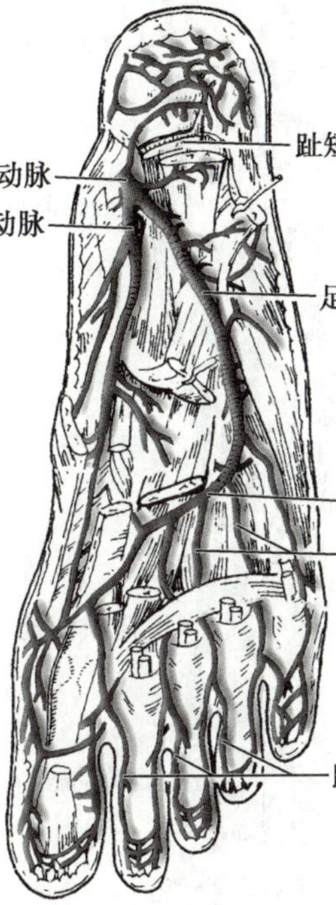

图 9-33　足底动脉及其分支

笔记栏

ER-9-26

下肢的动脉标本标注照片

胫前动脉(anterior tibial artery)由腘动脉发出后，穿小腿骨间膜至小腿前面，在小腿前群肌之间下行，至踝关节前方移行为**足背动脉**。胫前动脉沿途分支至小腿前群肌。足背动脉是胫前动脉的直接延续，其位置表浅，在踝关节前方，内、外踝连线中点可触及其搏动(图9-34~图9-36)。

(三)全身主要动脉的体表投影、摸脉点和止血部位及止血方式

1. 颈总动脉和颈外动脉

(1) **体表投影**：取下颌角与乳突尖连线的中点由此点至胸锁关节引一连线，为这两条动脉的投影线；又以甲状软骨上缘为界，下方为颈总动脉，上方为颈外动脉的投影线。

(2) **摸脉点和止血部位**：于环状软骨侧方可摸到颈总动脉搏动，将动脉向后内方压迫于第6颈椎横突上，可使一侧头部止血。

2. 面动脉

(1) **体表投影**：咬肌下端前缘至眼内眦的连线。

(2) **摸脉点和止血部位**：在咬肌前缘下颌骨下缘处，可摸到其搏动。将面动脉压向下颌骨，可使眼裂以下面部止血。

3. 颞浅动脉 摸脉点和止血部位在外耳门前方，压迫该处可使颞部和头顶部止血。

4. 锁骨下动脉

(1) **体表投影**：自胸锁关节到锁骨中点引一条凸向上的弧线，最高点在锁骨上方1.2cm。

(2) **止血部位**：于锁骨上窝中点向下压，将动脉压在第1肋上，使肩和上肢止血。

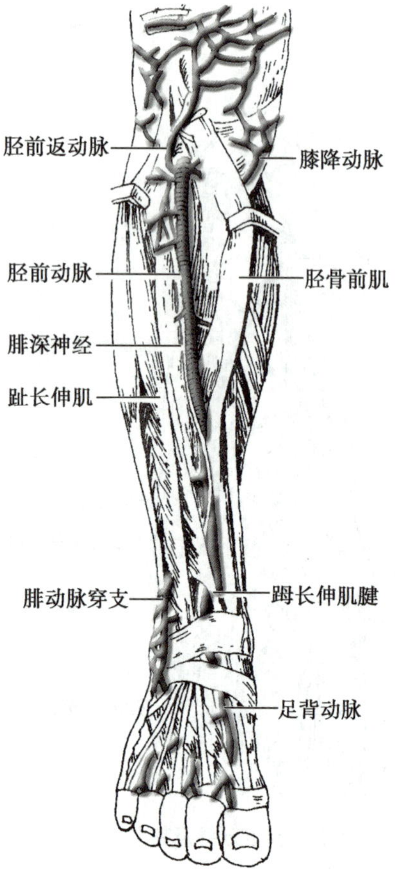

图9-34 小腿的动脉(右侧前面)

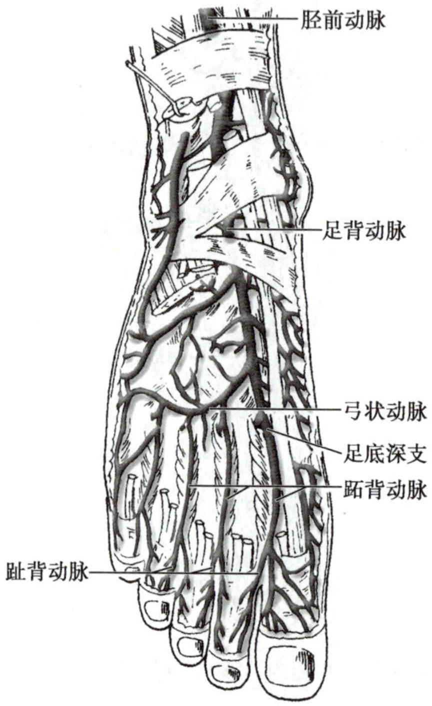

图9-35 足背动脉及其分支

笔记栏

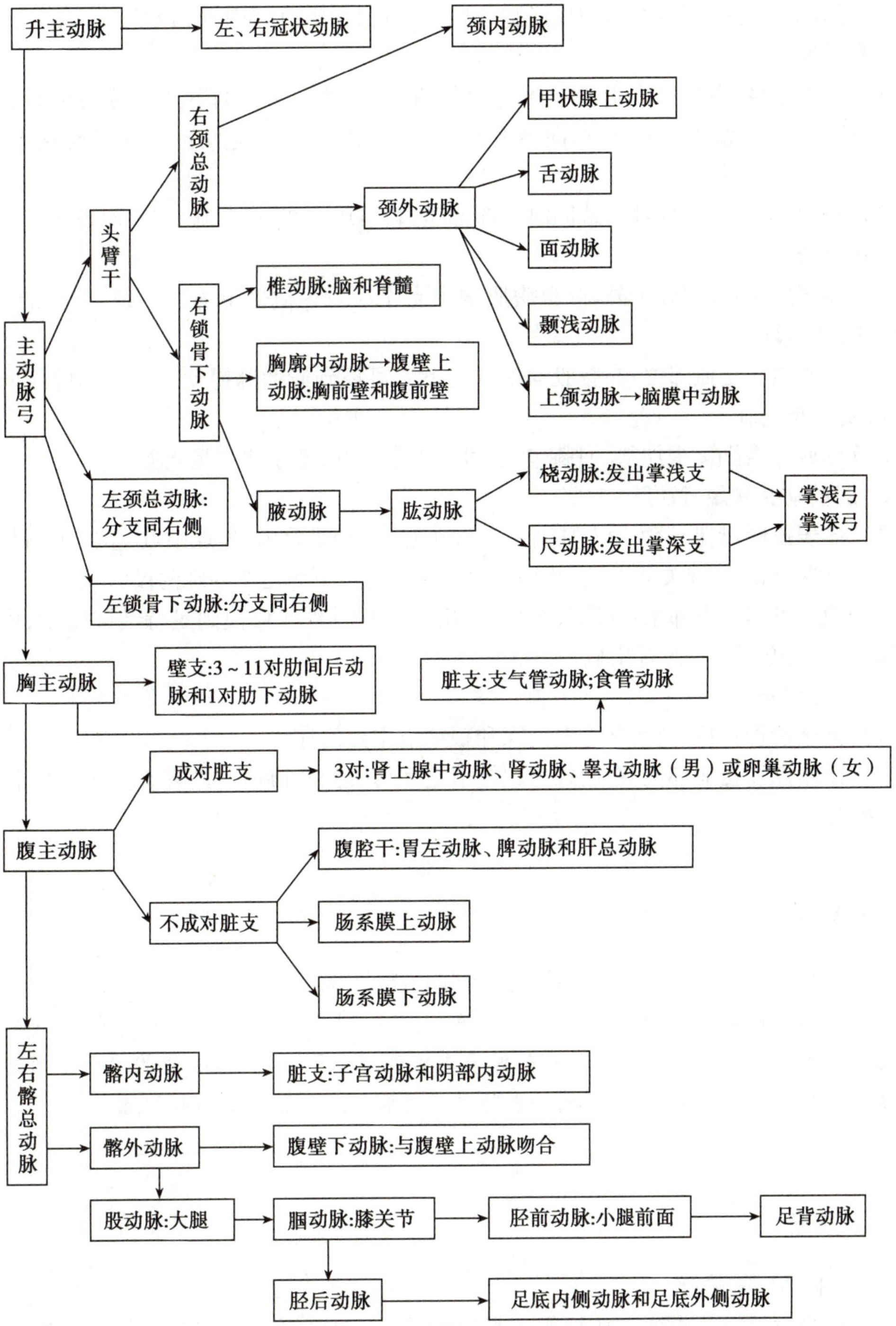

图 9-36 全身体循环的动脉概况表

5. **腋动脉和肱动脉**

(1) **体表投影**:上肢外展 90°,手掌向上,由锁骨中点至肘窝中点稍下方作一连线,为这两条动脉的投影线。腋后皱襞以上为腋动脉,以下为肱动脉。

(2) **止血部位**:在肱二头肌内侧沟的中份将肱动脉压向肱骨,可使压迫点以下的上肢止血。

6. **桡动脉**

(1) **体表投影**:自肘窝中点稍下方至桡骨茎突的连线。

笔记栏

（2）**摸脉点**：在腕上方桡侧腕屈肌腱外侧，可摸到其搏动，为主要摸脉点。

7. **尺动脉**

（1）**体表投影**：自肱骨内上髁至豌豆骨桡侧缘连一线，该线的下 2/3 段为尺动脉的下段。自肱骨内、外上髁中点稍下方，向内下方引一条线至上述连线的上、中 1/3 交接点，为尺动脉上段的投影。

（2）**止血部位**：在腕横纹两端同时向深部压迫，可压住桡、尺动脉，使手部止血。

8. **股动脉**

（1）**体表投影**：大腿外展外旋，自腹股沟中点至股骨内侧髁上方连一线，该线的上 2/3 为股动脉的投影。

（2）**摸脉点和止血部位**：在腹股沟中点稍下方可摸到股动脉搏动。将股动脉压向耻骨上支，可使下肢止血。

9. **腘动脉** 在腘窝中加垫，屈膝包扎，可压迫腘动脉，使小腿和足止血。

10. **胫前动脉和足背动脉**

（1）**体表投影**：自胫骨粗隆与腓骨头连线中点起，经足背内、外踝中点，至第 1 跖骨间隙远侧部连一线，此线在踝关节以上为胫前动脉，踝关节以下为足背动脉的投影。

（2）**摸脉点和止血部位**：在踝关节前方，踇长伸肌腱外侧可摸到足背动脉搏动，中医称趺阳脉，向下压迫可减轻足背出血。

11. **胫后动脉**

（1）**体表投影**：自腘窝稍下方至内踝和跟结节中点的连线。

（2）**摸脉点和止血部位**：在内踝与跟结节之间可摸到其搏动。将该动脉压向深部，可减轻足底出血。

知识链接

股动脉穿刺的解剖层次

股动脉位置表浅，位于股前区的股三角内，其内侧为股静脉，外侧为股神经，是临床常用的动脉穿刺部位。穿刺点选择在腹股沟韧带中点下方 1~3cm 处的股动脉搏动最强点。穿刺所经过的层次为：皮肤→浅筋膜→阔筋膜→股鞘前壁→股动脉。

四、静脉

（一）肺循环的静脉

肺循环的静脉起自肺泡毛细血管，经各级静脉属支的汇合，最终形成左、右**肺静脉**（pulmonary vein）。每侧汇合形成两条肺静脉，左肺静脉通过上、下两支分别收集左肺上、下叶的血液；右肺静脉通过上支收集右肺上、中叶的血液，下支收集右肺下叶的血液。肺静脉将含氧量高的血液输送至左心房（图 9-7）。

（二）体循环的静脉

体循环的静脉包括上腔静脉系、下腔静脉系和心静脉系（详见第九章第一节“心的静脉”）。

1. **体循环静脉的特点** 体循环的静脉数量多，行程长，分布广，具有以下特点：

（1）**分浅、深静脉**：浅静脉又称皮下静脉，位于浅筋膜内，不与动脉伴行，最终注入深静

笔记栏

脉。临床常经浅静脉注射、输液或采血。深静脉又称伴行静脉，多与同名动脉伴行，其引导血液回流范围与伴行动脉的分布范围大体一致。

（2）**吻合比较丰富**：浅静脉多吻合成静脉网或静脉弓，如手背静脉网、足背静脉弓等；深静脉在某些器官周围吻合成静脉丛，如食管静脉丛、直肠静脉丛等。

（3）**有静脉瓣**：静脉瓣由内膜凸入管腔折叠形成，有防止血液逆流的作用。四肢静脉瓣较多，胸腹部大静脉及头面部静脉没有静脉瓣（图 9-37）。

（4）**血流较缓慢**：静脉管壁薄，弹性小，管腔大，压力较低，故血流速度较缓。静脉不仅较相应动脉的管腔大，而且数量也较多。静脉血液总容量是动脉的两倍以上，从而使回心的血量得以与心的输出量保持平衡。

2. **上腔静脉系** 由**上腔静脉**（superior vena cava）及其属支组成。上腔静脉本干由左、右**头臂静脉**汇合而成。其沿升主动脉右侧下行，至右侧第 3 胸肋关节下缘后方注入右心房。上腔静脉系收集头颈部、上肢和胸部（心和肺除外）的静脉血。

（1）**头颈部静脉**：由浅静脉和深静脉组成。浅静脉主干为颈外静脉，深静脉的主干为颈内静脉（图 9-38）。

ER-9-27 静脉瓣标本和微细结构标注照片

ER-9-28 上腔静脉及其属支照片

ER-9-29 头颈部静脉标本标注照片

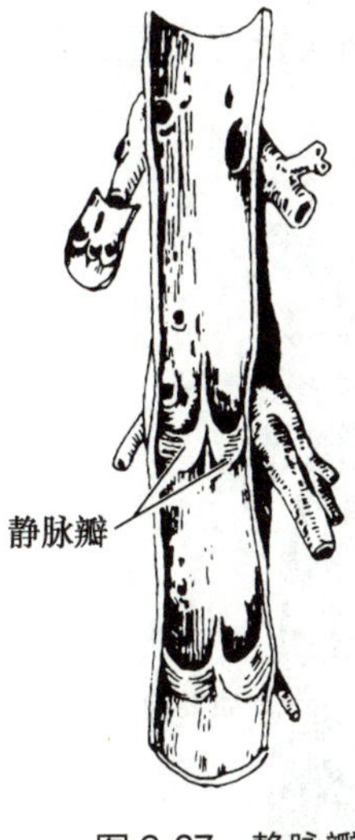

图 9-37 静脉瓣

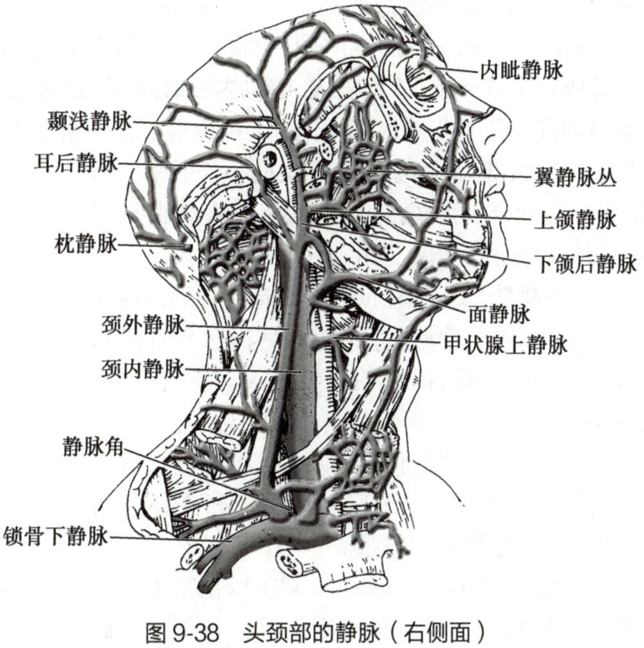

图 9-38 头颈部的静脉（右侧面）

1）**颈内静脉**（internal jugular vein）：于颈静脉孔处续于颅内的乙状窦，在颈动脉鞘内下行至胸锁关节后方，与锁骨下静脉汇合成头臂静脉。颈内静脉的属支来自颅内和颅外。颅内属支汇集了脑、脑膜、视器、前庭蜗器及颅骨的静脉血（详见第十二章神经系统）；颅外属支主要有下颌后静脉和面静脉等（图 9-38～图 9-40）。

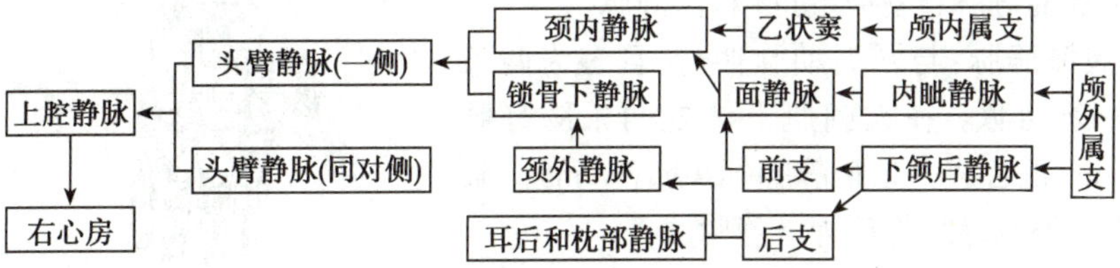

图 9-39 头颈部静脉血的回流路径

笔记栏

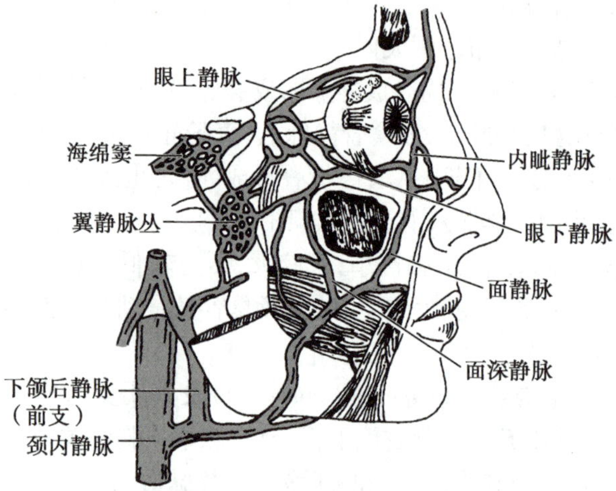

图 9-40 面静脉及其交通

下颌后静脉（retromandibular vein）由颞浅静脉和上颌静脉在腮腺内汇合而成。上颌静脉起自位于面侧深部的翼静脉丛。下颌后静脉下行至腮腺下端处分为前、后两支，前支注入面静脉，后支注入颈外静脉。下颌后静脉收集面侧区和颞区的静脉血。

面静脉（facial vein）位置表浅，起自**内眦静脉**，在面动脉的后方下行，于下颌角下方和下颌后静脉的前支汇合形成一短干，注入颈内静脉。面静脉与颅内的海绵窦彼此交通并缺乏静脉瓣，因此面部发生化脓性感染时，若处理不当（如挤压等），可导致颅内感染。临床上将鼻根至两侧口角的三角区称“危险三角”。

2）**颈外静脉**（external jugular vein）：为颈部最大的浅静脉，由下颌后静脉的后支、耳后静脉和枕静脉在下颌角处汇合而成，沿胸锁乳突肌表面下行，在锁骨上方穿深筋膜，注入锁骨下静脉（图 9-38）。颈外静脉主要收集耳后和枕部的静脉血。当心脏疾病或上腔静脉阻塞引起颈外静脉回流不畅时，在体表可见此静脉充盈，称颈静脉怒张。

（2）**锁骨下静脉**（subclavian vein）：在第 1 肋外侧缘续于腋静脉，向内至胸锁关节后方与颈内静脉汇合成头臂静脉。两静脉汇合处形成的夹角称**静脉角**（angulus venosus），为淋巴导管的注入部位。锁骨下静脉的主要属支是腋静脉和颈外静脉。临床上常经锁骨上或锁骨下入路进行锁骨下静脉导管插入（图 9-38、图 9-44）。

（3）**上肢的静脉**：包括浅静脉和深静脉。

1）**上肢深静脉**：与同名动脉伴行，且多为两条静脉伴行一条动脉。在大圆肌下缘处两条**肱静脉**（brachial vein）汇合成一条**腋静脉**（axillary vein）。腋静脉在第 1 肋外侧缘续为锁骨下静脉。

2）**上肢浅静脉**：包括头静脉、贵要静脉、肘正中静脉及其属支（图 9-41～图 9-43）。①**头静脉**（ce-

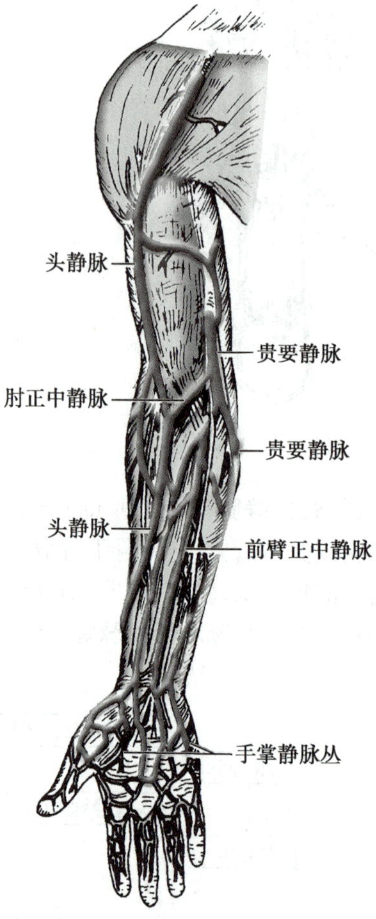

图 9-41 上肢浅静脉

笔记栏

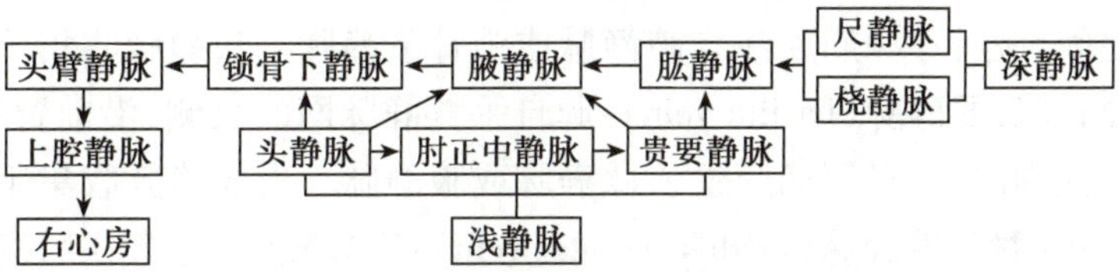

图 9-42 上肢静脉血的回流路径

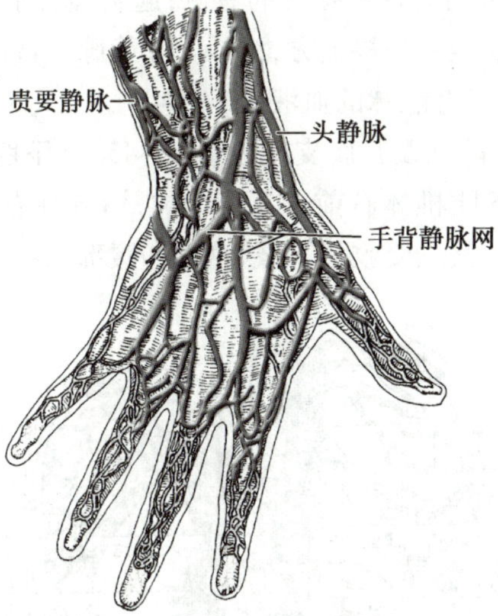

图 9-43 手背静脉网及浅静脉

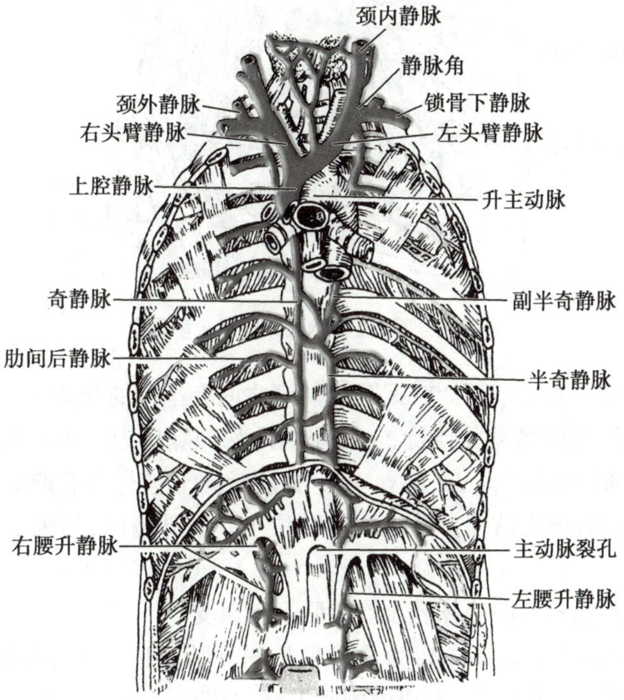

图 9-44 上腔静脉及其属支

笔记栏

ER-9-30

上肢的静脉标本标注照片

ER-9-31

视频：上肢浅静脉标本讲解

ER-9-32

上腔静脉、奇静脉和下腔静脉及其属支标本标注照片

phalic vein)：起自手背静脉网的桡侧，沿前臂桡侧上行，在臂部经肱二头肌外侧沟上行至三角肌与胸大肌之间，最后穿深筋膜注入腋静脉或锁骨下静脉。头静脉收集手和前臂桡侧浅层结构的静脉血；②**贵要静脉**(basilic vein)：起自手背静脉网的尺侧，沿前臂尺侧上行，在臂部经肱二头肌内侧沟向上，穿深筋膜注入肱静脉或腋静脉。贵要静脉收集手和前臂尺侧浅层结构的静脉血；③**肘正中静脉**(median cubital vein)：变异较多，通常在肘窝处连接头静脉和贵要静脉。临床上常在此静脉做静脉取血或注射等。

(4) **胸部的静脉**：主要有奇静脉及其属支。

奇静脉(azygos vein)在膈与脊柱连接部的右侧，起自腹部静脉的壁支，沿胸椎体的右侧上行至第4胸椎体高度，向前经右肺根上方，注入上腔静脉。奇静脉沿途收集右侧肋间后静脉、食管静脉、支气管静脉和半奇静脉的血液(图9-44)。

3. **下腔静脉系** 由下腔静脉及其属支组成(图9-45)。**下腔静脉**(inferior vena cava)由左、右髂总静脉在第4或第5腰椎体右前方汇合而成，沿脊柱右前方上行，穿膈的腔静脉孔进入胸腔，最后注入右心房。其主要收集下肢、盆部和腹部的静脉血。

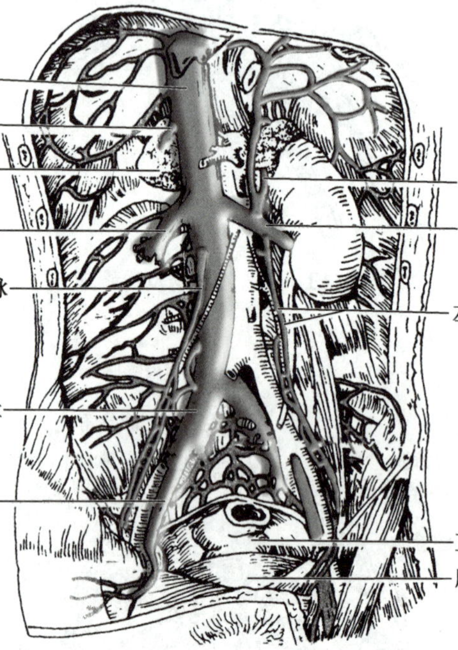

图9-45 下腔静脉及其属支(前面)

(1) **下肢的静脉**：包括浅静脉与深静脉，两者之间有丰富的交通。

1) **下肢深静脉**：与同名动脉伴行，足和小腿的深静脉均为两条。两条胫前静脉和两条胫后静脉汇合成一条**腘静脉**(popliteal vein)。腘静脉向上移行为**股静脉**(femoral vein)。股静脉经腹股沟韧带后方续为髂外静脉。股静脉位于股动脉内侧，临床上常在此做静脉穿刺或插管。

2) **下肢浅静脉**：包括大隐静脉和小隐静脉及其属支。

大隐静脉(great saphenous vein)：为全身最长的静脉。起自足背静脉弓内侧，经内踝前方，沿小腿内侧面、膝关节内后方、大腿内侧面上行，至股三角注入股静脉(图9-46)。大隐静脉收集足、小腿和大腿内侧部以及大腿前部浅层结构的静脉血。大隐静脉在内踝前方的位置表浅而恒定，是静脉注射、输血及输液的常用部位。

笔记栏

小隐静脉(small saphenous vein):起自足背静脉弓外侧,经外踝后方,沿小腿后面上行,至腘窝穿深筋膜,注入腘静脉。小隐静脉收集足外侧部和小腿后部浅层结构的静脉血(图9-47、图9-48)。

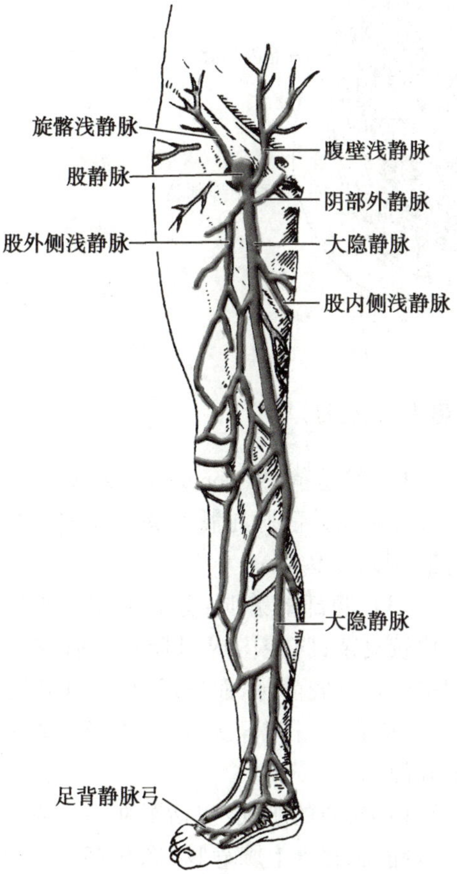

图 9-46 大隐静脉及其属支(前内侧面)

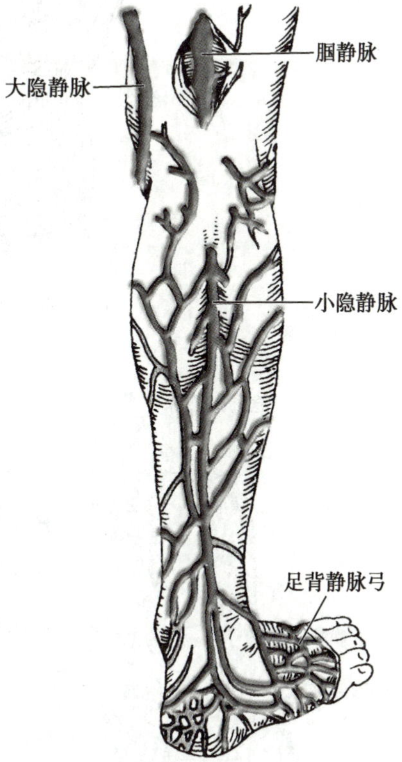

图 9-47 小隐静脉及其属支(后外侧面)

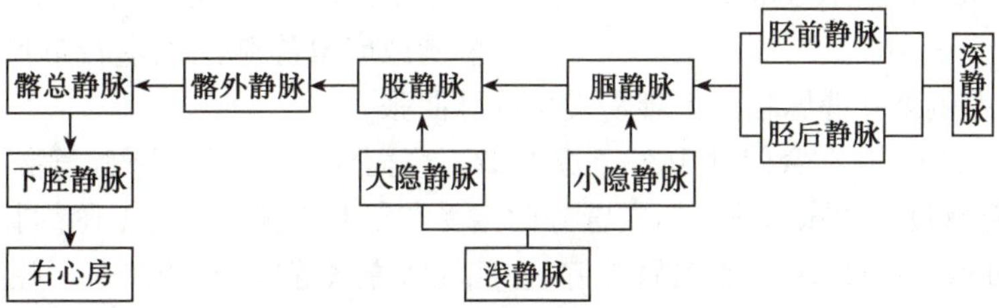

图 9-48 下肢静脉血的回流路径

ER-9-33
下肢的静脉标本标注照片

ER-9-34
视频:下肢浅静脉标本讲解

(2) **盆部的静脉**:主要有髂外静脉和髂内静脉等。

1) **髂内静脉**(internal iliac vein):短而粗,与髂内动脉伴行,在骶髂关节前方与髂外静脉汇合成髂总静脉(图9-49)。髂内静脉的属支主要有闭孔静脉、阴部内静脉及子宫静脉等,它们收集同名动脉分布区的静脉血。髂内静脉的属支在器官壁内或表面形成丰富的静脉丛,如膀胱静脉丛和直肠静脉丛等(图9-50)。直肠静脉丛在门静脉侧支循环中具有重要意义。

2) **髂外静脉**(external iliac vein):是股静脉的延续,与同名动脉伴行,收集下肢及腹前壁下部的静脉血(图9-45、图9-49)。

笔记栏

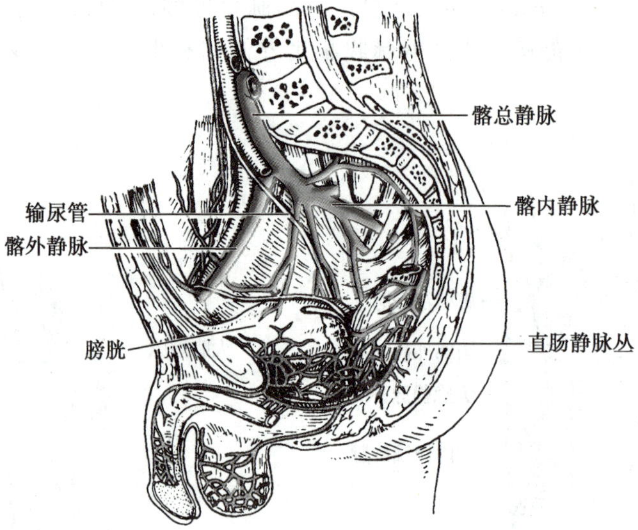

图 9-49　盆部静脉（男性，右侧面）

ER-9-35

盆部的静脉标本标注照片

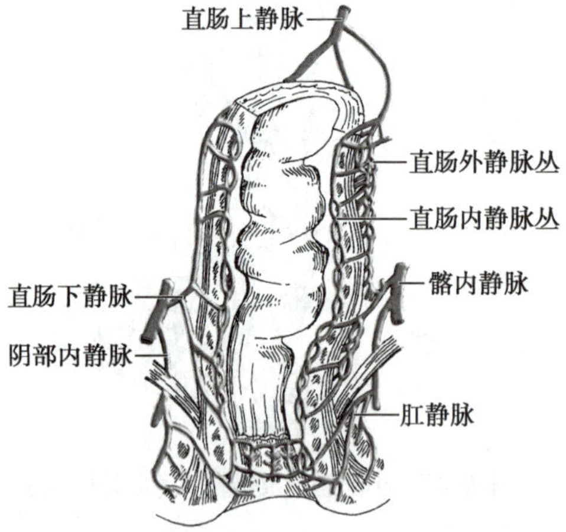

图 9-50　直肠和肛管的静脉模式图（前面）

3）**髂总静脉**（common iliac vein）：由髂内静脉和髂外静脉在骶髂关节前方汇合而成（图 9-45、图 9-49）。

（3）**腹部的静脉**：分为壁支和脏支。脏支比较复杂，腹腔内成对器官的脏支直接或间接注入下腔静脉，而不成对器官的脏支（肝除外）则先经肝门静脉入肝，再经肝静脉注入下腔静脉。

1）**成对的脏支**：包括睾丸静脉或卵巢静脉、肾静脉和肾上腺静脉（图 9-45、图 9-51）。

睾丸静脉（testicular vein）或**卵巢静脉**（ovarian vein）分别起自睾丸和卵巢。睾丸静脉由睾丸内蔓状静脉丛汇合而成。左侧睾丸静脉或卵巢静脉注入左肾静脉，右侧的则注入下腔静脉。左侧睾丸静脉临床上容易发生静脉曲张。

肾静脉（renal vein）在肾门处由 3~5 条静脉汇合而成，向内注入下腔静脉。左肾静脉比右肾静脉长，跨越腹主动脉的前面。左肾静脉接受左睾丸静脉和左肾上腺静脉的注入。

肾上腺静脉（adrenal vein）来自肾上腺，左侧注入左肾静脉，右侧注入下腔静脉。

ER-9-36

腹部成对静脉（男性）标本标注照片

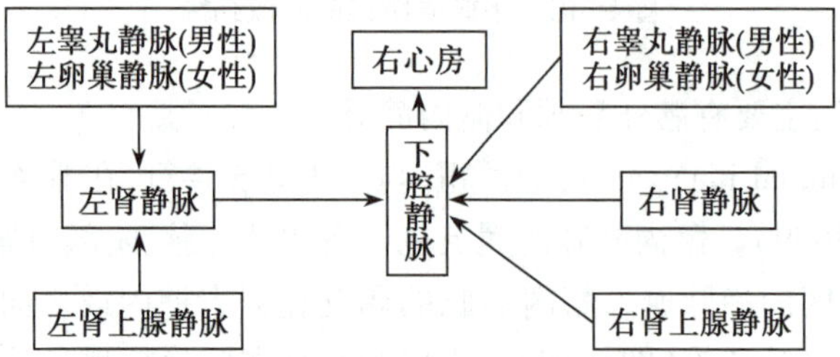

图 9-51　腹腔成对器官静脉血的回流路径

笔记栏

2）**肝门静脉系**：由肝门静脉及其属支组成（图 9-52），收集腹盆部大部分消化道、脾、胰和胆囊等不成对器官的静脉血（肝除外）。

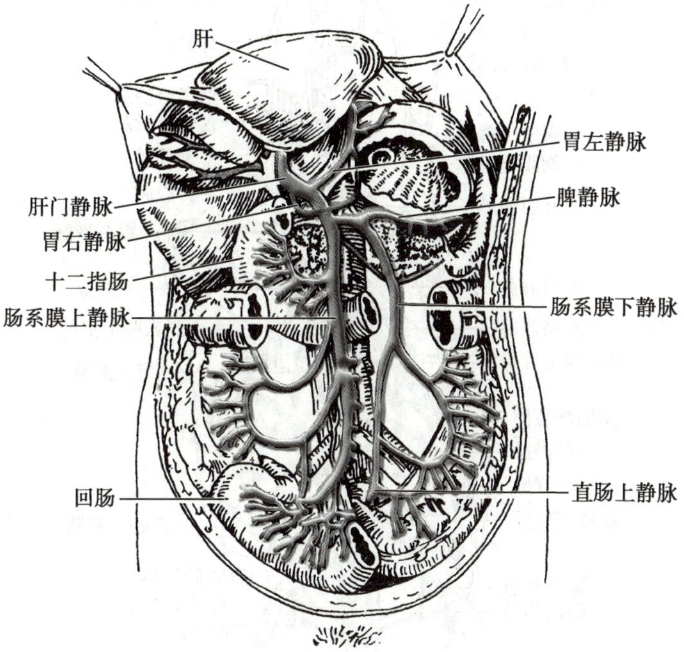

图 9-52 肝门静脉及其属支

肝门静脉（hepatic portal vein）由肠系膜上静脉和脾静脉在胰头和胰体交界处的后方汇合而成，进入肝十二指肠韧带，在肝固有动脉和胆总管的后方上行至肝门进入肝。肝门静脉在肝内反复分支，最终注入肝血窦。肝血窦含有来自肝门静脉和肝固有动脉的血液，肝血窦首先汇入中央静脉，然后逐渐汇合，最终经 3 支**肝静脉**（hepatic vein）注入下腔静脉（图 9-52）。

肝门静脉的主要属支包括**脾静脉**（splenic vein）、**肠系膜上静脉**（superior mesenteric vein）、**肠系膜下静脉**（inferior mesenteric vein）、**胃左静脉**（left gastric vein）、**胃右静脉**（right gastric vein）和**附脐静脉**（paraumbilical vein）。在肝门静脉的属支中，肠系膜下静脉一般注入脾静脉，胃左静脉、胃右静脉和附脐静脉则直接注入肝门静脉本干。胃左静脉、胃右静脉、肠系膜上静脉和肠系膜下静脉与同名动脉伴行，收纳同名动脉分布区域的静脉血。附脐静脉收纳来自胸腹壁的静脉血（图 9-52～图 9-54）。

ER-9-37

肝门静脉及其属支标本标注照片

在正常情况下，肝门静脉系与上、下腔静脉系之间的交通支细小，血流量少。肝硬化、肝肿瘤或胰头肿瘤等可压迫肝门静脉，导致肝门静脉回流受阻，此时肝门静脉系的血液经与其他区域的交通支形成侧支循环，通过上、下腔静脉系回流。肝门静脉系侧支循环途径主

ER-9-38

视频：肝门静脉及其属支标本讲解

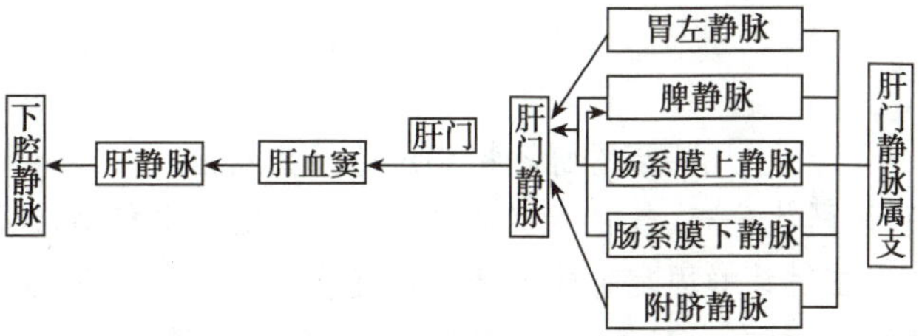

图 9-53 肝门静脉的属支及血液回流路径

笔记栏

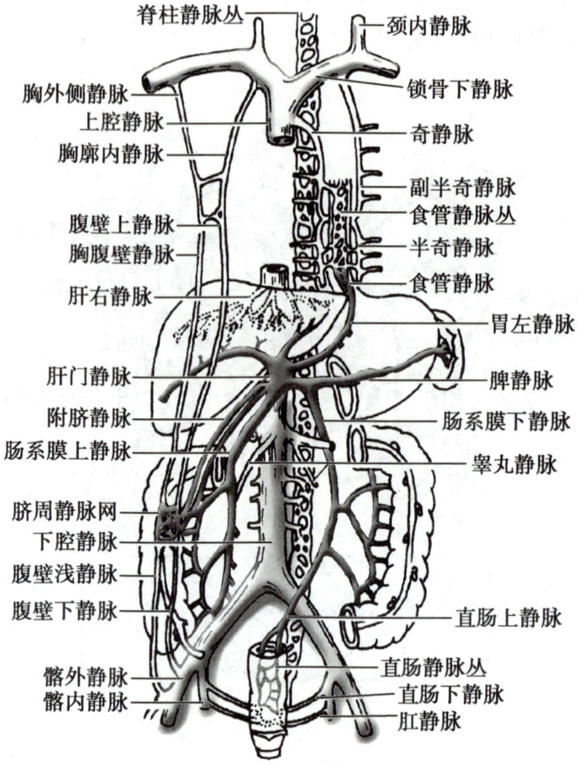

图 9-54 肝门静脉与上、下腔静脉之间的交通模式图

要有：

①**通过食管静脉丛的途径**：由于肝门静脉系的属支胃左静脉与食管静脉丛有吻合，因此肝门静脉的血液可经此吻合回流到上腔静脉（图 9-54）。途径如下：肝门静脉→胃左静脉→食管静脉丛→食管静脉→奇静脉或半奇静脉→上腔静脉。在上述侧支循环途径中，如果食管静脉丛破裂，可导致呕血。

②**通过直肠静脉丛的途径**：由于直肠静脉丛的血液分别从肝门静脉的属支直肠上静脉及髂内静脉的属支直肠下静脉和肛静脉回流，因此肝门静脉与下腔静脉有侧支交通（图 9-54）。循环途径如下：肝门静脉→脾静脉→肠系膜上静脉→直肠上静脉→直肠静脉丛→直肠下静脉或肛静脉→髂内静脉→髂总静脉→下腔静脉。在上述侧支循环途径中，如果直肠静脉丛破裂，可导致便血。

③**通过脐周静脉网的途径**：由于肝门静脉的属支附脐静脉经脐周静脉网与胸腹壁的浅、深静脉相通，因此肝门静脉经附脐静脉可与上腔静脉和下腔静脉有侧支循环（图 9-54）。此侧支循环路径可形成脐周静脉网曲张。

知识链接

小儿头皮静脉的特点及临床护理应用

小儿头皮静脉呈网状分布，管径相对较粗，由于小儿头皮相对较薄，浅静脉易于清晰暴露，且头部对于注射针的固定也较方便。因此在临床上头皮静脉输液被广泛应用。常用的小儿头皮静脉有滑车上静脉、眶上静脉、颞浅静脉及耳后静脉。

笔记栏

第二节 淋巴系统

淋巴系统由淋巴管道、淋巴组织和淋巴器官组成。淋巴管道和淋巴结的淋巴窦内含有淋巴液，简称淋巴。自肠绒毛的中央乳糜管至胸导管的淋巴管道内的淋巴因含乳糜微粒呈现白色，其他部位淋巴管道内的淋巴无色透明。血液流经毛细血管动脉端时，血液中一些成分经毛细血管壁进入组织间隙，形成组织液。组织液与细胞进行物质交换后，大部分经毛细血管静脉端吸收入静脉，小部分含有大分子物质的组织液进入毛细淋巴管，形成淋巴。淋巴沿淋巴管道和淋巴结的淋巴窦向心流动，最后流入静脉（图9-55）。因此，淋巴系统可视为心血管系统的辅助系统，协助静脉回流组织液。淋巴器官和淋巴组织具有产生淋巴细胞、过滤淋巴和进行免疫应答的功能。

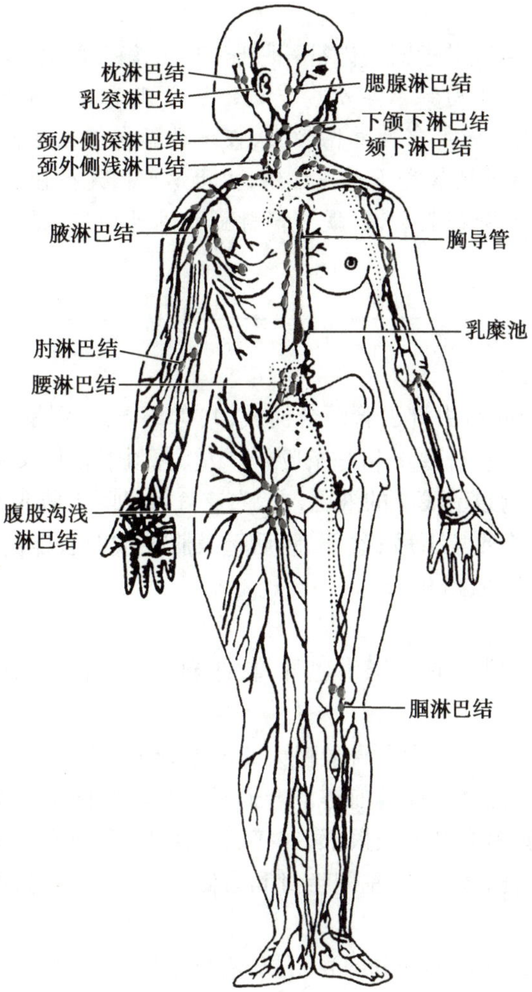

图9-55 全身的淋巴管和淋巴结模式图

一、淋巴管道

淋巴管道包括毛细淋巴管、淋巴管、淋巴干和淋巴导管。

（一）毛细淋巴管

毛细淋巴管（lymphatic capillary）以膨大的盲端起始，互相吻合成毛细淋巴管网，然后汇

笔记栏

集成淋巴管。毛细淋巴管由很薄的内皮细胞构成，内皮细胞之间的间隙较大，基膜不完整。因此，毛细淋巴管的通透性较大，蛋白质、细胞碎片、异物、细菌和肿瘤细胞等容易进入毛细淋巴管。毛细淋巴管分布于人体大部分组织中，但上皮、角膜、晶状体、软骨、脑和脊髓等处无毛细淋巴管。

（二）淋巴管

淋巴管(lymphatic vessel)由毛细淋巴管吻合而成，管壁结构与静脉相似。淋巴管内有很多瓣膜，具有防止淋巴逆流的功能。淋巴管分**浅淋巴管**和**深淋巴管**两类。浅淋巴管位于浅筋膜内，多与浅静脉伴行；深淋巴管位于深筋膜深面，多与神经血管伴行。浅、深淋巴管之间存在丰富的交通。

知识链接

急性淋巴管炎体征和临床护理的解剖学基础

急性淋巴管炎是由于局部感染所引发的淋巴管炎症。其临床表现与淋巴管的形态、解剖位置密切相关。浅层急性淋巴管炎，按淋巴管向心性走向，在体表出现一条或多条“红线”；深层急性淋巴管炎不出现红线，由于淋巴回流受阻，患肢出现肿胀、压痛。临床护理需抬高患肢和局部制动，以促进静脉血和淋巴回流，减轻局部肿胀和疼痛，有利于炎症的局限。

（三）淋巴干

淋巴干(lymphatic trunk)由淋巴管汇合而成，共有 9 条，分别是左、右颈干，左、右锁骨下干，左、右支气管纵隔干，左、右腰干和一条肠干。左、右颈干收集头颈部的淋巴，左、右锁骨下干收集上肢和脐以上胸腹壁浅层的淋巴，左、右支气管纵隔干收集胸腔器官和脐以上胸腹壁深层的淋巴，左、右腰干收集下肢、盆部、腹后壁及腹腔成对脏器的淋巴，肠干收集腹腔内不成对器官的淋巴(图 9-55、图 9-56)。

（四）淋巴导管

全身 9 条淋巴干最后汇合成 2 条淋巴导管，即胸导管和右淋巴导管，分别注入左、右静脉角。

ER-9-39

胸导管标本标注照片

1. **胸导管**(thoracic duct)　为全身最粗大的淋巴管道，长 30~40cm，起自乳糜池。乳糜池是由左、右腰干和肠干在第 1 腰椎前方汇合而成。胸导管向上穿膈的主动脉裂孔进入胸腔，沿脊柱前方上行出胸廓上口至颈根部，在接收左颈干、左锁骨下干和左支气管纵隔干的汇入后注入左静脉角。胸导管收集左侧半身和右侧下半身的淋巴，即全身 3/4 部位的淋巴(图 9-56、图 9-57)。

ER-9-40

视频：淋巴导管标本讲解

2. **右淋巴导管**(right lymphatic duct)　位于右颈根部，为一短干，长约 1.5cm，由右颈干、右锁骨下干和右支气管纵隔干汇合而成，注入右静脉角。右淋巴导管收集右侧上半身的淋巴，即全身 1/4 部位的淋巴(图 9-56、图 9-57)。

二、淋巴组织

淋巴组织以网状组织为支架，包含有大量淋巴细胞、巨噬细胞和浆细胞等免疫细胞的组织，在消化、呼吸、泌尿和生殖管道及皮肤等处均较丰富，起着免疫防护作用，故又称免疫组织。

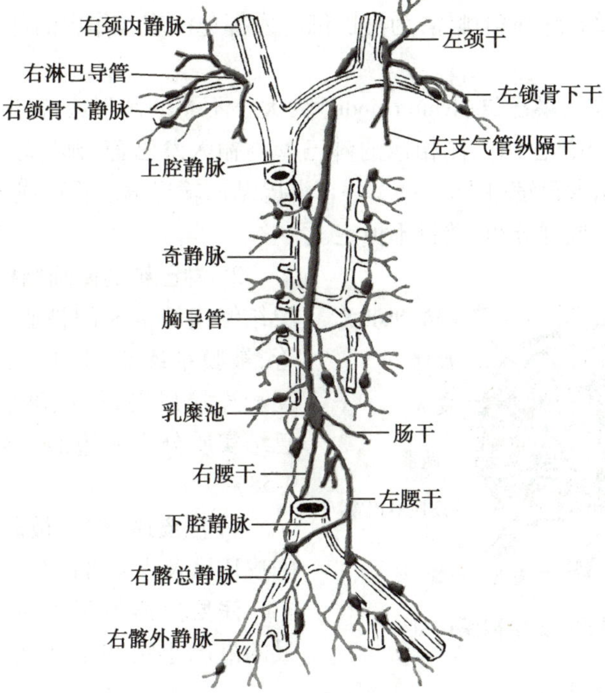

图 9-56 淋巴干和淋巴导管模式图

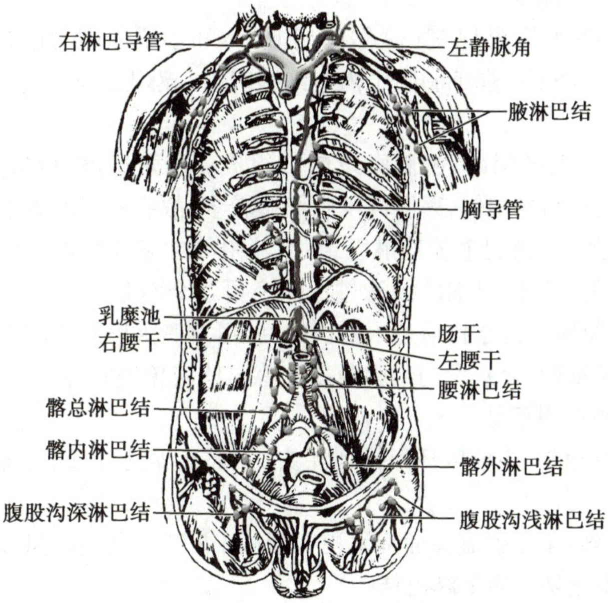

图 9-57 淋巴导管和腹盆部淋巴结

淋巴组织分为**弥散淋巴组织**和**淋巴小结**两类。弥散淋巴组织主要位于消化管和呼吸道的黏膜固有层;淋巴小结主要指小肠黏膜固有层内的孤立淋巴滤泡和集合淋巴滤泡以及阑尾壁内的淋巴小结等。

三、淋巴器官

以淋巴组织为主,表面被覆结缔组织被膜构成的器官称淋巴器官,又称免疫器官。根据

笔记栏

其功能，分为中枢淋巴器官和周围淋巴器官两种，前者包括胸腺和骨髓，为培育淋巴细胞的部位；后者包括淋巴结、脾和扁桃体，为淋巴细胞发挥免疫应答作用的部位。

（一）淋巴结

1. **淋巴结的形态** **淋巴结**（lymph node）为大小不一的圆形或椭圆形灰红色小体，一侧隆凸，另一侧凹陷。与淋巴结凸侧相连的淋巴管称**输入淋巴管**，数目较多；与淋巴结凹陷侧相连的淋巴管称**输出淋巴管**（图 9-58）。一个淋巴结的输出淋巴管可成为另一个淋巴结的输入淋巴管。淋巴结多成群分布，数目不恒定。

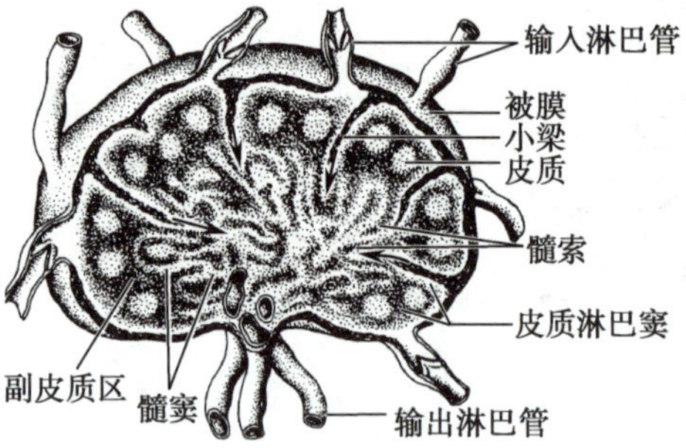

图 9-58 淋巴结的结构模式图

2. **淋巴结的微细结构** 淋巴结表面为薄层结缔组织构成的被膜，被膜内有输入淋巴管，被膜结缔组织伸入实质形成小梁，小梁互相连接成网，构成淋巴结实质的支架；淋巴结实质分为周边的皮质和中央的髓质（图 9-58）。

（1）**皮质**：位于被膜下方，由浅层皮质、副皮质区及皮质淋巴窦三部分组成。

浅层皮质位于皮质浅层，主要结构为大量的淋巴小结和小结之间弥散的淋巴组织。淋巴小结是 B 细胞聚集区。

副皮质区位于皮质深层，为较大片的弥散淋巴组织，主要由胸腺迁移而来的 T 细胞聚集而成，故此区又称**胸腺依赖区**。

ER-9-41
淋巴结微细结构标注显微镜照片

皮质淋巴窦包括被膜下淋巴窦（简称被膜下窦）和小梁周围淋巴窦（简称小梁周窦）。窦壁由薄的内皮构成，许多巨噬细胞附于内皮细胞表面。淋巴在窦内缓慢流动，有利于巨噬细胞清除异物。

（2）**髓质**：位于淋巴结深部，由髓索及髓窦组成。**髓索**即淋巴细胞索，主要含有 B 细胞。**髓窦**与皮质淋巴窦结构相似，窦腔内巨噬细胞较多，故有较强的滤过作用。

3. **淋巴结的功能** 当淋巴液流经淋巴结时，其中的细菌和病毒等可被淋巴窦腔内的巨噬细胞及时清除，正常淋巴结对细菌的滤过清除率可达 99% 以上。淋巴结是人体进行免疫应答的重要场所，病原体等抗原物质进入淋巴结后，可刺激淋巴结中的 T 细胞和 B 细胞分化成效应性 T 细胞和浆细胞，分别参与细胞免疫应答与体液免疫应答。

4. **人体主要部位的淋巴结**

（1）**头颈部的淋巴结**：主要以环形排列在头、颈部交界处，以纵行排列在颈部静脉周围（图 9-54）。

ER-9-42
头颈部淋巴结标本标注照片

1）**头部的淋巴结**：主要引流头面部淋巴，其输出淋巴管直接或间接注入颈外侧深淋巴结。主要有**下颌下淋巴结**和**颏下淋巴结**。

2）**颈部淋巴结**：主要包括颈外侧浅淋巴结和颈外侧深淋巴结。

颈外侧浅淋巴结沿颈外静脉排列，引流颈外侧浅层结构的淋巴，其输出淋巴管注入颈外侧深淋巴结。

颈外侧深淋巴结主要沿颈内静脉排列，其中沿颈横血管分布的淋巴结称**锁骨上淋巴结**。颈外侧深淋巴结的输出淋巴管合成颈干，左侧注入胸导管，右侧注入右淋巴导管。患胸、腹、盆部的肿瘤时，癌细胞可经胸导管逆行转移至左锁骨上淋巴结，常可在锁骨上触摸到肿大的淋巴结（图 9-59）。

（2）**上肢的淋巴结**：上肢浅、深淋巴管分别与浅静脉和深血管伴行，直接或间接注入腋

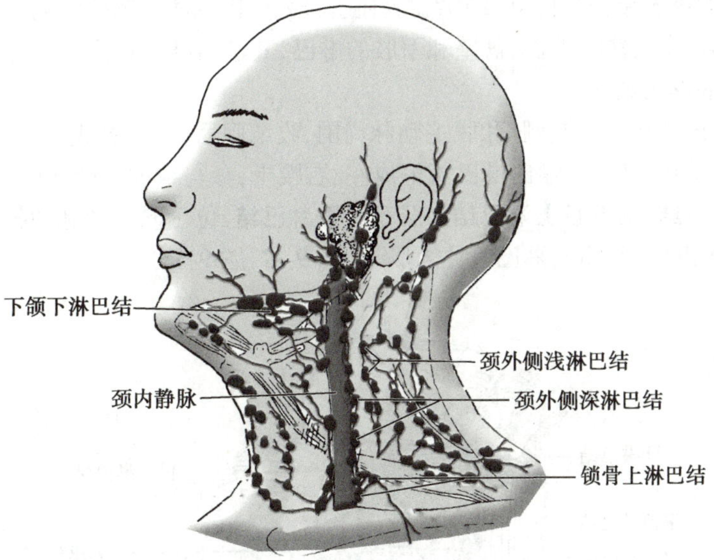

图 9-59 头颈部淋巴结

腋淋巴结标本标注照片

淋巴结。

腋淋巴结位于腋窝疏松结缔组织内，沿血管排列。腋淋巴结收纳来自上肢、胸壁和乳房的淋巴。其输出淋巴管合成锁骨下干，左侧注入胸导管，右侧注入右淋巴导管（图 9-55）。

(3) **胸部的淋巴结**：胸部淋巴结位于胸壁内和胸腔器官周围，主要有**支气管肺淋巴结（肺门淋巴结）**、**气管支气管淋巴结**和**气管旁淋巴结**。其输出淋巴管合成支气管纵隔干，左侧注入胸导管，右侧注入右淋巴导管（图 9-60）。

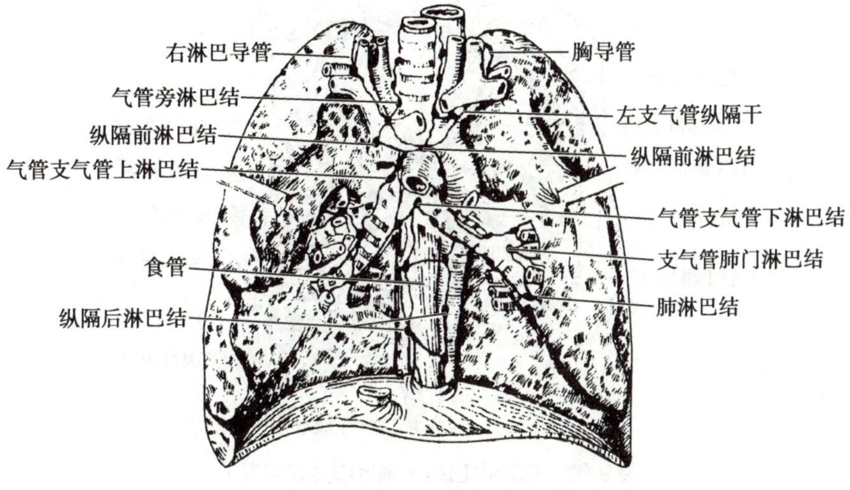

图 9-60 胸腔器官的淋巴结

(4) **下肢的淋巴结**：下肢浅、深淋巴管分别与浅、深静脉伴行，直接或间接注入腹股沟淋巴结（图 9-55、图 9-57）。

1) **腹股沟浅淋巴结**：位于腹股沟韧带下方及大隐静脉末端周围，收纳腹前外侧壁下部、臀部、会阴和下肢浅淋巴管，其输出淋巴管注入腹股沟深淋巴结。

2) **腹股沟深淋巴结**：位于股静脉周围，引流大腿和会阴深部结构淋巴、腹股沟浅淋巴结输出淋巴管的淋巴，其输出淋巴管注入髂外淋巴结。

笔记栏

ER-9-44

腹股沟及盆部淋巴结照片

（5）**盆部的淋巴结**：盆部淋巴结沿盆腔血管排列（图 9-57），包括**髂内淋巴结**、**髂外淋巴结**和**髂总淋巴结**，收纳盆腔脏器、盆壁和下肢的淋巴，其输出淋巴管注入腰淋巴结。

（6）**腹部的淋巴结**

1）**腰淋巴结**：位于下腔静脉和腹主动脉周围，收纳腹后壁、腹腔成对器官及髂总淋巴结的输出淋巴管。腰淋巴结的输出淋巴管汇成左、右腰干，参与组成乳糜池（图 9-56、图 9-57）。

2）**腹腔淋巴结、肠系膜上淋巴结和肠系膜下淋巴结**：位于同名动脉的根部周围，收集腹腔不成对器官的淋巴，其输出淋巴管注入肠干（图 9-61、图 9-62）。

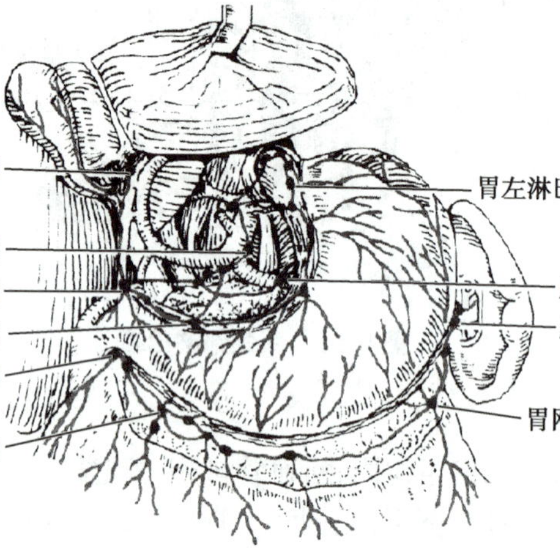

图 9-61　腹部淋巴结（腹腔干周围）

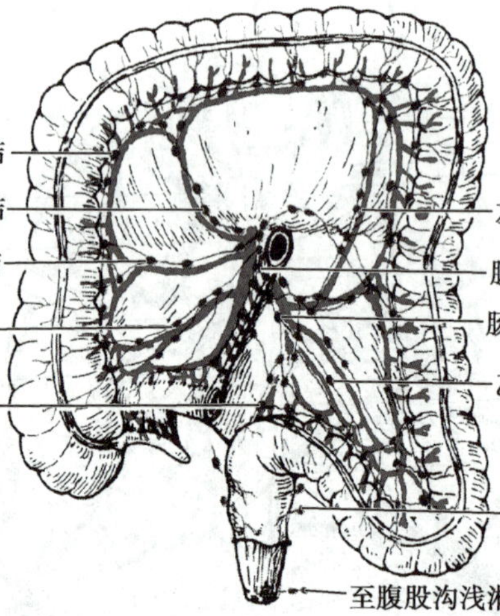

图 9-62　腹部淋巴结（肠系膜血管周围）

（二）脾

ER-9-45

脾的位置和形态标本标注照片

1. **脾的位置和形态**　**脾**（spleen）是人体最大的淋巴器官，位于左季肋区、第 9~11 肋深面，其长轴与第 10 肋一致，正常情况下脾在左肋弓下不能触及（图 9-63）。

脾呈椭圆形，为暗红色，质软而脆，受暴力打击时易破裂。可分为膈、脏两面，上、下两缘和前、后两端。**膈面**隆凸光滑，朝向外上，与膈相贴；**脏面**凹陷，中央有**脾门**，是血管和神经出入之处。**上缘**较锐利，有 2~3 个切迹，称**脾切迹**，脾肿大时，为腹部脾触诊的标志；**下缘**较钝，朝向后下方。**前端**较宽阔，朝向前外下方；**后端**钝圆，朝向后内上方（图 9-63）。

笔记栏

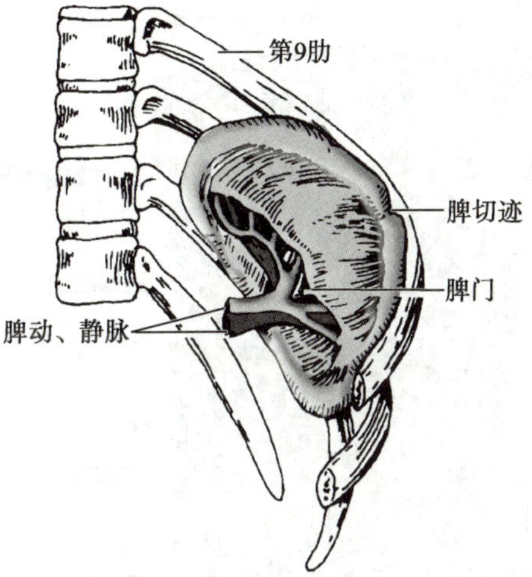

图 9-63 脾

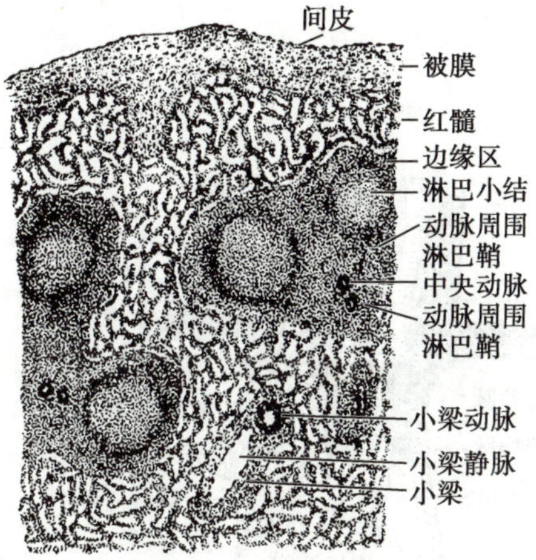

图 9-64 脾的微细结构

2. **脾的微细结构** 脾表面覆有较厚的结缔组织被膜，表面覆有间皮，被膜内的结缔组织伸入脾内形成许多有分支的小梁，它们互相连接成网，构成脾的支架。在新鲜的脾切面上，大部分组织为深红色，称红髓；其间散在分布的灰白色点状区域，称白髓，两者构成了脾实质（图 9-64）。

（1）**白髓**（white pulp）：由动脉周围淋巴鞘和淋巴小结构成。

动脉周围淋巴鞘为弥散的淋巴组织，分布在中央动脉周围，主要含大量 T 细胞。此区相当于淋巴结内的副皮质区，为胸腺依赖区。

淋巴小结又称**脾小体**，位于动脉周围淋巴鞘和边缘区之间，结构与淋巴结的淋巴小结相同，主要由大量 B 细胞构成。

白髓和红髓交界的狭窄区域称**边缘区**（marginal zone）。其内含有 T 细胞及 B 细胞，并含有较多的巨噬细胞。淋巴细胞可经此区迁入动脉周围淋巴鞘、淋巴小结或脾索内。

（2）**红髓**（red pulp）：位于白髓和边缘区的周围、被膜下方及小梁周围，约占脾实质的 2/3，由脾索及脾窦组成。

脾索（splenic cord）为富含血细胞的条索状组织。脾索内含有 T 细胞、B 细胞、浆细胞以及许多其他血细胞和巨噬细胞，是脾滤血的主要场所。

脾窦（splenic sinusoid）为血窦，位于脾索之间，窦腔大而不规则，其外侧有较多的巨噬细胞，其突起可通过内皮间隙伸向窦腔。

3. **脾的功能** 脾有滤血、储血、造血和参与机体免疫应答的功能，为体内产生抗体最多的淋巴器官。

（三）胸腺

1. **胸腺的位置和形态** **胸腺**（thymus）属淋巴器官，兼有内分泌功能。它位于胸骨柄后方、纵隔的前部，胸腺的两侧与纵隔胸膜贴近，其上端与胸骨柄上缘水平相当，少数胸腺上端可伸到气管颈段前方。胸腺通常可分为不对称的左、右两叶，其大小有明显的年龄特征，性成熟后发育至最高峰，此后逐渐萎缩和退化，成人的胸腺通常被结缔组织所替代（图 9-65）。

2. **胸腺的微细结构** 胸腺表面覆有薄层结缔组织构成的被膜，被膜的结缔组织伸入胸腺实质形成小叶间隔，将胸腺分隔成不完全的小叶；小叶周边为皮质，深部为髓质。

（1）**皮质**：以胸腺上皮细胞为支架，间隙内含有大量胸腺细胞和巨噬细胞等（图 9-66）。胸腺上皮细胞能分泌**胸腺素**和**胸腺生成素**，为胸腺细胞发育所必需。**胸腺细胞**（thymocyte）即胸腺内处于不同分化发育阶段的 T 细胞，主要分布于胸腺皮质内，占胸腺皮质细胞总数的 85%～90%。

ER-9-46
脾的微细结构标注显微镜照片

ER-9-47
胸腺的位置和形态标本标注照片

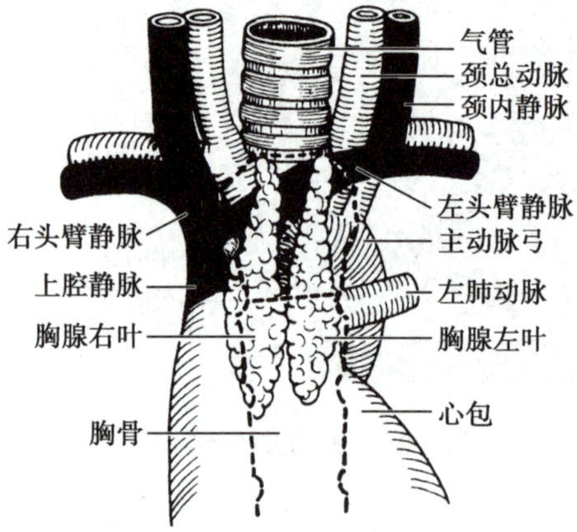

图 9-65 胸腺(纵隔前面)

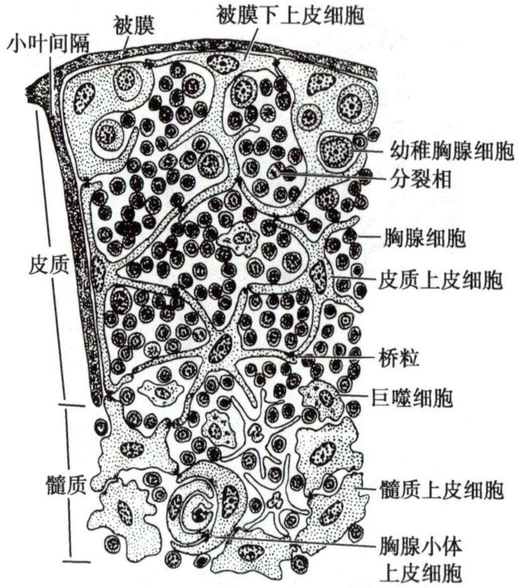

图 9-66 胸腺内细胞分布模式图

ER-9-48

胸腺的微细结构标注显微镜照片

(2) **髓质**:含大量的胸腺上皮细胞、少量初始的 T 细胞和巨噬细胞等(图 9-66)。胸腺上皮细胞常呈同心圆排列形成髓质特征性结构,即胸腺小体。

胸腺小体(thymic corpuscle)为胸腺髓质的特征性结构,由胸腺上皮细胞呈同心圆状排列而成,直径 30~150μm。胸腺小体外层胸腺上皮细胞的细胞质嗜酸性,中央胸腺上皮细胞常退化解体,细胞核消失,有的已崩解成碎片。胸腺小体功能尚不清楚,但缺乏胸腺小体的胸腺不能培育出胸腺细胞。

3. **胸腺的功能** 胸腺是 T 细胞分化成熟的场所。胸腺培育出的 T 细胞经血流输送至周围淋巴器官和淋巴组织进一步分化成熟,参与细胞免疫功能。胸腺素促进 T 细胞的成熟,提高机体免疫力。

学习小结

循环系统包括心血管系统和淋巴系统。

心血管系统由心、动脉、毛细血管及静脉组成,是一套密闭的连续管道系统。心是循环系统的动力器官;动脉为导血离心的血管,由心室发出,一般越分越细,可分为大、中、小、微动脉,最后移行为毛细血管。毛细血管连于动、静脉之间,为物质交换的场所。静脉是引导血液回心的血管,起自毛细血管,一般从小到大逐级汇合为微、小、中和大静脉,最终到达心房。血液循环的径路可分为大循环(体循环)和小循环(肺循环)。

心形似圆锥体,位于中纵隔内,可分为一尖、一底、两面、三缘和三条沟。心有四个腔,即左、右心房和左、右心室。每个腔按血流方向有入口和出口,在心腔的出入口处有相应的瓣膜,犹如"单向开关",顺流时开放,逆流时关闭,保证了血液的单向流动。心壁由心内膜、心肌膜和心外膜三层构成。心传导系统位于心壁内,由特殊分化的心肌细胞构成,能产生并传导兴奋,维持心正常而有节律地收缩与舒张。营养心的动脉为左、右冠状动脉,发自升主动脉根部;心壁大部分的静脉血经冠状窦回流至右心房。心包是包裹心和出入心的大血管根部的膜性囊,可保护心并使其固定在正常位置。

笔记栏

肺循环的动脉从右心室发出的肺动脉干开始分为左、右肺动脉，经肺门在肺内反复分支至肺泡毛细血管，在此和肺泡进行气体交换将静脉血变成动脉血，再逐渐汇合，最后由左、右肺静脉输送至左心房。

体循环的动脉主干为主动脉。主动脉发自左心室，分为升主动脉、主动脉弓、降主动脉三部分，分布到全身各处。颈总动脉为头颈部的动脉主干；锁骨下动脉为上肢的动脉主干，其分支椎动脉还分布于脑和脊髓；分布到上肢的动脉有腋动脉、肱动脉、桡动脉和尺动脉；胸主动脉和腹主动脉分别为胸部和腹部的动脉主干，可分为壁支和脏支；髂内动脉为盆部的动脉主干；髂外动脉为下肢的动脉主干；分布到下肢的动脉有股动脉、腘动脉、胫前动脉、胫后动脉、足背动脉及足底内外侧动脉。

体循环的静脉分为浅静脉和深静脉；静脉间吻合丰富，静脉管壁内有成对的静脉瓣；静脉内血流缓慢。体循环静脉分为三大部分，即上腔静脉系、下腔静脉系和心静脉系。上腔静脉系收集头颈部静脉、上肢静脉、胸部静脉（心除外）；下腔静脉系收集下肢静脉、盆部静脉、腹部静脉；心静脉系收集心本身的静脉血。

淋巴系统由淋巴管道、淋巴组织、淋巴器官组成。淋巴管道由毛细淋巴管、淋巴管、淋巴干（9 条）和淋巴导管（2 条）组成。淋巴组织分为弥散淋巴组织和淋巴小结。淋巴器官包括淋巴结、脾、扁桃体和胸腺等。淋巴结为圆形或椭圆形实质性器官，分为皮质和髓质，主要功能是过滤淋巴、参与免疫反应。脾是人体最大的淋巴器官，位于左季肋区，呈椭圆形，脾实质分为白髓和红髓，主要功能为滤血、储血、造血、免疫应答。胸腺位于胸骨柄后方、纵隔的前部，有左、右大小不等两叶，分为皮质和髓质，主要功能为培育 T 细胞、分泌胸腺素和胸腺生成素、促进 T 细胞成熟及提高机体免疫力。

扫一扫，测一测

（颜贵明　姬军风）

复习思考题

1. 怎样从心的外形特点区别心房和心室及左右心室？
2. 左、右心室收缩时，心脏的瓣膜处于何状态？
3. 扁桃体炎患者在手背桡侧的浅静脉穿刺进行输液，药物经何途经到达腭扁桃体？
4. 口服维生素 B_2 后没有被机体吸收利用的维生素 B_2 最终随尿液排出体外，尿液呈现黄色，试述这些维生素 B_2 由体内到体外的途径。
5. 利用所学知识解释癌细胞为什么易转移至淋巴结？

笔记栏

10章PPT

PPT 课件

第十章

内分泌系统

学习目标

1. 掌握内分泌腺的概念及组成；甲状腺、甲状旁腺、肾上腺、垂体、松果体、胸腺的主要形态和位置。

2. 熟悉内分泌与外分泌的不同；甲状腺、甲状旁腺、肾上腺、垂体、松果体、胸腺的功能。

3. 了解内分泌器官的主要微细结构。

内分泌系统（endocrine system）由全身的内分泌腺（endocrine gland）和内分泌组织构成（图 10-1）。其分泌物称**激素**（hormone），直接进入毛细血管或毛细淋巴管，借助循环系统运送到特定的靶器官或靶组织发挥作用。

内分泌腺是肉眼可见、独立存在的内分泌器官，如甲状腺、甲状旁腺、肾上腺、垂体、松果体和胸腺等。**内分泌组织**是指具有内分泌功能的细胞团，它们存在于其他器官内，肉眼不可见，如胰腺的胰岛细胞、睾丸的间质细胞、卵巢的卵泡细胞和黄体细胞等。

内分泌系统所分泌的激素在机体新陈代谢、生长发育、生殖功能及维持机体内环境稳定等方面起重要作用。这种调节为体液调节，是神经系统外的另一种调节系统。内分泌系统功能过盛或低下，均可引起机体功能紊乱，甚至形成疾病。

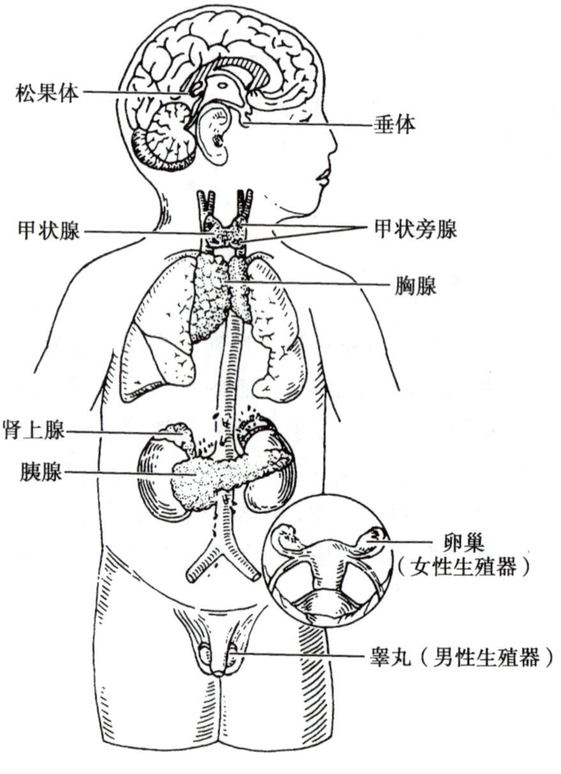

图 10-1　内分泌系统概观

ER-10-1

甲状腺标本标注照片

一、甲状腺

（一）甲状腺的形态和位置

甲状腺（thyroid gland）呈“H”形，分左、右侧叶及两者之间的甲状腺峡，有时自峡部向上伸出一锥状叶。侧叶贴于喉下部和气管上部的两侧，甲状腺峡一般位于第 2~4 气管软骨环的前方（图 10-2）。

笔记栏

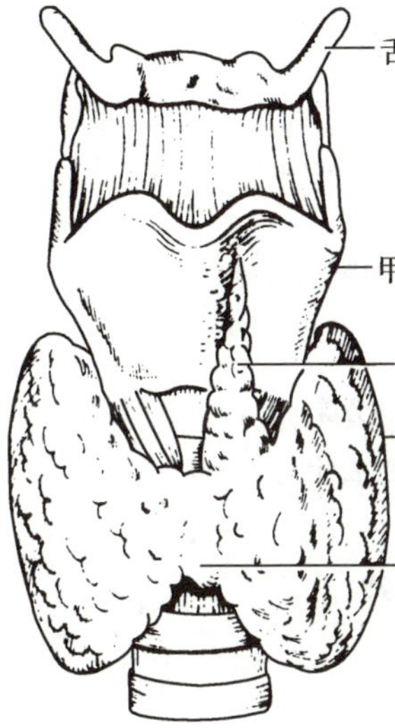

图 10-2　甲状腺的形态和位置

（二）甲状腺的微细结构

结缔组织被膜包被于甲状腺表面，其实质由许多甲状腺滤泡和滤泡旁细胞组成（图 10-3）。

1. **甲状腺滤泡**（thyroid follicle）　呈圆形、椭圆形或不规则形，大小不一，由单层**滤泡上皮细胞**（follicular epithelial cell）围成，滤泡腔内充满均质的胶体（为碘化的甲状腺球蛋白）；滤泡上皮细胞通常为单层立方形，但其形态因功能状态而改变，分泌功能活跃时，细胞呈矮柱状；反之，细胞呈扁平状。滤泡上皮细胞是合成和分泌甲状腺激素的部位，甲状腺激素含有碘元素，有促进机体新陈代谢、维持机体正常生长发育的作用，尤其对骨骼和神经系统的发育十分重要。

ER-10-2

甲状腺微细结构标注显微镜照片

2. **滤泡旁细胞**（parafollicular cell）　甲状腺的另一种内分泌细胞，位于滤泡之间或滤泡上皮细胞之间，胞体较大，HE 染色胞质着色浅，镀银染色可见细胞质内有嗜银颗粒。滤泡旁细胞产生降钙素，它可通过促进钙盐沉着于类骨质，并抑制 Ca^{2+} 在胃肠及肾小管的吸收，使血钙下降。

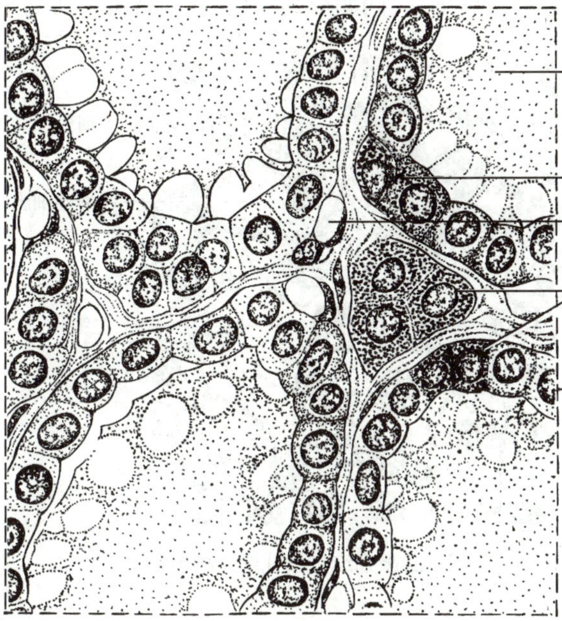

图 10-3　甲状腺微细结构模式图（高倍镜）

二、甲状旁腺

（一）甲状旁腺的形态和位置

甲状旁腺（parathyroid gland）一般有上、下两对，棕黄色，呈黄豆大小的扁椭圆形小体，贴附于甲状腺侧叶后面的甲状腺被囊上或埋于甲状腺组织中（图 10-4）。

（二）甲状旁腺的微细结构

薄层结缔组织被膜包被于甲状旁腺表面，其实质内腺细胞有主细胞和嗜酸性细胞两种

笔记栏

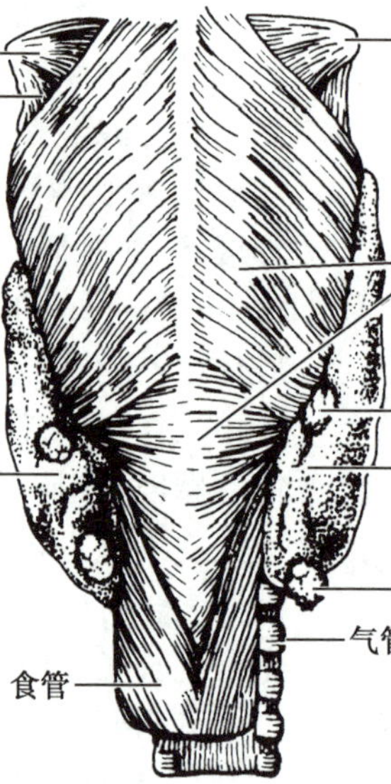

图 10-4　甲状腺和甲状旁腺后面观

ER-10-3

甲状旁腺标本和微细结构标注照片

(图 10-5)。**主细胞**(chief cell)数量多,细胞呈圆形或多边形,HE 染色细胞质着色浅,合成分泌甲状旁腺素。**嗜酸性细胞**数量较少,单个或成群分布于主细胞之间,胞体较主细胞大,细胞质呈强嗜酸性,无分泌颗粒,其功能不详。

甲状旁腺素通过与降钙素相互拮抗,共同调节钙的代谢,维持机体血钙平衡。

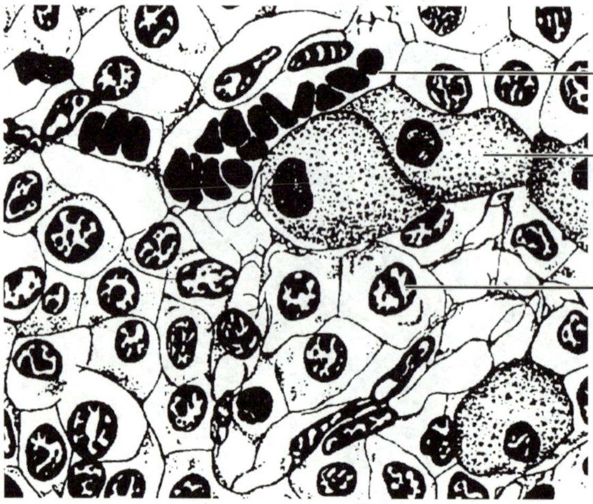

图 10-5　甲状旁腺微细结构模式图(高倍镜)

ER-10-4

肾上腺标本标注照片

三、肾上腺

(一)肾上腺的形态和位置

肾上腺(adrenal gland)左右各一,分别位于两肾的上端。左肾上腺近似半月形,右肾上腺呈三角形。

(二)肾上腺的微细结构

结缔组织被膜包被于肾上腺表面,其实质分为外周的皮质和中央的髓质。

1. **肾上腺皮质**　占肾上腺体积的 80%~90%,富含类脂,呈黄色。根据细胞的形态结构和排列特征,将皮质分为球状带、束状带和网状带,三者之间无明显界限(图 10-6)。

笔记栏

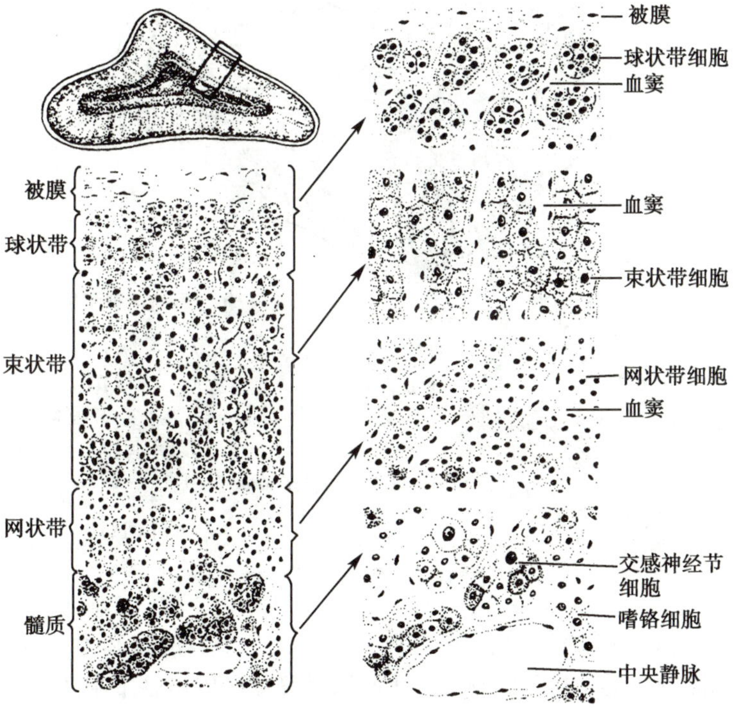

图 10-6　肾上腺微细结构模式图

球状带位于皮质浅层,较薄。细胞排列成球团状。细胞较小,细胞质呈嗜酸性,含少量脂滴。球状带细胞分泌盐皮质激素,如醛固酮,调节水盐代谢。

束状带位于球状带深层,是皮质中最厚的部分。腺细胞排列成单行或双行的细胞索。细胞较大,细胞质内含大量脂滴,HE 染色呈浅染的泡沫状。束状带细胞分泌糖皮质激素,主要为皮质醇和皮质酮,调节糖代谢,并具有抗炎作用。

网状带位于皮质最深层,最薄。细胞索相互吻合成网。细胞较小,细胞质嗜酸性,内含少量脂滴。主要分泌雄激素,也分泌少量糖皮质激素和雌激素。

2. **肾上腺髓质**　位于肾上腺中央区域,与网状带相邻。髓质细胞呈多边形,细胞质嗜碱性,含有嗜铬颗粒,故又称**嗜铬细胞**(chromaffin cell),髓质细胞分泌肾上腺素和去甲肾上腺素,两者主要使心率加快、心肌收缩力加强、小动脉收缩,并参与维持血压。

ER-10-5
肾上腺微细结构标注显微镜照片

四、垂体

(一) 垂体的形态和位置

垂体(hypophysis)不成对,呈椭圆形,一般女性较男性大,妊娠时更明显。其位于颅中窝的垂体窝,借漏斗连于下丘脑(图 10-1、图 10-7)。

ER-10-6
垂体标本标注照片

(二) 垂体的微细结构

根据发生、结构和功能将垂体分为**腺垂体**(adenohypophysis)和**神经垂体**(neurohypophysis)(图 10-7)。腺垂体位于垂体前部,包括**远侧部**、**结节部**和**中间部**。神经垂体位于垂体后部,包括**神经部**和**漏斗**。腺垂体的远侧部和结节部合称**垂体前叶**,腺垂体的中间部和神经垂体的神经部合称**垂体后叶**。

1. **腺垂体**　腺垂体内的腺细胞可合成和分泌多种激素,这些激素不但与骨骼和软组织的生长有关,而且影响其他内分泌腺的功能。

(1) **远侧部**:位于垂体最前部,是腺垂体的主要部分。细胞排列成团索状,细胞间有丰

笔记栏

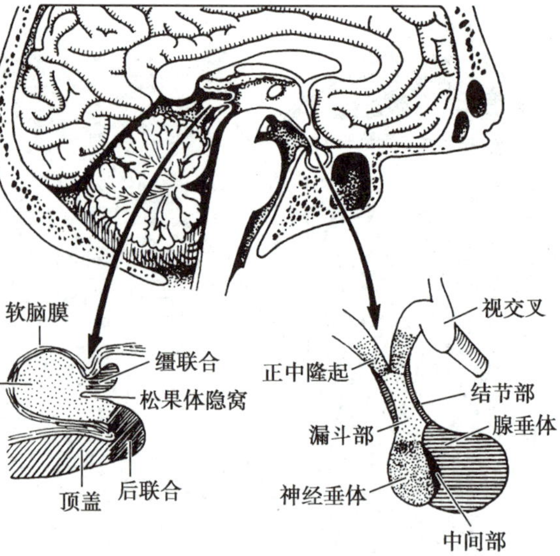

图 10-7 垂体和松果体

富的窦状毛细血管和少量结缔组织。按细胞对 HE 染色染料的亲和力不同，腺细胞分为**嗜色细胞**和**嫌色细胞**两大类。嗜色细胞又分为**嗜酸性细胞**和**嗜碱性细胞**两种(图 10-8)。

嗜酸性细胞数量较多，细胞质内含有许多粗大的嗜酸性颗粒，呈红色。按分泌的激素种类分为生长激素细胞和催乳激素细胞，分别分泌生长激素和催乳素。

嗜碱性细胞数量最少，呈多边形或卵圆形，HE 染色呈紫蓝色，分为促甲状腺激素细胞、促肾上腺皮质激素细胞和促性腺激素细胞三种，前两种细胞分泌其同名激素，促性腺激素细胞分泌卵泡刺激素和黄体生成素。

嫌色细胞数量最多，体积小，着色浅，细胞界限不清。嫌色细胞可能是脱颗粒的嗜色细胞或未分化的细胞。

ER-10-7 垂体微细结构标注显微镜照片

(2) **中间部**：为远侧部与神经部之间的纵行狭窄带(图 10-7)，所占比例很小，由滤泡及周围的嗜碱性细胞和嫌色细胞组成。滤泡由单层立方上皮细胞围成，内含胶体，功能不明。嗜碱性细胞主要分泌黑素细胞刺激素。

(3) **结节部**：包围着神经垂体的漏斗柄，细胞较小，主要是嫌色细胞。

(4) **垂体门脉系统**：垂体的血液供应来源于大脑动脉环的分支：**垂体上动脉**和**垂体下动脉**。垂体上动脉进入漏斗部，分支形成毛细血管网，称**第一级毛细血管**。毛细血管网下行，在结节部汇集成多条**垂体门微静脉**到达腺垂体远侧部后，形成**第二级毛细血管网**。两级毛细血管网及两者之间的门微静脉共同构成**垂体门脉系统**(hypophyseal portal system)。下丘脑弓状核等处的神经内分泌细胞合成的多种激素经轴突末梢释放于漏斗部的第一级毛细血管网处，再经垂体门微静脉运送到远侧部的第二级毛细血管网，在此调节腺垂体远侧部的分泌活动(图 10-9)。

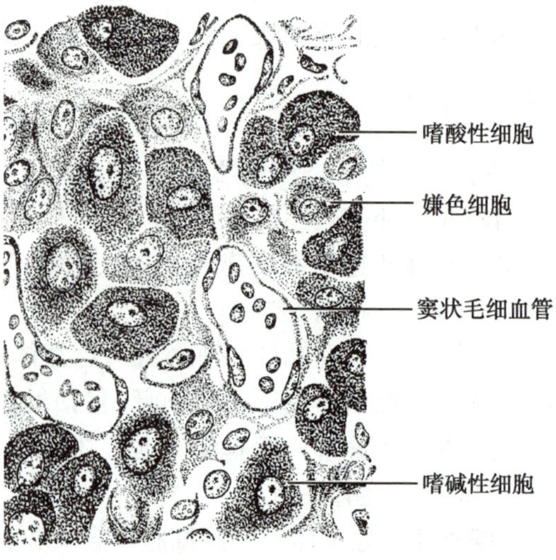

图 10-8 垂体远侧部微细结构模式图(高倍镜)

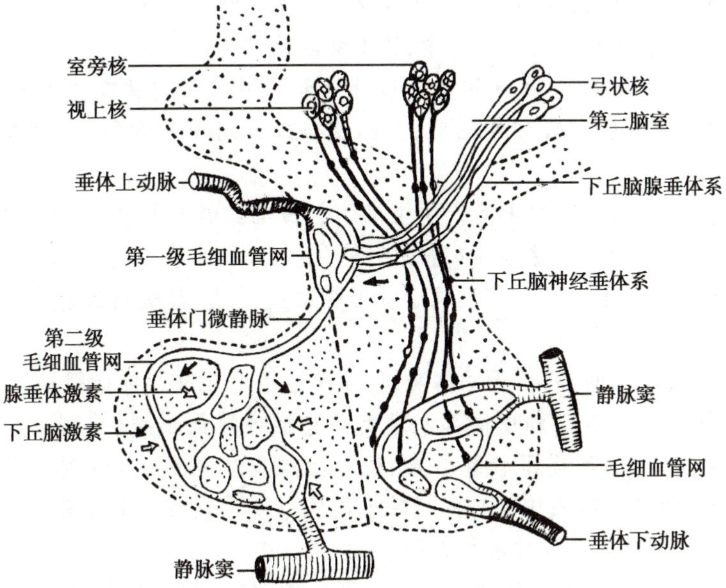

图 10-9 垂体门脉系统模式图

2. **神经垂体** 主要由神经胶质细胞和无髓神经纤维构成。其神经部的胶质细胞又称**垂体细胞**(pituicyte),主要有支持和营养神经纤维的作用;其无髓神经纤维主要由下丘脑视上核和室旁核的神经内分泌细胞的轴突构成。这些细胞的胞体合成抗利尿激素和催产素后,通过其轴突经漏斗部运输至神经部贮存(图 10-9)。在神经部,两种激素可通过神经纤维终末释放,进入毛细血管后,再随血液循环到达靶器官和靶细胞发挥作用。

五、松果体

(一) 松果体的形态和位置

松果体(pineal body)位于背侧丘脑的后上方,以细柄与间脑相连,为椭圆形小体,通常 7 岁后逐渐萎缩(图 10-1、图 10-7)。

(二) 松果体的微细结构

松果体表面包以软脑膜,腺实质由松果体细胞、神经胶质细胞和无髓神经纤维等组成。**松果体细胞**(pinealocyte)呈圆形或不规则形;细胞质少,呈弱嗜碱性。其可分泌褪黑激素,这种分泌活动有明显的昼夜节律,白天几乎不分泌,夜间分泌显著增加。褪黑激素具有抑制生殖的作用,还有抗紧张、抗衰老、增强免疫力、促进睡眠等作用。

在成人的松果体内常见**脑砂**,它是松果体细胞分泌物钙化而成,其意义不明。

ER-10-8

松果体标本和微细结构标注照片

六、胸腺

详见第九章第二节“淋巴器官”。

学习小结

内分泌系统由全身的内分泌腺和内分泌组织构成。内分泌腺为独立的内分泌器官,包括甲状腺、甲状旁腺、肾上腺、垂体、松果体和胸腺;而内分泌组织指具有内分泌功能的细胞团,存在于其他器官内。内分泌系统能调节机体新陈代谢、生长发育、生殖功能,且能维持机体内环境稳定,为体液调节。

笔记栏

甲状腺“H”形,分左、右侧叶及甲状腺峡。其微细结构包含甲状腺滤泡和滤泡旁细胞,滤泡上皮细胞合成和分泌甲状腺素,滤泡旁细胞产生降钙素。

甲状旁腺上、下两对,贴附于甲状腺侧叶后面的甲状腺被囊或埋于甲状腺组织中。其微细结构包含主细胞和嗜酸性细胞,主细胞合成分泌甲状旁腺素,嗜酸性细胞功能不详。

肾上腺左右各一,分别位于两肾的上端。其微细结构包括皮质和髓质。皮质分为球状带(分泌盐皮质激素)、束状带(分泌糖皮质激素)和网状带(主要分泌雄激素,也分泌少量糖皮质激素和雌激素);髓质位于肾上腺中央区域,其嗜铬细胞分泌肾上腺素和去甲肾上腺素。

垂体不成对,呈椭圆形,位于垂体窝,借漏斗连于下丘脑。包括腺垂体和神经垂体。腺垂体包括远侧部、结节部和中间部。远侧部包括嗜酸性细胞(分泌生长激素和催乳激素)、嗜碱性细胞(分泌促甲状腺激素、促肾上腺皮质激素、卵泡刺激素和黄体生成素)、嫌色细胞(功能不明);中间部的嗜碱性细胞分泌黑素细胞刺激素。神经垂体贮存和释放下丘脑合成的抗利尿激素和催产素。

松果体为椭圆形的小体,通常7岁后逐渐萎缩,位于背侧丘脑的后上方,以细柄与间脑相连。松果体细胞分泌褪黑激素。

扫一扫,测一测

(王媛媛)

复习思考题

1. 内分泌腺和外分泌腺有何区别?
2. 甲状腺部分切除时,术后出现手足抽搐,最可能的原因是什么?为什么?

第十一章

感　觉　器

笔记栏

PPT 课件

学习目标

1. 掌握感觉器概念；视器的组成；眼球的组成；眼球壁的形态结构和功能；眼球内容物的位置、形态结构和功能；前庭蜗器的组成和功能；鼓膜的位置和形态结构；鼓室的位置、内侧壁和外侧壁、听小骨；内耳的组成和感受器。

2. 熟悉眼球外肌的名称和作用；声音经空气传导的主要途径。

3. 了解结膜和泪器。

感觉器（sensory organs）为感受器及其附属结构的总称，是机体感受刺激的装置。

感受器（receptor）是机体接受内、外环境各种刺激的结构。感受器种类繁多，有的感受器结构简单，有些极为复杂，除感受器外，还有复杂的附属器，如视器、前庭蜗器，称特殊感受器或感觉器官。

感受器的功能是接受刺激，并将刺激转化为神经冲动，该冲动经过感觉神经和中枢神经系统的传导通路传导至大脑皮质，从而产生相应的感觉。

根据感受器的部位和接受刺激的来源，将感受器分为三类：①**外感受器**：分布于皮肤、黏膜、视器和听器等处，接受来自外界环境的触、压、痛、温度、光、声等刺激；②**内感受器**：分布于内脏和血管等处，接受来自内脏和血管的压力、渗透压、温度和化合物浓度等刺激；③**本体感受器**：分布于肌、肌腱、关节和前庭器等处，接受机体运动和平衡变化时产生的刺激。

第一节　视　　器

视器（visual organ）即眼，是人体重要的感觉器官，能感受光波的刺激，将其转化为神经信号，通过视神经等传至大脑皮质的视觉中枢而产生视觉。视器由眼球和眼副器两部分组成。

眼球标本及切片显微镜下拼图照片

一、眼球

眼球（eyeball）位于眶的前部，是视器的主要部分，后方由视神经连于间脑。眼球由眼球壁及其内容物组成（图 11-1）。

（一）眼球壁

眼球壁（wall of eyeball）由外至内由纤维膜、血管膜和视网膜三层构成。

1. **纤维膜**　由坚韧的致密结缔组织构成，分为角膜和巩膜两部分。

（1）**角膜**（cornea）：位于眼球正前方，占纤维膜的前 1/6，无色透明，前凸后凹，有屈光作

笔记栏

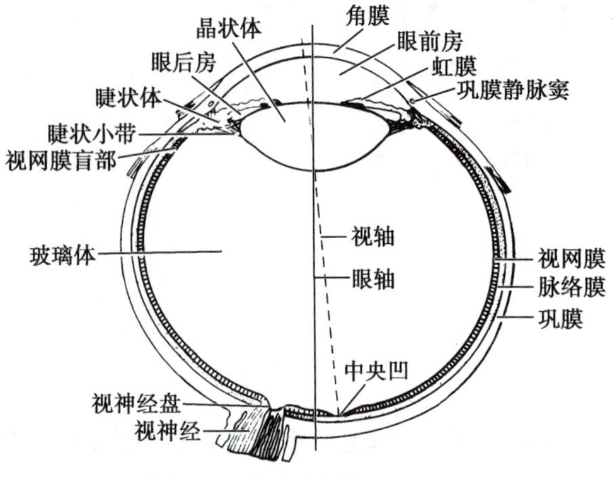

图 11-1 眼球的水平切面（右侧）

用。其内无血管，但含有丰富的感觉神经末梢，故感觉敏锐。

（2）**巩膜**（sclera）：占纤维膜的后 5/6，为白色坚韧不透明的膜，有维持眼球形状和保护眼球内容物的作用。巩膜后方有视神经穿过。在巩膜与角膜交界处的深面有一环形的**巩膜静脉窦**，为房水回流的通道。

2. **血管膜** 位于纤维膜的内面，含有丰富的血管和色素细胞，呈棕黑色。由前向后可分为虹膜、睫状体和脉络膜三部分。

（1）**虹膜**（iris）：位于血管膜最前部，为呈冠状位的圆盘形薄膜（图 11-2）。中央有一圆形的**瞳孔**。虹膜内有两种排列方向不同的平滑肌纤维，一种为环绕瞳孔周围的**瞳孔括约肌**，受副交感神经支配，收缩时瞳孔缩小；另一种为放射状排列的**瞳孔开大肌**，受交感神经支配，收缩时瞳孔开大。

（2）**睫状体**（ciliary body）：位于虹膜的后方，是血管膜的环形增厚部分，发出**睫状小带**与晶状体相连（图 11-2）。睫状体内有平滑肌，称**睫状肌**，受副交感神经支配。该肌收缩或舒张，可松弛或拉紧睫状小带以调节晶状体的曲度。睫状体还有产生房水的作用。

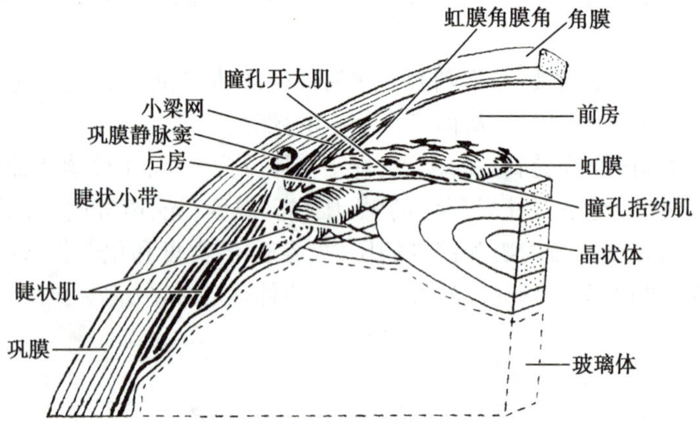

图 11-2 虹膜和睫状体

（3）**脉络膜**（choroid）：占血管膜的后 2/3，贴于巩膜内面。前方连睫状体，后方有视神经穿过。脉络膜有营养眼内组织并吸收眼内分散光线等作用。

3. **视网膜**（retina） 为眼球壁的最内层，由前向后可分为虹膜部、睫状体部和视部。虹膜部和睫状体部贴附于虹膜和睫状体的内面，无感光作用，故称**视网膜盲部**；视部最大，贴附在脉络膜内面，有感光作用。

ER-11-2

活体眼底和眼球模型照片

视网膜后部称**眼底**。眼底偏鼻侧的圆盘状隆起称**视神经盘**，在活体上呈淡红色，正常时边缘清楚，为视神经起始部位，有视网膜中央动、静脉经此出入眼球，此处无感光作用，故又称**生理盲点**。在视神经盘颞侧约 3.5mm 稍偏下方处有一黄色区域，称**黄斑**，其中央凹陷，称**中央凹**，感光最敏锐（图 11-3）。

视网膜视部的组织结构复杂（图 11-4），分为内、外两层，外层为**色素上皮层**，紧贴脉络膜；内层为神经细胞层，由三层细胞组成，最外层为接受光刺激的**感光细胞**（视锥细胞和视杆

笔记栏

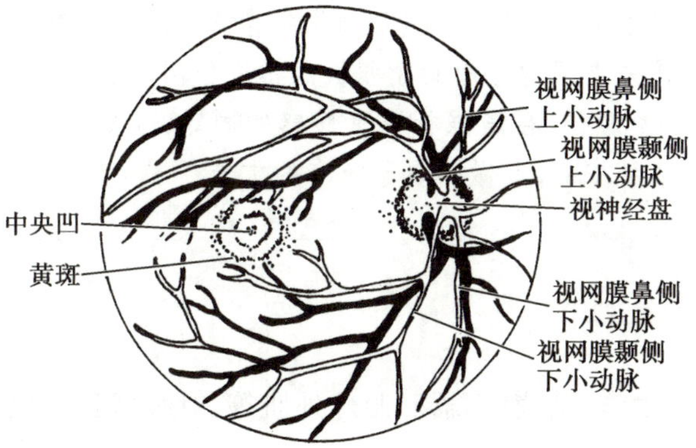

图 11-3 右眼眼底

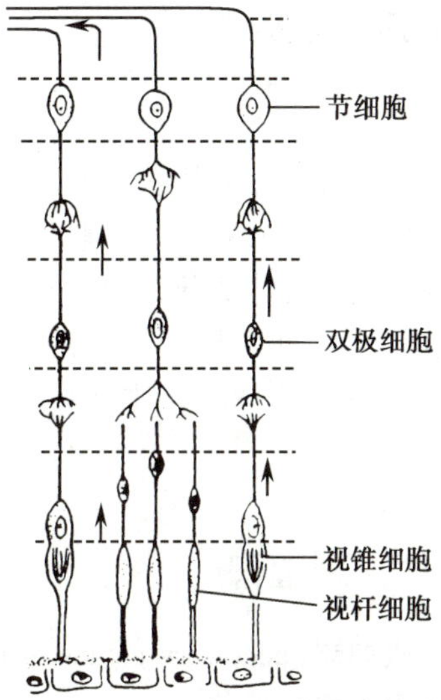

图 11-4 视网膜的结构示意图

细胞)，中层为传递视觉神经冲动的**双极细胞**，内层为**节细胞**。节细胞的轴突在视网膜后部集结成束，经视神经盘穿过脉络膜和巩膜构成视神经。视网膜内、外两层之间连结疏松，在病理情况下两层分离则形成视网膜脱离症。

(二) 眼球内容物

眼球内容物包括房水、晶状体和玻璃体(图 11-1)。这些结构和角膜一样透明而无血管，具有屈光作用，它们和角膜共同组成眼的**屈光装置**或**折光系统**，使物体在视网膜上映出清晰的物像。

1. **房水**(aqueous humor) 为无色透明循环流动的液体，由睫状体产生，充满眼房。**眼房**是角膜与晶状体、睫状体之间的空隙，被虹膜分隔为**眼前房**和**眼后房**，眼前、后房借瞳孔相通。在眼前房的周缘，虹膜与角膜交界处的环形间隙称**虹膜角膜角隙**(**前房角**)，为房水回流的通道。

房水的产生及循环

房水由睫状体产生，自眼后房经瞳孔到达眼前房，然后经虹膜角膜角隙进入巩膜静脉窦，最后汇入眼静脉，此过程称**房水循环**。

房水除具有屈光作用外，还有营养角膜及晶状体、维持眼内压的作用。若房水循环受阻，则引起眼内压增高，视力受损，临床上称青光眼。

2. **晶状体**(lens) 位于虹膜和玻璃体之间，呈双凸透镜状，透明而富有弹性，无血管和神经分布。晶状体外面包有一层被膜，称**晶状体囊**，其周缘借睫状小带与睫状体相连。视近物时，睫状肌收缩，睫状体向前内方移行，使睫状小带松弛，晶状体因本身的弹性回缩而变厚，屈光能力增强，使进入眼球的物像聚焦于视网膜上；视远物时，睫状肌松弛，睫状小带被拉紧，使晶状体变薄，屈光能力减弱，物像仍聚焦于视网膜上。随着年龄增长，一般在 40 岁以后，晶状体逐渐硬化而弹性减退，睫状肌也逐渐萎缩，调节功能降低，看近物时模糊不清，看远物时则较清晰，此称“老花眼”。若晶状体发生混浊，影响视力，临床上则称白内障。

3. **玻璃体**(vitreous body) 为无色透明的胶状物质，位于晶状体和视网膜之间，除具有屈光作用外，还有支撑视网膜的作用。若玻璃体发生混浊，则可影响视力。

笔记栏

思政元素

全国爱眼日

1996年，我国将每年6月6日定为“全国爱眼日”。这是由天津医科大学眼科教授王延华与流行病学教授耿贯一首次倡议设立的。“全国爱眼日”为增强全民爱眼意识、提高民族健康素质及动员社会各界力量关心眼健康起到了积极的推进作用。作为一名医学院校的学生，要以王延华和耿贯一为榜样，在增强社会责任感的同时，还要认真学习相关知识，积极参与到爱眼、护眼的活动中去，并做出自己应有的贡献。

二、眼副器

眼副器(accessory organs of eye)包括眼睑、结膜、泪器和眼球外肌等，对眼球具有保护、运动和支持等功能。

（一）眼睑

眼睑(eyelids)俗称眼皮(图11-5)，位于眼球的前方，可分为上睑和下睑，有保护眼球免受外伤和防止干燥的功能。上、下睑之间的裂隙称**睑裂**。睑裂的内侧端称**内眦**，外侧端称**外眦**。上、下睑的前缘有睫毛，睫毛的根部有睫毛腺。此腺若发生急性炎症，临床上称**睑腺炎**(曾称**麦粒肿**)。

眼睑由浅至深可分为5层：皮肤、皮下组织、肌层、睑板和睑结膜。**睑板**由致密结缔组织构成，分上睑板和下睑板。睑板内有睑板腺，其导管开口于睑后缘，其分泌物有润滑睑缘和防止泪液外流的作用。若睑板腺导管阻塞，形成睑板腺囊肿，亦称**霰粒肿**。

（二）结膜

结膜(conjunctiva)是一层薄而透明并富含血管的黏膜，覆盖在眼球的表面和眼睑的内面(图11-6)。按其所在部位可分为三部：①**睑结膜**：覆于上、下睑内面的部分，与睑板结合紧密；②**球结膜**：覆盖于巩膜的表面，在角膜缘处移行为角膜上皮；③**结膜穹隆**：又称穹隆结膜，为睑结膜与球结膜之间的移行部分，分别形成**结膜上穹**和**结膜下穹**。闭眼时，结膜围成囊状，称**结膜囊**，借睑裂与外界相通。沙眼和结膜炎是结膜的常见疾病。

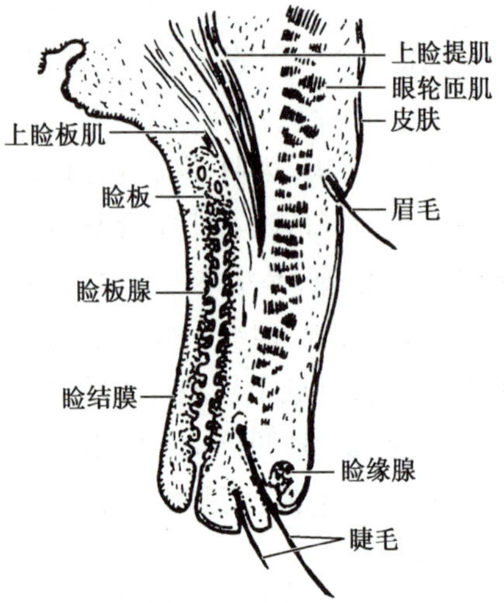

图11-5 眼睑的结构

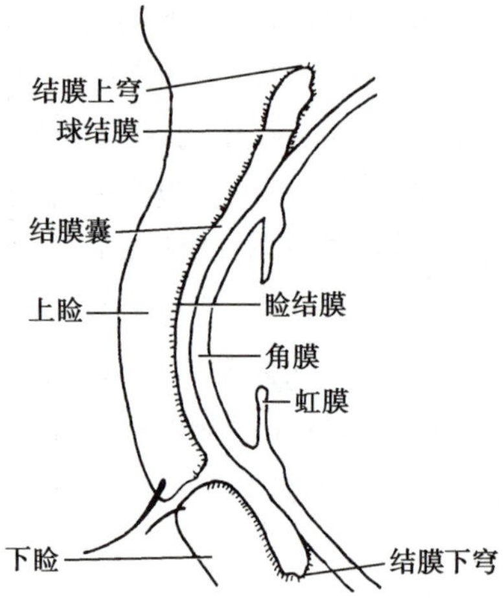

图11-6 结膜

笔记栏

（三）泪器

泪器(lacrimal apparatus)由分泌泪液的泪腺和排泄泪液的泪道组成(图 11-7)。

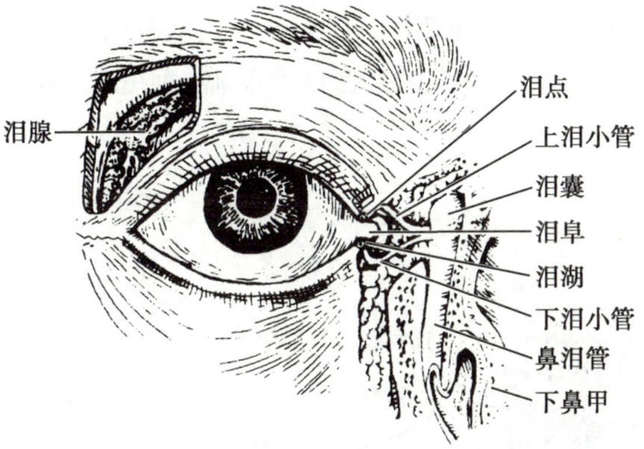

图 11-7 泪器（右侧）

1. **泪腺**(lacrimal gland) 位于眶上壁前外侧部的泪腺窝内，其排泄小管开口于结膜上穹。泪腺分泌的泪液具有冲洗结膜囊内异物、维持眼球表面洁净、保持角膜湿润及抑制细菌生长等功能。

2. **泪道** 由泪点、泪小管、泪囊和鼻泪管组成。

(1) **泪点**(lacrimal punctum)：上、下睑缘的内侧端各有一个乳头状隆起，中央有一小孔，称泪点，为泪小管的入口。

(2) **泪小管**(lacrimal ductule)：为连接泪点和泪囊的小管，分为上泪小管和下泪小管，它们分别行向内侧，然后汇合在一起，开口于泪囊。

(3) **泪囊**(lacrimal sac)：为一膜性囊，位于眶内侧壁前部的泪囊窝内，上端为盲端，在内眦上方，下端移行于鼻泪管。

(4) **鼻泪管**(nasolacrimal duct)：为一续于泪囊下端的膜性管道，上部位于骨性鼻泪管内，下部在鼻腔侧壁的黏膜内，开口于下鼻道的外侧壁。

ER-11-4 泪腺和泪道标本照片

ER-11-5 泪液的产生和排出途径

ER-11-6 眼球外肌标本照片

（四）眼球外肌

眼球外肌(ocular muscles)包括运动眼球和眼睑的肌，均属骨骼肌(图 11-8)。

运动眼球的肌有四条直肌和两条斜肌。直肌为**上直肌**、**下直肌**、**内直肌**和**外直肌**，它们收缩时分别使瞳孔转向上内方、下内方、内侧和外侧。两条斜肌为**上斜肌**和**下斜肌**，它们收缩时分别使瞳孔转向下外方和上外方。

运动眼睑的肌有**上睑提肌**，收缩时提起上睑，开大睑裂。

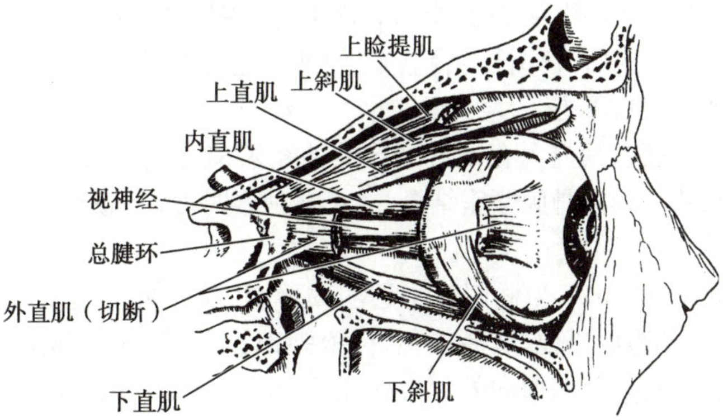

图 11-8 眼球外肌（右侧）

笔记栏

第二节 前庭蜗器

前庭蜗器(vestibulocochlear organ)又称**耳**(ear),由外耳、中耳和内耳三部分组成(图 11-9)。外耳和中耳是收集和传导声波的装置;内耳有接受位觉刺激的感受器(前庭器)和接受声波刺激的感受器(蜗器)。

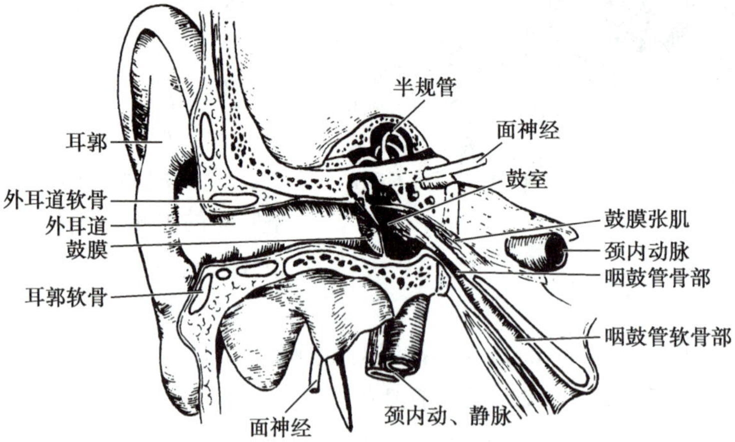

图 11-9 前庭蜗器全貌

一、外耳

外耳(external ear)包括耳郭、外耳道和鼓膜三部分。

(一)耳郭

耳郭(auricle)位于头部两侧,表面覆以皮肤。其上 4/5 以软骨为支架;下 1/5 无软骨,只含结缔组织和脂肪,名为**耳垂**(auricular lobule),是临床常用的采血部位(图 11-10)。

(二)外耳道

外耳道(external acoustic meatus)为外耳门至鼓膜之间的弯曲管道,成人长 2.5~3.5cm(图 11-9)。外侧 1/3 段以软骨为支架,指向后内上方;内侧 2/3 段以骨为支架,指向前内下方。故检查成人鼓膜时,应将耳郭拉向后上方,使外耳道变直以便观察。但儿童的外耳道较短而平直,应将耳郭拉向后下方。

外耳道表面覆以皮肤,其内含有丰富的感觉神经末梢、毛囊、皮脂腺和耵聍腺。外耳道皮下组织少,皮肤与软骨膜及骨膜紧密结合,故炎症肿胀时疼痛剧烈。

(三)鼓膜

ER-11-7

外耳标本照片

鼓膜(tympanic membrane)为椭圆形半透明的薄膜,位于外耳道底,为外耳和中耳的分界。鼓膜上方约 1/4 部薄而松弛,呈淡红色,称**松弛部**;下方约 3/4 部坚实紧张,呈灰白色,称**紧张部**。鼓膜呈漏斗形,其凹面向外侧,并向前下倾斜。向内突的漏斗中心称**鼓膜脐**。鼓膜前下方有一三角形反光区,称**光锥**(图 11-11)。

二、中耳

中耳(middle ear)位于外耳与内耳之间,是声波传导的主要部分。其由鼓室、咽鼓管、乳突窦和乳突小房组成(图 11-9)。

笔记栏

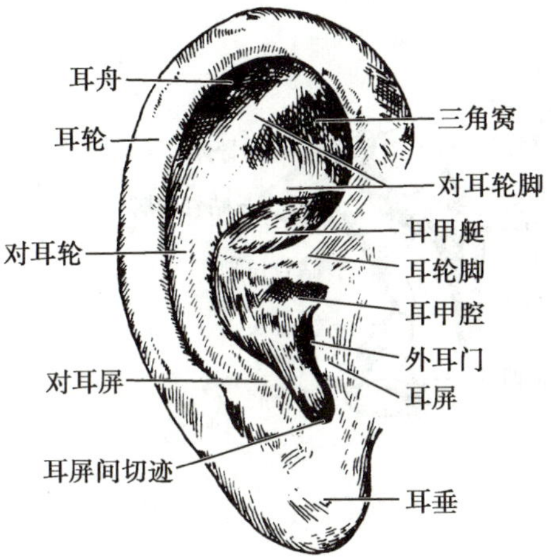

图 11-10 耳郭

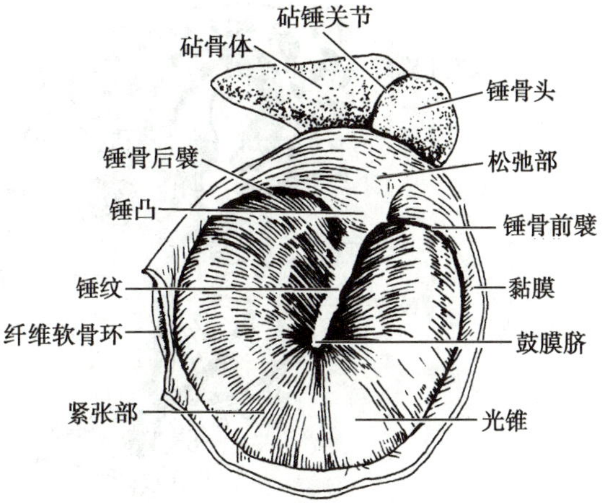

图 11-11 鼓膜

（一）鼓室

1. **位置** **鼓室**(tympanic cavity)是颞骨岩部内含有空气的小腔，形状不规则，位于鼓膜和内耳外侧壁之间，借鼓膜与外耳道分隔。通过前庭窗和蜗窗与内耳相连，经咽鼓管通鼻咽部，并经乳突窦与乳突小房相通。

ER-11-8 中耳标本照片

2. **壁** 鼓室有上、下、前、后、外侧和内侧六个壁。其中外侧壁称**鼓膜壁**；内侧壁又称**迷路壁**，因与内耳的迷路相邻而得名，迷路壁的中部隆起称**岬**(promontory)，岬的后上方有一卵圆形小孔，称**前庭窗**(fenestra vestibuli)或卵圆窗，被镫骨底封闭。岬的后下方有一圆形小孔，称**蜗窗**(fenestra cochleae)或圆窗，被结缔组织膜封闭，称第二鼓膜(图 11-12)。

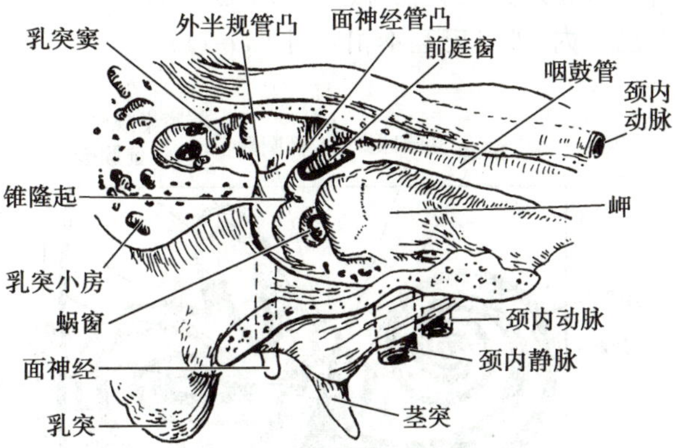

图 11-12 鼓室的内侧壁

3. **听小骨** 鼓室内由外侧至内侧有三块听小骨，分别为**锤骨**、**砧骨**和**镫骨**，三骨借关节相连构成**听小骨链**(图 11-13)。锤骨柄附着于鼓膜内面，镫骨底封闭鼓室内侧壁上的前庭窗(图 11-12)。

ER-11-9 听小骨标本照片

当声波振动鼓膜时，通过听小骨的杠杆系统，使镫骨底在前庭窗上来回摆动，将声波的振动传入内耳。

（二）咽鼓管

咽鼓管(pharyngotympanic tube)是连通鼓室与鼻咽部的管道，其作用为保持鼓膜内、外两面的压力平衡，有利于鼓膜正常振动。小儿的咽鼓管较成人短，近似水平位，咽部感染易经咽鼓管侵入鼓室，引起中耳炎。

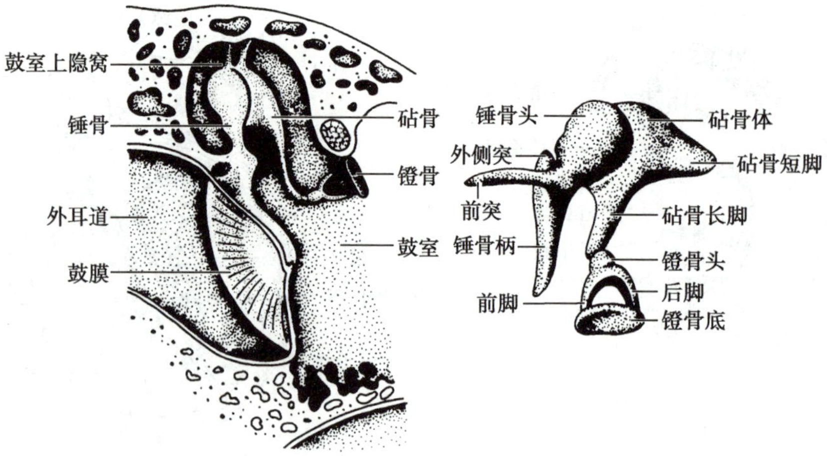

图 11-13 听小骨

(三)乳突窦和乳突小房

乳突窦(mastoid antrum)位于鼓室上部的后方,向前开口于鼓室后壁上部,向后下与乳突小房相连通。**乳突小房**为颞骨乳突内的许多含气小腔隙,中耳炎可经乳突窦侵犯乳突小房而引起乳突炎(图 11-12)。

三、内耳

内耳(internal ear)在颞骨岩部内,位于鼓室与内耳道底之间,由构造复杂的管道组成,故又称**迷路**,内有位、听觉感受器。迷路分为**骨迷路**和**膜迷路**。骨迷路是颞骨岩部内不规则的骨性隧道,其壁由骨质构成;膜迷路是套在骨迷路内的膜性管道,含有内淋巴,膜迷路与骨迷路之间的间隙含有外淋巴。内、外淋巴互不相通(图 11-14)。

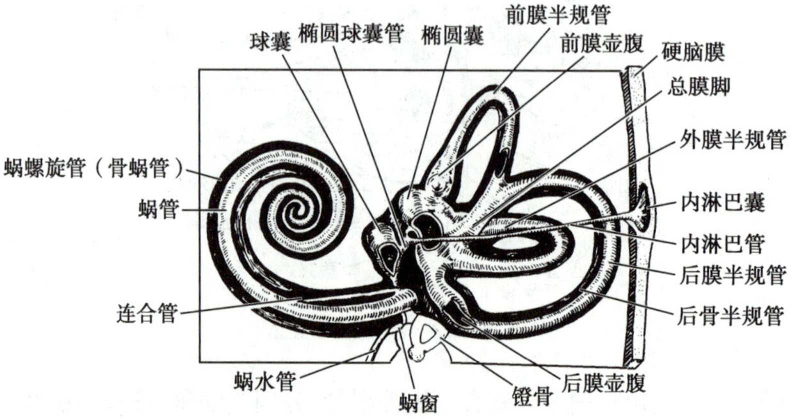

图 11-14 内耳模式图

ER-11-10

内耳和铸型标本照片

(一)骨迷路

骨迷路(bony labyrinth)由前内向后外沿颞骨岩部的长轴排列,依次可分为耳蜗、前庭和骨半规管,它们互相连通(图 11-15)。

1. **前庭**(vestibule) 位于骨迷路中部,为略呈椭圆形的空腔。前庭的后上方有五个小孔与三个骨半规管相通,前下方通耳蜗;前庭的外侧壁即鼓室的内侧壁,有前庭窗和蜗窗;前庭的内侧壁即内耳道底,可见神经通过的许多小孔。

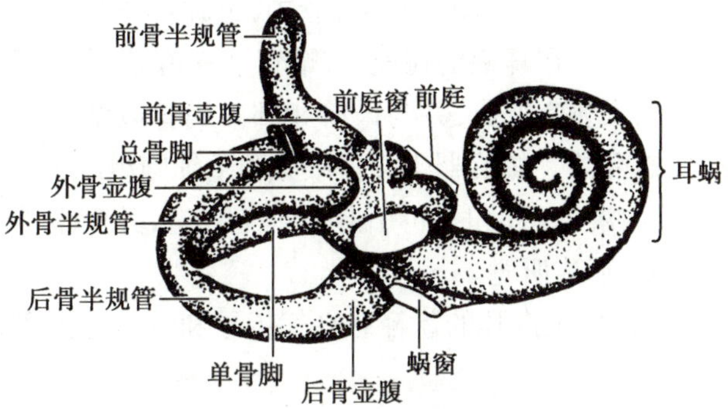

图 11-15 骨迷路

2. **骨半规管**(bony semicircular canals) 位于骨迷路的后外侧部,为三个呈"C"形相互垂直的小管,分别称**前骨半规管**、**后骨半规管**和**外骨半规管**。每个半规管有两个骨脚,其中一个骨脚膨大称**骨壶腹**;另一个骨脚细小称**单骨脚**。因前、后骨半规管的单骨脚合成一个**总骨脚**,因此三个骨半规管只有五个开口通于前庭。

3. **耳蜗**(cochlea) 位于前庭的前内方,形似蜗牛壳。耳蜗的顶端称**蜗顶**,朝向前外方;底端称**蜗底**,朝向后内方,对着内耳道底。耳蜗由骨性蜗螺旋管环绕蜗轴旋转两圈半构成。自蜗轴发出骨螺旋板突入蜗螺旋管内,此板约达蜗螺旋管腔的一半,其缺损处由膜迷路的蜗管填补封闭,因此将蜗螺旋管分为**前庭阶**和**鼓阶**(图 11-16)。前庭阶与鼓阶在蜗顶相通,鼓阶至蜗底达蜗窗,前庭阶可通前庭窗。

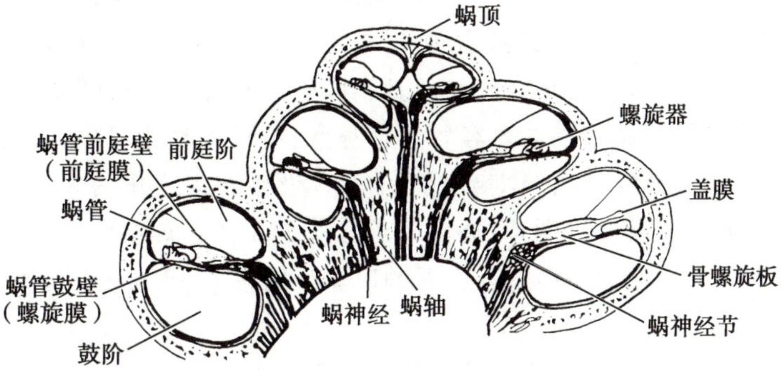

图 11-16 耳蜗切面示意图

(二)膜迷路

膜迷路(membranous labyrinth)由椭圆囊、球囊、膜半规管和蜗管四部分组成(图 11-14)。它们之间互相连通,其内充满着内淋巴。

1. **椭圆囊和球囊** 两者位于前庭内。**椭圆囊**较大,在后上方;**球囊**较小,在前下方,两囊借小管相通。椭圆囊后壁有五个开口与膜半规管相通,球囊有小管与蜗管通连。椭圆囊的底部和前壁有**椭圆囊斑**;球囊的前上壁有**球囊斑**,两者均为**位觉感受器**,能感受头部静止的位置及直线变速(加速或减速)运动的刺激。

2. **膜半规管**(membranous semicircular duct) 位于同名骨半规管内。每管在骨壶腹的膨大部称**膜壶腹**,壁内有隆起,称**壶腹嵴**,也是位觉感受器,能感受头部旋转变速运动的刺激。

椭圆囊斑、球囊斑和三个壶腹嵴合称**前庭器**,与前庭神经相连。

笔记栏

3. **蜗管**（cochlear duct）　位于耳蜗的蜗螺旋管内，也旋转两圈半（图 11-16）。其顶端为盲端，下端借小管与球囊相通。在耳蜗的切面上，蜗管呈三角形，有上、下和外侧三壁。下壁由骨螺旋板和蜗管鼓壁（螺旋膜）组成，并与鼓阶相邻。蜗管鼓壁又称**基底膜**，膜上有**螺旋器**，又称 Corti 器，为**听觉感受器**。螺旋器由支持细胞和毛细胞组成，其上面有盖膜。毛细胞可感受声波刺激。当蜗管内淋巴振动时，可引起毛细胞兴奋，并产生神经冲动，经蜗神经传入脑干，再上传至大脑皮质，形成听觉。

4. **声音的传导**　声波传导至内耳的途径有空气传导和骨传导两种，在正常情况下以空气传导为主。

（1）**空气传导**：声波→外耳道→鼓膜→听小骨链→前庭窗→前庭阶的外淋巴→蜗管的内淋巴→螺旋器→蜗神经→其他听觉传导通路→大脑皮质听觉中枢。

（2）**骨传导**：声波经颅骨传入内耳，引起耳蜗内淋巴的振动，从而刺激螺旋器产生听觉。在正常情况下，此种传导意义不大，但在听力检查中，对于鉴别传导性耳聋与神经性耳聋则极为重要。

ER-11-11

声音的空气传导途径

学习小结

视器包括眼球和眼副器。眼球由眼球壁及其内容物组成。眼球壁由外向内分别是纤维膜、血管膜和视网膜。纤维膜可分为角膜和巩膜。角膜无血管，感觉神经末梢丰富，屈光；巩膜不透明，维持眼球形态和保护眼球内容物。血管膜可分为虹膜、睫状体和脉络膜。虹膜有瞳孔和调节瞳孔的瞳孔括约肌、瞳孔开大肌；睫状体内有睫状肌（调节晶状体），可产生房水；脉络膜营养眼内组织，并吸收眼内分散光线。视网膜分虹膜部、睫状体部和视部。眼底有视神经盘（生理盲点）、黄斑和中央凹；视部由色素上皮层和神经细胞层构成。眼球内容物包括房水、晶状体和玻璃体，与角膜共同构成眼的屈光装置。房水具有屈光、营养角膜、晶状体及维持眼内压的作用；晶状体双凸，透明、有弹性，可进行视物远近调节；玻璃体是无色透明的胶状物质，具有屈光和支撑视网膜的作用。眼副器包括眼睑、结膜、泪器和眼球外肌等，对眼球具有保护、运动和支持等功能。

前庭蜗器由外耳、中耳和内耳三部分组成。外耳和中耳是收集和传导声波的装置；内耳有接受位觉刺激的感受器（前庭器）和接受声波刺激的感受器（听器）。外耳包括耳郭、外耳道和鼓膜。外耳道弯曲；鼓膜位于外耳道底，半透明，上 1/4 松弛部，下 3/4 紧张部，中间为鼓膜脐。中耳由鼓室、咽鼓管、乳突窦和乳突小房组成。鼓室位于颞骨岩部内，外侧壁称鼓膜壁，内侧壁为迷路壁，鼓室内有锤骨、砧骨和镫骨三块听小骨，构成听小骨链；咽鼓管为连通鼓室与鼻咽部的管道；鼓室向后经乳突窦与乳突小房相通。内耳（迷路）分为骨迷路和膜迷路。骨迷路分为前庭、骨半规管和耳蜗。膜迷路由椭圆囊、球囊、膜半规管和蜗管组成。椭圆囊、球囊位于前庭内，壁上有椭圆囊斑、球囊斑（前庭器），可感受头部静止的位置及直线加速或减速运动的刺激；膜半规管套于同名骨半规管内，有三个壶腹嵴（前庭器），可感受头部旋转变速运动的刺激；蜗管位于蜗螺旋管内，基底膜上有螺旋器（听觉感受器），可感受声波的刺激。

扫一扫，测一测

（储开博）

笔记栏

复习思考题

1. 试述房水的产生部位及循环途径。
2. 外界光线经过哪些结构才能投射至视网膜?
3. 感冒为何可引起中耳炎? 试用解剖学知识解释。
4. 声波由外耳门传导到听觉感受器要经过哪些结构?

笔记栏

12章PPT

PPT 课件

第十二章

神经系统

学习目标

1. 掌握神经系统的区分、反射和反射弧及常用术语；脊髓的位置及外形，主要内部结构；脊神经的组成、数目、纤维成分及分支，各神经丛组成、位置及主要分支和分布，胸神经前支的分布；各部分脑的位置、分部和外形及主要内部结构，端脑皮质的主要中枢及内囊；动眼神经、三叉神经、面神经、迷走神经、副神经和舌下神经的主要纤维成分及分布；躯干四肢深、浅感觉传导通路，皮质脊髓束；内脏神经组成；脑和脊髓被膜的层次及特点；脑室和脑脊液的产生及循环。

2. 熟悉脊髓和脊神经在躯干的节段性分布；脑神经的纤维成分，嗅神经、视神经、滑车神经、展神经的纤维成分和分布；头面部浅感觉传导路，皮质核束；内脏运动神经与躯体运动神经的区别；颈内动脉和椎动脉在颅内的主要分支，大脑动脉环。

3. 了解脊髓的主要功能；四肢主要脊神经干损伤的主要症状；各部间脑和小脑的主要功能；端脑的外形和分叶；前庭蜗神经和舌咽神经的分布；交感神经和副交感神经的分布。

第一节　概　　述

一、神经系统的基本功能

神经系统由位于颅腔的脑、椎管内的脊髓和遍布全身的周围神经组成。神经系统在功能上处于人体各系统中的主导地位，人体其他系统的功能活动均在神经系统的调节下进行，以保证人体内部的完整统一。神经系统还通过全身感受器不断接受内、外环境的各种刺激，经中枢的整合，使机体做出适宜的反应，以维持机体内环境的平衡，并适应外环境的变化，保持生命活动的正常进行。人类由于生产劳动、语言交流和社会生活的发展，与其他动物相比，大脑已经发生了质的变化，在神经系统作用下，人类不只是被动地适应外界环境的变化，而且能主动地认识客观世界，进而改造客观世界。

二、神经系统的区分

神经系统按其所在的位置和功能，可分为**中枢神经系统**和**周围神经系统**。中枢神经系统包括**脑**和**脊髓**，两者均含有**躯体神经中枢**和**内脏神经中枢**。周围神经系统包括与脑相连的 12 对**脑神经**和与脊髓相连的 31 对**脊神经**，两者均含有**躯体神经**和**内脏神经**。躯体神经分布于皮肤、骨、骨连结和骨骼肌；内脏神经分布于内脏、心血管、平滑肌和腺体。躯体神经和内脏神经均含有感觉（传入）和运动（传出）纤维，分别由周围向中枢或由中枢向周围传递神经冲动。内脏运动神经又分为**交感神经**和**副交感神经**（表 12-1，图 12-1）。

表 12-1　神经系统的区分

- 中枢神经
  - 脑
  - 脊髓
    - 躯体神经中枢
    - 内脏神经中枢
- 周围神经
  - 脑神经
  - 脊神经
    - 躯体神经
      - 躯体感觉神经
      - 躯体运动神经
    - 内脏神经
      - 内脏感觉神经
      - 内脏运动神经
        - 交感神经
        - 副交感神经

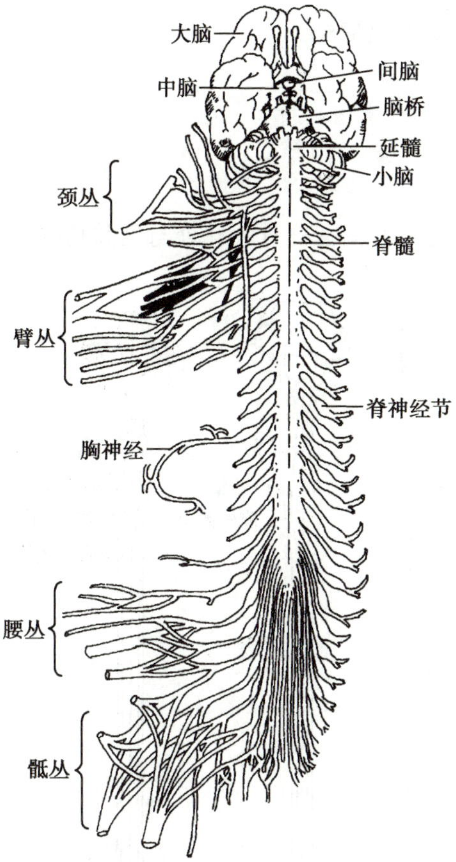

图 12-1　神经系统的区分

三、神经系统的活动方式

神经系统在调节机体的生理活动中，对内、外界环境刺激作出的适宜反应称**反射**。反射是神经系统生理活动的基本形式。反射活动的结构基础为**反射弧**（图 12-2），反射弧由感受器、感觉（传入）神经、反射中枢、运动（传出）神经和效应器五个基本部分组成。反射弧中任何一个环节发生障碍，反射即减弱甚至消失。

四、神经系统的常用术语

1. **灰质和皮质**　在中枢神经系统内，神经元的胞体及其树突聚集的部位，色泽灰暗，称灰质。在大脑和小脑表面形成的灰质层又称**皮质**。

2. **白质和髓质**　在中枢神经系统内，神经元轴突聚集的部位，因多数轴突具有髓鞘而呈白色，称白质。分布在大脑和小脑深面的白质又称**髓质**。

3. **神经核和神经节**　在中枢内皮质以外的灰质团块，由功能和形态相似的神经元胞体聚集而成，称**神经核**（nucleus）。在周围神经系统内，神经元胞体聚集的部位，称**神经节**（ganglion），如脑神经节、脊神经节等。

4. **纤维束和神经**　在中枢神经系统白质内，起止、行程和功能基本相同的神经纤维集合在一起称**纤维束**（fiber tract），又称**传导束**。在周围神经系统内，神经纤维集合成粗细不等的集束，由不同数目的集束再集合成一条**神经**（nerve），每条神经纤维、集束和整个神经周围均外包结缔组织被膜，分别称神经内膜、神经束膜和神经外膜。

ER-12-1
脑灰质和白质标本及脊髓微细结构标注照片

ER-12-2
神经节和神经核标本标注照片

ER-12-3
大鼠坐骨神经锇酸染色标本标注照片

笔记栏

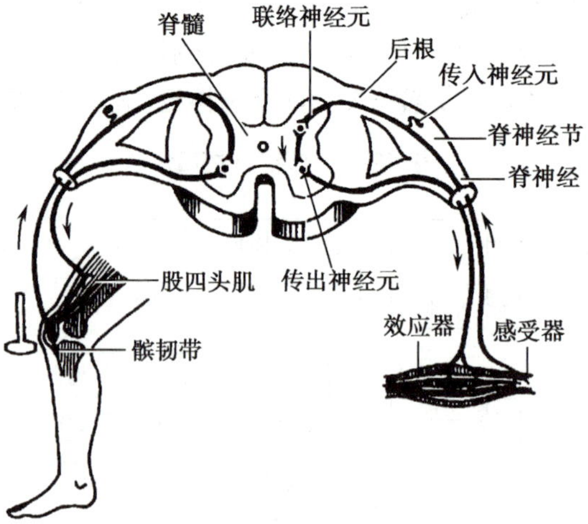

图 12-2 反射弧模式图

第二节 脊髓和脊神经

一、脊髓

（一）脊髓的位置和外形

1. **脊髓的位置** 脊髓（spinal cord）位于椎管内。上端在枕骨大孔处与延髓相接，其末端成人达第 1 腰椎下缘，新生儿可达第 3 腰椎水平。

2. **脊髓的外形** 脊髓呈前后稍扁的圆柱形，下端缩小呈圆锥状，称**脊髓圆锥**。脊髓圆锥下端有细长的**终丝**，向下止于尾骨后面的骨膜，有稳定脊髓的作用，终丝内无神经组织（图 12-3）。

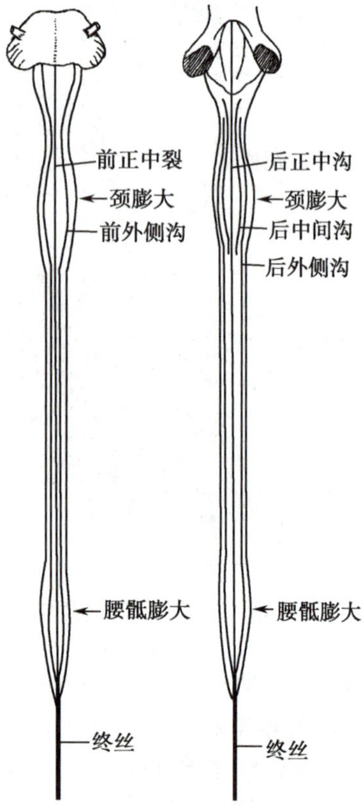

图 12-3 脊髓

脊髓表面有 6 条纵贯全长的沟裂。前面正中较深的裂称**前正中裂**；后面正中较浅的沟称**后正中沟**；在前正中裂和后正中沟的两侧，分别有成对的**前外侧沟**和**后外侧沟**。在前、后外侧沟出入的数条根丝分别组成脊神经前根和后根，**前根**自前外侧沟发出，由运动神经纤维组成；**后根**经后外侧沟进入，由感觉神经纤维组成，每侧相应的前、后根在椎间孔处合并成一条脊神经，共 31 对。后根上有**脊神经节**，由假单级神经元的胞体聚集而成，后根纤维即由此神经元的中枢突构成。

通常将与每对脊神经相连的一段脊髓称一个**脊髓节段**，因此，脊髓共 31 节，即颈髓（C）8 节、胸髓（T）12 节、腰髓（L）5 节、骶髓（S）5 节和尾髓（C_0）1 节。

脊髓全长粗细不等，有两个膨大部，上方的称**颈膨大**，下方的称**腰骶膨大**。两个膨大的形成分别与上肢和下肢的出现有关，这是由于该节段的神经元和神经纤维的数目增多所致。

在胚胎早期，脊髓与椎管等长，所有的脊神经根均呈直角从脊髓发出，进入相应的椎间孔。从胚胎第 4 个月起，脊髓的生长速度缓于椎骨，同时由于脊髓与脑相连处固定于枕骨大孔，因此，腰、骶、尾脊神经根需在椎管内垂直下行一定距离才能到达相应的椎间孔，这些神经根围绕在脊髓圆锥下方的终丝周围，仿其形状称**马尾**(cauda equina)。由于第 1 腰椎以下的椎管内无脊髓，而仅有马尾和终丝，故临床上常在第 3、4 或第 4、5 腰椎之间进行穿刺，不致损伤脊髓。

3. **脊髓节段与椎骨的对应关系** 在成人粗略的推算法为：颈髓上半($C_{1\sim4}$)与相应的椎骨同高；颈髓下半($C_{5\sim8}$)和胸髓上段($T_{1\sim4}$)较相应的椎骨高 1 个椎骨；胸髓中段($T_{5\sim8}$)比相应的椎骨高 2 个椎骨；胸髓下段($T_{9\sim12}$)较相应椎骨高 3 个椎骨；腰髓($L_{1\sim5}$)平对第 10～12 胸椎；骶、尾髓平对第 1 腰椎(图 12-4)。由此可见，脊髓节段与椎骨并不完全对应，了解其对应关系对脊髓疾病或损伤的定位诊断及治疗具有临床意义。

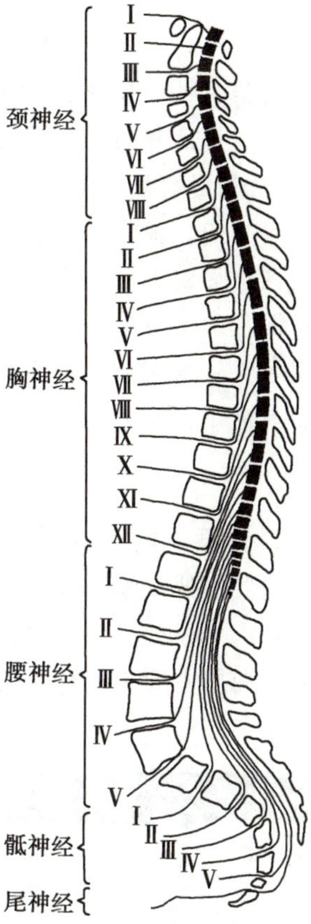

图 12-4 脊髓节段与椎骨序数的关系

(二) 脊髓的内部结构

脊髓由位于深部的灰质和周围的白质构成(图 12-5)。在灰质的中央有细长的**中央管**贯通脊髓的全长，内含脑脊液，向上通第四脑室。

1. **灰质** 在横切面上灰质呈"H"形，其前方的一对突起为**前角**，后方的一对突起为**后角**。前、后角之间的灰质为**中间带**，胸髓第 1 节段至腰髓第 3 节段的中间带向外侧突出，形成**侧角**。前角、后角和侧角在脊髓上下连成柱状，所以又称**前柱**、**后柱**和**侧柱**。连接两侧灰质的横行部分称**灰质连合**(图 12-5)。

(1) **前角**(anterior horn)：含有成群排列的运动神经元胞体，又称**前角运动细胞**。其轴突出前外侧沟，组成前根，构成脊神经的躯体运动纤维，直达骨骼肌，支配躯干肌和四肢肌随意运动。

(2) **中间带**(intermediate zone)：从胸髓第 1 节段至腰髓第 3 节段，中间带向外侧突出的部分含中、小型多极神经元胞体，称**侧角细胞**，属于交感神经元(交感神经低级中枢)；在骶髓第 2～4 节段中，虽无侧角，但在中间带的外侧部含有副交感神经元胞体，称**骶副交感核**，它是副交感神经低级中枢的一部分。这些神经元的轴突构成脊神经的内脏运动纤维，经相应的前根走出，支配心肌、平滑肌和腺体的活动。

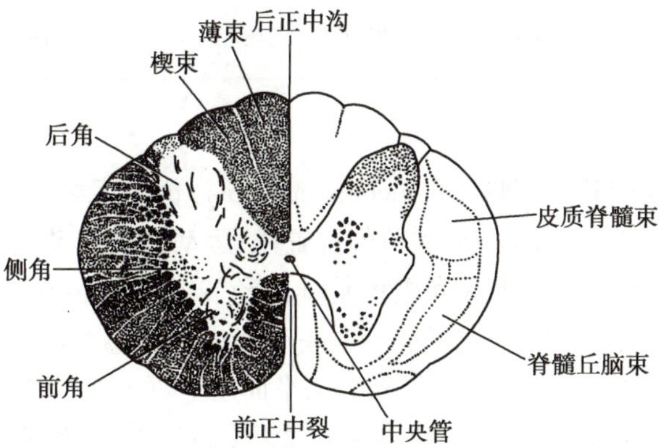

图 12-5 脊髓的横切面

笔记栏

脊髓位置和外形标本标注照片

马尾及腰椎穿刺标本标注照片

视频：马尾标本讲解

猫脊髓横断面 HE 染色标注照片

（3）**后角**（posterior horn）：内含多极神经元，统称**后角细胞**。它接受后根传入的感觉冲动，其轴突有的进入对侧白质形成长距离的上行纤维束，将后根传入的神经冲动传导到脑；有的在脊髓节段内或节段间起联络作用。

思政元素

我国已消灭了脊髓灰质炎

脊髓灰质炎又称"小儿麻痹症"，是由脊髓灰质炎病毒引起的急性传染病，具有很强的传染性。症状严重时可有瘫痪、畸形甚至呼吸肌功能受损。1955 年，江苏南通暴发大规模的脊髓灰质炎疫情，随后疫情迅速蔓延。顾方舟是我国病毒学家，他临危受命，开始了脊髓灰质炎疫苗的研究工作。1960 年底，首批 500 万人份疫苗在全国 11 个城市推广。他作为我国脊髓灰质炎疫苗研发生产的拓荒者、科技攻关的先驱者，为实现我国全面消灭脊髓灰质炎奉献了一生。他研发的脊髓灰质炎疫苗"糖丸"护佑了几代中国人的生命健康，使中国进入了无脊髓灰质炎时代。截至 2000 年 10 月，我国已经实现了无脊髓灰质炎的目标，这个成就的取得与党和政府的正确领导及科研工作者的无私奉献是分不开的。

2. **白质** 前正中裂与前外侧沟之间的白质称**前索**（anterior funiculus）；前、后外侧沟之间的白质称**外侧索**（lateral funiculus）；后外侧沟与后正中沟之间的白质称**后索**（posterior funiculus）。灰质连合前方与前正中裂之间的白质是左右交叉的横行纤维，称**白质前连合**。三个索的白质主要由上行纤维束（感觉传导束）和下行纤维束（运动传导束）组成（表 12-2）。

表 12-2 脊髓上行和下行传导束

名称	位置	来源（胞体位置）	终止部位	功能
薄束（上行）	后索	同侧 T_5 以下脊神经节	薄束核	同侧乳头平面下深感觉和精细触觉
楔束（上行）	后索（薄束外侧）	同侧 T_4 以上脊神经节	楔束核	同侧乳头平面上深感觉和精细触觉
脊髓丘脑侧束（上行）	外侧索前部	对侧后角细胞	背侧丘脑	对侧躯干四肢的痛觉、温度觉
脊髓丘脑前束（上行）	前索			对侧躯干四肢的粗触觉、压觉
皮质脊髓侧束（下行）	脊髓侧索后部	对侧大脑躯体运动中枢	脊髓前角	同侧躯干和四肢骨骼肌运动

（1）**上行纤维束**

薄束（fasciculus gracilis）和**楔束**（fasciculus cuneatus）位于后索，传导同侧躯干和四肢的意识性本体感觉（即深感觉，如肌、腱、关节的位置觉、运动觉和震动觉）和精细触觉（如辨别两点距离和物体的纹理粗细）。薄束和楔束是脊神经节细胞中枢突进入脊髓同侧后索的直接延续，其神经节细胞的周围突分布于肌、腱、关节和皮肤的感受器。薄束起自胸髓第 5 节段以下的脊神经节细胞中枢突，传导下肢及乳头平面以下躯干的本体感觉冲动，故出现于脊髓的全长；楔束位于薄束外侧，起自胸髓第 4 节段以上的脊神经节细胞中枢突，传导乳头平面以上的躯干、上肢以及颈部的本体感觉冲动，故仅见于胸 4 脊髓节段以上的后索。薄束和

笔记栏

楔束上行至延髓的薄束核和楔束核，由后者再上行中继后到大脑皮质（图 12-6）。

脊髓丘脑束包括脊髓丘脑前束和脊髓丘脑侧束，分别位于脊髓前索和外侧索前部内，是由对侧后角细胞的轴突经白质前连合交叉后组成，上行至背侧丘脑。脊髓丘脑前束传导皮肤的粗触觉和压觉，脊髓丘脑侧束传导皮肤的痛觉和温度觉。皮肤的触觉、压觉、痛觉和温度觉总称浅感觉（图 12-7）。

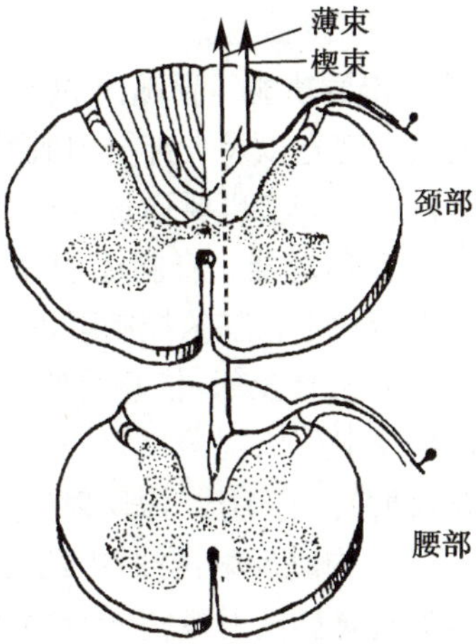

图 12-6　薄束和楔束

（2）**下行纤维束**：**皮质脊髓束**起自大脑皮质的躯体运动中枢，纤维下行到延髓下端，其中大部分纤维交叉后进入对侧脊髓外侧索后部下行，成为**皮质脊髓侧束**，它纵贯脊髓全长，纤维下行陆续止于同侧前角运动细胞，调控骨骼肌（躯干肌和四肢肌）的随意运动；小部分不交叉的纤维形成**皮质脊髓前束**，它位于前正中裂两侧，此束一般只下降到脊髓胸段，纤维下行中大部分逐渐经白质前连合交叉，止于对侧前角细胞，小部分止于同侧前角细胞。此束主要支配躯干肌（图 12-8）。

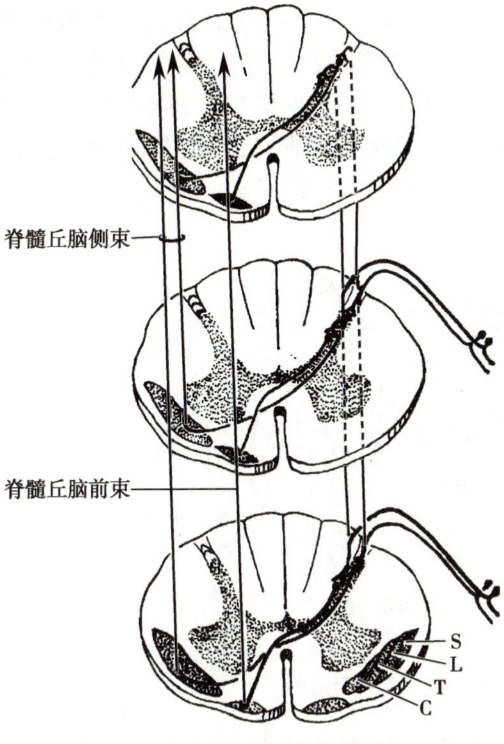

图 12-7　脊髓丘脑侧束和前束

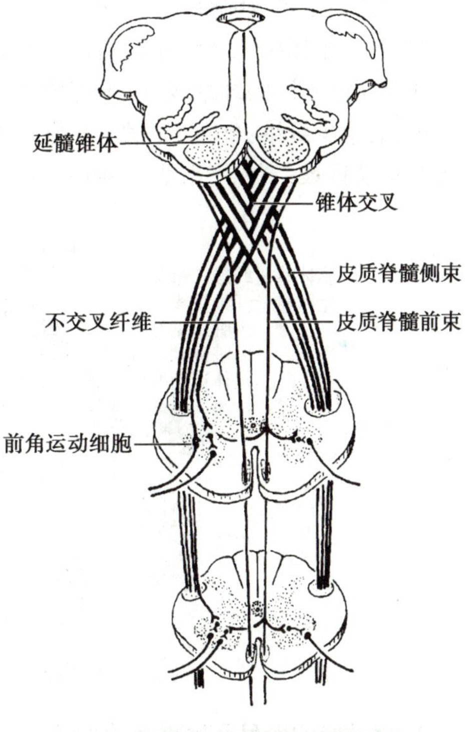

图 12-8　皮质脊髓侧束和皮质脊髓前束

知识链接

脊髓半横断损伤后临床表现的解剖学基础

脊髓半横断后出现损伤侧平面以下位置觉、运动觉、震动觉和精细触觉丧失（薄束、楔束损伤）、同侧肢体硬瘫（皮质脊髓束损伤），损伤平面以下对侧痛觉、温度觉丧失（脊髓丘脑束损伤）。

笔记栏

（三）脊髓的功能

1. **传导功能** 脊髓内的上、下行纤维束是完成传导功能的重要结构。除头面部外，全身的浅深感觉以及大部分内脏感觉均通过脊髓传导到脑；脑对躯干和四肢骨骼肌运动以及部分内脏的调节也要通过脊髓才能完成。

2. **反射功能** 脊髓还能完成许多反射活动。通过脊髓完成的反射称脊髓反射。脊髓的反射活动是在脑的控制下进行的。

（1）**躯体反射**：依感受器的位置又分为浅反射和深反射。浅反射是指刺激皮肤、黏膜而引起的反射（如：提睾反射）；深反射是指刺激肌腱、骨骼肌、骨膜和关节而引起的反射（如：膝跳反射）。脊髓浅、深反射的反射弧任何一部分受损，反射即减弱或消失。

（2）**内脏反射**：脊髓中还有内脏活动的低级中枢，这些中枢执行相应的内脏反射活动，也是通过脊髓反射弧，并受到大脑皮质的控制，如排尿反射等。

二、脊神经

（一）脊神经概述

1. **脊神经的纤维成分** **脊神经**（spinal nerves）由与脊髓相连的前根和后根在椎间孔处合并而成。前根属运动性的，它除含有躯体运动纤维外，在胸1至腰3脊髓节段以及骶2~4脊髓节段的前根内，还分别含有交感神经纤维和副交感神经纤维。脊神经的后根属感觉性的，它除含有躯体感觉纤维外，还含有内脏感觉纤维。故脊神经为混合性的，每对脊神经均含有4种功能不同的纤维成分：①**躯体感觉纤维**：分布于躯干和四肢皮肤、骨骼肌、肌腱和关节；②**内脏感觉纤维**：分布于内脏、心血管和腺体；③**躯体运动纤维**：支配躯干和四肢骨骼肌；④**内脏运动纤维**：支配平滑肌、心肌的运动和控制腺体的分泌（图12-9）。

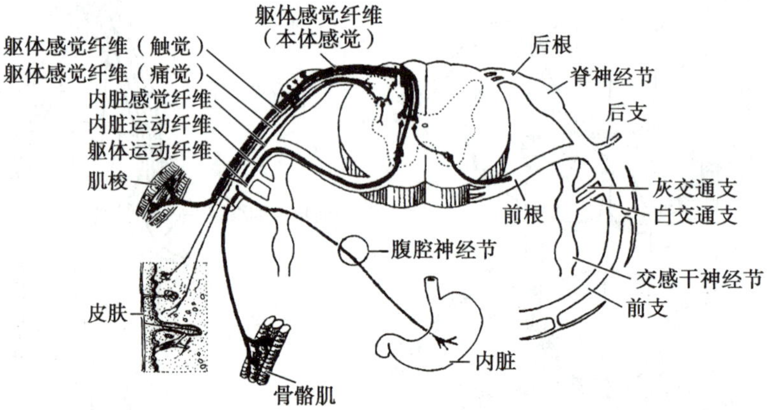

图12-9 脊神经的组成和分支、分布示意图

2. **脊神经的数目及出椎管的位置** 脊神经共有31对：**颈神经**8对，**胸神经**12对，**腰神经**5对，**骶神经**5对，**尾神经**1对。其中第1~7颈神经在同序数颈椎上方的椎间孔穿出，第8颈神经于第7颈椎和第1胸椎之间的椎间孔穿出，胸神经和腰神经均在同序数椎骨下方的椎间孔穿出，第1~4骶神经由同序数的骶前、后孔穿出，第5骶神经和尾神经于骶管裂孔穿出。

3. **脊神经出椎间孔后的分支** 脊神经干出椎间孔后立即分为前支和后支，两者均为混合性的。

（二）脊神经的后支

脊神经的后支一般较相应的前支细而短，分布有明显的节段性，向后穿椎骨横突间隙（上4对骶神经后支经骶后孔），分布于枕、项、背、腰、骶及臀部的深层肌和皮肤。

笔记栏

（三）脊神经的前支

脊神经的前支粗大，只有胸神经前支保持着明显的节段性，其余的前支可互相交织成神经丛，再由丛发出分支分布于相应的区域。脊神经前支形成的丛有：颈丛、臂丛、腰丛和骶丛（表 12-3）。

表 12-3 脊神经丛的组成、主要分支和分布

丛	组成	主要分支	支配的肌肉或肌群	损伤后主要症状
颈丛	第 1～4 颈神经的前支	膈神经	膈肌	膈肌瘫痪，腹式呼吸减弱或消失，严重者有窒息感
臂丛	第 5～8 颈神经的前支和第 1 胸神经前支大部分	尺神经	尺侧腕屈肌、指深屈肌尺侧半，大部分手肌	屈腕力减弱，小鱼际平坦等，表现为“爪形手”
		正中神经	除尺神经、桡神经支配以外的前臂肌前群和手肌	前臂不能旋前，屈腕力减弱，鱼际肌萎缩
		肌皮神经	肱二头肌、肱肌、喙肱肌	屈肘无力
		桡神经	肱三头肌、肱桡肌及前臂肌后群	不能伸腕和伸指，前臂旋后功能减弱。出现“垂腕”征
		腋神经	三角肌、小圆肌	肩关节外展幅度减少，出现“方肩”
腰丛	第 12 胸神经前支的一部分、第 1～3 腰神经前支和第 4 腰神经前支大部分	股神经	股四头肌和缝匠肌等	不能伸小腿，膝跳反射消失
骶丛	第 4 腰神经前支的一部分和第 5 腰神经前支、全部骶神经前支及尾神经前支	坐骨神经	主干：股二头肌、半腱肌和半膜肌	肌肉萎缩、屈膝障碍
		胫神经	小腿肌后群和足底肌	足不能跖屈，不能屈趾和足内翻，“钩状足”
		腓总神经	腓浅神经：腓骨长、短肌 腓深神经：小腿肌前群和足背肌	足不能背屈和外翻，行走时呈“跨阈步态”，“马蹄内翻足”

ER-12-8 颈丛的组成和位置标本标注照片

1. **颈丛**（cervical plexus） 由第 1~4 颈神经的前支交织而成，位于胸锁乳突肌上部的深面。

颈丛发出的皮支有枕小神经、耳大神经、颈横神经和锁骨上神经，它们在胸锁乳突肌后缘中点附近浅出至浅筋膜，分布于枕部、耳郭、颈前区和肩部的皮肤，管理感觉（图 12-10）。

ER-12-9 颈丛皮支标本标注照片

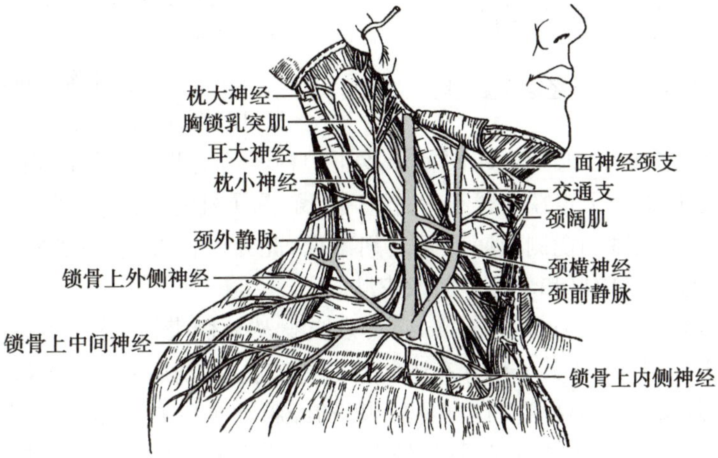

图 12-10 颈丛的皮支

笔记栏

ER-12-10

膈神经标本标注照片

颈丛发出的肌支主要有**膈神经**(phrenic nerve),它为混合性神经,经胸廓上口在锁骨下动、静脉之间入胸腔,在心包两侧经肺根前方下降至膈。其运动纤维支配膈肌的运动;感觉纤维主要分布于心包、胸膜,右侧膈神经的感觉纤维还分布于肝和胆囊表面的腹膜等处(图12-11)。

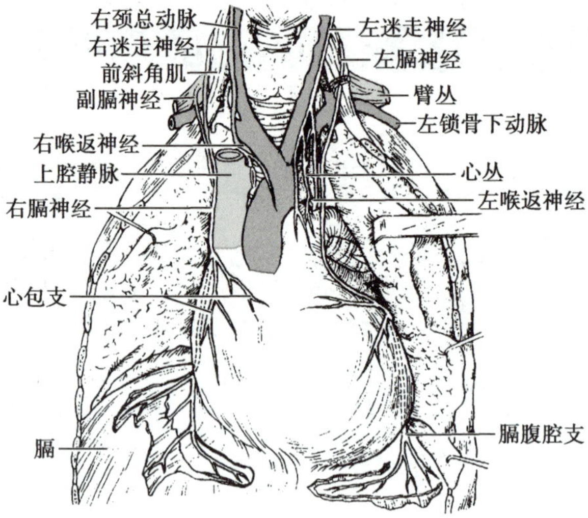

图 12-11 膈神经

2. **臂丛**(brachial plexus) 由第5~8颈神经前支和第1胸神经前支大部分组成(图12-12)。其先位于颈根部,再经锁骨下动脉后上方进入腋窝,形成内侧束、后束和外侧束围绕腋动脉。

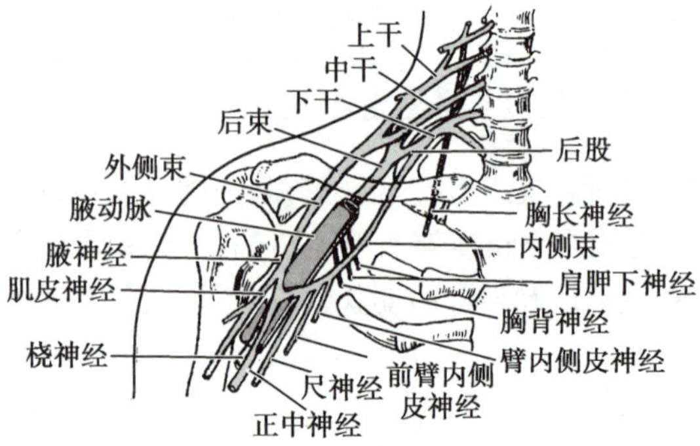

图 12-12 臂丛神经组成模式图

臂丛的主要分支:

(1) **尺神经**(ulnar nerve)(图12-13、图12-15、图12-16):发自臂丛内侧束,沿肱二头肌内侧沟随肱动脉下降,在臂中部转向后下,经肱骨内上髁后方尺神经沟进入前臂。在前臂尺侧腕屈肌深面随尺动脉下行至手掌。其分支支配小部分前臂肌前群和大部分手肌以及手的部分皮肤。

(2) **正中神经**(median nerve)(图12-13、图12-15、图12-16):内侧根和外侧根分别发自臂丛内侧束和外侧束,两根合成正中神经后沿肱二头肌内侧沟伴肱动脉下行至肘窝,穿过旋前圆肌向下走在前臂正中,位于指浅、深屈肌之间,经腕骨沟达手掌。在桡腕关节上方,位于掌长肌腱和桡侧腕屈肌腱之间深面,此处位置表浅,易受外伤。正中神经的分支支配大部分前臂肌前群和部分手肌及皮肤。

ER-12-11

上肢前面的主要神经标本标注照片

(3) **肌皮神经**(musculocutaneous nerve):发自臂丛外侧束,在肱二头肌的深方下行,支配臂部屈肌,如肱二头肌等,其末梢分布于前臂外侧皮肤,损伤后屈肘无力(图12-13)。

(4) **桡神经**(radial nerve):发自臂丛后束,初经腋动脉后方,在肱三头肌深面紧贴肱骨体中部后面沿桡神经沟向下外行,到肱骨外上髁前方分为浅、深两支。桡神经在臂部发出肌支支配肱三头肌和肱桡肌,皮支支配臂后面皮肤(图12-14)。

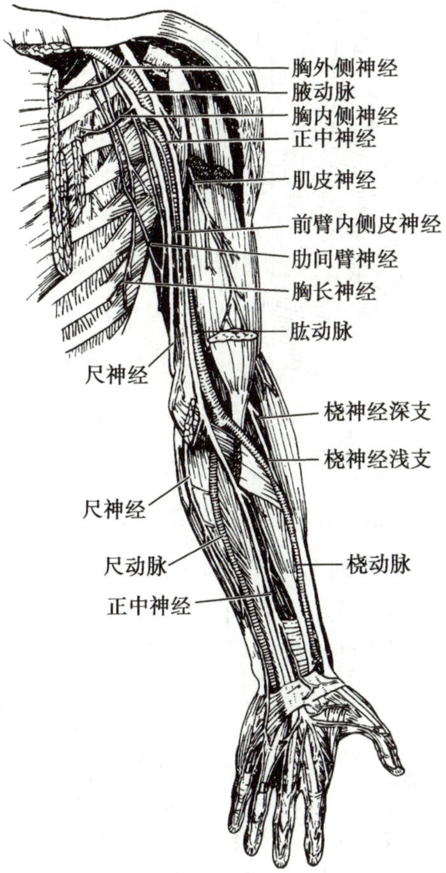

图 12-13 上肢的神经（左侧、前面）

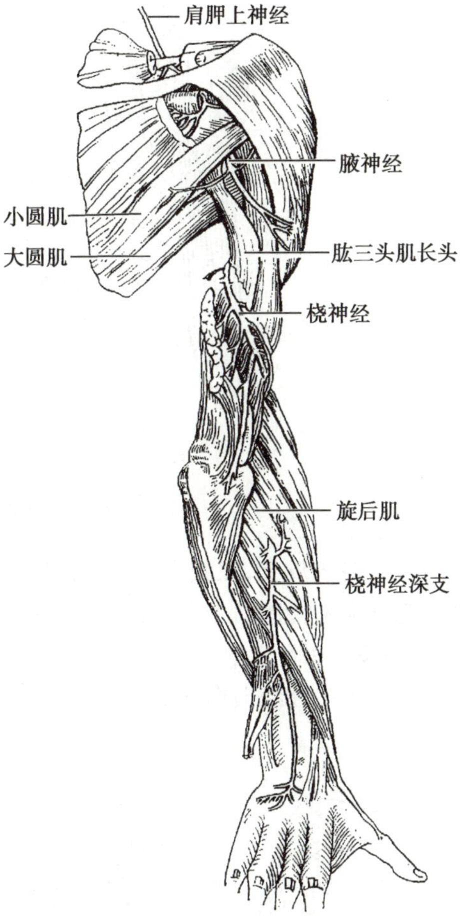

图 12-14 上肢的神经（右侧、后面）

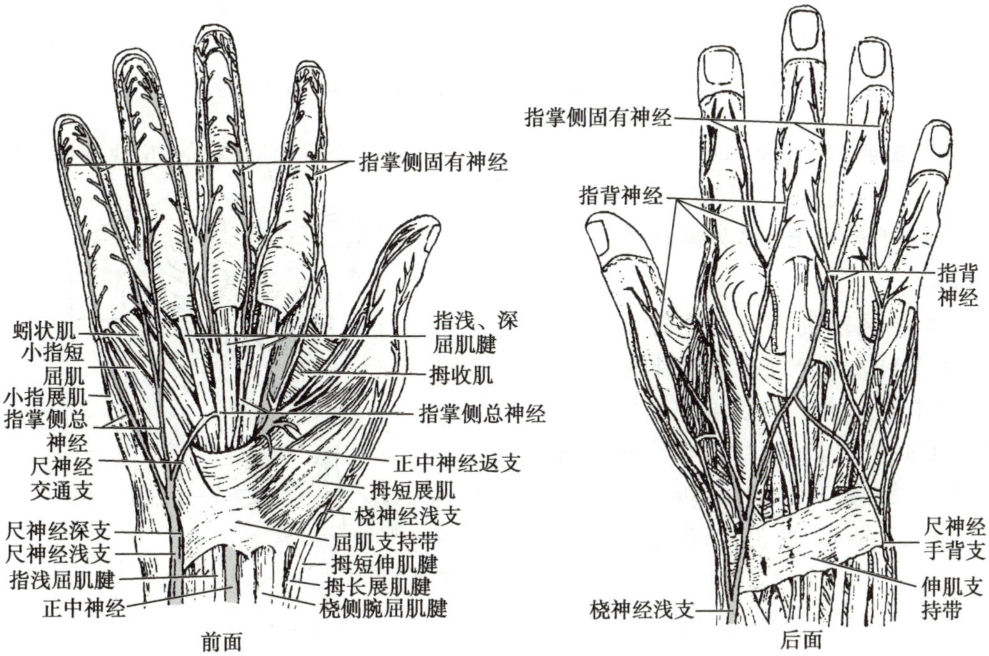

图 12-15 手的神经

笔记栏

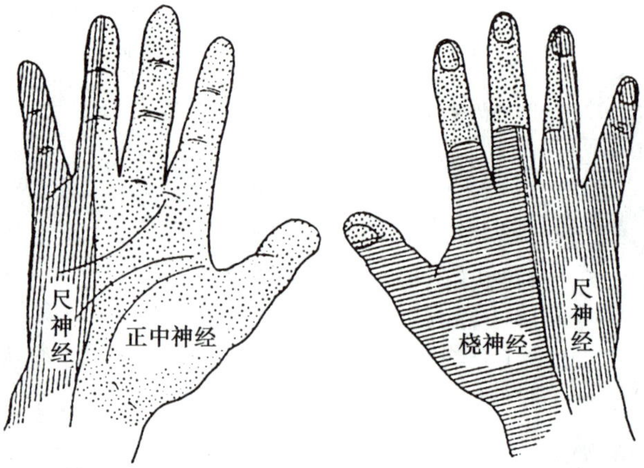

图 12-16　手的神经皮肤分布示意图

1）**浅支**：为皮支，在肱桡肌深面伴桡动脉下行，至前臂中、下 1/3 交界处转向手背，分布于手背桡侧半和桡侧两个半指近节背面的皮肤（图 12-15、图 12-16）。

2）**深支**：为肌支，在前臂背侧浅、深层伸肌之间下降，支配前臂所有伸肌。

桡、尺、正中神经损伤时手形可发生变化，也可出现皮肤丧失区（图 12-17）。

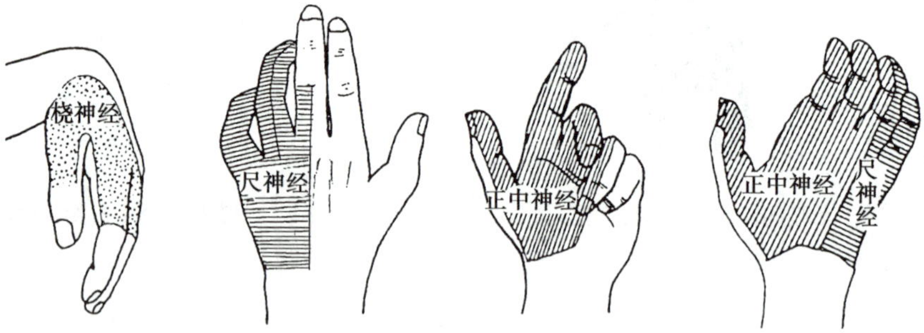

图 12-17　桡、尺、正中神经损伤时的手形和皮肤丧失区

（5）**腋神经**（axillary nerve）：发自臂丛后束，绕过肱骨外科颈后侧至三角肌深面。肌支支配三角肌和小圆肌，皮支绕三角肌后缘分布于肩部和臂部上 1/3 外侧面皮肤（图 12-14）。

3. **胸神经前支**　胸神经前支共 12 对，除第 1 对大部分纤维参与组成臂丛、第 12 对小部分纤维参与组成腰丛外，其余皆不形成丛。第 1～11 对位于相应肋间隙中，称**肋间神经**（intercostal nerves）；第 12 对位于第 12 肋下方，称**肋下神经**（subcostal nerve）（图 12-18）。

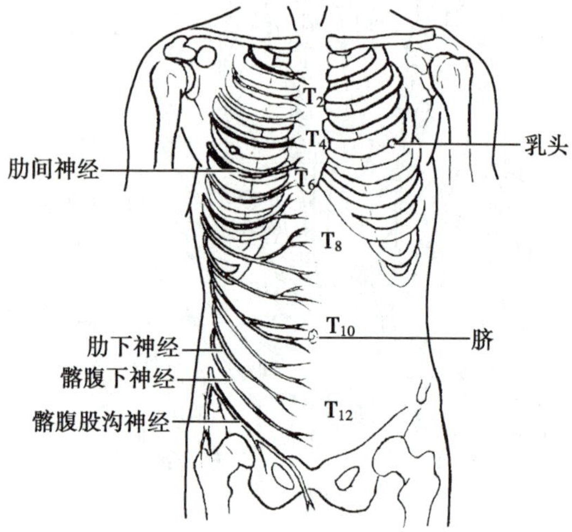

图 12-18　胸神经前支的分布

上 6 对肋间神经分布于肋间肌、壁胸膜和胸部皮肤；下 5 对肋间神经及肋下神经斜向前下，离开胸壁后，走行于腹横肌

ER-12-12
上肢后面的主要神经标本标注照片

ER-12-13
手的主要神经标本标注照片

ER-12-14
腋神经标本标注照片

ER-12-15
肋间神经标本标注照片

和腹内斜肌之间，除分布于相应的肋间肌、壁胸膜和胸部皮肤外，还分布于腹前外侧肌群、壁腹膜和腹部皮肤。

4. **腰丛**（lumbar plexus）　由第 12 胸神经前支的一部分、第 1~3 腰神经前支和第 4 腰神经前支大部分组成，位于腰大肌的深面、腰椎横突前方（图 12-19）。腰丛的主要分支为**股神经**。

股神经（femoral nerve）是腰丛中最粗大的分支，在腰大肌和髂肌之间下行，经腹股沟韧带深面入股三角，位于股动脉外侧，分成数支：①**肌支**：支配大腿肌前群；②**皮支**：分布于大腿前面皮肤，其中最长的一支为**隐神经**（saphenous nerve）与大隐静脉伴行，向下分布于小腿内侧面及足内侧缘的皮肤（图 12-20）。

5. **骶丛**（sacral plexus）　由腰骶干（第 4 腰神经前支的一部分和第 5 腰神经前支构成）、骶神经前支和尾神经前支组成，位于盆腔后壁、梨状肌的前方、髂内动脉的后方（图 12-19）。主要分支为坐骨神经（图 12-21）。

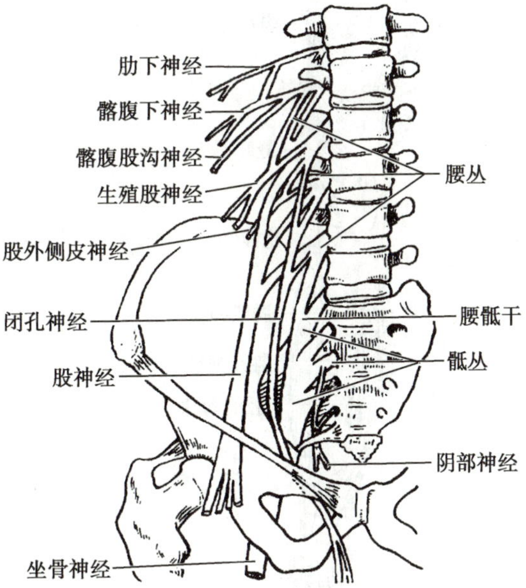

图 12-19　腰丛、骶丛组成模式图

坐骨神经（sciatic nerve）为全身最粗大的神经，经梨状肌下孔出盆腔，达臀大肌深面，沿大腿后方中线深面下行至腘窝。其多在腘窝上角附近分为胫神经和腓总神经。坐骨神经在大腿后面发出肌支支配大腿肌后群（图 12-21）。

胫神经（tibial nerve）为坐骨神经本干的延续，沿腘窝中线伴血管下降，在小腿三头肌深面伴胫后动脉下行，经内踝后方至足底分为**足底内侧神经**和**足底外侧神经**。胫神经分布于小腿肌后群、足底肌以及小腿后面和足底的皮肤。

腓总神经（common peroneal nerve）自坐骨神经发出后，沿腘窝上外侧缘向外下方行，绕腓骨颈至小腿前面分出两支，一支为**腓深神经**（图 12-20），至小腿前面，走行于小腿肌前群间，经踝关节前面达足背，支配小腿肌前群、足背肌及第 1~2 趾背面相对缘皮肤；另一支为**腓浅神经**（图 12-20），走行于小腿外侧肌群间，支配小腿肌外侧群，本干下行于小腿中、下 1/3 交界处浅出于皮下，分布于小腿前外侧面下部、足背及第 2~5 趾背面相对缘皮肤。

胫神经和腓总神经损伤后足形出现相应改变（图 12-22），同时伴有相应区域皮肤感觉障碍。

（四）脊髓和脊神经对皮肤的节段性支配

脊髓通过脊神经对皮肤的节段性支配以躯干部最为典型，围绕躯干较有规律地形成连续横行的环形带，按神经序数依次排列（表 12-4）。在临床上，可根据感觉障碍平面的高低推测脊髓损伤的节段；另外，当行椎管内麻醉时，依据痛觉丧失的平面，可确定麻醉平面的高低（图 12-23、图 12-24）。

笔记栏

ER-12-16
腰丛和骶丛标本标注照片

ER-12-17
股神经标本标注照片

ER-12-18
坐骨神经标本标注照片

ER-12-19
胫神经和腓总神经标本标注照片

ER-12-20
视频：坐骨神经和胫神经走行标本讲解

笔记栏

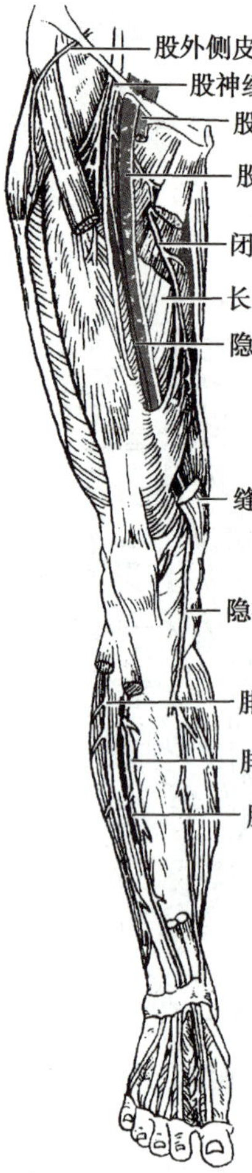

图 12-20 下肢的神经（前面）

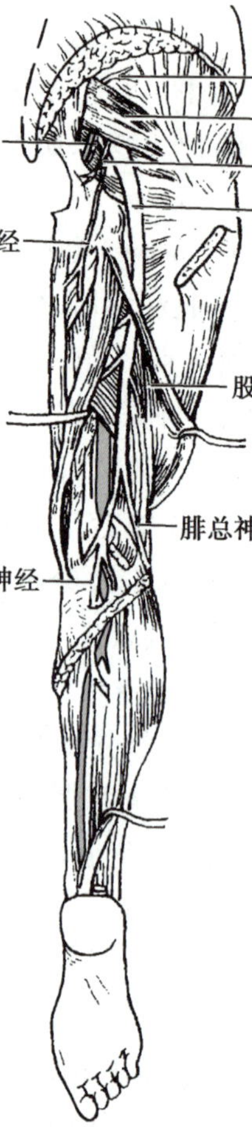

图 12-21 下肢的神经（后面）

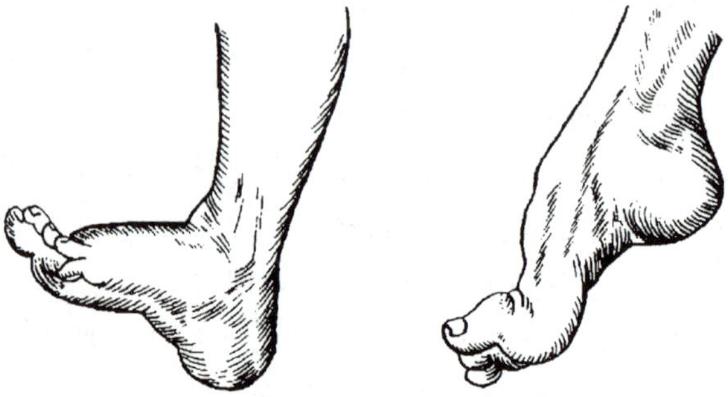

A.“钩状足”(胫神经损伤)　B.“马蹄内翻足”(腓总神经损伤)

图 12-22 神经损伤后足的畸形

表 12-4 脊髓对躯干部皮肤的节段性支配

脊髓节段	皮肤区域	脊髓节段	皮肤区域
T2	臂内侧面、腋窝及胸骨角平面	T8	肋弓平面
T4	乳头平面	T10	脐平面
T6	剑突平面	T12	耻骨联合与脐连线中点平面

笔记栏

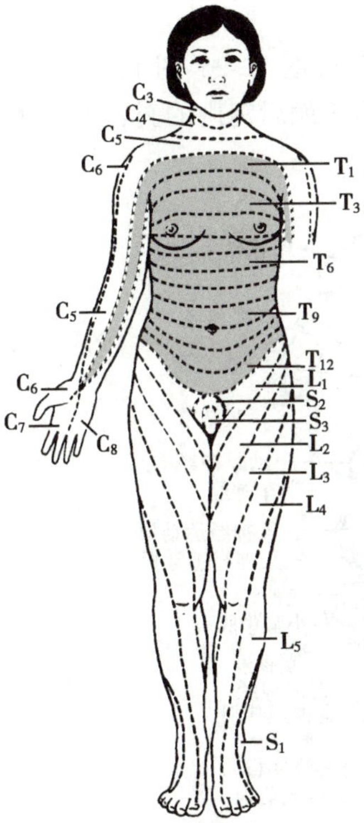

图 12-23 脊神经节段性分布（前面）

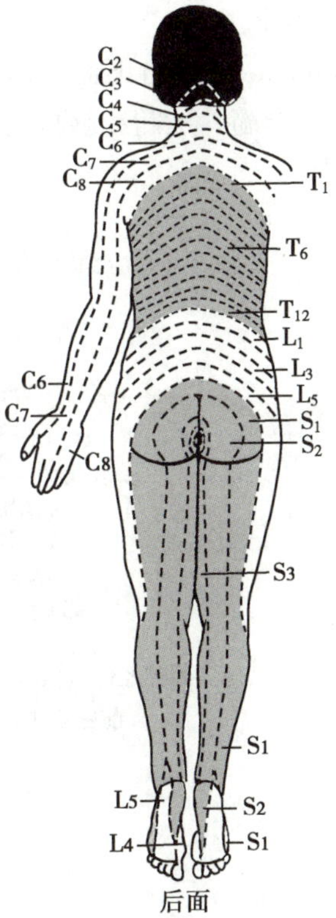

图 12-24 脊神经节段性分布（后面）

ER-12-21

脑的分部及位置标本标注照片

第三节 脑和脑神经

一、脑

脑(brain)位于颅腔,包括延髓、脑桥、中脑、小脑、间脑和端脑六部分(图 12-25)。

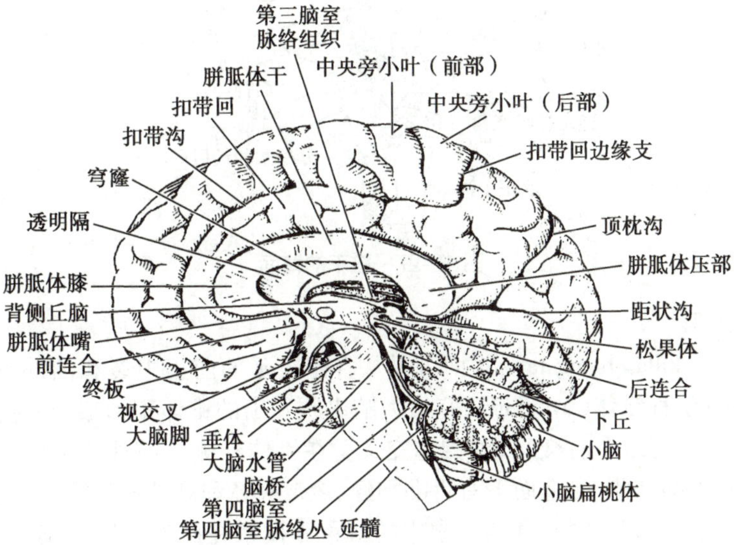

图 12-25 脑的正中矢状切面

笔记栏

ER-12-22

脑干的外形标本标注照片

（一）脑干

脑干（brain stem）自下而上由延髓、脑桥和中脑组成（图 12-26、图 12-27）。中脑上接间脑，延髓下接脊髓。延髓和脑桥的背侧有小脑。脑干位于颅后窝内的斜坡上，故颅底骨折可能伤及脑干。

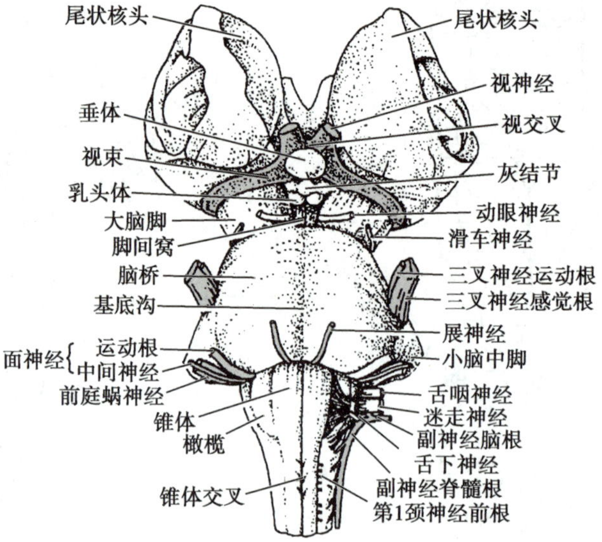

图 12-26　脑干的腹面

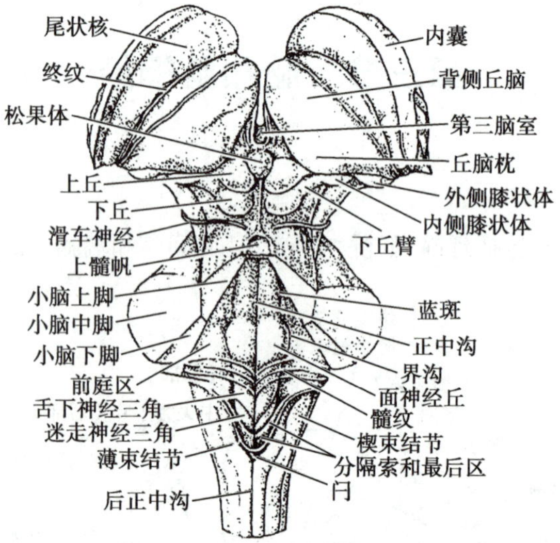

图 12-27　脑干的背面

1. 脑干的外形

（1）**延髓**（medulla oblongata）：腹面可见从脊髓上延的前正中裂和前外侧沟；前正中裂两侧有纵行的隆起，称**锥体**（pyramid），它由大脑皮质发出的锥体束形成；在延髓与脊髓交界处，锥体束中大部分纤维左右交叉，称**锥体交叉**。在锥体外侧的前外侧沟中，有舌下神经根发出。在延髓腹面的外侧，自上而下有舌咽神经、迷走神经和副神经的根丝附着（图 12-26）。

延髓的背面下部形似脊髓，脊髓后索中的薄束和楔束在此处分别延续为膨大的**薄束结节**和**楔束结节**，其深面为**薄束核**和**楔束核**。楔束结节外上方的隆起称**小脑下脚**，主要有进入小脑的纤维束构成。在背面上部，中央管敞开为第四脑室底下部（图 12-27）。

笔记栏

（2）**脑桥**（pons）：腹面宽阔的横行隆起称**脑桥基底部**，其正中线上有纵行的浅沟，称**基底沟**，容纳基底动脉。基底部向两侧逐渐变窄移行为**小脑中脚**，伸入小脑。在脑桥腹面与小脑中脚交界处有三叉神经根。脑桥下缘的延髓脑桥沟中，自内侧向外侧依次排列着展神经、面神经和前庭蜗神经的根（图 12-26）。

脑桥背面形成第四脑室底的上部。第四脑室底呈菱形，略凹陷，称**菱形窝**。菱形窝的外上界称**小脑上脚**，主要由小脑通向中脑的纤维构成；外下界自内下向外上为薄束结节、楔束结节和小脑下脚（图 12-27）。

（3）**中脑**（midbrain）：位于脑桥和间脑之间。其中间的管腔称**中脑水管**。中脑腹面两侧粗大的隆起称**大脑脚**，两脚之间的凹陷称**脚间窝**。由脚间窝穿出一对动眼神经根（图 12-26）。

中脑背面有两对圆形隆起，上方的一对隆起称**上丘**，是**视觉皮质下反射中枢**；下方的一对为**下丘**，是**听觉皮质下反射中枢**。在下丘的下方，有很细的滑车神经走出，绕大脑脚向前走行（图 12-27）。

2. **脑干的内部结构** 脑干内部的基本结构与脊髓相似，亦由灰质和白质组成，并在脑干中央出现大量网状结构。但灰质不再是连续的柱，而是成为独立的神经核，它们有的是脑神经的发起核或终止核，统称**脑神经核**（图 12-28）；有的是脑与脊髓和小脑间传导的中继核，称**非脑神经核**。脑干的白质大都是起于或止于脊髓的上、下行纤维束，也有新的纤维束。

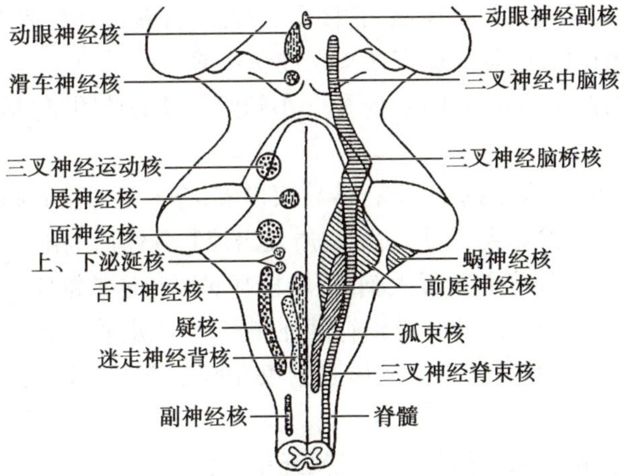

图 12-28 脑神经核在脑干背侧面的投影

（1）**脑神经核**：除嗅、视神经外，其他脑神经核均在脑干内。脑干的神经核分为四种：其中**躯体运动核**和**内脏运动核**分别相当于脊髓灰质的前柱和侧柱；而**躯体感觉核**和**内脏感觉核**相当于脊髓灰质的后柱。这四种核均位于脑干背侧部，由内侧向外侧依次为躯体运动核、内脏运动核、内脏感觉核和躯体感觉核（表 12-5）。

1）**躯体运动核**：相当于脊髓前角运动细胞，其轴突组成脑神经中的躯体运动纤维。主要包括①**动眼神经核**：位于中脑上丘平面，支配大部分眼球外肌；②**三叉神经运动核**：位于脑桥，支配咀嚼肌；③**面神经核**：位于脑桥，支配表情肌；④**疑核**：位于延髓，支配咽喉肌；⑤**舌下神经核**：位于延髓，支配舌肌。

2）**内脏运动核**：属副交感核，其轴突组成脑神经中内脏运动副交感纤维，支配平滑肌、心肌和腺体。主要包括：①**动眼神经副核**：位于中脑动眼神经核的背内侧，支配瞳孔括约肌和睫状肌；②**迷走神经背核**：位于延髓，支配颈、胸和腹部的脏器。

笔记栏

表 12-5 主要脑神经核的类别、名称、位置和作用

分类	名称	位置	作用
躯体运动核	动眼神经核	中脑	支配上、下、内直肌；下斜肌、上睑提肌
	三叉神经运动核	脑桥	支配咀嚼肌等
	面神经核	脑桥	支配表情肌
	疑核	延髓	支配咽喉肌
	舌下神经核	延髓	支配舌肌
内脏运动核（副交感核）	动眼神经副核	中脑	支配瞳孔括约肌、睫状肌
	迷走神经背核	延髓	支配颈、胸、腹腔大部分内脏的活动
躯体感觉核	三叉神经脑桥核	脑桥	接受头面部皮肤黏膜的触觉
	三叉神经脊束核	脑桥和延髓	接受头面部皮肤黏膜的痛觉和温度觉
内脏感觉核	孤束核	延髓	接受味觉及颈胸腹腔脏器的一般内脏感觉

3）**躯体感觉核**：接受脑神经中的躯体感觉纤维。主要包括**三叉神经脊束核**和**三叉神经脑桥核**。三叉神经脑桥核位于脑桥内，接受三叉神经感觉根中传递头面部触觉冲动的纤维；三叉神经脊束核位于脑桥和延髓内，在三叉神经脑桥核下方，接受三叉神经感觉根中传递头面部痛觉和温度觉的纤维。此外，还有前庭神经核和蜗神经核。

4）**内脏感觉核**：为延髓内的**孤束核**，它接受面神经、舌咽神经和迷走神经的内脏感觉纤维，传导颈、胸和腹部的内脏感觉。孤束核头端接受味觉。

（2）**非脑神经核**：此类核均为大脑、脊髓和小脑间传导的核团，包括**薄束核**、**楔束核**和**黑质**等神经核团。

（3）**脑干的纤维束**：由大量的上、下行传导束构成，将大脑、间脑与脊髓相互联系起来。

下行的传导束主要为**锥体束**，它从大脑皮质发出控制骨骼肌的随意运动，包括**皮质脊髓束**和**皮质脑干（核）束**。皮质脊髓束经大脑脚、脑桥基底部和延髓锥体，在延髓下部大部分纤维互相交叉，称**锥体交叉**，交叉后的纤维到脊髓外侧索，形成皮质脊髓侧束，小部分纤维不交叉进入脊髓前索，形成皮质脊髓前束。皮质脑干束在脑干下行中陆续直接或间接止于脑干的躯体运动核。

上行的传导束有**内侧丘系**、**脊髓丘系**、**三叉丘系**等（详见本章第四节传导通路）。

（4）**脑干的网状结构**：在脑干中央区域还有较分散的神经纤维纵横穿行交织成网，网眼内散在有神经细胞，这个区域称**网状结构**。网状结构直接或间接与中枢神经系统各部分保持密切联系，并影响各部的活动，是一个重要的整合机构，参与躯干、内脏及觉醒等多种功能活动。延髓网状结构中有些核团是呼吸、心血管运动等维持生命的基本调节中枢（生命中枢）。因此延髓病变可造成呼吸及心跳停止，从而导致死亡。

3. **脑干的功能** 除具有传导及反射功能外，网状结构还参与调节内脏活动。

（二）小脑

小脑（cerebellum）位于颅后窝内，在脑桥和延髓的后上方，上面隔小脑幕与大脑枕叶相邻。

ER-12-23

小脑位置和外形标本标注照片

1. **小脑的外形** 小脑两侧膨隆，称**小脑半球**，中间狭细并卷曲，称**小脑蚓**（vermis）（图12-29、图12-30），小脑上面平坦，下面两侧凸隆，中间凹陷。小脑半球下面靠近小脑蚓的椭圆形隆起部分，称**小脑扁桃体**，它位于枕骨大孔附近，当颅内压增高时，可能被压而嵌入枕骨大孔，称**小脑扁桃体疝**或**枕骨大孔疝**，压迫延髓生命中枢，危及生命。

笔记栏

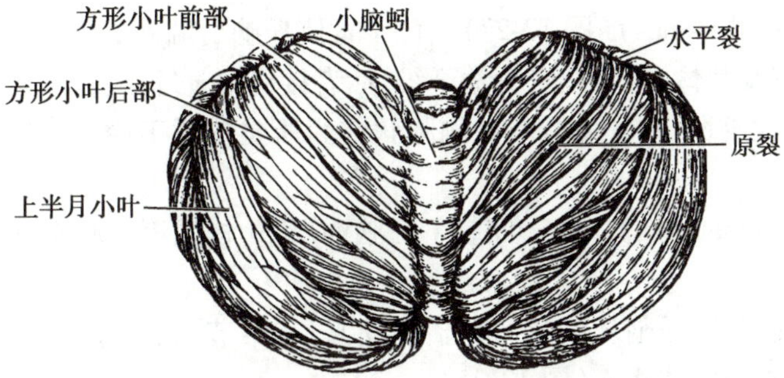

图 12-29 小脑（上面）

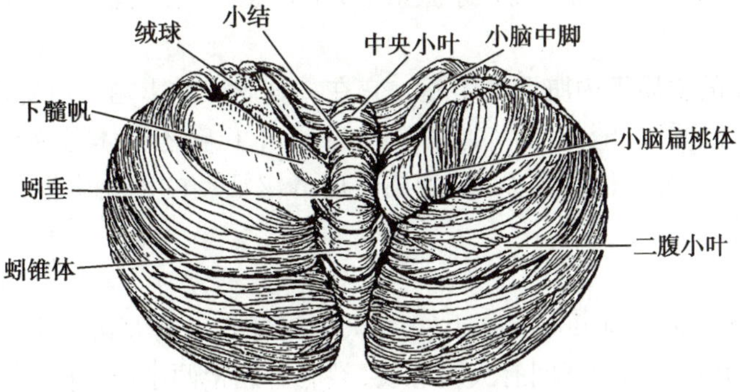

图 12-30 小脑（下面）

ER-12-24

小脑内部结构标本标注照片

2. **小脑的内部结构** 小脑内部亦由灰质和白质构成。小脑灰质的大部分位于小脑表面，称**小脑皮质**；小部分位于小脑深面的髓质内，称**小脑核**，有顶核、齿状核、球状核和栓状核。小脑的白质位于皮质的深面，称**小脑髓质**（图 12-31）。

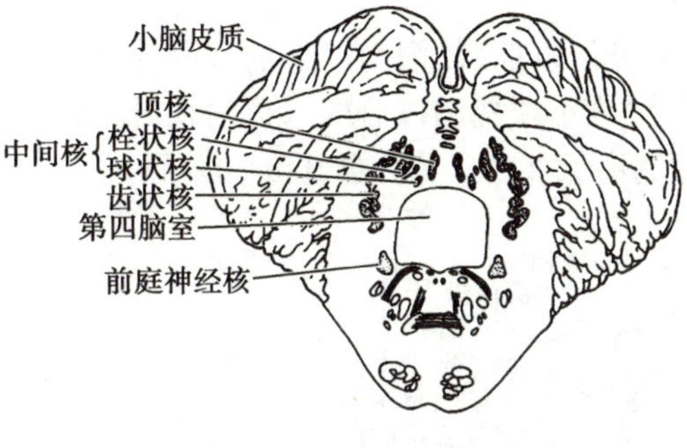

图 12-31 小脑内部结构

3. **小脑的功能** 小脑是一个重要的运动调节中枢，具有维持身体平衡、调节肌张力和协调随意运动的功能。小脑损伤时，平衡失调，站立不稳；取物时，过度伸开手指；令患者做指鼻试验等，动作不准确，临床上称"共济失调"。

（三）间脑

间脑（diencephalon）位于中脑和大脑半球之间，除腹面一部分露于表面之外，两侧的大脑半球掩盖其背面及侧面。间脑中间有一矢状裂隙，称**第三脑室**（图 12-25）。

间脑主要分为背侧丘脑、后丘脑和下丘脑三部分，每部分内含许多核团。

1. **背侧丘脑**（dorsal thalamus） 简称**丘脑**，是一对卵圆形的灰质团块，居间脑背侧份。背侧丘脑外侧面与尾状核和内囊相贴，内侧邻第三脑室上份，背面露于侧脑室，前下方邻接下丘脑，两者之间以下丘脑沟为界。

ER-12-25

背侧丘脑标本标注照片

背侧丘脑是皮质下高级感觉中枢，一侧背侧丘脑接受来自对侧半身的躯体浅、深感觉纤维，感觉纤维在此中继之后，再发出纤维到达大脑皮质。一般认为背侧丘脑对痛觉、温度觉和触觉有粗略的感知，并且伴有情绪反应。因此，背侧丘脑损伤主要表现为对侧半身感觉的

笔记栏

ER-12-26

后丘脑标本标注照片

ER-12-27

下丘脑标本标注照片

ER-12-28

大脑外形标本标注照片

丧失和紊乱，如有自发痛、感觉过敏等症状。

2. **后丘脑**(metathalamus)(图 12-27) 位于背侧丘脑后端外下方的两个小隆起，分别称**内侧膝状体**和**外侧膝状体**，前者接受听觉纤维，后者接受视觉纤维，并发出纤维(听辐射和视辐射)分别投射到大脑颞、枕叶皮质。内侧膝状体为**听觉皮质下中枢**，外侧膝状体为**视觉皮质下中枢**。

3. **下丘脑**(hypothalamus) 位于间脑下丘脑沟以下，构成第三脑室的侧壁下份和底(图 12-25)。

从脑的底面观察，下丘脑从前向后包括**视交叉**、**灰结节**、**乳头体**。灰结节伸向前下方的部分为**漏斗**，其下端与垂体相连(图 12-25)。

下丘脑内含有许多核团，如视交叉上方的**视上核**和第三脑室侧壁内的**室旁核**等，均属神经内分泌核团，它们分泌升压素(抗利尿激素)和催产素，由轴突输送至神经垂体贮存，并在此释放入血。

下丘脑是重要的**皮质下内脏活动中枢**。它在大脑皮质的影响下可对内脏的活动起重要的调节作用，如循环、呼吸、消化、糖和脂肪的代谢等；下丘脑还有体温调节、摄食和水盐代谢等中枢；下丘脑还通过与垂体的联系，成为调节内分泌活动的重要中枢；同时下丘脑还与睡眠和情绪反应有关。

(四) 大脑

大脑又称**端脑**(telencephalon)，包括左、右大脑半球。人的大脑半球高度发达，掩盖了间脑、中脑和小脑的上面。两半球间有**大脑纵裂**，裂底有连接两半球的横行纤维，称**胼胝体**(图 12-25)。

1. **大脑半球的外形** 大脑半球表面有许多深浅不等的**沟**，沟与沟之间的隆起称**脑回**(图 12-32)。每个半球可分为上外侧面、内侧面和下面(底面)。

外侧沟位于半球上外侧面，是由前下行向后上的深沟；**中央沟**由半球上缘中点稍后起始，行向下前，几乎达外侧沟；**顶枕沟**位于内侧面的后部，由前下走向后上，并略转至半球上外侧面。

大脑半球借上述三条沟分为五个叶：位于中央沟以前、外侧沟以上的部分为**额叶**；位于中央沟与顶枕沟之间、外侧沟以上的部分为**顶叶**；位于顶枕沟以后的部分为**枕叶**，其在小脑的上方；位于外侧沟以下的部分为**颞叶**；位于外侧沟深部的部分为**岛叶**(图 12-33)。

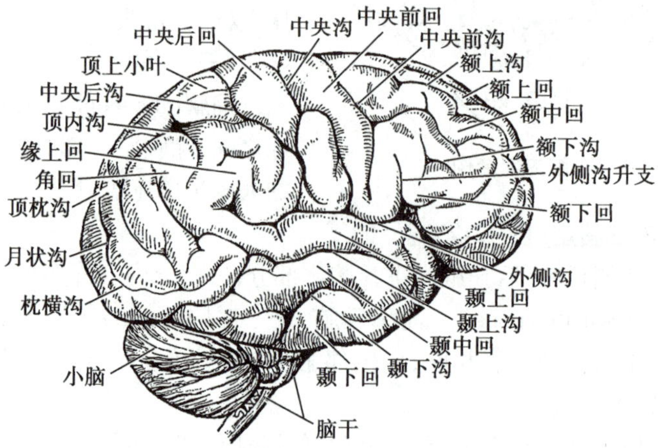

图 12-32 大脑半球(外侧面)

笔记栏

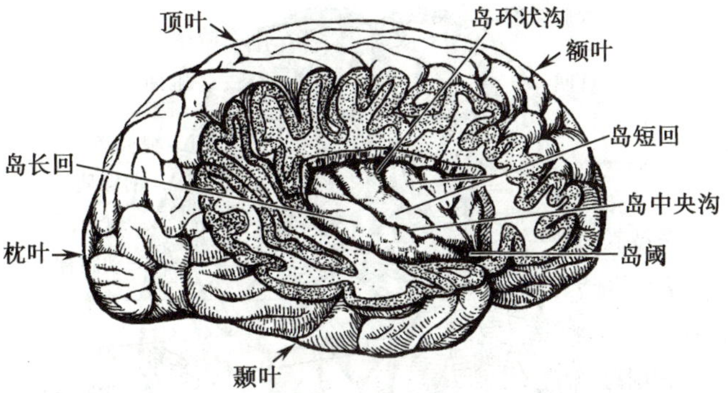

图 12-33　岛叶

（1）**上外侧面**：额叶的上外侧面有与中央沟平行的**中央前沟**，两者之间的回称**中央前回**（precentral gyrus）。中央前沟前方有上、下两条向前水平走行的沟，分别为**额上沟**和**额下沟**，两沟将额叶皮质自上而下分为**额上回**、**额中回**和**额下回**。在顶叶上有与中央沟平行的**中央后沟**，两者之间的回称**中央后回**（postcentral gyrus）。在颞叶外侧沟的下壁上有两个短而横行的回，称**颞横回**。

（2）**内侧面**：中央前、后回自半球上外侧面延续到半球内侧面的部分称**中央旁小叶**。在胼胝体后下方，有一呈弓形的沟走向枕叶后端，称**距状沟**（calcarine sulcus），此沟与顶枕沟中部相连。在颞叶围绕中脑外侧前后走行的回称**海马旁回**（parahippocampal gyrus）。海马旁回的前端弯成钩形，称**钩**（uncus）。在胼胝体与半球上缘之间，有一略与两者平行的沟，称**扣带沟**。扣带沟与胼胝体之间的回称**扣带回**，其后端变窄并弯向前方续海马旁回。扣带回、海马旁回和钩几乎呈环形位于大脑与间脑的边缘处，故又称**边缘叶**（图 12-34）。

ER-12-29
边缘叶

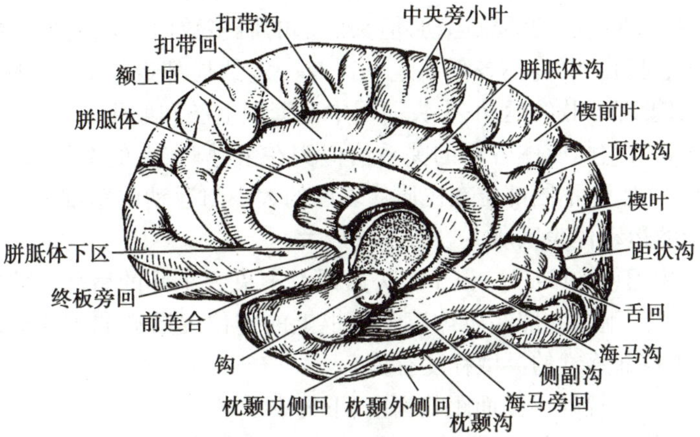

图 12-34　大脑半球（内侧面）

（3）**下面**：由额、颞、枕三叶的一部分构成。额叶下方有前后走行的纤维束，称**嗅束**（图 12-35），其前端膨大为**嗅球**，与嗅神经相连；后端扩展为**嗅三角**，自此分出内、外侧两**嗅纹**。嗅球接受嗅神经传来的嗅觉冲动，中继后经嗅束传至外侧嗅纹，再传至海马旁回前部和钩的皮质，产生嗅觉。

ER-12-30
大脑内部结构标本标注照片

2. **大脑半球的内部结构**　大脑半球表面被覆一层灰质，称**大脑皮质**，皮质的深方为白质，又称**大脑髓质**。位于白质内的灰质核团称**基底核**。大脑半球内的腔隙称**侧脑室**。

（1）**大脑皮质**：人脑的突出特点是具有发达的大脑皮质，由将近 140 亿个神经细胞和更多数量的神经胶质细胞构成，占全脑重的 40%。大脑皮质的总面积约为 2 200cm^2，1/3 露在

笔记栏

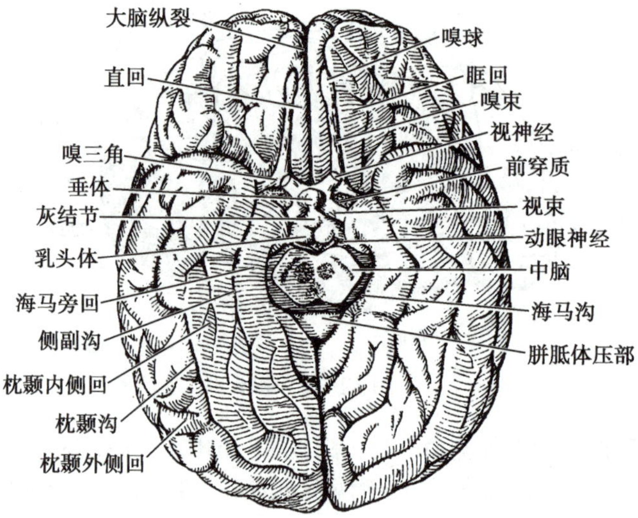

图 12-35 端脑（下面）

表面，2/3 在沟的底和壁上。

ER-12-31 大脑皮质主要中枢标本标注照片

大脑皮质是人体运动、感觉的最高中枢和语言及意识思维的物质基础，具有高度分析和综合的能力。不同部位的皮质具有不同的功能。

各种感觉性信息传至大脑皮质经过整合后，或产生特定的感觉，或贮存记忆，或产生运动冲动下传调控机体的活动，这均需要大脑皮质广泛区域的参加。但机体不同的信息功能处理及分析综合相对集中在大脑某些特定的皮质区，此称大脑皮质的功能定位，大脑皮质的这些特定功能区称**中枢**。大脑皮质重要的中枢定位如下：

1） **躯体运动中枢**（图 12-36）：位于中央前回和中央旁小叶前部。它的特点包括：①发出纤维支配对侧躯体骨骼肌的随意运动，但头面部的肌多数由双侧皮质支配（如眼球外肌、额肌、咀嚼肌和咽喉肌）。②身体各部在运动区有一定的局部定位关系，即中央前回的上部及中央旁小叶前部管理下肢的运动；中央前回中部管理上肢和躯干的运动；中央前回下部管理头面部运动。因此，它与躯体各部的关系恰似头在下、脚在上的倒置人形，但头面部的投影依然是正立的。③躯体不同部位在皮质代表区的大小与运动的精细复杂程度有关。如口与手，尤其是拇指的运动代表区所占投影面积最大。

2） **躯体感觉中枢**（图 12-37）：位于中央后回及中央旁小叶的后部。此中枢接受对侧躯体浅、深感觉的冲动。躯体各部在躯体感觉中枢上的定位关系亦如躯体运动中枢。感觉代表区的大小与躯体各部感觉的灵敏程度有关。

3） **视觉中枢**：位于枕叶内侧面距状沟上、下的皮质。

4） **听觉中枢**：位于颞叶的颞横回。每侧听觉中枢均接受来自两耳的听觉冲动，因此，一侧听觉中枢受损不致引起全聋。

ER-12-32 视频：大脑半球重要的中枢标本讲解

5）**语言中枢**：为人类大脑皮质所特有，通常只存在于优势半球（左侧）。语言中枢有：①**运动性语言中枢**（说话中枢）：在额下回后部（又称 Broca 回）。此处受损，患者咽喉肌未瘫痪，但丧失了说话能力，称运动性失语症。②**书写中枢**：位于额中回后部，紧靠中央前回管理上肢和手肌的运动中枢。此处损伤，患者手肌未瘫痪，但失去了原有的书写能力，称失写症。③**听觉性语言中枢**（听话中枢）：位于颞叶上部的颞上回后部，功能是理解别人的语言和监听自己所说的话。该中枢损伤后，患者能听到别人谈话，但不能理解谈话的意思，称感觉性失语症。④**视觉性语言中枢**（阅读中枢）：在顶叶上围绕颞叶上部的颞上沟末端的角回。此区损伤，患者无视觉障碍，但不能阅读和理解原已学会的文字符号，称失读症（图 12-38）。

笔记栏

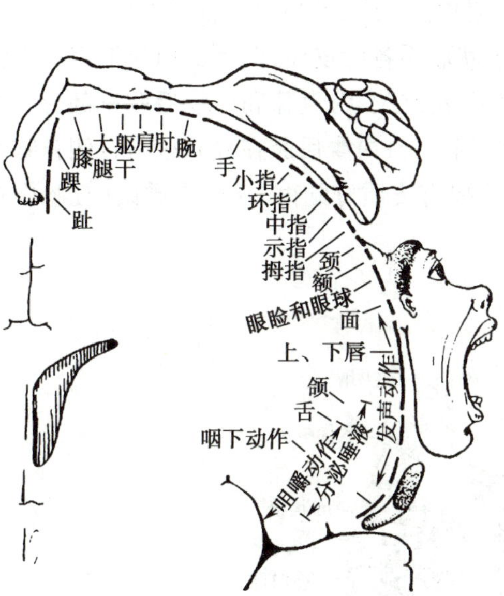

图 12-36 人体各部在躯体运动中枢的定位

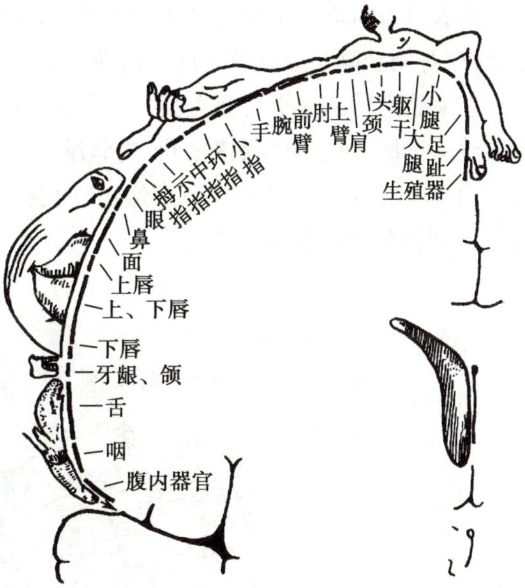

图 12-37 人体各部在躯体感觉中枢的定位

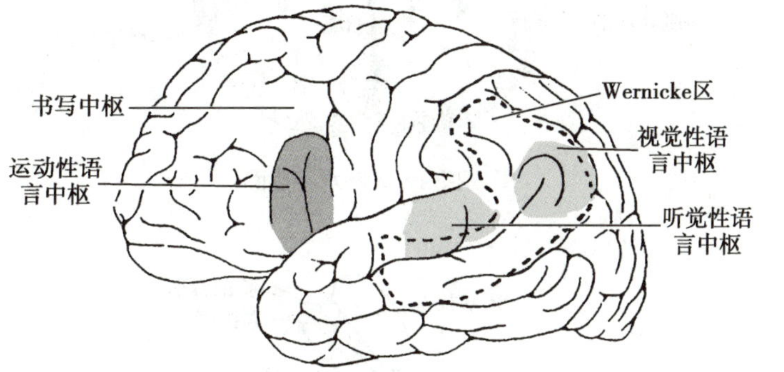

图 12-38 左侧大脑半球的语言中枢

（2）**基底核**(basal nuclei)：为包埋在大脑白质中的灰质核团，因其位置接近脑的底面，故称基底核。其中最主要者为尾状核、豆状核和杏仁体。

尾状核(caudate nucleus)呈弯弓状，全长伴随侧脑室而延伸，分头、体、尾三部分。头部在背侧丘脑的前外侧，体沿背侧丘脑的背外侧缘伸延，尾向前下伸入颞叶(图 12-27)。

豆状核(lentiform nucleus)在背侧丘脑的外侧、岛叶的深部。横切面呈三角形，被白质髓板分为内、外侧两部。内侧部分色泽较浅，称**苍白球**(globus pallidus)；外侧部色泽较深，称**壳**(putamen)。豆状核与尾状核合称**纹状体**。在种系发生上，尾状核和壳是较新的结构，称**新纹状体**；而苍白球较为古老，称**旧纹状体**。纹状体主要功能是调节骨骼肌的张力、协调肌群的运动，属人体的锥体外系(图 12-39)。

杏仁体(amygdaloid body)在海马旁回钩的深面，与尾状核尾相连。其为边缘系统的皮质下中枢，与调节内脏活动和情绪等功能有关。

（3）**大脑白质**：由大量的神经纤维组成。这些纤维可分为三类：

1）**联络纤维**：为同侧半球皮质各部之间相互联系的纤维。

2）**连合纤维**：为连接左、右大脑半球皮质的横行纤维，最主要者为**胼胝体**(图 12-25)。

3）**投射纤维**(projection fiber)：为联系大脑皮质与皮质下各结构之间的上、下行纤维，大部分经过内囊。

ER-12-33

基底核标本标注照片

ER-12-34

内囊标本标注照片

笔记栏

ER-12-35

视频：内囊标本讲解

内囊(internal capsule)(图 12-39、图 12-40) 是由上、下行纤维密集而成的白质区，位于尾状核、背侧丘脑与豆状核之间。纤维向上呈放射状联系各叶皮质，向下经内囊汇聚于大脑脚。在大脑半球的水平切面上呈“> <”形，可分为内囊前肢、内囊膝和内囊后肢三部分。**内囊前肢**位于尾状核与豆状核之间；**内囊膝**在前后肢相交处；**内囊后肢**在豆状核与背侧丘脑之间。内囊膝部有皮质脑干(核)束通过；内囊后肢主要有皮质脊髓束、丘脑皮质束(丘脑中央辐射)、视辐射和听辐射等通过。

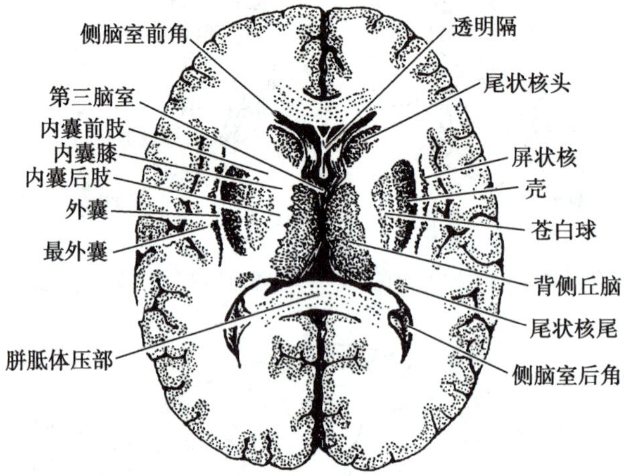

图 12-39 大脑水平切面

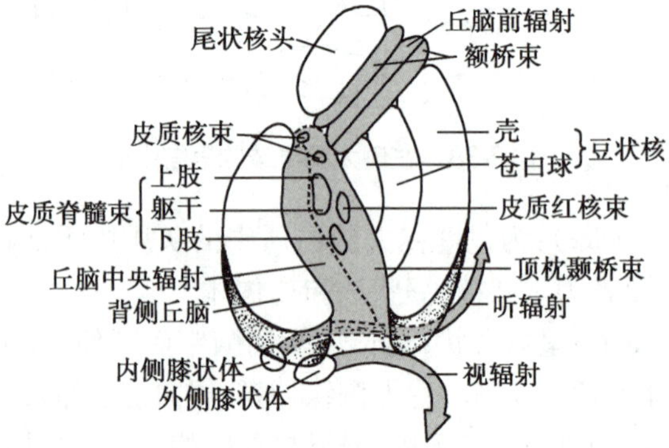

图 12-40 内囊模式图

知识链接

内囊出血后出现“三偏”症状的解剖学基础

内囊范围较狭小，又聚集了几乎所有出入大脑半球的纤维，如供应内囊的血管发生血栓或出血，可导致对侧半身瘫痪(皮质脊髓束和皮质核束损伤)、对侧半身感觉丧失(丘脑皮质束损伤)、双眼对侧视野同向偏盲(视辐射损伤)的“三偏”症状。

二、脑神经

ER-12-36

12 对脑神经歌诀

脑神经(cranial nerves)共有 12 对，其顺序和名称如下：Ⅰ嗅神经、Ⅱ视神经、Ⅲ动眼神经、Ⅳ滑车神经、Ⅴ三叉神经、Ⅵ展神经、Ⅶ面神经、Ⅷ前庭蜗神经、Ⅸ舌咽神经、Ⅹ迷走神经、Ⅺ副神经和Ⅻ舌下神经(图 12-41)。

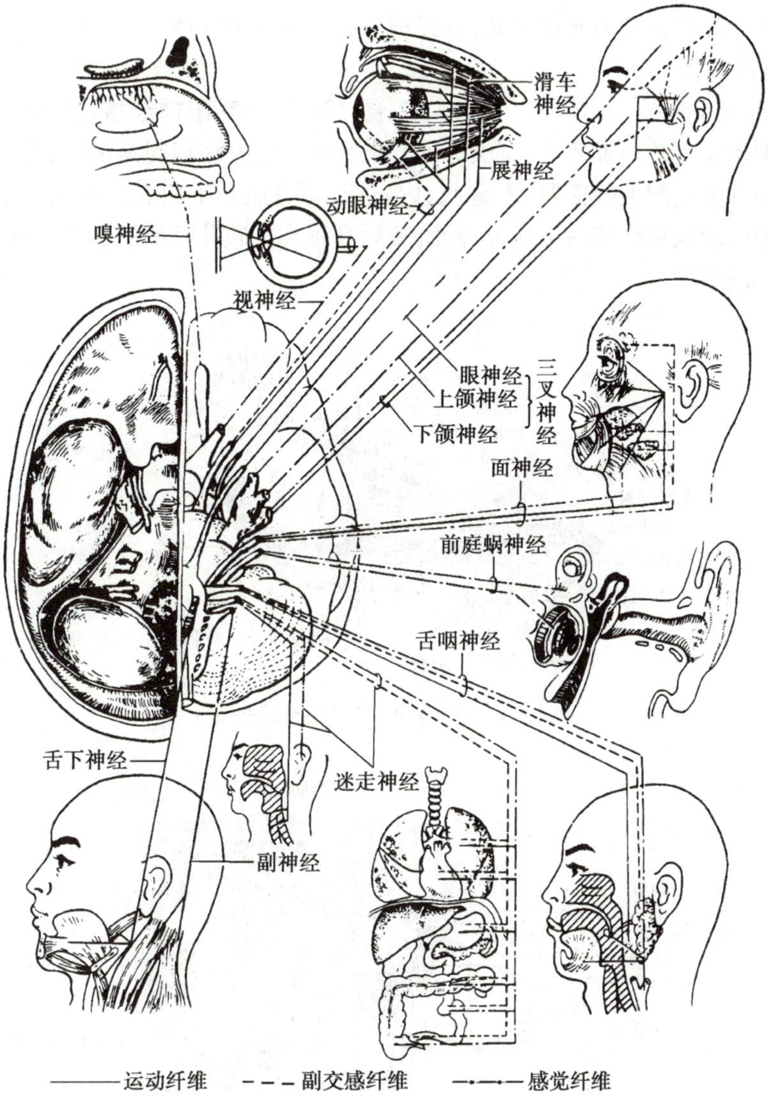

图 12-41　脑神经概观

脑神经中的纤维成分按其功能性质可概括为以下 4 种：①**躯体感觉纤维**：将头面部皮肤和黏膜的一般躯体感觉传递给躯体感觉核，也传导视觉、平衡觉及听觉；②**内脏感觉纤维**：将来自头、颈、胸、腹部内脏和味觉冲动传入内脏感觉核，也传导嗅觉；③**躯体运动纤维**：为脑干躯体运动核发出的轴突，支配头颈部骨骼肌(眼球外肌、舌肌、咀嚼肌、表情肌和咽喉肌等)；④**内脏运动纤维**：为副交感神经纤维，发自脑干副交感神经核，支配平滑肌、心肌和腺体。

各对脑神经中所含纤维成分不尽相同，从 1 种到 4 种不等。

(一) 嗅神经

嗅神经(olfactory nerve)　(图 12-41)为内脏感觉神经。起自鼻腔嗅区的嗅细胞，嗅细胞

笔记栏

嗅神经标本标注照片

视神经标本标注照片

动眼神经标本标注照片

为双极神经元，其周围突分布于嗅黏膜上皮，中枢突集成 20 多条嗅丝，穿筛孔入颅止于嗅球，传导嗅觉冲动。当筛板、眶上壁骨折时，因嗅丝损伤和脑膜撕脱，可出现嗅觉障碍及脑脊液鼻漏。

（二）视神经

视神经（optic nerve）（图 12-41、图 12-42）为躯体感觉神经，传导视觉。由视网膜节细胞的轴突汇集至视神经盘，再穿过巩膜构成视神经，离开眼球行向后，经视神经管入颅中窝，两侧视神经部分纤维交叉形成视交叉，再经视束止于外侧膝状体。

（三）动眼神经

动眼神经（oculomotor nerve）（图 12-42、图 12-43）由**动眼神经核**发出的躯体运动纤维和**动眼神经副核**发出的内脏运动（副交感）纤维组成。自中脑脚间窝出脑，穿眶上裂进入眶内。躯体运动纤维支配上睑提肌、上直肌、内直肌、下直肌和下斜肌。而副交感纤维进入位于视神经外侧的**睫状神经节**内更换神经元，节后纤维支配瞳孔括约肌和睫状肌，使瞳孔缩小和调节晶状体的厚度。

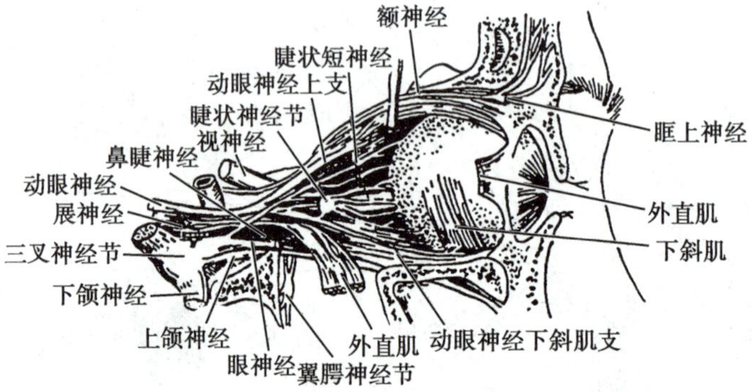

图 12-42　眶内的神经（右侧、外面）

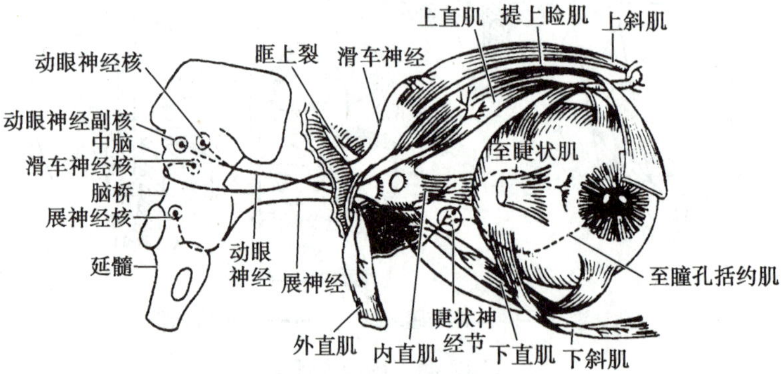

图 12-43　眶内的神经模式图

动眼神经损伤，可出现上述所支配的肌瘫痪，表现为上眼睑下垂、瞳孔向外下方斜视、瞳孔不能缩小及瞳孔对光反射消失。

滑车神经标本标注照片

（四）滑车神经

滑车神经（trochlear nerve）（图 12-43）为躯体运动神经。由滑车神经核（位于中脑下丘平面）发出的躯体运动纤维组成。于中脑背侧下丘下方出脑，绕过大脑脚外侧向前，经眶上裂入眶内，支配上斜肌。滑车神经损伤，可致上斜肌瘫痪，瞳孔不能转向外下方，并可出现复视。

笔记栏

ER-12-41
三叉神经及其分支标本标注照片

（五）三叉神经

三叉神经（trigeminal nerve）（图 12-44）为混合性神经，大部分为躯体感觉纤维，形成粗大的感觉根；小部分为躯体运动纤维，形成细小的运动根。躯体感觉纤维由三叉神经节的周围突组成。该神经节位于颅中窝颞骨岩部尖端前面，其中枢突进入脑桥，止于三叉神经感觉核；周围突形成眼神经、上颌神经和下颌神经。三叉神经的躯体运动纤维发自脑桥的三叉神经运动核，出脑桥后紧贴三叉神经节下面经过，进入下颌神经内，因此眼神经和上颌神经为感觉性神经，而下颌神经属混合性神经。

1. **眼神经**（ophthalmic nerve）　经眶上裂入眶，分布于泪腺、眼球、结膜、部分鼻腔黏膜及上睑、鼻背和额顶部的皮肤，司理感觉。眼神经的一个终支称**眶上神经**，它沿眶上壁下面前行，经眶上切迹（或孔）分布于额顶部皮肤（图 12-45）。

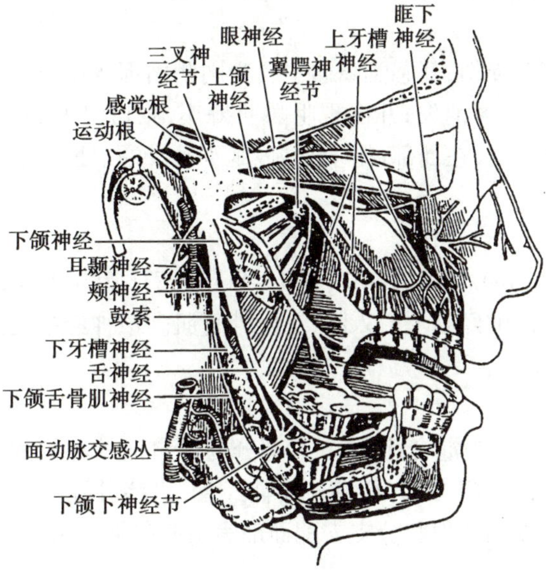

图 12-44　三叉神经

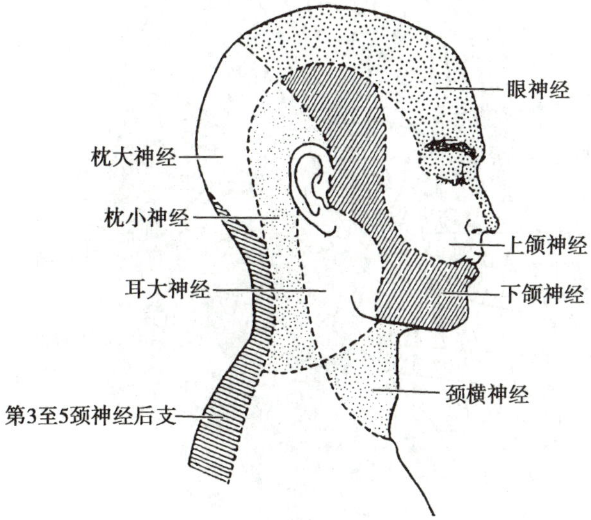

图 12-45　头面部皮神经分布示意图

笔记栏

2. **上颌神经**(maxillary nerve) 经圆孔出颅后经眶下裂入眶,延续为**眶下神经**,经眶下管出眶下孔,分布于睑裂与口裂之间的皮肤(图 12-45)。上颌神经在穿出眶下孔以前,沿途分支至上颌窦和鼻腔黏膜以及上颌牙齿和牙龈等处。

3. **下颌神经**(mandibular nerve) 为三叉神经 3 个分支中最大的一支,经卵圆孔出颅后分出许多分支。躯体感觉纤维主要分布于下颌牙齿、牙龈、颊和舌前 2/3 的黏膜,还分布至耳颞部和口裂以下的面部皮肤(图 12-45)。躯体运动纤维支配咀嚼肌运动。

下颌神经的主要分支有:

(1) **舌神经**:呈弓形弯向前,于下颌下腺上方进入舌内,分布于舌前 2/3 的黏膜,司理一般感觉。

(2) **下牙槽神经**:在舌神经的后方,经下颌孔(下颌支内面)入下颌管,在管内发出许多小支管理下颌牙齿和牙龈的感觉,其终支自颏孔(下颌体前外侧面)浅出,称**颏神经**,分布于口裂以下的面部皮肤。

三叉神经周围性完全损伤,其感觉障碍主要为同侧面部皮肤、口鼻腔黏膜及舌前 2/3 黏膜的一般感觉丧失,角膜反射消失;并出现咀嚼肌瘫痪,张口时下颌偏向瘫痪侧。临床上三叉神经痛可发生在任何一支,在面部(眶上切迹、眶下孔、颏孔处)压到该支的末端,可有明显压痛。

ER-12-42

三叉神经痛

(六) 展神经

展神经(abducent nerve) (图 12-42、图 12-43)为躯体运动神经,自脑桥的展神经核发出,在延髓脑桥沟出脑,向前经眶上裂入眶,支配外直肌。该神经损伤后,眼球不能外展而出现内斜视。

ER-12-43

展神经标本标注照片

(七) 面神经

面神经(facial nerve) 为混合性神经,大部分为起自面神经核的躯体运动纤维,在展神经外侧出延髓脑桥沟入内耳门,经内耳道入面神经管,出茎乳孔后向前进入腮腺,在腮腺内交织成丛。自腮腺前缘发出放射状分支支配面部表情肌(图 12-46)。

ER-12-44

面神经标本标注照片

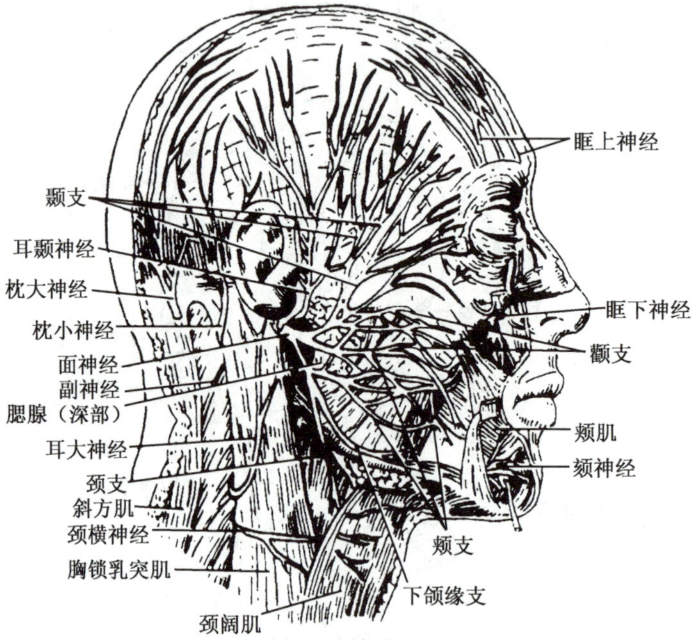

图 12-46 面神经

面神经除躯体运动纤维外，还含有内脏运动副交感纤维和内脏感觉（味觉）纤维。副交感纤维至泪腺、鼻腔黏膜腺、下颌下腺及舌下腺，管理腺体分泌；内脏感觉神经为膝神经节（在颞骨岩部内）假单极神经元的突起，其中枢突进入孤束核，周围突分布于舌前2/3的舌乳头，管理味觉。

面神经的损伤多发生在面神经管、腮腺区等处，不同部位损伤其临床表现不同。①面神经管外损伤：主要表现为损伤侧表情肌瘫痪，可出现瘫痪侧额纹消失，不能闭眼和皱眉，鼻唇沟消失，不能鼓腮，口角偏向非瘫痪侧；②面神经管内损伤：除上述表现外，还可出现损伤侧舌前2/3味觉障碍，泪腺、舌下腺及下颌下腺分泌障碍，鼻腔和口腔黏膜干燥等现象。

（八）前庭蜗神经

前庭蜗神经（vestibulocochlear nerve） 属躯体感觉神经，由前庭神经和蜗神经组成，一起经内耳门入颅腔，在脑桥与延髓之间进入脑桥，分别终于前庭神经核和蜗神经核。

1. **前庭神经** 传导平衡觉。胞体位于内耳道底前庭神经节，节内为双极神经元，其周围突分布于壶腹嵴、椭圆囊斑和球囊斑，中枢突组成前庭神经。与蜗神经同行，止于前庭神经核。

2. **蜗神经** 传导听觉。胞体位于耳蜗内的蜗神经节，节内为双极神经元，其周围突分布于螺旋器，中枢突在内耳道聚成蜗神经，穿经内耳道和内耳门，与前庭神经同行入脑，终止于蜗神经核。

（九）舌咽神经

舌咽神经（glossopharyngeal nerve） 为混合性神经，含内脏感觉、躯体感觉、躯体运动和副交感纤维。4种纤维一起在延髓侧面出入脑，经颈静脉孔出入颅（图12-47）。

①**内脏感觉纤维**：为舌咽神经下神经节（在颈静脉孔下方）内的假单极神经元的突起。其中枢突入延髓止于孤束核，周围突在颈内动、静脉之间下行，分布于咽、舌后1/3、鼓室等处的黏膜，向下还分布于颈动脉窦和颈动脉小球；②**躯体感觉纤维**：为舌咽神经上神经节内的假单极神经元的突起，其中枢突入延髓止于三叉神经脊束核，周围突分布于耳后皮肤；③**躯体运动纤维**：起自疑核，伴随内脏感觉纤维一起走行，支配咽肌；④**副交感纤维**：管理腮腺分泌。

ER-12-45

舌咽神经标本标注照片

（十）迷走神经

1. **纤维成分** **迷走神经**（vagus nerve）（图12-47）为混合性神经，含4种纤维成分。①**副交感纤维**：为迷走神经中的主要成分，它起自延髓的迷走神经背核，管理咽、喉的腺体分泌以及胸、腹腔器官的运动和腺体分泌；②**内脏感觉纤维**：为迷走神经下神经节（颈静脉孔下方）内假单极神经元的突起，其中枢突入孤束核，周围突分布于咽、喉及胸、腹腔器官，司理内脏感觉；③**躯体运动纤维**：起自疑核，支配咽、喉肌的运动；④**躯体感觉纤维**：为迷走神经上神经节内的假单极神经元的突起，其中枢突入三叉神经脊束核，周围突分布于硬脑膜、耳郭及外耳道皮肤。

2. **走行** 迷走神经自延髓侧面、舌咽神经的下方出入脑，经颈静脉孔出入颅。在颈部，迷走神经走行于颈动脉鞘内，在颈内、颈总动脉与颈内静脉之间的后方下行，经胸廓上口入胸腔。在胸部，左迷走神经越过主动脉弓前面，经左肺根后方至食管前面分支形成食管前丛，在食管下端延续为迷走神经前干；右迷走神经跨过右锁骨下动脉前方，经右肺根后方达食管后面，分支形成食管后丛并延续为迷走神经后干。前、后两干随食管穿膈的食管裂孔进入腹腔，分别至胃前、后壁后再分支。在脑神经中，迷走神经的行程最长，分布最广，在颈、胸、腹部都发出分支。

笔记栏

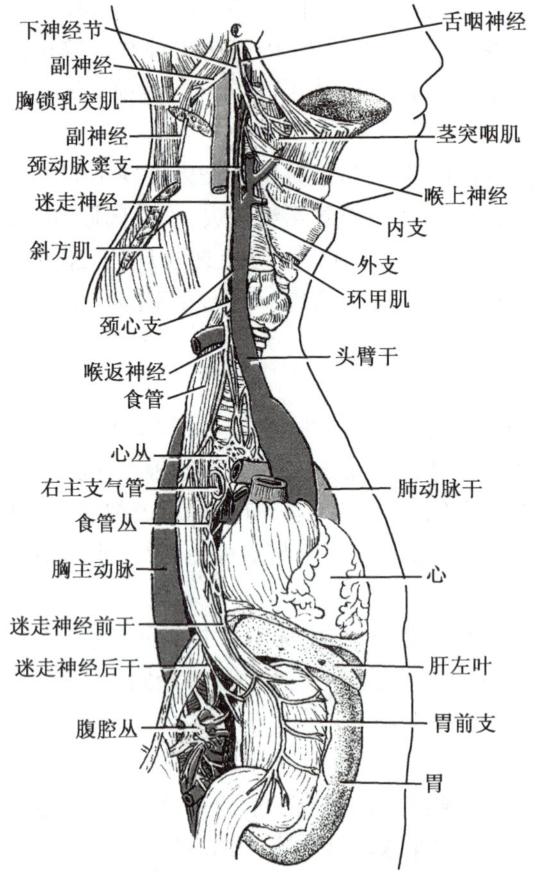

图 12-47 舌咽、迷走、副神经

3. **主要分支**

(1) **在胸部的分支**

1) **喉返神经**：自主干发出后，左侧的勾绕主动脉弓、右侧的勾绕右锁骨下动脉回返向上，行于食管和气管之间的沟中，在甲状腺左、右叶的后方进入喉，改称**喉下神经**，分布于声门裂以下的喉黏膜和绝大部分喉肌，管理黏膜的感觉、腺体的分泌以及喉肌的运动。喉返神经一侧损伤可使声音嘶哑或发音困难，若两侧损伤可引起呼吸困难，甚至窒息。

2) **胸心支**、**支气管支**和**食管支**：为许多细支，分别与交感神经的分支共同组成心丛、肺丛和食管丛，由丛发支至心、支气管树和食管，司理心肌、平滑肌运动和腺体的分泌及黏膜感觉。

(2) **在腹部的分支**：迷走神经入腹腔后，迷走神经前干发支至胃前壁、肝、胆囊和胆道；迷走神经后干除发支至胃后壁外，还发支至腹腔干及肠系膜上动脉根部周围与交感神经交织，形成腹腔丛，由丛再分出许多分丛，随动脉的分支分布于肝、胰、脾、肾和肾上腺以及腹腔内结肠左曲以上的消化管等，管理这些器官的平滑肌运动、腺体分泌及黏膜感觉。

ER-12-46
迷走神经标本标注照片

ER-12-47
副神经标本标注照片

ER-12-48
舌下神经标本标注照片

(十一) 副神经

副神经(accessory nerve) (图 12-47)为躯体运动神经。发自副神经核(位于脊髓上 5 颈节前角背侧)，在延髓侧面出脑，与舌咽神经和迷走神经一起由颈静脉孔出颅，在颈内动、静脉之间行向后外，经胸锁乳突肌深面时分出一支支配该肌后，终支在胸锁乳突肌后缘上、中 1/3 交点附近浅出，向外后斜行穿入斜方肌，支配此肌。

(十二) 舌下神经

舌下神经(hypoglossal nerve) 为躯体运动神经，发自延髓的舌下神经核，由延髓锥体外侧出脑，经舌下神经管出颅，在颈内动、静脉之间下降，至舌骨上方弯向前内，支配舌肌。

一侧舌下神经损伤，出现损伤侧舌肌瘫痪，伸舌时，舌尖偏向瘫痪侧。

第四节 神经传导通路

大脑皮质高级中枢与感受器或效应器之间通过神经元链构成传导神经冲动的通路，称**传导通路**。由感受器接受机体内外环境的刺激，并将其转化为神经冲动，经传入神经、皮质下各级中枢至大脑皮质感觉中枢的神经通路，称**感觉传导通路**或**上行传导通路**；由大脑皮质运动中枢发出的指令，经皮质下各级中枢、传出神经至效应器的神经通路称**运动传导通路**或**下行传导通路**。

笔记栏

一、感觉传导通路

感觉传导通路包括躯体感觉传导通路和内脏感觉传导通路。躯体感觉分为两类：一般躯体感觉和特殊躯体感觉，前者包括本体感觉（深感觉）和浅感觉；后者包括视觉、听觉和平衡觉等。内脏感觉传导途径复杂，至今尚不完全清楚。

本体感觉是指肌、腱、关节等在不同状态（运动或静止）时产生的感觉，又称深感觉，包括位置觉、运动觉和震动觉。

浅感觉是指皮肤、黏膜产生的痛觉、温度觉、触觉和压觉。触觉分为粗略触觉和精细触觉（辨别两点距离和物体纹理粗细的感觉）。

（一）躯干和四肢的意识性本体感觉和精细触觉传导通路

第一级神经元胞体位于脊神经节，其周围突分布于肌、腱、关节等处的本体感受器和皮肤的精细触觉感受器，中枢突经脊神经后根入脊髓后索上行。来自胸髓第5节段以下的中枢突形成薄束，行于脊髓后索内侧；来自胸髓第4节段以上的中枢突形成楔束，行于薄束的外侧。两束分别终于延髓的薄束核和楔束核（图12-48）。

第二级神经元胞体位于延髓的薄束核和楔束核，两核发出的纤维在中央灰质腹侧中线处交叉，称**内侧丘系交叉**，交叉后的纤维折向上行，称**内侧丘系**，经脑桥、中脑止于背侧丘脑的腹后外侧核。

第三级神经元胞体位于背侧丘脑的腹后外侧核，其发出的纤维参与组成丘脑皮质束，经内囊后肢投射到中央后回的中、上部和中央旁小叶的后部。

此通路若在脊髓受损，患者闭眼时不能确定损伤同侧各关节的位置、运动方向及皮肤两点间的距离等；若在内侧丘系或其之上部位受损，则功能障碍在对侧。

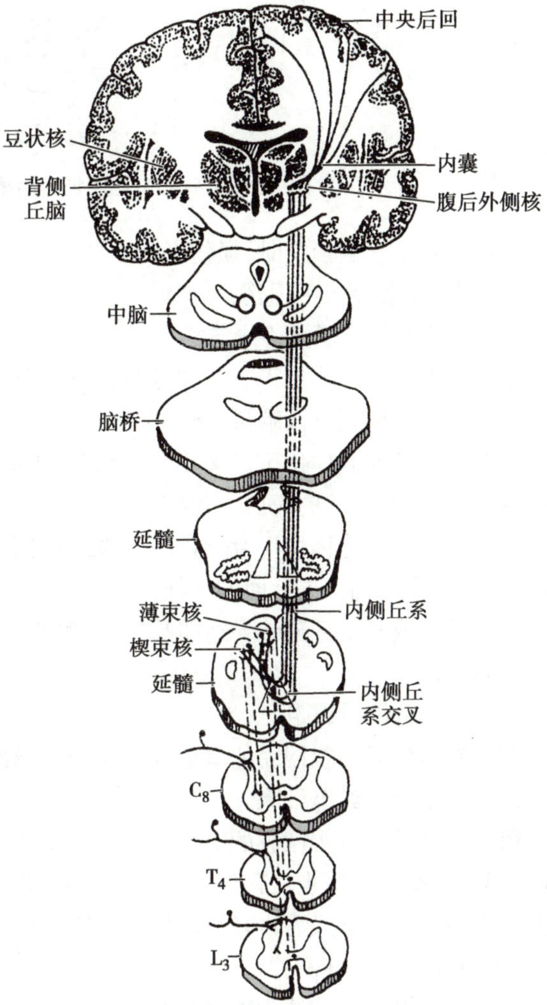

图12-48 躯干、四肢意识性本体觉传导通路

动画：躯干四肢意识性本体感觉传导通路

（二）躯干和四肢痛温觉、粗略触觉和压觉传导通路

第一级神经元胞体位于脊神经节，其周围突分布于躯干、四肢皮肤内的感受器，中枢突经后根进入脊髓，上升1～2个节段后，止于脊髓灰质后角细胞（图12-49）。

第二级神经元是后角细胞，其发出的纤维经白质前连合交叉到对侧的外侧索和前索，组成脊髓丘脑束。此束向上经过延髓、脑桥和中脑，止于背侧丘脑的腹后外侧核。

第三级神经元胞体位于背侧丘脑的腹后外侧核，其发出的纤维参与组成丘脑皮质束，经内囊后肢投射到中央后回中、上部和中央旁小叶的后部。

笔记栏

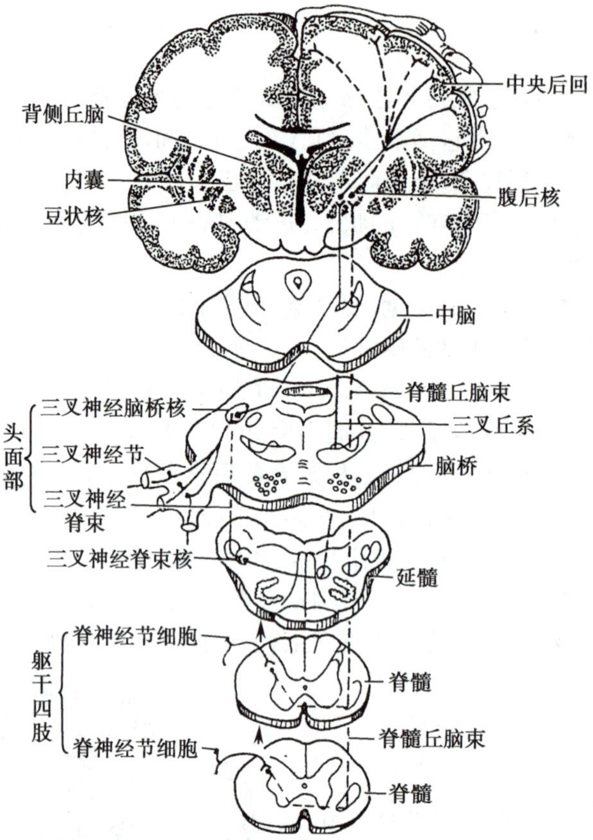

图 12-49 痛觉、温度觉、粗略触觉及压觉传导通路

ER-12-50 躯干四肢浅感觉传导通路

脊髓丘脑束一侧损伤时，损伤平面 1~2 个节段以下对侧痛觉、温度觉减弱或消失，触觉无影响（因薄束和楔束无损伤）。

（三）头面部浅感觉传导通路

第一级神经元胞体位于三叉神经节，其周围突经三叉神经分布于头面部皮肤和黏膜，中枢突经三叉神经感觉根入脑桥，止于三叉神经脊束核和脑桥核（图 12-49）。

第二级神经元胞体位于三叉神经脊束核和脑桥核，两核发出的纤维交叉至对侧组成三叉丘系，止于背侧丘脑的腹后内侧核。

第三级神经元胞体位于背侧丘脑的腹后内侧核，此核发出的纤维参与组成丘脑皮质束，经内囊后肢，投射到中央后回的下部。

ER-12-51 头面部浅感觉传导通路

三叉丘系或其上部分传导通路受损，对侧头面部浅感觉障碍。三叉丘系之下部分受损，则感觉障碍在同侧。

（四）视觉传导通路

ER-12-52 视觉传导通路标本标注照片

第一级神经元为视网膜的双极细胞。视网膜的视锥细胞和视杆细胞感光后产生的神经冲动经双极细胞传给节细胞。

第二级神经元为视网膜的节细胞。其轴突在视神经盘处汇集成视神经，经视神经管入颅腔，形成视交叉。在视交叉处，仅有来自视网膜鼻侧半的纤维左右交叉，来自视网膜颞侧半的纤维不交叉。交叉后由来自同侧视网膜颞侧半的纤维和对侧视网膜鼻侧半的纤维组成视束，视束向后止于外侧膝状体。

第三级神经元的胞体为外侧膝状体，其轴突组成视辐射，经内囊后肢，投射到枕叶距状沟上下的视觉中枢（图 12-50）。

笔记栏

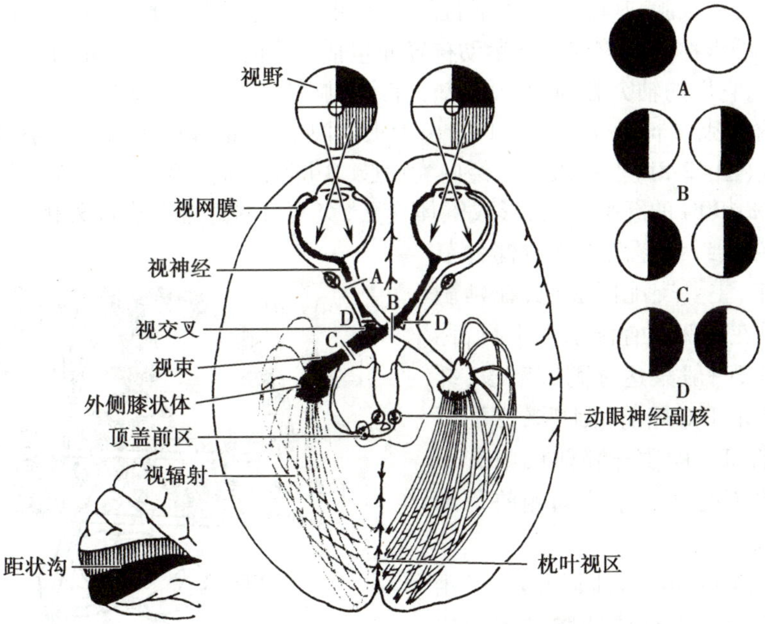

图 12-50 视觉传导通路和瞳孔对光反射通路

当眼球固定向前平视时，所能看到的空间范围称**视野**，一侧眼的视野可分为颞侧半和鼻侧半。由于眼球屈光装置对光线的折射作用，颞侧半视野的物像投射到视网膜鼻侧半，鼻侧半视野的物像投射到视网膜颞侧半。视觉传导通路的不同部位损伤，可引起不同的视野缺损（图 12-50）。①一侧视神经损伤：损伤侧视野全盲；②视交叉中央部的交叉纤维损伤：可引起双眼视野颞侧偏盲；③一侧视交叉外侧部的未交叉纤维损伤：损伤侧视野鼻侧偏盲；④一侧视束、视辐射或视觉中枢损伤：可引起双眼视野对侧同向性偏盲（损伤侧眼鼻侧视野和对侧眼颞侧视野偏盲）。

知识链接

瞳孔对光反射

光线照射一侧瞳孔，引起两眼瞳孔缩小的反应，称瞳孔对光反射。光照侧瞳孔缩小的反应称直接对光反射，未照射侧瞳孔缩小的反应称间接对光反射。瞳孔对光反射由视神经和动眼神经的副交感纤维共同完成。其传导通路是：视网膜→视神经→视交叉→两侧视束→顶盖前区（中脑和间脑交界处）→两侧动眼神经副核→动眼神经→睫状神经节→节后纤维→瞳孔括约肌收缩→两侧瞳孔缩小。

如一侧视神经损伤，则损伤侧眼球直接对光反射消失，间接对光反射存在；如一侧动眼神经损伤，则损伤侧眼球直接和间接对光反射均消失。

二、运动传导通路

运动传导通路包括锥体系和锥体外系。

（一）锥体系

锥体系（pyramidal system）由上、下两级运动神经元组成。**上运动神经元**指大脑皮质躯

笔记栏

体运动中枢的锥体细胞，其轴突组成下行的锥体束，其中下行至脊髓的纤维称**皮质脊髓束**；下行至脑干的纤维称**皮质核束**。**下运动神经元**包括脊髓前角运动神经元（前角细胞）和脑神经躯体运动核，它们的轴突分别参与组成脊神经和脑神经，支配全身骨骼肌的随意运动。

1. **皮质脊髓束**（corticospinal tract）　由中央前回中、上部和中央旁小叶前部皮质的**锥体细胞**轴突构成（图 12-51）。纤维下行经内囊后肢、中脑大脑脚、脑桥基底部和延髓的锥体，在锥体下端，75%~90%的纤维交叉，形成锥体交叉，交叉后的纤维在脊髓外侧索下行，称**皮质脊髓侧束**，此束的纤维逐渐止于脊髓各节段的**前角细胞**，主要支配四肢肌；在延髓未交叉的纤维在同侧的脊髓前索下行，称**皮质脊髓前束**，一般只达脊髓胸节段，纤维大部分逐节止于对侧前角细胞，支配躯干和上肢骨骼肌。皮质脊髓前束中有一部分纤维始终不交叉而止于同侧前角细胞，支配躯干肌。

ER-12-53

动画：皮质脊髓束

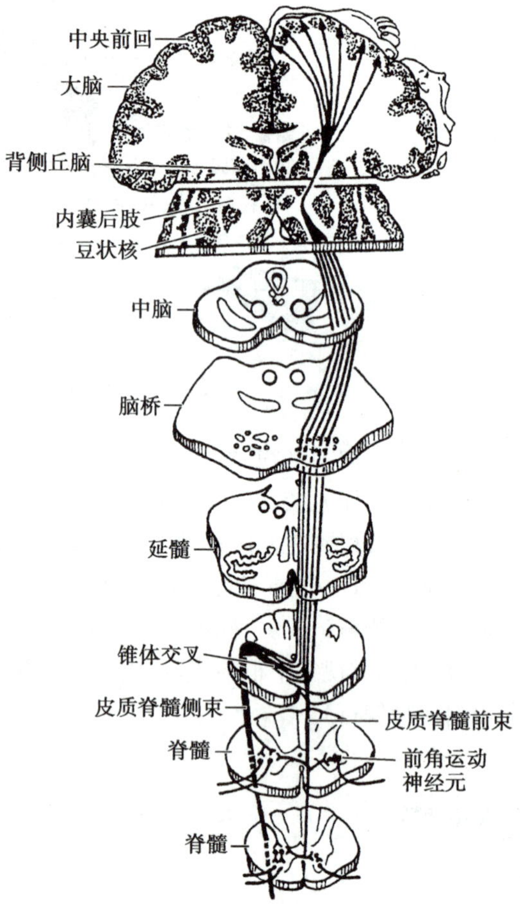

图 12-51　皮质脊髓束

2. **皮质核束**（corticonuclear tract）　由中央前回下部皮质的**锥体细胞**轴突构成（图 12-52）。纤维经内囊膝下行至脑干，沿途陆续止于大部分的双侧脑神经**躯体运动核**，而面神经核的下部（支配睑裂以下面肌的核群）和舌下神经核只接受对侧皮质核束的纤维。躯体运动核的轴突组成脑神经的躯体运动纤维，支配头、颈及咽喉等部骨骼肌。

ER-12-54

动画：皮质核束

一侧皮质核束或其锥体细胞（上运动神经元）受损引起的瘫痪称**核上瘫**，可出现对侧睑裂以下面肌和对侧舌肌瘫痪，表现为对侧鼻唇沟变浅或消失、口角歪向病灶侧、伸舌时舌尖偏向病灶对侧。

一侧躯体运动核及其轴突（下运动神经元）损伤引起的瘫痪称**核下瘫**。**面神经核下瘫**的特点是损伤同侧所有面肌瘫痪，表现为额纹消失、眼睑不能闭合、鼻唇沟变浅或消失、口角歪向病灶对侧等。**舌下神经核下瘫**的特点是损伤同侧舌肌瘫痪，表现为伸舌时舌尖偏向病灶侧，并出现病灶侧舌肌萎缩。

锥体系任何部位损伤均可引起随意运动障碍，即瘫痪。根据损伤部位不同，瘫痪可分两类：①**中枢性瘫痪**又称**痉挛性瘫痪**或**硬瘫**，为上运动神经元受损所致，由于上运动神经元对下运动神经元有抑制作用，因此上运动神经元损伤后，解除了对下运动神经元的抑制，表现为肌张力增高、腱反射亢进，出现病理反射等，早期肌萎缩不明显；②**周围性瘫痪**又称**弛缓性瘫痪**或**软瘫**，为下运动神经元受损所致，表现为肌张力降低、反射消失、无病理反射，由于肌失去神经支配和神经营养而出现肌萎缩。

（二）锥体外系

锥体系以外与躯体运动有关的传导通路统称**锥体外系**（extrapyramidal system），为多级神经元组成的传导通路。其主要功能是调节骨骼肌张力、协调骨骼肌运动、维持体态姿势等。锥体系和锥体外系两者不可截然分割，功能上相互协调。

笔记栏

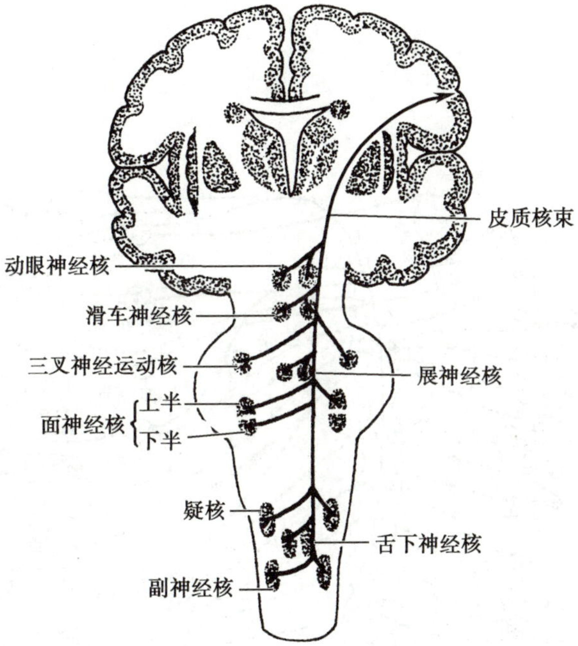

图 12-52 皮质核束

第五节 内脏神经系统

内脏神经系统是整个神经系统的一部分，按所在部位不同，分为中枢部和周围部。中枢部位于脑和脊髓；周围部主要分布于内脏、心血管和腺体，故名**内脏神经**（图 12-53）。内脏神经包括**内脏运动神经**和**内脏感觉神经**。内脏运动神经调节内脏、心血管的运动和腺体的分泌，通常不直接受人的意志控制，故又称**自主神经**或**植物神经**。

一、内脏运动神经

内脏运动神经（visceral motor nerve）与躯体运动神经在结构和功能上差异较大，主要区别在于：①**支配对象不同**：躯体运动神经支配骨骼肌；而内脏运动神经支配平滑肌、心肌和腺体。②**神经元数目不同**：躯体运动神经自低级中枢至骨骼肌只有一级神经元；而内脏运动神经从低级中枢到所支配的器官需两级神经元。第一级神经元为**节前神经元**，胞体位于低级中枢，其轴突称**节前纤维**；第二级神经元为**节后神经元**，胞体位于内脏神经节内，其轴突称**节后纤维**（图 12-53）。③**纤维成分不同**：躯体运动神经只有一种纤维成分；而内脏运动神经则有**交感神经**（sympathetic nerve）和**副交感神经**（parasympathetic nerve）两种纤维成分，多数内脏器官同时接受交感神经和副交感神经的双重支配（汗腺、立毛肌、肾上腺髓质、大部分血管只受交感神经支配）。④**分布形式不同**：躯体运动神经以神经干的形式分布；而内脏运动神经常攀附于脏器或血管表面形成神经丛，再由神经丛发出分支分布。⑤**受意识控制程度不同**：在功能上，躯体运动神经受意识控制；而内脏运动神经在一定程度上不受意识控制。

（一）交感部

1. 低级中枢和交感神经节的位置 交感神经低级中枢位于胸髓第 1 节段至腰髓第 3 节段的灰质侧角内。**交感神经节**为节后神经元胞体所在处，依其位置分为椎旁神经节和椎前神经节。

笔记栏

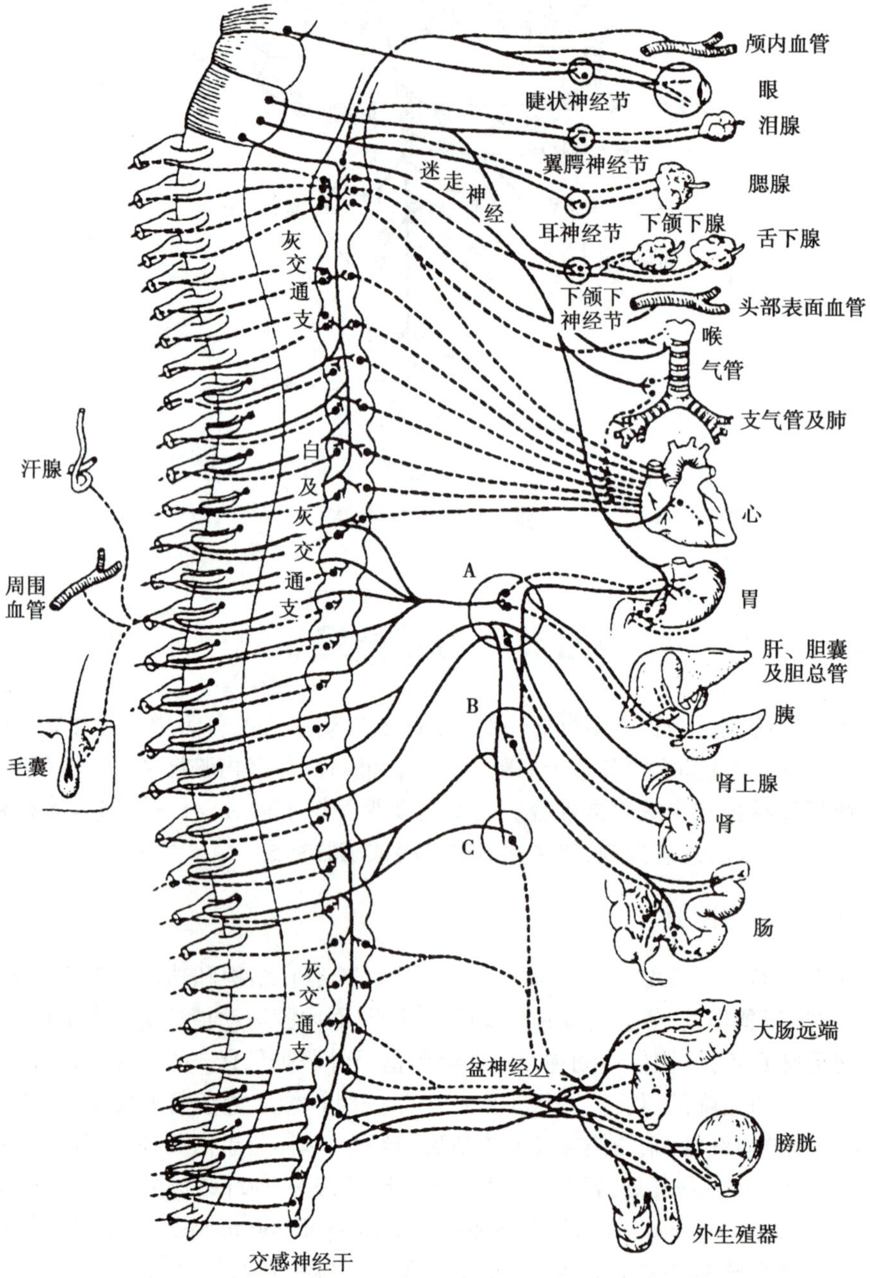

A.腹腔神经节 B.肠系膜上神经节 C.肠系膜下神经节

图 12-53 内脏运动神经概况示意图

笔记栏

交感干标本标注照片

椎旁神经节又称**交感干神经节**，位于脊柱两侧，共有19~23对及尾部1个单节（奇神经节）。其中成对的交感干神经节在颈部一般3对、胸部10~12对、腰部4~5对、骶部2~3对。神经节之间借节间支相连，每侧连成一条链索，称**交感干**（sympathetic trunk）。交感干上至颅底、下至尾骨，两干下端合于**奇神经节**（图12-54、图12-55）。

椎前神经节位于脊柱前方，主要有成对的**腹腔神经节**及单个的**肠系膜上神经节**和**肠系膜下神经节**，它们分别位于同名血管的根部附近。

2. **交通支**（图12-55） 交感干神经节借交通支与相应的脊神经相连，交通支分为白交通支和灰交通支。**白交通支**由脊髓侧角细胞发出的节前纤维组成，只存在于第1胸神经至第3腰神经前支与相应交感干神经节之间，因节前纤维有髓鞘而呈白色，故称白交通支。**灰交通支**由交感干神经节发出的节后纤维组成，其离开交感干进入脊神经，因节后纤维无髓鞘而呈灰色，故称灰交通支。

3. **交感神经节前纤维和节后纤维的去向**（图12-55） 交感神经节前纤维经白交通支进入相应交感干神经节后，有三种去向：①终止于相应的交感干神经节；②在交感干内上升或下行一段，再终止于高位或低位的交感干神经节；③穿出交感干神经节，终止于椎前神经节。

交感神经节后纤维也有三种去向：①经灰交通支返回至31对脊神经，随脊神经分布至全身的血管、汗腺和立毛肌等；②攀附于动脉干形成神经丛，随动脉分布于所支配的器官；

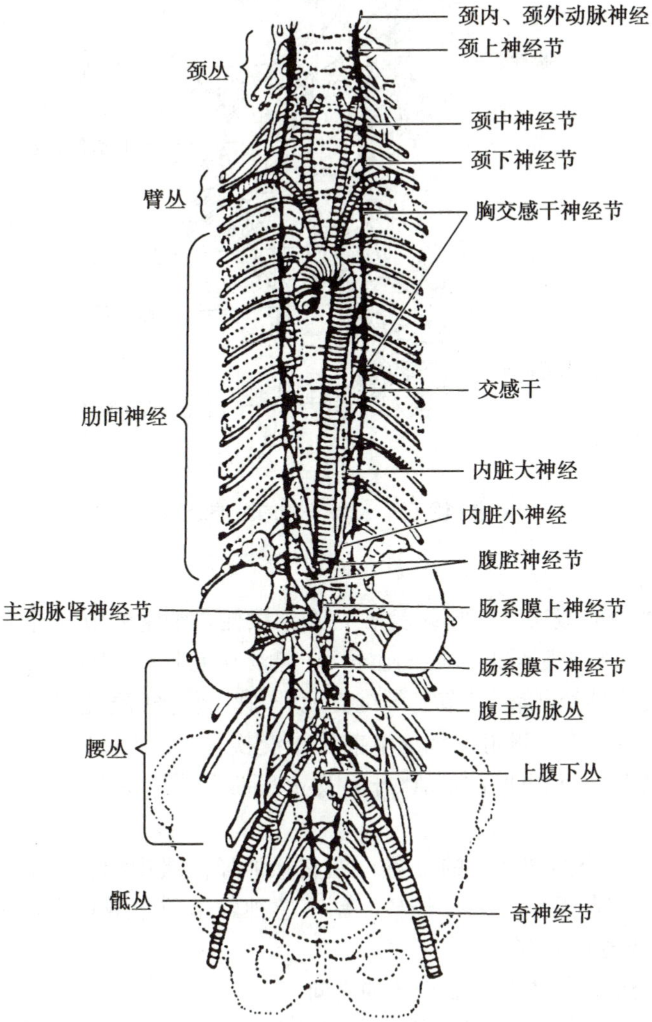

图12-54 交感干和交感神经节

笔记栏

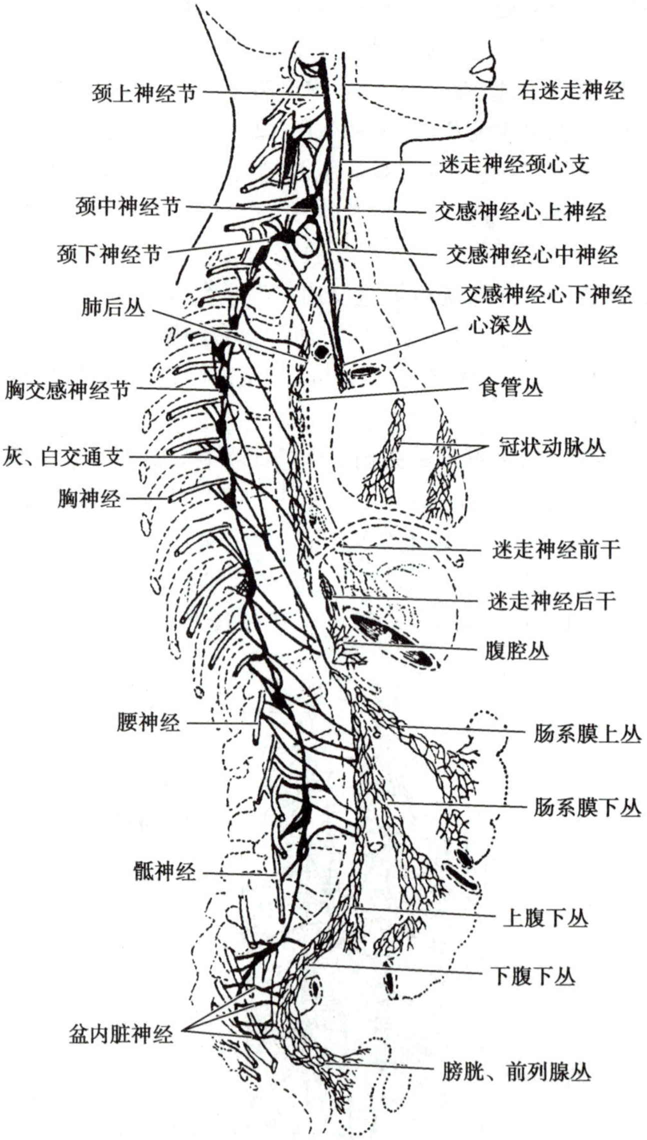

图 12-55　交感干和内脏神经丛

③直接到达所支配的器官。

4. **交感神经的分布概况**　来自胸髓第 1~5 节段侧角细胞的节前纤维交换神经元后，其节后纤维支配头、颈、胸腔脏器和上肢的血管、汗腺及立毛肌等；来自胸髓第 5~12 节段侧角细胞的节前纤维交换神经元后，其节后纤维支配肝、脾、肾等实质性器官、结肠左曲以上的消化管；来自腰髓第 1~3 节段侧角细胞的节前纤维交换神经元后，其节后纤维支配结肠左曲以下的消化管、盆腔脏器和下肢的血管、汗腺及立毛肌等（图 12-53）。

（二）副交感部

1. **低级中枢和副交感神经节的位置**　副交感神经低级中枢位于脑干内的副交感神经核和骶髓第 2~4 节段的骶副交感神经核。副交感神经节位于效应器官的附近或器官的壁内，故称**器官旁节**或**器官内节**。

2. **副交感神经节前纤维和节后纤维的去向**

（1）**颅部的副交感神经**：节前纤维起自脑干内相应的副交感神经核，分别随第Ⅲ、Ⅶ、Ⅸ和Ⅹ对脑神经走行，进入相应的副交感神经节内交换神经元，其节后纤维分布于相应的效应器(见脑神经)。

(2) **骶部副交感神经**:节前纤维起自骶髓第 2~4 节段的骶副交感核,随骶神经出骶前孔至盆腔,然后离开骶神经,参与组成**盆内脏神经**加入盆丛,随盆丛分支到所支配脏器的器官旁节或器官内节交换神经元,节后纤维支配结肠左曲以下的消化管和盆腔脏器(图 12-53)。

二、内脏感觉神经

内脏感觉纤维一般不单独组成神经。内脏感觉神经元属假单极神经元,胞体位于脊神经节或脑神经节内,其中枢突随脊神经后根进入脊髓或随脑神经进入脑干,分别止于脊髓后角和脑干内的孤束核;周围突随交感神经或副交感神经分布于内脏、心血管等器官。

由于内脏感觉纤维较少、较细,痛阈较高,故正常内脏活动一般不引起主观感觉。又因内脏感觉的传入途径比较分散,故内脏痛觉往往定位不确切,呈弥散性。

当某些内脏器官发生病变时,常在体表一定区域产生感觉过敏或疼痛,这种现象称**牵涉痛**。牵涉痛有时发生在患病内脏邻近的体表部位,有时发生在距患病内脏较远的体表部位。例如,心绞痛时,常在胸前区及左臂内侧感到疼痛。肝胆疾患时,常在右肩部感到疼痛等。关于牵涉痛的发生机制,目前尚未完全清楚。

第六节 脑和脊髓的被膜、脑室和脑脊液、脑的血管

ER-12-56

脑和脊髓的被膜标本标注照片

一、脑和脊髓的被膜

脑和脊髓的表面均覆有三层被膜,由外向内依次为硬膜、蛛网膜和软膜,对脑和脊髓起保护和支持作用。

(一) 硬膜

厚而坚韧,由致密结缔组织构成,包括硬脊膜和硬脑膜。

1. **硬脊膜**(spinal dura mater)(图 12-56) 呈管状包裹脊髓,上端附着于枕骨大孔周缘,与硬脑膜相续;下端在第 2 骶椎水平变细,包裹终丝,末端附于尾骨。硬脊膜与椎管内面骨膜之间的腔隙称**硬膜外隙**(extradural space),此隙略呈负压,内有脊神经根、静脉丛、淋巴管和脂肪组织,是临床硬膜外麻醉的部位。由于硬脊膜在枕骨大孔边缘与骨膜紧密愈着,故硬膜外隙不与颅内相通。

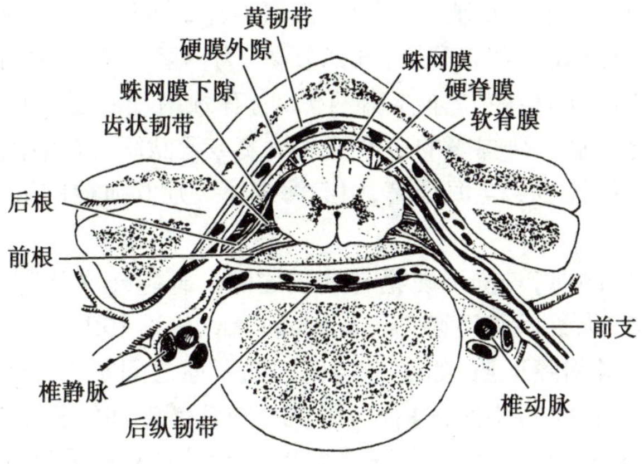

图 12-56 脊髓的被膜

笔记栏

ER-12-57

小脑幕切迹疝

知识链接

硬膜外麻醉的进针途径及麻醉的解剖学基础

进针途径：皮肤→浅筋膜→深筋膜→棘上韧带→棘间韧带→黄韧带→硬膜外隙。因有脊神经根从硬膜外隙通过，临床上进行硬膜外麻醉就是将药物注入此间隙，以阻滞脊神经根内的神经传导，主要用于腹部及以下部位的手术。

2. **硬脑膜**（cerebral dura mater） 由内、外两层紧密结合而成。其外层相当于颅骨内面的骨膜，故无硬膜外隙。硬脑膜与颅盖骨结合疏松，外伤时易造成硬膜外血肿；硬脑膜与颅底骨结合紧密，颅底骨折时，易使硬脑膜和蛛网膜同时撕裂，致脑脊液外漏。

硬脑膜的内层在某些部位折叠成双层板状结构，伸入各脑部之间形成隔幕（图 12-57），其中伸入两大脑半球之间者称**大脑镰**（cerebral falx）；伸入大脑与小脑之间者，称**小脑幕**（tentorium of cerebellum）。小脑幕的前缘凹陷成弧形，称**小脑幕切迹**，颅内压增高时，邻近脑组织可被挤至此切迹，形成小脑幕切迹疝。

硬脑膜在一些部位两层分开，内衬内皮细胞形成**硬脑膜窦**（sinus of dura mater）（图 12-57），汇集脑的静脉血。窦壁无平滑肌，不能收缩，故损伤后不易止血。

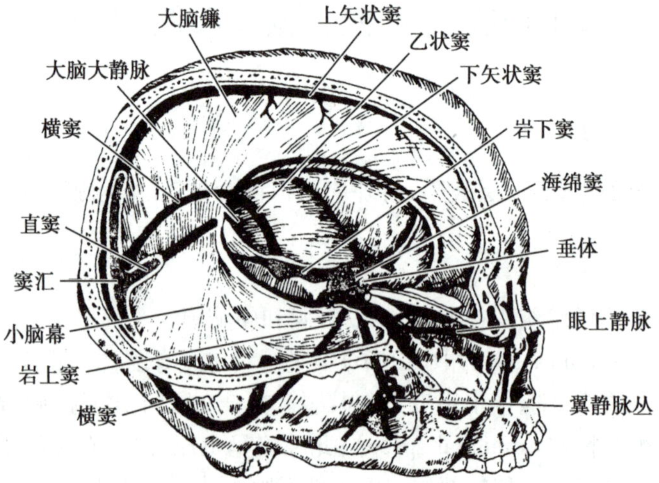

图 12-57 硬脑膜和硬脑膜窦

主要的硬脑膜窦有：①**上矢状窦**：位于大脑镰上缘；②**横窦**：位于小脑幕后缘处。上矢状窦和两侧横窦在枕内隆凸处汇合成**窦汇**；③**乙状窦**：为横窦向前延续而成，乙状窦在颈静脉孔处接续颈内静脉；④**海绵窦**：位于垂体窝两侧，内有颈内动脉、展神经、动眼神经、滑车神经、眼神经和上颌神经通过。海绵窦的血液汇入横窦或乙状窦，并借眼静脉与面部静脉相交通，故面部感染可经此途径蔓延至海绵窦，引起海绵窦炎症和血栓的形成。

（二）蛛网膜

蛛网膜为一层透明的薄膜，位于硬膜与软膜之间。脊髓蛛网膜与脑蛛网膜相延续。蛛网膜与软膜之间的腔隙称**蛛网膜下隙**（subarachnoid space），其内充满脑脊液。蛛网膜下隙在某些部位扩大，形成**蛛网膜下池**，如在小脑与延髓背面之间扩大成**小脑延髓池**，在脊髓下端至第 2 骶椎水平之间扩大为**终池**，内有马尾。小脑延髓池和终池常为临床抽取脑脊液或注入药物的部位。脑蛛网膜突入上矢状窦内的颗粒状结构称**蛛网膜粒**，脑脊液由此渗入上矢状窦，回流入静脉（图 12-58）。

笔记栏

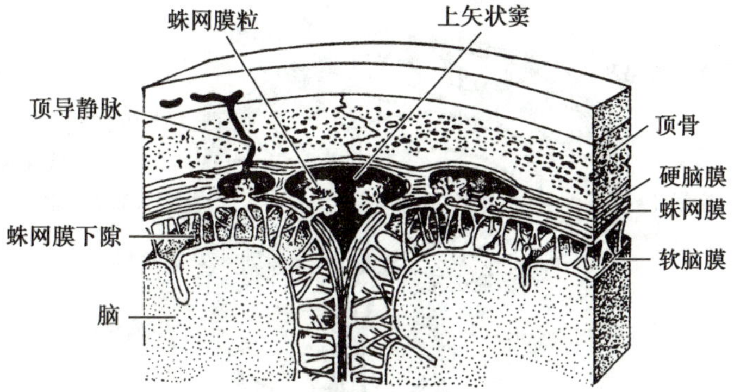

图 12-58 上矢状窦与蛛网膜粒

（三）软膜

软膜包括软脊膜和软脑膜，紧贴脊髓和脑的表面，并深入其沟、裂之中，薄而富含血管。软脊膜在脊髓下端移行为终丝。在脑室的某些部位，软脑膜及其表面的血管与室管膜共同构成脉络组织。脉络组织中的血管反复分支成丛，连同其表面的软脑膜和室管膜上皮一起突入脑室，形成**脉络丛**（choroid plexus），脑脊液由此产生。

二、脑室

脑室为脑中的腔隙，包括左、右侧脑室，第三脑室和第四脑室，室腔内充满脑脊液。脑室壁内衬以室管膜细胞，脑室内均有脉络丛。

1. **侧脑室**（lateral ventricle） 位于大脑半球内，左右各一。侧脑室分为四部分，包括：位于顶叶内的**中央部**、伸入额叶内的**前角**、伸入枕叶内的**后角**和伸入颞叶内的**下角**。侧脑室经左、右**室间孔**通第三脑室。

2. **第三脑室** 为位于两侧背侧丘脑和下丘脑之间的矢状位裂隙，向上经室间孔通侧脑室，向下借中脑水管通第四脑室。

3. **第四脑室** 位于延髓、脑桥和小脑之间。脑室底为菱形窝，在近菱形窝的下角处有第四脑室**正中孔**，近窝的两侧角处各有一第四脑室**外侧孔**。正中孔与两个外侧孔均与蛛网膜下隙相通。第四脑室向上通中脑水管，向下通脊髓中央管。

ER-12-58 脑室标本标注照片

三、脑脊液的产生及循环

脑脊液（cerebrospinal fluid，CSF）为无色透明的液体，循环于脑室和蛛网膜下隙，约 95% 的脑脊液由侧脑室脉络丛产生。成人脑脊液总量约 150ml，处于不断产生、循环和回流状态。

ER-12-59 脑脊液循环

左、右侧脑室脉络丛产生的脑脊液经左、右室间孔流入第三脑室，与第三脑室脉络丛产生的脑脊液一起，经中脑水管流入第四脑室，再汇合第四脑室脉络丛产生的脑脊液，经第四脑室正中孔和外侧孔流入蛛网膜下隙，然后经蛛网膜粒渗入硬脑膜窦（主要是上矢状窦），回流入静脉（图 12-59）。

脑脊液对脑和脊髓有保护、营养、运输代谢产物及维持正常颅内压的作用。

四、脑的血管

（一）脑的动脉

ER-12-60 颈内动脉、椎-基底动脉和大脑动脉环标本标注照片

脑的动脉来源于颈内动脉和椎动脉（图 12-60）。颈内动脉供应大脑半球前 2/3 和间脑前部；椎动脉供应大脑半球后 1/3 及间脑后部、脑干和小脑。大脑的动脉可分为**皮质支**和**中央支**。皮质支主要营养皮质及其深面的浅层髓质；中央支穿入实质内营养深部的髓质、基底核、内囊和间脑等处。

笔记栏

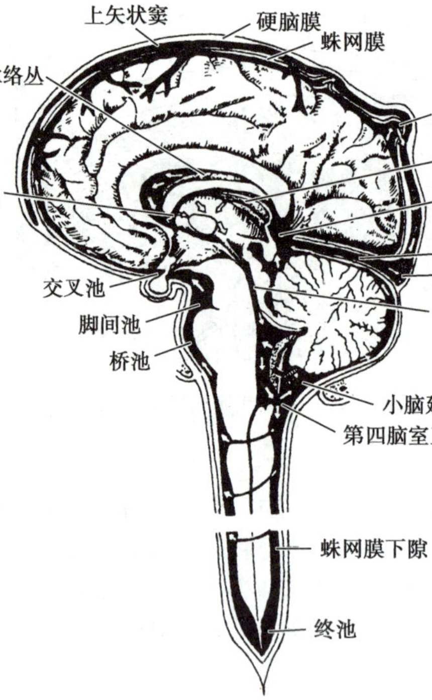

图 12-59 脑脊液循环模式图

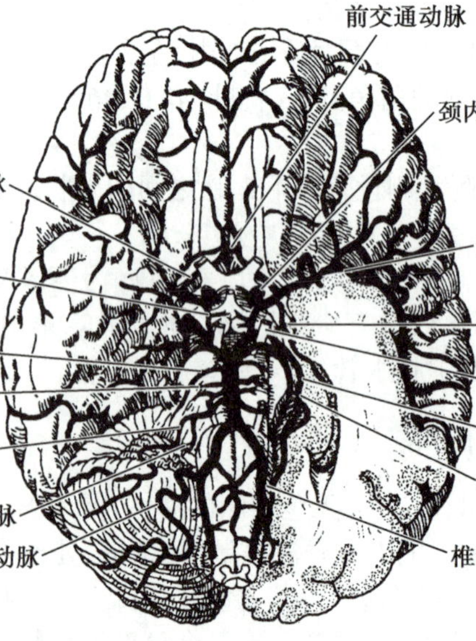

图 12-60 脑底的动脉

ER-12-61

大脑前动脉和大脑中动脉标本标注照片

1. **颈内动脉** 发自颈总动脉，经颈动脉管入颅，主要分支有：

（1）**眼动脉**（ophthalmic artery）：穿视神经管入眶，分布于眼球及其周围结构。

（2）**大脑前动脉**（anterior cerebral artery）：向前内进入大脑纵裂，沿胼胝体的背侧向后行，皮质支分布于顶枕沟以前的大脑半球内侧面及上外侧面的边缘部（图 12-61），中央支主要营养尾状核及豆状核前部。两侧大脑前动脉在视交叉上方借前交通动脉相连。

（3）**大脑中动脉**（middle cerebral artery）：为颈内动脉干的直接延续，沿外侧沟后行，皮质支营养大脑半球上外侧面的大部分和岛叶（图 12-62）；中央支有数条且细小，以直角发于主干的起始段，垂直向上穿入脑实质，营养尾状核、豆状核、内囊及背侧丘脑等处（图 12-63）。这些中央支一旦破裂出血或被阻塞，可累及内囊，导致“三偏”症状。

笔记栏

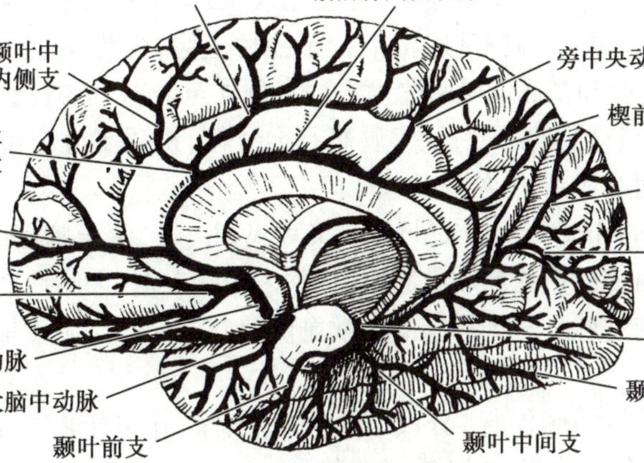

图 12-61　大脑半球的动脉（内侧面）

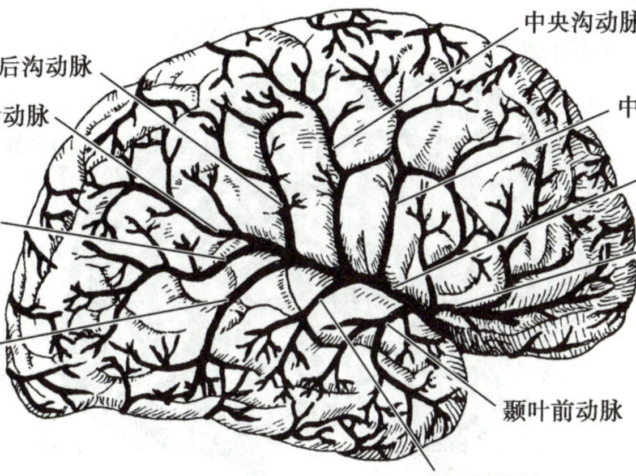

图 12-62　大脑半球的动脉（外侧面）

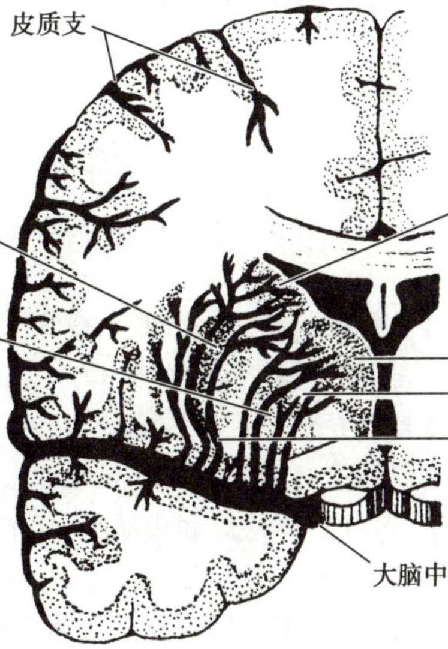

图 12-63　大脑中动脉的皮质支和中央支

笔记栏

ER-12-62

椎动脉和静脉标本标注照片

ER-12-63

大脑浅静脉标本标注照片

（4）**后交通动脉**：较小，向后与大脑后动脉起始部吻合。

2. **椎动脉** 由锁骨下动脉发出，经枕骨大孔入颅，至脑桥腹侧下缘，左、右椎动脉合成一条**基底动脉**。基底动脉沿脑桥基底沟上行至脑桥上缘，分为左、右**大脑后动脉**（posterior cerebral artery）。椎动脉和基底动脉沿途发出许多分支至脊髓、延髓、脑桥、小脑和内耳。

大脑后动脉是基底动脉的终支，绕大脑脚行向背侧，皮质支分布于颞叶底面、内侧面以及枕叶，中央支营养间脑大部。

3. **大脑动脉环**（cerebral arterial circle） 又称 Willis 环，位于脑底的中央，围绕视交叉、灰结节和乳头体，由两侧的大脑前动脉起始段、颈内动脉末端、大脑后动脉起始段借前、后交通动脉吻合而成，大脑动脉环对维持脑的正常血供及调节局部血流量具有重要意义。

（二）脑的静脉

脑的静脉一般不与动脉伴行，分浅、深静脉。浅静脉位于脑的表面，收纳皮质及浅部髓质的静脉血；深静脉收纳大脑深部的静脉血。浅、深静脉均注入附近的硬脑膜窦（图 12-64）。

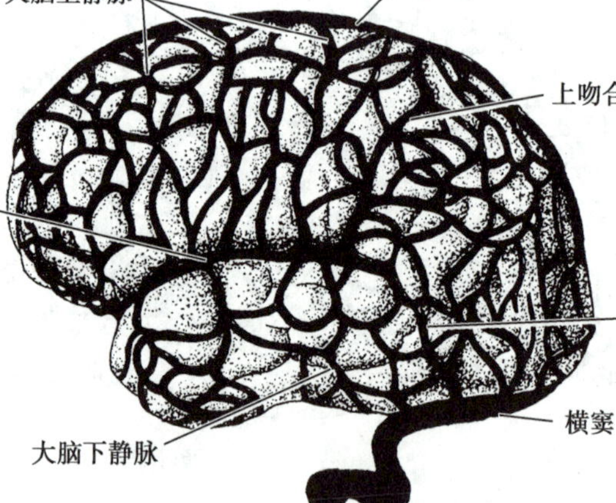

图 12-64 大脑浅静脉

学习小结

神经系统具有控制和调节其他各系统、器官活动的作用。分为中枢神经系统和周围神经系统。中枢神经系统包括脑和脊髓；周围神经系统包括 12 对脑神经和 31 对脊神经。

脊髓位于椎管内，与 31 对脊神经相连，共分 31 个脊髓节段。脊髓由内部的灰质和周围的白质构成。灰质包括前角、后角和中间带等结构。前角含躯体运动神经元，支配躯干、四肢骨骼肌的运动；后角接受脊神经后根的感觉纤维；第 1 胸髓节段至第 3 腰髓节段的侧角是交感神经元的胞体所在部位，在第 2~4 骶髓节段有骶副交感核；脊髓白质的上行纤维束主要传导躯干、四肢本体感觉和浅感觉，下行纤维束是皮质脊髓束，主要控制躯干、四肢骨骼肌随意运动。

脊神经共 31 对，包括 8 对颈神经、12 对胸神经、5 对腰神经、5 对骶神经和 1 对尾神经。后支细小；前支粗大，除胸神经前支仍保留明显的节段性外，其余前支均先交织成丛，由丛再发出分支分布于相应区域。脊神经前支形成的丛有：颈丛、臂丛、腰丛、骶丛。

笔记栏

脑包括端脑、间脑、中脑、脑桥、延髓和小脑，中脑、脑桥、延髓合称脑干。脑干内部由灰质、白质和网状结构组成。灰质包括脑神经核和非脑神经核。脑神经核分为躯体运动核、内脏运动核、躯体感觉核和内脏感觉核。脑干白质主要由上、下行的长纤维束构成，其中上行纤维束包括内侧丘系、脊髓丘脑束、三叉丘系等；下行纤维束主要为锥体束，控制骨骼肌的随意运动，包括皮质核束和皮质脊髓束。

小脑位于颅后窝，是一个重要的运动调节中枢，具有维持身体平衡、调节肌张力和协调随意运动的功能。间脑主要包括背侧丘脑、后丘脑和下丘脑。背侧丘脑为皮质下躯体感觉中枢；后丘脑的内、外侧膝状体分别为皮质下听觉中枢和皮质下视觉中枢；下丘脑是重要的皮质下内脏活动中枢。

端脑包括左、右大脑半球，每侧大脑半球分为额叶、顶叶、颞叶、枕叶和岛叶 5 叶。大脑皮质是人类各种功能活动的最高级中枢。其重要中枢有：躯体运动中枢位于中央前回和中央旁小叶前部；躯体感觉中枢位于中央后回和中央旁小叶后部；听觉中枢位于颞横回；视觉中枢位于距状沟周围皮质；运动性语言中枢通常位于优势半球的额下回后部。基底核包括尾状核、豆状核、杏仁体等，其中尾状核和豆状核合称纹状体，为躯体运动的主要调节中枢。大脑半球的白质包括连合纤维、联络纤维和投射纤维。投射纤维大多经过内囊。内囊分为内囊前肢、内囊膝和内囊后肢 3 部分，其后肢有皮质脊髓束、丘脑皮质束（丘脑中央辐射）、视辐射和听辐射通过。一侧内囊损伤可出现“三偏”症状。

脑神经共 12 对。包括Ⅰ嗅神经、Ⅱ视神经、Ⅲ动眼神经、Ⅳ滑车神经、Ⅴ三叉神经、Ⅵ展神经、Ⅶ面神经、Ⅷ前庭蜗神经、Ⅸ舌咽神经、Ⅹ迷走神经、Ⅺ副神经、Ⅻ舌下神经。

感觉传导通路包括浅、深感觉传导通路，视觉传导通路等，其共同特点是：由三级神经元组成。运动传导通路包括锥体系和锥体外系。锥体系支配骨骼肌的随意运动，由上、下两级运动神经元组成。

内脏神经系统调控内脏、心血管和腺体的活动，内脏神经分为内脏感觉神经和内脏运动神经。内脏运动神经则有交感神经和副交感神经两种纤维。

脑和脊髓的表面由外向内依次有硬膜、蛛网膜和软膜 3 层被膜，有支持和保护脑和脊髓的作用。蛛网膜与软膜之间的腔隙为蛛网膜下隙，其内充满脑脊液。脑室包括左、右侧脑室，第三脑室和第四脑室。室腔内充满脑脊液；脑脊液由脑室的脉络丛产生，对脑和脊髓有缓冲、保护、营养、运输代谢产物及维持正常颅内压的作用。脑的动脉来源于颈内动脉和椎动脉。颈内动脉供应大脑半球前 2/3 和间脑前部；椎动脉供应大脑半球后 1/3 及间脑后部、脑干和小脑；颈内动脉系和椎动脉系的分支在脑底部吻合成大脑动脉环，对维持脑的正常血供及调节局部血流量具有重要意义。

扫一扫，测一测

（徐　强　罗友华）

复习思考题

1. 股神经损伤后，膝跳反射消失，试问：损伤了膝跳反射弧的哪部分？除膝跳反射消失外，还会出现何症状？
2. 何谓内囊？内囊出血可出现何症状？试用解剖学知识解释。
3. 分布到眼的脑神经有哪些？各具有什么功能？
4. 试比较躯干、四肢浅感觉和深感觉传导通路三级神经元的异同。
5. 试述脑脊液的产生和循环途径。
6. 简述营养脑的动脉名称和来源。

下 篇

生 理 学

笔记栏

13章PPT

PPT 课件

第十三章 绪　论

学习目标

1. 掌握内环境与稳态的生理意义，机体功能的调节方式和自动控制原理。
2. 熟悉生命活动的基本特征及意义。
3. 了解生理学的概念，研究内容和研究方法。

第一节　生理学的研究内容和任务

一、生理学的研究对象与任务

人体生理学，简称生理学，是研究正常人体生命活动规律的科学。生理学以人体，或构成人体的各个系统、器官、组织或细胞为研究对象，探讨正常人体功能活动的规律和产生机制；内、外环境变化对这些生命活动的影响；以及机体为适应环境变化和维持自身稳定所作出的相应调节。

生理学是重要的医学基础课程之一。医学相关专业学生学习生理学的目的是掌握正常人体生命活动的规律和原理，为学习病理学、药理学等后续基础医学和临床医学奠定基础，并为临床实践提供必要的理论依据。

二、生理学的研究内容与方法

（一）生理学的研究内容

机体是由器官和系统组成的，而各器官、系统又由不同的组织和细胞组成。为了阐明机体功能活动的发生原理和活动规律，需要从不同结构层次上进行研究。针对研究层次的不同，生理学的研究内容可以分为三个水平，分别是细胞和分子水平、器官和系统水平以及整体水平。

1. 细胞和分子水平　细胞是组成人体最基本的结构与功能单位，而多种生物大分子构成细胞及其亚细胞器。人体的各种功能活动最终都是在细胞内进行的理化反应，如腺细胞的分泌、肌细胞的收缩等。细胞和分子水平的研究包括各种细胞的生理特性、活动特征及其相互关系，细胞内各种分子，尤其是生物大分子（核酸与蛋白质）的理化特性及功能变化过程。如心肌细胞的电生理特点决定其生理特性及其泵血活动，肌细胞的收缩是由于细胞内特殊蛋白质分子排列方式的改变。随着科学技术的发展，细胞和分子水平的研究取得了很大的进展。细胞和分子水平的研究有助于阐明生命活动的本质。

2. 器官和系统水平　主要研究各器官、系统的功能活动规律和发生原理，在整体中的

笔记栏

地位与作用，以及内外环境变化对其的影响等。如以循环系统为研究对象，探讨动脉血压的形成机制，观察心脏和血管活动改变如何影响动脉血压。器官和系统水平的研究是阐明整体功能产生的重要途径。

3. 整体水平　以完整的机体作为研究对象，探讨机体内各器官、系统功能活动的相互关系，以及自然环境、社会因素对整体功能活动的影响与机体作出的应答反应等。例如在运动时，循环系统、呼吸系统、神经系统、肌组织等如何发生相应的变化，使得机体各部分的活动相互协调和配合，以适应整体功能活动的需要。整体水平的研究比细胞和分子水平、器官和系统水平的研究更为复杂，但有助于系统、整体地揭示机体的功能活动规律。细胞和分子水平、器官和系统水平的研究最终还是要回归到整体层面。

上述三个水平的研究是人为区分的，是人类认识生命的一个个组成部分。三个水平的研究是紧密相关，相互联系、补充、协调统一的。对人体的深入认识、对某一生命现象及其机制的全面了解必须通过对分子、细胞、器官、系统和整体各水平的研究结果加以联系和综合分析，这就是**整合生理学**（integrative physiology）的概念。

（二）生理学的研究方法

生理学是一门实验性科学，其理论来源于医学实践和实验研究，而现代生理学知识的获得主要是来源于实验研究。根据实验对象的不同，研究方法分为人体观察和动物实验两种。不论哪种方法，都必须符合伦理学。

1. 人体观察　以人体为对象的实验必须在无创伤，受试者本人同意，并且不影响人体健康的前提下进行。比如，在不同环境或状态下（安静、运动、高原、高温等），进行人体心率、血压、呼吸、体温等指标的测量或血、尿的检验等。由于人体实验受到很大程度的限制，所以生理学实验更多的是在动物上进行。

2. 动物实验　从进化论观点来看，动物特别是哺乳动物与人体有许多相似的结构与功能。因此，可以利用动物实验来推断人体某些生命现象及其变化规律，但是，不能用动物实验的结果完全代表人体活动的规律。动物实验可以分为急性实验和慢性实验两大类。

（1）急性实验：实验的持续时间短，结束后动物均及时予以处死，故这一类实验研究称为急性实验。急性实验又可以分为离体实验和在体实验两种。①离体实验：指从动物体内摘取出所要研究的组织、器官或细胞，置于能保持其正常功能活动的人工环境中，观察、分析其功能活动规律的实验。如将蛙心摘出后人工灌流，改变灌流液中的离子浓度或加入药物，观察蛙心收缩活动的改变。离体实验的优点是实验因素单纯，结果容易分析，但由于脱离了整体，实验结果与在整体中的真实情况可能有较大差异；②在体实验：指的是将动物麻醉或破坏神经中枢后，手术暴露所需研究的部位，观察某一器官或系统的功能活动。例如，通过颈总动脉插管记录家兔动脉血压，观察某些神经或体液因素对血压的影响。在体实验能够反映整体内的功能活动情况，与离体实验相比，实验的影响因素较复杂，分析实验结果时应加以注意。

（2）慢性实验：通常是先对动物进行预处理，例如施行手术造一模型，待手术创伤恢复后，在动物清醒或接近正常生活状态下，进行各种生理实验研究，以分析各器官、组织的功能活动规律。例如，应用外科无菌手术制备有腔器官的瘘管（胃瘘、肠瘘等），观察各种因素对其分泌的影响；或摘除、破坏某些器官，以研究分析其对机体生理功能的作用与影响。此类实验中，实验动物能够较长时间存活，并可多次、重复进行预定的实验研究，所获得的结果更接近于整体自然状态。但慢性实验方法复杂，影响因素较多，结果需进行综合分析。

各种实验方法有各自的特点和优缺点，应根据不同的实验目的选择适宜的实验方法。

ER-13-1

思政元素：敬畏生命，感恩奉献

笔记栏

第二节　生命活动的基本特征

每个生物体都进行着不同形式、不同特点的生命活动，但生命活动的基本特征主要包括新陈代谢、兴奋性、适应性与生殖。

一、新陈代谢

生物体与外界环境之间的物质和能量交换以及生物体内物质和能量的转变过程称为**新陈代谢**（metabolism）。它包括物质代谢和能量代谢两个方面，又分为同化作用和异化作用两个过程。

生物体从外界环境中获取营养物质并转变成自身的组成物质，同时储存能量的过程称为同化作用或合成代谢；另一方面，生物体不断地将自身原有物质分解为代谢产物并排出体外，同时释放出能量供给机体生命活动的需要，此过程叫异化作用或分解代谢。在新陈代谢过程中，物质的变化与能量的转化是同一活动中的两个方面，两者是紧密联系和统一的。新陈代谢是生命活动最基本的表现，是机体与环境不断地进行物质交换和能量交换，实现自我更新的过程。新陈代谢一旦停止，生命也将终止。

二、兴奋性

生物体所处的环境是经常发生变化的。这些变化被机体、组织或细胞所感受，将引起它们的功能活动发生相应的改变，以适应环境的变化。活的组织、细胞或有机体对于内、外环境变化具有产生反应的能力或特性称为**兴奋性**（excitability）。

能够引起机体产生反应的内、外环境变化称为**刺激**（stimulus）。由刺激引起的机体内部代谢过程及外部活动发生的相应改变称为**反应**（reaction）。反应有两种表现形式：兴奋和抑制。由相对静止变为活动状态，或由活动较弱变为活动较强的过程称为**兴奋**（excitation）。兴奋的表现形式多种多样，如腺细胞的分泌、肌细胞的收缩、神经细胞产生神经冲动等。在接受刺激后由活动转为静止状态，或由活动较强转为较弱的过程称为**抑制**（inhibition）。刺激究竟引起兴奋还是抑制反应，一方面取决于刺激的质和量，另一方面也取决于组织、细胞的功能状态和生理特性。

尽管兴奋性是一切有生命活动的生物体普遍具有的能力，但不同组织和细胞的兴奋性高低不同。在机体中，神经细胞、肌细胞和腺细胞的兴奋性比其他细胞高得多，因此，在生理学中将这三种细胞称为**可兴奋细胞**（excitable cell）。

三、适应性

当环境改变时，机体通过调节产生反应，以适应环境变化，保证生命活动正常进行的能力称为**适应性**（adaptability）。适者生存是生物进化过程中的基本规律之一。机体在内外环境发生变化时，经常不断地调整体内各部分的功能及相互关系，保持内环境的稳定，有利于生命活动的正常进行和种族的繁衍；如果不能适应环境条件的变化，这个物种将逐渐被淘汰。但机体的适应性是有一定限度的，如果超过限度，就会产生适应不全，甚至导致机体的功能损害。

四、生殖

生物体生长发育成熟到一定阶段后，能够产生与自身相似的子代个体的功能称为**生殖**

(reproduction)。由于人类及高等动物在进化过程中已经分化为雄性与雌性两种个体,它们分别产生雄性和雌性生殖细胞,两者的结合才能产生子代个体。通过生殖功能实现了生物体的种族繁衍,即生命活动的延续,所以生殖也是生命活动的基本特征之一。

第三节　内环境与稳态

一、内环境

人体内绝大多数细胞并不与外界环境相接触,而是浸于机体内部的液体环境中,此液体是细胞直接接触和赖以生存的环境。生理学中将围绕在细胞周围的液体环境,即细胞外液,称为机体的**内环境**(internal environment),以区别于机体所处的外部自然环境。

人体内的液体称为**体液**(body fluid)。体液是机体的重要组成部分,在维持生命活动中起着十分重要的作用。正常成年人的体液量约占体重的 60%,其中约 2/3 分布在细胞内,称为**细胞内液**(intracellular fluid);其余约 1/3 分布于细胞外,称为**细胞外液**(extracellular fluid),即机体的内环境。细胞外液中约 3/4 分布于细胞间隙内,称为**组织间液**(interstitial fluid)或**组织液**(tissue fluid),其余 1/4 为在血管中不断循环流动的**血浆**(plasma),此外还有少量的淋巴液和脑脊液等(图 13-1)。

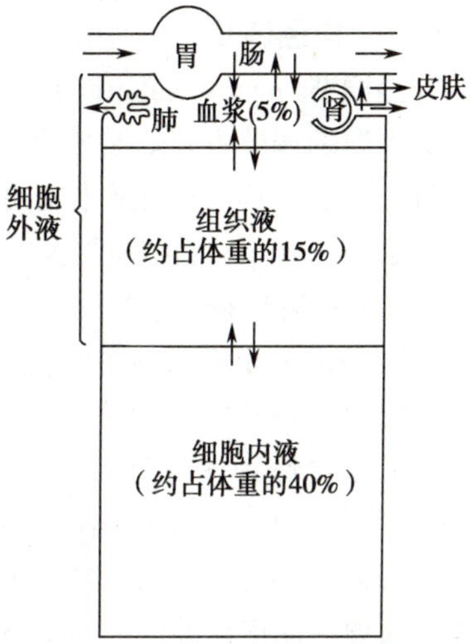

图 13-1　体液分布示意图

细胞内液与组织液之间以细胞膜相隔,组织液与血浆、淋巴液之间则以毛细血管壁或淋巴管壁相隔,所以机体内不同部位的体液成分有较大区别。但是细胞膜、毛细血管壁和淋巴管壁均具有一定通透性,因而各部分的体液虽彼此隔开,却又能够相互沟通。血浆在体内各处循环流动,是沟通各部分体液并与外环境进行物质交换的重要媒介,因而是各部分体液中最为活跃的部分,其成分与理化性质的改变能直接反映组织细胞的功能状态与代谢情况。

二、稳态

内环境的理化性质保持相对稳定的状态,称为**稳态**(homeostasis)。内环境的稳态是维持正常的细胞生理功能和机体生命活动的必要条件,稳态的破坏或失衡将会导致机体功能的紊乱而引起疾病。故稳态是生理学,乃至医学科学中最重要的基本概念之一。

内环境的稳态并非固定不变的静止状态,而是可在一定范围内变动但又保持相对稳定的状态,是一种动态平衡。内环境的化学成分、温度、酸碱度、渗透压等都可在一个狭小的范围内变动。例如人体的正常体温在 37℃ 左右波动,但每天的波动范围不超过 1℃;血浆 pH 值维持在 7.35~7.45。稳态的维持是机体自我调节的结果。由于细胞的新陈代谢和外界环境的影响,内环境中各种成分和理化因素会不断地改变,但通过体内多个系统和器官的活动,能使失衡的内环境及时得到恢复。如通过体内血液的运输、肺的呼吸、胃肠道的消化吸收、肾脏的排泄等功能以及神经、内分泌系统的调节,机体能保持细胞外液中各种成分和理

笔记栏

化性质的相对稳定。因此,稳态是在全身各器官和系统相互配合下实现的一种动态平衡,维持各种生理功能活动的稳态主要依靠体内的负反馈控制系统(见下文)。

第四节 机体功能的调节机制

在复杂多变的环境中,组成机体的各器官、系统的功能活动在空间上和时间上严密地组织起来,相互配合、相互制约,从而达到整体功能活动的协调、统一,这称为**整合**(integration)作用。整合作用是通过机体内错综复杂的调节完成的。

一、机体功能的调节方式

机体功能的调节方式主要有神经调节、体液调节和自身调节三种,三者既密切联系、互相配合,又具有各自的特点。

(一)神经调节

神经调节(neuroregulation)是指通过神经系统的活动对机体生理功能所进行的调节,是机体最重要的调节方式。神经调节的基本方式是**反射**(reflex),是指在中枢神经系统的参与下,机体对内、外环境变化所作出的有规律的、具有适应意义的反应。反射活动的结构基础是**反射弧**(reflex arc),由感受器、传入神经、神经中枢、传出神经和效应器五个部分组成(图13-2)。感受器能够感受体内、外环境中的某种特定变化,并将这些变化转变为神经信号,通过传入神经传至相应的神经中枢,中枢对传入信号进行分析并作出反应,再通过传出神经将反应的指令传达到相应的效应器,改变效应器官的活动,即完成一次反射活动。例如当局部体表受到伤害性刺激(如针刺、切割)时,皮肤感受器感受到这种刺激,并将此信号转变为神经冲动,沿传入神经传向中枢(如脊髓),中枢对信号进行分析处理,发出传出冲动经传出神经到达效应器,引起有关肌群收缩,避开伤害性刺激,从而完成反射。反射弧保持结构和功能的完整是反射活动正常进行的必要条件,如果其中任何一部分被损伤或破坏,反射将不能完成。

神经调节的特点是:反应迅速、精确,作用短暂而局限。

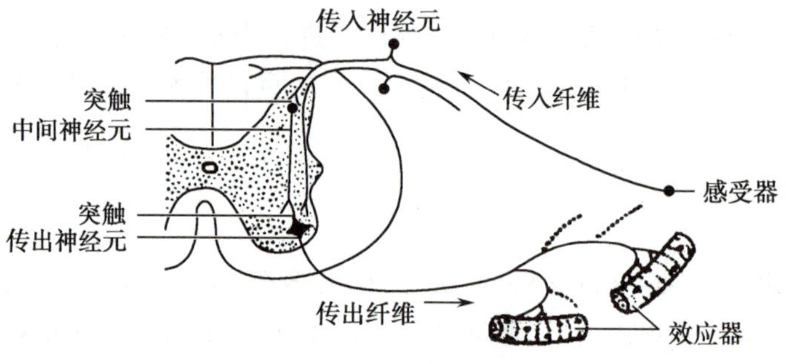

图 13-2 反射弧模式图

(二)体液调节

体液调节(humoral regulation)是指体内某些特殊的化学物质经体液运输对机体功能活动的调节。由体内的内分泌细胞产生、分泌的具有生物活性的化学物质称为激素,大多数的激素通过血液运输至靶细胞、靶器官发挥作用,称为全身性体液调节。而组织细胞产生的CO_2、乳酸等代谢产物也可在组织液中扩散,对邻近组织细胞的功能活动进行调节,这称为局部性体液调节。此外,体内的内分泌腺或内分泌细胞大多直接或间接接受神经系统的支配,这时体液调节便成为神经调节反射弧的传出部分，这种神经调节与体液调节联合的调节方式称为**神经-体液调节**(neurohumoral regulation)。如交感神经节前纤维支配肾上腺髓质，交感神经兴奋时，在发动对肌肉、循环、呼吸等系统的神经调节的同时，还促进肾上腺髓质分泌肾上腺素和去甲肾上腺素，从而使神经与体液因素共同参与对机体的调节作用。这种调节方式使调节的效果更加合理、准确，增强了机体对环境改变的适应能力。

相对神经调节而言，体液调节的特点是：反应比较缓慢、作用广泛而持久。

（三）自身调节

自身调节(autoregulation)是指某些组织、细胞自身能对周围环境变化发生适应性的反应，这种反应并不依赖于神经或体液因素的作用，而是组织、细胞本身的生理特性。例如有些器官的血管平滑肌在受到牵拉刺激时会发生收缩反应，故当小动脉的灌注压力升高时，对血管壁的牵拉刺激增加，其血管平滑肌就收缩，使血管口径变小，血流阻力增大，通过该血管的血流量不致增加；反之，当小动脉的灌注压力降低时，对血管壁的牵拉刺激减弱，其血管平滑肌就舒张，使血管口径增大，血流阻力减小，通过该血管的血流量不致减少。动脉灌注压在一定范围内变动时肾血流量和脑血流量的相对稳定，都是这种自身调节的结果。

自身调节的特点是：调节的范围和幅度较小，对于局部器官和组织生理功能的调节仍具有一定意义。

二、机体功能活动的自动控制原理

人体是一个极其复杂、精细的有机体，体内存在着不同层次和不同形式的多种控制系统，在细胞和分子、器官和系统、整体等水平上进行各种功能调节。现代生理学发现机体功能的调节过程和工程技术中的控制过程有许多共同的规律，把工程技术中自动控制论的概念、原理和方法应用于对机体功能调控的分析，使得我们对人体功能调节的机制有了进一步认识。按照控制论的原理，控制系统由控制部分(反射中枢或内分泌腺)和受控部分(效应器、靶器官或靶细胞)组成。在机体内普遍存在着自动控制系统。按其工作方式和效果，可分为反馈控制系统和前馈控制系统两大类。

（一）反馈控制系统

反馈控制系统是机体功能调节中最普遍存在的自动控制系统，主要指在控制部分与受控部分之间存在着双向联系。由控制部分发出的调节受控部分活动的信息称为控制信息；由受控部分发回的调整控制部分活动的信息称为反馈信息。由受控部分发出信息反过来影响控制部分活动的过程称为**反馈**(feedback)。反馈控制系统是一个闭环系统，即控制部分对受控部分发出指令，使其产生输出变量，而受控部分则能将其活动的状况作为反馈信息发回至控制部分，使控制部分能根据反馈信息来改变或调整自己的活动(图 13-3)。根据反馈信息对控制部分活动的影响不同，反馈可分为负反馈与正反馈。

1. 负反馈　**负反馈**(negative feedback)是指受控部分发出的反馈信息到达控制部分后，减弱或抑制控制部分原先的活动。当体内某受控部分活动过强，可由相应的感受装置将此信息反馈给控制部分，通过负反馈机制使该活动下调或减弱，向原先平衡状态的方向转变，甚至恢复到平衡状态；反之，如果受控部分活动过低，则可以通过负反馈机制的减弱使其活动增强，也是向原先平衡状态的方向恢复。所以，负反馈调节具有双向调节的特点，其重要的意义就是维持机体内环境的稳态。生理情况下动脉血压保持相对稳定就是典型的例子。当某种原因使动脉血压高于正常时，颈动脉窦和主动脉弓压力感受器将此血压变化的信号通过传入神经传至延髓心血管中枢，中枢对传入信号整合分析后发出传出指令，通过心迷走神经兴奋和心交感神经抑制来使心脏活动抑制，通过交感缩血管神经的抑制使血管舒张，从

笔记栏

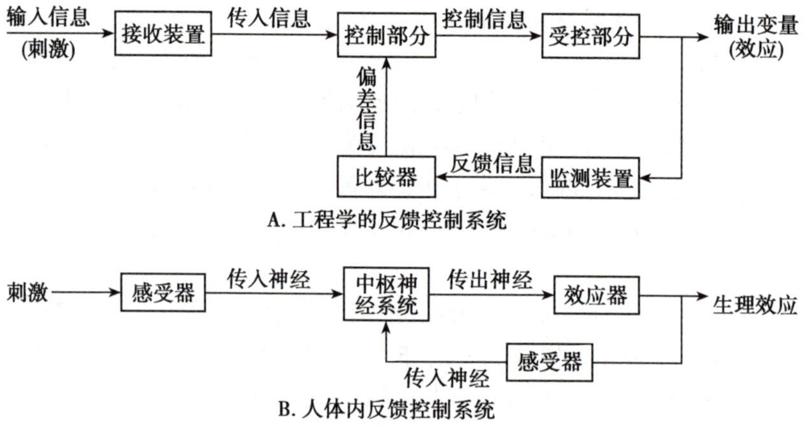

图 13-3 工程学与人体内反馈控制系统模式图比较

而使动脉血压回降至原先的水平；动脉血压回降的信号又通过感受器传至中枢，使原先中枢的降压指令减弱，动脉血压就能够保持在相对稳定的水平（详见第十六章）。人体各器官、系统功能活动的最终目的都是为了维持内环境的稳态，所以负反馈控制在体内最为多见。

2. 正反馈 **正反馈**（positive feedback）是指受控部分发出的反馈信息到达控制部分后，促进或加强控制部分的活动。因此，控制信息与反馈信息反复往来，使活动不断加强、加速，直至最后完成某项生理活动。例如排尿反射，当膀胱内尿量充盈到一定量时，通过反射引起排尿，尿液在排出时刺激尿道感受器又经传入神经传入，进一步加强排尿中枢的活动，使排尿反射反复加强，直至尿液排完为止（详见第二十章）。在正常机体功能活动调控中，正反馈控制较少见。除排尿反射外，血液凝固、分娩过程等也属于正反馈调控。

（二）前馈控制系统

前馈控制（feed-forward control）是指控制部分在反馈信息尚未到达之前已收到前馈信息（纠正信息）的影响，及时纠正其指令可能出现的偏差，使受控部分的活动更加准确。以体温调节为例，其中既有负反馈调节机制，也有前馈调节机制。在寒冷环境中，体温下降到一定程度时会刺激体温调节中枢，使机体产热增加、散热减少，于是体温回升，这是负反馈机制。实际上，当皮肤的温度感受器受到寒冷刺激，或者通过视、听等感觉器官得到降温预报，信息传递到中枢神经系统，中枢就立即发出指令增加机体产热、减少散热活动。可见，机体改变产热和散热活动并不是寒冷环境使体温降低之后发生的，而是在体温降低之前就已经发生，这种调节属于前馈调节。条件反射也是前馈调节，如食物在进入口腔之前就可以引起唾液、胃液的分泌等消化活动。

ER-13-2
前馈控制系统示意图

负反馈调节具有滞后和波动的缺点，因为控制部分要在收到反馈信息后才能发出纠正受控部分活动的指令，并且在纠偏过程中又常常由于矫枉过正而出现调节效果的波动。而前馈控制可以对活动进行预见性的调控，在输出变量尚未出现偏差之前，通过前馈信息对受控部分提前发出指令，能更加有效地保持生理活动的精细、准确与稳定，弥补负反馈的不足。因此负反馈控制往往与前馈相结合发挥调节作用，以达到互补，维持各种功能的稳定。前馈控制的缺点是有时会发生失误。

此外，除上述自动控制系统外，人体内还存在非自动控制系统。其控制方式是单向的开环系统，即由控制部分发出指令来控制受控部分的活动。在人体功能活动的调节中，这种控制系统是非常少见的。如应激时，强烈的应激性刺激使下丘脑和腺垂体对肾上腺皮质激素的敏感性降低，反馈调节受到抑制，血液中的促肾上腺皮质激素和肾上腺皮质激素维持在高于正常的水平（详见第二十一章）。

笔记栏

学习小结

生理学是研究正常人体生命活动规律的科学,是重要的医学基础课程之一。生理学是一门实验性科学,其内容主要来自人体观察或动物实验研究。可将生理学的研究分为细胞和分子、器官和系统、整体三个水平。每个生物体都进行着不同形式与特点的生命活动,但最基本的特征是新陈代谢、兴奋性、适应性与生殖。

机体的内环境指细胞外液,是细胞直接接触的生存环境。内环境的理化性质保持相对稳定的状态,称为稳态,这是细胞维持正常的结构和功能的必要条件。稳态是全身各器官和系统相互配合下实现的一种动态平衡,是生理学、乃至医学科学中最重要的基本概念之一。

机体功能的调节有神经调节、体液调节和自身调节三种方式,其中以神经调节最为重要。神经调节是神经系统对机体生理功能进行的调节,基本方式是反射,特点是迅速、精确、短暂而局限;体液调节是某些特殊的化学物质经体液运输对机体功能活动的调节,特点是缓慢、广泛而持久;自身调节是组织、细胞自身产生的适应性反应,特点是调节的范围和幅度较小,对局部器官生理功能的调节具有一定意义。机体内存在反馈和前馈两大类控制系统。反馈可分为正反馈和负反馈两种形式。负反馈是维持机体内环境稳态的重要调节方式,正常体内的功能活动大部分受负反馈调节;正反馈能使一些生理活动加快、加速完成。前馈控制可以对生理活动进行预见性调控,与负反馈控制相配合,更加有效、精确地维持各种功能的稳定。

扫一扫,测一测

(李海燕)

复习思考题

1. 生理学的研究方法有哪些?可在哪些水平开展研究?
2. 兴奋与兴奋性有何区别?
3. 为什么稳态的概念在生理学中非常重要?
4. 举例说明正反馈、负反馈和前馈对机体功能调节的意义。

笔记栏

PPT 课件

第十四章

细胞的基本功能

学习目标

1. 掌握细胞的跨膜物质转运,静息电位和动作电位的概念及其产生机制,兴奋-收缩耦联。

2. 熟悉动作电位的引起、传导以及兴奋性的周期性变化,肌丝滑行理论,骨骼肌收缩的形式及其力学分析。

3. 了解跨膜信号转导的主要方式和途径。

细胞是人体结构和功能的基本单位,由细胞膜包裹细胞质所构成。组成人体的细胞多达 210 多种,其大小、形态各异,功能也丰富多样。但是,这些千差万别的细胞功能都是建立在一些共同的细胞基本功能基础上完成的。这里主要介绍细胞普遍存在的跨膜物质转运功能、跨膜信号转导功能和细胞的生物电现象等,最后介绍骨骼肌细胞的收缩功能。

第一节　细胞的跨膜物质转运功能

细胞在新陈代谢过程中,不断摄取氧和营养物质,同时排出代谢产物,这些物质的进出都必须通过细胞膜进行转运。细胞膜的脂质双分子层构成一个天然屏障,除极少数脂溶性小分子物质能够直接通过脂质层进出细胞,大多数小分子物质或离子的跨膜转运都需要膜上各种蛋白质的协助。根据转运过程中是否需要额外供能,物质的跨膜转运可分为**被动转运**(passive transport)和**主动转运**(active transport)两类。某些大分子物质或物质团块的跨膜转运,分为**入胞**(endocytosis)和**出胞**(exocytosis)两种。

一、被动转运和主动转运

(一) 被动转运

在细胞膜两侧,如果物质浓度分布不均,会产生浓度差;如果电荷分布不均,则产生电位差,两者合称电-化学梯度,它为物质跨膜转运提供了势能。小分子物质顺电-化学梯度,不需要**三磷酸腺苷**(adenosine triphosphate,ATP)分解提供能量的跨膜转运称为被动转运。其中膜对某种物质的通透性是先决条件,而膜两侧该物质的电-化学梯度是被动转运的动力。根据是否需要膜上蛋白质的帮助,被动转运可分为单纯扩散和易化扩散两种形式。

1. 单纯扩散　一些脂溶性的小分子物质由细胞膜的高浓度一侧向低浓度一侧移动的过程称作**单纯扩散**(simple diffusion)。这是一种简单的物理扩散,扩散的速率和量取决于膜两侧浓度差和膜对该物质的通透性。由于细胞膜是以脂质双分子层为基架,通常脂溶性越高、分子量越小的物质越容易进行单纯扩散，不需要膜上蛋白质的帮助。人体内只有少数物质以单纯扩散的方式进行跨膜物质转运，如 O_2、CO_2、一氧化氮（NO）、乙醇、尿素等。

2. 易化扩散　细胞内外一些带电离子和水溶性小分子物质需要在细胞膜上某些蛋白质的协助下，顺电-化学梯度跨膜转运，称为**易化扩散**（facilitated diffusion）。根据参与转运的蛋白质不同，易化扩散分为两种类型：

（1）载体介导的易化扩散：指水溶性小分子物质借助于载体蛋白，顺电-化学梯度跨膜转运的形式。载体蛋白与被转运物质在浓度高的一侧结合后，蛋白构象发生改变，将被转运物质转移至膜的低浓度一侧，之后两者解离，完成转运过程。通过此方式转运的常见物质包括葡萄糖、氨基酸等。载体介导的易化扩散有以下特点：①结构特异性高：即每一种载体蛋白只能转运具有某种特定结构的物质；②饱和现象：由于膜上载体和载体结合位点的数目有限，当被转运物质全部占据了载体结合位点时，转运数量和速率不再增加，即达到饱和；③竞争性抑制：如果某一载体对结构类似的 A、B 两种物质都有转运能力，那么在环境中加入 B 物质将会减弱载体对 A 物质的转运能力，这是因为有一定数量的载体或其结合位点竞争性地被 B 物质所占据的结果。

ER-14-1

载体介导的易化扩散示意图

（2）通道介导的易化扩散：指各种带电离子在膜上通道蛋白的帮助下，顺电-化学梯度进行的跨膜转运。转运带电离子的膜蛋白称作离子通道，其贯穿脂质双层，内部有亲水性孔道。通道具有离子选择性，每种通道通常只对一种或几种离子有比较高的通透性，如主要对 K^+ 有通透性的离子通道称为钾通道，据此可将通道分为钠通道、钾通道、钙通道、阳离子通道等。某种药物或毒物可选择性地阻断离子通道，这些物质称为通道阻断剂。如**河鲀毒素**（tetrodotoxin，TTX）为钠通道阻断剂，**四乙胺**（tetraethylammonium，TEA）为钾通道阻断剂，**维拉帕米**（verapamil，又称异搏定）为钙通道阻断剂。此外，也存在离子通道的特异性开放剂。

在一定条件下，细胞膜对某种离子没有**通透性**（permeability），表示该离子通道处于关闭状态；反之，离子通道构型改变，允许该离子通过，表示离子通道激活（开放）。这是由于大部分通道蛋白内有一些可移动的结构或化学基团，在通道开口处起“闸门”作用。许多因素可引起闸门运动，导致通道的开放或关闭，这一现象称为**门控**（gating）。门控离子通道分为三类：一类是**电压门控通道**（voltage-gated channel），它们在膜两侧电位差改变时开放，因此也称为电压依从性通道，如神经元上的钠通道；另一类是**配体门控通道**（ligand-gated channel）或**化学门控通道**（chemically-gated channel），受环境中某些化学性物质的影响而开放，如骨骼肌终板膜上的 N_2 型乙酰胆碱受体；第三类称为**机械门控通道**（mechanically-gated channel），当细胞膜局部受牵拉变形时被激活，如触觉的神经末梢、听觉的毛细胞、血管壁上的内皮细胞以及骨骼肌细胞等都存在这类通道。此外，还有一类非门控通道，总是处于开放状态，外在因素对之无明显影响。此类通道对于维持细胞静息状态下膜内外的电位差（静息电位）特别重要。

ER-14-2

通道介导的易化扩散示意图

水的跨膜转运是由膜内外的渗透压差所驱动的。由于细胞膜是脂质双分子层组成，脂质分子间的空隙很小，对水的通透性非常低，因此大部分细胞中水的跨膜转运速率缓慢。在某些组织，水的快速跨膜转运与细胞膜上一种特殊的膜蛋白结构——**水孔蛋白**（aquaporin，AQP），又叫**水通道**（water channel）有关。目前至少已鉴定出十多种 AQP，每种 AQP 都有不同的分布和功能。

知识链接

水通道的种类、分布与功能

AQP_1 主要分布在红细胞，生理状态下有利于红细胞适应不同组织的渗透压变化；另外 AQP_1 也位于近曲小管、髓袢降支的管腔膜和基膜，以及直小血管降支，对水的运输和通透发挥调节作用。AQP_2 和 AQP_3 位于集合管，参与尿液浓缩。AQP_4 位于星形胶质细胞的足突，参与脑组织血管外水的调节，AQP_5 主要分布在泪腺和颌下腺，与分泌有关。

（二）主动转运

主动转运是指细胞膜通过分解 ATP 提供能量，将小分子物质逆电-化学梯度进行跨膜转运的过程。根据在转运过程中利用能量的形式不同，将主动转运又分为**原发性主动转运**(primary active transport)和**继发性主动转运**(secondary active transport)。

1. 原发性主动转运　是指细胞直接利用 ATP 分解产生的能量将小分子物质(通常是带电离子)逆电-化学梯度跨膜转运的过程。介导主动转运的膜蛋白叫离子泵，有钠-钾泵、钙泵、质子泵等，其中对钠-钾泵的研究最充分。

钠-钾泵(sodium-potassium pump)，又称为 Na^+-K^+ 依赖式 ATP 酶(Na^+-K^+-ATPase)简称**钠泵**(sodium pump)，包含有 2 个 α 亚单位、2 个 β 亚单位(图 14-1A)。α 亚单位负责转运 Na^+、K^+ 并促使 ATP 分解；β 亚单位作用还不太清楚。当细胞内 Na^+ 浓度升高或细胞外 K^+ 浓度升高时，都可激活钠-钾泵。一般情况下，每分解 1 分子 ATP，钠-钾泵可泵出 3 个 Na^+，同时泵入 2 个 K^+(图 14-1B)。由于钠-钾泵的主动转运，使细胞内 K^+ 的浓度为细胞外液中的 30 倍左右，而细胞外液中 Na^+ 的浓度为胞质中的 10 倍左右，从而维持细胞膜内外 Na^+、K^+ 的浓度差。由于钠-钾泵每次转运会使 3 个 Na^+ 转至细胞外，2 个 K^+ 移进细胞内，结果产生一个正电荷的净外移，故也被称为**生电性钠泵**(electrogenic sodium pump)。

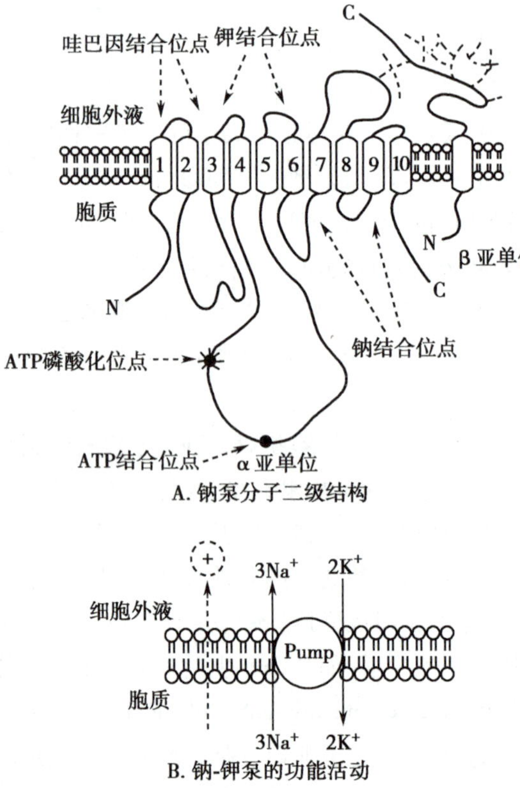

图 14-1　钠-钾泵的分子结构与功能活动示意图

钠-钾泵活动的生理意义是：①维持细胞的正常体积和渗透压。钠泵将进入胞内的 Na^+ 及时排出，可防止因渗透压改变而导致细胞肿胀；②维持细胞的正常兴奋性。钠-钾泵逆浓度梯度转运 Na^+ 和 K^+，维持细胞内外 Na^+、K^+ 离子浓度分布的不均，建立势能贮备，为细胞内外 Na^+ 和 K^+ 顺电-化学梯度移动提供能量，是细胞产生生物电活动如静息电位和动作电位的基础(详细机制见本章第三节)；③为继发性主动转运提供能量。钠-钾泵活动所建立的膜内外 Na^+ 浓度差的势能贮备，是葡萄糖和氨基酸等物质继发性主动转运的能量来源；④为代谢提供必需条件。钠-钾泵活动造成的细胞内高 K^+，是许多代谢反应（蛋白质、糖原合成）的必需条件。

2. 继发性主动转运　是指间接利用 ATP 能量的主动转运过程。许多物质在进行主动转运时，所需的能量并不直接来自 ATP 的分解，而是来自钠泵在膜两侧建立的势能储备。葡萄糖和氨基酸在小肠黏膜上皮的吸收（详见第十八章）和在肾小管上皮被重吸收的过程（详见第二十章），均属于继发性主动转运。如图 14-2，葡萄糖和氨基酸分别可与细胞膜上的一种特殊膜蛋白转运体结合，这种转运体还可以同时结合细胞外的 Na^+，Na^+ 顺浓度梯度进细胞的同时，葡萄糖和氨基酸即被逆浓度梯度一起转运进细胞。如果被转运的物质与 Na^+ 移动方向相同的称为**同向转运**（symport），如 Na^+ 与葡萄糖或氨基酸的转运；方向相反则称为**逆向转运**（antiport）或**交换**（exchange），如 Na^+-Ca^{2+} 的逆向协同转运。

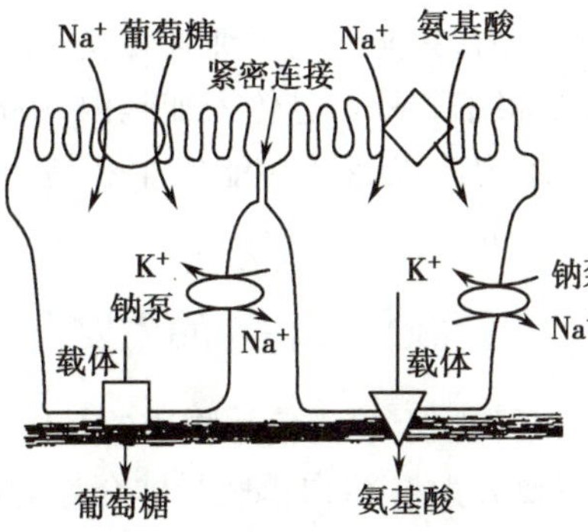

图 14-2　继发性主动转运模式图

二、入胞和出胞

大分子物质或物质团块不能直接通过细胞膜，而是由膜包围形成囊泡，通过膜包裹、融合、断裂等一系列过程才能完成跨膜转运，可分为入胞和出胞两种过程。

1. 入胞　是指细胞外的大分子物质或某些物质团块（如细菌、病毒、异物、血浆中的脂蛋白颗粒、大分子营养物质等）进入细胞的过程。如果进入细胞的是固体物质称为**吞噬**（phagocytosis）；如进入的物质为液体，则为**吞饮**（pinocytosis）。入胞发生时，首先是细胞周围的某些物质被细胞膜识别、接触，接触部位的胞膜伸出伪足或内陷包裹异物，随后出现膜结构的融合和断离，最后异物连同包被它的胞膜整个进入胞内。有些大分子如某些多肽激素、低密度脂蛋白、转铁蛋白、抗体、细菌毒素以及一些病毒进入细胞时，首先要与膜上特异性受体结合，之后膜内陷形成囊泡，囊泡再脱离胞膜进入胞内，这种方式称为**受体介导的入胞**（receptor-mediated endocytosis）。

ER-14-3

入胞与出胞过程示意图

2. 出胞　是指胞质内的大分子物质以分泌囊泡的形式排出细胞的过程。如外分泌腺细胞将合成的酶原颗粒和黏液排放到腺导管，内分泌腺细胞将合成的激素分泌到组织液，以及神经纤维末梢突触囊泡内神经递质的释放等均属于出胞过程。几乎所有的分泌物在粗面内质网中合成，然后在高尔基复合体中加工，形成具有膜包裹的分泌囊泡。出胞时，囊泡逐渐移向细胞膜内侧，和膜接触继而融合，将囊泡内容物全部排出，而囊泡膜则变成细胞膜的组成部分。

入胞和出胞过程均需要耗能，能量来自 ATP 的分解。入胞和出胞过程不仅是物质跨膜转运的一种形式，也是细胞膜和细胞内膜性结构生成、移位和更新的必要环节。

第二节　细胞的跨膜信号转导

一、跨膜信号转导的概念

机体对各种细胞增殖、分化和代谢的调节，主要是通过细胞间信息传递实现的。传递信

笔记栏

息的物质包括神经递质、激素、细胞因子、气体分子等，统称为信号分子，也称为**配体**（ligand）。存在于胞膜或胞内，能特异性识别信号分子（配体）并与之结合，诱发生物效应的特殊蛋白质称为**受体**（receptor）。有些信号分子质量小，具有脂溶性，如类固醇激素、维生素 D 和甲状腺激素等，可扩散透过细胞膜，与胞内受体结合后发挥作用。但大多数信号分子是水溶性的，只能作用于细胞膜表面的受体或具有受体功能的蛋白质，经过一系列的信号转导，才能将细胞外信息传入细胞内，引起相应的效应。细胞外信息跨越细胞膜传入细胞内，并引起细胞内代谢和功能发生相应变化的过程，称为**跨膜信号转导**（transmembrane signal transduction）。

二、跨膜信号转导的主要方式和途径

根据胞膜上感受信号物质的受体（蛋白质分子）结构和功能的不同，跨膜信号转导的通路可主要分为 G 蛋白耦联受体介导的信号转导、酶耦联受体介导的信号转导和离子通道受体介导的信号转导三类。

（一）G 蛋白耦联受体介导的信号转导

G 蛋白耦联受体（G protein-coupled receptor）介导的信号转导是由膜受体、G 蛋白、G 蛋白效应器、第二信使、蛋白激酶和底物蛋白等一系列存在于胞膜和胞质中的信号分子来完成的（图 14-3）。由于这类膜受体都要通过 G 蛋白才能发挥作用，故称 G 蛋白耦联受体介导的信号转导。G 蛋白是**与 GTP 结合的蛋白**（GTP-binding protein），镶嵌在细胞膜上，起着耦联膜受体和效应分子的作用。**第二信使**（second messenger）是指各种配体作用于膜受体后，在胞内产生的进一步传递信息的小分子化学物质。常见的第二信使有环腺苷酸（cAMP）、环鸟苷酸（cGMP）、肌醇三磷酸（IP_3）、二酰甘油（DG）、Ca^{2+}、一氧化氮（NO）、花生四烯酸类和神经酰胺等。G 蛋白耦联受体介导的几种主要信号转导通路如下：

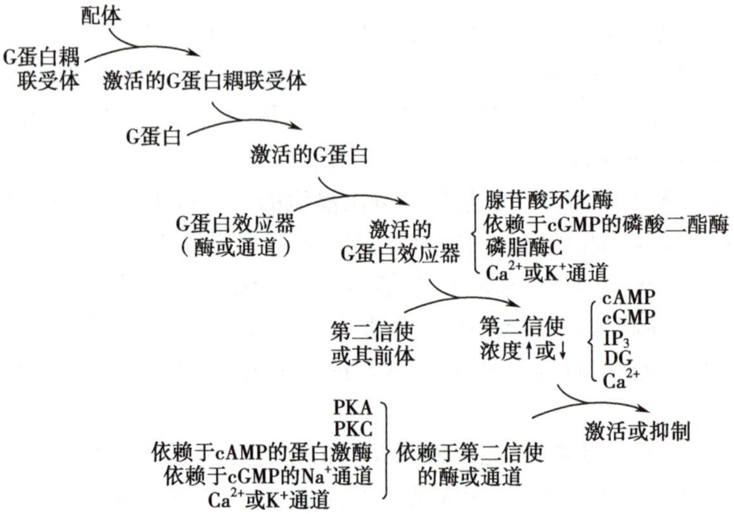

图 14-3 G 蛋白耦联受体介导的信号转导的主要步骤

PKA：蛋白激酶 A；PKC：蛋白激酶 C；cAMP：环-磷酸腺苷；cGMP：环-磷酸鸟苷；IP_3：三磷酸肌醇；DG：二酰甘油

1. AC-cAMP-PKA 信号转导通路　受体和配体结合后，引起腺苷酸环化酶（AC）激活或抑制，进而导致 cAMP 升高或降低，影响 PKA 磷酸化底物蛋白的进程，最后产生特定的生物学效应。

2. PLC-肌醇磷脂信号转导通路 配体与受体结合后激活 Gq，随后 Gq 激活胞膜上的磷脂酶 C（PLC），水解膜脂质中二磷酸磷脂酰肌醇（PIP_2），生成第二信使三磷酸肌醇（IP_3）和二酰甘油（DG）。IP_3 进入胞质，DG 留在胞膜内表面，分别通过以下通路，产生效应。

（1）IP_3-Ca^{2+} 通路：IP_3 与 IP_3 受体结合激活细胞内的钙库如肌质网，Ca^{2+} 通道开放，引起肌质网内 Ca^{2+} 外流，使胞质的 Ca^{2+} 浓度升高，引发特定的生物效应。

（2）DG-PKC 通路：当 Ca^{2+} 浓度升高时，DG 可激活蛋白激酶 C（PKC），激活的 PKC 使底物蛋白磷酸化，产生相应的生物效应。PKC 的底物蛋白种类很多，如糖原合成酶、转铁蛋白、Na^+-K^+-ATP 酶等，因此，该通路参与的生理过程非常广泛。

（二）酶耦联受体介导的信号转导

酶耦联受体的分子结构和特性完全不同于 G 蛋白耦联受体，其分子的胞质侧自身具有酶活性，或者可直接结合并激活胞质中的酶，因而在信号转导过程中不需要 G 蛋白的参与。其中较重要的酶耦联受体有酪氨酸激酶受体和鸟苷酸环化酶受体两类。

1. 酪氨酸激酶受体介导的信号转导 酪氨酸激酶受体都是贯穿脂质双层的膜蛋白，膜外侧有配体的结合位点（相当于受体），膜内肽段具有酪氨酸激酶的活性，也就是说，受体与酶是同一个蛋白分子。也有些受体本身并不具备酶活性部位，而是可以直接与胞质中的酪氨酸激酶结合。当细胞外的信号分子与它的受体位点结合时，胞质侧酪氨酸激酶被激活，引起受体自身或胞内靶蛋白磷酸化，由此再引发各种细胞内生物效应。体内大部分生长因子、胰岛素和一部分肽类激素都是经过酪氨酸受体将信号转至胞内，引起细胞核内的基因转录过程的改变，最终影响细胞的生长和增殖。

2. 鸟苷酸环化酶受体介导的信号转导 鸟苷酸环化酶受体分子的膜外侧有配体结合位点，膜内侧有鸟苷酸环化酶（GC）结构域。一旦配体与受体结合，GC 被激活，催化 GTP 生成 cGMP，进而结合并激活依赖 cGMP 的蛋白激酶 G（PKG），使靶蛋白磷酸化，从而调节细胞的功能。这里的 cGMP 也可称为第二信使。心房钠尿肽（ANP）就是通过鸟苷酸环化酶受体介导而发挥作用的。

（三）离子通道受体介导的信号转导

1. 化学门控离子通道 化学门控通道受体又称**促离子型受体**（ionotropic receptor），受体分子结构中既有使离子通过的水相孔道，又有与配体结合的位点。配体与结合位点结合后能直接控制离子通道的启闭，引起跨膜离子流动，实现化学信号的跨膜转导。N_2 型乙酰胆碱（ACh）受体、A 型 **γ-氨基丁酸**（γ-aminobutyric acid，GABA）受体和甘氨酸受体等，都属于此类门控通道。例如当支配骨骼肌的神经末梢释放的 ACh 与骨骼肌终板膜上 N_2 型 ACh 受体结合后，通道构象改变而开放，Na^+ 内流，造成膜的去极化并以终板电位的形式将信号传给周围肌膜，引发肌膜的兴奋，实现了神经元向肌细胞的信号传递（详见第二十二章）。

2. 电压门控通道和机械门控通道 电压门控通道和机械门控通道通常不称为受体，但它们能接受电信号和机械信号刺激，通过调控通道的开闭，产生离子跨膜流动从而把信号传递到细胞内部，具有与化学门控通道相似的信号转导功能。例如，心肌细胞横管膜上的 L 型钙通道属于电压门控通道。心肌细胞兴奋后，横管膜的动作电位激活 Ca^{2+} 通道，引起 Ca^{2+} 的内流，而且内流的 Ca^{2+} 还作为第二信使，进一步激活肌质网上的 Ca^{2+} 通道，使肌质网内的 Ca^{2+} 释放引起胞质 Ca^{2+} 浓度升高，触发心肌细胞收缩，从而实现电信号（动作电位）的跨膜信号转导。主动脉内皮细胞受到血流切应力刺激时，可激活两种机械门控通道：非选择性阳离子通道和选择性 K^+ 通道，两种通道的开放都能帮助 Ca^{2+} 进入内皮细胞，胞内增多的 Ca^{2+} 促使 NO 生成，通过 NO-sGC-cGMP-PKG 通路，降低平滑肌细胞 Ca^{2+} 水平，血管舒张，从而实现应力刺激（机械信号）的跨膜转导。

笔记栏

此外，体内还有一种特殊的信号转导方式，即**细胞间通道**（intercellular channel）方式。这种方式存在于**缝隙连接**（gap junction）处，允许相邻细胞之间直接进行物质和信息交换，多见于心肌细胞、肠平滑肌细胞、肝细胞、晶状体细胞和一些神经细胞之间。细胞间通道有助于功能相同而又紧密连接的一组细胞之间进行离子、营养物质和信息物质的快速交流。

总之，细胞的功能及其调控机制是非常复杂的，不能靠单一信号转导来完成。各种信号转导途径之间存在着复杂的信号网络。只有在网络中各条信号通路相互协调，细胞才能对各种刺激作出迅速而准确的反应。

第三节 细胞的生物电现象

ER-14-4

百年前的争论推动生理学和物理学的发展

一切活的细胞或组织，不论是安静还是活动状态，都伴有电现象，称为**生物电现象**（bioelectricity phenomenon）。生物电活动的本质是细胞膜内、外两侧带电离子跨膜移动的结果，表现为细胞膜两侧存在一定的跨膜电位，称为**膜电位**（membrane potential）。细胞的膜电位主要有两种表现形式，即在安静时具有相对平稳的静息电位和受刺激后产生迅速波动的动作电位。几乎所有活的细胞都具有静息电位，可兴奋细胞还可产生动作电位，此外，在某些情况下还可能发生局部电位。本节重点介绍神经和骨骼肌细胞的生物电变化及产生机制。

一、静息电位

（一）静息电位的概念

安静状态下存在于细胞膜内、外两侧的电位差，称为**静息电位**（resting potential，RP）。其测定如图 14-4 所示，采用细胞内记录法。通常采用内灌有导电溶液的、尖端直径只有 1μm 或更细的玻璃微电极作为测量电极，参考电极置于细胞外液，并将细胞外液接地使参考电极保持在零电位水平。当测量电极也处于细胞外液时，示波器荧屏上的光点维持于零电位水平，表示两个电极之间没有电位差；在将测量电极刺入细胞的瞬间，示波器荧屏上的扫描线立即下移，降到零电位水平以下，之后保持基本稳定。结果提示，安静状态下细胞膜两侧存在着电位差，即静息电位，表现为膜内侧为负电位，膜外侧为正电位；当细胞外液固定于零电位时，膜内电位为稳定的负值。静息电位的数值也是以膜外为零，膜内为负值来表示。如神经细胞约-70mV，骨骼肌细胞约-90mV，红细胞约-10mV。

生理学中，把细胞膜安静时膜电位外正内负的状态称为**极化**（polarization）；静息电位

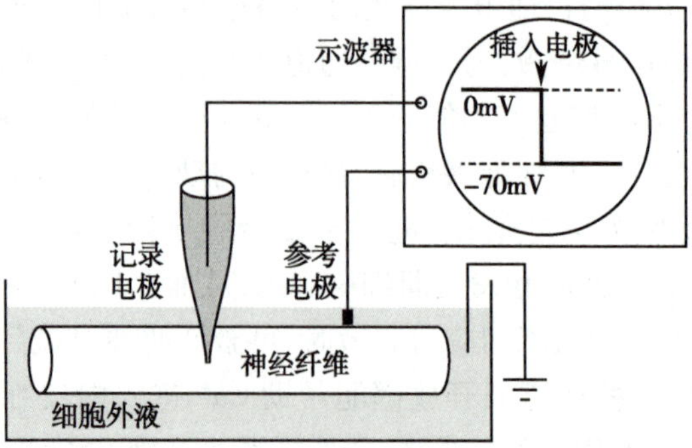

图 14-4 神经纤维静息电位测定示意图

（绝对值）减小的变化过程称为**去极化或除极化**（depolarization）；去极化至零电位后膜电位如进一步变为正值，则称为**反极化**或**超射**（overshoot）；细胞膜去极化后再向静息电位方向恢复的过程称为**复极化**（repolarization）；静息电位（绝对值）增大的变化过程称为**超极化**（hyperpolarization）。

笔记栏

FR-14-5

细胞接受刺激发生兴奋后的膜电位不同状态

（二）静息电位的产生机制

细胞膜内外两侧的离子分布不均，即细胞膜内 K^+浓度高于膜外，而 Na^+浓度膜外高于膜内。在这种膜内外离子分布状态下，K^+和 Na^+分别有顺浓度差向膜外和膜内扩散的趋势，但是，它们能否在浓度差的驱使下移动，还取决于膜对它们的通透性。在安静状态下细胞膜上钾通道开放，对 K^+有选择通透性，而对 Na^+相对不通透。因此，K^+顺浓度差向膜外扩散，而细胞内带负电荷的有机负离子因细胞膜对它们几乎不通透而聚积于膜内表面，可将外流的 K^+限制在膜的外表面，于是膜的两侧就产生了电位差，即膜外带正电、膜内带负电，该电位差成为 K^+外流的阻力。随着 K^+外流的持续进行，细胞膜内外的电位差逐渐增大，当 K^+外流的动力（浓度差）和阻力（电位差）达到平衡时，K^+的跨膜净通量为零。于是，由于 K^+外流所造成的膜两侧的电位差也稳定于某一数值不变，此时的跨膜电位称为 **K^+平衡电位**（K^+ equilibrium potential，E_K）。根据 Nernst 公式，K^+平衡电位的数值可由膜两侧原有的 K^+浓度算出，即：

$$E_K=\frac{RT}{ZF}\cdot\ln\frac{[K^+]_o}{[K^+]_i}$$

式中 E_K 是 K^+的平衡电位，R 是气体常数，T 为绝对温度，Z 是离子的化合价，F 是法拉第常数，式中只有 $[K^+]_o$ 和 $[K^+]_i$ 是变数，分别代表膜外和膜内的 K^+浓度。若以室温为27℃计算，再把自然对数转换成常用对数，则上式可简化为：

$$E_K=59.5\lg\frac{[K^+]_o}{[K^+]_i}(\text{mV})$$

实际测得的静息电位数值，与由 Nernst 公式计算得到的 K^+平衡电位的数值非常接近。在实验中人为地改变细胞外液中 K^+的浓度，使 $[K^+]_o/[K^+]_i$ 比值发生改变，结果静息电位的数值也发生相应的变化，而且变化的结果与根据 Nernst 公式计算得到的预期值基本一致。因此，大多数细胞的静息电位主要是由细胞内 K^+的外流所产生。通常实际观察到的静息电位绝对值要比 K^+平衡电位的理论值要小一些。这是由于在安静时膜不仅对 K^+有通透性，而且对 Na^+、Cl^-也有较小的通透性，造成极少量的 Na^+内流，一定程度上抵消了 K^+外流造成的电位变化。此外，钠泵的生电作用在一定程度上也参与静息电位的形成，但作用不大。

二、动作电位

（一）动作电位的概念和特性

在静息电位的基础上，如果细胞受到一个适当的刺激，其膜电位会发生一次迅速而短暂的电位波动，这种膜电位的波动称为**动作电位**（action potential，AP）。动作电位是可兴奋细胞兴奋的标志。不同细胞动作电位的形态、时程不同，但都分为上升支和下降支。上升支又称去极相，包括膜电位的去极化和反极化两个过程；下降支又称复极相，是膜电位的复极化过程。

以哺乳动物神经纤维的动作电位为例（图 14-5），当细胞受到足够强度的刺激时，膜内外的电位差由安静时的-70mV 迅速减小直至消失，而且可进一步出现膜两侧电位极性的倒转现象，即膜内正电位、膜外负电位，形成动作电位的上升支；之后又迅速恢复至接近静息电位

笔记栏

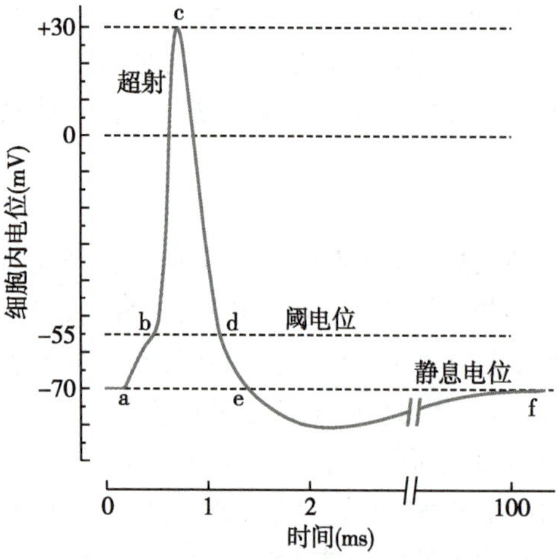

图 14-5 神经纤维动作电位模式图

ab:膜电位逐步去极化到达阈电位水平;bc:动作电位快速去极相;cd:动作电位快速复极相;bcd:锋电位;de:负后电位;ef:正后电位

水平,形成动作电位的下降支,两者共同形成尖峰状电位变化,因此称为**锋电位**(spike potential)。锋电位是产生动作电位的标志,是动作电位最主要部分。在锋电位之后,膜电位恢复到相当于动作电位幅度 70% 左右处(接近静息电位水平),膜电位还要经历一段微小而缓慢的波动,称为**后电位**(after-potential)。一般是先有一段膜电位小于静息电位、持续 5~30ms 的负后电位(也称为去极化后电位),再出现一段大于静息电位、延续更长时间的正后电位(也称为超极化后电位)。

可兴奋细胞的动作电位具有以下特性:①"全或无"定律:当给予可兴奋细胞的刺激强度太小时,不能引起动作电位;一旦刺激达到一定强度时,就能引起一个动作电位,并且其幅度达最大值,不会因刺激强度增加而增大,这一特性称为**"全或无"**(all or none)定律;②不衰减传导:动作电位产生后并不局限于受刺激部位,而是迅速向周围传播,直至整个细胞膜都依次产生动作电位,而且在传播过程中其幅度不因传导距离增加而减小,这种特性称为不衰减性传导。

(二)动作电位的产生机制

1. 去极相　神经细胞动作电位去极相的产生是由于细胞外 Na^+ 快速内流。

在静息状态下,细胞内高 K^+ 而细胞外高 Na^+,膜电位呈内负外正状态,浓度差和电位差的存在使 Na^+ 有顺电-化学梯度向膜内扩散的趋势,当给细胞一个有效刺激时,细胞膜上的钠通道因该刺激而开放,膜对 Na^+ 的通透性增大,导致 Na^+ 顺浓度和电位梯度迅速流入膜内。由于 Na^+ 的大量内流,膜内的负电位逐渐被 Na^+ 的正电荷所中和,甚至使膜内出现正电位,形成动作电位上升支,这一过程中膜电位可由-70mV 迅速变为+30mV。在 Na^+ 内流的过程中,膜两侧 Na^+ 的浓度差以及静息时细胞膜外正内负的电位差是 Na^+ 内流的动力,而 Na^+ 内流所造成的膜内正电位,则是 Na^+ 内流的阻力。随着 Na^+ 内流的增加,Na^+ 内流的动力逐渐减小,阻力逐渐增大,当动力与阻力达平衡时,膜上 Na^+ 的净通量为零,这时膜两侧的电位差达到了一个新的平衡点,即 **Na^+ 平衡电位**(Na^+ equilibrium potential, E_{Na})。Nernst 公式计算出的 E_{Na} 数值与实际测得的动作电位超射值很接近。

2. 复极相　神经细胞动作电位复极相的产生是由于细胞内 K^+ 外流。

当动作电位达到峰值出现细胞膜内正外负电位后,并不停留在该状态,而是很快出现复极化。这是因为钠通道具有电压依赖性和时间依赖性,膜电位的变化和时间进程导致钠通道关闭(失活),从而使膜对 Na^+ 的通透性变小;而此时,膜上相应的钾通道通透性进一步增大,于是膜内 K^+ 又因浓度差和电位差(膜内带正电)的推动而向膜外扩散,使膜内电位由正值向负值发展,直至恢复静息电位水平,形成动作电位的下降支。

综上所述,当神经细胞受刺激而兴奋时,细胞膜上的离子通道依次被激活而迅速开放,随即又关闭,从而导致 Na^+、K^+ 等先后发生跨膜移动,形成动作电位的不同组成部分。用河鲀毒素(TTX)特异性阻断钠通道可阻断锋电位上升支的产生;而给予钾通道的特异性阻断剂四乙胺(TEA)后,复极相时程大大延长。

3. 后电位　后电位的产生与离子流动的速度及钠-钾泵的生电作用有关。负后电位仍

是 K^+外流的复极化过程，只是速度大大减慢。其产生的原因据推测是由于复极时 K^+迅速外流使得膜外局部 K^+浓度升高，膜内外 K^+浓度差减小，使 K^+外流的速度有所减慢。之后膜电位及膜对 Na^+、K^+的通透性均恢复到静息水平，但是膜内、外的离子分布尚未恢复。在动作电位过程中，大量 Na^+进入细胞而大量 K^+出细胞，使膜内 Na^+增多、膜外 K^+增多，这一变化使细胞膜上的钠泵激活，将进入细胞内的 Na^+运至细胞外，将进入细胞外的 K^+摄入细胞内，使细胞膜内外的离子分布恢复到原初安静时的水平。正后电位的产生是由于钠泵转运的生电性，使膜电位暂时出现轻度的超极化。

（三）动作电位的引起

1. 阈值　动作电位的发生是由于细胞受到一个适当的刺激。刺激是指能引起机体组织、细胞发生反应的内、外环境变化。刺激的种类很多，有物理、化学、机械、温度、生物以及声、光、电等。刺激要使细胞产生动作电位，必须具备一定的条件，即：一定的刺激强度、一定的持续时间以及一定的强度-时间变化率。这三个参数不是固定不变的，它们可以相互影响。生物电研究中通常采用电刺激方法，因为参数很容易控制，重复性好，且对组织的损伤小。实际测量中为研究方便，常将强度-时间变化率和刺激持续时间固定，观察刺激强度与反应的关系。在强度-时间变化率和刺激持续时间不变的情况下，引起细胞兴奋所需的最小刺激强度称为**阈值**（threshold）或者**阈强度**（threshold intensity），它是反映细胞兴奋性高低的常用指标。阈值大，表示组织细胞的兴奋性低；阈值小，表示兴奋性高。强度达到阈值的刺激称为**阈刺激**（threshold stimulus），刺激强度高于阈值的刺激称为阈上刺激，低于阈值的刺激称为阈下刺激。阈下刺激不能引起细胞兴奋。

2. 阈电位　阈刺激或阈上刺激能够引起细胞兴奋产生动作电位，是因为当细胞接受一个阈刺激或阈上刺激时，钠通道少量开放，Na^+内流使细胞膜缓慢去极化达到一个临界电位。此电位可以使细胞膜上电压门控钠通道大量激活开放，Na^+迅速内流，细胞膜快速去极化；而膜的去极化又导致更多的钠通道开放，更多的 Na^+内流，形成正反馈。此过程使细胞膜迅速、自动地去极化，直至达到 Na^+平衡电位。这个能引起 Na^+大量内流从而产生动作电位的临界膜电位值，称为**阈电位**（threshold potential）。阈电位一般比静息电位的绝对值小 10~20mV，在神经和肌肉细胞，阈电位为-70~-50mV。阈电位与静息电位的差距也可以反映细胞兴奋性高低，差距小则兴奋性高。阈值就是刚好能使细胞膜电位去极化达到阈电位水平的刺激强度。动作电位具有“全或无”的特性，是由于刺激强度只决定膜电位能否去极化达到阈电位，一旦到达阈电位，之后去极化的幅度、速度等由细胞自身钠通道状态、Na^+的电-化学梯度等决定，而与刺激强度不相关。

（四）动作电位的传导

动作电位可以沿着细胞膜进行不衰减性传播，即膜上任何一处发生兴奋而产生的动作电位，都可沿着膜传导，使整个细胞膜都依次产生一个与原先被刺激部位同样的动作电位。

兴奋在同一细胞是通过**局部电流**（local current）的方式进行传导的。其原理是，细胞膜发生动作电位的部位，膜电位由外正内负变为内正外负的状态，而邻近的安静部位膜电位仍然是外正内负的状态。这样，在膜的兴奋部位与邻近的静息部位之间存在着电位差。由于细胞内液和细胞外液都是导电的，在电位差的驱动下，膜外正电荷由静息部位向兴奋部位移动，膜内的正电荷由兴奋部位向静息部位移动，形成局部电流，作用于邻近静息部位（图 14-6）。由于局部电流的强度远大于阈值，故足以使邻近静息部位的膜电位去极化到达阈电位，该部位即可产生动作电位，于是兴奋由原先部位传导到邻近部位。这样的过程在膜上连续进行下去，使整个细胞膜都依次发生兴奋，完成兴奋在整个细胞上的传导。

笔记栏

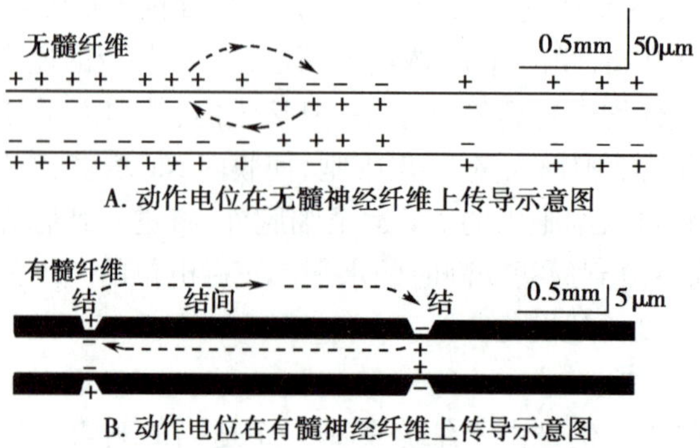

图 14-6 神经冲动传导机制的模式图

有髓神经纤维外面包有高电阻的髓鞘，电流不易通过，而郎飞结处没有髓鞘，与细胞外液直接接触，离子可作跨膜移动，且此处 Na^+ 通道密度高。因此，有髓神经纤维兴奋时，局部电流在相邻郎飞结之间产生，这种兴奋传导方式称为**跳跃式传导**(saltatory conduction)。因此有髓神经纤维的兴奋传导速度要比无髓神经纤维快，这对高等动物缩短对外界刺激作出反应的时间有重要意义。

(五) 细胞兴奋后兴奋性的周期性改变

动作电位是一切可兴奋细胞兴奋的标志，因此兴奋性也指可兴奋细胞接受刺激产生动作电位的能力和特性。在细胞接受有效刺激产生一次兴奋的过程中，其兴奋性会呈现周期性变化，依次分为以下几个时期：

1. 绝对不应期　细胞接受刺激发生兴奋后的较短时期内，无论给予细胞多么强大的刺激，都不能使其再次发生兴奋(产生动作电位)，这一时期称为**绝对不应期**(absolute refractory period)，此时兴奋性为零(图 14-7ab)。原因是钠通道处于激活或失活状态，不能再次开放。

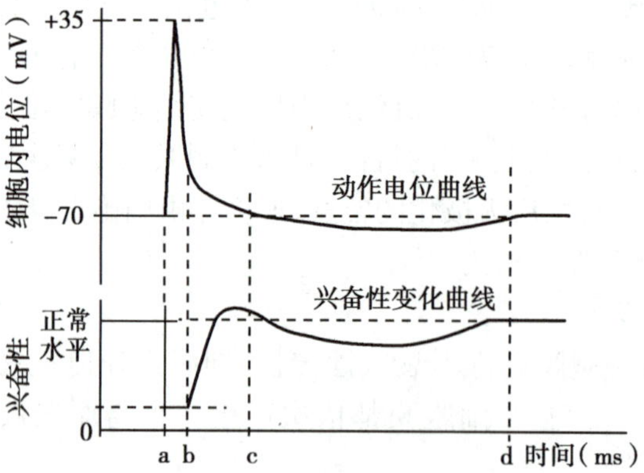

图 14-7 神经纤维动作电位与兴奋性变化的时间关系示意图

ab：锋电位-绝对不应期；bc：负后电位-相对不应期和超常期；
cd：正后电位-低常期

2. 相对不应期　绝对不应期之后的一段时间内，刺激强度大于阈值的刺激才能引起新的动作电位，这一时期称为**相对不应期**(relative refractory period)，此时细胞的兴奋性低于正常(图 14-7bc)。原因是钠通道开始恢复，但恢复的数量少。

3. 超常期　相对不应期之后，细胞的兴奋性又稍高于正常水平，此时若给予一个稍小于阈值的刺激就可能引起新的动作电位，这一时期称为**超常期**(supranormal period)(图

14-7bc)。原因是钠通道基本恢复,而膜电位距阈电位较近。

4. 低常期　超常期之后,细胞的兴奋性又转入低于正常的时期,需用大于阈值的刺激才能引起新的动作电位,这一时期称为**低常期**(subnormal period)(图 14-7cd)。原因是膜电位处于超极化,与阈电位距离加大。

不同细胞绝对不应期长短不同,神经纤维或骨骼肌细胞的绝对不应期只有 0.5~2.0ms,而心肌细胞则可达 200~400ms。绝对不应期的长短决定了组织细胞在单位时间内接受刺激所能产生兴奋的最大次数。

三、局部电位

如前所述,细胞受到阈刺激或阈上刺激后会产生动作电位。如果给予阈下刺激,细胞虽然不能产生动作电位,但细胞的膜电位并非没有变化。受阈下刺激的局部细胞膜可因少量钠通道被激活而发生小幅去极化,称为**局部电位**(local potential)或**局部兴奋**(local excitation)。

局部电位有如下特点:①非"全或无":在阈下刺激的范围内,其去极化的幅度随刺激强度增强而增大;②衰减性传播:局部电位能够在膜上以电紧张方式进行传播,但是随着传导距离的增大,局部电位的幅度逐渐减小以至消失;③总和:局部电位没有不应期,几个阈下刺激所引起的局部电位可以叠加。如果在细胞膜相邻的两个部位同时分别给予阈下刺激,这两个相邻的局部电位在传播时可在某些部位叠加起来,这种局部电位的总和称为**空间总和**(spatial summation);如果在细胞膜的同一部位连续给予两个阈下刺激,使第二个阈下刺激发生在第一个刺激引起的局部电位消失之前,则第二个刺激引起的局部电位可与第一个局部电位叠加起来,这种局部电位的总和称为**时间总和**(temporal summation)。当局部电位经过总和使静息电位减小(去极化)到阈电位时,细胞膜便可产生一次动作电位。因此,局部电位的意义是可以提高细胞的兴奋性。

第四节　骨骼肌的收缩功能

人体各种形式的运动都是由肌肉的舒缩实现的。躯体运动和呼吸运动主要由骨骼肌的舒缩活动来完成。骨骼肌属于随意肌,接受躯体运动神经的支配。在中枢神经控制下,当神经冲动沿运动神经纤维传到末梢时,在神经-骨骼肌接头处通过神经递质将信息传递给肌细胞,引起肌细胞兴奋,进而通过兴奋-收缩耦联触发肌细胞的收缩。

一、肌丝滑行学说

骨骼肌由大量成束的肌纤维组成,每一条肌纤维就是一个肌细胞。骨骼肌细胞在结构上最突出之点是含有大量的肌原纤维和高度发达的肌管系统,而且这些结构在排列上是高度规则有序的,这是肌肉进行机械活动、耗能做功的基础。有关骨骼肌细胞的微细结构已在上篇介绍过,这里不再赘述(参阅第二章第三节"骨骼肌")。

根据骨骼肌微细结构的形态学特点(图 14-8)以及它们在肌肉收缩时长度的改变,即肌肉收缩时暗带宽度不变,只有明带和 H 带变窄,Huxley 等在 20 世纪 50 年代初期就提出了用肌节中粗、细肌丝的相互滑行来说明肌肉收缩的机制,提出**肌丝滑行理论**(myofilament filament theory),从分子水平阐释肌肉收缩与舒张的机制。目前,肌丝滑行的机制已基本上从组成肌丝的蛋白质分子结构的水平得到阐明。

笔记栏

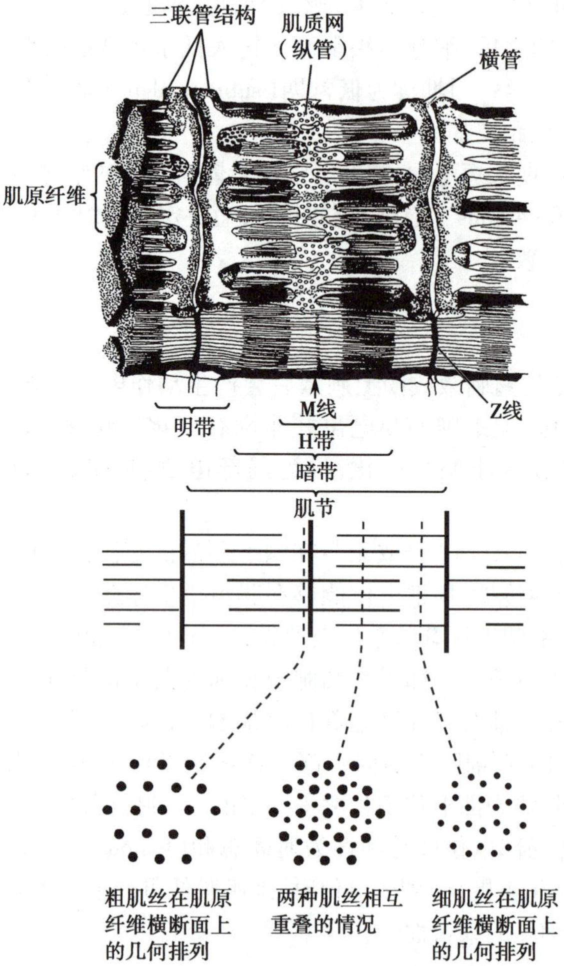

图 14-8 骨骼肌细胞的肌原纤维和肌管系统

（一）肌丝的分子结构

1. 粗肌丝 主要由**肌球蛋白**（myosin，也称肌凝蛋白）分子组成，它们在粗肌丝中呈独特的有规则的排列。每个肌球蛋白分子呈长杆状，其头端有膨大的球状部。在组成粗肌丝时，许多肌球蛋白的杆状部聚合成束，尾端朝向 M 线，形成粗肌丝的主干，球状部则有规则地裸露在粗肌丝主干的表面，形成**横桥**（cross bridge）（图 14-9）。当肌肉安静时，横桥与主干的方向相垂直，由粗肌丝表面突出；每个横桥都分别同环绕在粗肌丝周围的 6 条细肌丝相对，有利于它们之间的相互作用。横桥有两个主要特性：①横桥在一定条件下可以和细肌丝上的肌动蛋白分子呈可逆性的结合，同时出现横桥向 M 线方向的扭动；②横桥具有 ATP 酶的作用，可以分解 ATP 而获得能量，作为横桥扭动和做功的能量来源。

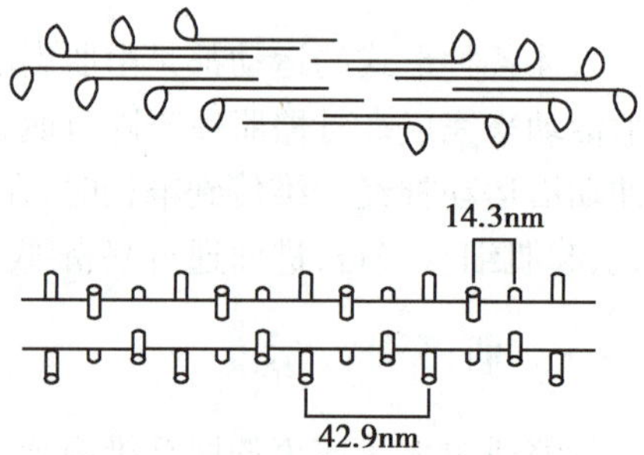

图 14-9 粗肌丝中肌球蛋白分子排列示意图

2. 细肌丝 由**肌动蛋白**（actin，也称肌纤蛋白）、**原肌球蛋白**（tropomyosin，也称原肌球蛋白）、**肌钙蛋白**（troponin）三种蛋白分子组成（图 14-10），其中 60% 是肌动蛋白。肌动蛋白分子单体呈球状，具有能与横桥结合的位点，它们在细肌丝中聚合成双螺旋状，成为细肌丝

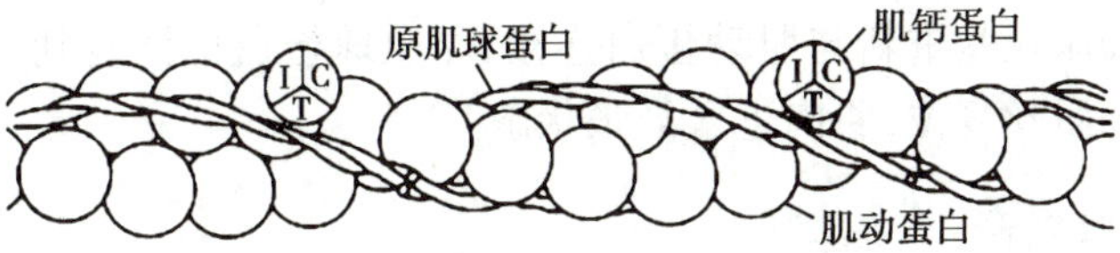

图 14-10 细肌丝的分子组成

的主干。原肌球蛋白也呈双螺旋结构，在细肌丝中和肌动蛋白双螺旋并行。在肌肉安静(舒张)时，原肌球蛋白的位置正好掩盖肌动蛋白上的横桥结合位点，阻碍了两者相互作用。肌钙蛋白以一定的间隔出现在原肌球蛋白的双螺旋结构上，分子呈球形，含有三个亚单位，即 TnT、TnC 及 TnI。TnT 附着在原肌球蛋白上，TnI 附着在肌动蛋白上，TnC 上有 Ca^{2+}结合位点，每个 TnC 可结合 4 个 Ca^{2+}。当它与 Ca^{2+}结合后发生构象改变，继而引起原肌球蛋白构象改变，暴露肌动蛋白上的横桥结合位点，解除对肌动蛋白和横桥相互结合的阻碍作用。

肌动蛋白和肌球蛋白与肌丝滑行有直接关系，一同被称为收缩蛋白；原肌球蛋白、肌钙蛋白不直接参与肌丝滑行，但可影响和控制收缩蛋白之间的相互作用，故称为调节蛋白。

(二) 肌丝滑行的过程

肌肉收缩时，肌丝滑行的基本过程为：当胞质中 Ca^{2+}浓度升高时(由 10^{-7}mol/L 升高至 10^{-5}mol/L)，Ca^{2+}迅速与肌钙蛋白结合，引起肌钙蛋白构象发生改变，3 个亚基间的连接由松散状态变成坚固，此时抑制亚基 TnI 与肌动蛋白分离，使原肌球蛋白移位，从表面移向肌动蛋白的双螺旋深部。这样，肌动蛋白分子上能与肌球蛋白横桥结合的位点暴露。横桥与肌动蛋白结合后，ATP 酶被激活，水解 ATP 释放出能量，引起横桥摆动，牵引细肌丝向粗肌丝中央 M 线的方向移动。ATP 分解后，原来的横桥复位，并迅速与肌动蛋白分离。在 ATP 不断补充的情况下，横桥又重新和细肌丝的位点结合，ATP 分解，横桥摆动，再次发生上述过程。如此周而复始，依次将细肌丝向 M 线方向牵拉(图 14-11)。上述横桥与肌动蛋白结合、摆动、复位和再结合的过程，称为**横桥周期**(cross-bridge cycle)。横桥的这种循环在一个肌节以至整个肌肉中都是非同步进行的，这样才可能使肌肉产生恒定的张力和连续的缩短。在一定肌节长度内，细肌丝滑动距离越大，肌张力越大；活动的横桥数目愈多，肌张力和肌肉缩短的距离愈大。能参与循环的横桥数目以及横桥循环的速率，则是决定肌肉缩短程度、缩短速度以及所产生张力的关键因素。

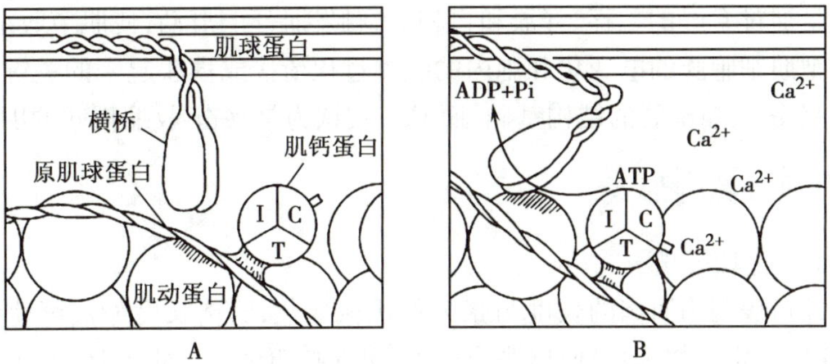

图 14-11 肌丝滑行原理示意图

A. 为肌舒张：原肌球蛋白掩盖了肌动蛋白上的结合位点，产生位阻效应，横桥不能与之结合；B. 为肌收缩：Ca^{2+}与肌钙蛋白结合，使原肌球蛋白发生构象改变，解除位阻效应，横桥与肌动蛋白上的结合位点结合，拉动细肌丝滑行

笔记栏

当胞质内 Ca^{2+} 浓度下降到临界阈值（10^{-7}mol/L）以下时，与肌钙蛋白结合的 Ca^{2+} 被解脱出来，肌钙蛋白的抑制亚基重新与肌动蛋白连接，原肌球蛋白也恢复到原来位置，在肌肉弹性的被动牵引下，细肌丝复位，肌肉进入舒张状态。

二、骨骼肌的兴奋-收缩耦联

肌细胞的兴奋表现为细胞膜上可传导的动作电位，而肌细胞的收缩则源于细胞内肌丝的滑行。把肌细胞的电兴奋过程和机械收缩联系在一起的中介过程称为**兴奋-收缩耦联**（excitation-contraction coupling）。

兴奋-收缩耦联过程至少包括三个步骤：①兴奋通过横管系统传向肌细胞的内部。肌膜上产生的动作电位可沿着凹入细胞内部的横管膜传导，并激活横管膜上的一种 L 型钙通道。②三联管结构处的信息传递。骨骼肌横管膜上的 L 型钙通道因膜的去极化导致自身分子的变构效应，直接引起终池膜上钙释放通道开放。③肌质网中的 Ca^{2+} 释放入胞质以及 Ca^{2+} 由胞质向肌质网再聚积。终池膜上钙释放通道开放，Ca^{2+} 顺浓度差释放进入胞质，使胞质中的 Ca^{2+} 浓度升高 100 倍，促使 Ca^{2+} 与肌钙蛋白的 TnC 结合，引起肌肉收缩。Ca^{2+} 浓度升高引起肌肉收缩的同时，激活肌质网膜上的钙泵，钙泵逆浓度差将 Ca^{2+} 从胞质转运回肌质网中，胞质 Ca^{2+} 浓度降低，肌肉舒张（图 14-12）。

骨骼肌肌质网 Ca^{2+} 释放机制

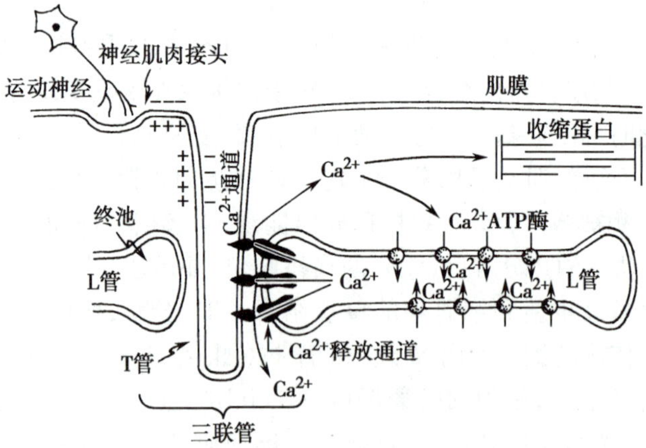

图 14-12　骨骼肌的兴奋-收缩耦联示意图
T 管为横管，L 管为纵管

可见，横管系统的作用是将肌细胞膜兴奋时出现的电变化沿 T 管膜传入细胞内，肌质网和终池的作用是通过 Ca^{2+} 的贮存、释放和再积聚，触发肌丝的滑动，使肌节收缩和舒张，而三联管结构正是把肌细胞膜的电变化和胞内的收缩过程衔接或耦联起来的关键部位。因此三联管被认为是兴奋-收缩耦联的结构基础，而 Ca^{2+} 被认为是兴奋-收缩耦联的因子。

三、骨骼肌收缩的形式

（一）等张收缩和等长收缩

骨骼肌收缩可表现为肌肉的长度与张力的机械变化，肌肉长度缩短可使躯体对抗某种阻力而移位，完成一定的物理功；肌肉张力增加，可保持躯体于一定的体位，但并不存在移位与做功。当肌肉发生兴奋而出现收缩时，根据肌肉的长度与张力的改变可分为等张收缩和等长收缩两种形式。

1. 等张收缩　肌肉收缩时长度明显缩短，但张力始终不变，这种收缩形式称为**等张收**

缩(isotonic contraction)。等张收缩所消耗的能量主要转变为缩短肌肉及移动负荷而完成一定的物理功。

2. 等长收缩 肌肉收缩时长度不变,但张力明显增大,这种收缩形式称为**等长收缩**(isometric contraction)。等长收缩所消耗的能量主要转变为张力增加,并无移位和做功。

一些与维持身体固定姿势和克服外力(如重力)有关的肌肉,如项肌等收缩时以产生张力为主,接近于等长收缩;一些与肢体运动有关的肌肉,则表现为不同程度的等张收缩。在整体内骨骼肌的收缩多表现为既改变长度又增加张力的混合收缩形式,但由于不同部位肌肉的附着或功能特点不同,其收缩形式侧重有所不同。

(二)单收缩和强直收缩

根据对肌肉的刺激频率不同,肌肉兴奋收缩时可表现为单收缩和强直收缩两种形式。

1. 单收缩 在实验条件下,给予骨骼肌单个有效电刺激,可产生一个动作电位,引起一次迅速而短暂的收缩,称为**单收缩**(single twitch)(图 14-13)。单收缩整个过程可分为收缩期和舒张期。

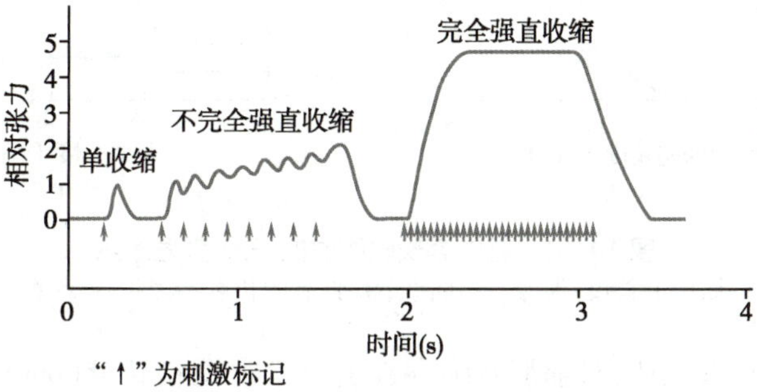

图 14-13 刺激频率对骨骼肌收缩形式影响的示意图

2. 强直收缩 多个有效刺激引起收缩的重叠效应称为**收缩总和**(summation of contraction)。如果给肌肉以连续的短促刺激,当刺激频率较低时,后一个刺激落在前一个刺激引起的收缩过程结束之后,则引起一连串各自分开的单收缩;随频率增加,若后一个刺激落在前一个刺激引起的收缩过程的舒张期,则形成**不完全强直收缩**(incomplete tetanus),表现为既有收缩期又有舒张期;若刺激频率再增加,每一个后面的刺激落在前一个收缩过程的收缩期,于是各次收缩的张力变化和长度缩短完全融合或叠加起来,就形成**完全强直收缩**(complete tetanus),表现为只有收缩期没有舒张期(图 14-13)。通常所说的强直收缩是指完全强直收缩。

骨骼肌每次受刺激而兴奋时,其绝对不应期很短,约为 1ms,因此能接受较高频率的刺激而再次兴奋,使胞质中 Ca^{2+}浓度持续升高,这是强直收缩产生的基础。在整体内,运动神经传到骨骼肌的兴奋都是快速连续的,因此骨骼肌的收缩几乎都属于强直收缩,强直收缩较单收缩能产生更大程度的张力和缩短。

四、骨骼肌收缩的力学分析

影响肌肉收缩效能(如张力、长度、产生张力或缩短的速度、做功能力等)的因素主要有三个,即前负荷、后负荷和肌肉收缩能力。

(一)前负荷

前负荷(preload)指肌肉在收缩前所承受的负荷。前负荷决定了肌肉在收缩前的长度,即肌肉的**初长度**(initial length),因此肌肉的前负荷也可用初长度来表示。将肌肉在安静时牵拉到一定长度时，会产生一定的被动张力；在施加刺激后，又可记录到一个收缩时张力，该张力为被动张力与肌肉收缩时产生的主动张力之和，即总张力。

将肌肉固定于不同的初长度，然后分别记录在不同初长度时的被动张力和总张力，就可得到被动张力和总张力与肌肉长度的关系曲线，将这两条曲线中各同等长度时的张力数值相减，即可得到主动张力与肌肉长度的关系曲线（图 14-14）。

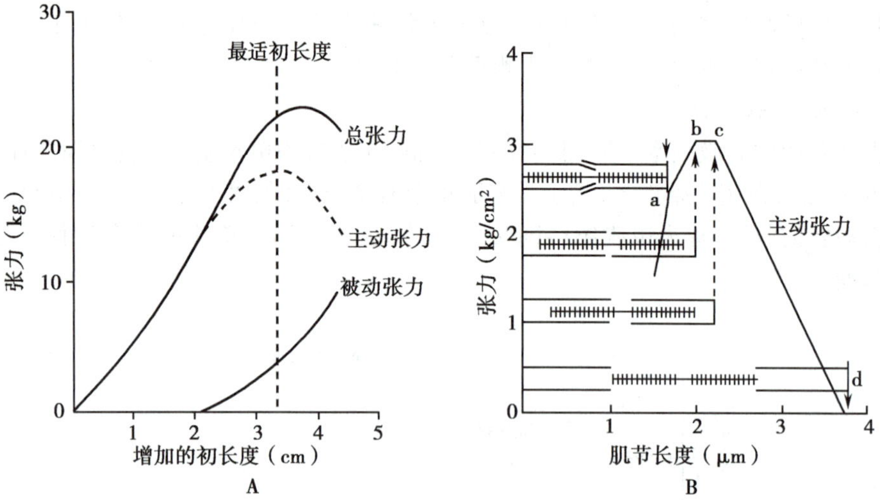

图 14-14 肌肉等长收缩时的长度-张力曲线

A. 肌肉的长度-张力关系曲线；B. 肌节的长度-张力关系示意图

长度-张力关系曲线表明，骨骼肌收缩存在着一个**最适初长度**（optimal initial length），在这一初长度下，肌肉收缩可以产生最大的主动张力，大于或小于这个初长度，产生的张力都会下降。骨骼肌在最适初长度下所承受的负荷称为**最适前负荷**（optimal preload）。长度-张力关系曲线的这一特点与肌节长度的变化有关。在曲线的 d 点，肌节的初长度最长，粗、细肌丝完全不重叠，肌肉收缩时的主动张力为零；在曲线的 c 点和 b 点，肌节的初长度分别为 2.2μm 和 2.0μm，粗、细肌丝处于最适重叠状态（M 线两侧各 0.1μm 范围内无横桥），即所有的横桥都能与细肌丝接触，肌肉等长收缩时的主动张力亦达最大值；在曲线的 a 点，肌节长度为 1.6μm，细肌丝穿过 M 线，造成两侧细肌丝相互重叠并发生卷曲，影响了部分横桥与细肌丝的接触，肌肉收缩产生的张力相应减小。以上结果表明，肌肉收缩产生的张力是与能和细肌丝接触的横桥数目成比例的。

（二）后负荷

后负荷（afterload）指肌肉开始收缩后所遇到的负荷。后负荷是肌肉做功的对象或缩短的阻力，能影响肌肉收缩产生的张力和速度。通常，肌肉开始缩短前，先有肌张力增加（等长收缩），当张力超过后负荷时，才表现为肌肉的缩短，从肌肉开始缩短至收缩结束，肌肉张力保持恒定不变（等张收缩），并与后负荷相等。

在前负荷不变的条件下，如果将同一肌肉在不同后负荷下所产生的张力和它的缩短速度绘成坐标曲线，便得到张力-速度曲线（图 14-15）。由图可见，随着后负荷的增加，肌肉收缩产生的张力不断增大，但

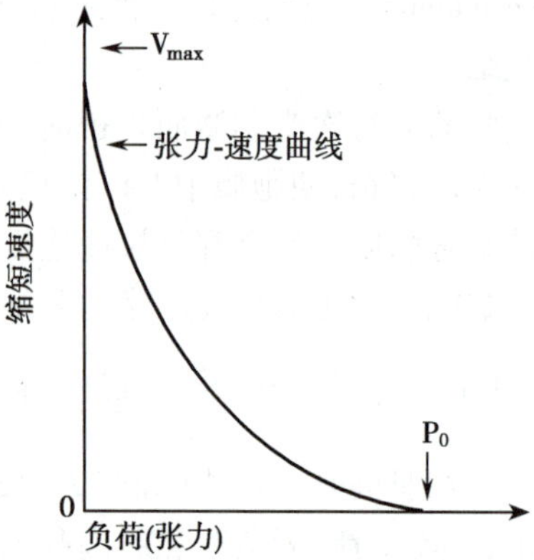

图 14-15 张力-速度曲线

V_{max}：负荷为零时肌肉缩短的最大速度；P_0：肌肉收缩的最大张力

笔记栏

缩短速度却逐渐减小。当后负荷理论上为零时，肌肉可产生最大的缩短速度（V_{max}）；相反，当后负荷增大到肌肉完全不能缩短时，就可得到肌肉的最大收缩张力（P_0）。由于肌肉收缩所产生的机械功=负荷（张力）×负荷移动的距离（肌肉缩短的长度），因此该曲线还反映出后负荷过大时，肌肉将完全不能缩短，即缩短速度为零，不利于做功；而后负荷过小时，缩短速度虽然增大，但张力却减小或为零，也不利于做功。

（三）肌肉收缩能力

肌肉**收缩能力**（contractility）是指与前、后负荷无关的肌肉内在的收缩特性。很显然，肌肉收缩能力提高后，收缩时产生的张力和/或肌肉缩短的速度都会提高，肌肉做功能力也随之增加。肌肉这种内在的收缩特性主要取决于兴奋-收缩耦联期间胞质内 Ca^{2+} 的浓度、横桥的 ATP 酶活性等。

学习小结

细胞是人体结构和功能的基本单位。跨膜物质转运和跨膜信号转导是细胞的基本功能。小分子物质或离子的跨膜转运中，顺电-化学梯度、不耗能的扩散过程称为被动转运；而逆电-化学梯度、需消耗能量进行的转运过程称为主动转运。被动转运根据是否需要膜上蛋白质的帮助，分为单纯扩散和易化扩散两种形式，脂溶性小分子物质以单纯扩散的方式跨膜转运，水溶性小分子物质通过载体介导易化扩散，带电离子通过通道介导易化扩散。主动转运又根据是直接或间接利用 ATP 能量，分为原发性主动转运和继发性主动转运。大分子物质或物质团块的跨膜转运，可分为出胞与入胞两种过程。细胞跨膜信号转导的主要方式可以分为 G 蛋白耦联受体介导的信号转导，酶耦联受体介导的信号转导和离子通道受体介导的信号转导三大类。

活的细胞都具有生物电现象。细胞膜两侧存在一定的跨膜电位，主要有两种表现形式，即安静时的静息电位和兴奋时的动作电位。以神经细胞为例，静息电位的状态是内负外正，主要由细胞内 K^+ 外流所产生；动作电位是细胞受刺激后膜电位发生的一次迅速而短暂的电位波动，去极相是由于细胞外 Na^+ 快速内流形成，复极相是由于细胞内 K^+ 外流而产生，之后由钠泵转运恢复膜内外离子分布。静息电位是产生动作电位的基础，动作电位是可兴奋细胞兴奋的标志。阈值是衡量组织细胞兴奋性最重要的指标。阈或阈上刺激可使膜电位去极化至阈电位，从而产生动作电位；阈下刺激只能引起局部电位。细胞膜任何一处发生兴奋而产生的动作电位，都可通过局部电流的方式沿着膜向周围传导，有髓神经纤维呈跳跃式传导，其兴奋传导速度要比无髓神经纤维快得多。细胞受到刺激发生兴奋时，其兴奋性会呈现周期性变化，依次经历绝对不应期、相对不应期、超常期和低常期。

骨骼肌细胞兴奋时，首先在膜上出现动作电位，通过兴奋-收缩耦联触发肌丝滑行，细肌丝向粗肌丝滑行，使肌节缩短。兴奋-收缩耦联就是把肌细胞的电兴奋过程和机械收缩联系在一起的中介过程。三联管是兴奋-收缩耦联的结构基础，Ca^{2+} 被认为是兴奋-收缩耦联的因子。当肌肉收缩时，根据肌肉的长度与张力的改变可分为等张收缩和等长收缩两种形式。对肌肉的刺激频率不同，肌肉兴奋收缩时可表现为单收缩和强直收缩两种形式。影响肌肉收缩效能的因素主要有前负荷、后负荷和肌肉收缩能力。

扫一扫，测一测

（闫福曼）

复习思考题

1. 试列表说明小分子和离子类物质跨膜转运的方式，特点以及各种方式的区别。

2. 静息电位和动作电位是怎样形成的？

3. 什么是动作电位的“全或无”现象？它在兴奋传导中有何意义？

4. 局部电位与动作电位相比有何不同？

5. 如已制备好离体的坐骨神经-腓肠肌标本，如何观察等长收缩、等张收缩、单收缩、不完全强直收缩、完全强直收缩等现象？

PPT 课件

第十五章

血 液

学习目标

1. 掌握血量,血浆渗透压,各类血细胞的功能,血液凝固的概念和过程,ABO 血型。
2. 熟悉血细胞比容,各类血细胞的数量、形态与生理特性,红细胞的生成与调节,生理性止血,Rh 血型,输血原则与交叉配血试验。
3. 了解血液的组成和功能,血液的理化特性,纤维蛋白溶解。

第一节 概 述

血液(blood)是一种液态的结缔组织,在心血管系统内循环流动,起着运输物质和调节机体各部分组织液的作用。当血液总量或组织、器官的血流量不足时,可造成组织损伤,严重时甚至危及生命。很多疾病可导致血液成分或性质发生特征性的变化,因此临床血液检查在医学诊断上具有重要的参考价值。

一、血液的组成与血量

血液由**血浆**(plasma)和悬浮于其中的**血细胞**(blood cell)构成。血细胞包括红细胞、白细胞和血小板,其中以红细胞最多,约占血细胞总数的 99%,白细胞最少。

(一)血细胞比容

取一定量的血液与抗凝剂混匀,置于比容管中,以每分钟 3 000 转的速度离心 30 分钟后,由于比重的不同,管内的血液分为三层,上层为淡黄色的血浆,下层是深红色不透明的红细胞,中间有一薄层白色不透明的白细胞和血小板(图 15-1)。血细胞在血液中所占的容积百分比称为**血细胞比容**(hematocrit)。由于血液中白细胞和血小板仅占总容积的 0.15%~1%,故可将血细胞比容近似看成红细胞比容。健康成年男性的血细胞比容为 40%~50%,成年女性为 37%~48%,新生儿约为 55%。贫血患者血细胞比容降低;烧伤、红细胞增多症患者则血细胞比容增高。

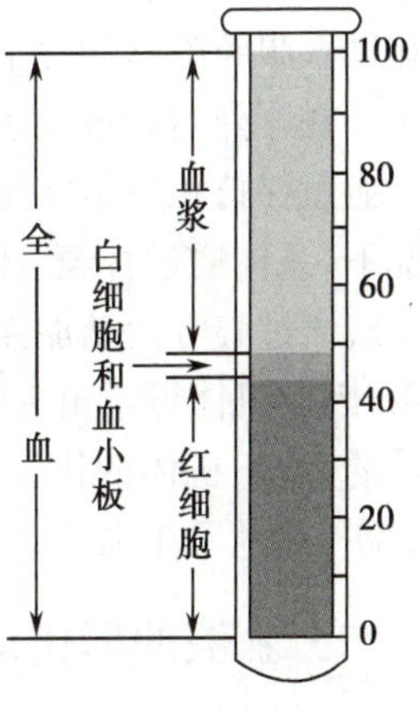

图 15-1 血液的组成示意图

(二)血浆的成分及其作用

血浆是血管中的细胞外液,是机体内环境的重要组成部分。血浆的基本成分为晶体物质溶液,包括水和溶解于其中的多种电解质、小分子有机化合物和一些气体;血浆的另一成分是**血浆**

笔记栏

ER-15-1

人体各部分体液中电解质的含量

蛋白(plasma protein)。正常情况下,血浆中各种成分和理化性质保持相对稳定。当机体患病时,血浆中的某些成分可出现异常。

1. 水　占血浆总量的91%~92%。血浆中的营养物质、生物活性物质及代谢产物等大多是溶解于水而被运输。

2. 电解质　血浆中的电解质大多数以离子形式存在。阳离子主要为 Na^+,以及少量 K^+、Ca^{2+}、Mg^{2+};阴离子以 Cl^- 为主,还有 HCO_3^-、HPO_4^{2-}、$H_2PO_4^-$ 等。这些离子参与形成血浆晶体渗透压,维持酸碱平衡和神经肌肉的兴奋性。由于这些离子和水都很容易透过毛细血管壁与组织液中的物质进行交换,所以血浆中电解质的含量与组织液的基本相同。

3. 血浆蛋白　血浆蛋白是血浆中各种蛋白质的总称。用盐析法可将血浆蛋白分为**白蛋白**(albumin,A)、**球蛋白**(globulin,G)和**纤维蛋白原**(fibrinogen)三大类;用电泳法又可将球蛋白再分为 α_1-球蛋白、α_2-球蛋白、β-球蛋白、γ-球蛋白等。健康成人血浆蛋白总量为65~85g/L,其中白蛋白为40~48g/L,球蛋白为15~30g/L,白蛋白/球蛋白(A/G)的比值为1.5~2.5。白蛋白和大多数球蛋白主要由肝脏产生(γ-球蛋白来自浆细胞),因此,肝脏疾病常导致血浆蛋白合成减少,出现A/G比值下降,甚至倒置。

血浆蛋白的功能主要有:①形成血浆胶体渗透压:在调节血管内、外水的分布中起重要作用;②参与凝血、抗凝和纤溶等生理过程:绝大多数的血浆凝血因子、生理性抗凝物质和影响纤溶的物质都是血浆蛋白;③营养功能:健康成人血浆总量约为3L,其中白蛋白约200g,起着营养储备功能;④运输功能:血浆蛋白可作为载体,运输脂质、离子、维生素、药物和某些代谢终产物;血浆蛋白能与甲状腺激素、肾上腺皮质激素、性激素等结合,防止其很快地从肾脏排出,以维持这些激素在血浆中相对较长的半衰期;⑤免疫防御功能:免疫球蛋白IgA、IgE、IgG、IgM,以及一些补体均为血浆球蛋白,参与机体的体液免疫;⑥缓冲功能:白蛋白及其钠盐组成缓冲对,保持血液pH的稳定。

4. 非蛋白有机物　血浆非蛋白有机物包括含氮和不含氮两类。血浆中的非蛋白含氮化合物有氨基酸、尿酸、尿素、肌酐,均为蛋白质和核酸的代谢中间产物。血浆中不含氮的有机物主要是葡萄糖,还有脂类、酮体、乳酸等。

5. 其他　血浆中还有气体、激素和维生素等物质。

(三)血量

血量(blood volume)是指全身血液的总量。健康成人的血量相当于体重的7%~8%,即每千克体重有70~80ml血液。体重60kg的人,其血量为4.2~4.8L。安静时,全身血液的大部分(占总血量的80%)在心血管系统中快速地循环流动,称为循环血量;小部分血液滞留在肺、肝、腹腔静脉和皮下静脉丛中,流动较慢,称为储存血量。这些储存血液的部位成为储血库。在剧烈运动或大失血时,贮存血量可被动员释放出来以补充循环血量。

血量保持相对恒定是维持正常血压和保证各组织器官正常血液供应的必要条件。正常情况下,人体通过神经、体液调节维持血量稳定。失血时,如失血量较少(不超过总血量的10%),通过心脏活动加强和血管收缩,血压可无显著改变,同时储存血量动员出来补充循环血量,因此机体可不出现明显的临床症状,失去的血液量和成分也会很快恢复;如失血达总血量的20%,机体的代偿功能将不足以维持血压正常,会出现一系列临床症状;如果失血超过30%,将危及生命。

二、血液的理化特性

(一)血液的比重和黏滞性

1. 血液的比重　正常人全血的比重为1.050~1.060,血液中红细胞数量越多,全血的比重就越大。血浆比重为1.025~1.030，主要取决于血浆蛋白的含量。红细胞的比重为1.090~1.092，与红细胞内血红蛋白含量成正比。可利用红细胞和血浆比重的差异测定血细胞比容和红细胞沉降率，以及进行红细胞与血浆的分离。

2. 血液的黏滞性　血液的**黏滞性**（viscosity）也称黏度，来源于血液内部分子或颗粒间的摩擦。通常是在体外测定血液或血浆相对于水的黏滞性。以水的黏滞性为1，当温度为37℃时，全血的相对黏滞性为4~5，主要取决于血细胞比容；血浆的黏滞性为1.6~2.4，主要取决于血浆蛋白的含量。血液的黏滞性是形成血管内阻力和影响微循环灌注量的主要因素之一。

（二）血浆渗透压

1. 渗透现象与渗透压　将两种不同浓度的同种溶液用半透膜隔开，水分子从低浓度溶液向高浓度溶液中扩散，这就是渗透现象，其动力为渗透压。**渗透压**（osmotic pressure）是指溶液所具有的吸引水分子透过单位面积半透膜的力量。其高低取决于溶质颗粒数目的多少，而与溶质的种类、形状和颗粒大小无关。医学上通常用渗透浓度来表示溶液的渗透压，单位是mOsm/（kg·H_2O），简称毫渗量。

2. 血浆渗透压的组成　**血浆渗透压**（plasma osmotic pressure）由晶体渗透压和胶体渗透压两部分组成。正常情况下，血浆总渗透压约为300mOsm/（kg·H_2O）（相当于770kPa或5 790mmHg）。由晶体物质形成的渗透压称为**晶体渗透压**（crystal osmotic pressure），约占血浆总渗透压的99.6%，其80%来自Na^+和Cl^-。由蛋白质形成的渗透压称为**胶体渗透压**（colloid osmotic pressure），血浆虽含有大量蛋白质，但因蛋白质的分子量大，分子数量少，所形成的胶体渗透压很小，仅为1.3mOsm/（kg·H_2O）（相当于25mmHg），约占血浆总渗透压的0.4%。在血浆蛋白中，白蛋白的分子量小，数量多，故血浆胶体渗透压主要由白蛋白形成。

3. 血浆渗透压的生理作用

（1）血浆晶体渗透压：水分子容易通过细胞膜，但细胞外液中的晶体物质大多不易通过细胞膜，若血浆晶体渗透压与血细胞内液的渗透压不相等，水可以顺渗透压梯度进出细胞膜，将会影响细胞的形态和容积，进而影响其功能。因此，血浆晶体渗透压对维持细胞内外水平衡、保持血细胞的正常体积起重要作用。

（2）血浆胶体渗透压：毛细血管壁的通透性很高，允许除蛋白质以外的其他小分子物质自由进出。因而，当血浆晶体渗透压发生改变时，它与组织液间能很快达到平衡。但如果血浆胶体渗透压发生改变，由于血浆蛋白一般不能通过毛细血管壁，故可引起水分在血管内外移动。因此，血浆胶体渗透压对维持血管内外水平衡、保持血容量起重要作用（图15-2）。

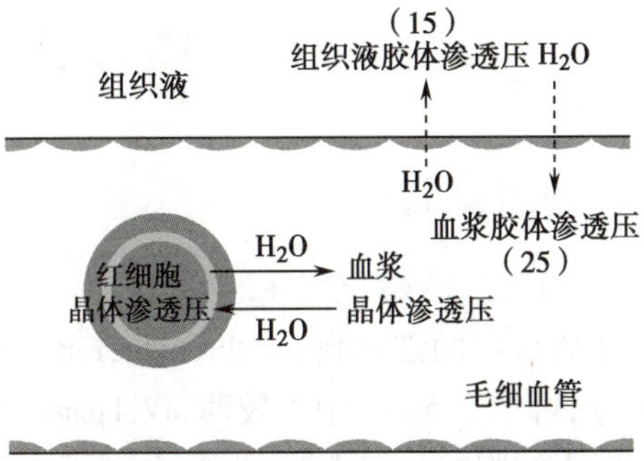

图15-2　血浆晶体渗透压与胶体渗透压作用示意图（单位：mmHg）
图示红细胞内与血浆的晶体渗透压基本相等，可维持红细胞正常形态；而血浆胶体渗透压大于组织液胶体渗透压，可将组织液中的水转到血管内

4. 等渗溶液与等张溶液　在临床和生理实验所使用的各种溶液中，其渗透压与血浆渗透压相等的称为**等渗溶液**（iso-osmotic solution），如5%的葡萄糖溶液或0.9%的NaCl溶液；渗透压低于或高于血浆渗透压的分别称为低渗或高渗溶液。通常把能够使悬浮于其中的红细胞保持正常形态和大小的溶液称为**等张溶液**（isotonic solution）。实际上等张溶液是由不能自由透过细胞膜的颗粒所形成的等渗溶液。NaCl和葡萄糖均不易通过胞膜，红细胞可

笔记栏

在这些溶液中维持正常的形态和容积，因而 5% 葡萄糖溶液和 0.9% NaCl 溶液既是等渗溶液，也是等张溶液。虽然 1.9% 尿素溶液也是等渗溶液，但是尿素可以自由通过细胞膜，红细胞置于其中会发生溶血（红细胞膜破裂，血红蛋白逸入血浆的现象称为溶血），所以不是等张溶液。

（三）血浆酸碱度

正常人血浆 pH 值为 7.35~7.45。血浆 pH 值的相对稳定有赖于血液缓冲系统以及肺、肾脏的功能活动。血浆中最主要的缓冲对是 $NaHCO_3/H_2CO_3$，通常比值为 20，此外还有蛋白质钠盐/蛋白质和 Na_2HPO_4/NaH_2PO_4；红细胞内有血红蛋白钾盐/血红蛋白、氧合血红蛋白钾盐/氧合血红蛋白、$KHCO_3/H_2CO_3$、K_2HPO_4/KH_2PO_4 等缓冲对。当各种酸性或碱性物质进入血液时，通过这些缓冲对的缓冲作用，可使血浆 pH 值变化不至于过大。此外肺和肾脏也能不断排出体内过多的酸或碱，因此，正常情况下，血浆 pH 值波动范围极小。血浆 pH 低于 7.35 称为酸中毒，高于 7.45 称为碱中毒。血浆 pH 低于 6.9 或者高于 7.8 时都将危及生命。

三、血液的功能

血液的生理功能由其各组成成分完成，其主要功能如下：

（一）运输功能

血液将从肺获取的 O_2 和从肠道吸收的营养物质运送到组织细胞，将内分泌腺产生的激素运输到相应的靶细胞，并及时将细胞的代谢产物运送到排泄器官排出体外。

（二）维持内环境稳态

血液中的水分具有较高的比热，有利于体温的相对恒定；血液含有多种缓冲物质，可缓冲进入血液的酸性或碱性物质引起的血浆 pH 变化。

（三）免疫和防御功能

白细胞能吞噬和分解、破坏侵入机体的病原微生物；血浆中所含的各种免疫物质，能使机体抵御病原微生物的侵袭；血小板和血浆中的凝血因子参与止血和凝血作用。

第二节 血细胞生理

一、红细胞

（一）红细胞的形态和数量

正常成熟的**红细胞**（erythrocyte，red blood cell，RBC）呈双凹圆盘形，平均直径 7~8μm，边缘较厚，可达 2.5μm，中央较薄，仅 1μm。因此在血涂片标本中边缘染色较深、中央较浅（图 15-3）；无细胞核和细胞器，胞质内充满**血红蛋白**（hemoglobin，Hb），因而使血液呈红色。红细胞保持双凹圆盘形需要消耗能量，其获得能量的唯一途径是糖酵解。红细胞从血浆中获取葡萄糖，通过糖酵解产生 ATP，维持细胞膜上钠泵活动，保持红细胞内外 K^+、Na^+ 的正常分布、细胞容积和双凹圆盘形态。

红细胞是血液中数量最多的血细胞。我国健康成年男性红细胞数量为 $(4.0\sim5.5)\times10^{12}/L$，女性为 $(3.5\sim5.0)\times10^{12}/L$；血红蛋白浓度男性为 120~160g/L，女性为 110~150g/L。年龄、性别和居住地的海拔高度等均可影响红细胞数量和血红蛋白浓度，如新生儿的红细胞数量可高达 $6.0\times10^{12}/L$ 以上，血红蛋白达 200g/L；长期居住高原的居民红细胞数量与血红

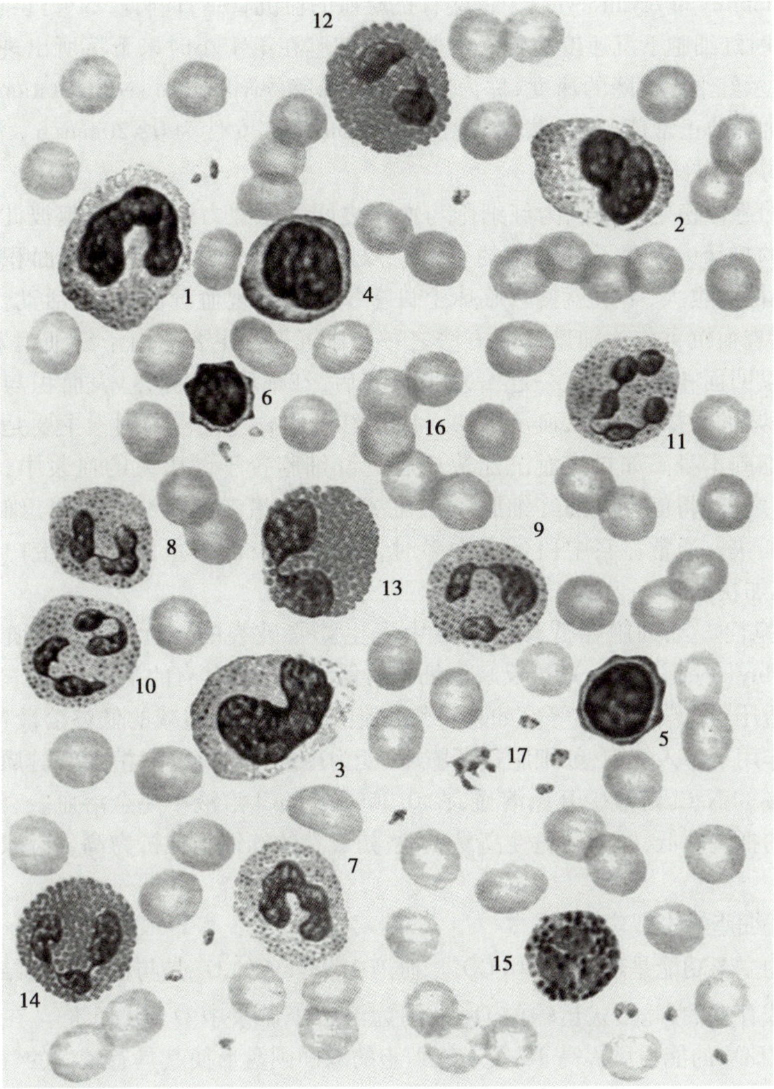

图 15-3　血细胞组成

1、2、3. 单核细胞；4、5、6. 淋巴细胞；7、8、9、10、11. 中性粒细胞；12、13、14. 嗜酸性粒细胞；15. 嗜碱性粒细胞；16. 红细胞；17. 血小板

蛋白量均高于海平面的居民。外周血中红细胞数量和血红蛋白浓度低于正常，临床上称为**贫血**（anemia）。

（二）红细胞的生理特性

1. 可塑变形性　正常红细胞在外力作用下具有变形的能力。红细胞在血管中循环运行时，通常要发生扭曲变形，才能通过口径比它小的毛细血管和血窦孔隙，通过后又恢复原状，此特性称为**红细胞可塑变形性**（plastic deformation of erythrocyte）。

红细胞变形能力主要受三个因素的影响：①红细胞膜的弹性，弹性降低，变形能力减弱。②表面积与体积的比值，比值越大变形能力越大。红细胞独特的双凹圆盘形态使它具有较大的表面积与体积之比，在受到外力时容易变形。③红细胞内的黏度，黏度越大变形能力越小。变形能力减弱的红细胞在血液流动过程中容易破裂而发生溶血。可塑变形性是红细胞生存所需要的最重要的特性。

ER-15-2 红细胞挤过脾窦的内皮细胞裂隙（大鼠）

2. 悬浮稳定性　红细胞具有悬浮于血浆中不易下沉的特性，称为**红细胞悬浮稳定性**

(suspension stability of erythrocyte)。将盛有抗凝血的血沉管垂直静置,尽管红细胞比重大于血浆,但正常时红细胞下沉速度缓慢。通常以红细胞在第 1 小时末下沉所出现的血浆柱的高度(mm)表示红细胞沉降的速度,称为**红细胞沉降率**(erythrocyte sedimentation rate,ESR),简称血沉。血沉的正常值(魏氏法),男性为 0~15mm/h,女性为 0~20mm/h。沉降率越快,表示红细胞的悬浮稳定性越小。

红细胞的悬浮稳定性是因为红细胞与血浆之间的摩擦力以及红细胞彼此之间相同膜电荷所产生的排斥力阻碍了红细胞的下沉。双凹圆盘形的红细胞,其表面积与体积比值大,产生的摩擦力也大,下沉就慢。临床上许多疾病可出现血沉加快,如活动性肺结核、风湿热等,故检查血沉可作为辅助诊断方法之一。血沉加快主要是由于红细胞发生叠连,即红细胞彼此以凹面相贴重叠在一起。发生叠连后,红细胞团块的总表面积与总体积的比值减小,与血浆的摩擦力减小,血沉加快。决定红细胞叠连快慢的因素主要是血浆成分的变化而非红细胞本身。如果将血沉加快患者的红细胞置于健康人的血浆中,红细胞的沉降率正常;反之,若将健康人的红细胞置于血沉加快的患者的血浆中,则红细胞较快发生叠连而沉降加快。通常血浆中白蛋白增多时,血沉减慢;而球蛋白、纤维蛋白原及胆固醇增多时,血沉加快。

3. 渗透脆性　红细胞在低渗盐溶液中发生膨胀破裂的特性,称为**红细胞渗透脆性**(osmotic fragility of erythrocyte),可反映红细胞对低渗盐溶液具有的抵抗能力。生理条件下,红细胞的渗透压与血浆基本相等。如果将红细胞悬浮于依次递减的低渗溶液中时,水将在渗透压差的作用下渗入细胞,红细胞逐渐膨胀、变为球形,最后破裂、溶血。健康人的红细胞一般在 0.42%的 NaCl 溶液中开始溶血,在 0.35%的 NaCl 溶液中完全溶血。衰老红细胞对低渗盐溶液的抵抗力低,即渗透脆性高易破裂;初成熟的红细胞抵抗力高,即渗透脆性低,不易破裂。

(三)红细胞的生理功能

红细胞的主要功能是运输 O_2 和 CO_2。血液中 98.5%的 O_2 是与血红蛋白结合成氧合血红蛋白的形式存在的,此形式运输的 O_2 大约为溶解于血浆中 O_2 的 65 倍。在红细胞参与下,血液运输 CO_2 的能力可提高 18 倍。红细胞的双凹圆盘形使其具有较大的气体交换面积的同时,由细胞中心到大部分表面的距离也都很短,有利于细胞内外 O_2 和 CO_2 的交换。红细胞运输 O_2 的功能由血红蛋白来实现,一旦红细胞破裂,血红蛋白逸出到血浆中,即丧失运输 O_2 的能力。

此外,红细胞内的缓冲对在维持血浆 pH 的相对稳定中起重要作用;红细胞还参与免疫复合物的清除,防止其沉积于组织内而引起免疫性疾病。

(四)红细胞的生成和调节

1. 红细胞的生成过程　各类血细胞均起源于造血干细胞(hematopoietic stem cells,HSC)。造血过程也就是各类造血细胞发育和成熟的过程。根据造血细胞的功能与形态特征,一般把造血过程分为造血干细胞、定向祖细胞和形态可辨认的前体细胞三个阶段。造血干细胞具有自我复制和多向分化能力,能形成各系定向祖细胞;定向祖细胞限定了进一步分化的方向;前体细胞是形态学上可以辨认的各系幼稚细胞,可进一步发育成为各类成熟血细胞。

ER-15-3

血细胞生成模式图

在个体的不同发育阶段,造血部位也发生规律性变化。胚胎发育早期是卵黄囊造血,继而有肝、脾造血,最后骨髓成为造血的主要部位。出生后,几乎完全依靠骨髓造血,成年人的各种血细胞均起源于红骨髓。

红细胞生成的过程是,红骨髓中的造血干细胞首先分化成为红系定向祖细胞,再经过原红细胞、早幼红细胞、中幼红细胞、晚幼红细胞和网织红细胞的阶段，成为成熟的红细胞（图 15-4）。网织红细胞是一种刚从红骨髓进入血液、尚未完全成熟的红细胞，胞质内残留部分核糖体，在血流中经过 1~3 天后完全成熟，核糖体消失。成人血液内的网织红细胞占红细胞总数的 0.5%~1.5%，新生儿可高达 3%~6%。网织红细胞计数是检查红骨髓造血能力的重要指标，对血液病诊断及疗效判定有重要意义。

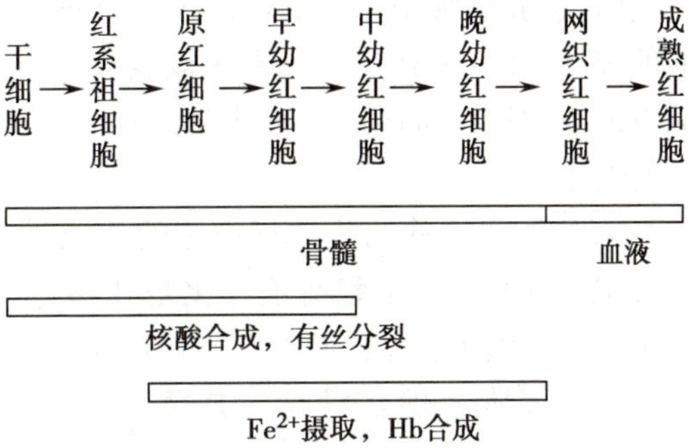

图 15-4 红细胞生成过程示意图

思政元素

造血干细胞移植

造血干细胞具有自我更新、多向分化等能力，可以重建人体造血系统和免疫系统，因此造血干细胞移植已成为治疗血液系统恶性肿瘤及自身免疫性疾病的有效方法之一。其中异基因造血干细胞移植是从健康供者身上提取干细胞，因复发率低、治愈率高、适应证广泛，是目前干细胞的主要来源。2001 年我国建立了中国造血干细胞捐献者资料库（中华骨髓库，China Marrow Donor Program，CMDP）。截至 2020 年 10 月 31 日，中华骨髓库库容 2 836 962 人份，捐献造血干细胞例数 10 395。2018 年度捐献造血干细胞 913 例，创中华骨髓库历史年度最高，挽救了大量的生命和家庭幸福。捐献造血干细胞对供者的身体健康不会产生不良影响，却能帮助他人重新获得生命。希望更多志愿者加入中华骨髓库，实现爱心的传递，弘扬红十字会“人道，博爱，奉献”精神。

2. 红细胞生成所需物质　铁和蛋白质是合成血红蛋白的基本原料。在红细胞的发育、成熟过程中，DNA 的合成必须有维生素 B_{12} 和叶酸作为核苷酸合成的辅助因子。此外，红细胞生成还需要氨基酸，维生素 B_2、B_6、C、E，以及微量元素铜、锰、钴、锌等。

（1）原料：铁和蛋白质是合成血红蛋白必需的原料。健康成人每天需要 20~30mg 的铁用于红细胞生成，但每天只需从食物中吸收 1mg 以补充排泄的铁，其余 95%来自体内铁的再利用。衰老的红细胞被巨噬细胞吞噬后，血红蛋白被分解，释放出铁，血浆中的**转铁蛋白**（transferrin）可将铁运至幼红细胞，此过程称为铁的再利用循环。此外，巨噬细胞与幼红细胞还能通过直接接触，提供合成血红蛋白所需的铁。如果铁的供应不足或铁代谢紊乱，或者长期慢性失血以致机体缺铁，均可导致血红蛋白合成不足而引起低色素小细胞性贫血，又称缺铁性贫血。由于红细胞可优先利用体内的氨基酸合成血红蛋白，故单纯因蛋白质缺乏而发生贫血者较为罕见。

（2）影响红细胞成熟的因素：叶酸和维生素 B_{12} 是红细胞合成 DNA 所需要的辅酶，两者在体内均不能自行合成，需从食物中摄取。在维生素 B_{12} 的参与下，叶酸转化成四氢叶酸，参与红细胞 DNA 的合成。当维生素 B_{12} 缺乏时，叶酸的利用率降低，可引起叶酸的相对不足，使红细胞合成 DNA 减少，幼红细胞分裂增殖减慢，细胞核与细胞质发育不平衡，红细胞体积异常变大，引起巨幼红细胞性贫血，又称大细胞性贫血。

生理情况下，食物中叶酸和维生素 B_{12} 的含量能满足红细胞生成的需要，但是，维生素

笔记栏

B_{12} 需要胃黏膜壁细胞分泌的**内因子**(intrinsic factor)与其结合,形成复合物才能使其免受消化酶的破坏,并促进其在回肠末端被吸收。当萎缩性胃炎、胃全部或大部分切除、内因子分泌减少或体内产生抗内因子抗体时,均可导致维生素 B_{12} 吸收障碍,也可导致巨幼红细胞性贫血的发生。

3. 红细胞生成的调节　红细胞的生成过程是经多种调节因子的作用逐渐完成的。红系祖细胞向红系前体细胞增殖分化是红细胞生成的关键环节。白细胞介素-3、干细胞因子和粒细胞-巨噬细胞集落刺激因子可刺激早期红系祖细胞增殖并发育成为晚期红系祖细胞。晚期红系祖细胞上**促红细胞生成素**(erythropoietin,EPO)受体密集,因此主要受 EPO 的调节。

(1) 促红细胞生成素:EPO 主要促进晚期红系祖细胞的增殖、分化,促进幼红细胞成熟,加速网织红细胞的成熟与释放。EPO 是一种分子量约 34kDa 的糖蛋白,主要由肾脏合成,肝脏也可合成少量 EPO。组织细胞缺氧是促进 EPO 分泌的生理性刺激因素。任何引起肾氧供不足的因素,如缺氧、贫血或肾血流减少,均可促进肾脏合成、分泌 EPO,刺激骨髓的红系祖细胞增殖分化,使红细胞生成增加,从而缓解缺氧状况。再生障碍性贫血可能是由于红系祖细胞上 EPO 受体有缺陷所致。

(2) 雄激素:雄激素可促进肾脏产生 EPO,还可增加骨髓红系祖细胞的数量,对红细胞生成有促进作用。所以临床上用人工合成的雄激素衍生物治疗再生障碍性贫血有一定疗效。成年男性的红细胞数量和血红蛋白含量高于女性,可能与体内雄激素的水平不同有关。

此外,生长激素、甲状腺激素、糖皮质激素等可改变组织对 O_2 的需求而间接促进红细胞的生成。

(五) 红细胞的破坏

红细胞在循环血液中的平均寿命约 120 天。每天大约有 0.8%的衰老红细胞被破坏。由于变形能力减退,膜脆性增加,10%的衰老红细胞在血流湍急处因机械冲击而破裂,称为血管内破坏。因变形能力差,难以通过直径比它小的血管,90%的衰老红细胞滞留在肝、脾和骨髓等网状内皮系统被巨噬细胞所吞噬,称为血管外破坏。

二、白细胞

(一) 白细胞的数量和分类

1. 白细胞的数量　**白细胞**(leucocyte,white blood cell,WBC)是无色、有核的球形血细胞,体积比红细胞大(图 15-3)。健康成人白细胞数为(4.0~10.0)$\times 10^9$/L,男女无明显差别;新生儿高于成人。血液中白细胞数值可受多种生理因素的影响,如进食、劳动、疼痛或情绪激动以及女性在月经、妊娠和分娩期,均略有升高;剧烈运动时白细胞数量明显升高;有昼夜波动,下午 14 时左右数量较多,凌晨较低。

2. 白细胞的分类和分类计数　光镜下,根据胞质内有无特殊颗粒,将白细胞分为颗粒细胞和无颗粒细胞。按胞质颗粒的嗜色特性的不同,颗粒细胞又可分为**中性粒细胞**(neutrophil)、**嗜酸性粒细胞**(eosinophil)和**嗜碱性粒细胞**(basophil);无颗粒细胞又可分为**单核细胞**(monocyte)和**淋巴细胞**(lymphocyte)。各类白细胞的分类计数如图 15-5。

- 白细胞
  - 颗粒细胞
    - 中性粒细胞50%~70%
    - 嗜酸性粒细胞0.5%~5%
    - 嗜碱性粒细胞0%~1%
  - 无颗粒细胞
    - 单核细胞3%~8%
    - 淋巴细胞20%~40%

图 15-5　白细胞的分类计数

(二) 白细胞的生理特性和功能

白细胞的功能主要是通过吞噬和免疫反应参

与机体的防御功能,防止病原微生物的入侵。白细胞所具有的变形、游走、趋化、吞噬和分泌等生理特性是执行防御功能的基础。

1. 颗粒细胞

(1) 中性粒细胞:是数量最多的白细胞,直径 10~12μm,核呈杆状或分叶状,叶间有细丝相连。分叶核一般为 2~5 叶,正常人以 2~3 叶者居多。核分叶数与细胞在血液中停留的时间长短有关,核分叶越多表明细胞越老化。细胞内含特殊颗粒和嗜天青颗粒,均具有杀菌作用。特殊颗粒内含碱性磷酸酶、吞噬素和溶菌酶等;嗜天青颗粒是一种溶酶体,内含酸性磷酸酶、髓过氧化物酶和多种酸性水解酶类等。

中性粒细胞具有活跃的变形能力、趋化性以及吞噬能力,所以在血液的非特异性免疫中起重要作用,是机体抵御病原微生物,特别是化脓性细菌入侵的第一道防线。中性粒细胞在血液中停留的时间平均只有 6~8 小时,很快穿过血管壁进入组织发挥作用。当机体某一部位受到细菌侵犯时,中性粒细胞以变形运动穿出毛细血管,聚集到细菌感染部位,大量吞噬、杀灭细菌,发挥重要的防御作用。中性粒细胞吞噬细菌后,自身也死亡,成为脓细胞。此外,它还参与吞噬、清除衰老、坏死的细胞和组织碎片、抗原抗体复合物等。当中性粒细胞的数量明显减少(至 $1.0\times10^9/L$)时,机体的抵抗力明显下降,易发生感染。

(2) 嗜酸性粒细胞:直径 10~15μm,核常为 2 叶,瑞氏染色下胞质内充满粗大、均匀的橘红色的嗜酸性颗粒。

嗜酸性粒细胞虽有微弱的吞噬能力,但因缺乏蛋白水解酶,基本上无杀菌作用。细胞内的嗜酸性颗粒是一种溶酶体,除含一般溶酶体酶外,还含有组胺酶、芳基硫酸酯酶和四种阳离子蛋白等。组胺酶可分解组胺,芳基硫酸酯酶可灭活白三烯,四种阳离子蛋白可杀灭寄生虫,因此嗜酸性粒细胞在体内的主要功能有:①限制嗜碱性粒细胞在速发型过敏反应中的作用。嗜酸性粒细胞从三个方面限制嗜碱性粒细胞的活性:产生前列腺素 E,抑制嗜碱性粒细胞合成和释放生物活性物质。吞噬嗜碱性粒细胞所释放的颗粒,使其所含的生物活性物质不能发挥作用。释放组胺酶,破坏嗜碱性粒细胞所释放的组胺的活性,从而减弱过敏反应。②参与对蠕虫的免疫反应,嗜酸性粒细胞对寄生虫有很强的杀灭作用。因此,过敏反应或某些寄生虫感染时,常伴血液中嗜酸性粒细胞数目的升高。

(3) 嗜碱性粒细胞:数量最少,细胞呈球形,直径 10~12μm。胞核分叶,呈 S 形或不规则形,着色较浅。胞质内含有大小不等、分布不均的嗜碱性颗粒,染成紫蓝色,颗粒内含有肝素、组胺和嗜酸性粒细胞趋化因子 A 等,故嗜碱性粒细胞与肥大细胞一样也参与过敏反应。

成熟的嗜碱性粒细胞能常存在于血液中,在机体发生炎症时受趋化因子的诱导迁移到组织中。当嗜碱性粒细胞被活化时,不仅能释放颗粒内的介质,还可合成白三烯(过敏性慢反应物质)和白细胞介素-4(IL-4)等细胞因子。嗜碱性粒细胞释放的组胺、过敏性慢反应物质可使毛细血管壁的通透性增加,引起局部充血水肿,支气管、胃肠道等处的平滑肌收缩而引起荨麻疹、哮喘、腹痛、腹泻等过敏反应症状;释放的肝素具有抗凝血作用,有利于保持血管通畅,使吞噬细胞能迅速到达所需部位,还作为酯酶的辅基,可加快脂肪分解为游离脂肪酸。此外,嗜碱性粒细胞还能释放嗜酸性粒细胞趋化因子 A,后者能吸引嗜酸性粒细胞聚集于局部,减轻过敏反应。研究显示,嗜碱性粒细胞在机体抗寄生虫免疫应答中可能也发挥重要作用。

2. 无颗粒细胞

(1) 单核细胞:是白细胞中体积最大的,直径 14~20μm,呈圆形或椭圆形。胞核呈卵圆形、肾形、马蹄形或不规则形等;胞质呈弱嗜碱性,含有许多细小的嗜天青颗粒。

单核细胞具有活跃的变形运动、明显的趋化性和一定的吞噬能力。血液中的单核细胞是尚未成熟的细胞，它在血液中停留 2~3 天后便穿出血管壁进入到组织，发育转化成巨噬细胞。巨噬细胞体积增大，细胞内溶酶体颗粒增多，具有比中性粒细胞更强的吞噬能力。巨噬细胞的主要功能是：吞噬消灭病毒、疟原虫、真菌及结核分枝杆菌等；清除变性的蛋白质、衰老受损的细胞及碎片；识别和杀伤肿瘤细胞；加工和处理抗原，激活淋巴细胞的特异性免疫功能；激活的单核巨噬细胞还能合成和释放多种细胞因子，如集落刺激因子、白细胞介素（IL-1、IL-3、IL-6 等）、肿瘤坏死因子、干扰素等，参与调节其他细胞的活动，并在特异性免疫反应中起重要的作用。

（2）淋巴细胞：圆形或椭圆形，大小不等。按照直径大小可分为小淋巴细胞（5~8μm）、中淋巴细胞（9~12μm）、大淋巴细胞（13~20μm）。小淋巴细胞数量最多，细胞核大而圆，染色深，胞质很少，在核周成一窄缘，嗜碱性，染成蔚蓝色，含少量嗜天青颗粒。

淋巴细胞是机体内主要的免疫细胞，常在血液、淋巴系统和组织间隙之间往返循环流动，在免疫应答反应中起核心作用。根据细胞生长发育的过程、表面标志和功能的不同，可分为三大类：①T 淋巴细胞：由骨髓生成的淋巴干细胞在胸腺的作用下发育成熟，称为胸腺依赖淋巴细胞，简称 T 细胞，受抗原刺激后增殖分化，主要执行细胞免疫功能；②B 淋巴细胞：在骨髓或肠道淋巴组织中发育成熟，称为骨髓依赖淋巴细胞，简称 B 细胞，主要停留在淋巴组织内，执行体液免疫功能。通常受抗原刺激后分化为浆细胞，分泌抗体，特异性识别、结合抗原，发挥作用；③自然杀伤细胞：**自然杀伤细胞**（natural killer cell，NK 细胞）无需抗原致敏，可不借助抗体即具有自然杀伤肿瘤细胞或被病毒感染的细胞的能力，是机体固有免疫的重要执行者。

（三）白细胞的生成和调节

白细胞起源于骨髓的造血干细胞，经历造血干细胞、定向祖细胞、可识别的前体细胞等阶段而生成具有各种功能的成熟白细胞。

粒细胞和单核细胞的生成受**集落刺激因子**（colony stimulating factor，CSF）的调节。CSF 在体外可刺激造血细胞形成集落。研究发现，CSF 包括粒细胞-巨噬细胞集落刺激因子（GM-CSF）、粒细胞集落刺激因子（G-CSF）、巨噬细胞集落刺激因子（M-CSF）等。GM-CSF 由活化的淋巴细胞产生，能刺激中性粒细胞、嗜酸性粒细胞和单核细胞生成；与骨髓基质细胞产生的干细胞因子联合作用，GM-CSF 还能刺激早期造血干细胞与祖细胞的分化。G-CSF 由巨噬细胞、内皮细胞和间质细胞释放，主要是促进粒系祖细胞和前体细胞的增殖与分化，增强成熟粒细胞的功能，还可以动员骨髓中干细胞与祖细胞进入血液。GM-CSF 和 M-CSF 可诱导单核细胞的生成。此外，转化生长因子 β 和乳铁蛋白等可直接抑制白细胞生成。抑制性因子与促白细胞生成的刺激因子共同调节白细胞的正常生成。重组 GM-CSF 和 G-CSF 已在临床用于中性粒细胞减少症的治疗。

（四）白细胞的破坏

粒细胞和单核细胞主要在组织中发挥作用，因此各种白细胞的寿命长短不一，很难准确判断。一般来说，中性粒细胞在循环血液中停留 8 小时左右即进入组织，4~5 天后即衰老死亡，或经消化道排出；若有细菌入侵，粒细胞在吞噬活动中可因释放出的溶酶体酶过多而发生"自我溶解"，与被杀灭的细菌和组织碎片一起构成脓液。单核细胞在循环血液中 2~3 天后进入组织，继续发育成巨噬细胞，在组织中可生存 3 个月左右。淋巴细胞一般寿命较长，它们往返于血液、组织液、淋巴液之间，并可在淋巴结等处增殖分化。

三、血小板

（一）血小板的形态和数量

血小板（thrombocyte，platelet）是骨髓巨核细胞脱落的胞质碎片，呈双凸圆盘状，直径 2~

4μm，无细胞核，但有完整的细胞膜。在受到机械或化学刺激被激活时，则伸出突起，呈不规则形。在血涂片中，血小板常呈多角形，聚集成群（图15-3）。血小板中央部分有着蓝紫色的颗粒，称颗粒区；周边部呈均质浅蓝色，称透明区。在电镜下可以看到其相当复杂的超微结构，如致密体、α颗粒、溶酶体、过氧化物酶体、开放小管系统、致密小管系统、微管和微丝等。这些结构均与血小板功能密切相关。

健康成人的血小板数量是（100～300）×10^9/L，平均为160×10^9/L。正常人体血小板计数可有6%～10%的变动范围，通常午后较清晨多；冬季较春季多；剧烈运动后及妊娠中、晚期增多；静脉血较毛细血管血的血小板数量多。

血小板有维护血管壁完整性的功能，当血小板数量少于50×10^9/L时，患者因毛细血管脆性增高，可发生异常出血，如皮肤、黏膜出现瘀点、瘀斑，甚至大块紫癜，称为血小板减少性紫癜；若血小板的数量超过1 000×10^9/L时，则容易形成血栓，应采取必要的防栓措施。

（二）血小板的生理特性

1. 黏附　指血小板与非血小板表面黏着的过程。血小板不能黏附于正常内皮细胞的表面；一旦血管内皮细胞受损，血小板即可黏附于内皮下组织，激发后续的血小板聚集过程。

2. 聚集　指血小板黏附在血管壁后，彼此黏着在一起的现象。当血小板受到刺激时，血小板发生聚集形成血小板栓子。若血管损伤很小，血小板栓子可完全阻止血液流失，这对于微小血管损伤的封闭极为重要。血小板聚集可分为两个时相：第一时相发生迅速，但可解聚，称为可逆性聚集；第二时相发生较慢，聚集后不能解聚，称为不可逆聚集。引起血小板聚集的生理性因素主要有胶原、**二磷酸腺苷**（adenosine diphosphate，ADP）、肾上腺素、组胺、5-羟色胺（5-HT）、凝血酶、血栓烷A_2（TXA_2）等；病理性因素有细菌、病毒、抗原抗体复合物及某些药物等。其中，ADP是引起血小板聚集最重要的物质。

3. 释放　血小板受到刺激后，在发生黏附和聚集的同时，将贮存在致密体、α颗粒或溶酶体内的多种活性物质排出的现象称为血小板释放。血小板释放的物质包括致密体中的ADP、ATP、5-HT、Ca^{2+}，α颗粒中的β-血小板球蛋白质、纤维蛋白原、血小板因子4（PF_4）、凝血因子Ⅴ（FⅤ）等，以及溶酶体中的酸性蛋白水解酶和组织水解酶等。血小板释放的这些物质有进一步促进血小板聚集、血管收缩、促进伤口愈合与血管再生、加速血液凝固等多种复杂的生理功能。

4. 收缩　血小板具有收缩能力。在血小板中含有与骨骼肌类似的收缩蛋白系统，如肌动蛋白、肌球蛋白、微管和微丝等。血小板活化后，胞质中的Ca^{2+}浓度增高引起血小板收缩反应，导致血块回缩，形成坚实的止血栓。临床上常根据体外血凝块回缩的状态大致估计血小板的数量与功能是否正常。

5. 吸附　血小板表面能吸附血浆中多种凝血因子（如因子Ⅰ、Ⅴ、Ⅺ、Ⅻ等）。当血管内皮受损时，血小板在破损的局部黏附和聚集，通过吸附作用使局部凝血因子的浓度升高，有利于血液凝固和生理性止血。

（三）血小板的生理功能

血小板的主要生理功能是参与止血、促进凝血和保持血管壁的完整性。

1. 参与生理性止血　正常情况下，小血管破损引起的出血在几分钟内会自行停止，这一现象称为**生理性止血**（hemostasis）。临床上常用小针刺破耳垂或指尖使自然出血，然后测定出血延续时间，这段时间称为**出血时间**（bleeding time）。出血时间的长短反映生理性止血功能的状态，正常不超过9分钟（模板法）。生理性止血过程主要包括血管收缩、血小板栓子形成、血液凝固三个环节（图15-6），这三个环节相继发生、相互重叠并且彼此密切相关。

笔记栏

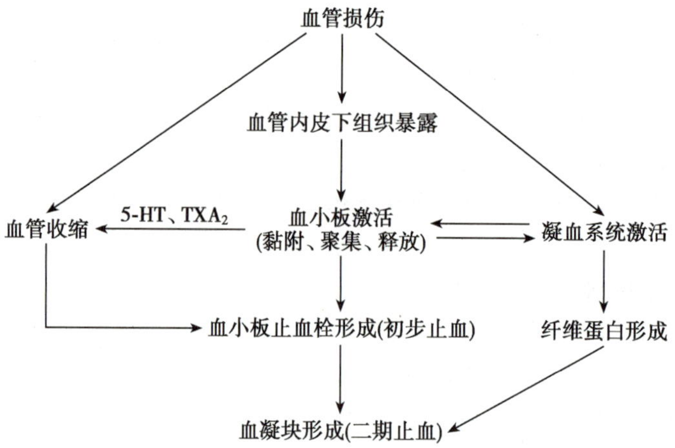

图 15-6 生理性止血过程示意图

5-HT:5-羟色胺;TXA_2:血栓烷 A_2

生理性止血首先表现为受损局部血管和邻近的小血管收缩,以减少局部血流。如血管破损小,可使血管破口封闭,达到制止出血的效果。引起血管收缩的主要原因有:①损伤刺激反射性引起血管收缩;②血管壁损伤引起局部血管肌源性收缩;③黏附于损伤处的血小板释放 TXA_2、5-HT 等缩血管物质,引起血管收缩。血管损伤后,由于内皮下胶原的暴露,血小板黏附、聚集,形成血小板血栓堵塞伤口,达到初步的止血作用。血液凝固的发生可进一步加固止血栓,称为二期止血。

2. 促进血液凝固 血小板促进血液凝固的主要环节包括:①激活的血小板提供磷脂表面,以利血液凝固反应的进行;②吸附大量凝血因子,使局部的凝血因子浓度升高,并相继激活,极大地提高凝血酶原转变成凝血酶的速度;③α 颗粒释放纤维蛋白原,增加纤维蛋白的形成,可加固血凝块;④血凝块中的血小板伸出伪足进入纤维蛋白网,血小板内的收缩蛋白收缩,使血凝块回缩形成坚实的止血栓。

3. 保持血管壁的完整性 血小板可以融合入血管内皮细胞,而且能随时沉着于血管壁,以填补内皮细胞脱落留下的空隙。此外,血小板还可释放血管内皮生长因子、血小板源生长因子,促进血管内皮细胞、平滑肌细胞、成纤维细胞的增殖,也有利于受损血管的修复。

(四)血小板的生成与调节

血小板是红骨髓中成熟的**巨核细胞**(megakaryocyte)胞质脱落下来的胞质碎片,而巨核细胞从骨髓造血干细胞分化而来。一个巨核细胞可产生 2 000~5 000 个血小板。从原始巨核细胞到释放血小板入血需 8~10 天。进入血液的血小板约 2/3 存在外周血液中循环,其余的贮存于脾脏和肝脏。

血小板的生成受**血小板生成素**(thrombopoietin,TPO)的调节。TPO 能刺激造血干细胞向巨核系祖细胞分化,特异性地促进巨核祖细胞增殖、分化及巨核祖细胞成熟并释放血小板。研究发现造血干细胞、巨核细胞与血小板的胞膜上都存在 TPO 受体,提示 TPO 对血小板生成的全过程均有一定的调控作用。此外,TPO 与其他造血因子有协同作用,促进其他血细胞生成。

(五)血小板的破坏

血小板进入血液后,平均寿命为 7~14 天,但只有最初 2 天具有生理功能。衰老的血小板可在脾、肝、肺组织中被吞噬破坏;也可融入血管内皮细胞,或发生聚集、释放反应时在血管内破坏。

笔记栏

第三节 血液凝固和纤维蛋白溶解

一、血液凝固

血液凝固(blood coagulation)简称凝血,指血液由流动的液体状态变成不能流动的凝胶状态的过程。凝血的实质就是使血浆中可溶性的纤维蛋白原转变为不溶性的纤维蛋白的过程。纤维蛋白形成多聚体,交织成网,并网罗血细胞,形成血凝块。凝血后1~2小时,血凝块会发生收缩,并释出淡黄色的液体,称为**血清**(serum)。血清与血浆的区别在于血清中缺少纤维蛋白原和凝血发生时消耗掉的一些凝血因子,而增添了一些凝血时由血管内皮细胞和血小板释放出的化学物质。血液凝固是一系列复杂的酶促反应过程,需要多种凝血因子参与。

(一)凝血因子

血浆与组织中直接参与血液凝固的物质,统称为**凝血因子**(coagulation factor或clotting factor)。已知的凝血因子主要有14种,其中由国际凝血因子命名委员会按照发现的先后顺序,以罗马数字编号的有12种,即凝血因子Ⅰ~ⅩⅢ(简称FⅠ~FⅩⅢ,其中FⅥ是血清中活化的FⅤa,已被取消)。此外,参与凝血的还有高分子激肽原(HK)、前激肽释放酶(PK)等(表15-1)。

表15-1 凝血因子的某些特性

因子	同义名	合成部位	主要激活物	主要抑制物	主要功能
Ⅰ	纤维蛋白原	肝细胞	凝血酶		形成纤维蛋白,参与血小板聚集
Ⅱ	凝血酶原	肝细胞(需维生素K)	凝血酶原酶复合物	抗凝血酶	凝血酶促进纤维蛋白原转变为纤维蛋白;激活FⅤ,FⅧ,FⅨ,FⅩⅢ和血小板,正反馈促进凝血;与内皮细胞上的凝血酶调节蛋白结合而激活蛋白质C和凝血酶激活的纤溶抑制物(TAFI)
Ⅲ	组织因子(TF)	内皮细胞和其他细胞			作为FⅦa的辅助因子,是生理性凝血反应过程的启动物
Ⅳ	钙离子(Ca^{2+})	—			辅因子
Ⅴ	前加速素易变因子	内皮细胞和血小板	凝血酶和FⅩa,以凝血酶为主	活化的蛋白质C	作为辅因子加速FⅩa对凝血酶原的激活
Ⅶ	前转变素稳定因子	肝细胞(需维生素K)	FⅩa,FⅨa,FⅦa	TFPI,抗凝血酶	与TF形成Ⅶa-组织因子复合物,激活FⅩ和FⅨ
Ⅷ	抗血友病因子	肝细胞	凝血酶,FⅩa	不稳定,自发失活;活化的蛋白质C	作为辅因子,加速FⅨa对FⅩ的激活
Ⅸ	血浆凝血活酶	肝细胞(需维生素K)	FⅪa,Ⅶa-组织因子复合物	抗凝血酶	FⅨa与Ⅷa形成FⅩ酶复合物激活FⅩ为FⅩa

笔记栏

续表

因子	同义名	合成部位	主要激活物	主要抑制物	主要功能
Ⅹ	Stuart-Prower 因子	肝细胞（需维生素K）	Ⅶa-TF 复合物，FⅨa-Ⅷa复合物	抗凝血酶，TF-PI	与FⅤa结合形成凝血酶原复合物激活凝血酶原，FⅩa还可激活FⅦ，FⅧ和FⅤ
Ⅺ	血浆凝血活酶前质	肝细胞	FⅫa，凝血酶	α_1抗胰蛋白酶，抗凝血酶	激活FⅨ为FⅨa
Ⅻ	接触因子或Hageman因子	肝细胞	胶原、带负电的异物表面	抗凝血酶	激活FⅪ为FⅪa，激活纤溶酶原，激活前激肽释放酶
ⅩⅢ	纤维蛋白稳定因子	肝细胞和血小板	凝血酶		使纤维蛋白单体相互交联聚合形成纤维蛋白网
HK	高分子激肽原	肝细胞			辅因子，促进FⅫa对FⅪ和对PK的激活，促进PK对FⅫ的激活
PK	前激肽释放酶	肝细胞	FⅫa	抗凝血酶	激活FⅫ为FⅫa

凝血因子的特点有：①除FⅣ（Ca^{2+}）外，其余的凝血因子均为蛋白质，而且多数在肝脏内合成，其中FⅡ、FⅦ、FⅨ、FⅩ的合成过程中需要维生素K的参与，又称依赖维生素K的凝血因子；②除FⅢ（又称**组织因子** tissue factor，TF）由组织损伤释放外，其余的凝血因子均存在于新鲜血浆中；③血液中具有酶特性的凝血因子都以无活性的酶原形式存在，必须通过其他酶的水解，暴露或形成活性中心后，才成为具有活性的酶，这一过程称为凝血因子的激活。习惯上在被激活的因子代号的右下角标上"a"（activated），如凝血酶原（FⅡ）激活成为凝血酶（FⅡa）。

（二）血液凝固过程

血液凝固过程可分为三个基本阶段：①凝血酶原酶复合物（也称凝血酶原激活物）形成；②凝血酶的形成；③纤维蛋白的形成（图15-7）。

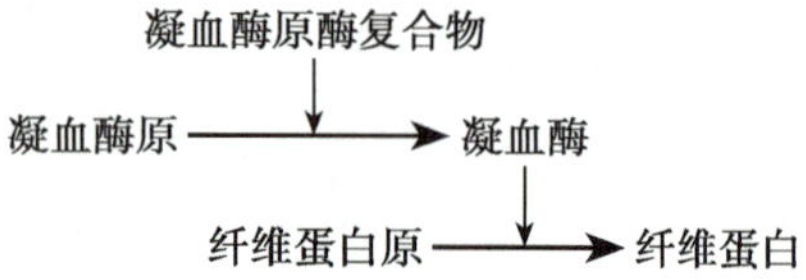

图15-7 血液凝固的三个基本阶段

1. 凝血酶原酶复合物的形成 根据凝血酶原酶复合物生成的途径，将凝血过程分为**内源性凝血途径**（intrinsic coagulation pathway）和**外源性凝血途径**（extrinsic coagulation pathway）两条途径。两者在启动方式和参与的凝血因子上有所不同，但两条途径中某些凝血因子可相互激活，故两者并不完全独立，最终都能激活FⅩ生成FⅩa（图15-8）。

（1）内源性凝血途径：指参与凝血的因子全部来自血浆，由FⅫ被激活所启动。FⅫ在体外可由带负电的物质如玻璃、白陶土、胶原纤维等所激活；在体内以血管内皮下胶原组织的激活作用最为重要。FⅫ接触到异物表面被激活成FⅫa后，转而使FⅪ激活，成为FⅪa。形成的FⅫa还可使前激肽释放酶（PK）生成激肽释放酶（K），K又能激活FⅫ，正反馈促进FⅫa的形成。FⅪa在Ca^{2+}的参与下将FⅨ转变为FⅨa。此外，FⅨ还能被FⅦa和组织因子复合物所激活。FⅨa再与FⅧa、Ca^{2+}、磷脂（PL）结合形成复合物，即可使FⅩ激活成FⅩa。

（2）外源性凝血途径：指启动凝血的是来自血液之外的FⅢ。FⅢ由受损组织释放。在Ca^{2+}的存在下，FⅢ与FⅦa形成复合物，进一步激活FⅩ成为FⅩa。生成的FⅩa又能反过来激活FⅦ，进而激活更多FⅩa，形成外源性凝血途径的正反馈。另外，FⅢ和FⅦa形成的复合物还能激活FⅨ成为FⅨa，从而将内、外源性凝血联系起来，共同完成凝血过程。

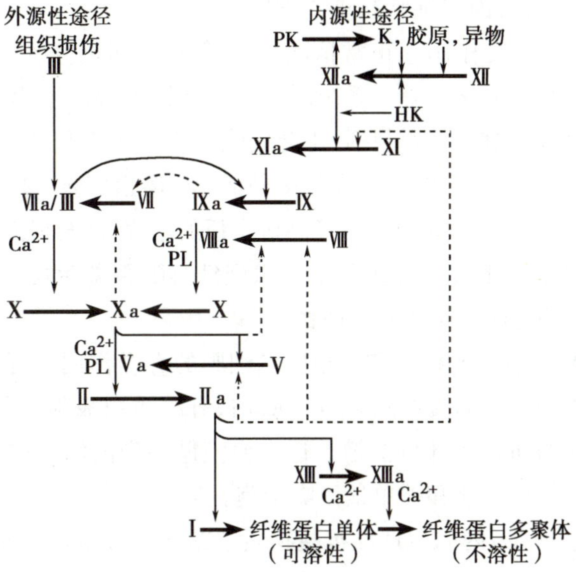

图 15-8 血液凝固过程示意图

——→催化作用　━━➔变化方向　----→正反馈促进

PL：磷脂；PK：前激肽释放酶；K：激肽释放酶；HK：高分子激肽原；罗马数字表示相应凝血因子

FⅩa 生成后，内源性和外源性凝血过程进入相同的途径，即在 Ca^{2+} 存在的条件下，与 FⅤa 在活化的血小板磷脂膜（PL）表面形成 FⅩa-FⅤa-Ca^{2+}-PL 复合物，此即凝血酶原酶复合物。

2. 凝血酶的形成　凝血酶原（FⅡ）在凝血酶原酶复合物的作用下激活成为凝血酶（FⅡa）。在该反应中，FⅩa 是直接发挥水解作用的蛋白酶，FⅤa 作为辅因子，可使 FⅩa 激活 FⅡ的速度提高 10 000 倍。

3. 纤维蛋白的形成　FⅡa 裂解纤维蛋白原形成纤维蛋白单体。在 FⅩⅢa 和 Ca^{2+} 的作用下，纤维蛋白单体相互聚合、交联形成不溶于水的纤维蛋白多聚体，组成牢固的纤维蛋白网，网罗血细胞形成血凝块（图 15-8）。

（三）生理性凝血机制

当机体内组织或器官损伤时，暴露出的组织因子和胶原虽可分别启动外源性凝血和内源性凝血两条途径，但临床观察发现，患有先天性缺乏 FⅫ和前激肽释放酶或高分子激肽原的患者几乎无出血症状，说明这些凝血因子并不是机体生理性凝血机制的必需因子。目前认为，外源性凝血途径在生理性凝血过程的启动中起重要作用，组织因子（FⅢ）是凝血反应的启动因子。

机体内凝血过程可分为启动和放大两个阶段。组织因子与 FⅦa 结合成复合物后，又激活 FⅩ成为 FⅩa 而启动凝血反应。在启动阶段由外源性凝血途径形成的少量凝血酶，可通过对 FⅤ、FⅧ、FⅪ和血小板的激活绕开 FⅫ，激活居下游的 FⅨ而产生放大效应，通过"截短的"内源性凝血途径形成大量的因子Ⅹ酶复合物，激活足量的 FⅩa 和凝血酶，完成纤维蛋白的形成过程。

（四）体内的抗凝机制

在日常生活中人体可有轻微的血管损伤发生，体内也常有凝血系统的激活，但在血管内循环的血液并不凝固；即使是组织损伤而发生生理性止血时，也仅限于在损伤的部位形成止血栓，并不延及到未损伤部位。这说明体内存在抗凝机制，对生理性凝血过程在时间和空间

笔记栏

上进行严格调控，其中，血管内皮细胞起重要作用。

1. 血管内皮细胞的抗凝作用　正常情况下，血管内皮可防止血小板、凝血因子与内皮下的成分接触，避免血小板活化和凝血系统的激活，起到屏障保护作用。血管内皮分泌多种物质参与机体生理性止血过程，主要包括：①合成硫酸乙酰肝素蛋白多糖覆盖于内皮细胞表面，与抗凝血酶结合后，可灭活 FⅡa、FⅩa 等多种活化的凝血因子；②血管内皮细胞合成、释放的前列环素（PGI_2）和一氧化氮（NO）可抑制血小板的聚集；③合成并在膜上表达凝血酶调节蛋白（TM），灭活 FⅤa、FⅧa；④合成分泌**组织型纤溶酶原激活物**（tissue-type plasminogen activator，t-PA），降解纤维蛋白，保证血管通畅。

2. 纤维蛋白的吸附、血流的稀释和单核巨噬细胞的吞噬作用　纤维蛋白与凝血酶有高度亲和力，在凝血过程中形成的凝血酶 85%～90% 被纤维蛋白吸附，不但有助于促进局部血液凝固，还避免了凝血酶向其他部位扩散。进入血液循环中的活化的凝血因子可被血流稀释，并被血浆中的抗凝物质灭活和被单核巨噬细胞吞噬。

3. 生理性抗凝物质　体内的生理性抗凝物质包括丝氨酸蛋白酶抑制物、组织因子途径抑制物和蛋白质 C 系统。

（1）丝氨酸蛋白酶抑制物：血浆中有许多丝氨酸蛋白酶抑制物，如：抗凝血酶、肝素辅助因子Ⅱ、蛋白酶连接抑制素、C_1 抑制物、α_2-巨球蛋白、α_2-抗纤溶酶、α_1-抗胰蛋白酶等。抗凝血酶是最重要的抑制物，可灭活 60%～70% 的凝血酶；其次是肝素辅助因子Ⅱ，可灭活 30% 的凝血酶。

抗凝血酶由肝细胞和血管内皮细胞产生，能与内源性途径产生的蛋白酶如凝血酶、凝血因子 FⅨa、FⅩa、FⅪa、FⅫa 等分子活性中心的丝氨酸残基结合而抑制其活性。当肝素缺乏时，抗凝血酶直接抗凝作用非常弱，不能有效地抑制凝血，但与肝素结合后，其抗凝作用可增强 2 000 倍。正常情况下，循环血液中几乎无肝素存在，抗凝血酶主要通过与内皮细胞表面的硫酸乙酰肝素结合，从而加强血管内皮的抗凝功能。

（2）肝素：**肝素**（heparin）是一种酸性黏多糖，主要由肥大细胞和嗜碱性粒细胞产生。肺、心、肝、肌肉等组织中含量丰富，生理情况下血浆中含量甚微。肝素主要通过增强抗凝血酶的活性而发挥间接的抗凝作用，无论在体内还是体外，其抗凝作用都很强，被作为抗凝剂广泛用于临床。肝素还可刺激血管内皮细胞释放**组织因子途径抑制物**（tissue factor pathway inhibitor，TFPI），故其在体内的抗凝作用强于体外。

（3）组织因子途径抑制物：是由小血管内皮细胞分泌的一种糖蛋白，为外源性凝血途径抑制物。目前认为，TFPI 是机体内主要的生理性抗凝物质，能与 FⅩa 和 FⅦa-组织因子复合物结合而抑制其活性。但只有结合 FⅩa 后，TFPI 才能结合 FⅦa-组织因子复合物。TFPI 还可与内皮细胞表面的硫酸乙酰肝素结合，因而，注射肝素可引起内皮细胞结合的 TFPI 释放，使血浆中的 TFPI 水平升高数倍。

（4）蛋白质 C 系统：FⅧa 和 FⅤa 分别是提高 FⅩ和 FⅡ激活速度的辅因子，蛋白质 C 系统可灭活 FⅧa 和 FⅤa，发挥抗凝作用。蛋白质 C 系统主要包括蛋白质 C、凝血酶调节蛋白、蛋白质 S 和蛋白质 C 的抑制物。蛋白质 C 是由肝脏合成的维生素 K 依赖因子，以无活性的酶原形式存在于血浆中。当凝血酶与损伤部位脱离，再与正常血管内皮细胞上的凝血酶调节蛋白结合后，可激活蛋白质 C，后者可水解灭活 FⅤa 和 FⅧa，抑制凝血酶和 FⅩa 的激活，避免凝血过程向周围正常血管部位扩展。蛋白质 C 活化后还可促进纤维蛋白溶解。在血浆中，蛋白 S 是蛋白质 C 活化的辅助因子，能增强其作用。

笔记栏

知识链接

促凝与抗凝

临床工作中常常需要采取各种措施促进或者防止血液凝固。外科手术中常用温热盐水纱布进行压迫止血,主要是通过纱布作为异物激活 FⅫ和血小板,而凝血又是一系列酶促反应过程,适当加温可使反应加速。相反,降低温度或增加异物的光滑面可延缓凝血。因血液凝固过程中多个环节都需要 Ca^{2+} 的参加,通常使用枸橼酸钠、草酸铵和草酸钾作为体外抗凝剂,它们能与 Ca^{2+} 结合而除去血浆中的 Ca^{2+},从而起到抗凝的作用。由于少量的枸橼酸钠进入血液循环后不致产生毒性,因此也常用它作为抗凝剂来处理输血用的血液。维生素 K 拮抗剂如华法林可抑制 FⅡ、FⅦ、FⅨ、FⅩ等维生素 K 依赖性凝血因子的合成,具有体内抗凝的作用。

二、纤维蛋白溶解

正常情况下,机体组织损伤后所形成的止血栓在完成使命后将逐步溶解,从而保证血管的畅通,也有利于受损组织的修复和再生。止血栓的溶解主要依赖纤维蛋白溶解系统的作用。

纤维蛋白溶解(fibrinolysis)简称纤溶,是指纤维蛋白被分解液化的过程。纤溶系统包括**纤维蛋白溶解酶原**(plasminogen,简称纤溶酶原)、**纤溶酶**(plasmin)、**纤溶酶原激活物**(plasminogen activator)和纤溶抑制物。

纤溶的基本过程包括两个阶段:纤溶酶原的激活和纤维蛋白的降解(图 15-9)。

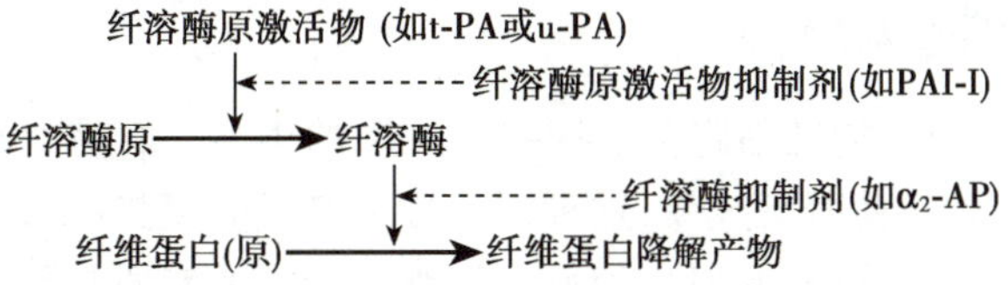

图 15-9 纤维蛋白溶解系统的激活与抑制示意图

→催化作用 ---→抑制作用 ➔变化方向

(一)纤溶酶原的激活

正常情况下,血浆中的纤溶酶以无活性的纤溶酶原形式存在,必须在纤溶酶原激活物的作用下,才能成为有活性的酶。纤溶酶原主要由肝脏合成,嗜酸性粒细胞也可少量合成。纤溶酶原激活物包括组织型纤溶酶原激活物(t-PA)、**尿激酶型纤溶酶原激活物**(urokinase-type plasminogen activator,u-PA)、激肽释放酶等,以前两者最为重要。t-PA 和 u-PA 分别由血管内皮细胞和肾小管、集合管上皮细胞产生。当纤维蛋白存在时,t-PA 和 u-PA 即可激活纤溶酶原。t-PA 的作用是将纤溶限制于血凝块局部,并增强局部纤溶强度;u-PA 的作用主要是溶解血管外纤维蛋白。此外,当血液与异物表面接触而激活 FⅫ时,机体一方面启动内源性凝血系统,另一方面也通过 FⅫa 激活激肽释放酶而激活纤溶系统,使体内凝血与纤溶相互配合,保持平衡状态。在体外循环的情况下,由于循环的血液大量接触带负电荷的异物表面,FⅫa 与激肽释放酶就成为纤溶酶原的主要激活物。

(二)纤维蛋白与纤维蛋白原的降解

纤溶酶属于丝氨酸蛋白酶,其最敏感的底物是纤维蛋白和纤维蛋白原。在纤溶酶的作用下，纤维蛋白和纤维蛋白原可被裂解为许多可溶性的小肽，称为纤维蛋白降解产物。这些降解产物通常不再发生凝固，部分降解产物还有抗凝血作用。纤溶酶是血浆中活性最强的蛋白水解酶，特异性较小，除主要降解纤维蛋白和纤维蛋白原外，对FⅡ、FⅤ、FⅧ、FⅩ、FⅫ等凝血因子也有一定的降解作用。当纤溶系统功能亢进时，机体可因血液中凝血因子大量分解及纤维蛋白降解产物的抗凝作用而发生出血倾向。

（三）纤溶抑制物

机体内有多种可抑制纤溶系统活性的物质，主要有**纤溶酶原激活物抑制物-1**（plasminogen activator inhibitor type-1，PAI-1）和α_2-抗纤溶酶（α_2-antiplasmin，α_2-AP）。PAI-1主要由血管内皮细胞产生，通过与t-PA和u-PA结合而使之灭活。α_2-AP主要由肝脏产生，血小板α-颗粒中也贮有少量的α_2-AP。α_2-AP可通过与纤溶酶结合成复合物而抑制纤溶酶的活性。

正常情况下，血管内皮细胞分泌的PAI-1量10倍于t-PA，加之α_2-AP对纤溶酶的抑制作用，血中纤溶活性很低。当血管壁上有纤维蛋白形成时，血管内皮分泌t-PA增多。同时，因纤维蛋白对t-PA和纤溶酶原有较高的亲和力，使t-PA、纤溶酶原与纤维蛋白结合，既有利于t-PA对纤溶酶原的激活又可避免PAI-1对t-PA的灭活。结合于纤维蛋白上的纤溶酶也可避免被血液中α_2-AP灭活。上述作用保证血栓形成的部位既有适度纤溶过程，又不会引起全身性纤溶亢进，以维持凝血和纤溶之间的动态平衡。

临床上常用的止血药氨甲苯酸、氨基己酸和氨甲环酸等，就是抑制纤溶酶的生成及其作用。

第四节 血型与输血

一、血型与红细胞凝集

血型（blood group）通常指红细胞膜上特异性抗原的类型。若将血型不相容的两个人的血液混合，会出现红细胞彼此凝集成簇，这种现象称为**红细胞凝集**（agglutination）。在补体的作用下，可引起凝集的红细胞破裂，发生溶血。红细胞凝集的实质是红细胞膜上的特异性抗原（**凝集原**，agglutinogen）和相应的抗体（**凝集素**，agglutinin）发生的抗原-抗体反应。当给人体输入血型不相容的血液时，可在血管内发生红细胞凝集和溶血反应，大量血红蛋白释放并损害肾小管，同时常伴发过敏反应，严重时甚至危及生命。因此，血型鉴定是安全输血的前提。由于血型是由遗传因素决定的，血型鉴定在法医学和人类学的研究中也具有重要的意义。

白细胞和血小板除了也存在一些与红细胞相同的血型抗原外，还有其本身特有的血型抗原。白细胞上最强的同种抗原是**人类白细胞抗原**（human leukocyte antigen，HLA）系统。HLA是一个极复杂的抗原系统，在体内分布广泛，是引起器官移植后免疫排斥反应最重要的抗原。由于无关个体之间HLA表型完全相同的概率极低，所以HLA分型还是法医学鉴定个体或亲子关系的重要手段之一。人类血小板表面也有一些特异性的抗原系统，如PI、Zw、Ko等。血小板抗原与输血后血小板减少症的发生有关。

二、红细胞血型

目前，已经发现的红细胞血型系统有30多个，其中与临床关系最为密切的是ABO血型系统和Rh血型系统。

(一)ABO血型系统

1. ABO血型系统分型依据 ABO血型系统是1901年奥地利病理学家与免疫学家兰茨坦纳(Landsteiner)发现的第一个人类血型系统。根据红细胞膜上是否存在A抗原与B抗原,可将血液分为四种ABO血型:凡红细胞膜上只含A抗原的称为A型,只含B抗原的称为B型,两种抗原都存在的称为AB型,两种抗原都没有的称为O型。不同血型人的血浆或血清中含有不同的抗体,但不含与自身红细胞所含抗原相对应的抗体。即在A型血的血浆或血清中,只含抗B抗体;B型血的血浆或血清中只含抗A抗体;AB型血的血浆或血清中不含抗A和抗B抗体;而O型血的血浆或血清中则含有抗A和抗B抗体。

ABO血型系统还有几种亚型,其中最重要的亚型是A型中的A_1和A_2亚型。A_1型红细胞上含有A抗原和A_1抗原,而A_2型红细胞上仅含有A抗原;A_1型血的血清中只含有抗B抗体,而A_2型血的血清中则含有抗B抗体和抗A_1抗体。同理,AB型血型中也有A_1B和A_2B两种亚型(表15-2)。虽然在我国汉族人群中A_2型和A_2B型者分别只占A型和AB型人群的1%以下,但由于A_1型红细胞可与A_2型血清中的抗A_1抗体发生凝集反应,而且A_2型和A_2B型红细胞比A_1型和A_1B型红细胞的抗原性弱得多,在用抗A抗体作血型鉴定时,容易将A_2型和A_2B型血误定为O型和B型。因此在输血时应特别注意A_2和A_2B亚型的存在。

表15-2 ABO血型系统中的抗原和抗体

血型		红细胞上的抗原	血清中的抗体
A型	A_1	$A+A_1$	抗B
	A_2	A	抗B+抗A_1
B型		B	抗A
AB型	A_1B	$A+A_1+B$	无
	A_2B	A+B	抗A_1
O型		无A,无B	抗A+抗B

2. ABO血型系统的抗原 ABO血型系统的各种抗原特异性主要决定于红细胞膜上的糖蛋白或糖脂上所含的糖链。这些糖链都是由暴露在红细胞表面的少数糖基所组成的寡糖链。A抗原和B抗原的特异性就是由寡糖链的组成和连接顺序所决定。A抗原和B抗原都是在H抗原的基础上形成的,而H抗原又是在另一个含有四个糖基的前驱物质的基础上形成的(图15-10)。基因决定催化何种糖基连接在前驱物质的哪个位置上,从而间接控制血型抗原特异性寡糖链的组成,形成不同的ABO血型。H抗原的抗原性弱,血浆中一般不含有抗H抗体。

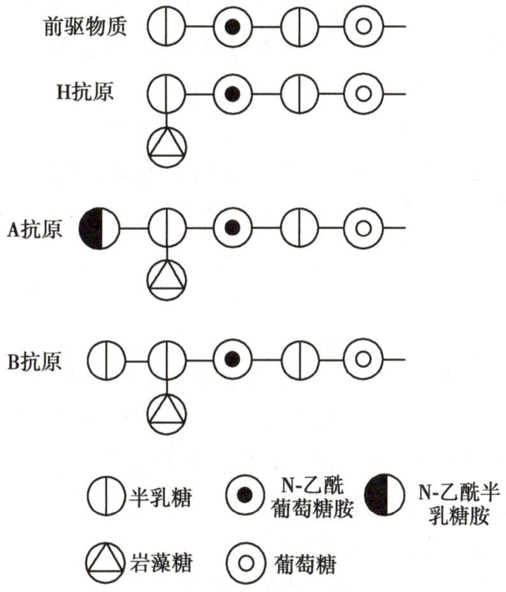

图15-10 ABH抗原物质的化学结构

3. ABO血型系统的抗体 血型抗体分为天然抗体和免疫抗体两类。ABO血

笔记栏

型系统的抗体是天然抗体。新生儿的血液中无ABO血型系统抗体，出生后2~8个月开始产生，8~10岁时达高峰。天然抗体多属IgM，分子质量大，不能透过胎盘。因此，与胎儿血型不合的孕妇，其血液中的ABO血型抗体不能通过胎盘到达胎儿体内，不会使胎儿的红细胞发生凝集而破坏。免疫抗体是由于机体接受自身不存在的红细胞抗原刺激所产生的。免疫抗体属IgG抗体，分子质量小，可以透过胎盘进入胎儿体内。若母体因过去外源性A抗原或B抗原进入体内产生免疫性抗体时，与胎儿ABO血型不合的孕妇，可因母体内的免疫性抗体进入胎儿体内而引起胎儿红细胞的破坏，发生新生儿溶血。

正确地鉴定血型是保证输血安全的重要基础。常规的ABO血型定型包括正向和反向两种类型。正向定型是用抗A与抗B抗体来检测红细胞上有无A或B抗原；反向定型是用已知血型的红细胞检测血清中有无抗A或抗B抗体，结果判断参见表15-3。

表15-3 红细胞常规ABO定型

正向定型			反向定型			
B型血清（抗A）	A型血清（抗B）	O型血清（抗A，抗B）	A型红细胞	B型红细胞	O型红细胞	血型
-	-	-	+	+	-	O
+	-	+	-	+	-	A
-	+	+	+	-	-	B
+	+	+	-	-	-	AB

知识链接

ABO血型的遗传

人类ABO血型系统中，控制A、B、H凝集原生成的基因位于9号染色体的一对等位基因上。这对染色体上只能出现A、B、H三个等位基因中的两个，分别由父母各遗传一个给子代，它们决定了子代血型的基因型。A和B基因为显性基因，O基因为隐性基因。3个基因可组成6组基因型，而血型的表现型只有4种。因此，红细胞膜表现O型或AB型，其基因型只能是OO或AB；而表现型是A和B，则基因型分别可能是AA、AO和BB、BO。了解血型的遗传规律可以推知子女可能的血型和不可能有的血型，因此可推断亲子关系。但必须注意的是，医学上依据血型做判断时，只能作出否定的判断，不能作肯定的判断，只有进行基因检测才能作出肯定的亲子判断。

（二）Rh血型系统

1. Rh血型系统的发现与分布　1940年，兰茨坦纳与维勒（Wiener）在**恒河猴**（Rhesus monkey）红细胞表面发现一类凝集原，即Rh抗原。这种血型系统称为Rh血型系统，它是仅次于ABO血型的另一重要的血型系统。在我国汉族和其他大部分少数民族的人群中，Rh阳性者约占99%，Rh阴性者只占1%左右。但在某些少数民族中，Rh阴性的人数较多，如塔塔尔族15.8%，苗族12.3%。

2. Rh血型系统的抗原与分型　Rh血型系统中的抗原有50多种，与临床关系密切的有D、E、C、c、e五种。5种Rh血型抗原的抗原性的强弱依次排列为D、E、C、c、e，因D抗原的抗原性最强,临床意义最重要。通常将红细胞膜上存在 D 抗原者称为 Rh 阳性,无 D 抗原者称为 Rh 阴性。控制 Rh 血型抗原的等位基因位于 1 号染色体上,抗原的特异性决定于蛋白质的氨基酸序列。Rh 血型抗原只存在于红细胞上,在出生时已发育成熟。

3. Rh 血型系统的抗体 与 ABO 血型系统不同,人的血清中不存在抗 Rh 的天然抗体,只有当 Rh 阴性者接受 Rh 阳性血液后,才会通过体液性免疫产生抗 Rh 抗体。因输血后 2~4 个月血清中的抗 Rh 抗体水平才达到高峰,所以 Rh 阴性者首次接受 Rh 阳性血液时一般不产生明显反应,但再次或多次接受 Rh 阳性血液时,就会发生凝集反应。

Rh 血型系统的抗体主要是 IgG,分子质量较小,能透过胎盘。因此,当 Rh 阴性的孕妇怀有 Rh 阳性的胎儿时,胎儿的红细胞因某种原因(如分娩时胎盘剥离)进入母体,使母体产生抗 Rh 抗体,此抗体即可通过胎盘进入胎儿的血液,导致胎儿的红细胞发生溶血,引起新生儿溶血性贫血,严重时可导致胎儿死亡。由于一般只有在分娩时才有足量的胎儿红细胞进入母体,且母体血液中的抗体浓度增加缓慢,故 Rh 阴性的母亲怀第一胎 Rh 阳性胎儿时,很少发生新生儿溶血;但若第二次妊娠仍是 Rh 阳性胎儿,母体内的抗 Rh 抗体可进入胎儿体内,引起新生儿溶血。

三、输血原则

输血(blood transfusion)已经成为临床治疗某些疾病、抢救伤员生命和保证一些手术顺利进行的一种特殊而重要的手段。但如果输血不当,将会造成严重后果。为确保输血安全,必须严格遵守输血原则。输血两原则是:血型相合,配血相合。

(一)血型相合

在输血前,首先必须鉴定血型,保证 ABO 血型相合,因为这一系统的不相容输血常引起严重的反应。生育年龄的妇女和需要反复输血的患者,还必须使供血者与受血者的 Rh 血型相合,避免受血者在被致敏后产生抗 Rh 抗体。

(二)配血相合

即使在 ABO 系统血型相同的人之间进行输血,在输血前也必须进行**交叉配血试验**(cross match test)。交叉配血试验有主、次侧之分,主侧是将供血者的红细胞与受血者的血清进行配合试验;次侧是将受血者的红细胞与供血者的血清进行配合试验(图 15-11)。若主、次侧均不发生凝集反应,则为配血相合,可以进行输血;若主侧发生凝集反应,则为配血不合,不能输血;如果主侧不发生凝集反应,而次侧发生凝集反应,则只能在紧急情况下,缓慢少量(不宜超过 200ml)输血,且密切监视输血过程,一旦发生输血反应,必须立即停止输血。O 型血的人曾被称为"万能供血者",他们的血液可以输给其他血型的人。但目前认为这种输血是不足取的,虽然 O 型的红细胞上没有 A 和 B 抗原,不会被受血者的血浆凝集,但 O 型人的血浆中的抗 A 和抗 B 抗体能与其他血型受血者的红细胞发生凝集反应。当输入的血量较大时,供血者血浆中的抗体未被受血者的血浆足够稀释时,受血者的红细胞会被广泛凝集。

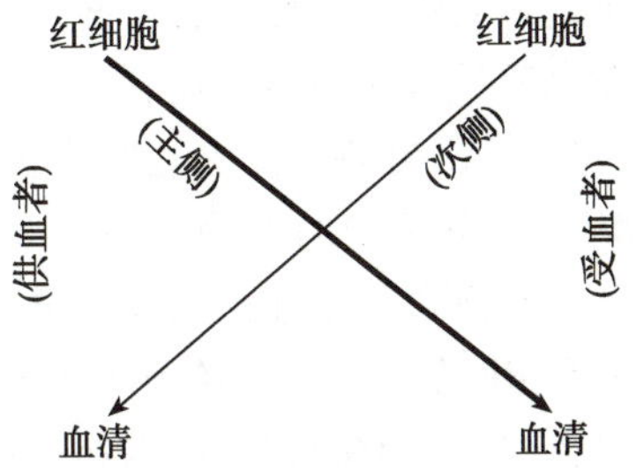

图 15-11 交叉配血试验示意图

总之,输血是一个多环节的过程,任何一个环节上的失误都将造成严重事故。因此,在输血时,必须严格遵守输血原则,注意密切观察;且在确实需要时才进行输血,绝不可盲目滥用。

随着医学科学技术的发展,输血疗法已从输注全血发展到成分输血。成分输血是把人

笔记栏

血液中的红细胞、粒细胞、血小板及血浆分别制备成高纯度或高浓度的制品，根据患者的不同需求进行输注。如严重贫血的患者主要是红细胞缺乏，总血量不一定减少，适合输入浓缩红细胞悬液；而大面积烧伤患者主要因创面渗出导致血浆大量丢失，适宜输入血浆或血浆代用品；对各种出血性疾病的患者，可根据疾病的情况输入浓缩血小板悬液或含凝血因子的新鲜血浆，以促进凝血或止血过程。成分输血不仅针对性强、节约血源，而且因纯度大、浓度高而疗效好，还可减少不良反应，使输血更加安全，已成为目前输血的主要手段。

近年来自体输血也得到迅速发展。自体输血是指收集患者自身血液进行回输。这种输血疗法不仅可以节约库血，减少输血反应和疾病传播，而且输血前不需要进行血型鉴定和交叉配血试验，是一种值得推广的安全输血方式。

学习小结

血液是一种液态的结缔组织，在心血管系统内循环流动。血液由血浆和血细胞构成。血浆是内环境的一个重要组成部分，主要由水和溶解于其中的蛋白质、电解质、小分子有机化合物、气体等物质组成。血浆的一项重要理化特性是渗透压，包括晶体渗透压和胶体渗透压。血浆晶体渗透压由小分子晶体物质形成，对维持细胞内外水平衡、保持血细胞的正常体积具有重要作用；血浆胶体渗透压由血浆蛋白质形成，对维持血管内外水平衡、保持血容量起重要作用。血细胞包括红细胞、白细胞和血小板。红细胞的主要功能是运输 O_2 和 CO_2；白细胞主要通过吞噬和免疫反应参与机体的防御功能；血小板的功能主要是参与止血、促进凝血和保持血管壁的完整性。血细胞生成是一个连续又分阶段的过程。红细胞生成所需的基本原料是铁和蛋白质，缺铁致血红蛋白合成不足时引起低色素小细胞性贫血；红细胞的发育、成熟过程中的辅助因子是维生素 B_{12} 和叶酸，缺乏时引起巨幼红细胞性贫血。

血液凝固是一系列复杂的酶促反应过程，需要多种凝血因子参与。血液凝固的实质是血浆中的纤维蛋白原转变为纤维蛋白。血液凝固过程分为三个基本阶段，分别是凝血酶原酶复合物形成、凝血酶的形成和纤维蛋白的形成。根据凝血酶原酶复合物生成的途径，可将凝血过程分为内源性和外源性两条凝血途径。在正常生理情况下，血液凝固、抗凝和纤维蛋白溶解三者处于动态平衡中，保证血液的正常循环流动。

血型通常指红细胞膜上特异性抗原的类型，与临床关系最为密切的是ABO血型系统和Rh血型系统。输血前必须要鉴定血型和做交叉配血试验，严格遵守“血型相合，配血相合”的输血原则，以确保输血安全。

扫一扫，测一测

（印媛君）

复习思考题

1. 临床上给患者大量输液时，为什么不能用蒸馏水？
2. 血清与血浆有何区别？怎样取得血清和血浆？
3. 如果没有标准血清，只知某人的血型是B型，是否可鉴定另一未知的血型？

第十六章 血液循环

笔记栏

16章PPT

PPT 课件

学习目标

1. 掌握心肌的生理特性，心动周期，心脏泵血过程及机制，心脏泵血功能的评价，影响心输出量的因素，动脉血压，微循环，心脏与血管的神经支配，降压反射，肾上腺素和去甲肾上腺素。

2. 熟悉心肌的生物电现象，体表心电图，心音，中心静脉压和影响静脉回心血量的因素，组织液的生成和回流，冠脉循环。

3. 了解心脏泵血功能的储备，各类血管的功能特点，血流动力学，动脉脉搏，淋巴液的生成和回流，其他体液调节因素，动脉血压的长期调节，肺循环，脑循环。

在心脏推动下，血液在心血管系统中按一定方向周而复始地循环流动，称为**血液循环**(blood circulation)。血液循环系统概念由英国人哈维于1628年提出，该系统由心脏和血管两部分组成，由体循环和肺循环两条途径构成。心脏是血液循环系统的动力器官，起着泵的作用，推动血液在血管内循环流动，而血管则是输送血液的管道以及进行物质交换的场所。

ER-16-1

知识链接：追求真理，揭示血液循环理论

血液循环系统的主要生理功能是物质运输，血液由左心室射出经主动脉及其各级分支后流到全身的毛细血管，在此与组织液进行物质交换，供给组织细胞氧和营养物质，以保证组织的新陈代谢正常进行。此外，循环系统通过运送激素等物质，对相应的靶器官或靶细胞进行体液调节；通过物质运输和热量运输，保证机体内环境的相对稳定。心脏和血管还具有内分泌功能，能够生成多种生物活性物质。

第一节　心肌的生物电现象和生理特性

正常心脏节律性的收缩和舒张源自窦房结细胞自律性兴奋。为了说明心脏自律性兴奋、收缩和舒张原理，我们必须先了解心肌细胞的生物电现象。心肌细胞按组织学和功能可分为工作细胞和特殊分化的心肌细胞两种；按有无自律性则可分为自律细胞和非自律细胞；按动作电位产生和传导的速度，又可分为快反应细胞和慢反应细胞。

工作细胞包括心房肌细胞和心室肌细胞，它们具有兴奋性、传导性和收缩性，但缺乏自律性。特殊分化的心肌细胞也称为特殊传导系统，包括窦房结P细胞、房室结、房室束、左右束支和浦肯野细胞，它们除了具有兴奋性和传导性之外，还具有自动产生节律性兴奋的能力，故称为**自律细胞**(autorhythmic cell)；它们含肌原纤维甚少或完全缺乏，故收缩功能已基本丧失。房室结的结区细胞既不具有收缩功能，也没有自律性，只保留了很低的传导性，是传导系统中的非自律细胞。

笔记栏

一、心肌细胞的生物电活动

心脏各部分心肌细胞在跨膜电位和兴奋传导速度上具有各自的特征(图 16-1)。

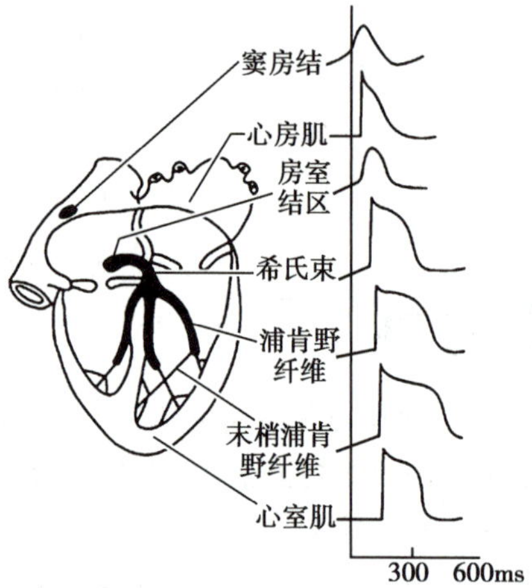

图 16-1 心脏各部分心肌细胞的跨膜电位

(一)心肌细胞的静息电位

工作细胞的静息电位约为-90mV,产生机制与神经细胞相似,接近 K^+平衡电位,如心室肌细胞的膜内外 K^+浓度比为 35∶1,静息状态下心肌细胞膜对 K^+的通透性高,而对 Na^+、Cl^-和有机负离子(A^-)等的通透性低,因此 K^+顺浓度梯度从膜内向膜外扩散,所形成的内负外正的电位差会阻止带正电荷的 K^+继续外流。当 K^+外流的动力(浓度差)与阻力(电位差)达到平衡时,K^+的跨膜净通量就为零。此时,细胞膜两侧稳定的电位差称为 K^+的平衡电位,它是工作细胞静息电位的主要离子基础。静息电位时,K^+外流主要通过 I_{K1} 通道。

心脏特殊传导系统中的自律细胞没有稳定的静息电位。当它们复极到**最大复极电位**(maximum repolarization potential)水平时,又进入自动去极化过程。窦房结的自律细胞称**起搏细胞**(pacemaker cell),简称 P 细胞,其最大复极电位为-70mV;而浦肯野细胞的最大复极电位可达-90mV 左右。

(二)心肌细胞的动作电位

兴奋时工作细胞从静息时的极化状态转为去极化和反极化状态,形成动作电位的上升部分;达到峰值后,继而转入复极化过程,最后又恢复到原先的极化状态。而自律细胞达到最大复极电位后,便转入自动去极化过程,到达阈电位后再次爆发动作电位。由于心肌细胞膜上离子通道具有多样性,因此心肌细胞动作电位形成机制以及电位变化较复杂。

1. 心室肌细胞的动作电位　依照动作电位产生过程,可将心室肌细胞的动作电位分为去极化 0 期和复极化 1、2、3、4 期五个时期(图 16-2)。

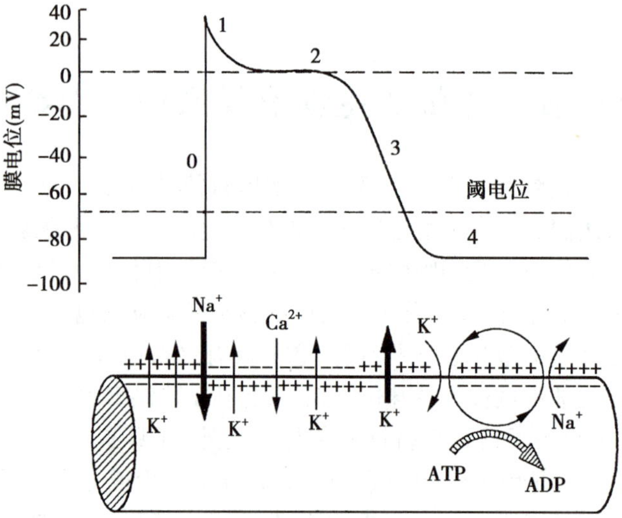

图 16-2 心室肌细胞动作电位和主要离子流示意图

（1）0期（去极化期）：心室肌细胞受到刺激而兴奋时，其膜电位从−90mV迅速上升到+30mV左右，形成心室肌细胞动作电位的上升支。该期变化幅度达120mV，用时1～2ms，在动作电位的整个过程中电位变化速率最大，约300V/s。0期去极化的机制是Na^+快速内流。刺激使心室肌细胞去极化达到阈电位时，激活膜上的快钠通道，大量Na^+顺着浓度梯度和电位梯度从膜外快速进入细胞内，形成了快Na^+内向电流（I_{Na}）。心室肌细胞、心房肌细胞和浦肯野细胞的0期内向离子电流均为I_{Na}，故称为快反应细胞。I_{Na}与膜去极化形成正反馈，使0期去极化呈再生性过程，在约1ms内迅速去极化达到Na^+平衡电位+30mV，此时达到电-化学平衡，Na^+的净通量为零，动作电位的上升支达到顶峰。快钠通道的特点是激活快，失活也快，开放时间短暂，可被河鲀毒素（TTX）所阻断。

（2）1期（快速复极初期）：为快速而短暂的早期复极化过程，膜电位由+30mV迅速下降到0mV左右，用时约10ms。0期和1期形成了心室肌细胞动作电位的锋电位。

1期复极过程是由**瞬时性外向离子流**（transient outward current，I_{to}）所致。因为K^+通道阻断剂如四乙胺和4-氨基吡啶等都可阻断I_{to}，故K^+是I_{to}的主要离子成分，K^+外流是1期的主要离子基础。

（3）2期（平台期）：在1期之后，膜电位几乎停滞于0mV左右，进入复极2期，又称为平台期，持续100～150ms。2期是心室肌细胞动作电位持续时间长的主要原因，也是心室肌细胞的动作电位区别于骨骼肌细胞和神经纤维动作电位的主要特征。

2期的形成主要与Ca^{2+}内流、K^+外流有关。心室肌细胞膜的钙通道激活与失活过程缓慢，开放持续时间长，属于慢通道，又称**L型钙通道**（L type Ca^{2+} channel），可被维拉帕米阻断，其电流为$I_{Ca\text{-}L}$。2期K^+外流有两种钾通道参与，一种是**延迟整流**（delayed rectification）钾通道，激活缓慢，随时间而逐渐增强，其电流为I_K；另一种是内向整流钾通道，它在去极化过程中关闭，随着复极化进程逐渐开放，其电流为I_{K1}。2期早期，Ca^{2+}内流和K^+外流处于平衡状态，膜电位基本稳定于0mV水平；随时间推移，钙通道逐渐失活、K^+外流逐渐增强，膜电位逐渐向继续复极化过渡，进入2期晚期。

（4）3期（快速复极末期）：平台期之后，膜电位由0mV逐渐向3期过渡；3期与2期之间无明显界限。进入3期，复极速度加快，直至膜电位恢复至静息电位水平，该期历时100～150ms。3期的离子流主要是K^+外流。平台期后钙通道完全失活，内向离子流终止，这时K^+外流仍在继续而且进一步加强。K^+外流使膜电位加大，而增大的膜电位又进一步促使K^+外流，膜电位很快达到原先的静息水平。0期去极化开始至3期复极化结束的时间称为**动作电位时程**（action potential duration，APD），心室肌细胞的动作电位时程为200～300ms。

ER-16-2 心室肌细胞跨膜电位及其离子流示意图

（5）4期（静息期）：3期结束，膜电位已恢复到−90mV静息电位水平。在4期，离子主动转运加强，将内流的Na^+和Ca^{2+}排出膜外，而将外流的K^+摄入膜内，从而恢复细胞内外各种离子的正常分布，而膜电位保持稳定。Na^+的排出和K^+的摄入依赖钠泵的转运；Ca^{2+}的排出主要依赖于细胞膜Na^+-Ca^{2+}交换体和钙泵。其中Na^+-Ca^{2+}交换是主要方式，通常每次顺浓度梯度将三个Na^+转入胞内，同时逆浓度梯度运出一个Ca^{2+}。

2. 自律细胞的动作电位　自律细胞与非自律细胞的主要区别在于自律细胞4期膜电位不稳定，自动产生去极化，到达阈电位后再次爆发动作电位。故4期自动去极化又称为**起搏电位**（pacemaker potential），是自律细胞产生自动节律性兴奋的基础。

（1）窦房结P细胞：P细胞动作电位的特点是0期去极化缓慢，时程较长，动作电位幅度较小，最大复极电位也较小；各期之间变化平缓，没有明显的1期和2期，没有稳定的静息电位；4期自动去极化速度最快，在各种自律细胞中其自律性最高，是正常心脏的起搏点。

0期去极化过程是由慢Ca^{2+}内向电流所引起，因此P细胞属于慢反应细胞。当自动去

笔记栏

极化达到阈电位水平时，激活了膜上的慢钙通道，即 L 型钙通道，膜对 Ca^{2+} 的通透性增加，Ca^{2+} 从膜外进入膜内，形成慢 Ca^{2+} 内向电流，实现缓慢的 0 期去极化。随后，钙通道逐渐失活，而 I_K 通道被激活，出现 K^+ 外向电流(I_K)，形成复极化 3 期。当 3 期复极完成，膜电位达到最大复极电位后转入 4 期。目前认为，主要有三种离子流参与 P 细胞动作电位 4 期自动去极化过程，其中一种是进行性减弱的外向电流 I_K，其余两种为逐渐增强的内向电流 I_f 和 $I_{Ca\text{-}T}$。

I_K 通道的激活和逐渐增强造成 I_K 外向电流，它是引起 P 细胞复极化的主要原因，但在复极化达-40mV 时，I_K 通道便开始逐渐失活，K^+ 外向电流随之逐渐减少。I_K 的时间依从性衰减是窦房结 P 细胞 4 期自动去极化的主要离子基础。

I_f 内向电流是一种进行性增强的内向离子流，主要是 Na^+ 电流。它在浦肯野细胞起搏活动中起着重要作用，但在窦房结 P 细胞其作用不如 I_K 外向电流的进行性衰减的作用那样重要。因为 I_f 通道的最大激活电位为-100mV 左右，而在正常情况下窦房结 P 细胞的最大复极电位仅为-70mV，这种差异可能是 4 期自动去极化过程中，I_f 在窦房结比浦肯野细胞所起的作用小得多的原因。

$I_{Ca\text{-}T}$ 是一种短暂的 Ca^{2+} 内向电流。P 细胞 4 期自动去极化至-50mV 时 T 型钙通道开始被激活，少量的 Ca^{2+} 内流，成为 4 期自动去极化后期的组成部分，加速了自动去极化的进程。

以上三种离子电流综合作用的结果，形成了窦房结 P 细胞的 4 期自动去极化过程。先是由 I_K 衰减和 I_f 参与自动去极化过程，使膜电位从最大复极电位逐步上升；继之，$I_{Ca\text{-}T}$ 开始发挥作用而使膜电位迅速达到阈电位水平，激活 $I_{Ca\text{-}L}$ 通道引起 0 期去极化过程，亦即产生新的动作电位(图 16-3)。

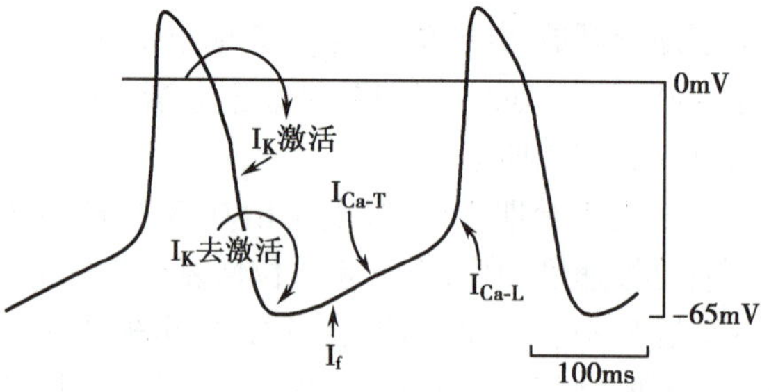

图 16-3 窦房结 P 细胞动作电位发生原理示意图

(2) 浦肯野细胞：浦肯野细胞的动作电位波形与产生机制与心室肌细胞的动作电位相似，最显著的不同之处是 4 期膜电位不稳定，可自动去极化；其与窦房结 P 细胞不同之处表现在动作电位的时程较长、0 期去极的速度较快、超射值较大、4 期自动去极化速度较慢和自律性较低。

浦肯野细胞 4 期自动去极化的机制包括外向钾离子流(I_K)递减以及内向 I_f 进行性递增两方面，其中 I_f 起主导作用。I_f 通道具有电压依赖性和时间依赖性，其激活程度随膜内负电位的加大和时间推移而增强，-60mV 时开始被激活，-100mV 时充分激活，故 I_f 被称为超极化激活的非特异性内向离子流。I_f 对细胞外 Na^+ 浓度的变化很敏感，可被低浓度的铯所阻断，但对 TTX 不敏感，说明 I_f 电流成分主要为 Na^+，但电流所经过的通道并不是对 TTX 敏感的快钠通道。此外，它是一种非特异性钠通道，除了 Na^+ 外，少量 K^+ 也参与了 I_f 的形成。

ER-16-3

各种心肌细胞动作电位模式图

二、心肌的生理特性

心肌组织具有兴奋性、自律性、传导性和收缩性四种生理特性，其中兴奋性、自律性和传导性以生物电活动为基础，为电生理特性；收缩性以肌丝滑行为基础，为机械特性。

笔记栏

（一）兴奋性

所有心肌细胞均具有兴奋性，即具有在受到阈刺激时产生动作电位的能力。衡量心肌的兴奋性可采用阈值作指标，阈值大表示兴奋性低，阈值小表示兴奋性高。

1. 影响心肌兴奋性的因素　心肌兴奋过程实质上是细胞膜电位从静息电位（或最大复极电位）去极化达到阈电位水平以及引起0期去极化的离子通道激活的过程。因此，心肌的兴奋性受到膜电位、阈电位、离子通道、细胞膜内外离子浓度差等因素的影响。

（1）静息电位或最大复极电位：如果静息电位负值增大，也就是超极化，膜电位离阈电位的距离随之增大，引起兴奋所需的阈刺激强度亦增大，心肌兴奋性则降低；反之，静息电位减小时，其与阈电位的差距缩小，所需的阈刺激强度亦减小，心肌兴奋性则增高。对于自律细胞来说，最大复极电位的水平对兴奋性也有影响。缺氧和细胞外 K^+ 浓度变化等都会影响静息电位水平，从而影响心肌兴奋性。

（2）阈电位：如果心肌细胞的静息电位保持不变，阈电位水平上移，则阈电位与静息电位之间的电位差增大，使阈刺激强度增大，心肌的兴奋性降低；反之，阈电位水平下移，则心肌的兴奋性增高。一般情况下，心肌的阈电位水平比较稳定，很少发生改变；而静息电位和最大复极电位水平易变，因此对心肌兴奋性的影响更为多见。

（3）离子通道的性状：离子通道具有**激活**（activation）、**失活**（inactivation）和**备用**（或称静息，resting）三种功能状态。激活是离子通道开放的过程，失活是离子通道的关闭过程。处于失活状态的离子通道不能被激活，只有在膜电位恢复至静息电位水平或最大复极电位水平时才能**复活**（reactivation）到备用状态，才具有再次兴奋的能力。由此可见，引起动作电位0期去极化的离子通道的功能状态是决定和影响心肌兴奋性的重要因素。

钠通道的性状是影响快反应心肌细胞兴奋性的主要因素。钠通道处于何种功能状态取决于膜电位水平以及相关的时间进程，因为其活动具有电压依从性和时间依从性。在 -90mV 的静息电位水平时，钠通道处于备用状态，此时通道关闭；一旦心肌细胞受到刺激，膜电位去极化达到阈电位水平，即激活钠通道，Na^+ 便通过该通道快速进入细胞内，引起膜电位的去极化和反极化，达到 Na^+ 平衡电位；随后钠通道失活，Na^+ 停止内流；经过复极化，膜电位恢复至静息电位水平，钠通道又复活，重新进入备用状态。

2. 心肌兴奋性的周期性变化　在一次兴奋过程中，心肌细胞的兴奋性会经历一系列周期性变化。心室肌细胞兴奋后对刺激的反应有着非常典型的变化，相继出现有效不应期、相对不应期和超常期（图 16-4）。

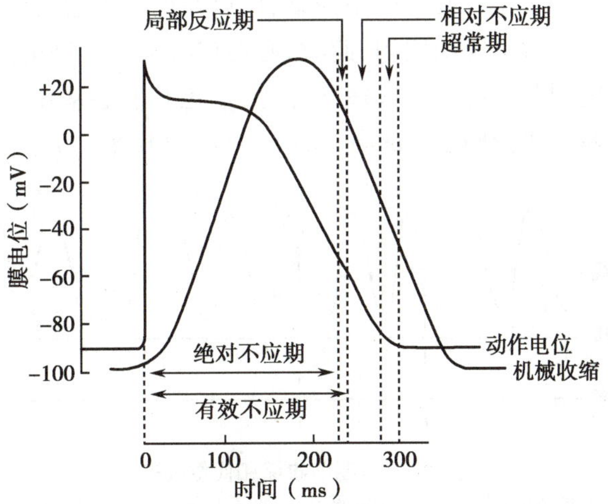

图 16-4　心室肌细胞的动作电位、机械收缩曲线与兴奋性变化的关系

笔记栏

（1）有效不应期：心肌细胞一次兴奋过程中，由 0 期开始到 3 期膜电位恢复到 -60mV 这一段不能再产生动作电位的时期，称为有效不应期。有效不应期又分为绝对不应期和局部反应期。由动作电位的去极相开始到复极 3 期膜电位达到约 -55mV 这一段时期内，如果再受到第二个刺激，则不论刺激有多强，心肌细胞膜都不会发生任何程度的去极化，这一时期叫绝对不应期；膜电位由 -55mV 继续复极到约 -60mV 这一段时间内，如果给予的刺激足够强大，细胞膜可发生部分去极化（局部反应），但并不能引起新的动作电位，这一期叫局部反应期。有效不应期产生的机制是因为这段时间内膜电位绝对值太低，钠通道完全失活（绝对不应期），或刚刚开始复活（局部反应期），但还远远没有恢复到可以被激活的备用状态。

（2）相对不应期：有效不应期之后，膜电位从 -60mV 继续复极化到 -80mV 期间，如给予阈上刺激可引起兴奋，这一阶段称为相对不应期。此期已有一定数量的钠通道恢复到备用状态，但由于膜电位仍然较低，钠通道的状态尚未完全恢复到正常水平，所以刺激强度需高于正常阈值才能产生动作电位，而且产生的动作电位 0 期去极化的幅度和速度都低于正常值，传导速度较慢，动作电位的时程和不应期也短。

（3）超常期：相对不应期之后，膜电位由 -80mV 恢复到 -90mV 这一段时期，心肌的兴奋性高于正常水平，故称为超常期。在此期间，心肌细胞的膜电位已基本恢复，故钠通道基本复活到备用状态。因为此时膜电位低于正常静息电位，即膜电位距阈电位较近，需要的刺激阈值比正常时低，所以兴奋性略高于正常水平。由于膜电位尚低于正常静息电位，钠通道的开放效率（开放的速度和数量）还没有完全恢复到正常，此刻若引起动作电位，其 0 期去极化的幅度和速度以及兴奋传导的速度都低于正常水平。

当膜电位完全恢复到原先的静息电位水平后，心肌的兴奋性也随之恢复到正常水平。

与神经细胞和骨骼肌细胞相比，心肌细胞兴奋性周期性变化的特点是有效不应期较长（心室肌细胞长达 200ms 以上），相当于整个收缩期及舒张早期，如此之长的有效不应期使心肌不会产生强直收缩，而是保持收缩和舒张交替进行，这对心脏泵血功能有重要意义。

3. 期前收缩与代偿间歇　正常心脏的收缩活动是受窦房结所发放的窦性节律控制的。如果在心房或心室的有效不应期之后，下一次窦房结兴奋到达之前，受到一人工的或异位刺激，则可提前产生一次兴奋和收缩，称为**期前兴奋**（premature excitation）和**期前收缩**（premature systole）。由于期前收缩也存在有效不应期，所以在期前收缩之后紧接传来的窦房结兴奋常落在该期前收缩的有效不应期之内，此时，心房或心室不能兴奋而收缩，须待到下一次窦房结兴奋传来时才能引起心房和心室兴奋而收缩。心房和心室在一次期前收缩之后出现的较长时程的舒张期称为**代偿间歇**（compensatory pause）（图 16-5）。

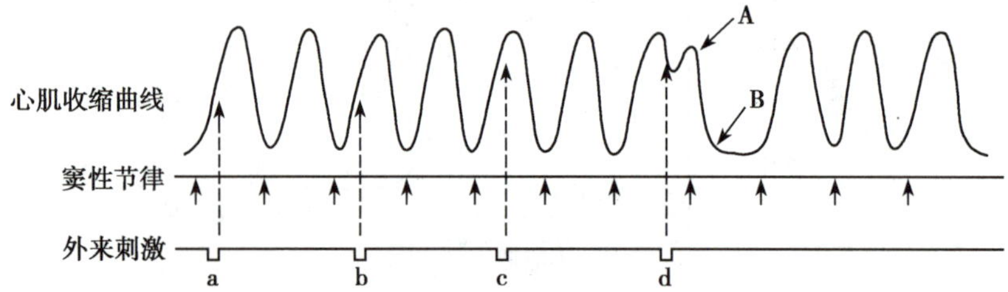

图 16-5　期前收缩和代偿间歇

虚线指示给予刺激时间，a、b、c 刺激落在有效不应期，不引起反应，d 刺激落在相对不应期或超常期，引起期前收缩（A）和代偿间歇（B）

笔记栏

（二）自律性

在没有外来刺激作用的条件下，心肌能自动地发生节律性兴奋，这一生理特性称为**自动节律性**（autorhythmicity），简称自律性。自律性的高低常以单位时间内自律细胞发生兴奋的次数表示。4 期自动去极化是自律性的电生理基础。

1. 心脏的起搏点　各种心肌自律细胞的自律性有等级差别。自律性最高的是窦房结的自律细胞，频率约为 100 次/min，但在整体内，由于受迷走神经的控制，表现为 75 次/min 左右；房室结的自律性次之，约为 50 次/min；浦肯野细胞的自律性最低，约为 25 次/min。正常情况下，窦房结 P 细胞自律性最高，所产生的窦性节律控制着其他自律细胞，是心脏的**正常起搏点**（normal pacemaker）。而窦房结以外的自律细胞不表现其自律性，只是起传导兴奋的作用，这些自律细胞被称为**潜在起搏点**（latent pacemaker）。在窦房结起搏功能障碍或传出障碍时或其自律性异常增高超过窦房结时，潜在起搏点可取代窦房结控制心脏的活动，此时称为**异位起搏点**（ectopic pacemaker），其心搏节律称为异位节律。

窦房结 P 细胞对潜在起搏点的控制通过两种方式，**抢先占领**（capture）和**超速驱动压抑**（overdrive suppression）。由于窦房结的自律性最高，潜在起搏点 4 期自动去极化还没达到阈电位水平，就被窦房结传来的刺激抢先激动，结果潜在起搏点自身的自律性兴奋无法显现，故称之为抢先占领。超速驱动压抑作用是指窦房结 P 细胞对潜在起搏细胞的自律性具有直接抑制作用。这种抑制作用具有频率依从性，两者的自律性相差愈大，抑制作用愈强。

知识链接

自动体外除颤器

自动体外除颤器（automated external defibrillator，AED）是一种便携式、易于操作，稍加培训即能被非专业人员熟练使用的，用于抢救心脏骤停患者的现场急救设备，被称为心源性猝死“黄金 4 分钟”的救命神器。心源性猝死抢救有“黄金 4 分钟”的说法，因为心脏骤停 4 分钟后脑细胞开始死亡；10 分钟后能被抢救回来的人少之又少，每延迟 1 分钟，抢救成功的机率约下降 10%。所以心源性猝死患者应该尽快实施抢救措施，现场进行 AED 除颤和心肺复苏（CPR）是挽救心源性猝死患者最有效的办法。心源性猝死的原因很多，主要是发生了恶性快速心律失常（心室颤动、心室扑动等），80% 的心脏骤停心源性猝死是心室颤动导致的，而治疗心室颤动最有效的方法是早用 AED 除颤。使用 AED 本身并不能让患者恢复心跳，而是通过电击使致命性心律失常终止，之后再通过心脏高位起搏点兴奋重新控制心脏搏动从而使心脏恢复跳动；但有部分患者因其心脏基础疾病可能在除颤后无法恢复心跳，此时 AED 会提示没有除颤指征，并建议立即进行 CPR。从某种意义上讲，AED 更是一种急救新观念，一种由现场目击者最早进行有效急救的观念。AED 的操作简便易行，会自动判读患者的心电图并决定是否需要进行电击除颤，如安放在人流量大的公共场所，可更好地预防心源性猝死的发生。

2. 影响心肌自律性的因素　最大复极电位水平、阈电位水平、4 期自动去极化的速度是影响心肌自律性的三个因素（图 16-6），其中以 4 期自动去极化速度最为重要。

（1）4 期自动去极化的速度：4 期自动去极化速度增快时，从最大复极电位到阈电位水平所需要的时间缩短，单位时间内产生兴奋的次数增多，自律性增高；反之，自律性降低（图 16-6A）。儿茶酚胺可增强窦房结 P 细胞 4 期的 I_f 和 $I_{Ca\text{-}T}$ 内向电流，加速自动去极化过程，提

笔记栏

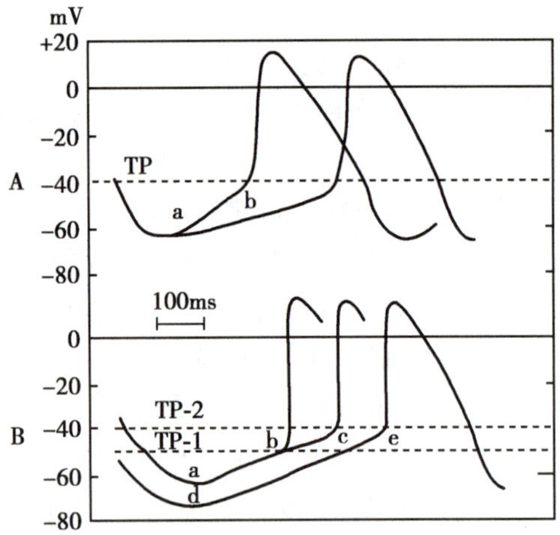

图 16-6 影响自律性的因素

A. 4 期去极化速度由 a 减小到 b 时自律性降低；B. 最大复极电位由 a 超极化到 d，或阈电位由 TP-1 升到 TP-2 时，自律性均降低（TP：阈电位）

高其自律性，故导致心率加快。

（2）最大复极电位：最大复极电位减小，则其与阈电位的电位差变小，自动去极化达到阈电位水平所需要的时间缩短，从而使自律性提高；反之，自律性下降（图 16-6B）。

（3）阈电位：阈电位上移时，与最大复极电位的电位差增大，自动去极化达到阈电位水平所需要的时间延长，因而自律性降低；反之，则自律性增高（图 16-6B）。

（三）传导性

传导性（conductivity）是指心肌细胞具有传导兴奋的能力。常以动作电位沿细胞膜传导的速度衡量心肌的传导性。

1. 心脏内兴奋传播的途径与特点　兴奋在心脏内传播是通过特殊传导系统有序进行的。正常情况下，窦房结自律细胞的兴奋可以沿心房肌直接传播到整个心房；同时还可由心房肌组成的优势传导通路较快地将兴奋传向房室结。兴奋到房室结之后，通过房室束及其左右束支将兴奋传布到浦肯野纤维网及其所支配的心内膜，最后传到心室肌，引起整个心室兴奋而收缩。

心脏各部位传导兴奋的速度不同，构成了心肌兴奋传播的两个特点。①房室结的传导速度很慢（结区最慢，0.02m/s），使兴奋通过房室结时所需时间较长，称为**房室延搁**（atrioventricular delay）。这一特点保证了心房兴奋收缩之后，心室才开始兴奋和收缩，房室顺序而协调地做舒缩活动使心室有足够的血液充盈，确保心脏泵血功能；②心房肌（0.4m/s）及心室肌（1.0m/s）兴奋传导速度很快，特别是浦肯野纤维（4.0m/s），加上心肌细胞之间具有低电阻的闰盘结构，使得兴奋可在整个心房或整个心室内迅速传播，从而同步兴奋和收缩，形成**功能性合胞体**（functional syncytium）。

2. 影响心肌传导性的因素　影响心肌传导性的因素有心肌细胞的直径、0 期去极化的速度和幅度以及邻近未兴奋部位膜的兴奋性。

（1）心肌细胞的直径：心肌细胞的直径是影响心肌传导性的主要因素。细胞直径的大小与细胞内的电阻呈负相关，直径愈小其电阻愈大，兴奋形成的局部电流较小，因而传导速度较慢；反之则快。浦肯野细胞的直径最大（70μm），因而传导兴奋的速度最快；房室结的结区细胞直径最小（3μm），所以它的传导速度最慢。

（2）0 期去极化的速度和幅度：局部电流的形成是兴奋在膜上传导的电生理基础。兴奋部位动作电位 0 期去极化的速度愈快，局部电流的形成也就愈快，促使邻近未兴奋部位去极化和达到阈电位水平所需的时间愈短，则兴奋传导的速度就愈快。0 期去极化的幅度愈大，兴奋与未兴奋部位之间的电位差愈大，所形成的局部电流就愈强，其所扩布的范围也愈大，因而可使距离更远的未兴奋部位受其影响而兴奋，结果兴奋传导的速度也就愈快；反之，传导速度较慢。浦肯野细胞等快反应细胞的 0 期去极化速度和幅度明显高于窦房结等慢反应细胞，而且其直径较粗，所以前者的传导速度比后者快得多。

动作电位 0 期去极化的速度和幅度都与其静息电位密切相关。静息电位越大，则钠通道开放的速度越快，0 期去极化的速度也就越快，同时，钠通道开放的数量也越多，0 期去极化的幅度也就越高；如果静息电位减小，则与之相反。钠通道开放的速度快慢和数量多少称为钠通道的效率。钠通道的效率是电压依从性的，受静息膜电位值影响，所以静息电位不仅决定细胞兴奋性的高低，也决定着钠通道开放的速度和数量，从而决定了细胞膜 0 期去极的速度和幅度，影响心肌的传导性。

（3）邻近未兴奋部位膜的兴奋性：兴奋在心肌细胞上的传导是局部电流作用于邻近未兴奋部位，并依次使其兴奋的过程。因此，兴奋的传导受到邻近未兴奋部位膜的兴奋性影响。当邻近未兴奋部位的心肌细胞的静息电位或最大复极电位增大，或阈电位水平上移时，该部位的兴奋性降低，使膜去极化到阈电位水平所需的时间延长，则兴奋传导减慢；反之，将提高传导性。

知识链接

膜反应曲线

0 期去极化的最大速度反映了钠通道开放的速度。用静息电位值与 0 期去极化的最大速度作出的函数关系曲线称为膜反应曲线，它可以定量地反映钠通道的效率。膜反应曲线呈“S”形。在膜电位值为 -90mV 情况下，心肌细胞受刺激兴奋去极化达到阈电位之后，钠通道立即快速开放，0 期去极化的速度最大可达 500V/s。若静息膜电位降低，去极化的最大速度将下降；若静息膜电位进一步降低到 -60～-55mV 时，去极化的速度几乎到 0V/s，说明钠通道已经失活，故钠通道效率电压依从性下降。

ER-16-4

膜反应曲线

（四）收缩性

肌细胞在动作电位的触发下产生收缩反应的特性称收缩性。与骨骼肌相同，心肌细胞在受刺激后首先爆发动作电位，通过兴奋-收缩耦联引起肌丝滑行，最终引起心肌的收缩。此外，心肌的收缩还有其自身的特点：

1. 同步收缩　心肌细胞间兴奋的传播非常迅速，使心房或心室所有心肌细胞几乎同步地进行收缩，也称为“全或无”式收缩。同步收缩力量大、效率高，有利于心脏射血。

2. 不发生强直收缩　由于心肌兴奋后有效不应期特别长，相当于整个收缩期和舒张早期，因此心肌不可能在收缩期内再接受刺激产生强直收缩，而是始终保持收缩与舒张交替的节律活动，这对于保证心脏泵血功能具有重要的意义。

3. 对细胞外 Ca^{2+} 的依赖性　与骨骼肌相比，心肌细胞的终池很不发达，其 Ca^{2+} 贮备量较少，因此心肌兴奋-收缩耦联所需的 Ca^{2+} 除来自终池释放外，还需要动作电位平台期钙通道开放引起的 Ca^{2+} 内流来补充；而且终池钙释放通道的开放依赖内流的 Ca^{2+} 触发，即通过钙诱导钙释放机制。心肌细胞的横管系统远较骨骼肌发达，为 Ca^{2+} 内流提供了结构上的有利条件。在一定范围内增加细胞外液 Ca^{2+} 浓度，可增强心肌收缩力；反之，细胞外液 Ca^{2+} 浓度降低，则心肌收缩力减弱。当细胞外液中 Ca^{2+} 浓度很低，甚至无 Ca^{2+} 时，虽然心肌细胞仍能产生动作电位，却不能引起收缩，这一现象称为兴奋-收缩脱耦联。

三、体表心电图

由于机体是容积导体，心脏的电活动经周围的组织和体液传布全身。将记录电极安置在身体内部或体表某些特定的部位，便可得到各种**心电图**（electrocardiogram，ECG），如常规体表心电图、心腔内心电图、希氏束电图等。心脏各部分所产生的一系列电活动，其方向、途径、顺序和时程都有一定的规律，具有重复性和精确性，是反映心脏各部分功能状况的客观

笔记栏

ER-16-5

心电图与单个心肌细胞动作电位的比较

指标之一。

心肌细胞的生物电变化是心电图的基础，但是，心电图曲线与单个心肌细胞的生物电变化曲线有明显的区别。主要原因是：①记录方式不同，单个心肌细胞生物电变化是用细胞内电极记录法得到的，即一个测量电极放在细胞外表面而另一个电极插入到细胞膜内。心电图为细胞外记录法，电极放在体表，只能测出心脏两点之间或与地之间的电位差；②产生机制不同，心肌细胞电变化曲线是单个心肌细胞在静息时或兴奋时膜内外电位差变化曲线，而心电图反映的是一次心动周期中整个心脏的生物电综合变化，因此，心电图上每一瞬间的电位数值都是很多心肌细胞电活动的综合效应在体表的反映。不过，两者在时程上存在明显的对应关系。如心室肌细胞动作电位 0 期与心电图 QRS 波群相对应，平台期与 S-T 段相对应，3 期则与 T 波相对应。

（一）心电图导联

在人体不同部位放置电极，并通过导联线与心电图机电流计的正负极相连，这种记录心电图的电路连接方法称为心电图导联。电极位置和连接方法不同，可组成不同的导联。在长期临床实践中，已形成了一个目前广泛采纳的国际通用导联体系，包括肢体导联、胸导联在内的常规 12 导联体系（图 16-7）。

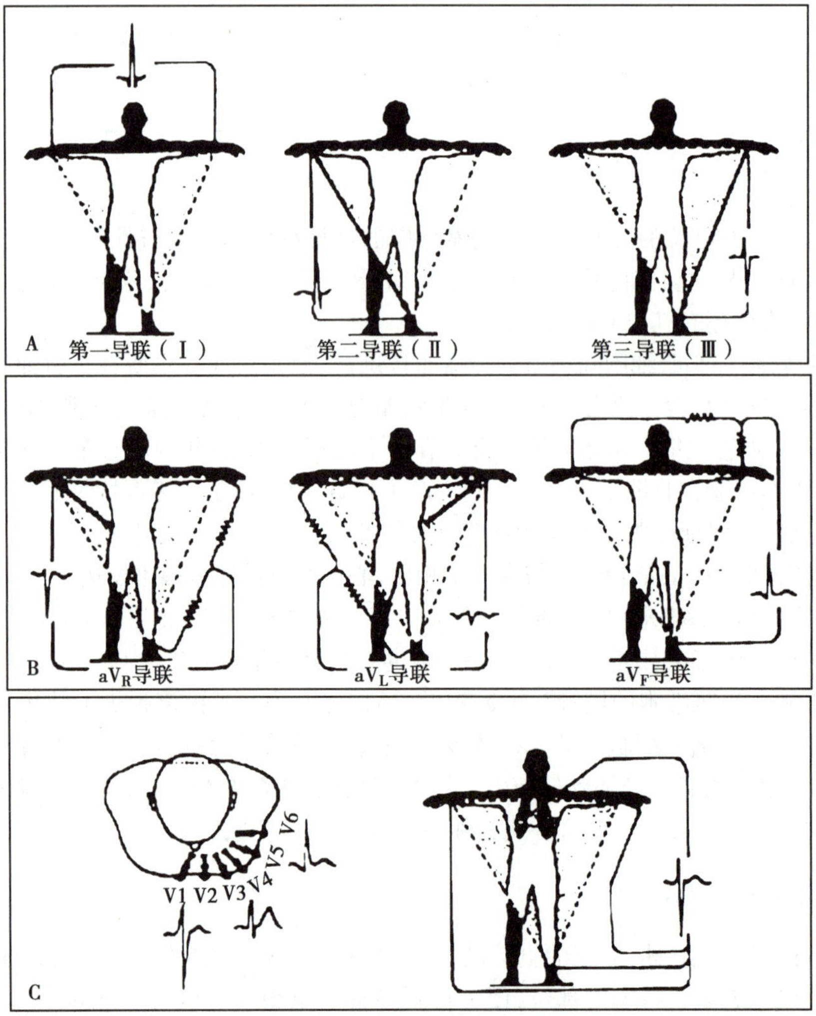

图 16-7 常用心电图导联方法

A. 标准导联；B. 加压单极肢体导联；C. 胸导联

肢体导联(limb leads)包括标准导联Ⅰ、Ⅱ、Ⅲ及加压单极肢体导联 aV_R、aV_L、aV_F。标准导联为双极肢体导联,反映两个肢体之间电位差变化;加压单极肢体导联属单极导联,基本上代表检测部位电位变化。肢体导联电极主要放置于右臂、左臂、左腿。胸导联属单极导联,包括 V_1~V_6 导联,具体安放的位置为 V_1 位于胸骨右缘第4肋间;V_2 位于胸骨左缘第4肋间;V_3 位于 V_2 与 V_4 两点连线的中点;V_4 位于左锁骨中线与第5肋间相交处;V_5 位于左腋前线 V_4 水平处;V_6 位于左腋中线 V_4 水平处。

(二)体表心电图的波形与意义

不同导联所记录到的心电图波形有差异,但基本波形都有一个P波、QRS波群和T波,有临床意义的还有P-R间期、Q-T间期、S-T段、R-R间期等(图16-8)。要理解心电图各波、各段及间期的意义,首先要了解记录纸上小方格的含义。心电图纸上印有高和宽均为1mm的小方格。一般测量时选择走纸速度为25mm/s,则小方格宽度代表时间,一小格为0.04s;放大倍数为1mV标准电压在纵向上产生10mm偏移,故小方格的高度代表电压,一小格为0.1mV。心电图各波为上下位移,代表某个电变化;各间期为横向距离,代表一段时间。

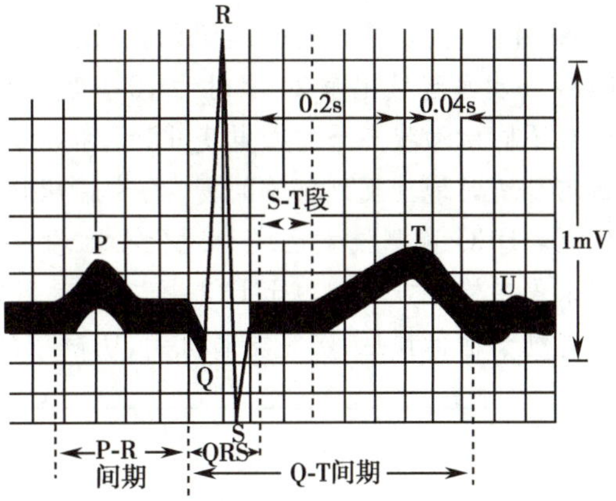

图16-8　正常人心电图模式图

1. P波　心电图中首先出现的是P波,它是左右两心房去极化过程的电位变化。P波的波形小呈圆钝状,历时0.08~0.11s,其波幅一般不超过0.25mV。

2. QRS波群　代表左右两心室去极化过程的电位变化。典型的QRS波群为三个紧密相连的电位波动。第一个向下的波称为Q波,而后是一个向上的峰状波称为R波,R波之后是向下的S波。这三个波在各个导联记录到的心电图中波形各不相同,而且不一定都出现。正常人的QRS波群历时0.06~0.10s。

3. T波　是左右两心室复极化过程的电位变化。T波的波幅一般为0.1~0.8mV,其方向应与QRS波群的主波方向相一致。在R波较高的导联中,T波的波幅不应当低于R波的1/10。T波的时程为0.05~0.25s。

4. U波　在T波之后0.02~0.04s,可出现一个低而宽的电位波动,称为U波。U波的生理意义及成因尚不清楚。U波的方向一般与T波一致,波幅常在0.05mV以下,时程为0.1~0.3s。

5. P-R间期　从P波的起点到QRS波群的起点之间的时程为P-R间期。P-R间期代表起自窦房结的兴奋经心房、房室结和房室束及其分支传播到达心室,并引起心室开始兴奋所需要的时间,所以又称为房室传导时间。P-R间期正常为0.12~0.20s,在房室传导阻滞时将明显延长。

6. Q-T间期　从QRS波群起点到T波终点的时程称为Q-T间期,代表两心室开始兴奋去极至完全复极转入静息状态的时间,长短与心率成反比。

7. S-T段　从QRS波群的终点到T波起点之间的线段称为S-T段。S-T段代表心室各部全部处于去极化状态(平台期),因彼此之间无电位差,所以S-T段保持在基线水平。S-T段异常抬高具有重要的诊断意义,常提示心肌缺血或损伤。

8. R-R间期　从前一个R波顶点到后一个R波顶点之间的时程,代表一个心动周期的

笔记栏

时间，根据 R-R 间期可计算出心率。

临床上，心电图指标对心律失常、心肌缺血有重要的诊断意义。

知识链接

动态心电图

动态心电图（dynamic electrocardiogram，DCG）由美国人 Holter HJ 于 1957 年创建，故又称 Holter 监测（Holter monitoring electrocardiogram）。1962 年起用于临床，它能一次记录 24 小时（必要时可连续记录数日）的心电信息，是心律失常诊断的重要手段之一。DCG 一次可连续记录 24 小时约 10 万次连续不断的心动周期，不但反映了在此期间患者在不同活动状态下的心电变化，而且对阵发性或一过性心律失常和/或显著的心肌缺血均可适时地捕捉到其瞬间变化，为临床诊断治疗提供确切的根据，这是 DCG 的最大优点。DCG 监测技术已成为现代心血管疾病诊断领域中一项实用、无创、重复性好的临床重要检查方法。由于 DCG 配有记录时间的返回功能，适时的时间记录与心电图改变有利于估计预后、研究发病机制、明确诊断和指导患者生活、饮食及合理用药。

第二节　心脏的泵血功能

一、心动周期和心率

心脏每收缩和舒张一次所构成的机械活动周期称为**心动周期**（cardiac cycle）。心动周期是心脏机械活动的基本单元，分为**收缩期**（systole 或 contraction）和**舒张期**（diastole 或 relaxation）。由于心房和心室分开活动，故分心房心动周期和心室心动周期，表现为心房先收缩，心室后收缩，两者的时差为 0.12~0.20s（图 16-9）。由于心室在心脏泵血功能中起主要作用，所以通常所指的心动周期是指心室的活动周期。

每分钟心脏搏动次数称为**心率**（heart rate）。在安静状态下，健康成人心率的正常范围为 60~100 次/min，平均 75 次/min 左右。人体心率存在明显个体差异和生理波动，新生儿大于 130 次/min；成人在 60~90 次/min；女性心率高于男性；体质弱者的心率高于体质强者；运动和情绪激动时的心率高于安静和休息时。此外体温也会影响心率，一般体温每升高

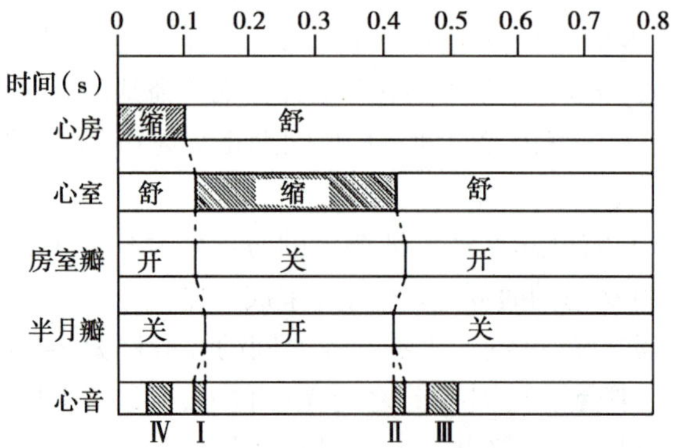

图 16-9　心动周期中心房和心室活动的顺序和时间关系

1℃，心率增加 12~18 次/min。

心动周期的时间是心率的倒数。如正常成人心率 75 次/min，则每一心动周期持续 0.8s。在此情况下，心房的收缩期约为 0.1s，舒张期约为 0.7s。在心房收缩时，心室仍处在舒张期。当心房进入舒张期以后，心室开始收缩，持续时程约为 0.3s；随后心室进入舒张期，该期约为 0.5s。在心室舒张的前 0.4s 期间，心房同样处于舒张状态，故称为全心舒张期。全心舒张期对血液回流充盈心室具有重要意义，这时心房和心室内压力都比较低，接近于大气压，即约 0Pa。心室舒张的最后 0.1s，心房又开始收缩，进入下一轮心动周期。

在一个心动周期中，心房和心室各自依次舒缩，左右两侧心房和两侧心室的舒缩活动是同步进行的，但心房和心室的收缩期均短于其舒张期。如果心率加快，心动周期将缩短，收缩期和舒张期也相应缩短，但舒张期缩短得更多，不利于心室充盈和心脏持久的舒缩活动。

二、心脏泵血过程及机制

心脏节律性舒缩活动是血液流动的原动力，而心室与心房之间以及心室与主(肺)动脉之间的压力差是血液流动的直接动力，瓣膜规则地开启和关闭则保证血液单一方向流动。心室的泵血过程包括射血和充盈两个过程，亦即心室收缩期和心室舒张期。现以左心室为例，说明心动周期中心腔内压力、容积和瓣膜开放等发生的周期性变化，以便了解心脏泵血的机制(图 16-10)。

(一) 心室收缩期

心房收缩结束后进入舒张期，此时心室进入收缩期。一般将心室收缩期分为等容收缩期、快速射血期和减慢射血期三个时期。

1. 等容收缩期　心室开始收缩，心室内压力立即升高；当室内压超过房内压时，心室内血液出现向心房反流的倾向，推动二尖瓣使之关闭，因而血液不会倒流入心房。这时，室内压尚低于主动脉压，主动脉瓣仍然处于关闭状态，心室成为一个封闭腔，因血液是不可压缩的液体，这时心室肌的强烈收缩导致室内压急剧升高，而心室容积并不改变。从二尖瓣关闭直到室内压升高

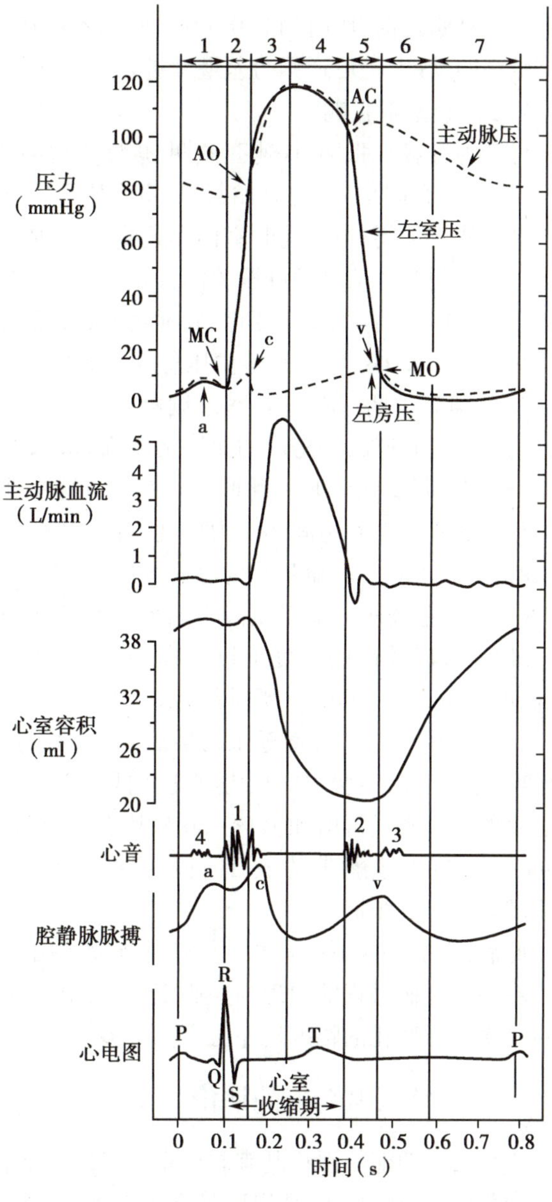

图 16-10　心动周期各时相中左心室压力、容积和瓣膜等变化

1. 心房收缩期；2. 等容收缩期；3. 快速射血期；4. 减慢射血期；5. 等容舒张期；6. 快速充盈期；7. 减慢充盈期
a、c、v：心动周期中三个向上的心房波；AO 和 AC：分别表示主动脉瓣开启和关闭；MC 和 MO：分别表示二尖瓣关闭和开启

笔记栏

到超过主动脉压，以致主动脉瓣开启的这段时期，称为**等容收缩期**(isovolumic contraction period)。此期历时约0.05s，特点是室内压急剧升高。

2. 快速射血期 心室继续收缩使室内压持续上升，一旦室内压超过主动脉压，主动脉瓣立即开放，进入射血期，血液从心室射入主动脉。此时，心室肌强烈收缩，射入主动脉的血量较大，血流速度也较快，心室内压上升达到顶峰，故称之为**快速射血期**(rapid ejection period)，此期的射血量约占总射血量的2/3，故心室容积迅速缩小，历时约为0.1s。

3. 减慢射血期 射血后期，心室的收缩力量减弱，室内压开始下降，射血的速度逐渐减慢，这一时期称为**减慢射血期**(period of reduced ejection)。该期从心室内压达最高值起，到心室开始舒张之前，历时约为0.15s。此期室内压实际已稍低于主动脉压，但因心室内血液具有较高的动能，仍可逆压力差继续进入主动脉。本期末，心室容积降到最小。

(二) 心室舒张期

可分为等容舒张期、快速充盈期、减慢充盈期和心房收缩期四个时期。

1. 等容舒张期 心室开始舒张，室内压立即下降，主动脉内血液向心室方向反流，推动主动脉瓣使之关闭；由于此时室内压仍高于房内压，所以二尖瓣依然处于关闭状态，心室又成为一个封闭腔。从主动脉瓣关闭开始，直到室内压下降到低于心房内压而使二尖瓣开启以前，心室舒张但容积没有变化，故称之为**等容舒张期**(isovolumic relaxation period)。该期的时程为0.06~0.08s，特点是室内压急剧下降。

2. 快速充盈期 随着心室继续舒张，室内压不断下降。当室内压降低到低于房内压时，二尖瓣立即开放，心房内的血液迅速流向心室，心室容积迅速增大，这一时期称为**快速充盈期**(rapid filling period)。此期因心室仍在继续舒张，而致室内压明显降低，甚至成为负压，形成很大的心房与心室间的压力梯度，对心房和大静脉内血液产生“抽吸”作用，使血液快速进入心室，进入心室的血量约为总充盈量的2/3。此期历时约0.11s。

3. 减慢充盈期 随着血液不断地向心室内充盈，心房、心室之间的压力梯度已逐步减小，此时血液以较慢的速度继续流向心室，使心室的容积进一步增大，此期为**减慢充盈期**(period of reduced filling)，历时约为0.22s。

4. 心房收缩期 心室舒张的最后0.1s，心房开始收缩。心房收缩之前，心脏处在全心舒张期，心房和心室腔内的压力都比较低。心房收缩使房内压升高，将血液主动射入心室，使心室的充盈血量再增加10%~30%，因此，可以把心动周期中的**心房收缩期**(period of atrial systole)看作心室充盈期的最后阶段，房缩期末心室容积达最大。心房收缩期持续约0.1s，随后转入心房舒张期。

此后，心脏进入下一个心动周期并周而复始。

右心室泵血过程的原理与左心室相同，由于肺动脉的压力较低，仅为主动脉压的1/6，所以右心室内压变化的幅度比左心室小得多。

三、心脏泵血功能的评价

心脏泵血功能的评价既有理论意义，又有应用价值。临床上可以从心室压力变化、心室容积变化以及心室压力-容积环等方面来评价心脏的泵血功能。常用的评价心脏泵血功能的指标主要有以下几种。

(一) 每搏输出量和每分输出量

一侧心室一次搏动所射出的血量，称为**每搏输出量**(stroke volume，SV)，简称搏出量。健康成人安静时，搏出量为60~80ml。每分钟一侧心室输出的血量称为**每分输出量**(minute volume)，简称**心输出量**(cardiac output，CO)。心输出量等于搏出量与心率的乘积。左右两心室的心输出量基本相等。

正常人的心输出量与机体的代谢水平、性别和年龄等因素有关。健康成年男性在安静状态下，若平均心率为75次/min，平均搏出量70ml时，心输出量约为5L/min。同样体重女性比男性心输出量约低10%，青年人的心输出量高于老年人。正常人在剧烈运动时，其心输出量可高达25~35L/min；而在全身麻醉情况下，心输出量可降低到2.5L/min。

（二）射血分数和心指数

1. 射血分数　**射血分数**(ejection fraction)是指每搏输出量占心室舒张末期容积的百分数。

射血分数=[搏出量(ml)/心室舒张末期容积(ml)]×100%

正常成年人安静状态下的左心室舒张末期容积约为125ml，左心室收缩末期容积约为55ml，搏出量为70ml，故射血分数为55%~65%。由此可见，每次心室收缩并未将心室内充盈的血液全部射出。

在评定心泵血功能时，单纯用搏出量作指标而不考虑心室舒张末期容积是不全面的。正常情况下，搏出量始终与心室舒张末期容积相适应，即当心室舒张末期容积增加时，搏出量也相应增加，射血分数基本不变。但是，在心室异常扩大、心室功能减退的情况下，搏出量可能与正常人没有明显差别，但它并不与已经增大的舒张末期容积相适应，射血分数明显下降。若单纯依据搏出量来评定心泵血功能，则可能作出错误判断。所以，与搏出量相比，射血分数更能准确地反映心脏的泵血功能时，对早期发现心泵血功能异常具有重要意义。

2. 心指数　**心指数**(cardiac index)是指每单位体表面积(m^2)的心输出量。人的身材大小不等，新陈代谢的水平亦因人而异。因存在这些个体差异，人与人之间难以直接相互比较心输出量。在安静状态下，心输出量和新陈代谢一样，与体表面积成正比。安静和空腹时的心指数称为静息心指数，是评定不同个体心脏泵血功能时常用的指标。中等身材成年人的体表面积为1.6~1.7m^2，在安静、空腹情况下的心输出量为5~6L/min，其静息心指数为3.0~3.5L/(min·m^2)。在不同生理条件下心指数各不相同。10岁左右时，静息心指数最大，在4L/(min·m^2)以上；10岁以后随年龄增长，心指数逐渐下降，80岁时可低到接近2L/(min·m^2)；妊娠、进食、运动和情绪紧张时，心指数均增高。

（三）心脏做功量

心室在泵血过程中所做的功为血液在循环系统中流动提供了能量。心脏做功一部分变为压力与容积的变化，另一部分变为动力。由于动力功在心脏做功中只占一小部分，可忽略不计，因此，心室的**每搏功**(stroke work)，即每搏动一次所做的功，主要用于在一定的压强下射出一定的血液量，可以用下列公式予以估算：

每搏功(J)=搏出量(L)×(平均动脉压-左心房平均压)×血液密度(g/ml)×(1/1 000)×9.807

每分功是指心室每分钟做功量，等于每搏功乘以心率，即：

每分功(J)=每搏功×心率

正常人右心室做功仅为左心室的1/6，这是因为两心室的心输出量虽然相等，但是肺动脉的平均压仅及主动脉平均压的1/6。用心脏做功量评价心脏泵血功能要比单纯的心输出量更为全面，因为在不同的动脉血压的条件下，心室射出相同血量所消耗的能量或做功量是不同的。

四、心脏泵血功能的储备

心脏的泵血功能具有广泛适应性，使心输出量可随机体代谢水平的改变而相应调整，以

笔记栏

满足机体不同生理条件下的代谢需要。这一特性表明心脏的泵血功能具有储备能力。心输出量可随机体代谢加强而增长的能力称为心脏**泵功能的储备**(pumping function reserve),或**心力储备**(cardiac reserve)。心力储备的大小反映心脏泵血功能的适应能力。健康成人安静时心率约为75次/min,心搏出量约为70ml,心输出量约为5L/min。在重体力劳动时,心率可达180~200次/min,此时,搏出量可增加到150ml左右,心输出量可高达25~30L/min,为安静状态下的5~6倍。由此可见,健康人的心脏泵血功能具有较大的储备力量。

心力储备包括心率储备和搏出量(心肌收缩力)储备两部分。搏出量储备又可分为收缩期储备和舒张期储备,前者通过增强心肌收缩能力和提高射血分数实现,后者则通过增加心室舒张末期容积获得,以前者为主。坚持体育锻炼的人心肌纤维增粗,心肌的收缩力量增强,因而收缩期储备能力增加。同时,由于运动员的基础心率比一般健康人低,故其心率储备也大。剧烈运动时,其心率可增快到静息时的2~3倍,与搏出量增加一起可使心输出量达到安静时的7倍甚至更多。所以,适当的体育锻炼可以有效地提高心力储备,增强心脏泵血功能。

五、影响心输出量的因素

心输出量等于每搏输出量与心率的乘积,所以凡是影响搏出量和心率的因素都会影响心输出量。

(一)每搏输出量

心率不变时,搏出量增多,可使心输出量增加;相反,搏出量减少,心输出量相应减少。搏出量的多少取决于心室肌的前负荷、后负荷和心肌收缩能力。

1. 前负荷　指心肌在收缩前所承受的负荷,用心室舒张末期容积或压力来表示,前负荷使心室肌在收缩前保持一定的初长度。

1914—1918年,英国生理学家Starling研究了心肌纤维初长度对心功能的影响,发现在一定范围内增加心室舒张末期容积,可增强心肌收缩的力量,此现象被称为Starling定律,所得到的心室功能曲线称为Starling曲线。

在完整的心室肌上,保持动脉血压稳定不变的条件下,用一系列不同心室舒张末期压力(亦称充盈压)或心室舒张末期容积条件下的搏功或室内峰压数据可绘制出心室功能曲线(图16-11)。大致可分为三段:①充盈压在12~15mmHg(16~20cmH_2O)的范围内是人体心室的最适前负荷,当前负荷(初长度)在达到最适水平之前,搏功或室内峰压随初长度的增加而增加。在一般情况下,左心室充盈压为5~6mmHg,远低于其最适前负荷水平,表明心室具有较大程度的初长度储备,可以通过增加心室舒张末期压力或容积增加搏出量;②充盈压在15~20mmHg(20~27cmH_2O)的范围内,曲线逐渐平坦,表明前负荷在此范围内变动时对泵功能的影响不大;③充盈压高于20mmHg(27cmH_2O),曲线仍然平坦或轻度下倾,搏功并不出现明显的下降,这是由于心肌有较强的抗过度延伸性,这对保证心脏供血功能有重要意义,使得心脏在前负荷明显增加时一般不会发生泵血功能下降。只有心室严重病变、过度扩张时,心室功能曲线才会下降。

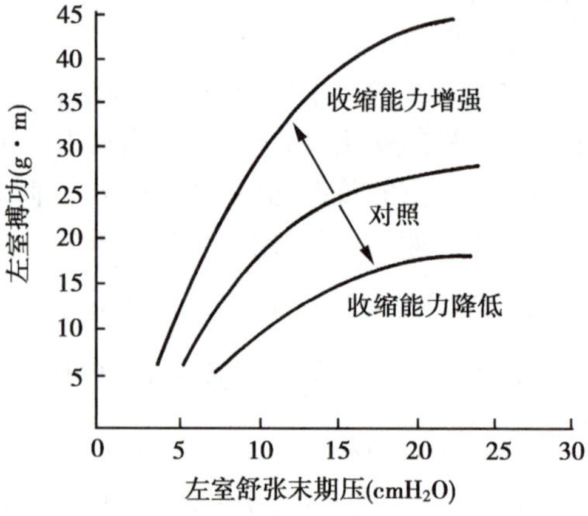

图16-11　心室功能曲线

心室舒张末期的容积(前负荷)主要受静脉回心血量的影响。在心肌的功能状态和动脉血压保持恒定的条件下,静脉回流量增加,可使心室舒张末期容积增大,结果心肌的初长度和心肌的收缩力增加,搏出量也增多。但是,前负荷的增加有一定限度,超过这一限度,心肌纤维的初长度就不再明显增长,每搏输出量也就不再增加,甚至下降。此外,心室的收缩能力、心室的顺应性、动脉血压以及动脉瓣与房室瓣的开关是否正常等也影响前负荷的大小。

这种通过改变心肌纤维初长度使心肌收缩强度改变的调节机制,称为**心肌异长自身调节**(myocardial heterometric autoregulation)。异长自身调节的主要作用是对每搏输出量进行有限度的精细调节,使心室射血量与静脉回心血量相平衡。当体位发生变化或动脉血压突然升高,以及左右心室搏出量不平衡等情况下,此时心室的充盈量出现微小变化,均可通过异长自身调节机制,使搏出量与充盈量之间达到新的动态平衡。

2. 后负荷　心肌开始收缩时才受到的阻力或承受的负荷称为心肌的后负荷。心室肌的后负荷指大动脉血压。心室收缩时必须克服大动脉血压,才能将血液射入动脉。在心率、心肌初长度和收缩能力均保持不变的条件下,如大动脉血压增高,将使等容收缩期延长,射血期相应缩短,同时,射血期中心肌纤维缩短的程度和速度也均将随之减小,射血速度减慢,搏出量减少;反之,大动脉血压降低有利于心室射血。

在整体条件下,大动脉血压突然升高使心肌收缩时的后负荷增大,导致搏出量的减少,但搏出量减少又使得射血后心室内剩余血量增多,如静脉回心血量保持不变,则心室舒张末期容积增大,即心肌初长度增大,通过异长自身调节机制,可使心肌收缩增强,心输出量又回到正常水平,这是一种代偿现象。但当动脉血压升高超过一定范围并长期持续时,心室肌因长期加强收缩,做功量增加而效率降低,久之造成心肌代偿性肥厚,最终可能导致泵血功能的减退。

3. 心肌收缩能力　心肌收缩能力是指心肌不依赖前、后负荷而能改变收缩强度和速度的内在特性。心肌的前、后负荷不变,通过改变本身收缩能力来调节每搏输出量的机制,称为**等长自身调节**(homeometric autoregulation)。

心肌收缩能力受多种因素影响,所有影响心肌兴奋-收缩耦联过程的因素都可影响心肌收缩能力,特别是被活化横桥的数目和肌球蛋白的 ATP 酶活性这两个主要环节。如交感神经活动的增强、血液中儿茶酚胺浓度增高以及某些强心药物的作用等,都能增强心肌的收缩能力,增加每搏输出量;而乙酰胆碱、缺氧、酸中毒和心力衰竭等均可使心肌收缩能力减弱,减少每搏输出量。甲状腺激素和体育锻炼都可提高 ATP 酶的活性,从而增强心肌收缩能力。

(二)心率

心输出量是搏出量与心率的乘积。在一定范围内,心率加快可使心输出量随之增多。但心率过快或过慢都会导致心输出量减少。心率超过 170~180 次/min 时,因为心室的舒张期明显缩短,充盈血量减少,此时搏出量可减少到正常时的一半左右,所以心输出量不但没有增多,反而降低。如果心率过度减慢,低于 40 次/min 时,心室的充盈时间虽有所延长,但由于心室的充盈量早已达到它的极限,搏出量也不可能继续增多,此时心率已过度减慢,心率与搏出量的乘积必然减少。神经、体液、药物等可通过调节心率而影响心输出量。

六、心音

心动周期中,心肌收缩、瓣膜启闭、血液加速度和减速度对心血管的加压和减压作用以

笔记栏

及形成的湍流等因素引起的机械振动,可通过周围组织传递到胸壁。如将听诊器放在胸壁的一些部位,可听到与心搏一致的规则的声音,称为**心音**(heart sound)。用心音图机将心音记录下来,便可得到**心音图**(phonocardiogram,PCG)。心音图记录下来的心音可分为四个,即第一心音、第二心音、第三心音和第四心音。临床实践中常用听诊器来听心音,通常只能听到第一心音和第二心音;在某些健康儿童和青年人可听到第三心音。

(一)第一心音

第一心音出现在心室等容收缩期之初,标志心室收缩期开始。特点是音调较低,持续时间较长。其产生主要是由于二尖瓣和三尖瓣的关闭,在心尖部(二尖瓣听诊区)听诊最清楚。

(二)第二心音

第二心音发生于心室舒张的早期,标志心室舒张期开始。特点是音调较高,持续时间较短。其产生主要因主动脉瓣和肺动脉瓣的突然关闭,在第二肋间胸骨左、右缘(即肺动脉瓣和主动脉瓣听诊区)听诊最为清楚。

(三)第三心音

ER-16-6

心音

第三心音出现在心室快速充盈期之末,特点是低频、低幅。由于血流速度骤变,使心室壁和心瓣膜发生振动而产生。

(四)第四心音

第四心音是心房收缩和心室充盈所产生的振动,也称心房音,它发生于心房收缩之后和第一心音之前,与心室舒张末期心房的收缩活动有关。

房室瓣和动脉瓣关闭不全或狭窄时,因出现湍流而产生各种杂音。临床上,杂音对诊断心瓣膜病变具有重要价值。

第三节 血 管 生 理

一、各类血管的功能特点

血管起着血液运输和物质交换的作用。根据结构和功能的不同,可将血管分为以下几类:

(一)弹性贮器血管

弹性贮器血管指主动脉、肺动脉主干及其最大的分支。这些血管口径大,管壁厚,壁内含大量弹性纤维。在心室收缩射血时,一方面血液向外周流动,另一方面大动脉发生弹性扩张而贮存部分血液,同时缓冲收缩压不会太高;在心室舒张期,动脉瓣关闭停止射血时,扩张的大动脉管壁发生弹性回缩,继续推动血液流向外周,并维持舒张压不过低。大动脉的这种弹性贮器作用使心室的间断射血转化为血液在血管中的持续流动,并缓冲心动周期中动脉血压的波动幅度。

(二)分配血管

分配血管指弹性贮器血管的分支到小动脉前的血管,相当于中动脉,例如肝动脉、肾动脉等。这些血管含丰富的平滑肌,其功能是向各组织器官输送血液。

(三)毛细血管前阻力血管

毛细血管前阻力血管主要指小动脉和微动脉,也包括毛细血管前括约肌,由于其口径小,阻力大,管壁富含平滑肌,成为血液进入微循环的控制闸门,是产生血流阻力的主要部位和血压降低幅度最大的部位。这类血管的舒缩对调节动脉血压和改变相应组织器官的血流量具有重要意义。

（四）交换血管

毛细血管数量多，口径小，互相交织成网；管壁薄，由单层内皮细胞和基膜组成，通透性很高，是血液和组织液进行物质交换的重要场所，故称交换血管。

（五）毛细血管后阻力血管

毛细血管后阻力血管指微静脉，管径较小，对血流也产生一定的阻力，其舒缩可以改变毛细血管前、后阻力的比值，从而影响毛细血管血压及组织液的生成和回流。

（六）容量血管

容量血管即静脉系统。与同级的动脉相比，静脉数量多、管壁薄、口径大，其弹力纤维和平滑肌都不及动脉丰富，因而可扩张性较大。安静状态下，静脉容纳循环血量的60%～70%，起着血液贮存库作用。其管壁上含有一定的平滑肌，平滑肌舒缩可改变静脉口径使其容积发生明显改变，影响回心血量，而静脉压变化很小。

ER-16-7 各类血管基本组织比例及功能示意图

二、血流动力学

血流动力学（hemodynamics）指血液在心血管内流动的一系列物理力学，研究的基本内容是血流量、血流阻力与血压及其相互的关系。由于血液是含有血细胞和胶体物质的多成分液体，血管具有弹性和可扩张性，加之血流速度又受心脏舒缩的影响，所以血流动力学既具有一般流体力学的共性，又具有其自身的特点。

（一）血流量和血流速度

1. 血流量　指单位时间内流过血管某一截面的血量，又称容积速度，常以 ml/min 或 L/min 为单位。根据欧姆定律的原理，血流量（Q）大小取决于两个因素，即血管两端的压力差（$\Delta P=P_1-P_2$）和血管对血流的阻力（R），即：$Q=\Delta P/R$。

在整个体循环中，作为一个封闭的管道系统，各个截面的血流量是相等的，都等于心输出量（Q）；R 为整个体循环的血流阻力；而 ΔP 为主动脉压（P_A）和右心房压之差，由于右心房压接近于零，故 ΔP 接近于平均主动脉压。因此，上述公式转化为 $Q=P_A/R$。

对整体而言，由于体循环中总血流阻力是基本稳定的，所以血管系统中的血流量主要取决于 P_A。而对某一器官而言，此公式同样适用，Q 即为该器官血流量，ΔP 为灌注该器官的平均动脉压和静脉压之差，R 为该器官的血流阻力；由于供应不同器官血液的动脉血压基本相同，所以该器官血流量的多少主要取决于该器官对血流的阻力。

2. 血流速度　指血液中的一个质点在血管内移动的线速度，其单位通常为 cm/s 或 m/s。血液在血管内流动时，血流速度与血流量成正比，与血管的总截面积成反比（图 16-12）。因此主动脉中血流速度最快，毛细血管中最慢。

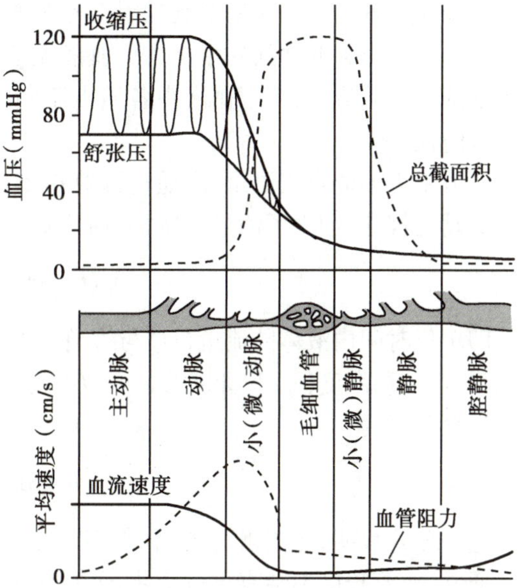

图 16-12　体循环各段的血压、总截面积、速度和阻力变化示意图

3. 层流和湍流　血液在血管内流动的方式可分为层流和湍流两种。层流

笔记栏

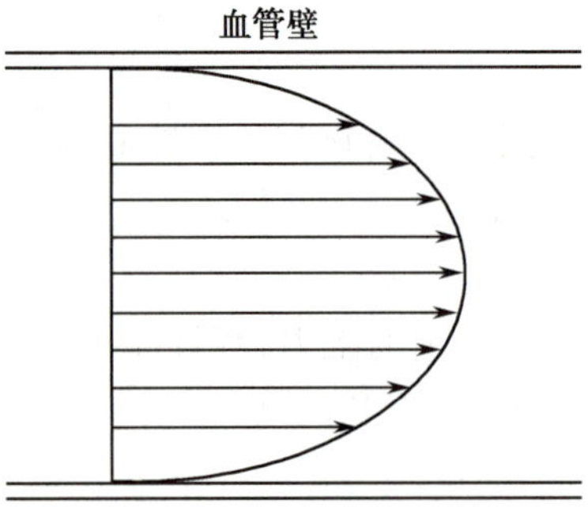

图 16-13 血管中的层流
箭头方向指示血流的方向，箭头的长度表示流速

时，血液中各个质点流动的方向一致，与血管的长轴平行，但各质点的流速不同，越接近血管轴心处流速越快，越接近管壁流速越慢，到贴近管壁的那薄层血浆基本不流动，即流速呈抛物线分布（图 16-13）。在这种层流情况下，血流量与血管两端压力差成正比。

但血流速度加快到一定程度，会使血流中各个质点流动的方向不再一致，出现漩涡，即发生湍流。此外，当血液黏滞度过低、血管内膜表面粗糙，以及血流受到某种阻碍或发生急剧转向等情况下，也都容易发生湍流。

知识链接

临床中的湍流现象

生理情况下，在心室腔和主动脉内会发生湍流，一般认为这有利于血液的充分混合；其他血管中的血流方式为层流。形成湍流的部位常因局部的振动而产生杂音，故临床上可用听诊的方法根据杂音的部位和性质来判断心血管系统的异常，如心脏瓣膜狭窄或关闭不全、动脉导管未闭等。用水银血压计测量血压也是利用了血液通过狭窄的血管管道而形成湍流时发出响声的原理。湍流还经常发生在贫血的患者，因为贫血患者血液的黏滞度降低，血流速度加快。此外，湍流还可使血小板离开血管轴心而靠近管壁，增加了血小板和血管内膜接触和碰撞的概率，易形成血栓，如静脉血栓多发生于静脉瓣处，因为静脉瓣处的血流易形成湍流。

（二）血流阻力

血液在血管内流动时所遇到的阻力称为血流阻力。血流阻力主要来源于血液内部的摩擦力和血液与血管壁之间的摩擦力。血液流动时需克服阻力，消耗能量转变为热能，并使血压逐渐降低。湍流时，由于血液中各质点不断变换流动方向，使摩擦力增大，故血流阻力远较层流时大。

血流阻力不能直接测量，需通过计算得出。法国生理学家泊肃叶研究了液体在管道系统内流动的规律，创立了泊肃叶定律，用公式表示为：

$$Q=\pi \Delta P r^4/8\eta L$$

即单位时间内液体的流量（Q）与管道两端的压力差（ΔP）以及管道半径（r）的 4 次方成正比，与血液黏滞度（η）和管道的长度（L）成反比。结合欧姆定律 $Q=\Delta P/R$，可得到血流阻力的计算公式为：

$$R=8\eta L/\pi r^4$$

这一公式表明，血流阻力与血管长度及血液黏滞度成正比，与血管半径的 4 次方成反比。通常，血管长度不会有显著变化，可看作不变的常数。影响血流阻力的因素主要是血液黏滞度和血管半径。血液黏滞度主要受血细胞比容影响，此外血流的切率、血管口径、温度也会影响血液黏滞度，但对于健康成人，血液黏滞度基本保持稳定。由于血流阻力与血管半径的 4 次方成反比,因此,血管口径微小的变化就可使血流阻力发生很大的改变。

在整个体循环总外周阻力中,大、中动脉阻力约占 19%,小动脉与微动脉约占 47%,毛细血管约占 27%,静脉约占 7%,可见小动脉和微动脉是产生血流阻力的主要部位,通常所称外周阻力即指小动脉和微动脉的血流阻力。神经、体液因素可以通过改变阻力血管口径来调节血流阻力和各器官的血流分配。

(三)血压

血压(blood pressure,BP)指血管内的血液对单位面积血管壁的侧压力,即压强。国际标准计量单位为帕(Pa)或千帕(kPa),由于临床常用水银血压计测量血压,习惯上用水银柱的高度(即毫米汞柱,mmHg)来表示血压数值(1mmHg = 0. 133kPa)。测定血压时用高于大气压的数值表示血压的高度。血压按血管不同可分为动脉血压、静脉血压和毛细血管压,通常所说的血压是指动脉血压。

由于血流阻力的存在,血液在循环系统中流动时需要不断克服阻力和消耗能量,血压逐渐降低。血压的下降幅度与该段血管阻力的大小成正比。如体循环中,主动脉首端血压约 100mmHg,最小的小动脉首端约 85mmHg,毛细血管首端约 30mmHg,静脉首端约 10mmHg,血液最后回右心房时,压力已近于零(图 16-12)。可见,血液流经小动脉、微动脉时血压降落幅度最大,这是因为此段阻力最大,故势能消耗最多。

三、动脉血压和动脉脉搏

(一)动脉血压

动脉血压是指血液对动脉血管壁的侧压力。动脉血压必须具有相对稳定的高度,才能克服血流阻力,推动血液流动,从而保证各器官组织得到足够的血液供应。

1. 动脉血压的正常值 动脉血压一般是指主动脉血压,通常以肱动脉血压代表。动脉血压随心室的收缩和舒张活动发生规律性波动。在心室收缩中期血压达最高值时为**收缩压**(systolic pressure);心室舒张末期时的血压最低值为**舒张压**(diastolic pressure);收缩压和舒张压之差值为**脉压**(pulse pressure);一个心动周期中每个瞬间动脉血压的平均值为**平均动脉压**(mean arterial pressure)(图 16-14)。由于心动周期中心舒期长于心缩期,所以平均动脉压的数值更接近于舒张压,大约等于舒张压加 1/3 脉压。

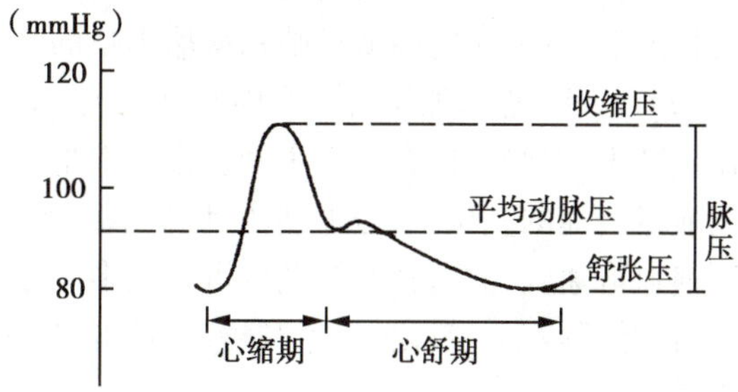

图 16-14 主动脉血压波形图

我国健康青年人在安静状态时的收缩压为 100~120mmHg,舒张压为 60~80mmHg,脉压为 30~40mmHg,平均动脉压在 100mmHg 左右。正常人的动脉血压呈明显的昼夜波动,在凌晨 2~3 时最低,之后呈上升趋势;上午 6~10 时和下午 4~8 时各有一个高峰,之后开始缓慢下降,昼夜血压变化曲线呈双峰双谷。动脉血压还存在个体、年龄和性别的差异。随着年龄增长,血压逐渐升高;女性在更年期前血压略低于同龄男性。临床上,通常将成人舒张压低于 60mmHg,收缩压低于 90mmHg 称为低血压;而将舒张压高于 90mmHg,收缩压高于 140mmHg 称为高血压。

2. 动脉血压的形成 心血管系统内足够的血液充盈和心室收缩射血是形成动脉血压的基本因素,外周阻力和大动脉的弹性也起了重要的作用。

(1) 血液对血管的充盈:这是动脉血压形成的物质前提。在动物实验中,用电刺激造成

笔记栏

心室颤动使心脏暂时停止射血，血流暂停时，在循环系统各处测得的压力都是相同的，比大气压高约 7mmHg。此压力是由血液充盈在心血管系统内形成的，称为循环系统平均充盈压。其数值的高低取决于循环系统中的血量和血管系统容量之间的比例，如血量多或容量缩小，则这一数值增大，反之则减小。

（2）心脏射血：这是形成动脉血压的能量来源。心室肌收缩时所释放的能量一部分变为推动血液流动的动能，另一部分形成对大动脉血管壁的侧压力，使血管壁扩张，即转变成势能。在心舒期，大动脉弹性回缩，又将一部分势能转变为动能，推动血液在血管内继续向外周流动。由于心脏是间断射血的，故在心动周期中动脉血压会发生周期性变化。

（3）外周阻力：这是形成动脉血压的必要条件。如果没有外周阻力，心室收缩射出的血液将全部迅速流至外周，即心室收缩释放的能量将全部表现为动能，不可能对血管壁形成侧压力，也就不会产生动脉血压。由于外周阻力的存在，心室一次收缩射出的血量在心缩期仅约 1/3 流向外周，其余约 2/3 暂时贮存于扩张的大动脉内，形成了较高的收缩压。可见动脉血压的形成是心室射血对血流的推动和外周阻力两者相互作用的结果。

（4）大动脉的弹性：对缓冲动脉血压的波动具有重要的意义。心脏收缩射血时，弹性贮器血管（主动脉和大动脉）扩张，多容纳一部分血液，使收缩压不会升得太高；在心舒期，心室停止射血，扩张的弹性贮器血管管壁发生弹性回缩，推动心缩期多容纳的那部分血液继续流向外周，同时使动脉血压在心舒期仍能维持在较高水平。

ER-16-8

主动脉管壁的弹性对血流和血压的作用

3. 影响动脉血压的因素　凡是参与动脉血压形成的因素，都能影响动脉血压，其中，心输出量和外周阻力是日常生活中影响动脉血压的经常性因素。

（1）每搏输出量：每搏输出量增加，心缩期射入主动脉的血量多，血流速度快，管壁所受的压强增大，故收缩压明显升高。如果此时外周阻力和心率变化不大，在主动脉内增多的血量仍可在心舒期流向外周，故在心舒期末，主动脉内贮存的血量增加不多，舒张压升高不明显，脉压增大；反之，当每搏输出量减少时，主要使收缩压降低，舒张压降低不多，脉压减小。通常情况下，收缩压的高低反映每搏输出量的多少。

（2）心率：心率加快时心舒期明显缩短，在其他因素不变的条件下，从主动脉流向外周的血量减少，舒张末期存留在主动脉内的血量增多，舒张压升高明显。在心室舒张末期主动脉内血量增加的基础上，心缩期主动脉内血量进一步增加，收缩压也升高；但动脉血压的升高可使血流速度加快，在心缩期内可有较多的血液流出主动脉，故收缩压升高不如舒张压升高显著，脉压减小。反之，心率减慢时，收缩压和舒张压均降低，但舒张压的降低更为显著，所以脉压增大。

（3）外周阻力：如其他因素不变，当外周阻力增大时，心舒期血液流向外周的速度减慢，心室舒张末期存留在主动脉内的血量增多，故舒张压明显升高；在心缩期，由于动脉血压升高使血流速度加快，因此收缩压的升高不如舒张压的升高明显，脉压也相应减小。反之，外周阻力减小时，舒张压的降低比收缩压明显，脉压增大。一般情况下，舒张压的高低主要反映外周阻力的大小。临床上，常见一种原因不明的随年龄增长、外周阻力增大而引发的原发性高血压，其血压升高以舒张压升高为特征。

（4）大动脉管壁的弹性：大动脉管壁的弹性具有缓冲动脉血压波动幅度的作用，使脉压减小，所以心动周期中动脉血压的波动幅度远小于左心室内压的波动幅度（图 16-10）。老年人大动脉管壁硬化，弹性和可扩张性降低，因而收缩压增高而舒张压降低，脉压明显增大。但若同时伴有小动脉硬化，外周阻力也增加，则舒张压可不明显降低。

（5）循环血量和血管系统容量的比例：正常情况下，循环血量和血管系统容量保持适当的比例，即循环系统平均充盈压为 7mmHg 左右，从而维持血压及心血管功能正常。如果血

笔记栏

管容量不变而循环血量减少(如失血时),动脉血压降低;如果循环血量不变而血管容积增大(如中毒性休克引起血管扩张),则也导致动脉血压降低。

以上所述都是在假设其他因素不变的情况下,分析单一因素发生变化对动脉血压可能产生的影响。实际上,在完整机体内往往是多种影响因素同时发生改变的,因此在生理或病理情况下,动脉血压的变化是多种因素相互作用的综合效应。

4. 动脉血压的测量方法　动脉血压的测量方法主要有两种:直接测量法和间接测量法。动物实验中可以直接将导管的一端插入动脉,另一端连接压力换能器,能精确测出心动周期中每一瞬间的血压数值,但因为有创性,临床很少采用。临床上常用的是无创、简便的间接测量法,即应用水银柱血压计和柯氏(Korotkoff)音法测量血压。

水银柱血压计测血压利用的原理是血液通过狭窄的血管管道而形成湍流时会发出声音。将血压计的袖带以适当松紧度缠绕于被测者上臂,袖带下缘位于肘窝上方 2~3cm 处;听诊器的胸件置于肘窝部肱动脉搏动处,通过听诊器的耳件听声音。然后,向袖带内充气加压,当袖带内压力大于收缩压时,动脉血流被阻断,无声音。缓慢放气使袖带内压力逐渐下降,当袖带压下降到与收缩压相等的瞬间,每个心动周期中就会开始产生一次血流快速冲过狭窄的血管而产生声响,所以第一声响时的袖带压相当于收缩压;当袖带压低于收缩压而高于舒张压时,血流持续以湍流的方式通过狭窄的血管,所以可以听到连续的声响;当袖带压降至舒张压水平时,血流恢复通畅,声音消失,因而此时的袖带压相当于舒张压。由于袖带长时间的压迫,有的人动脉也许不能马上复原,声音可以一直不消失,但是一定会变弱,这种情况可以用声音突然变弱时的袖带压表示舒张压的大小。血压计水银柱的高度反映袖带内压力,读取水银柱的高度即测得的血压值。

ER-16-9

间接测量肱动脉血压示意图

(二) 动脉脉搏

在每个心动周期中,动脉血压的周期性变化可以引起动脉血管发生搏动,称为**动脉脉搏**(arterial pulse)。在身体浅表部位如桡动脉、颞浅动脉、足背动脉等处用手指可触摸到动脉搏动,中医的脉诊就是通过按压桡动脉脉搏时手指的主观感觉来判断机体的状态。动脉脉搏波可沿着动脉管壁向外周动脉传播,其传播速度远比血流速度快,是一种能量的传播。动脉管壁的可扩张性越大,脉搏波的传播速度越慢。

脉搏描记仪可记录到浅表动脉的脉搏波形,称为脉搏图,包括以下两个部分:

1. 上升支　在心室快速射血期,动脉血压迅速上升,管壁扩张形成上升支。其斜率和幅度与射血速度和每搏输出量成正比,与射血所遇到的阻力成反比。心输出量少、射血速度慢、外周阻力大,则上升支的斜率和幅度都小;反之则大。

2. 下降支　心室射血后期,射血速度减慢,进入主动脉的血量少于主动脉流向外周的血量,扩张的动脉开始回缩,形成下降支前段。随后心室舒张,心室内压下降,主动脉向心室反流,形成下降支中的切迹,称为降中峡,发生在主动脉瓣关闭的瞬间;反流的血液受到关闭的主动脉瓣的阻挡,使主动脉根部容积增大,管壁又稍有扩张,产生一个折返波,称为降中波。随后,动脉血压继续下降,形成下降支的后段。下降支的形状可大致反映外周阻力的大小。外周阻力大,下降支下降速率较慢,切迹位置较高,反之亦然。主动脉瓣关闭不全时,舒张期部分血液反流入心室,造成下降支很陡,降中波不明显或消失。

ER-16-10

正常和病理情况下的动脉脉搏图

四、静脉血压和静脉回心血量

静脉是血液回流入心脏的通路,而且在体内起着血液贮存库的作用。静脉的收缩和舒张可有效调节回心血量和心输出量,使循环功能适应机体的需要。

(一) 静脉血压

静脉系统位于毛细血管网与右心房之间,因此,静脉血压既能影响毛细血管的功能,又

笔记栏

能影响心脏的功能。

1. 外周静脉压和中心静脉压 当血液经毛细血管到达微静脉时，血压已降至15~20mmHg，血液最后流入右心房时，血压已接近于零。通常将各器官静脉的血压称为外周静脉压，而把右心房和胸腔内大静脉的血压称为**中心静脉压**（central venous pressure）。中心静脉压较低，正常为4~12cmH_2O。

中心静脉压的高低取决于心脏射血能力和静脉回心血量之间的相互关系。心脏收缩力增强，能及时将回心的血液射入动脉，则中心静脉压降低；心脏射血能力降低（如心力衰竭时）、静脉回心血量增多或回流速度加快（如输血、输液过多或过快），右心房和腔静脉淤血，则中心静脉压升高。因此，中心静脉压是反映心血管功能的重要指标，也常作为临床控制补液速度和补液量的监测指标。输血、输液过多超过心脏负担时，中心静脉压将升高。当中心静脉压超过16cmH_2O时，输液要慎重或暂停输液。

ER-16-11

直立体位对静脉血压的影响

2. 重力对静脉血压的影响 血液受地球重力场的作用，可对血管壁产生一定的**静水压**（hydrostatic pressure），所以各部分血管的血压还应加上此静水压。静水压的高低取决于人体的体位。静脉血压与动脉血压一样，都受到重力的影响，但因为静脉管壁薄，管壁中弹性纤维和平滑肌都较少，受重力影响较大。当人直立时，在右心房水平以下，血液每厘米高度增加压力0.77mmHg；在右心房水平以上，血液每厘米高度则降低同样压力，故表现为足部静脉血压升高、静脉充盈饱满，而颈部的静脉则塌陷。

（二）静脉回心血量

1. 静脉回心血量 指单位时间内由外周静脉返回右心房的血液量。由于心血管系统是一个闭合系统，正常时静脉回心血量与心输出量相等。静脉回流的速度与静脉血管阻力和静脉跨壁压有密切关系。微静脉作为毛细血管后阻力血管，其舒缩影响着毛细血管内的压力，继而影响血液和组织液之间的液体交换，并间接调节静脉回心血量。随着血液由小静脉流向较大的静脉，血流速度由于总的血管横截面积减小而加快。跨壁压指血液对管壁的压力与血管外组织对管壁的压力之差。静脉的跨壁压的变化可改变静脉的扩张状态，继而影响静脉对血流的阻力。

2. 影响静脉回心血量的因素 根据公式 $Q=\Delta P/R$，静脉回心血量数值取决于外周静脉压与中心静脉压之差，以及静脉对血流的阻力。凡能影响这些的因素都能影响静脉回心血量。

（1）循环系统平均充盈压：这是反映血管系统充盈程度的指标。当循环血量增加或容量血管收缩时，循环系统平均充盈压升高，静脉回心血量增多；反之，循环血量减少或容量血管舒张时，循环系统平均充盈压降低，则静脉回心血量减少。

（2）心肌收缩力：心肌收缩力强，射血后心室内剩余血量减少，在心舒期室内压就明显降低，对心房和大静脉内血液的抽吸力量就较强，可使静脉回心血量增多；反之，静脉回心血量将明显减少。临床上，右心衰竭患者可出现颈外静脉怒张、肝脏充血肿大、下肢浮肿等体循环静脉淤血的体征；左心衰竭则引起肺淤血、肺水肿等肺循环静脉淤血的体征。

（3）骨骼肌的挤压作用：骨骼肌收缩可对肌肉内和肌肉间的静脉进行挤压，使静脉回流加快；同时静脉内的瓣膜使血液只能向心脏方向流动而不能倒流。所以，骨骼肌与静脉瓣一起发挥了推动静脉血流向心脏的作用，称为“静脉泵”或“肌肉泵”。如果久立而不运动，下肢可因静脉回流减少而出现水肿。肌肉泵可降低下肢静脉压和减少下肢血液淤滞。但是，如果肌肉不是作节律性舒缩活动，而是维持在紧张性收缩状态，则静脉持续受压，静脉回流反而减少。

（4）体位改变：当人体由平卧转为直立时，由于重力作用，身体下部的静脉扩张，多容纳约500ml血液，使静脉回心血量减少。长期卧床的患者静脉管壁紧张性较低、可扩张性较大，同时腹壁和下肢肌肉的收缩力减弱，对静脉的挤压作用减小，如由平卧位突然站立，回心血量就会明显减少，导致心输出量减少、动脉血压降低，可引起头晕甚至昏厥。

（5）呼吸运动：在胸膜腔内负压的作用下，胸腔内大静脉跨壁压增大而经常保持充盈状态。吸气时，胸内负压数值进一步增大，使右心房和大静脉更加扩张，静脉回心血量增多；呼气时，由于胸内负压的数值减小，静脉回心血量也相应减少。因此，呼吸运动对静脉回流也起着"泵"的作用，称为"呼吸泵"。需要注意的是，呼吸运动对肺循环静脉回流的影响与对体循环的不同。吸气时肺扩大，肺部的血管容积显著增大，能贮留较多的血液，故肺静脉回流至左心房的血量减少；呼气时则相反。

五、微循环

微循环（microcirculation）是指微动脉和微静脉之间的血液循环，是血液和组织进行物质交换的重要场所，对于机体内的新陈代谢具有重要作用。

（一）微循环的组成与血流通路

1. 微循环的组成　各组织器官的形态与功能不同，其微循环的组成和结构也不相同。典型的微循环由微动脉、后微动脉、毛细血管前括约肌、真毛细血管、通血毛细血管、动-静脉吻合支和微静脉等部分组成（图16-15）。微动脉与微静脉之间的血管通道构成了微循环的功能单位。

2. 微循环的血流通路　血液可通过三条通路从微动脉流向微静脉。

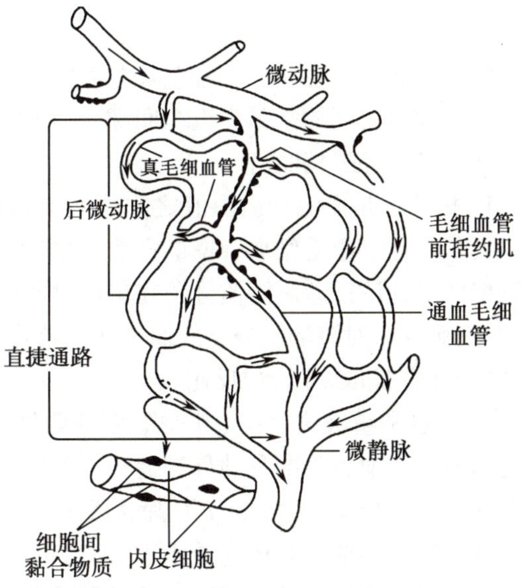

图16-15　肠系膜微循环模式图

（1）迂回通路：指血液由微动脉流经后微动脉、毛细血管前括约肌进入真毛细血管网，最后汇入微静脉的血流通路。真毛细血管管壁极薄，仅由单层内皮细胞和基膜所组成，互相连通成网，行径迂回曲折，因此这一通路具有通透性好、血流缓慢、面积大（成年人将近1 000m^2）的特点。迂回通路分布于全身，是血液和组织液之间进行物质交换的主要场所，故此通路又称为营养性通路。

（2）直捷通路：指血液经微动脉、后微动脉、通血毛细血管而汇入微静脉的通路。这条通路短而直，血流阻力较小，流速较快，经常处于开放状态，物质交换较少。直捷通路多见于骨骼肌，主要作用是使一部分血液通过微循环快速返回心脏，以保证静脉回心血量。

（3）动-静脉短路：血液从微动脉直接经过动-静脉吻合支流入微静脉的通路。这一通路途径最短，血流速度快，管壁较厚，有完整的平滑肌，能够进行舒缩活动，但经常处于关闭状态，无物质交换功能。主要分布在皮肤，特别是手掌、足底和耳郭，其功能与体温调节有关。当环境温度升高时，吻合支开放，皮肤血流量增加，有利于散热；环境温度降低时，吻合支关闭，有利于保存体内的热量。

（二）微循环的调节

微动脉起着控制微循环血流量的"总闸门"的作用；毛细血管前括约肌的舒缩活动可以

笔记栏

控制进入真毛细血管网的血流量，在微循环中起“分闸门”的作用。微动脉、后微动脉和毛细血管前括约肌三者都是微循环的“前阻力血管”。微静脉在功能上是微循环的“后阻力血管”，起“后闸门”的作用，其舒缩活动可影响毛细血管血压，从而影响毛细血管处的液体交换和静脉回心血量。

微动脉和微静脉均受交感缩血管神经支配，也接受体液因素的调节；后微动脉和毛细血管前括约肌主要受体液因素的调节，特别是局部代谢产物的调节。肾上腺素、去甲肾上腺素和血管紧张素Ⅱ等体液因素可使其收缩；CO_2、腺苷、乳酸及 H^+ 等组织细胞的代谢产物可舒张微动脉、后微动脉及毛细血管前括约肌。

真毛细血管是轮流交替开放的，受局部代谢水平调节，由毛细血管前括约肌的收缩和舒张来控制。安静时，骨骼肌同一时间内只有20%~35%的真毛细血管处于开放状态。当某处的真毛细血管关闭后，该处组织细胞的新陈代谢继续进行，代谢产物逐渐积聚达一定浓度，将引起该处的毛细血管前括约肌舒张，真毛细血管开放，积聚的代谢产物被血流清除；随后，由于代谢产物被清除，毛细血管前括约肌又收缩，使真毛细血管又关闭，如此周而复始。在一般情况下，毛细血管前括约肌这种交替舒缩活动 5~10 次/min。当组织代谢水平增高时，局部代谢产物增多，开放的真毛细血管数量增加，流经微循环的血量也增多，以与组织代谢水平相适应。

（三）血液和组织液之间的物质交换

组织细胞之间的空隙为组织间隙，其中充满组织液。血液和组织液之间物质交换的主要方式有扩散、滤过和吞饮。

1. 扩散　是血液和组织液之间物质交换的最主要的方式。毛细血管内外液体中的分子只要其直径小于毛细血管壁的孔隙，就能通过管壁进出毛细血管。扩散的动力是该物质在管壁两侧的浓度差。溶质分子在单位时间内扩散的速率与其在血浆和组织液之间的浓度差、毛细血管壁对该溶质分子的通透性以及管壁的有效交换面积等因素成正比，与毛细血管壁的厚度（即扩散距离）成反比。

2. 滤过和重吸收　在毛细血管壁两侧静水压差和胶体渗透压差的作用下，液体由毛细血管内向毛细血管外的移动称为滤过，而液体向相反方向的移动称为重吸收。当毛细血管壁两侧的静水压不等时，水分子就会通过毛细血管壁从压力高的一侧移向压力低的一侧。当毛细血管壁两侧的胶体渗透压不等时，可以导致水分子从渗透压低的一侧移向渗透压高的一侧。血液和组织液之间通过滤过和重吸收方式发生的物质交换仅占很小一部分，但在组织液的生成中起着重要的作用。

3. 吞饮　在毛细血管内皮细胞一侧的液体可被内皮细胞膜包围并吞饮入细胞内，形成吞饮囊泡。囊泡被运送至细胞的另一侧，并被排出至细胞外，这也是血液和组织液之间通过毛细血管壁进行物质交换的一种方式。一般认为，较大的分子如血浆蛋白等可以通过这种方式进行交换。

六、组织液的生成和回流

组织液存在于组织细胞的间隙中，绝大部分呈胶冻状，不能自由流动。组织液凝胶的基质是胶原纤维和透明质酸细丝。组织液中各种离子成分与血浆基本相同，但蛋白质浓度明显低于血浆，说明组织液是血浆滤过毛细血管壁而形成的。

（一）组织液生成和回流的过程

正常情况下，毛细血管中的水和营养物质不断透过毛细血管壁进入组织间隙，生成组织液；组织液中的水和代谢产物又不断透过毛细血管壁回流进入毛细血管和毛细淋巴管。决定组织液生成和回流的因素共有四个，即毛细血管血压、组织液胶体渗透压、组织液静水压和血浆胶体渗透压。前两个因素是促进组织液生成的力量；后两个是促进组织液回流的力量。促进滤过的力量和促进回流的力量之差称为**有效滤过压**（effective filtration pressure），可用下式表示：

有效滤过压=（毛细血管血压+组织液胶体渗透压）-（组织液静水压+血浆胶体渗透压）

有效滤过压是组织液生成和回流的动力。在毛细血管动脉端，有效滤过压为正值，表示有液体滤出；在毛细血管静脉端，有效滤过压为负值，表示液体被重吸收回血液。有效滤过压数值的大小决定液体流动的量。流经毛细血管的血浆有0.5%～2%在毛细血管动脉端被滤出进入组织间隙，其中约90%在静脉端被重吸收回血液，其余10%进入毛细淋巴管，成为淋巴液。

如图16-16所示，在骨骼肌中，动脉端有效滤过压为12mmHg，组织液主要是生成；在静脉端有效滤过压为-8mmHg，组织液主要是回流。

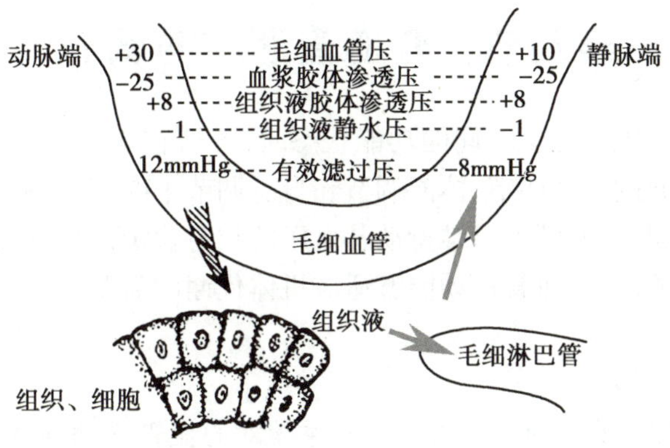

图16-16　组织液生成和回流示意图
+代表促进液体滤出毛细血管的力量；-代表使液体重吸收回毛细血管的力量

（二）影响组织液生成和回流的因素

在生理状态下，组织液的生成和回流保持着动态平衡，从而维持循环血量和组织液量的相对稳定。如果组织液生成增多而回流减少，就导致组织水肿；反之造成组织脱水。凡能影响有效滤过压、毛细血管通透性和淋巴回流的因素，都能影响组织液生成和回流。

1. 毛细血管血压　毛细血管血压升高，有效滤过压增大，组织液生成增多；反之，毛细血管血压降低，组织液生成减少。如炎症部位的微动脉扩张，进入毛细血管的血量增加，毛细血管血压升高，因此炎症局部可出现水肿；右心衰竭时，由于静脉回流受阻，可逆行性引起毛细血管血压升高，组织液生成增多，导致水肿。

2. 血浆胶体渗透压　血浆胶体渗透压降低，有效滤过压增大，组织液生成增多。如蛋白质性营养不良，或肾脏疾病导致血浆蛋白大量丢失，或肝脏疾病使血浆蛋白合成减少时，血浆胶体渗透压降低，造成有效滤过压升高，组织液生成增多而回流减少，产生水肿。

3. 毛细血管通透性　正常情况下，毛细血管壁对血浆蛋白几乎不通透。在烧伤、过敏反应等情况下，局部毛细血管壁的通透性异常增高，血浆蛋白可透过管壁进入组织液，使血浆胶体渗透压下降而组织液胶体渗透压升高，结果导致组织液生成增多而回流减少，引起局部水肿。

4. 淋巴回流　由于一部分组织液经淋巴管回流入血，如果淋巴回流受阻，受阻部位远端的组织间隙中组织液积聚而水肿。如丝虫病患者由于淋巴管阻塞而出现下肢的水肿。

笔记栏

七、淋巴液的生成和回流

部分组织液进入淋巴管，即成为淋巴液。淋巴液每天生成2~4L，经全身淋巴管汇集，最后经右淋巴导管和胸导管流入静脉，故淋巴管是血液循环系统一个重要的辅助回流管道。

（一）淋巴液的生成

ER-16-12

毛细淋巴管盲端结构示意图

毛细淋巴管由单层内皮细胞构成，无基膜，通透性比毛细血管更高。毛细淋巴管起始端为一盲端，相邻的内皮细胞像瓦片般相互覆盖，形成向管腔内开启的单向活瓣。组织液和毛细淋巴管之间的压力差是促使液体进入淋巴管的动力。组织液增多时，组织液和其中的蛋白质、脂肪滴以及红细胞、细菌等微粒，都能通过活瓣进入毛细淋巴管，但不能倒流。

（二）淋巴液的回流

淋巴液回流的生理意义在于回收组织液中的蛋白质，运输小肠吸收的脂肪及其他营养物质，同时可调节血浆与组织液的平衡，还具有防御和免疫功能。

第四节 心血管活动的调节

当内外环境变化或机体处于不同的功能状态时，各器官组织对血流量的要求会发生相应的改变。机体可以通过神经调节、体液调节和自身调节来改变心输出量和外周血管阻力，将血液在全身重新分配，从而既可以维持动脉血压的相对稳定，又可以保障不同情况下各组织器官对血流量的需求，使心血管活动能够适应机体代谢的需要。

一、神经调节

心肌和血管平滑肌受自主神经支配。神经系统对心血管活动的调节是通过各种心血管反射实现的。

（一）心脏和血管的神经支配

1. 心脏的神经支配　心脏活动主要受心交感神经和心迷走神经的双重支配，两者的作用相互拮抗。

（1）心交感神经：心交感神经的节前神经元位于脊髓第1~5胸段的中间外侧柱，其轴突组成节前纤维，通过末梢释放递质**乙酰胆碱**（acetylcholine，ACh），激活节后神经元膜上的N_1型胆碱能受体。节后神经元位于星状神经节或颈神经节内，发出节后纤维组成心脏神经丛，支配心脏各个部位。左、右心交感神经在心脏的分布是不对称的，右侧心交感神经主要支配窦房结，其效应以加快心率为主；左侧心交感神经纤维广泛分布于心房肌和心室肌，并支配房室结，在功能上以加强心肌收缩力为主。

心交感神经节后纤维末梢释放**去甲肾上腺素**（norepinephrine，NE），与心肌细胞膜上的β_1型肾上腺素能受体（β_1受体）结合，激活腺苷酸环化酶，使细胞内cAMP浓度增加，激活PKA，提高细胞膜对Ca^{2+}通透性，Ca^{2+}内流增加，引起心脏活动加强（称为正性肌力效应）。具体表现为三方面的效应：①加快心率（正性变时作用），由于窦房结4期内向电流加强，使自动去极化速率加快，心率加快；②加速房室传导（正性变传导作用），房室结0期去极化速度加快和幅度增大，使房室传导时间缩短；③增强心肌收缩力（正性变力作用），心肌细胞动作电位平台期Ca^{2+}内流增加，肌质网释放的Ca^{2+}也增加，导致心肌收缩力增强。心交感神经兴奋心脏的效应能被β受体拮抗剂如普萘洛尔等所阻断，故在临床上β受体拮抗剂常用于治疗室上性快速型心律失常、高血压、心力衰竭等疾病。

此外，当心肌收缩完毕，NE还可降低肌钙蛋白对Ca^{2+}的亲和力，提高肌质网重摄取Ca^{2+}

的速度，并加强 Na^+-Ca^{2+}交换促进 Ca^{2+}外排，使心肌舒张加快。

(2) 心迷走神经：心迷走神经属于副交感神经，其节前神经元位于延髓的迷走神经背核和疑核，节前纤维末梢释放 ACh，作用于心内神经节节后神经元膜上的 N_1 受体，发出节后纤维支配窦房结、心房肌、房室结、房室束及其分支，对心室肌的支配很少。左、右两侧心迷走神经对心脏的支配也有差别，右侧心迷走神经主要影响窦房结，而左侧心迷走神经对房室结的作用占优势。

心迷走神经节后纤维末梢释放的递质 ACh 作用于心肌细胞膜上的 M 型胆碱能受体（M 受体），抑制腺苷酸环化酶，使细胞内 cAMP 水平降低，PKA 活性降低，从而使细胞膜对 K^+的通透性增高、K^+外流增加，并抑制钙通道使 Ca^{2+}内流减少，导致心脏活动抑制（称为负性肌力效应）。具体表现为以下效应：①心率减慢（负性变时作用），K^+外流增加使窦房结最大复极电位水平下移，与阈电位差距增大；K^+外流增加和 Ca^{2+}内流减少又可减慢 4 期自动去极速度，因此，窦房结自律性降低；②房室传导速度减慢（负性变传导作用），由于房室结细胞膜钙通道受抑制，使 0 期去极化速度减慢、幅度减小，故兴奋传导速度减慢，甚至出现房室传导阻滞；③心房肌收缩力减弱（负性变力作用），ACh 抑制 Ca^{2+}内流和减少肌质网 Ca^{2+}释放，使胞质内 Ca^{2+}浓度下降，引起心房肌收缩力减弱。

安静状态下，心交感神经和心迷走神经都保持一定程度的紧张性活动，迷走神经的紧张性活动较交感神经的强，称为迷走优势。因此，窦房结自身的自律性约为 100 次/min，但正常人安静时的心率约 75 次/min。

2. 血管的神经支配　除毛细血管外，血管壁都有平滑肌分布。血管平滑肌的舒缩活动称为血管运动。绝大多数的血管运动均受自主神经支配，这些神经称为血管运动神经纤维，分为缩血管神经纤维和舒血管神经纤维两类。

(1) 缩血管神经纤维：缩血管神经纤维都是交感神经纤维，故称为交感缩血管纤维。其节前神经元位于脊髓胸 1～腰 3 节段的中间外侧柱，为胆碱能神经元；节后神经元位于椎旁或椎前交感神经节内，末梢释放的递质是 NE。血管平滑肌细胞膜上有 α 和 β_2 两种肾上腺素能受体，α 受体的效应是引起血管平滑肌收缩，β_2 受体的效应是使血管舒张。NE 与 α 受体结合的能力较强，与 β_2 受体结合的能力较弱，故交感缩血管神经兴奋时以缩血管效应为主。

交感缩血管神经支配体内几乎所有血管的平滑肌，且多数血管只接受交感缩血管神经的单一支配。在安静状态下，交感缩血管神经纤维持续发放低频冲动（1～3 次/s），称为交感缩血管紧张。这种紧张性活动使其所支配的血管平滑肌维持一定程度的收缩状态。当交感缩血管神经紧张性增强时，血管平滑肌可进一步收缩；当紧张性活动减弱时，则血管平滑肌的收缩程度降低，即血管舒张。因此，通过改变交感缩血管神经紧张性活动能按需改变血管口径，以调节不同器官的血流阻力和血流量。

交感缩血管神经在不同部位的血管中分布密度不同。皮肤血管中分布最密，其次为骨骼肌和内脏的血管，而在冠状血管和脑血管中分布较少。在同一器官中，动脉中缩血管神经的密度高于静脉，微动脉中密度最高，但毛细血管前括约肌中分布很少。

(2) 舒血管神经纤维：体内有一部分血管除接受缩血管神经纤维的支配外，还接受舒血管神经纤维支配。舒血管神经纤维的作用多为调节局部血流量，对整体影响较小。其种类较多，这里仅介绍两种：

1) 交感舒血管神经纤维：该神经纤维只分布于骨骼肌的微动脉，平时无紧张性活动，只有当情绪激动、恐惧、发怒和准备做剧烈的肌肉活动时才发放冲动。末梢释放的神经递质是 ACh，与血管平滑肌的 M 受体结合，使骨骼肌血管舒张，血流量增多。目前认为，由这类交感胆碱能纤维活动引起的骨骼肌血管舒张，可能是防御反应中的一部分。

2) 副交感舒血管神经纤维：其末梢释放的递质也是 ACh，与血管平滑肌细胞上的 M 受体结合，引起血管舒张。这类神经纤维主要分布于脑膜、唾液腺、胃肠腺和外生殖器等部位的血管，作用范围比较局限，平时也无紧张性活动，只对所支配的器官的血流量起调节作用，而对循环系统总的外周阻力影响不大。

（二）心血管中枢

心血管中枢（cardiovascular center）是指中枢神经系统中与调节心血管活动有关的神经元集中的部位。目前认为，心血管中枢广泛分布于从脊髓到大脑皮质的各个水平。

1. 脊髓　脊髓胸腰段灰质侧角中有支配心脏和血管的交感节前神经元，脊髓骶段还有支配血管的副交感节前神经元，它们的活动受延髓和延髓以上心血管中枢的控制，是中枢调控心血管活动的最后传出通路。脊髓交感节前神经元能够完成一些原始的心血管反射，维持一定的血管张力，但调节能力低且不够完善。

2. 延髓　延髓是调节心血管活动的最基本中枢。动物实验中，在延髓上缘横断脑干，只要保持延髓与脊髓的完整及其正常联系，血压并无明显变化，一些心血管反射仍存在；而当横断水平逐步下移时，血压就逐渐降低，心血管反射效应也逐渐减弱；当横断至延髓闩部时，血压降至大约40mmHg，心血管反射也基本消失。延髓心血管中枢包括多个部位的神经元。

（1）心血管交感中枢：延髓头端腹外侧区是心交感中枢和交感缩血管中枢所在的部位，此处神经元兴奋时可引起交感神经活动增强和血压升高。延髓尾端腹外侧区的神经元兴奋时，可抑制延髓头端腹外侧区神经元的活动，使交感神经的紧张性降低。

（2）心迷走中枢：心迷走神经节前神经元的胞体位于延髓的迷走神经背核和疑核，兴奋时引起心迷走神经传出冲动增多。

（3）传入神经接替站：孤束核接受压力感受器、化学感受器和心肺感受器的传入信息，在此换元后发出纤维到延髓的其他部位，并可对多种心血管活动的传入信号进行整合。孤束核神经元兴奋时，可使迷走神经活动增强，而交感神经活动抑制。

在正常情况下，延髓心血管神经元并不是独立地完成各种心血管反射，而是在高位中枢的控制下进行调节活动。

3. 延髓以上的心血管中枢　在延髓以上的脑干部分以及大脑和小脑中，都存在与心血管活动有关的神经元，参与对心血管活动和机体其他功能之间复杂的整合。

下丘脑是调节心血管活动的一个非常重要的整合中枢。在体温调节、摄食、水平衡以及发怒、恐慌等情绪反应的整合中，都包含有相应的心血管活动的变化。例如电刺激动物下丘脑的“防御反应”区，可引起警觉状态、骨骼肌紧张加强、准备进攻等行为变化，同时也伴随心率加快、心肌收缩力增强、皮肤和内脏血管收缩、骨骼肌血管舒张、血压稍升高等一系列心血管活动的改变。这些心血管反应有利于骨骼肌获得充足的血液供应，以适应防御、搏斗或逃跑等行为的需要。大脑皮质的运动区兴奋时，除引起骨骼肌收缩外，还能引起骨骼肌的血管舒张；小脑的整合则使心血管活动与机体姿势和体位改变相协调。

（三）心血管反射

神经系统对心血管活动的调节是通过各种心血管反射实现的，从而使循环功能适应机体所处的功能状态或内外环境的变化。

1. 颈动脉窦和主动脉弓压力感受性反射　当动脉血压突然升高时，可反射性引起心率减慢、心输出量减少、血管舒张、外周阻力降低、血压下降，这一反射称为**压力感受性反射**（baroreceptor reflex），又称**降压反射**（depressor reflex）。

（1）反射弧的组成：压力感受性反射的感受器是位于颈动脉窦和主动脉弓血管外膜下的感觉神经末梢（图16-17），有效刺激是血管壁受到的机械牵张，而不是血压本身。在一定范围内（60～180mmHg），压力感受器的传入冲动频率与动脉血管壁扩张程度成正比。在同

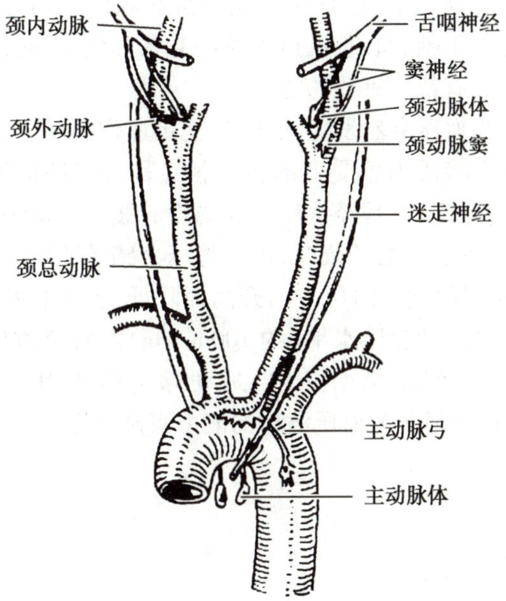

图 16-17 颈动脉窦、主动脉弓压力感受器，颈动脉体、主动脉体化学感受器位置示意图

一血压水平，颈动脉窦的敏感性高于主动脉弓。

颈动脉窦压力感受器的传入神经为窦神经，上行加入舌咽神经，进入反射中枢延髓；主动脉弓压力感受器的传入神经为主动脉神经，行走于迷走神经干内进入延髓（兔颈部有单独走行的主动脉神经，又称降压神经）。压力感受器的传入冲动首先到达延髓的孤束核，然后再到达心迷走中枢、心交感中枢和交感缩血管中枢；反射活动的传出神经分别为心迷走神经、心交感神经和交感缩血管神经纤维；而效应器则是心脏和几乎全身所有的血管。

（2）反射过程：当动脉血压升高时，颈动脉窦和主动脉弓压力感受器处血管壁所受到的机械牵张刺激增大，窦神经和主动脉神经的传入冲动增多，到达延髓后使心迷走中枢紧张性加强、心交感和交感缩血管中枢紧张性减弱，再通过相应的传出神经传出，结果使心迷走神经传出冲动增加、心交感神经传出冲动减少，导致心率减慢、心输出量减少；交感缩血管神经纤维传出冲动减少，引起血管舒张、外周血管阻力降低，因而动脉血压下降。反之，当动脉血压降低时，感受器受到的刺激减小，传入冲动减少，通过降压反射的减弱产生相反的效应，引起心率加快、心输出量增多、外周阻力增大，血压回升（图 16-18）。

笔记栏

不同动脉血压时单根窦神经的放电

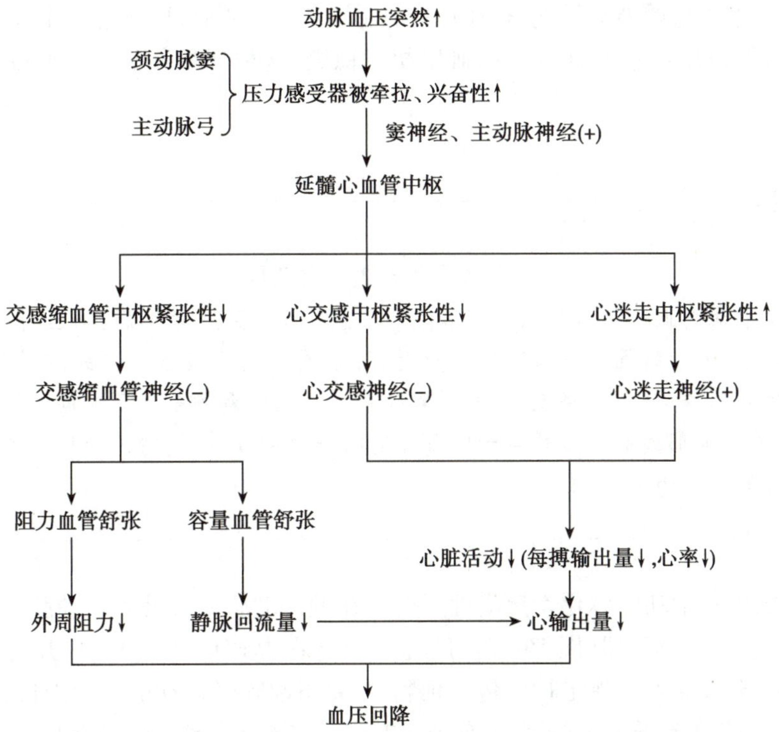

图 16-18 颈动脉窦和主动脉弓压力感受性反射途径与过程

笔记栏

（3）生理意义：压力感受性反射是一种负反馈调节，生理意义是维持动脉血压相对稳定。由于颈动脉窦和主动脉弓压力感受器正好位于脑和心脏供血通路的起始部位，因此，降压反射对维持脑和心脏等重要脏器的正常血供具有特别重要的意义。

该反射在平时经常性对血压起调节作用。当血压突然发生变化时，能迅速作出反应，使动脉血压不致发生过大的波动，因此在生理学中将压力感受器的传入神经称为缓冲神经。切除两侧缓冲神经的动物，动脉血压不再能保持稳定，而是经常出现大幅度的波动。动物实验中，人为地改变颈动脉窦内的灌注压并测量主动脉压力的改变，可获得压力感受性反射功能曲线（图 16-19）。从该曲线可见，动脉血压随颈动脉窦内压力的升高而降低；曲线的中间部分较陡，向两端渐趋平坦，说明窦内压在正常平均动脉压水平（约 100mmHg）左右变动时，压力感受性反射最敏感，即对血压波动的缓冲作用最明显；当颈动脉窦内压力过高（>150mmHg）或过低（<70mmHg）时，压力感受性反射缓冲血压波动的能力明显下降。

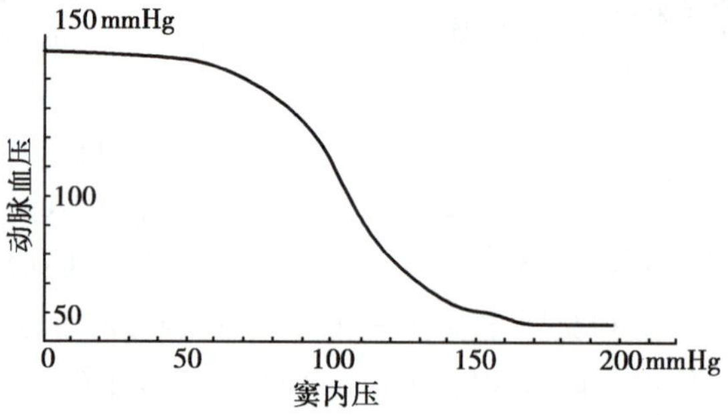

图 16-19 颈动脉窦内压力与动脉血压的关系

此外，压力感受性反射对突然的血压变化敏感，而对缓慢变化的血压则不敏感。如高血压患者的血压持续升高，却不能通过该反射使血压回降到正常水平，压力感受性反射功能曲线向右移位。此时，感受器对长期、较高水平的血压产生了适应，反射的工作范围发生改变，即在高于正常的血压水平上维持动脉血压相对稳定，这种现象称为压力感受性反射的重调定。

知识链接

利用降压反射缓解高血压

降压反射对高血压患者也有一定作用，当遇到高血压患者发病，血压升高，出现头晕头痛等症状，而短时间内没有药物治疗时，可以通过快速按压一侧颈内动脉的方法，通过降压反射的作用，暂时降低血压，缓解症状。必须强调的是绝不能同时按压两侧颈内动脉，易造成脑部缺血。另外由于降压反射的作用持续时间很短，所以有条件的话还是以药物控制血压为主。

2. 颈动脉体和主动脉体化学感受性反射　在颈总动脉分叉处和主动脉弓区域的颈动脉体和主动脉体化学感受器（图 16-17）可以感受动脉血中 PO_2 降低、PCO_2 升高和 H^+ 浓度增高，其传入冲动经窦神经和迷走神经传入延髓，主要引起呼吸运动的加深加快，通过呼吸运动的改变再反射性地影响心血管活动，使血压升高。实验观察到，在动物保持自然呼吸的情况下，化学感受器传入冲动可直接引起呼吸加深加快，并可间接引起心率加快，心输出量增加，外周血管阻力增大，血压升高。但化学感受性反射在平时对心血管活动并不起明显的调节作用，只有在低氧、窒息、失血、动脉血压过低和酸中毒等情况下才发挥作用，以确保心、脑等重要器官的血液供应。

3. 心肺感受器引起的心血管反射　在心房、心室和肺循环大血管壁中存在着许多感受器，总称为心肺感受器。在生理情况下，心房壁的牵拉主要是因为血容量增多所致，因此心房壁的牵张感受器也称为容量感受器。心肺感受器的适宜刺激有两类，一类是机械牵张，另一类是某些化学物质如前列腺素、腺苷和缓激肽等。

当心房、心室或肺循环大血管中压力升高或血容量增多时，心脏或血管壁受到牵拉，心肺感受器兴奋，传入冲动经迷走神经传入心血管中枢整合后，使交感紧张性降低而心迷走紧张性增强，从而导致心率减慢，心输出量减少，外周阻力降低，因此血压下降，同时还抑制肾素和血管升压素的释放，肾排水和排钠增多，以减少循环血量，降低血压。当循环血量减少时，心肺感受器所受的刺激减弱，则发生相反的效应。故心肺感受器引起的心血管反射的意义在于缓冲因血容量改变而引起的血压波动，并使血容量恢复正常。

二、体液调节

心血管活动的体液调节是指血液和组织液中的一些化学物质对心肌和血管平滑肌活动的调节作用。这些体液因素包括由血液运输到全身的内分泌激素，以及局部组织形成、作用于局部的生物活性物质和代谢产物。

（一）肾上腺素和去甲肾上腺素

血液中的**肾上腺素**（epinephrine，E）和去甲肾上腺素（NE）主要由肾上腺髓质分泌，其中前者约占80%，后者约占20%。此外，交感肾上腺素能神经末梢释放的递质NE也有少量进入血液循环。肾上腺素和去甲肾上腺素同属儿茶酚胺类物质，都是与心脏和血管平滑肌上的肾上腺素能受体结合发挥作用，因而它们的作用具有共性，但又具有特殊性，因为它们对不同受体的结合能力不同。

肾上腺素与α和β受体的结合能力都很强。在心脏，肾上腺素与β_1受体结合，产生正性变时、变力、变传导作用，使心输出量增加。在血管，肾上腺素的作用取决于血管平滑肌上α和β_2受体分布的情况以及肾上腺素的剂量。肾上腺素可引起α受体占优势的皮肤、肾、胃肠的血管平滑肌收缩，β_2受体占优势的骨骼肌和肝脏血管舒张。小剂量的肾上腺素以兴奋β_2受体的效应为主，引起血管舒张；大剂量时α受体也兴奋，则血管收缩。肾上腺素对血管的调节作用是使全身各器官的血液分配发生变化，由于骨骼肌约占体重的40%，所以总的外周阻力变化不大，甚至略有下降。肾上腺素可在不增加或降低外周阻力的情况下增加心输出量，故临床常用作“强心药”。

NE与血管平滑肌α受体结合的能力较强，也能与心肌β_1受体结合，而与β_2受体结合的能力较弱。因此，NE可兴奋心脏，对体内大多数血管具有强烈的缩血管效应。静脉注射NE可使全身血管广泛收缩，外周阻力增加，动脉血压急剧升高；而血压升高可使压力感受性反射活动加强，由于压力感受性反射对心脏的抑制效应超过了NE对心脏的直接兴奋作用，结果导致心率减慢。故去甲肾上腺素在临床上常被用作“升压药”。

（二）肾素-血管紧张素系统

肾素-血管紧张素系统（renin-angiotensin system，RAS）是人体内重要的体液调节系统，广泛存在于心血管、骨骼肌、脑、肾等多种器官组织中，共同参与对靶器官的调节，对血压的调节、心血管功能稳态、电解质和体液平衡的维持等均具有重要作用。

肾素（renin）是由肾球旁细胞合成和分泌的一种酸性蛋白酶。它进入血液循环后，可将

笔记栏

肝脏合成并释放入血的**血管紧张素原**(angiotensinogen)水解为10肽的**血管紧张素Ⅰ**(angiotensin Ⅰ,Ang Ⅰ);在血浆和组织中,特别是在肺循环内,Ang Ⅰ经血管紧张素转换酶的作用进一步水解为八肽的血管紧张素Ⅱ(Ang Ⅱ);Ang Ⅱ可继续在血浆和组织中血管紧张素酶A的作用下,转变为七肽的血管紧张素Ⅲ(Ang Ⅲ)。Ang Ⅰ一般不具有活性,Ang Ⅱ和Ang Ⅲ可作用于血管平滑肌和肾上腺皮质等细胞的血管紧张素受体,发挥生物效应。

Ang Ⅱ是血管紧张素中最重要的成员,对心血管的作用主要包括:①强烈的缩血管作用,直接收缩阻力血管和容量血管,使血压升高和静脉回心血量增加;②促进交感神经末梢释放NE,加强交感神经对心血管的作用;③对中枢神经系统的作用,降低中枢对压力感受性反射的敏感性,增加交感缩血管中枢紧张性,促进神经垂体释放血管升压素和缩宫素等;④刺激肾上腺皮质球状带合成并释放醛固酮,后者可促进肾远曲小管和集合管对Na^+和水的重吸收,从而增加循环血量,升高血压。Ang Ⅲ的缩血管作用仅为Ang Ⅱ的10%~20%,但刺激肾上腺皮质合成与释放醛固酮的作用较强。由肾素、血管紧张素、醛固酮构成的肾素-血管紧张素-醛固酮系统是调节动脉血压和维持细胞外液量稳态的一个重要调节系统。

(三) 血管升压素

血管升压素(vasopressin,VP)是由下丘脑视上核(主要)和室旁核的神经元合成的肽类物质,经下丘脑垂体束运输至神经垂体贮存与释放。生理剂量的VP的主要作用是提高肾远曲小管和集合管对水的通透性,促进水的重吸收,减少尿量,所以又称**抗利尿激素**(antidiuretic hormone,ADH);当其血浆浓度明显高于正常时,才引起血管平滑肌强烈收缩,血压升高,是已知的最强的缩血管物质之一。在禁水、外科手术、失血等应激情况下,VP释放大大增加,以维持细胞外液量的恒定和动脉血压的稳定。

(四) 血管内皮生成的血管活性物质

血管内皮细胞能合成和释放多种血管活性物质,调节局部血管的舒缩活动。舒血管物质主要包括**一氧化氮**(nitric oxide,NO)和**前列环素**(prostacyclin,PGI_2),缩血管物质主要有**内皮素**(endothelin,ET)。①NO:也称为**内皮舒血管因子**(endothelium derived relaxing factor,EDRF),其前体是细胞内的L-精氨酸。NO可激活血管平滑肌细胞内的鸟苷酸环化酶,升高cGMP浓度,降低胞质内游离Ca^{2+}浓度,使血管舒张。②PGI_2:血管内的搏动性血流作用于血管内皮细胞,促使其释放PGI_2,作用是舒张血管和抗血小板聚集,抑制炎症介质释放。③ET:是目前已知的最强烈的缩血管物质,对体内各脏器血管几乎都有收缩作用。其缩血管效应持久,可能参与血压的长期调节。

(五) 心房钠尿肽

心房钠尿肽(atrial natriuretic peptide,ANP)是由心房肌细胞合成和释放的一类多肽。当心房容积扩张时可刺激心房肌释放ANP,它使血管平滑肌舒张,降低外周阻力,减慢心率,减少搏出量,总的效应是使血压下降。心房钠尿肽主要作用于肾脏内相应受体,使肾脏排水和排钠增多。此外,它还有抑制肾素-血管紧张素-醛固酮系统的作用,间接地促进Na^+的排泄,以及抑制血管升压素的作用。因此,ANP是体内调节水盐平衡的一种重要的体液因素。

(六) 其他体液因子

激肽释放酶-激肽系统也参与血压和局部组织血流的调节。血浆中存在一种称为**激肽原**(kininogen)的蛋白质,在血浆激肽释放酶和组织激肽释放酶(存在于肾、唾液腺、胰腺、汗腺等组织内)的作用下,分别水解生成两种具有生物活性的激肽,即9肽的**缓激肽**(bradykinin)和10肽的胰激肽也称血管舒张素,后者可在氨基肽酶的作用下失去赖氨酸而成为缓激肽。缓激肽在激肽酶的作用下水解失活。激肽是已知最强烈的舒血管物质,可使血管平滑肌舒张和毛细血管通透性增高。在一些腺体器官中生成的激肽可使器官局部血管舒张,血流量增加。循环血液中的激肽也能使血管舒张而降低血压，但对其他平滑肌（如内脏平滑肌）则引起收缩效应。

此外，还有其他体液因子，如组胺、前列腺素、阿片肽等，也能舒张血管。

三、自身调节

心血管活动的自身调节包括心脏泵血功能的自身调节和组织器官血流量的自身调节。心脏泵血功能的自身调节已在本章第二节叙述；组织器官血流量的自身调节，一般认为有肌源学说和局部代谢产物学说两种机制。

肌源学说认为血管平滑肌经常保持着一定的紧张性收缩，称为肌源性活动。当器官的血液灌注压突然增大时，血管平滑肌受到的牵张刺激增加，使肌源性活动加强，结果该器官的血流阻力增大，血流量不致因灌注压升高而增多，即能保持相对稳定；当器官的血液灌注压突然降低时，则发生相反变化。用罂粟碱、水合氯醛或氰化钠等药物抑制平滑肌活动后，肌源性自身调节现象即消失。局部代谢产物学说认为器官血流量主要依靠局部代谢产物的刺激而进行自动调节。当组织代谢活动增强时，局部组织的代谢产物如 CO_2、H^+、腺苷、乳酸、K^+等积聚而氧分压降低，使局部的微动脉和毛细血管前括约肌舒张，局部血流量增多，能向组织提供更多的氧，并带走代谢产物。这种代谢性局部舒血管效应有时相当明显，如果同时发生交感缩血管神经活动加强，该局部组织的血管仍舒张。

四、动脉血压的长期调节

动脉血压的神经调节主要是在短时间内血压发生变化时起调节作用，通过各种心血管反射调节心输出量和外周阻力，使动脉血压恢复正常并保持相对稳定。当动脉血压在较长时间内（数小时、数天、数月或更长时间）发生变化时，单纯依靠神经反射的调节效应不足以将血压调至正常水平。动脉血压的长期调节主要是通过肾脏调节细胞外液的量来实现的，这种机制又称肾-体液控制系统。此系统的调控过程是：当细胞外液量增加、循环血量增多、循环血量与血管容量的比例发生改变时，机体通过各种调节机制导致肾排水、排钠增加，将过多的体液排出体外，使动脉血压恢复正常水平；相反，当细胞外液减少时，会导致机体肾排水、排钠减少，使体液量和动脉血压恢复。

肾-体液控制系统的活动受体内多种因素的影响，特别是血管升压素和肾素-血管紧张素-醛固酮系统的影响。当循环血量减少、动脉血压降低时，血管升压素分泌增加，促进肾远曲小管和集合管对水的重吸收，保存细胞外液量；肾素-血管紧张素-醛固酮系统活动增强，AngⅡ水平升高，引起缩血管效应，升高血压，AngⅡ和AngⅢ还可促进醛固酮分泌，后者促进肾远曲小管和集合管重吸收钠和水，从而使细胞外液量和体内的水、钠增多，血压升高。

总之，动脉血压的调节是个复杂的、多种机制参与的过程。每一种机制只能够在某个方面起作用。神经调节一般是快速的、短期的调节，主要是通过对心脏活动和阻力血管口径的调节来实现对动脉血压的调节；长期调节则主要是通过肾脏对细胞外液量的调节来实现的。

第五节 器官循环

器官的血液循环维持着各器官的功能活动和新陈代谢。各器官的血流量取决于该器官的动、静脉压力差和阻力血管的舒缩状态。由于不同器官的结构和功能各不相同，其血流量的调节各有特点。本节主要介绍心、肺、脑三个重要脏器的血液循环。

笔记栏

一、冠脉循环

冠脉循环(coronary circulation)是营养心脏本身的血液循环。心脏的工作量很大,又处于终生连续活动状态之中,它所需要的营养物质和氧气完全依靠冠脉循环供给,因此,冠脉循环对保证心脏功能极为重要。

(一)冠脉循环的解剖特点

左、右冠状动脉从主动脉根部发出,其主干和大分支走行于心脏表面,小分支常以垂直于心脏表面的方向穿入心肌,沿途发出分支,最后在心内膜下层分支成网。这种分支方式使冠脉血管容易在心肌收缩时受到压迫。

心肌的毛细血管网分布极为丰富,毛细血管数和心肌纤维数的比例可达 1∶1,在心肌横截面上,每平方毫米面积内有 2 500~3 000 根毛细血管,因此心肌与冠脉血液间的物质交换可以快速进行。当心肌肥厚时,肌纤维变粗,但毛细血管数量并不相应增加,所以肥厚的心肌容易发生供血不足。

冠状动脉之间有较细小的侧支相互吻合,人类多见于心内膜下。如果冠状动脉缓慢地发生阻塞,侧支可逐渐扩张,建立新的有效侧支循环,起一定的代偿作用;但如果冠状动脉突然发生阻塞,如急性心肌梗死时,由于侧支循环不易在短时间内建立而导致心肌缺血坏死。

(二)冠脉循环的生理特点

1. 流速快,血流量大　冠状动脉开口于主动脉根部,血压高,且整个循环路径很短、血流阻力小,故冠脉循环流速快、血流量大。正常成年人安静时,冠脉血流量为每 100g 心肌 60~80ml/min;中等体重的人,冠脉总血流量为 200~250ml/min,占心输出量的 4%~5%。当心肌活动加强,冠脉达到最大舒张状态时,血流量可增加到每 100g 心肌 300~400ml/min,为安静状态时的 5 倍左右。

2. 动-静脉血氧含量差大　心肌的泵活动需要消耗大量的氧,即使在安静状态下,动脉血流入心脏后,其中大部分的氧(约 70%)被心肌摄取,所以冠脉循环的动-静脉血氧含量差远远大于其他组织器官。故当心脏活动增强时,增加从血液中摄氧的潜力较小,更多的是依靠冠脉扩张增加血流量来满足心肌对氧的需求。

3. 血流量受心肌收缩影响呈周期性波动　由于冠脉的大部分分支深埋于心肌内,故心肌节律性舒缩对冠脉血流有很大的影响,使之发生周期性波动,对左冠状动脉的影响尤为显著(图 16-20)。在左心室等容收缩期,由于心肌收缩的强烈压迫,左冠状动脉血流急剧减少,甚至发生倒流;在快速射血期,主动脉血压升高,冠脉血流也随之增加;但进入减慢射血期后,随主动脉血压下降,冠脉血流再次减少;当左心室舒张时,虽然此时主动脉血压有所降低,但由于解除了对冠脉的压迫,血流阻力减小,冠脉血流迅速增加,在舒张早期达到高峰,然后逐渐减少。在整个心动周期中,由于心舒期时间长于心缩期,因此舒张期冠脉血流总量大于收缩期。

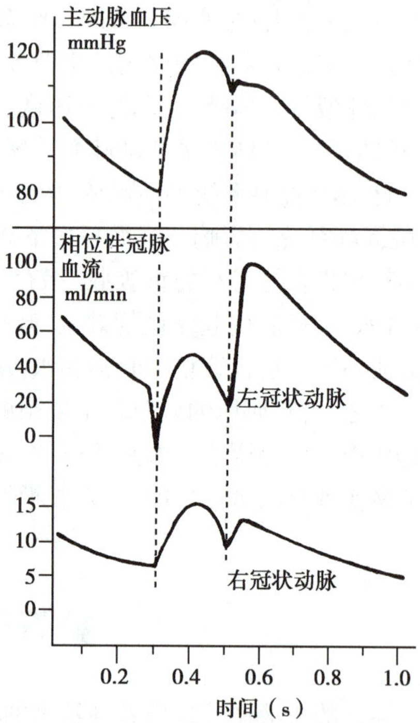

图 16-20　心动周期中左、右冠状动脉血流量变化

据计算，左心室在收缩期的血流量为舒张期的 20%～30%。心肌收缩加强时，收缩期血流量所占百分比更小。由此可见，心肌以心舒期供血为主，主动脉舒张压的高低和心舒期的长短是决定冠脉血流量的重要因素。右心室肌比较薄弱，收缩时对右冠状动脉的压迫作用较小，因此右冠状动脉血流量在整个心动周期中的变化不大。

（三）冠脉血流量的调节

调节冠脉血流量最重要的因素是心肌本身的代谢水平，神经和体液调节的作用相对次要。

1. 心肌代谢水平　心肌收缩的能量来源几乎全部依靠有氧代谢。实验证明，冠脉血流量与心肌代谢水平成正比关系。心肌代谢增强时，H^+、CO_2、乳酸和腺苷等代谢产物增多，引起冠脉舒张。其中最重要的冠脉舒张物质是腺苷，而其他代谢产物舒张冠脉的作用则较弱。腺苷来自心肌细胞中的 ATP 分解供能后形成 AMP，而 AMP 进一步在 5′-核苷酸酶的作用下分解而生成腺苷。腺苷具有强烈的舒张小动脉的作用，但其生成后几秒钟内即被破坏，因此不会引起其他器官的血管舒张。

2. 神经调节　冠状动脉受迷走神经和交感神经支配。迷走神经兴奋的直接作用是使冠脉舒张；但在完整机体内迷走神经兴奋又使心脏活动减弱，心肌代谢降低，会继发性引起冠脉收缩，故对冠脉血流量的影响较小。交感神经兴奋时，末梢释放的递质 NE 可作用于冠脉平滑肌的 α 受体，使冠脉收缩；但同时又激活心肌细胞的 β_1 受体，兴奋心脏，心肌耗氧量增加，从而继发性使冠脉舒张。在完整机体内刺激交感神经，冠脉出现先收缩后舒张的效应，由于继发的舒血管作用强大而持久，初期的缩血管效应往往被掩盖，所以平时交感神经兴奋时常表现为冠脉舒张。

3. 体液调节　肾上腺素和去甲肾上腺素可直接作用于冠脉血管的 α 和 β_2 两类受体，引起冠脉血管的收缩或舒张；也可通过增加心肌代谢和耗氧量使冠脉血流量增大。甲状腺素增多时，心肌代谢加强，耗氧量增加，使冠状动脉舒张，血流量增加。血管紧张素Ⅱ以及大剂量血管升压素都可使冠状动脉收缩，冠脉血流量减少。

二、肺循环

肺循环（pulmonary circulation）是指从右心室到左心房的血液循环，功能是使血液在流经肺泡时和肺泡气进行气体交换，静脉血转变为动脉血。气管、支气管的血供来自体循环的支气管动脉。肺循环和支气管血管的末梢之间有吻合支沟通，因此，有一部分支气管静脉血液可经过吻合支进入肺静脉和左心房，使主动脉血液中掺入 1%～2%的静脉血。

（一）肺循环的特点

1. 血流阻力小、血压低　肺动脉及其分支短而粗，壁薄，且肺循环的血管全部位于胸膜腔负压环境中，可扩张性大，因此对血流的阻力小，血压也低。正常人肺动脉收缩压平均值约为 22mmHg，舒张压约 8mmHg，平均动脉压约 13mmHg；肺毛细血管平均压约 7mmHg；肺静脉和左心房压为 1～4mmHg，平均为 2mmHg。肺循环的这一特点，使其极易受心功能的影响。当左心衰竭时，可逆行性使肺循环压力升高，导致肺淤血和肺水肿。

2. 肺血容量波动大　由于肺组织和肺血管的可扩张性大，因此肺部血容量的变动范围也大。通常，肺部的血容量约为 450ml，约占全身血量的 9%；在用力呼气时，肺部血容量可减少到 200ml 左右，而深吸气时则可增加到 1 000ml 左右，故肺循环血管有“贮血库”的作用。当机体失血时，肺循环中的一部分血可以转移到体循环，起到一定的代偿作用。在平静呼吸时，肺部血容量也会随着呼吸运动波动，并对左、右心室每搏输出量产生影响，从而造成动脉血压的呼吸波。

笔记栏

（二）肺循环血流量的调节

肺循环血管腔大壁薄，可扩张性大，因此其口径的变化多数情况下是被动的。但是，肺循环的血流量仍一定程度上受到肺组织局部化学因素的影响及神经、体液因素的调节。

1. 肺泡气氧分压的影响　肺泡气的氧分压对肺部血管的舒缩活动有明显的影响。当某部分肺泡通气不足而使 PO_2 降低时，肺泡周围的微动脉收缩，使局部血流阻力增大，于是该部分血流减少，结果使较多的血流进入其他通气充足的肺泡毛细血管床。这一反应有利于血液与肺泡之间进行有效的气体交换。

2. 神经调节　肺循环血管受交感神经和迷走神经的支配。刺激交感神经的直接作用是使肺血管收缩；而在整体情况下，交感神经兴奋时体循环的血管收缩，将一部分血液挤入肺循环，使肺循环内血容量增加。刺激迷走神经可使肺血管舒张。

3. 体液调节　肾上腺素、去甲肾上腺素、血管紧张素Ⅱ、血栓素 A_2、前列腺素 $F_{2\alpha}$ 等能使肺循环的微动脉收缩；组胺、5-羟色胺能使肺循环的微静脉收缩。

三、脑循环

脑是神经调节的高级中枢，是体内能量代谢最活跃的器官，血流量与耗氧量大。葡萄糖是脑组织最重要的能量来源，脑所需的能量几乎全部来自葡萄糖的氧化。但由于脑内氧及葡萄糖的贮存量很少，需不断地从血液中摄取，故脑对缺血的耐受性很低，在正常体温情况下，脑供血停止数秒钟，人即会意识丧失，脑供血停止 5~6min，将出现不可逆的脑损伤。因此，保证脑的血液供应非常重要。**脑循环**（cerebral circulation）的血液供应来自颈内动脉和椎动脉。两侧椎动脉在颅腔内先合成基底动脉，再与两侧颈内动脉的分支合成颅底动脉环，由此分支，分别供应脑的各部。脑静脉血进入静脉窦，主要通过颈内静脉流回腔静脉。

（一）脑循环的特点

1. 血流量大、耗氧量多　安静时，每 100g 脑组织血流量为 50~60ml/min，脑循环总血流量约为 750ml/min，占心输出量的 15%左右，而脑的重量仅占体重的 2%。脑组织的代谢水平高，耗氧量很大，安静时每 100g 脑组织耗氧量为 3~5ml/min，整个脑的总耗氧量约为 50ml/min，约占全身耗氧量的 20%。

2. 血流量变化小　脑位于骨性颅腔内，其容积是固定的。颅腔内为脑、脑血管和脑脊液所充满，三者容积的总和也是固定的。由于脑组织是不可压缩的，所以脑血管舒缩程度受到很大的限制，血流量的变化较其他器官为小。因此，要增加脑的血液供应主要靠提高脑循环的血流速度。

3. 存在血-脑脊液屏障和血-脑屏障　在血液和脑组织之间、血液和脑脊液之间存在着限制血液中某些物质与脑组织、脑脊液自由交换的屏障：①血-脑脊液屏障：在毛细血管血液和脑脊液之间存在有限制某些物质自由扩散的屏障，称为**血-脑脊液屏障**（blood-cerebrospinal fluid barrier），其结构基础是无孔毛细血管壁和脉络丛细胞中运输各种物质的特殊载体系统。脑脊液主要由脑室脉络丛分泌而产生。脑脊液的成分不同于血浆，其 Na^+、Mg^{2+} 和 Cl^- 浓度较血浆高，K^+、HCO_3^- 和 Ca^{2+} 则较血浆低，蛋白质含量极微，葡萄糖含量也较血浆少。血-脑脊液屏障对不同物质通透性不同，如 O_2 和 CO_2 等脂溶性物质很容易通过，而许多离子的通透性较低。②血-脑屏障：血液和脑组织之间也存在着类似的屏障，可限制物质在血液和脑组织之间的自由交换，称为**血-脑屏障**（blood-brain barrier），其结构基础是毛细血管的内皮、基膜和星状胶质细胞的血管周足等。脂溶性物质如 O_2、CO_2、乙醇及某些麻醉药易于通过血-脑屏障，而青霉素、胆盐、H^+、HCO_3^- 和非脂溶性物质则不易透入脑组织。血-脑脊液屏障和血-脑屏障的存在，对于稳定脑组织的内环境、防止血液中某些有害物质进入脑内、维持脑细胞的正常活动提供必要的保障。

（二）脑血流量的调节

1. 自身调节　当平均动脉压在60~140mmHg范围变动时，脑血流量可通过自身调节保持相对稳定。正常情况下，脑循环的灌注压为80~100mmHg，所以，正常人平时脑血流量主要靠自身调节维持。当平均动脉压低于60mmHg时，脑血流量会明显减少，导致脑功能障碍，当平均动脉压大于140mmHg，可因脑内的毛细血管压过高引起脑水肿。

2. 体液调节　影响脑血管舒缩活动的最重要因素是脑组织局部的化学环境。当血液PCO_2升高或PO_2降低时，脑血管舒张，血流量增加；反之，当过度通气时，CO_2呼出过多，动脉血PCO_2降低，脑血流量则减少，并可引起头晕。

3. 神经调节　脑血管受交感缩血管纤维和副交感舒血管纤维支配，但刺激或切断支配脑血管的神经后，脑血流量无明显的变化。在各种心血管反射中，脑血流量也无明显变化。

学习小结

血液循环是指血液在心血管系统中周而复始地循环流动。心脏的节律性收缩舒张是推动血液流动的动力；血管是血液流动的管道和进行物质交换的场所。

心脏泵血功能以心肌细胞的生物电活动为基础。心肌细胞可按组织学和功能分为工作细胞（心房肌和心室肌）和特殊分化的心肌细胞（窦房结P细胞、房室结、房室束、左右束支和浦肯野细胞）；根据有无稳定的静息电位（4期膜电位稳定或自动去极化）可分为非自律细胞和自律细胞；也可根据动作电位0期去极化的速度和离子基础分为快反应细胞和慢反应细胞。心肌组织具有兴奋性、自律性、传导性和收缩性四种生理特性，前三者为电生理特性；收缩性为机械特性。心脏泵血过程中，心脏节律性舒缩活动形成心室与心房/动脉之间的压力差是血液流动的动力，瓣膜的定向启闭则控制了血流的方向。对心脏泵血功能的评价指标主要有每搏输出量、每分输出量、射血分数、心指数、心脏做功量等。心输出量取决于每搏输出量和心率，凡影响心率和搏出量的因素（前负荷、后负荷、心肌收缩能力）都可影响心输出量。心电图和心音是临床常用的诊断方法，心电图是一个心动周期中整个心脏的生物电综合变化，心音是由心动周期中心肌收缩、瓣膜启闭等机械活动产生。

血液在心血管内流动的一系列物理力学称为血流动力学，基本内容是血流量、血流阻力与血压及其相互的关系。动脉血压指血液对动脉血管壁的侧压力，必须具有相对稳定的高度，才能保证各器官组织的血液供应。心血管系统内足够的血液充盈和心室收缩射血是形成动脉血压的基本因素，外周阻力和大动脉的弹性也起了重要的作用，这些因素也是影响动脉血压的因素。静脉系统位于毛细血管网与右心房之间，因此，静脉血压既能影响毛细血管的功能，又能影响心脏的功能。右心房和胸腔内大静脉的血压称为中心静脉压，其高低取决于心脏射血能力、静脉回心血量之间的相互关系。静脉回心血量受平均充盈压、心泵、肌肉泵、呼吸泵、体位等因素的影响。微循环指微动脉和微静脉之间的血液循环，是血液与组织液进行物质交换的场所。组织液是血浆滤过毛细血管壁形成的，有效滤过压是其生成和回流的动力。生理状态下，组织液的生成和回流保持动态平衡。

心血管活动的调节主要是通过神经、体液和自身调节来改变心输出量和外周血管阻力，以适应机体代谢的需要。支配心脏的神经主要是心交感神经和心迷走神经，支配

笔记栏

血管的神经主要是交感缩血管神经，都具有紧张性活动。神经系统对心血管活动的调节是通过各种心血管反射实现的，最重要的是颈动脉窦和主动脉弓压力感受性反射。此反射是一种负反馈调节，生理意义是维持动脉血压的相对稳定。心血管活动的体液调节因素包括内分泌激素，局部组织形成的生物活性物质和代谢产物等。重要的体液因素有肾上腺素和去甲肾上腺素、肾素-血管紧张素系统以及血管内皮生成的血管活性物质等。其中，肾上腺素主要兴奋心脏，对血管产生收缩或舒张双重作用；去甲肾上腺素具有强烈的缩血管效应，升压作用强；肾素-血管紧张素系统通过收缩血管，促进 Na^+ 和水的重吸收增加循环血量，升高血压。

冠脉循环具有血流量大、动-静脉血氧含量差大、心舒期供血为主的特点，调节冠脉血流量最重要的因素是心肌本身的代谢水平。肺循环血流量除受神经、体液调节外，还受肺泡气氧分压的影响。脑循环的特点是血流量大、耗氧量多、血流量变化小、存在血-脑屏障和血-脑脊液屏障，在一定范围内脑血流量可通过自身调节保持相对稳定。

扫一扫，测一测

（刘爱华　包怡敏）

复习思考题

1. 试比较心室肌动作电位和骨骼肌动作电位的异同点。
2. 与骨骼肌相比，心肌细胞的生理特性有何不同？
3. 在血压调节的动物实验中，下列情况下血压如何变化？为什么？①压迫双侧颈动脉窦；②夹闭一侧颈总动脉；③刺激颈部右迷走神经向心端；④静脉注射肾上腺素；⑤静脉注射去甲肾上腺素。
4. 机体急性失血10%将出现哪些代偿反应？
5. 动脉血压是如何形成并维持相对稳定的？

第十七章 呼 吸

笔记栏

17章PPT

PPT 课件

学习目标

1. 掌握肺通气的动力，潮气量、肺活量、用力呼气量、肺泡通气量，影响肺换气的因素，呼吸中枢，呼吸的化学感受性调节。

2. 熟悉呼吸的概念和过程，肺泡表面活性物质，气体交换的原理，气体在血液中的运输形式，肺牵张反射。

3. 了解肺通气的阻力，氧解离曲线，呼吸节律的形成。

生物体在新陈代谢的过程中，不断地从外界环境中摄取机体所需要的 O_2，排出所产生的 CO_2。这种机体与外界环境之间的气体交换过程称为**呼吸**(respiration)。呼吸的生理意义在于维持机体内 O_2 和 CO_2 的相对稳定，保证生命活动的正常进行。

呼吸过程由相互联系并且同时进行的三个环节完成(图 17-1)：①外呼吸：指肺毛细血管血液与外界环境之间的气体交换过程，包括肺通气和肺换气；②气体在血液中的运输；③内呼吸：即组织换气，指毛细血管与组织细胞之间的气体交换过程，有时也将细胞内的氧化过程包括在内。可见呼吸过程不仅依靠呼吸系统来完成，还需要血液循环系统的配合，这种协调配合，以及它们与机体代谢水平的相适应，都受神经和体液因素的调节。

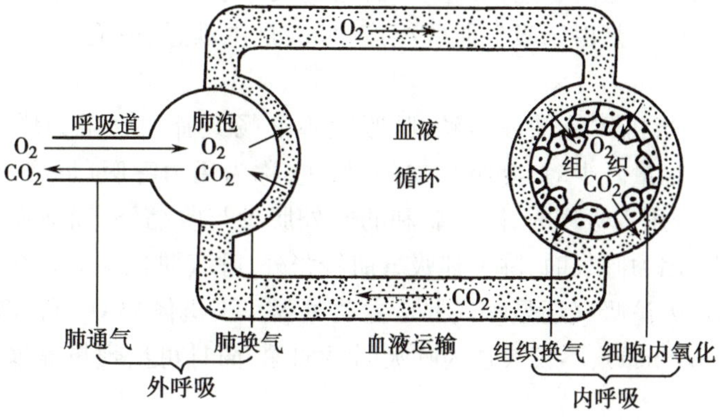

图 17-1 呼吸全过程示意图

第一节 肺 通 气

肺通气(pulmonary ventilation)是指气体进出肺的过程。实现肺通气的器官包括呼吸道、肺泡、胸膜腔、膈和胸廓等。呼吸道是肺通气时气体进出肺的通道，并对吸入的气体具有加温加湿、清洁过滤等作用；肺泡是气体交换的场所；胸膜腔是将肺和胸廓连接在一起的重要结构，使肺总是跟随胸廓而张缩；胸廓的节律性运动则是实现肺通气的原动力。

一、肺通气原理

气体进出肺取决于两方面因素的相互作用：①推动气体流动的动力；②阻止气体流动的阻力。

（一）肺通气的动力

驱动气体进出于肺的力量是肺与大气之间的压力差，所以，肺内压与大气压之间的压力差是实现肺通气的直接动力，呼吸肌的收缩和舒张引起的呼吸运动是肺通气的原动力。

1. 呼吸运动　呼吸肌的收缩和舒张引起胸廓扩大和缩小，称为**呼吸运动**（respiratory movement），呼吸运动包括吸气运动和呼气运动。膈肌和肋间外肌是主要的吸气肌，肋间内肌和腹肌是主要的呼气肌，此外，还有一些辅助吸气肌，如斜角肌、胸锁乳突肌和胸背部肌肉等。呼气肌与辅助吸气肌只在用力呼吸时才参与呼吸运动。

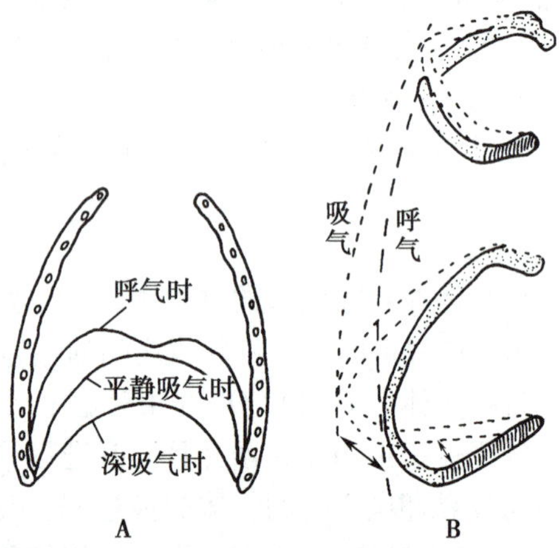

图 17-2　胸腔容积随呼吸运动变化示意图
A. 膈肌收缩引起胸腔上下径的变化；B. 肋间外肌收缩引起胸腔前后径、左右径的变化

（1）平静呼吸：在安静状态下呼吸运动平稳而均匀，频率为 12~18 次/min，称为**平静呼吸**（eupnea）。平静呼吸时主要通过膈肌和肋间外肌的收缩和舒张来完成。当膈肌收缩时，膈穹隆下降，从而增大了胸廓的上下径（图 17-2A）；当肋间外肌收缩时，肋骨前段和胸骨上提，肋骨下缘还向外侧偏转，从而增大了胸腔的前后径和左右径（图 17-2B）。由于胸廓上下径、左右径和前后径均增大，胸廓扩大，肺随之扩张而容积增大，肺内压下降，引起吸气。吸气完成后，膈肌与肋间外肌舒张，膈穹隆、肋骨和胸骨均回位，使胸廓和肺容积缩小，产生呼气。可见，在平静呼吸过程中，吸气是由于吸气肌收缩产生的，是主动过程；而呼气是吸气肌舒张产生的，是被动过程。

（2）用力呼吸：当机体劳动或运动、呼吸道不通畅或肺通气阻力增大时，或吸入气中 CO_2 含量增加或 O_2 含量减少时，呼吸将加深、加快，称为**用力呼吸**（forced breathing）或**深呼吸**（deep breathing）。用力吸气时，除膈肌和肋间外肌参与收缩外，辅助吸气肌也参与收缩，使胸廓进一步扩大；用力呼气时，除上述吸气肌舒张外，呼气肌也参与收缩，使胸廓进一步缩小。故用力呼吸时，无论吸气还是呼气都是主动过程。当机体缺 O_2 或 CO_2 增多较严重时，可出现**呼吸困难**（dyspnea），不仅表现为呼吸明显加深，而且可出现鼻翼扇动，患者主观上会有胸部困压感。

（3）胸式呼吸和腹式呼吸：在呼吸运动中，膈肌舒缩引起的呼吸运动伴以腹壁的起伏，称为**腹式呼吸**（abdominal breathing）。由肋间外肌舒缩使肋骨和胸骨运动，主要表现为胸部的起伏的呼吸运动，称为**胸式呼吸**（thoracic breathing）。健康成人呈混合式呼吸；小儿及男性以腹式呼吸为主；女性在妊娠时，因膈肌活动受限，以胸式呼吸为主。

2. 肺内压　肺泡内的压力称**肺内压**（intrapulmonary pressure）。吸气初，肺容积增大，肺内压下降，低于大气压，空气在此压力差推动下进入肺泡，随着肺内气体逐渐增加，肺内压也逐渐升高，至吸气末，肺内压已升高至与大气压相等。反之，呼气初，肺容积减小，肺内压升高并超过大气压，肺内气体由肺中排出，使肺内气体逐渐减少，肺内压逐渐下降，至呼气末，肺内压又降到和大气压相等（图 17-3）。故在呼吸暂停、声门开放、呼吸道畅通时，肺内压与大气压相等。

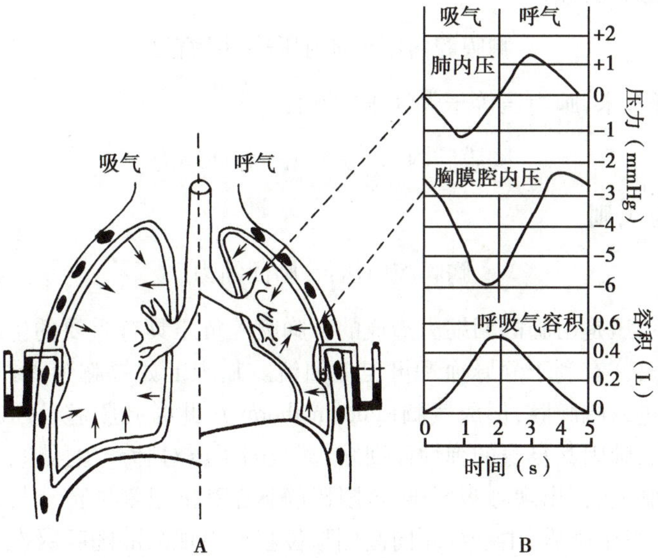

图 17-3 呼吸时肺内压与胸膜腔内压变化示意图

A. 吸气和呼气时胸膜腔内压直接测量示意图；B. 肺内压、胸膜腔内压及呼吸气容积的变化过程

呼吸过程中，肺内压变化的幅度视呼吸的缓急、深浅和呼吸道是否通畅而定。平静呼吸时，呼吸缓和，肺内压的变化也较小；用力呼吸时，呼吸深快，肺内压变化的幅度增大；当呼吸道不够通畅时，肺内压的升降幅度将更大。例如，紧闭声门尽力作呼吸动作，吸气时肺内压可为-100～-30mmHg，呼气时可达 60～140mmHg。由此可见，呼吸运动过程中肺内压的周期性交替升降造成肺内压和大气压之间的压力差，成为推动气体进出肺的直接动力。

临床上对一些呼吸暂停患者在保持呼吸道通畅的前提下，可实施**人工呼吸**（artificial respiration），包括呼吸机或口对口人工呼吸等方法使胸廓被动地节律性扩大或缩小，建立肺内压和大气压之间的压力差，以维持肺的通气功能。

3. 胸膜腔和胸膜腔内压　存在于肺表面的脏层胸膜和贴于胸廓内壁的壁层胸膜之间的密闭、潜在、内有少量浆液的腔隙即**胸膜腔**（pleural cavity）。

胸膜腔内没有气体，少量薄层浆液有两方面的作用，一方面在两层胸膜之间起润滑作用，减小摩擦；另一方面浆液分子的内聚力使两层胸膜贴附在一起，不易分开，保证了肺可以随胸廓运动而运动。因此，胸膜腔的密闭性和两层胸膜间浆液分子的内聚力对于维持肺的扩张状态和肺通气有着重要的生理意义。

胸膜腔内的压力称为**胸膜腔内压**（intrapleural pressure）。可用两种方法进行测定，一是直接法，将与检压计相连接的穿刺针头斜刺入胸膜腔内，检压计液面即可直接指示胸膜腔内的压力（图 17-3A）；另一方法是间接法，让受试者吞下带有薄壁气囊的导管至食管下段，测量食管内压。因为食管位于胸腔内，且其壁薄而软，在呼吸过程中两者的变化值基本一致，故可用食管内压的变化来间接反映胸膜腔内压的变化。

测量结果表明胸膜腔内压通常比大气压低，若以大气压为 0 计，则胸膜腔内压为负压，故称为胸膜腔负压或胸内负压。平静呼气末胸膜腔内压为-5～-3mmHg，吸气末为-10～-5mmHg（图 17-3B）。可见，胸膜腔内压在平静呼吸时始终低于大气压，紧闭声门用力吸气时，胸膜腔内压可降至-90mmHg；用力呼气时，可升高到 110mmHg。

胸膜腔负压从出生后即形成。其形成受到两种力的作用：一是肺内压，使肺泡扩张；二是肺的回缩力，使肺泡缩小（图 17-3A，箭头所示）。因此，胸膜腔内的压力实际上是这两种方向相反的力的代数和，即：

胸膜腔内压=肺内压-肺回缩力

在吸气末或呼气末，肺内压等于大气压，因而：

胸膜腔内压=大气压-肺回缩力

若以大气压为 0，则：

胸膜腔内压=-肺回缩力

可见，胸膜腔负压是由肺的回缩力造成的。胸膜腔负压具有重要的生理意义：①维持肺泡与小气道的扩张；②有利于静脉血和淋巴液回流。临床上如果胸膜受损使胸膜腔与大气相通，空气将立即进入胸膜腔，形成**气胸**（pneumothorax），此时胸膜腔负压减小或消失，失去了对肺的牵引作用，肺因其自身的弹性而回缩，甚至因正压对肺产生压迫，造成肺不张，肺容积减小，不仅影响肺通气，出现呼吸困难，也阻碍静脉血和淋巴液回流。气胸严重时，不但患侧呼吸和循环功能发生障碍，由于纵隔向健侧移位甚至出现纵隔随呼吸左右摆动，也将累及健侧的呼吸和循环功能，此时若不紧急处理，将危及生命。

综上所述，肺通气的动力可概括如下：呼吸运动是肺通气的原动力，由呼吸运动所引起的肺内压和大气压之间的压力差是肺通气的直接动力。

知识链接

人工呼吸机和体外膜肺氧合（ECMO）

1927 年，菲利普·军克与路易·斯阿加西斯·肖发明了世界上第一台人工呼吸机。人工呼吸机是以机械装置建立压力差，从而产生肺泡通气的直接动力，也可以用来代替、控制或改变人体的自主呼吸运动。

体外膜肺氧合（extracorporeal membrane oxygenation，ECMO）是一种体外心肺循环系统，是一种合并呼吸及循环辅助器的急救装置。ECMO 主要包括动力泵（人工心脏）、氧合器（人工肺）、供氧管等部分，是目前针对严重心肺衰竭患者最核心的支持手段，被誉为心肺衰竭重症患者“最后的救命稻草”。

总之，呼吸机能够维持肺通气，ECMO 能够替代肺换气，它们对呼吸衰竭的患者具有重要的救治作用。

（二）肺通气的阻力

肺通气的动力需要克服肺通气的阻力方能实现肺通气。肺通气的阻力有两种：①弹性阻力，包括肺的弹性阻力和胸廓的弹性阻力，是平静呼吸时的主要阻力，约占总阻力的 70%；②非弹性阻力，包括气道阻力、惯性阻力和组织黏滞阻力，约占总阻力的 30%，其中又以气道阻力为主。

1. 弹性阻力和顺应性　弹性组织在外力作用下发生形变时，产生的具有对抗变形和弹性回位倾向的力，称**弹性阻力**（elastic resistance）。用同等大小的外力作用时，弹性阻力大者，变形程度小；弹性阻力小者，变形程度大。一般用顺应性来衡量弹性阻力。**顺应性**（compliance）是指在外力作用下弹性组织的可扩张性。容易扩张者顺应性大，弹性阻力小；不易扩张者，顺应性小，弹性阻力大。可见顺应性（C）与弹性阻力（R）成反变关系：即 $C \propto 1/R$。顺应性用单位压力变化（ΔP）所引起的容积变化（ΔV）来表示，即压力每升高 $1cmH_2O$ 时，容积增加了多少升（L），单位是 L/cmH_2O，即：

$$C=\frac{\Delta V}{\Delta P}(L/cmH_2O)$$

（1）肺的弹性阻力和顺应性：肺具有弹性，在肺扩张变形时产生弹性回缩力，其方向与肺扩张的方向相反，因而是吸气的阻力、呼气的动力。肺的弹性阻力可用肺顺应性表示：

$$\text{肺顺应性}(C_L)=\frac{\text{肺容积变化}(\Delta V)}{\text{跨肺压变化}(\Delta P)}(L/cmH_2O)$$

式中跨肺压是肺内压与胸膜腔内压之差。健康人肺顺应性是 $0.2L/cmH_2O$。

肺弹性阻力来自肺组织本身的弹性成分的回缩力和肺泡内液-气界面所产生的表面张力，前者占肺弹性阻力的 1/3，后者占肺弹性阻力的 2/3，两者均使肺具有回缩倾向，故成为肺扩张的弹性阻力。

在液-气界面，由于液体分子之间的吸引力远大于液体与气体分子之间的吸引力，使得液体表面有尽可能缩小的倾向，这就是表面张力的作用。肺泡内存在液-气界面，表面张力将使肺泡内表面的面积趋于最小，使肺趋于回缩，即增加吸气阻力。根据 Laplace 定律，$P=2T/r$，P 为肺泡内液-气界面指向中心的附加压强，代表肺泡回缩力，T 代表肺泡表面张力，r 代表肺泡半径。如果大、小肺泡的表面张力相等，那么肺泡回缩力将随肺泡半径的大小而反变，即小的肺泡回缩力大，大的肺泡回缩力小。如果这些肺泡彼此连通，小肺泡内的气体将不断流入大肺泡，随之，小肺泡塌陷，大肺泡膨胀甚至破裂，肺泡将失去稳定性（图 17-4A、17-4B）。

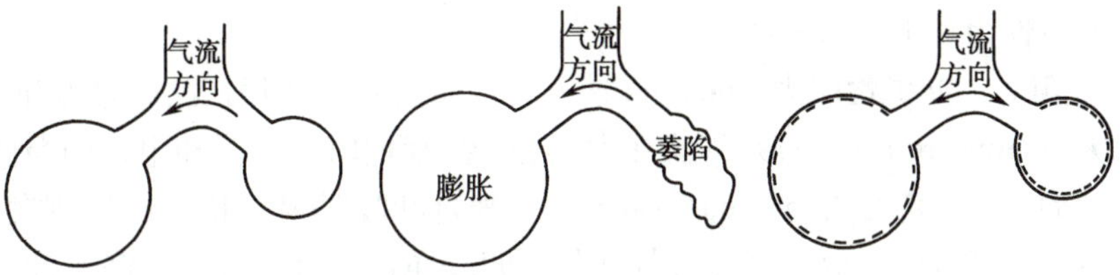

图 17-4 大小不同的肺泡气流方向及肺泡表面活性物质效应示意图

A. 如大、小肺泡的表面张力相等，则 $P_{小肺泡}>P_{大肺泡}$，气体从小肺泡流入大肺泡；B. 随着气体不断流动，小肺泡将萎陷，大肺泡膨胀；C. 实际上，由于大、小肺泡内表面活性物质分布密度与作用大小的差异，$P_{小肺泡}=P_{大肺泡}$，肺泡容积保持稳定

但实际并不会发生这种情况，这是因为肺泡内表面存在着**肺泡表面活性物质**（alveolar surfactant）。肺泡表面活性物质是由肺泡Ⅱ型上皮细胞合成和分泌的含脂质与蛋白质的混合物，其主要成分是**二棕榈酰卵磷脂**（dipalmitoyl phosphatidyl choline，DPPC）和**表面活性物质蛋白**（surfactant protein，SP）。DPPC 具有双嗜性，其一端是非极性疏水的脂肪酸，不溶于水，另一端是极性的，易溶于水。因此，DPPC 以单分子层垂直排列于肺泡内液-气界面上，极性端插入液体层，非极性端朝向肺泡腔。SP 在维持 DPPC 的功能和 DPPC 的分泌、清除以及再利用等过程中具有重要作用。肺泡表面活性物质具有降低肺泡表面张力的作用，其生理

笔记栏

意义是：①降低吸气阻力，减少吸气做功；②减弱表面张力对肺毛细血管血浆和肺组织间液的“抽吸”作用，防止肺水肿；③维持大小不同的肺泡容积稳定性。由于肺泡表面活性物质在肺泡内表面呈单分子层排列，所以其在肺泡内表面的分布密度必然随肺泡半径的变化而改变。在肺泡缩小（或呼气）时，肺泡内表面的表面活性物质的密度增大，降低表面张力的作用加强，肺泡表面张力减小，因而可防止肺泡萎陷；而在肺泡扩大（或吸气）时，表面活性物质的密度减小，肺泡表面张力增加，因而可防止肺泡过度膨胀（图 17-4C）。

成年人患肺炎、肺血栓等疾病时，可因表面活性物质减少而发生肺不张。胎儿在妊娠 6~7 个月后，肺泡Ⅱ型上皮细胞才发育成熟，开始合成和分泌表面活性物质，因此早产儿可因缺乏表面活性物质而发生肺不张和肺透明膜症，出现新生儿呼吸窘迫症，严重时可导致死亡。

（2）胸廓的弹性阻力和顺应性：胸廓的弹性阻力来自胸廓的弹性成分。胸廓处于自然位置时的肺容量相当于肺总量的 67%左右，此时胸廓不表现有弹性阻力；肺容量小于肺总量的 67%时，胸廓被牵引向内而缩小，胸廓的弹性阻力向外，是吸气的动力、呼气的阻力；肺容量大于肺总量的 67%时，胸廓被牵引向外而扩大，其弹性阻力向内，成为吸气的阻力、呼气的动力。所以胸廓的弹性阻力既可能是吸气的阻力，也可能是吸气的动力，视胸廓的位置而定。

$$\text{胸廓的顺应性}(Cchw)=\frac{\text{胸腔容积变化}(\Delta V)}{\text{跨壁压变化}(\Delta P)}(\mathrm{L/cmH_2O})$$

式中跨壁压为胸膜腔内压与胸壁外大气压之差。健康人胸廓顺应性也是 0.2L/cmH_2O。胸廓顺应性可因肥胖、胸廓畸形、胸膜增厚或腹内占位病变等而降低。

（3）肺和胸廓的总弹性阻力和顺应性：因为肺和胸廓的弹性阻力呈串联排列，所以肺和胸廓的总弹性阻力是两者弹性阻力之和，如以顺应性来表示，即：

$$\frac{1}{C_L+C_{\mathrm{chw}}}=\frac{1}{C_L}+\frac{1}{C_{\mathrm{chw}}}=\frac{1}{0.2}+\frac{1}{0.2}$$

所以总顺应性为 0.1L/cmH_2O。

2. 非弹性阻力　**非弹性阻力**（inelastic resistance）包括惯性阻力、黏滞阻力和气道阻力。

惯性阻力（inertial resistance）是气流在发动、变速、换向时因气流和组织的惯性所产生的阻止气体运动的力。**黏滞阻力**（viscous resistance）来自呼吸时组织相对位移所发生的摩擦。平静呼吸时，呼吸频率低、气流流速慢，惯性阻力和黏滞阻力都很小，可忽略不计。**气道阻力**（airway resistance）来自气体流经呼吸道时气体分子间和气体分子与气道之间的摩擦，是非弹性阻力的主要成分，占 80%~90%。非弹性阻力是气体流动时产生的，并随流速加快而增加，故为动态阻力。

气道阻力可用维持单位时间内气体流量所需压力差来表示。健康人平静呼吸时的总气道阻力为 1~3cmH_2O·s/L。气道阻力受气流速度、气流形式和气道口径大小影响。流速快，阻力大；流速慢，阻力小。气流形式有层流和湍流，层流阻力小，湍流阻力大。气流太快和管道不规则容易发生湍流。因此，气道阻力主要发生在鼻（约占总阻力的 50%）、声门（约占 25%）及气管和支气管（约占 15%）等部位，仅 10%的阻力发生在口径小于 2mm 的细支气管。如气管内有黏液、渗出物或肿瘤、异物等时，气道阻力增大。气道口径大小是影响气道阻力的另一重要因素。气道阻力与管道半径的 4 次方成反比，即 $R\propto 1/r^4$，口径缩小阻力增大，口径变大阻力减小。气道口径主要受以下几个方面的影响：

（1）跨壁压：是指呼吸道内外的压力差。呼吸道内压力高，则跨壁压大，气道口径被动

笔记栏

扩大,气道阻力变小;反之则气道阻力增大。吸气时,因胸膜腔负压增大而跨壁压增大,呼气时则相反,因此哮喘患者呼气比吸气更为困难。

(2) 自主神经系统的调节:呼吸道平滑肌受交感和副交感神经的双重支配。副交感神经末梢释放乙酰胆碱,作用于气道平滑肌上的 M 受体,使细支气管平滑肌收缩,气道阻力增加;交感神经末梢释放去甲肾上腺素,与气道平滑肌上的 β_2 受体结合,使平滑肌舒张,气道口径变大而阻力减小。临床上常用拟肾上腺素药物或 β_2 肾上腺素能受体激动药如沙丁胺醇解除哮喘等发病时的支气管痉挛,缓解呼吸困难。

(3) 化学物质对平滑肌的影响:过敏反应时,由肥大细胞释放的组胺、白三烯等物质可使气道平滑肌收缩,白三烯受体拮抗剂孟鲁司特通过抗炎、舒张支气管平滑肌,可发挥平喘作用;儿茶酚胺可使平滑肌舒张;前列腺素 $F_{2\alpha}$ 可使平滑肌收缩,而前列腺素 E_2 可使之舒张。

二、肺通气功能的评价

了解肺通气量的简单方法是用肺量计记录进出肺的气量。图 17-5 显示呼吸时肺容积、肺容量变化的曲线。肺容积和肺容量是评价肺通气功能的基础,此外,也可用单位时间内的肺通气量来衡量肺通气功能。

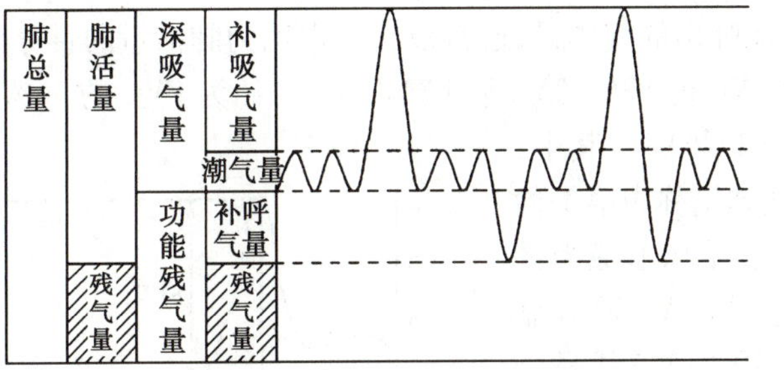

图 17-5 肺容积和肺容量示意图

(一) 肺容积

肺容积(pulmonary volume)是指不同状态下肺所能容纳的气体量,随呼吸运动而变化。通常肺容积可分为潮气量、补吸气量、补呼气量和残气量,它们互不重叠,全部相加后等于肺总量。

1. 潮气量 每次呼吸时吸入或呼出的气量为**潮气量**(tidal volume,TV)。健康成人平静呼吸时,潮气量为 400~600ml,平均为 500ml。运动时,潮气量将增大。

2. 补吸气量 平静吸气末,再尽力吸气所能吸入的气量为**补吸气量**(inspiratory reserve volume,IRV)。健康成人为 1 500~2 000ml。它反映吸气时的储备量。

3. 补呼气量 平静呼气末,再尽力呼气所能呼出的气量为**补呼气量**(expiratory reserve volume,ERV)。健康成人为 900~1 200ml。它反映呼气时的储备量。

4. 残气量 最大呼气末尚存留于肺中不能再呼出的气量为**残气量**(residual volume,RV)。健康成人为 1 000~1 500ml。残气量的存在可避免肺泡发生塌陷。

(二) 肺容量

肺容量(pulmonary capacity)是指肺容积中两项或两项以上的联合气量。

1. 深吸气量 平静呼气末做最大吸气时所能吸入的气量为**深吸气量**(inspiratory capacity,IC),它是潮气量和补吸气量之和,是衡量最大通气潜力的重要指标。胸廓、胸膜、肺组织和呼吸肌等的病变,可使深吸气量减少而降低最大通气潜力。

2. 功能残气量　平静呼气末尚存留于肺内的气量为**功能残气量**(functional residual capacity,FRC),是残气量和补呼气量之和。健康成人约为2 500ml,肺气肿患者的功能残气量增加,肺实质性病变时减小。功能残气量的生理意义是缓冲呼吸过程中肺泡气 PO_2 和 PCO_2 的过度变化,使肺泡气和动脉血液的 PO_2 和 PCO_2 不会随呼吸而发生大幅度的波动,有利于气体交换。

3. 肺活量、用力肺活量和用力呼气量　最大吸气后,从肺内所能呼出的最大气量称为**肺活量**(vital capacity,VC),是潮气量、补吸气量和补呼气量之和。肺活量有较大的个体差异,与身材大小、性别、年龄、呼吸肌强弱等有关。健康成年男性平均约为3 500ml,女性为2 500ml。

肺活量反映了肺一次通气的最大能力,在一定程度上可作为评价肺通气功能的指标。但由于测定肺活量时不限制呼气的时间,所以不能充分反映肺组织的弹性状态和气道的通畅程度。例如,某些患者肺组织弹性降低或呼吸道狭窄,通气功能已经受到损害,但是如果延长呼气时间,所测得的肺活量是正常的。因此,提出用力肺活量和用力呼气量的概念,用来反映一定时间内所能呼出的气量。

用力肺活量(forced vital capacity,FVC)是指一次最大吸气后,尽力尽快呼气所能呼出的最大气体量。正常情况下用力肺活量略小于肺活量。**用力呼气量**(forced expiratory volume,FEV)又称为**时间肺活量**(timed vital capacity,TVC),是指一次最大吸气后再尽力尽快呼气时,在一定时间内所能呼出的气体量,通常以它所占用力肺活量的百分数表示。正常时,第1秒FEV(FEV_1)约为FVC的83%,第2秒FEV(FEV_2)约为FVC的96%,第3秒FEV(FEV_3)约为FVC的99%(图17-6A)。其中,第1秒钟内呼出的气体量称为第1秒用力呼气量(FEV_1),在临床上最为常用。阻塞性肺疾病患者 FEV_1/FVC 显著减少(图17-6B)。用力呼气量是一种动态指标,不仅反映肺通气容量的大小,而且反映了呼吸过程中所遇阻力的变化,所以是评价肺通气功能的较好指标。

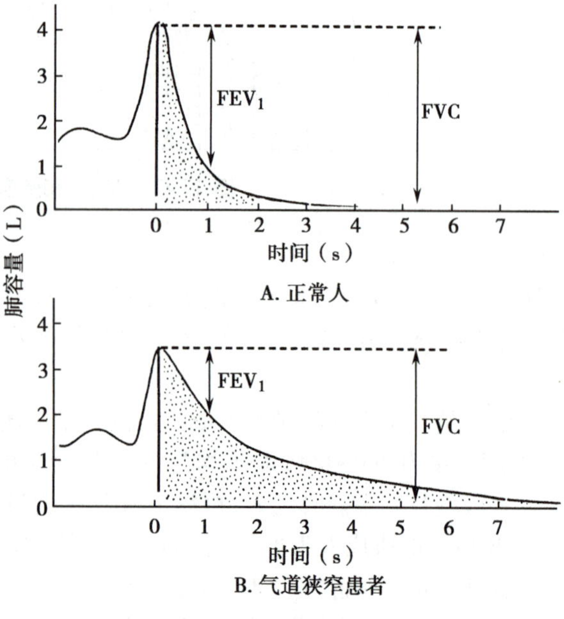

图17-6　用力肺活量和用力呼气量

FVC:用力肺活量;FEV_1:第1秒用力呼气量

4. 肺总量　肺所能容纳的最大气量为**肺总量**(total lung capacity,TLC),是肺活量与残气量之和。其值因性别、年龄、身材、运动锻炼情况和体位而异。健康成年男性平均约为5 000ml,女性为3 500ml。

(三)肺通气量

1. 每分通气量和最大通气量　**每分通气量**(minute ventilation volume)是指每分钟吸入或呼出的气体总量,等于潮气量乘以呼吸频率。平静呼吸时,健康成人呼吸频率每分钟12~18次,潮气量500ml,则每分通气量6~9L。每分通气量随性别、年龄、身材和活动量不同而有差异。劳动或运动时每分通气量增大。

尽力作深快呼吸时,每分钟所能吸入或呼出的最大气量为**最大通气量**(maximal voluntary ventilation)。它反映单位时间内充分发挥全部通气能力所能达到的通气量,是估计能进

笔记栏

行多大运动量的生理指标之一。测定时一般只测 10 秒或 15 秒的最深最快的吸入或呼出气量，换算成每分钟的最大通气量。健康成人最大通气量一般可达 150L/min。比较平静呼吸时的每分通气量和最大通气量，可以了解通气功能的贮备能力，通常用通气贮量百分比表示，正常值等于或大于 93%。

$$通气贮量百分比=\frac{最大通气量-每分平静通气量}{最大通气量}\times 100\%$$

2. 肺泡通气量和无效腔 每次吸入的气体，有一部分将留在鼻或口至终末细支气管之间的呼吸道内，不能参与肺泡与血液之间的气体交换，这部分传导性呼吸道的容积称为**解剖无效腔**(anatomical dead space)，在健康成人其容积约为 150ml。进入肺泡内的气体，也可因血流在肺内分布不均而未能与血液进行充分的气体交换，未能发生气体交换的这一部分肺泡容量称为**肺泡无效腔**(alveolar dead space)，正常人平卧时肺泡无效腔接近于零。肺泡无效腔与解剖无效腔一起合称**生理无效腔**(physiological dead space)，所以健康人平卧时，生理无效腔等于或接近于解剖无效腔。由于无效腔的存在，每次吸入的新鲜空气不能全部到达肺泡进行气体交换。因此，为了计算真正有效的气体交换量，应以肺泡通气量为准。**肺泡通气量**(alveolar ventilation)是指每分钟吸入肺泡的新鲜空气量，即：

$$肺泡通气量=(潮气量-无效腔气量)\times 呼吸频率$$

如潮气量是 500ml，无效腔气量是 150ml，功能残气量为 2 500ml，则每次呼吸仅使肺泡内气体更新 1/7 左右。潮气量和呼吸频率的变化，对每分通气量和肺泡通气量有不同的影响。在潮气量减半而呼吸频率加倍或潮气量加倍而呼吸频率减半时，每分通气量保持不变，但是肺泡通气量却发生明显的变化(表 17-1)。所以对肺换气而言，在一定呼吸频率范围内，深而慢的呼吸较浅而快的呼吸更有效，可以增加肺泡通气量，气体更新率也更高。

表 17-1 不同呼吸频率和潮气量时的每分通气量和肺泡通气量

呼吸频率(次/min)	潮气量(ml)	每分通气量(ml/min)	肺泡通气量(ml/min)
16	500	8 000	5 600
8	1 000	8 000	6 800
32	250	8 000	3 200

ER-17-1 无效腔示意图

第二节 呼吸气体的交换

呼吸气体交换包括肺换气和组织换气。**肺换气**(gas exchange in lungs)是指肺泡与肺毛细血管血液之间的气体交换，**组织换气**(gas exchange in tissue)是指血液与组织细胞之间的气体交换。

一、气体交换的原理

气体交换遵循物理原理，通过扩散方式来实现。气体分子总是不停地进行着无定向的运动，气体分子从分压高处向分压低处发生净转移，这一过程称为气体的**扩散**(diffusion)。单位时间内气体扩散的容积称为气体**扩散速率**(diffusion rate，D)，它受气体分压差、气体分子质量和溶解度、扩散面积和距离及温度的影响。如下式所示：

笔记栏

$$D \propto \frac{\Delta P \cdot T \cdot A \cdot S}{d \cdot \sqrt{MW}}$$

式中 ΔP 代表分压差，T 代表温度，A 为气体扩散的面积，S 表示气体分子的溶解度，d 为气体扩散的距离，MW 为气体的分子质量。

（一）气体分压差

在混合气体中，每种气体分子运动所产生的压力为该气体的**分压**（partial pressure，P）。混合气的总压力等于各气体分压之和。气体分压可按下式计算：

气体分压＝总压力×该气体的容积百分比

人在安静时，肺泡气、动脉血、静脉血和组织中的 PO_2 和 PCO_2 各不相同（表 17-2）。区域之间的分压差是气体扩散的动力，决定气体扩散的方向和数量，分压差越大，扩散速率越大。

表 17-2 呼吸气体和人体不同部位的气体分压（mmHg）

	海平面大气	肺泡气	动脉血	混合静脉血	组织
PO_2	159	104	97～100	40	30
PCO_2	0.3	40	40	46	50

（二）气体分子质量和溶解度

在相同条件下，气体扩散速率与气体分子质量（MW）的平方根成反比，与气体在溶液中的溶解度（S）成正比。溶解度是单位分压下溶解于单位容积溶液中气体的量。一般以 1 个大气压，38℃时，100ml 液体中溶解气体的毫升数来表示。溶解度与分子质量平方根之比为**扩散系数**（diffusion coefficient），它取决于气体分子本身特性。因为 CO_2 在血浆中溶解度（51.5）约为 O_2 的（2.14）24 倍，CO_2 的分子质量（44）略大于 O_2 的分子质量（32），所以 CO_2 扩散系数约是 O_2 的 20 倍。

（三）扩散面积和距离

气体扩散速率与扩散面积（A）成正比，与扩散距离（d）成反比。

此外，扩散速率与温度（T）成正比。但在正常人体，体温相对恒定，温度因素可忽略不计。

二、肺换气

（一）肺换气过程

混合静脉血流经肺毛细血管时，血液 PO_2 为 40mmHg，肺泡气的 PO_2 为 104mmHg，于是肺泡气中 O_2 顺分压差由肺泡扩散至血液；混合静脉血中 PCO_2 为 46mmHg，肺泡气 PCO_2 为 40mmHg，CO_2 则由血液扩散至肺泡（图 17-7）。O_2 和 CO_2 扩散都极为迅速，不到 0.3 秒即可达到平衡。通常情况下血液流经肺毛细血管的时间约 0.7 秒，所以当血液流经肺毛细血管全长约 1/3 时，已经基本完成肺换气。

（二）影响肺换气的因素

凡能影响气体扩散速率的因素都能影响肺换气。气体分压差、温度和扩散系数等因素对肺换气的影响，前文已述及。下面重点介绍呼吸膜的扩散距离、扩散面积以及通气/血流比值对肺泡气体交换的影响。

1. 呼吸膜的厚度　呼吸膜也称气-血屏障，是肺泡与血液间进行气体交换的结构基础，由六层结构组成（图 17-8），分别为含表面活性物质的液体层、肺泡上皮细胞层、上皮基底膜、

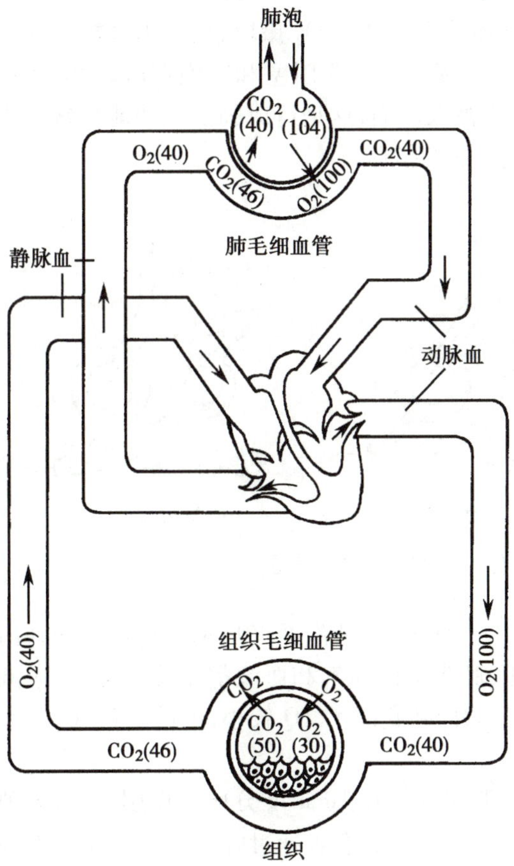

图 17-7 气体交换示意图
数字为气体分压，单位为 mmHg

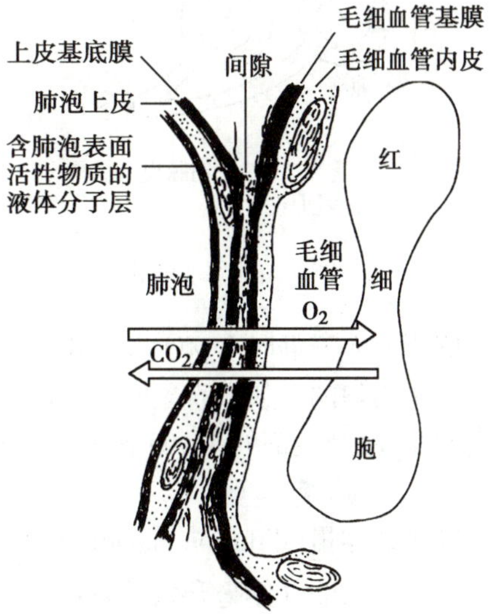

图 17-8 呼吸膜结构示意图

肺泡上皮和肺毛细血管之间的间隙、肺毛细血管基膜层和内皮细胞层。呼吸膜很薄，总厚度<1μm，最薄处只有 0.2μm，气体很容易扩散通过。气体扩散速率与呼吸膜厚度成反比关系。病理情况下，任何使呼吸膜增厚或扩散距离增加的疾病都会降低扩散速率，减少扩散量，如肺纤维化、肺水肿等，可出现低氧血症；特别是运动时，由于血流加速，缩短了气体在肺部的交换时间，这时呼吸膜的厚度和扩散距离的改变显得更为重要。

2. 呼吸膜的面积 气体扩散速率与扩散面积成正比。健康成人两肺约有 3 亿左右个肺泡，总扩散面积约 70m^2。安静状态下，仅有 40m^2 参与气体交换，因此有相当大的储备面积。运动时，因肺毛细血管开放数量和开放程度增加，扩散面积也大大增大。肺不张、肺实变、肺气肿或肺毛细血管关闭和阻塞均可使呼吸膜扩散面积减小。

3. 通气/血流比值 **通气/血流比值**（ventilation/perfusion ratio，V_A/Q）是指每分肺泡通气量（V_A）和每分肺血流量（Q）的比值。健康成人安静时约为 4.2/5=0.84，意味着两者比例适宜，气体交换率高（图 17-9A）。如果 V_A/Q 增大，这就意味着通气过剩或血流不足，部分肺泡气未能与血液气体充分交换，相当于增加了肺泡无效腔（图 17-9B）；反之，V_A/Q 下降，则意味着通气不足或血流过剩，部分血液流经通气不良的肺泡，混合静脉血中的气体未能得到充分更新，未能成为动脉血就流回了心脏，犹如发生了功能性动-静脉短路（图 17-9C）。由此可见，无论该比值增大或减小，都表明两者匹配不佳，气体交换的效率均会降低，导致血液缺 O_2 或 CO_2 潴留，但主要是缺 O_2。这是因为：①动、静脉血液之间 PO_2 差远远大于 PCO_2 差，所以动-静脉短路时，动脉血 PO_2 下降的程度大于 PCO_2 升高的程度；②CO_2 的扩散系数是

笔记栏

O_2 的 20 倍，所以 CO_2 的扩散较 O_2 为快，不易潴留；③动脉血 PO_2 下降和 PCO_2 升高，可以刺激呼吸，增加肺泡通气量，有助于 CO_2 的排出，却几乎无助于 O_2 摄取，这是由氧解离曲线和 CO_2 解离曲线的特点所决定的。肺气肿患者因许多细支气管阻塞和肺泡壁的破坏，上述两种 V_A/Q 异常都可以存在，致使肺换气效率受到极大影响，这是造成肺换气功能异常最为常见的一种疾病，因此，V_A/Q 可作为衡量肺换气功能的指标。

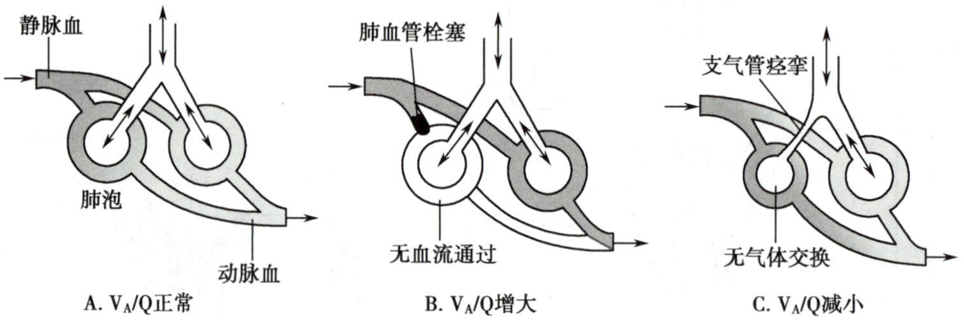

图 17-9 通气/血流比值（V_A/Q）变化示意图

ER-17-2

正常人直立时肺通气量和血流量的分布

健康成人安静时 V_A/Q 为 0.84 是指全肺的平均值，但肺泡通气量和肺血流量在肺内的分布是不均匀的。如人直立时，由于重力作用，肺尖部的通气和血流都比肺底部少，血流减少更明显，故肺尖部的 V_A/Q 比较大，可高达 3.3，而肺底部 V_A/Q 较小，可低至 0.60。

（三）肺扩散容量

肺扩散容量（diffusion capacity of lung，D_L）是指气体在 1mmHg 分压差作用下，每分钟通过呼吸膜扩散的气体毫升数，即：$D_L = V/(P_A - P_C)$。V 是每分钟通过呼吸膜的气体容积（ml/min），P_A 是肺泡气中该气体的平均分压，P_C 是肺毛细血管血液内该气体的平均分压。肺扩散容量是测定呼吸气通过呼吸膜能力的一种指标。健康成人安静时氧的肺扩散容量平均约为 20ml/（min·mmHg），CO_2 的 D_L 约为 O_2 的 20 倍。运动时 D_L 增加，是因为参与气体交换的肺泡膜面积增加以及通气量、血流量的不均匀分布得到改善所致。D_L 可因有效扩散面积减小、扩散距离增加而降低。

三、组织换气

组织换气是体循环毛细血管中的血液与组织细胞之间的气体交换。其交换机制、影响因素与肺换气相似，所不同的是交换发生于液体之间，而且扩散膜两侧 PO_2 和 PCO_2 差随细胞内氧化代谢的强度和组织血流量的改变发生相应变化。若血流量不变时，代谢增强，则组织液 PO_2 低、PCO_2 高；若代谢率不变时，血流量大，则组织液 PO_2 升高、PCO_2 降低。在组织处，由于细胞有氧代谢，O_2 被利用并产生 CO_2，所以 PO_2 可低至 30mmHg 以下，PCO_2 可高达 50mmHg 以上。动脉血流经组织毛细血管时，O_2 便顺分压差由血液向组织液和细胞扩散，CO_2 则由组织液和细胞向血液扩散（图 17-7），动脉血因失去 O_2 和得到 CO_2 而变成静脉血。

第三节 气体在血液中的运输

一、氧和二氧化碳在血液中存在的形式

O_2 和 CO_2 在血液中的运输形式有两种，即物理溶解与化学结合。表 17-3 为温度 38℃、

1 个大气压(760mmHg)下,O_2 和 CO_2 在 100ml 血液中物理溶解和化学结合的量。显然以物理溶解形式存在的 O_2、CO_2 比例极小,血液主要依靠化学结合实现 O_2 和 CO_2 的运输。

表 17-3 血液中 O_2 和 CO_2 的含量(ml/100ml 血液)

	动脉血			混合静脉血		
	物理溶解	化学结合	合计	物理溶解	化学结合	合计
O_2	0.31	20.0	20.31	0.11	15.2	15.31
CO_2	2.53	46.4	48.93	2.91	50.0	52.91

虽然物理溶解形式在气体运输总量中占的比例很少,但起重要的"桥梁"作用。在肺换气或组织换气时,进入血液的 O_2、CO_2 都是先物理溶解,才能进行化学结合;O_2、CO_2 从血液释放时,结合状态的气体也要先溶解于血液才能从血液中逸出。物理溶解和化学结合两者之间处于动态平衡。气体在溶液中溶解的量与分压、溶解度成正比,与温度成反比。下面主要讨论化学结合形式的运输。

二、氧的运输

血液中,物理溶解的 O_2 仅占血液 O_2 总运输量的 1.5%,化学结合的占 98.5%左右。进入血液中的 O_2 与红细胞中的血红蛋白(Hb)结合形成氧合血红蛋白(HbO_2),HbO_2 是血液运输 O_2 的主要形式。此外,Hb 还参与 CO_2 的运输,所以在血液气体运输方面,Hb 占有极为重要的地位。

(一) Hb 与 O_2 结合的特征

1. 可逆 反应方向取决于 PO_2 的高低。当血液流经 PO_2 高的肺部时,Hb 与 O_2 结合,形成 HbO_2;当血液流经 PO_2 低的组织时,HbO_2 迅速解离,释放 O_2,变成去氧 Hb。

$$Hb+O_2 \underset{\text{组织}(PO_2\text{低})}{\overset{\text{肺}(PO_2\text{高})}{\rightleftharpoons}} HbO_2$$

2. 迅速 反应过程不需酶的催化,故结合快,解离也很快。

3. 结合反应是氧合而非氧化 Hb 中的 Fe^{2+} 与 O_2 结合后仍是二价铁,所以该反应是**氧合**(oxygenation),不是**氧化**(oxidation),所形成的 HbO_2 称为氧合血红蛋白。

4. 结合比例 1∶4 1 分子 Hb 可以结合 4 分子 O_2。Hb 分子质量是 64~67kDa,所以 1gHb 可以结合 1.34~1.39ml O_2。100ml 血液中,Hb 所能结合的最大 O_2 量称为 Hb **氧容量**(oxygen capacity),而 Hb 实际结合的 O_2 量称为 Hb **氧含量**(oxygen content)。Hb 氧含量占氧容量的百分比为 Hb **氧饱和度**(oxygen saturation)。例如,按正常成人血液中的 Hb 浓度在 150g/L 血液时,Hb 氧容量为 201ml/L,动脉血的 Hb 氧含量可达 20.1ml,Hb 氧饱和度为 100%;如果静脉血的 Hb 氧含量是 15ml,则 Hb 氧饱和度为 15/20.1×100%=75%。通常情况下,血液中溶解的 O_2 极少,可忽略不计,因此,Hb 氧容量、Hb 氧含量和 Hb 氧饱和度可分别视为血氧容量、血氧含量和血氧饱和度。

HbO_2 呈鲜红色,去氧 Hb 呈紫蓝色,因此血氧饱和度高的动脉血为鲜红色,氧饱和度一般为 75%的静脉血呈暗红色。当体表表浅毛细血管床血液中去氧 Hb 含量达 50g/L 以上时,皮肤、黏膜呈浅蓝色,称为发绀。发绀一般是缺氧的标志,但在有些情况下,缺氧的严重程度与发绀程度并不成正比。例如,严重贫血的患者虽然存在缺氧,但由于 Hb 含量太少,以致毛细血管床血液中去氧 Hb 含量达不到 50g/L,故不出现发绀。相反,有些高原性红细胞增多症患者，虽然不存在缺氧，但因为 Hb 总量太多，以致毛细血管床血液中去氧 Hb 含量达到 50g/L 以上，故出现发绀。

5. 氧解离曲线呈 S 形　Hb 与 O_2 的结合或解离曲线呈 S 形，与 Hb 的变构效应有关。目前认为 Hb 有两种构型：去氧 Hb 为**紧密型**（tense form，T 型），氧合 Hb 为**疏松型**（relaxed form，R 型）。当 O_2 与 Hb 的 Fe^{2+} 结合后，盐键逐步断裂，Hb 分子逐步由 T 型变为 R 型，对 O_2 的亲和力逐步增加，R 型 Hb 对 O_2 的亲和力为 T 型的 500 倍。也就是说，Hb 的 4 个亚单位无论在结合 O_2 或释放 O_2 时，彼此间有协同效应，即 1 个亚单位与 O_2 结合后，由于变构效应，其他亚单位更易与 O_2 结合；反之，当 HbO_2 的 1 个亚单位释出 O_2 后，其他亚单位更易释放 O_2。因此，氧解离曲线呈 S 形。

（二）氧解离曲线

氧解离曲线（oxygen dissociation curve）是表示 PO_2 与 Hb 氧结合量或 Hb 氧饱和度关系的曲线（图 17-10）。该曲线既表示不同 PO_2 下 O_2 与 Hb 的解离情况，同样也反映不同 PO_2 下 O_2 与 Hb 的结合情况。由于 Hb 的变构效应，曲线呈 S 形。S 形曲线具有重要的生理意义。

1. 氧解离曲线上段　相当于 PO_2 在 60～100mmHg 之间时的 Hb 氧饱和度。这段曲线较平坦，表明 PO_2 的变化对 Hb 氧饱和度影响不大。例如，PO_2 为 100mmHg 时，即相当于动脉血的 PO_2，Hb 氧饱和度为 97.4%，血 O_2 含量约为 19.4ml%。如将吸入气 PO_2 提高到 150mmHg，Hb 氧饱和度为 100%，只增加了 2.6%，这就解释了为何 V_A/Q 不匹配时，肺泡通气量的增加几乎无助于 O_2 的摄取。反之，如使 PO_2 下降到 70mmHg，Hb 氧饱和度为 94%，也仅降低了 3.4%。因此，即使在高原、高空或某些呼吸系统疾病时，吸入气或肺泡气 PO_2 有所下降，但只要 PO_2 不低于 60mmHg，Hb 氧饱和度仍能保持在 90%以上，血液仍可携带足够量的 O_2，不致发生明显的低氧血症。

2. 氧解离曲线中段　相当于 PO_2 在 40～60mmHg 之间的 Hb 氧饱和度，该段曲线较陡，是 HbO_2 释放 O_2 的部分。PO_2 为 40mmHg，即相当于混合静脉血的 PO_2 时，Hb 氧饱和度约为 75%，血氧含量约 14.4ml%，即每 100ml 血液流过组织时释放了 5ml O_2。表明动脉血液在流经组织后，血氧饱和度有所下降。其生理意义在于血液流经组织时，释放适量的 O_2，以保证安静状态下组织代谢的需氧量。

3. 氧解离曲线下段　相当于 PO_2 在 15～40mmHg 之间时的 Hb 氧饱和度，是曲线坡度最陡的一段，也是 Hb 与 O_2 解离的部分。表明 PO_2 稍有降低，HbO_2 就可显著下降。在组织活动加强时，PO_2 可降至 15mmHg，HbO_2 进一步解离，Hb 氧饱和度降至更低的水平，血氧含量仅约 4.4ml%。这样，每 100ml 血液能供给组织 15ml O_2，是安静时的 3 倍。可见该段曲线代表 O_2 的贮备。其生理意义是保证机体活动时组织有足够 O_2 供给。

（三）影响氧解离曲线的因素

Hb 与 O_2 的结合和解离可受多种因素影响，使氧解离曲线的位置发生偏移，改变了 Hb 对 O_2 的亲和力。通常用 P_{50} 表示 Hb 对 O_2 的亲和力。P_{50} 是使 Hb 氧饱和度达 50%时的 PO_2，正常情况下为 26.5mmHg。P_{50} 增大，曲线右移，表明 Hb 对 O_2 的亲和力降低，需要更高的 PO_2 才能达到 50%的 Hb 氧饱和度；P_{50} 降低，曲线左移，表示 Hb 对 O_2 的亲和力增加，达 50%Hb 氧饱和度所需的 PO_2 降低。影响 Hb 与 O_2 亲和力或 P_{50} 的因素有血液的 pH、PCO_2、温度和二磷酸甘油酸（图 17-10）等。

1. pH 和 PCO_2 的影响　pH 降低或 PCO_2 升高，Hb 对 O_2 的亲和力降低，P_{50} 增大，曲线右移；pH 升高或 PCO_2 降低，Hb 对 O_2 的亲和力增加，P_{50} 降低，曲线左移。酸度对 Hb 氧亲和力的这种影响称为**波尔效应**（Bohr effect）。波尔效应的机制与 pH 改变时 Hb 的构型发生

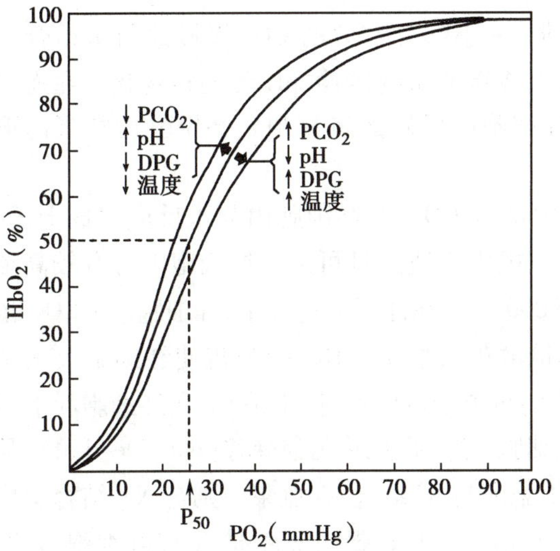

图 17-10 氧解离曲线及影响氧解离曲线因素示意图

变化有关。酸度增加时，H^+与 Hb 多肽链某些氨基酸残基的基团结合促进盐键形成，可促使 Hb 分子构型变为 T 型，从而降低 Hb 对 O_2 的亲和力；酸度降低时，则促使盐键断裂放出 H^+，Hb 变为 R 型，对 O_2 的亲和力增加。PCO_2 对氧解离曲线的影响，一方面是 PCO_2 改变时，可通过 pH 改变发生间接效应；另一方面可通过 CO_2 与 Hb 结合而直接影响 Hb 与 O_2 的亲和力，但这一效应对氧解离曲线的影响较小。波尔效应具有重要的生理意义，它既可促进肺毛细血管血液的氧合，又有利于组织中毛细血管内的血液释放 O_2。当血液流经肺时，CO_2 从血液向肺泡扩散，血液 PCO_2 下降，H^+浓度也降低，均使 Hb 对 O_2 的亲和力增大，血液结合的 O_2 量增加。当血液流经组织时，CO_2 从组织扩散进入血液，血液 PCO_2 和 H^+浓度升高，Hb 对 O_2 的亲和力降低，促进 HbO_2 解离，向组织释放 O_2。

2. 温度 温度升高，氧解离曲线右移，促进 O_2 的释放；温度降低，曲线左移，不利于 O_2 的释放。温度对氧解离曲线的影响，可能与温度影响了 H^+活度有关。温度升高，H^+活度增加，降低了 Hb 对 O_2 的亲和力。组织代谢活跃时，局部温度升高，CO_2 和酸性代谢物增加，都有利于 HbO_2 解离，使活动组织可获得更多的 O_2，以适应其代谢的需要。

3. 2,3-二磷酸甘油酸 2,3-二磷酸甘油酸(2,3-diphosphoglyceric acid,2,3-DPG)是红细胞中所含的有机磷化合物，在调节 Hb 与 O_2 的亲和力中起重要作用。2,3-DPG 浓度升高，Hb 对 O_2 的亲和力降低，氧解离曲线右移；2,3-DPG 浓度降低，Hb 对 O_2 的亲和力增加，曲线左移。其机制可能是 2,3-DPG 与 Hb_β 链形成盐键，促使 Hb 变成 T 型的缘故。此外，2,3-DPG 可以提高 H^+浓度，通过波尔效应来影响 Hb 对 O_2 的亲和力。2,3-DPG 是红细胞无氧糖酵解的产物。在高山缺 O_2 的情况下，糖酵解加强，红细胞 2,3-DPG 增加，氧解离曲线右移，有利于 O_2 的释放。用枸橼酸葡萄糖液保存 3 周后的血液，由于糖酵解停止，红细胞 2,3-DPG 含量下降，Hb 不易与 O_2 解离。所以，用大量贮存血液给患者输血，其运 O_2 功能较差。

4. 其他因素 Hb 与 O_2 结合还受其自身性质的影响。胎儿 Hb 与 O_2 的亲和力大，有助于胎儿血液流经胎盘时从母体摄取 O_2。Hb 的 Fe^{2+}氧化成 Fe^{3+}，即失去运 O_2 能力。异常 Hb 运 O_2 功能也降低。CO 与 Hb 结合，占据了 O_2 的结合位点，HbO_2 含量大幅减少。CO 与 Hb 的亲和力是 O_2 的 250 倍，这意味着在极低 PCO 下，CO 就可以从 HbO_2 中取代 O_2，阻断其结合位点。此外，当 CO 与 Hb 分子中某个血红素结合后，将增加其余 3 个血红素对 O_2 的亲和力，使氧解离曲线左移，妨碍 O_2 的解离。所以 CO 中毒既妨碍 Hb 与 O_2 的结合，又妨碍 HbO_2 对 O_2 的解离，所以其危害极大。

三、二氧化碳的运输

(一) CO_2 的运输形式

血液中物理溶解的 CO_2 约占 CO_2 总运输量的 5%，化学结合的占 95%。化学结合的形式主要是碳酸氢盐和氨基甲酰血红蛋白，其中碳酸氢盐形式占 CO_2 总运输量的 88%，氨基甲

笔记栏

酰血红蛋白形式占7%。

从组织扩散入血的 CO_2 首先溶解于血浆，一小部分溶解的 CO_2 缓慢地与水结合生成 H_2CO_3，H_2CO_3 又解离成 HCO_3^- 和 H^+，H^+ 被血浆缓冲系统缓冲，pH 无明显变化。在血浆中溶解的 CO_2 绝大部分扩散进入红细胞，在红细胞内以碳酸氢盐和氨基甲酰血红蛋白形式运输。

1. 碳酸氢盐　从组织扩散进入血液的大部分 CO_2，在红细胞内与水反应生成 H_2CO_3，H_2CO_3 又解离为 HCO_3^- 和 H^+（图 17-11），反应极为迅速并且可逆。红细胞内含有较高浓度的碳酸酐酶，在其催化下，上述反应可加快 5 000 倍。在此反应过程中，红细胞内 HCO_3^- 浓度不断增加，HCO_3^- 便顺浓度差通过红细胞膜扩散进入血浆。HCO_3^- 外流使红细胞负离子减少，可是红细胞膜不允许正离子自由通过，小的负离子可以通过，于是 Cl^- 在红细胞膜上特异的 HCO_3^--Cl^- 载体帮助下由血浆扩散进入红细胞，这一现象称为**氯转移**（chloride shift），从而维持细胞膜内、外的电荷平衡。HCO_3^- 在红细胞内与 K^+ 结合，在血浆中则与 Na^+ 结合生成碳酸氢盐。上述反应中产生的 H^+，大部分与 Hb 结合，Hb 是强的缓冲剂，所以红细胞内的 pH 无明显变化。碳酸酐酶的催化作用是双向的，如下式所示：

$$CO_2+H_2O \xrightleftharpoons{\text{碳酸酐酶}} H_2CO_3 \rightleftharpoons HCO_3^-+H^+$$

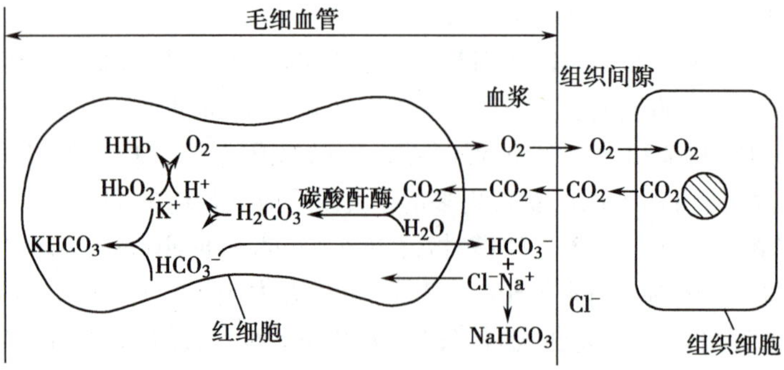

图 17-11　CO_2 在血液中的运输示意图

在肺部，反应向相反方向进行。因为肺泡气 PCO_2 比静脉血的低，血浆中溶解的 CO_2 首先扩散入肺泡，红细胞内的 HCO_3^- 与 H^+ 生成 H_2CO_3，碳酸酐酶又催化 H_2CO_3 分解成 CO_2 和 H_2O，CO_2 从红细胞扩散入血浆，而血浆中的 HCO_3^- 便进入红细胞以补充消耗了的 HCO_3^-，Cl^- 则转移出红细胞。这样，以 HCO_3^- 形式运输的 CO_2，在肺部被释放出来。

2. 氨基甲酰血红蛋白　一部分 CO_2 与 Hb 的氨基结合生成**氨基甲酰血红蛋白**（carbaminohemoglobin），这一反应无需酶的催化，而且迅速、可逆。

$$HbNH_2O_2+H^++CO_2 \underset{\text{肺}}{\overset{\text{组织}}{\rightleftharpoons}} HHbNHCOOH+O_2$$

调节这一反应的主要因素是氧合作用。HbO_2 与 CO_2 结合形成氨基甲酰化合物的能力比去氧 Hb 小。在组织，HbO_2 解离释出 O_2，去氧 Hb 与 CO_2 结合生成 HHbNHCOOH。此外，去氧 Hb 酸性较 HbO_2 弱，去氧 Hb 与 H^+ 结合，也促进反应进行，并缓冲 pH 变化；在肺，HbO_2 生成增多，促使 CO_2 解离扩散入肺泡，反应向反方向进行。虽然以氨基甲酰血红蛋白形式运输的 CO_2 仅约占总运输量的 7%，但在肺排出的 CO_2 中却有 17.5%是从氨基甲酰血红蛋白释放出来的，提示这种 CO_2 运输形式效率很高。

（二）CO_2 解离曲线

CO_2 解离曲线（carbon dioxide dissociation curve）是表示血液中 CO_2 含量与 PCO_2 关系的曲线（图 17-12）。血液 CO_2 含量随 PCO_2 上升而增加。与氧解离曲线不同，两者之间接近线性关系而不是 S 形曲线，而且没有饱和点，因此，CO_2 解离曲线的纵坐标不用饱和度而用含量表示。

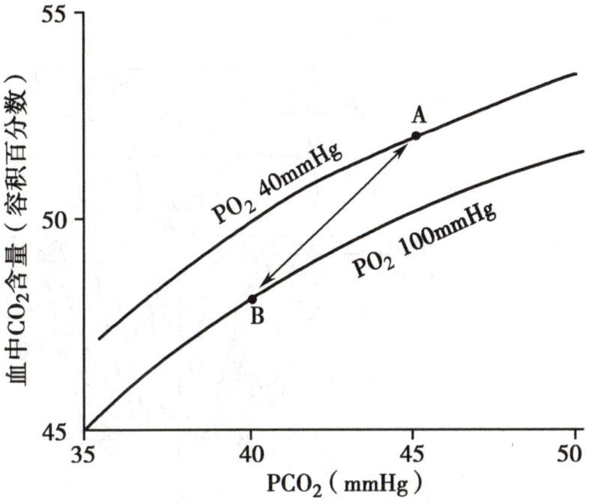

图 17-12 CO_2 解离曲线

图 17-12 的 A 点是静脉血，PO_2 为 40mmHg、PCO_2 为 45mmHg 时的 CO_2 含量，约为 52ml/100ml 血液；B 点是动脉血，PO_2 为 100mmHg、PCO_2 为 40mmHg 时的 CO_2 含量，约为 48ml/100ml 血液。可见，血液流经肺时每 100ml 血液释出 4ml CO_2。

（三）O_2 与 Hb 的结合对 CO_2 运输的影响

O_2 与 Hb 结合可促使 CO_2 释放，这一现象称为**何尔登效应**（Haldane effect）。从图 17-12 可以看出，在相同的 PCO_2 下，动脉血携带的 CO_2 比静脉血少。因为 HbO_2 酸性较强，而去氧 Hb 酸性较弱，所以去氧 Hb 容易与 CO_2 结合，生成 HHbNHCOOH，也容易与 H^+ 结合，使 H_2CO_3 解离过程中产生的 H^+ 被及时移去，有利于反应的进行，从而提高血液运输 CO_2 的量。因此，在组织中，由于 HbO_2 释放出 O_2 而成为去氧 Hb，何尔登效应可促使血液摄取并结合 CO_2；在肺则因 Hb 与 O_2 结合，促使 CO_2 释放。可见 O_2 和 CO_2 的运输不是孤立进行的，而是相互影响的。CO_2 通过波尔效应影响 O_2 的结合和释放，O_2 又通过何尔登效应影响 CO_2 的结合和释放。

第四节 呼吸运动的调节

呼吸运动是一种节律性运动，受中枢神经系统的自主性和随意性双重控制。呼吸节律起源于呼吸中枢，而呼吸运动的频率和幅度可随体内外环境的改变而发生相应改变，以适应机体代谢的需要。例如劳动或运动时，代谢增强，呼吸加深加快，肺通气量增大，摄取更多的 O_2，排出更多的 CO_2，使其与机体的代谢水平相适应。

一、呼吸中枢与呼吸节律的形成

（一）呼吸中枢

呼吸中枢（respiratory center）是指中枢神经系统内产生和调节呼吸运动的神经细胞群。呼吸中枢广泛分布于大脑皮质、间脑、脑桥、延髓和脊髓等部位，但各级部位在呼吸节律产生和调节中所起作用不同。正常节律性呼吸运动是在各级呼吸中枢的相互配合下进行的。

1. 脊髓 脊髓中支配呼吸肌的运动神经元位于第 3~5 颈段（支配膈肌）和胸段（支配肋间肌和腹肌等）前角。根据在延髓和脊髓间横断脊髓（图 17-13d 平面），呼吸就停止的实验事实，可以认为节律性呼吸运动不是在脊髓产生的，脊髓只是联系上位脑与呼吸肌的中继站和整合某些呼吸反射的初级中枢。

2. 低位脑干 低位脑干指脑桥和延髓。横切脑干的实验表明，横断脑干的部位不同，可使呼吸运动出现不同的变化（图 17-13），从而证实低位脑干是产生和调节呼吸节律的重要中枢。

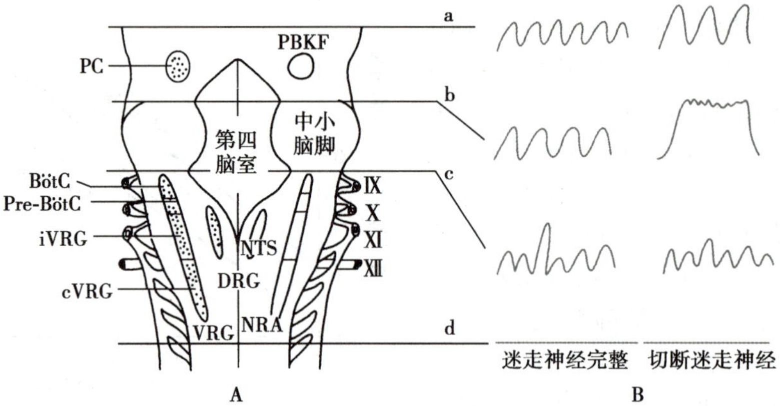

图 17-13 脑干呼吸有关核团（A）和在不同平面横切脑干后呼吸的变化（B）示意图

a、b、c、d 为不同平面横切

DRG：背侧呼吸组；VRG：腹侧呼吸组；PBKF：臂旁内侧核和 KF 核；PC：呼吸调整中枢；Pre-BötC：前包钦格复合体

在动物中脑和脑桥之间横切（图 17-13a 平面），呼吸无明显变化。如果在脑桥上、中部之间横切（图 17-13b 平面），呼吸将变慢变深，如再切断双侧迷走神经，吸气便大大延长，这种形式的呼吸称为**长吸式呼吸**（apneusis）。这一结果提示脑桥上部有抑制吸气的中枢结构，称为**呼吸调整中枢**（pneumotaxic center）；来自肺部的迷走神经传入冲动也有抑制吸气的作用。当延髓失去来自这两方面对吸气活动的抑制作用后，吸气运动不能及时转变为呼气运动，便出现长吸式呼吸。再在脑桥和延髓之间横切（图 17-13c 平面），不论迷走神经是否完整，长吸式呼吸都消失，而呈**喘息样呼吸**（gasping），表现为不规则的节律性呼吸。因而认为脑桥中下部位有兴奋吸气的长吸中枢。在延髓和脊髓之间横切（图 17-13d 平面），呼吸停止，表明延髓可独立地产生节律性呼吸。于是在 20 世纪 20～50 年代期间形成了三级呼吸中枢理论：脑桥上部有呼吸调整中枢，中下部有长吸中枢，延髓有呼吸节律基本中枢。后来的研究肯定了延髓具有产生呼吸节律的基本中枢和脑桥上部具有呼吸调整中枢的结论，但未能证实脑桥下部长吸中枢的存在。

微电极技术研究揭示，在中枢神经系统内存在许多呼吸相关神经元，呈节律性自发放电，并与呼吸周期相关。在低位脑干主要有延髓背侧呼吸组、延髓腹侧呼吸组和脑桥 PBKF 核（图 17-13A）。

3. 高位脑 呼吸还受脑桥以上中枢部位的影响，如大脑皮质、边缘系统、下丘脑等。

大脑皮质可通过皮质脊髓束和皮质脑干束在一定限度内随意控制低位脑干和脊髓呼吸神经元的活动，以利于说话、唱歌、哭笑、咳嗽、吞咽以及排便等活动，而低位脑干是自主性调节呼吸运动，这两个系统的下行通路是分开的。临床上有时可以观察到自主呼吸和随意呼吸分离的现象。例如在脊髓前外侧索下行的自主呼吸通路受损后，自主节律性呼吸甚至停止，但患者仍可进行随意呼吸。这类患者靠随意呼吸或人工呼吸来维持肺通气，如不进行人工呼吸，一旦患者入睡，可能发生呼吸停止。

（二）呼吸节律的形成

呼吸节律的产生机制尚未完全阐明，目前主要有两种学说，即起步细胞学说和神经网络学说。

起步细胞学说认为，节律性呼吸是由延髓内具有起步样活动的神经元节律性兴奋引起的。前包钦格复合体可能是呼吸节律起步神经元的所在部位。神经网络学说认为,呼吸节律的产生依赖于延髓内呼吸神经元之间的相互联系和相互作用。当前较公认的是**中枢吸气活动发生器**(central inspiratory activity generator)和**吸气切断机制**(inspiratory off-switch mechanism)模型。该模型认为,在延髓有一个中枢吸气活动发生器,引发吸气神经元呈渐增性放电,产生吸气;还有一个吸气切断机制,使吸气切断而发生呼气。在中枢吸气活动发生器作用下,吸气神经元兴奋,其兴奋传至脊髓吸气肌运动神经元,引起吸气,肺扩张;同时,兴奋传至脑桥臂旁内侧核,加强其活动;兴奋也传至吸气切断机制,使之兴奋。吸气切断机制接受来自吸气神经元、脑桥臂旁内侧核和肺牵张感受器的冲动。随着吸气相的进行,来自这三方面的冲动均逐渐增强,在吸气切断机制总和达到阈值时,吸气切断机制兴奋,发出冲动到中枢吸气活动发生器或吸气神经元,以负反馈形式终止其活动,使吸气停止,转为呼气(图 17-14)。切断迷走神经或损毁脑桥臂旁内侧核或两者共同发生,吸气切断机制达到阈值所需时间延长,吸气因而延长,呼吸变慢。因此,凡可影响中枢吸气活动发生器、吸气切断机制阈值或达到阈值所需时间的因素,都可影响呼吸过程和节律。

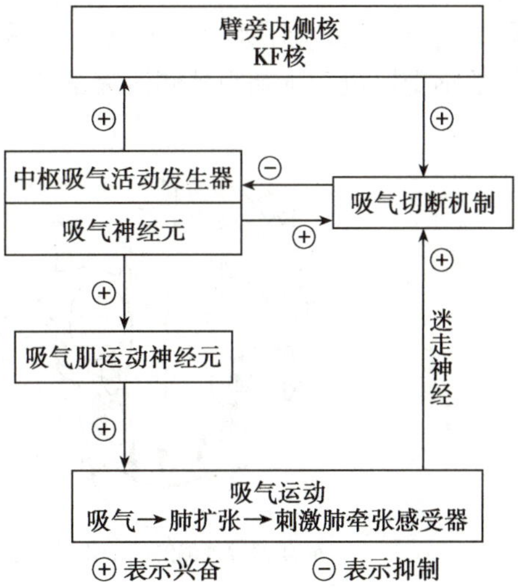

图 17-14 呼吸节律形成机制简化模式图

二、呼吸运动的反射性调节

呼吸节律虽然产生于脑,但其活动受来自体液中的化学因素、呼吸器官本身以及骨骼肌、其他器官系统感受器传入冲动的反射性调节。

(一)呼吸的化学感受性调节

化学因素对呼吸的调节是一种反射性调节,化学因素是指动脉血或脑脊液中的 PO_2、PCO_2 和 H^+的水平。动脉血中的 PO_2、PCO_2 和 H^+的水平以及脑脊液中的 H^+可作用于化学感受器来调节呼吸运动,而呼吸运动也调节着血液中 PO_2、PCO_2 和 H^+的水平,两个过程相互影响,维持着机体内环境的稳态。化学感受性反射是人体呼吸运动调节最主要和最重要的方式。

1. 化学感受器　参与呼吸调节的化学感受器因其所在部位不同,分为外周化学感受器和中枢化学感受器。

(1)外周化学感受器:颈动脉体和主动脉体是调节呼吸和循环的重要外周化学感受器。当动脉血 PO_2 降低、PCO_2 升高、H^+浓度升高时,感受器受到刺激而兴奋,冲动经窦神经和迷走神经传入延髓,反射性地引起呼吸加深加快和血液循环的变化。虽然颈动脉体和主动脉体两者都参与呼吸和循环的调节,但是颈动脉体主要调节呼吸,而主动脉体在循环调节方面较为重要。对颈动脉体的研究发现,外周化学感受器敏感的是动脉血中 PO_2 下降、PCO_2 升高或 H^+浓度升高,而对血中 O_2 含量的降低不敏感。因此,贫血或 CO 中毒时,血 O_2 含量虽然下降,但 PO_2 正常,只要血流量充分,化学感受器传入冲动并不增加。从实验中还可看出上述三种刺激对化学感受器有相互增强的作用。两种刺激同时作用时比单一刺激的效应强。这种协同作用有重要意义,因为当机体发生循环或呼吸衰竭时,总是 PCO_2 升高和 PO_2 降低同时存在,它们的协同作用加强了对化学感受器的刺激,从而促进了代偿性呼吸增强的反应。

（2）中枢化学感受器：破坏外周化学感受器或切断其传入神经后，吸入 CO_2 仍能增加肺通气；改变脑脊液 H^+ 浓度也能刺激呼吸。过去认为这是 CO_2 直接刺激呼吸中枢所致，后来用改变脑表面灌流液成分和 pH、局部冷阻断、电凝固损伤、电刺激、记录神经元电活动、离体脑组织块的电生理研究等方法在多种动物做了大量实验，结果表明，在延髓有一个不同于呼吸中枢、但可影响呼吸的化学感受器，称为中枢化学感受器，以别于外周化学感受器。中枢化学感受器位于延髓腹外侧浅表部位（图 17-15A）。

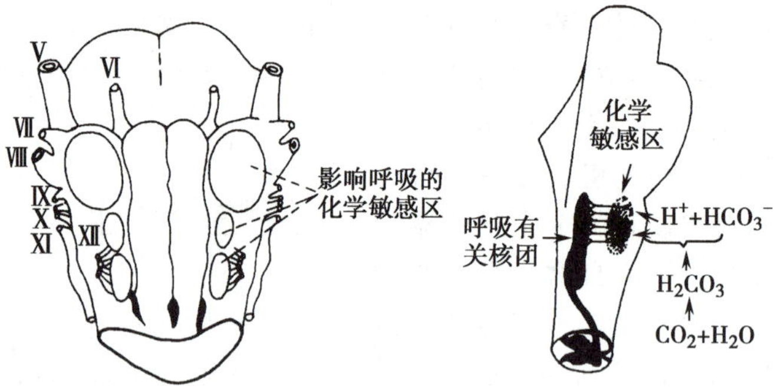

A. 延髓腹外侧的三个化学敏感区　B. CO_2间接作用于中枢化学感受器

图 17-15　中枢化学感受器

中枢化学感受器的生理性刺激是脑脊液和局部细胞外液的 H^+ 浓度，而不是 CO_2。因为如果保持人工脑脊液的 pH 不变，用含高浓度 CO_2 的人工脑脊液灌流脑室时所引起的通气增强反应消失，可见有效刺激不是 CO_2 本身。在体内，血液中的 CO_2 能迅速通过血-脑屏障，与水结合成 H_2CO_3，解离出 H^+ 使化学感受器周围细胞外液中的 H^+ 浓度升高，从而刺激中枢化学感受器，再引起呼吸中枢的兴奋（图 17-15B）。由于脑脊液中碳酸酐酶含量很少，CO_2 与 H_2O 的水合反应很慢，所以对 CO_2 的反应有一定的时间延迟。血液中的 H^+ 不易通过血-脑屏障，故血液 pH 的变化对中枢化学感受器的直接作用较小，也较缓慢。中枢化学感受器与外周化学感受器不同，它不能感受低 O_2 的刺激，但对 CO_2 的敏感性比外周化学感受器高。

中枢化学感受器的作用可能是通过调节 CO_2 的呼出而影响脑脊液的 H^+ 浓度，使中枢神经系统内环境 pH 保持稳态；而外周化学感受器的作用主要是在机体低 O_2 时维持对呼吸的驱动。

2. CO_2、H^+ 和低 O_2 对呼吸运动的调节

（1）CO_2 对呼吸运动的调节：CO_2 是调节呼吸运动最重要的生理性刺激因素，一定水平的 PCO_2 是维持呼吸中枢兴奋性的必要条件。吸入含一定浓度 CO_2 的混合气，将导致肺泡气 PCO_2 升高，动脉血 PCO_2 也随之升高，呼吸加深加快，肺通气量增加（图 17-16）。通过肺通气量的增大可增加 CO_2 的排出，使肺泡气和动脉血 PCO_2 维持于正常水平。但是，当吸入气的 CO_2 陡升并超过一定水平（通常为 7%）时，CO_2 堆积，将抑制中枢神经系统的活动，包括呼吸中枢，引起呼吸困难、头痛、头昏，甚至昏迷，出现 CO_2 麻醉。所以，CO_2 在呼吸调节中是经常起作用的最重要的化学刺激，在一定范围内动脉血 PCO_2 的升高，可以加强对呼吸的刺激作用，但超过一定限度则有抑制和麻醉效应。

CO_2 刺激呼吸是通过两条途径实现的：①通过提高脑脊液 H^+ 浓度刺激中枢化学感受器，再兴奋呼吸中枢；②刺激外周化学感受器，冲动经窦神经和迷走神经传入延髓呼吸中枢，反射性地使呼吸加深加快，增加肺通气量。两条途径中以前者为主，约占总效应的 80%，可见中枢化学感受器在 CO_2 通气反应中起主要作用。不过，因为中枢化学感受器的反应慢，所

以当动脉血 PCO_2 突然增大时，外周化学感受器在引起快速呼吸反应中可起重要作用。另外，当中枢化学感受器对 CO_2 的敏感性降低或产生适应时，外周化学感受器的调节作用就显得很重要。

知识链接

通气过度综合征和纸袋呼吸

通气过度综合征(hyperventilation syndrome)是由于通气过度超过生理代谢需要而引起的一组症候群。本征所指的是没有器质性病变的任何原因，发作时呼吸运动加快，产生动脉血 PCO_2 降低(低于 37.5mmHg)、呼吸性碱中毒，并有交感神经系统兴奋，临床上表现为呼吸困难、肢体麻木、头昏眼花，甚至昏厥、抽搐等症状，所有症状都可以用过度通气和呼吸性碱中毒来解释。多是由急性焦虑引起的生理、心理反应。急性发作时可采用面罩(或袋囊)重复呼吸疗法即纸袋呼吸，使吸入气体中 CO_2 提高而减轻症状。

(2) H^+ 对呼吸运动的调节：动脉血 H^+ 浓度升高时，反射性使呼吸运动加深、加快，肺通气量增加；反之，呼吸运动受到抑制，肺通气量降低(图 17-16)。H^+ 对呼吸的调节也是通过外周化学感受器和中枢化学感受器实现的。但是，H^+ 通过血-脑屏障的速度较慢，限制了它对中枢化学感受器的作用，所以，动脉血 H^+ 浓度增加，主要是通过外周化学感受器起作用。

(3) 低 O_2 对呼吸运动的调节：吸入气 PO_2 降低时，动脉血 PO_2 也随之降低，反射性引起呼吸加深加快，肺通气量增加(图 17-16)。一般在动脉血 PO_2 下降到 80mmHg 以下时，肺通气量才明显增加，可见动脉血 PO_2 对正常呼吸的调节作用不大，仅在特殊情况下低 O_2 刺激对呼吸的调节才有重要意义。低 O_2 对呼吸的刺激作用完全是通过外周化学感受器实现的。低 O_2 对中枢的直接作用是抑制的。低 O_2 可以通过对外周化学感受器的刺激而兴奋呼吸中枢，这样在一定程度上可以对抗低 O_2 对中枢的直接抑制作用。不过在严重低 O_2 时，外周化学感受性反射已不足以克服低 O_2 对中枢的抑制作用，终将导致呼吸障碍。

当机体长期处于高 CO_2 和低 O_2 状态时，如严重肺气肿、肺心病患者由于肺换气障碍，导致低 O_2 和 CO_2 潴留，长时间 CO_2 潴留使中枢化学感受器对高 CO_2 的刺激作用发生适应，此时低 O_2 对外周化学感受器的刺激成为驱动呼吸的主要刺激。如果此时吸入纯 O_2，会由于解除了外周化学感受器的低 O_2 刺激而引起呼吸暂停，临床上应予以注意。

3. CO_2、H^+ 和低 O_2 在影响呼吸中的相互作用 图 17-16 所示为保持其他两个因素不变而只改变其中一个因素时的通气效应，可以看出，PO_2 下降对呼吸的影响较慢、较弱，只有在 PO_2 低于 80mmHg 后，通气量才逐渐增大；与低 O_2 不同，PCO_2 和 H^+ 浓度只要略有升高，通气就明显增大，PCO_2 的作用尤为突出。

但体内实际情况往往是一种因素的改变会引起其余一或两种因素相继改变或存在几种因素的同时改变，三者间相互影响、相互作用，既可因相互总和而加大，也可因相互抵消而减弱。如图 17-17，可以看出 PCO_2 升高时，H^+ 浓度也随之升高，两者的作用总和起来，使肺通气较单独 PCO_2 升高时明显增大；H^+ 浓度增加时，因肺通气增大使 CO_2 排出，PCO_2 下降，抵消了一部分 H^+ 的刺激作用；CO_2 含量的下降，也使 H^+ 浓度有所降低，两者均使肺通气的增加较单独 H^+ 浓度升高时为小；PO_2 下降时，也因肺通气量增加，呼出较多的 CO_2，使 PCO_2 和 H^+ 浓度下降，从而减弱了低 O_2 的刺激作用。

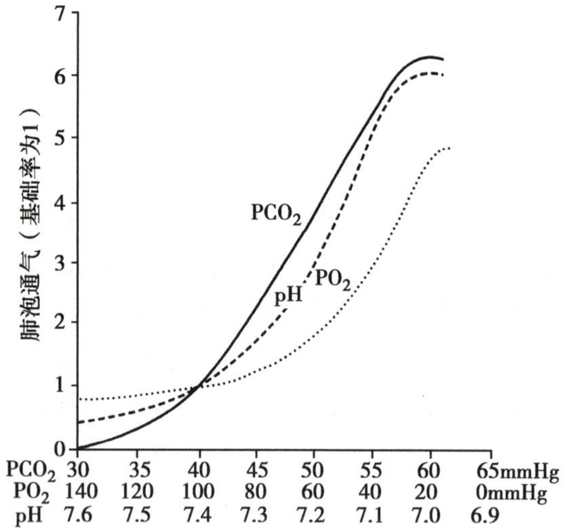

图 17-16 动脉血 PCO_2、PO_2、pH 仅单一因素改变时对肺泡通气量的影响

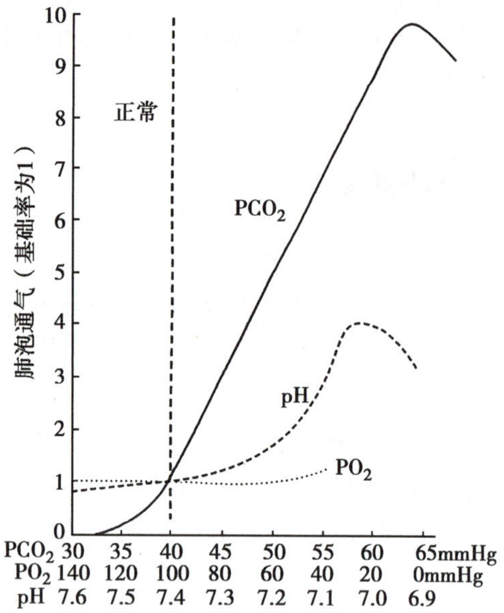

图 17-17 改变动脉血 PCO_2、PO_2、pH 三因素之一而不控制另外两个因素时肺泡通气量的变化

（二）肺牵张反射

由肺扩张或肺缩小引起的吸气抑制或兴奋的反射称**肺牵张反射**（pulmonary stretch reflex）或称**黑-伯反射**（Hering-Breuer reflex）。它有两种形式，即肺扩张反射和肺萎陷反射。

1. 肺扩张反射 **肺扩张反射**（pulmonary inflation reflex）是肺扩张时抑制吸气的反射。感受器位于从气管到细支气管的平滑肌中，是牵张感受器，阈值低，适应慢。当吸气时，肺扩张牵拉呼吸道，使之也扩张，感受器兴奋，冲动经迷走神经纤维传入延髓，在延髓内通过一定的神经联系使吸气切断机制兴奋，切断吸气，转入呼气。这样便加速了吸气向呼气转换，使呼吸频率增加。所以动物实验中切断迷走神经后，吸气延长、加深，呼吸变得深而慢。在成人，当潮气量增加至 800ml 以上时，才能引起肺扩张反射。所以，平静呼吸时，肺扩张反射不参与呼吸调节。病理情况下，肺顺应性降低，肺扩张时使气道扩张较大，刺激较强，可以引起该反射，使呼吸变浅变快。

2. 肺萎陷反射 **肺萎陷反射**（pulmonary deflation reflex）是肺缩小时引起吸气的反射。感受器同样位于气道平滑肌内，但其性质尚不十分清楚。肺萎陷反射在肺过度缩小时才出现，它在平静呼吸调节中意义不大，但对阻止呼气过深和肺不张等可能起一定作用。

（三）呼吸肌本体感受性反射

肌梭和腱器官是骨骼肌的本体感受器，当肌梭受到牵张刺激而兴奋时，冲动经背根传入脊髓中枢，反射性地引起呼吸运动增强，称为呼吸肌本体感受性反射。该反射在维持正常呼吸运动中起一定的作用，尤其在运动状态或气道阻力加大时，可反射性地加强呼吸肌的收缩力，克服气道阻力，以维持正常肺通气功能。

（四）防御性呼吸反射

在整个呼吸道都存在着感受器，它们是分布在黏膜上皮的迷走传入神经末梢，受到机械或化学刺激时，引起防御性呼吸反射，以清除刺激物，具有防御性作用。

笔记栏

1. 咳嗽反射 **咳嗽反射**(cough reflex)是常见的重要防御反射。它的感受器位于喉、气管和支气管的黏膜。大支气管以上部位的感受器对机械刺激敏感,二级支气管以下部位的感受器对化学刺激敏感。传入冲动经迷走神经传入延髓,触发一系列协调的反射反应,引起咳嗽反射。

咳嗽时,先是短促或深吸气,接着声门紧闭,呼气肌强烈收缩,肺内压和胸膜腔内压急速上升,然后声门突然打开,气体以极高的速度从肺内冲出,将呼吸道内异物或分泌物排出。但剧烈咳嗽时,因胸膜腔内压显著升高,可阻碍静脉回流,使静脉压和脑脊液压升高。

2. 喷嚏反射 **喷嚏反射**(sneeze reflex)是刺激作用于鼻黏膜感受器引起的防御性反射。传入神经是三叉神经,呼出气主要从鼻腔喷出,以清除鼻腔中的刺激物。

学习小结

呼吸是机体与外界环境之间的气体交换过程,包括外呼吸(肺通气与肺换气)、气体在血液中的运输和内呼吸(组织换气)三个环节。

肺通气的直接动力是肺内压与大气压之间的压力差,此压力差的形成依靠呼吸运动,因而呼吸运动是实现肺通气的原动力。胸内负压在肺通气中起着重要作用,其生理意义是维持肺的扩张、促进静脉血和淋巴液的回流。肺通气的阻力包括弹性阻力和非弹性阻力。肺的弹性阻力主要来自肺泡表面张力,肺泡表面活性物质可降低肺泡表面张力,从而减少吸气阻力、稳定大小肺泡容积、防止肺水肿的发生。非弹性阻力包括气道阻力、惯性阻力和组织黏滞阻力,以气道阻力为主,气道口径大小是影响气道阻力的一个重要因素。肺通气功能可用肺容积与肺容量、肺通气量衡量,评价肺通气功能较好的指标是用力呼气量,反映通气效率的较好指标是肺泡通气量。

呼吸气体交换包括肺换气和组织换气。气体交换的方式是扩散,气体分压差是实现气体交换的动力。影响肺换气的因素主要有气体分压差、扩散系数、温度、呼吸膜的厚度和面积,以及通气/血流比值。

气体在血液中的运输把外呼吸和内呼吸联系起来。O_2 和 CO_2 在血液中以物理溶解和化学结合两种形式运输,以化学结合为主,物理溶解量虽少但起重要的"桥梁"作用。O_2 主要以氧合血红蛋白(HbO_2)形式运输,CO_2 主要以碳酸氢盐形式运输。

呼吸运动是自动节律性运动,是在各级呼吸中枢的共同配合下,通过各种反射活动调节呼吸节律的。延髓是产生呼吸节律的基本中枢,脑桥上部有呼吸调整中枢。调节呼吸运动的反射主要有化学感受性反射和机械感受性反射。血中 PO_2、PCO_2 和 H^+ 浓度变化可作用于化学感受器反射性调节呼吸运动,对维持血液中 PO_2、PCO_2 和 H^+ 浓度稳定起着重要作用,是人体呼吸运动调节最主要和最重要的方式。

扫一扫,测一测

(明海霞)

复习思考题

1. 动物实验中,切断家兔双侧迷走神经后,呼吸会出现怎样的变化?为什么?
2. 严重肺气肿、肺心病患者为何不宜以吸入纯 O_2 来改善其缺 O_2 状况?

笔记栏

3. 某患者，男，35岁，因左下肺肺炎入院。血气分析显示：PaO_2 52mmHg（正常值100mmHg），$PaCO_2$ 39mmHg（正常40mmHg），pH 7.42；每分通气量12L/min。第二天左肺肺炎症状加重，呼吸增加到28次/min，虽吸入O_2，但PaO_2仍只有60mmHg，$PaCO_2$分压反而降至30mmHg。试解释该患者PaO_2和$PaCO_2$同时降低的原理以及让患者处于何种体位可改善患者呼吸功能？

第十八章 消化和吸收

笔记栏

18章PPT

PPT 课件

学习目标

1. 掌握胃液、胰液、胆汁的性质、成分、作用及其分泌调节,吸收的部位。

2. 熟悉消化道平滑肌的生理特性,消化道的神经支配,消化道的内分泌功能,口腔内消化,胃的运动形式,胃排空,小肠的运动形式,糖、蛋白质、脂肪的吸收。

3. 了解小肠液的分泌,大肠的功能,水、无机盐、维生素的吸收。

食物的消化和吸收通过消化系统来完成。在人和高等动物,消化系统由消化道和消化腺两部分组成。消化系统的主要功能是摄取食物,并对食物进行消化,吸收营养物质,排出食物残渣,此外还兼有一些内分泌及免疫功能等。

人体每天必须摄入一定数量和种类的营养物质,以满足组织更新的物质和能量需要。进入消化道的水、维生素和无机盐可以被直接吸收利用,而糖、蛋白质、脂肪、核酸常以结构复杂的大分子物质形式存在,必须在消化道内进行一系列的加工处理,消化成结构简单的小分子物质(如葡萄糖、氨基酸等)才能被吸收利用。这种将结构复杂的大分子物质分解成可吸收的小分子物质的过程,称为**消化**(digestion),它包括机械性和化学性消化两种方式。**机械性消化**(mechanical digestion)是指通过消化道平滑肌的舒缩活动,将食物磨碎,与消化液充分混合,并将食物向消化道远端运送的过程;而**化学性消化**(chemical digestion)是指通过消化液(消化酶)的作用,将结构复杂的大分子物质分解成结构简单的、可被吸收的小分子物质的过程。这两种消化方式同时进行,紧密配合,共同完成对食物的消化作用。当食物被消化后,这些小分子物质通过消化道壁黏膜进入血液和淋巴液的过程,称为**吸收**(absorption)。未被吸收的食物残渣以粪便的形式被排出体外。

第一节 概　　述

一、消化道平滑肌的特性

在消化道中,除口腔、咽及食管上段的肌组织和肛门外括约肌是骨骼肌外,其余部分均为平滑肌,这些平滑肌的舒缩活动与食物的机械性消化、化学性消化和营养物质的吸收过程密切相关。消化道平滑肌除具有肌组织的共同特性外,还具有它自身的生理特性。

(一)消化道平滑肌的一般生理特性

1. 自动节律性　消化道平滑肌能够进行自动节律性收缩和舒张,但自律性低且不规则。在适宜的离体环境中,消化道平滑肌仍能保持节律性活动。

笔记栏

2. 兴奋性较低，收缩缓慢　消化道平滑肌的兴奋性较骨骼肌低，收缩期和舒张期都比骨骼肌时间长，一次舒缩时间可达 20 秒以上。

3. 具有紧张性　消化道平滑肌经常保持轻度的持续收缩状态，称为紧张性。它的作用在于保持消化道正常的形状和位置，维持消化道腔内一定的压力水平，是消化道平滑肌产生其他收缩活动的基础。

4. 富有伸展性　消化道平滑肌能在进食后适应需要而作较大程度的伸展。胃的伸展性尤为显著，可容纳几倍于初始容积的食物，而胃内压并无明显升高。

5. 对温度、化学、机械性牵拉刺激敏感，对电刺激不敏感　消化道平滑肌对电刺激不敏感，但对某些理化刺激特别敏感，如微量的乙酰胆碱、温度升高或牵拉均能引起收缩，而微量的肾上腺素及温度降低则引起其舒张。这一生理特性有利于食物进入消化道后促进消化腺的分泌和消化道的运动，有助于消化。

（二）消化道平滑肌的电生理特性

消化道平滑肌和其他可兴奋组织一样，也有生物电活动，包括静息电位、慢波电位和动作电位。其舒缩活动就是在它的电变化触发下产生的。

1. 静息电位　消化道平滑肌静息电位为-60~-50mV，电位较低，不稳定且波动较大。其机制主要由 K^+外流形成，另外，生电钠泵的活动及少量的 Na^+、Ca^{2+}、Cl^-等离子扩散也与其有关。

2. 慢波电位　消化道平滑肌在静息电位的基础上，能自动地产生周期性的轻度去极化和复极化，因其频率较慢而被称为**慢波**（slow wave）。慢波对平滑肌的收缩节律起决定作用，故又称**基本电节律**（basic electrical rhythm，BER）。慢波的波幅在 5~15mV，持续时间为数秒至十几秒，频率随不同的消化道部位而异，如胃为 3 次/min，十二指肠为 11~12 次/min，回肠末端为 8~9 次/min。目前认为，慢波起源于消化道管壁的环行肌和纵行肌交界处的 Cajal 细胞，它是一种兼有成纤维细胞和平滑肌细胞特性的间质细胞，在许多部位跟平滑肌细胞形成缝隙连接，它产生的电活动能很快扩布到环行肌和纵行肌细胞，从而形成节律性电活动。慢波的出现不依赖于外来神经，其产生的离子机制可能与该细胞膜上生电钠泵的周期性活动有关。

3. 动作电位　在慢波的基础上，当去极化的慢波达到阈电位或平滑肌受到各种理化因素的刺激产生去极化达到阈电位时，就可触发动作电位，并引起平滑肌收缩。平滑肌动作电位常叠加在慢波的峰顶上，可为单个，也可成簇出现，频率为 1~10 次/s。其产生的去极化时相主要由 Ca^{2+}内流引起，复极化时相由 K^+外流引起。

ER-18-1

消化道平滑肌的生物电活动与收缩的关系

综上所述，慢波、动作电位和平滑肌收缩三者联系紧密。动作电位在慢波去极化的基础上产生，进而引起平滑肌收缩。一般来说，慢波是平滑肌收缩的起步电位，它决定着消化道平滑肌收缩的节律、方向和速度。在慢波上出现的动作电位数目越多，平滑肌的收缩力就越强。

二、消化腺的分泌功能

消化腺包括唾液腺、肝、胰等大消化腺和存在于消化道管壁的小消化腺。这些消化腺每日分泌的消化液总量多达 6~8L。消化液的主要成分是水、无机盐和有机物。水的作用是稀释食物，使胃肠内容物与血浆渗透压接近，有利于吸收；无机盐提供适宜的 pH 环境，满足消化酶活性的需要；有机物中最重要的成分是各种消化酶，能对结构复杂的大分子物质进行化学性消化，此外黏液、抗体等能保护消化道黏膜，防止物理性和化学性损伤。

消化腺分泌消化液是主动过程。腺细胞从血液中摄取原材料，在细胞内合成消化液，以

笔记栏

酶原颗粒或囊泡等形式贮存起来，在适当的刺激下，再由腺细胞以出胞方式分泌。

三、消化道的神经支配

支配消化道的神经有外来神经和内在神经丛两大部分，两者相互协调，共同调节胃肠功能（图 18-1）。

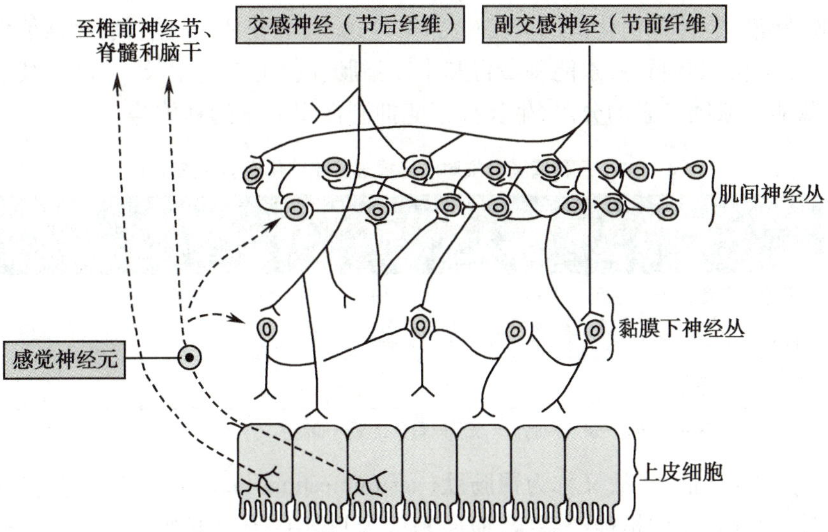

图 18-1 支配消化道的外来神经与内在神经丛的关系示意图

（一）外来神经

除口腔、咽、食管上段的骨骼肌和肛门外括约肌受躯体运动神经支配外，其他部位都受交感和副交感神经双重支配，以副交感神经为主。

1. 交感神经 支配消化道的交感神经节前纤维起自于脊髓第 5 胸段至第 2 腰段（T_5～L_2）的侧角内，在腹腔神经节、肠系膜神经节和腹下神经节内更换神经元，发出节后纤维分布到胃、小肠和大肠。交感神经节后纤维释放去甲肾上腺素，抑制消化道运动，减少腺体分泌，降低消化道血流量，并可引起消化道括约肌的收缩。

2. 副交感神经 支配消化道的副交感神经包括迷走神经和盆神经。迷走神经纤维支配自食管至横结肠的消化道，盆神经纤维支配横结肠以后的消化道。副交感神经节前纤维进入消化道组织后，主要与壁内神经元形成突触，发出节后纤维支配消化道的腺细胞、上皮细胞和平滑肌细胞。大部分副交感神经兴奋时释放乙酰胆碱（ACh），主要作用是促进消化道平滑肌的运动、增加腺体分泌，并可引起消化道括约肌的舒张。

（二）内在神经丛

消化道内在神经丛又称为肠神经系统，是存在于消化道管壁的大量神经元和神经纤维组成的复杂神经网络。这些神经元除有感觉神经元和运动神经元外，还有大量的中间神经元，它们之间通过短的神经纤维形成突触，组成一个结构和功能相对独立而完整的网络整合系统，将消化道管壁的各种感受器、自主神经、效应细胞紧密联系起来。内在神经系统包括黏膜下神经丛和肌间神经丛两类。

1. 黏膜下神经丛 位于消化道黏膜层下，又称麦氏神经丛，主要调节胃肠道腺细胞和上皮细胞的功能。

2. 肌间神经丛 位于消化道壁环行肌和纵行肌之间，又称欧氏神经丛，主要作用是支配消化道平滑肌的运动。

笔记栏

四、消化道的内分泌功能

目前认为，消化道是机体内最大且功能最为复杂的内分泌器官，从胃到结肠管壁分布有40多种内分泌细胞，其总数甚至超过体内其他内分泌细胞数量的总和。由这些分布于消化道壁的内分泌细胞分泌的激素统称为**胃肠激素**(gastrointestinal hormone)。其主要作用表现为：①调节消化道的运动和消化腺的分泌，如促胃液素能促进消化道平滑肌的运动，同时又能促进胃液、胰液、胆汁等消化液的分泌(表18-1)；②营养作用，一些胃肠激素能促进消化道黏膜的代谢和生长，如促胃液素能刺激胃和十二指肠黏膜上皮的生长；③调节其他激素的释放，如抑胃肽能刺激胰岛素的分泌，生长抑素能抑制促胃液素的释放等。

表18-1 三种胃肠激素对消化腺分泌和消化道运动的作用

胃肠激素	分泌细胞	分泌部位	胃酸	胰 HCO_3^-	胰酶	肝胆汁	小肠液	食管-胃括约肌	胃平滑肌	小肠平滑肌	胆囊平滑肌
促胃液素	G细胞	胃窦、十二指肠	++	+	++	+	+	+	+	+	+
促胰液素	S细胞	小肠上部	-	++	+	+	+	-	-	-	+
缩胆囊素	I细胞	小肠上部	+	+	++	+	+	-	±	+	++

注：++表示强兴奋；+表示兴奋；-表示抑制；±表示既有兴奋又有抑制

胃肠激素均属于肽类，故又称为**胃肠肽**(gastrointestinal peptide)。这些在胃肠道发现的肽类激素多同时存在于中枢神经系统，而原来认为只存在于中枢神经系统内的神经肽也在消化道中被发现，这种具有双重分布的肽类通常被称为**脑-肠肽**(brain-gut peptide)，目前已知的脑-肠肽包括促胃液素、缩胆囊素、胃动素、生长抑素、神经降压素等，共计20余种。

知识链接

促胰液素的发现

1902年1月，英国生理学家白利斯和斯塔林看到一篇论文，称将盐酸溶液注入狗的上段小肠时会引起胰液分泌，甚至将小肠的神经全部切除仍会发生，作者认为在小肠和胰腺之间存在着一个顽固的局部反射。白利斯和斯塔林看了这篇论文后马上重复了上述实验，证实了他的结果，但他们大胆跳出"神经反射"这个传统概念的框框，设想这可能是一个新现象——"化学反射"，即在盐酸作用下，小肠黏膜可能产生了一个化学物质，引起胰液分泌。之后的实验证实了他们的设想，一个刺激胰液分泌的化学物质被发现了，被命名为促胰液素。这是生理学史上一个伟大的发现，不仅是发现了一个新的化学物质，而是发现了调节机体功能的一个新概念、新领域，动摇了之前完全由神经调节的观点。为了寻找一个新词来称呼这类化学信使，他们创用了源于希腊文的一个字"激素"(hormone，"刺激"的意思)。传统上认为，促胰液素是第一个被发现的激素。

第二节 口腔内消化

口腔位于消化道起始部位，消化自口腔开始。食物在口腔中停留时间为15~20秒，通过被咀嚼、磨碎，与唾液混合，形成食团而被吞咽。唾液中的唾液淀粉酶能对淀粉进行初步化学性消化。

一、唾液的分泌

口腔内有腮腺、下颌下腺和舌下腺三对大唾液腺和散在分布的小唾液腺，这些唾液腺分泌的**唾液**（saliva）是无色、无味的透明液体，pH 为 6.6~7.1，每天分泌量为 1.0~1.5L。唾液成分中，水占 99%，无机物主要有 Na^+、K^+、Ca^{2+}、Cl^-、HCO_3^-等，有机物主要包括黏蛋白、唾液淀粉酶、溶菌酶、免疫球蛋白等。

唾液有多种生理作用：①湿润作用：唾液可湿润口腔，溶解食物，有利于吞咽和引起味觉；②清洁和保护作用：进食后唾液大量分泌，可清除口腔内食物残渣，冲淡和中和食物中有害物质，溶菌酶和免疫球蛋白有杀灭细菌等病原微生物的作用；③化学性消化作用：唾液淀粉酶可将食物中的淀粉分解成麦芽糖，对糖发挥初步消化作用；④排泄作用：有些进入体内的异物（如汞、铅、碘、药物等）可随唾液排出，有些病毒（如狂犬病毒等）可随唾液分泌，具有传染性。

在安静时，唾液腺会不断分泌少量稀薄唾液（0.5ml/min）以湿润口腔，称为基础分泌。进食时可通过非条件反射和条件反射等神经调节促进唾液的分泌。食物的机械性、化学性或温热性刺激在口腔内通过作用于各种感受器，将进食信息传入中枢，反射性地引起口腔唾液分泌的过程，称为非条件反射性分泌；而在进食过程中，食物的形状、颜色、气味以及进食的环境等刺激引起的唾液分泌，称为条件反射性分泌。

二、咀嚼和吞咽

咀嚼（mastication）是由各咀嚼肌按一定顺序收缩所完成的节律性动作，属于由骨骼肌触发的随意运动。这种运动能不断切碎搅拌食物，并将食物与唾液充分混合，便于进行化学性消化；同时咀嚼还能加强食物对口腔内各种感受器的刺激，反射性地引起胃、胰、肝等消化器官的活动，为下一步消化吸收做准备。

吞咽（deglutition）是指推动口腔内的食团经咽和食管进入胃内的过程。根据食团途经的解剖部位，可将吞咽分为三期：①口腔期：指食团由口腔进入咽的时期，机制是由舌的运动将食团运抵口咽部而进入咽，属于受大脑皮质支配的随意运动；②咽期：指食团由咽进入食管上端的时期，机制是由于咽壁骨骼肌的反射性运动，封闭鼻咽和喉咽交通，呼吸暂停，将食团挤入食管；③食管期：指食团沿食管内下行，经贲门入胃的过程。此期中，食管壁平滑肌触发蠕动，在食团上方形成收缩波、下方形成舒张波，从而顺利推动食团经贲门进入胃。

在解剖结构上，食管和胃连接处不存在括约肌，但正常情况下，胃内容物并不能反流到食管。这是因为在食管下端与胃连接处有一段长为 3~5cm 的高压区，其宽度为 1~2cm，该处内压比胃内压高为 5~10mmHg，可阻止胃内容物反流入食管，起到了生理性括约肌的作用，故称为**食管下括约肌**（lower esophageal sphincter，LES）。LES 受迷走神经兴奋性和抑制性纤维支配，引起 LES 收缩的主要神经递质是 ACh，而 VIP 和 NO 等递质可引起 LES 舒张。此外，LES 的舒缩还受体液因素调控，当食团入胃后，在促胃液素、胃动素的作用下，LES 收缩，从而阻止胃内容物反流。

第三节　胃内消化

胃是消化道中最膨大的部分，其生理作用为容纳食物、调合食糜，并对食物进行初步

笔记栏

消化。成年人胃的容积为1~2L。胃内消化包括胃液的化学性消化和胃壁平滑肌运动的机械性消化,使进入胃内的食物被胃液水解和胃运动研磨,形成食糜,之后逐次进入十二指肠。

一、胃液的分泌

胃黏膜内含有三种外分泌腺和多种内分泌细胞。

外分泌腺分别为:①贲门腺:分布于胃的贲门部黏膜,主要由黏液细胞构成,分泌碱性稀薄黏液;②胃底腺:分布于胃底和胃体部黏膜,主要由壁细胞、主细胞和颈黏液细胞构成,其中壁细胞能分泌盐酸,故胃底腺也称为泌酸腺;③幽门腺:分布于胃的幽门部黏膜,主要由黏液细胞构成,分泌碱性黏液。

胃黏膜内含有的内分泌细胞主要包括:①G细胞:分布于胃窦部,主要分泌促胃液素;②**肠嗜铬样细胞**(enterochromaffin-like cell,ECL cell):分布于胃泌酸区黏膜,主要分泌组胺;③D细胞:分布于胃窦、胃底及胃体部黏膜内,主要分泌生长抑素(SS),抑制促胃液素和胃酸的分泌。

(一)胃液的性质、成分和作用

纯净的胃液是无色透明的酸性液体,pH为0.9~1.5,正常成人每天分泌量为1.5~2.5L。胃液的主要成分有盐酸、胃蛋白酶原、黏液和内因子等。

1. 盐酸 又称**胃酸**(gastric acid),由泌酸腺的壁细胞分泌。盐酸的作用有:①杀灭随食物进入胃内的细菌;②激活无活性的胃蛋白酶原,使之成为有活性的胃蛋白酶,并为后者分解蛋白质提供适宜的酸性环境;③促进食物中蛋白质发生变性,使之易于消化;④随食糜进入小肠后,引起促胰液素的释放,从而促进胰液、胆汁和小肠液的分泌,为小肠内的消化创造有利的条件;⑤盐酸造成的酸性环境有利于小肠对铁和钙的吸收。胃酸分泌过少或缺乏,可引起腹胀、腹泻等消化不良症状;分泌过多又会对胃和十二指肠黏膜有侵蚀作用,成为消化性溃疡的病因之一。

胃液中的盐酸有两种形式,一种呈游离状态,称为游离酸,在纯净胃液中,绝大部分是游离酸;另一种是与蛋白质结合成盐酸蛋白盐,称为结合酸,两种酸度的总和称为总酸度。正常人空腹时,盐酸的排出量为0~5mmol/h,称为基础排酸量。在食物或药物的刺激下,盐酸的最大排出量可达20~25mmol/h,称为最大排酸量。盐酸的最大排酸量与壁细胞的数目和功能状态有关,壁细胞的数目多,最大排酸量也多。

盐酸分泌是逆浓度差的主动转运过程,与细胞顶膜上**质子泵**(proton pump)的作用有关。质子泵位于壁细胞顶膜内陷形成的分泌小管膜上,属于一种H^+-K^+-ATP酶,每分解1分子的ATP,可驱使一个H^+从壁细胞内进入分泌小管腔内,同时驱使一个K^+交换进入壁细胞内。盐酸中的H^+来源于壁细胞内物质氧化过程产生的水,水经过解离产生H^+和OH^-;H^+被细胞膜上的质子泵主动转运到分泌小管内。CO_2在壁细胞内碳酸酐酶的催化下,与H_2O形成H_2CO_3,H_2CO_3解离成H^+和HCO_3^-,其中H^+与水解离产生的OH^-重新生成H_2O,而HCO_3^-通过壁细胞基底面的Cl^--HCO_3^-逆向交换体转运到血液中,同时,Cl^-被交换进入壁细胞内,然后通过Cl^-通道进入分泌小管,与质子泵转运的H^+合成盐酸(图18-2)。由于在形成盐酸的过程中,同时有大量的HCO_3^-进入血液中,使血液的pH值升高,这是“餐后碱潮”出现的原因。

2. 胃蛋白酶原 **胃蛋白酶原**(pepsinogen)主要由泌酸腺的主细胞合成和分泌,没有活性,在胃酸的作用下,激活成有活性的胃蛋白酶,后者对胃蛋白酶原也有激活作用。已被激活的胃蛋白酶能水解食物中的蛋白质,在酸性环境中能将蛋白质水解,形成䏡、胨及少量的

笔记栏

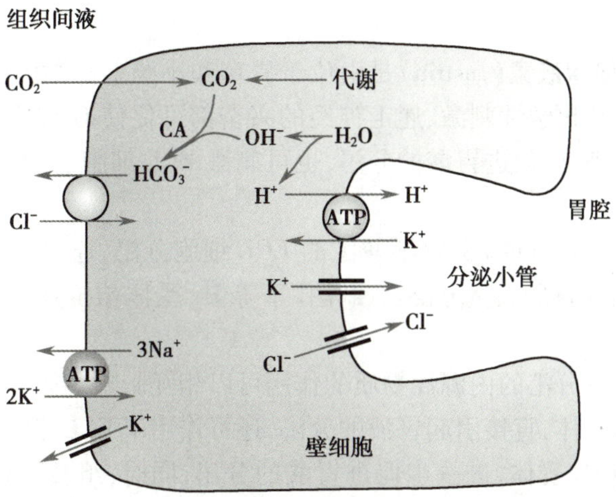

图 18-2 壁细胞分泌盐酸的基本过程示意图

CA:碳酸酐酶

多肽和氨基酸。胃蛋白酶的最适 pH 为 1.8~3.5,随着 pH 值的升高,胃蛋白酶的活性逐渐降低,当 pH 大于 5.0 时就会完全丧失活性。

3. 黏液和碳酸氢盐 胃液中的黏液是由胃黏膜上皮细胞、胃腺中的颈黏液细胞、贲门腺和幽门腺共同分泌的一种糖蛋白,有很高的黏滞性和形成凝胶的特性。正常情况下,它在胃黏膜表面形成约 0.5mm 厚的凝胶保护层。主要作用是:①润滑作用,减少粗糙食物对胃黏膜的机械性损害;②降低胃液酸度,减弱胃蛋白酶的活性;③减慢胃液中 H^+ 的扩散,保护胃黏膜免受盐酸的侵蚀。

碳酸氢盐由胃黏膜上皮细胞分泌,它与黏液一起构成黏液-碳酸氢盐屏障,可有效防止盐酸和胃蛋白酶对胃黏膜的侵蚀和损伤。当胃液中的 H^+ 向胃壁方向扩散时,由于黏液的高黏滞性使 H^+ 扩散速度明显减慢,而且黏液中含有大量的 HCO_3^-,不断地与扩散过来的 H^+ 发生中和反应,使黏液层出现 pH 梯度。据测定,胃腔侧的 pH 为 2.0,而胃黏膜侧为 7.0 左右,可有效保护胃黏膜,防止胃内 H^+ 对胃黏膜的直接侵蚀和胃蛋白酶对胃黏膜的消化作用。

ER-18-2

胃黏液-碳酸氢盐屏障模式图

除黏液-碳酸氢盐屏障外,胃上皮细胞的顶端膜和相邻细胞之间存在的紧密连接对胃黏膜的保护也有重要作用,它们对 H^+ 不易通透,可防止胃腔内的 H^+ 向黏膜扩散,因此,称之为胃黏膜屏障。某些因素,如酒精、胆盐、阿司匹林类药物、肾上腺素和幽门螺杆菌感染等,均可破坏和削弱黏膜的屏障作用,造成胃黏膜损伤,引起胃炎或胃溃疡。

4. 内因子 内因子是泌酸腺壁细胞合成和分泌的一种糖蛋白,分子质量约为 60 000。它有两个特异性的结合位点,一个可与维生素 B_{12} 结合,保护维生素 B_{12} 在消化道转运过程中免遭蛋白酶的水解作用,使维生素 B_{12} 顺利运至回肠;另一个可与回肠黏膜上的特异性受体结合,从而促进维生素 B_{12} 的吸收。当体内缺乏内因子时,可造成维生素 B_{12} 缺乏症,影响红细胞发育成熟,引起巨幼红细胞性贫血。

(二)胃液分泌的调节

空腹时,胃分泌的胃液只含有黏液和少量胃蛋白酶原,几乎不含胃酸,每小时仅数毫升。进食后,在神经和激素等因素的调节下,胃液分泌增多。

1. 影响胃液分泌的主要内源性物质

(1)乙酰胆碱:大部分支配胃的迷走神经节后纤维通过释放 ACh 作用于壁细胞膜上的 M 受体,引起盐酸的分泌,该作用能被 M 受体拮抗剂阿托品所阻断。此外,ACh 还可以作用于胃泌酸区黏膜内的ECL细胞和幽门部的G细胞，使其分别释放组胺和促胃液素，间接促进胃酸的分泌。

（2）促胃液素：**促胃液素**（gastrin）是由位于胃窦和小肠上部黏膜的G细胞分泌的胃肠激素。食物的机械性和化学性刺激、迷走神经的兴奋都可促使G细胞分泌促胃液素。促胃液素可直接作用于壁细胞，促进胃酸的分泌，也可刺激ECL细胞引起组胺的分泌，间接促进胃酸的分泌。

（3）组胺：**组胺**（histamine）由胃泌酸区的ECL细胞分泌，通过旁分泌方式作用于壁细胞膜上的H_2受体，引起胃酸大量分泌。西咪替丁等H_2受体拮抗剂可通过阻断组胺的作用来有效减少胃酸分泌。

上述三种促进胃液分泌的内源性物质的作用可以相互影响。如ACh和促胃液素不仅可作用于壁细胞的相应受体，直接引起胃液的分泌，还可作用于ECL细胞，促进其释放组胺，组胺再作用于壁细胞的H_2受体，进一步促进胃酸的分泌；同时，组胺可提高壁细胞对ACh和促胃液素的敏感性，加强两者的作用。

（4）生长抑素：由胃窦、胃底及胃体部黏膜D细胞分泌，作用是抑制胃酸的分泌。生长抑素可直接抑制壁细胞的泌酸功能，也可通过抑制促胃液素与组胺的作用来间接抑制胃酸的分泌。

2. 消化期的胃液分泌　进食后，根据消化道感受食物刺激的部位，将消化期胃液的分泌分为头期、胃期和肠期。这三个时期的胃液分泌是同时进行、相互重叠的，并共同受到神经和体液因素的调节。

（1）头期胃液分泌：指由进食过程和动作刺激头部的感受器引起的反射性胃液分泌。可用假饲实验来证实头期胃液分泌的存在，即事先给实验动物（狗）施行食管和胃造瘘术，其进食时摄入的食物在进入食管后将从瘘口处流出，而不进入胃，但此时依然可由胃瘘管记录到大量的胃液分泌。其机制主要通过神经调节来完成：①条件反射：由食物的颜色、形状、气味、声音等刺激视、嗅、听感受器，神经冲动沿第Ⅰ、Ⅱ、Ⅷ对脑神经到达中枢；②非条件反射：食物入口后，咀嚼与吞咽动作刺激口腔和咽的机械和化学感受器，神经冲动沿第Ⅴ、Ⅶ、Ⅸ、Ⅹ对脑神经传至中枢。两种反射的共同传出神经为迷走神经，是头期胃液分泌的唯一传出通路。迷走神经兴奋时，节后纤维一方面释放ACh直接作用于壁细胞引起胃液的分泌，另一方面兴奋G细胞分泌促胃液素，间接刺激胃液分泌。如切断迷走神经，可导致头期胃液分泌消失。

头期胃液分泌的特点是：持续时间长，分泌量大（约占消化期分泌总量的30%），胃酸和胃蛋白酶原的含量高，因此消化能力强；但受食欲的影响明显。

（2）胃期胃液分泌：指食物入胃后所引起的胃液分泌。其机制为：①神经调节：食物入胃后，通过机械性扩张刺激胃壁感受器，引发迷走-迷走反射和内在神经丛反射，直接作用于壁细胞，引起胃液的分泌；还能作用于G细胞分泌促胃液素，间接刺激胃液分泌；②体液调节：食物中的蛋白质在胃内被初步消化产生的消化产物可直接作用于G细胞，促进其分泌促胃液素，间接引起胃液分泌（图18-3）。

胃期胃液分泌的特点是：分泌量最大（占进食后总分泌量的60%），酸度高，但胃蛋白酶原的含量比头期少，故消化能力比头期弱。

（3）肠期胃液分泌：指食物进入小肠上段后继续引起的胃液分泌。其机制主要通过体液调节来完成。食物进入小肠后，其机械性和化学性刺激使小肠黏膜分泌和释放促胃液素、肠泌酸素，通过血液循环作用于胃，引起胃液分泌。

肠期胃液分泌的特点是：分泌量少，胃酸和胃蛋白酶原的含量低，因此消化能力弱。

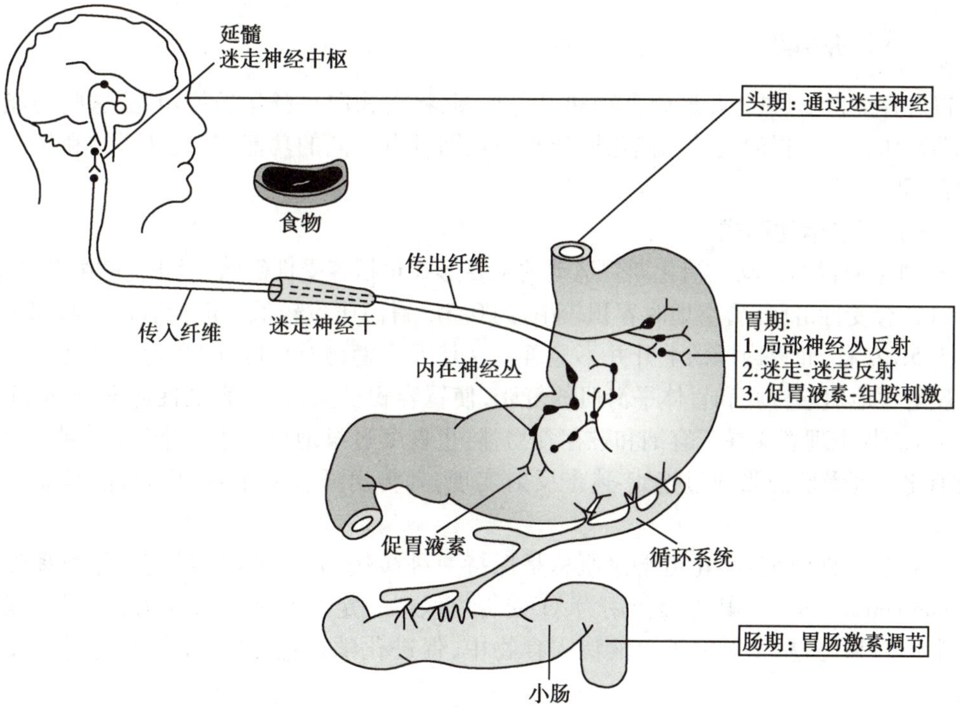

图 18-3 消化期胃液分泌调节示意图

3. 胃液分泌的抑制性因素

（1）盐酸：当胃液中盐酸的含量过高，胃腔内 pH 下降到 1.2~1.5 时，胃液分泌将受到抑制，属于典型的负反馈。其机制为：①抑制胃窦部 G 细胞分泌促胃液素，使胃液分泌减少；②刺激胃黏膜 D 细胞分泌生长抑素，通过抑制促胃液素和组胺的作用来间接抑制胃液的分泌；③刺激小肠黏膜释放促胰液素，抑制胃液分泌；④刺激十二指肠球部释放球抑胃肽，抑制胃液分泌。

（2）脂肪：在小肠腔内，脂肪及其消化产物可引起小肠黏膜释放肠抑胃素，进而抑制胃液分泌。该激素至今未能提纯，目前认为肠抑胃素可能是小肠中存在的促胰液素、抑胃肽、神经降压素等激素的总称。

（3）高张溶液：食糜进入十二指肠后可使肠腔内出现高张溶液，其抑制胃液分泌的机制包括：①刺激小肠内的渗透压感受器，通过肠-胃反射抑制胃液分泌；②刺激小肠黏膜释放多种抑制性激素来抑制胃液分泌。

思政元素

生理学泰斗林可胜先生

林可胜先生（1897—1969）是我国著名生理学家，中国生理学会创始人，中国近代消化生理学奠基人，曾任北京协和医学院生理学教授和系主任。林教授在消化生理方面开展了大量的实验研究，曾在动物肠黏膜内提取出一种具有抑制胃液分泌作用的物质，命名为“肠抑胃素”。肠抑胃素是中国人发现的第一个激素，这一发现被公认为是一项经典的工作。除动物实验外，林教授经常以自身作为实验对象，观察药物对人体生理功能的影响。著名的组胺刺激胃液分泌实验，就是他在自己身上观察验证的。林教授热爱祖国，严谨治学，忘我工作，贡献卓著，不愧为生理学宗师泰斗。

笔记栏

二、胃的运动

胃有容纳食物、进一步磨碎食物和混合食糜、将食物向小肠运送等功能，这些功能与胃的运动密切相关。胃的运动在消化期和非消化期具有不同的功能，其运动形式和调节机制也均有不同特点。

（一）胃的运动形式

1. 消化期胃的运动　消化期胃运动的主要形式包括容受性舒张、紧张性收缩和蠕动。

（1）容受性舒张：胃空虚时容积较小，约 0.5L，胃内压也较低。进食后胃的容积迅速增大至 1.5L 左右，而胃内压的上升并不显著。这是因为食物对口腔、咽和食管等处感受器的刺激反射性地引起胃底和胃体平滑肌的舒张，使胃容积扩大，称为**容受性舒张**（receptive relaxation）。其生理意义在于容纳和贮存食物，防止食糜过早地排入十二指肠，有利于食物在胃内消化。容受性舒张通过迷走-迷走反射实现，其传出纤维末梢释放的可能是肽类递质或 NO。

（2）紧张性收缩：消化道平滑肌总是保持一种缓慢、轻度的收缩状态，称为**紧张性收缩**（tonic contraction）。其主要作用为：①使胃内保持一定水平的基础压力，有利于保持胃的正常形态和位置；②有助于胃液渗入食物中，促进化学性消化；③是胃其他运动发生的基础。

（3）蠕动：食物入胃约 5 分钟后，从胃体中部开始出现平滑肌的有力收缩，并以蠕动波的形式向幽门方向传递，这种运动形式称为胃的蠕动。胃蠕动的频率受胃平滑肌慢波控制，一般为每分钟产生 3 次蠕动波，每个蠕动波传递到幽门需时 1 分钟，故通常可在胃部同时观察到 2~3 个蠕动波（图 18-4）。胃蠕动的生理作用是：①促进食糜与胃液充分混合；②研磨固体食物，并推进食糜从胃体向幽门方向移动，促进其排向十二指肠。神经和体液因素可通过调控慢波和动作电位来影响胃蠕动的过程。

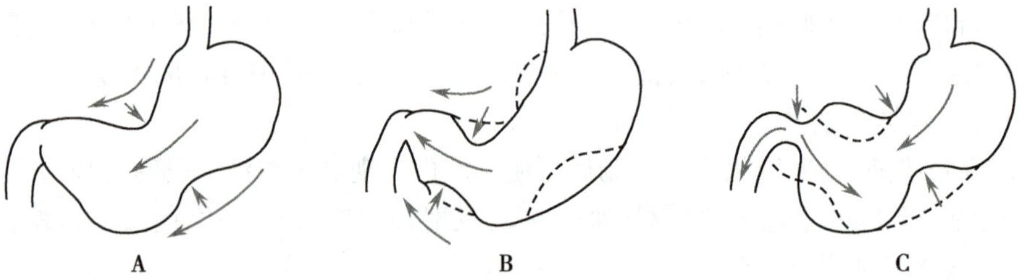

图 18-4　胃的蠕动示意图

A. 胃蠕动始于胃中部，向幽门方向推进；B. 胃蠕动可将食糜推入十二指肠；C. 强有力的蠕动波可将部分食糜反向推回到近侧胃窦或胃体，使食糜在胃内进一步被磨碎

2. 消化间期胃的运动　在消化间期即空腹时，胃出现以伴有长时间的静息期的间歇性强力收缩为特征的周期性运动，这种运动称为移行性复合运动（migrating motor complex，MMC）。MMC 的每一周期为 90~120 分钟，起始于胃体上 1/3 部位，并向肠道远端方向扩布，约 90 分钟可到达回肠末端，起到清除胃内残留物的作用。MMC 的发生和运动受内在神经系统和胃肠激素的调节。

（二）胃排空

胃排空（gastric emptying）是指胃内食糜排入十二指肠的过程。食物入胃后约 5 分钟，胃开始排空。其排空速度与食物的性状和化学组成有关：流体食物比固体食物排空速度快；糖排空最快，蛋白质其次，脂肪排空最慢。一般来说，混合性食物完全排空需 4~6 小时。

胃排空的动力来自胃与十二指肠之间的压力差。当胃运动增强，胃内压明显增高，超过十二指肠内压并能克服幽门部的阻力时，发生胃排空。因此，凡是能增强胃运动的因素可促进胃排空，相反，则延缓胃排空。

1. 胃内因素促进胃排空　当较多的食物进入胃内后，胃受到食物的机械刺激，可通过迷走-迷走反射或内在神经丛反射使胃的运动增强，胃内压升高，促进胃排空；此外，食物对胃的机械性扩张和食物中某些化学成分可刺激胃窦黏膜的 G 细胞释放促胃液素，后者也可以促进胃的运动从而加速胃排空。

2. 十二指肠内因素抑制胃排空　当食糜进入十二指肠后，刺激十二指肠壁上的机械性感受器和化学性感受器，通过肠-胃反射抑制胃的运动而延缓胃排空；食糜中的酸和脂肪可刺激小肠黏膜释放多种激素（如抑胃肽、促胰液素等），抑制胃运动，延缓胃排空。

胃内促进胃排空的因素和十二指肠内抑制胃排空的因素是共同作用、相辅相成的。当食物入胃后，胃内促进胃排空的因素占主导，此时胃排空速度较快。随着食物逐渐排到十二指肠，十二指肠内抑制胃排空的因素逐渐占优势，胃排空速度延缓甚至暂停。随小肠内消化过程的进行，盐酸被中和，食物的消化产物被推向远端或被吸收，对胃运动的抑制作用消除，胃的运动增强起来，胃排空又得以进行。因此，胃排空是间断进行的，它受促进和抑制胃运动两方面因素的控制，主要是十二指肠内因素，使胃排空的速度适应十二指肠内消化和吸收的速度。

（三）呕吐

呕吐（vomiting）是指胃内容物和一部分小肠内容物通过食管逆流出口腔的一种复杂的反射动作。当机械刺激和化学刺激作用于舌根、咽部、胃、大小肠、胆总管、泌尿生殖器官等处的感受器，都可引起呕吐。视觉和内耳前庭的位置感觉发生改变时，也可引起呕吐。呕吐前常出现恶心、流涎、呼吸急迫和心跳加快而不规则等自主神经兴奋的症状。呕吐时，胃窦和十二指肠收缩，而胃的其他部分、食管及其括约肌则舒张；声门关闭以隔绝肺的通气道，软腭关闭鼻咽部；然后膈肌和腹肌收缩，使腹内压剧烈升高，将胃内容物驱入食管，并从口腔吐出。

呕吐中枢位于延髓外侧网状结构的背外侧缘，头部损伤、颅内炎症等导致颅内压升高时均可直接刺激这个区域而引起喷射性呕吐（即中枢性呕吐）。呕吐中枢在解剖定位上和功能上与呼吸中枢、心血管中枢之间有密切的联系，故呕吐时常会伴有呼吸和心血管方面的反应。在延髓呕吐中枢的附近存在一个特殊的化学感受区，某些中枢性催吐药如阿扑吗啡，实际上是刺激了这个化学感受区，进而兴奋呕吐中枢，起到催吐作用。

呕吐作为人体一种具有保护意义的防御反射，有利于及时将胃内有害的物质排出，避免进一步的损害；但是，长期剧烈、严重的呕吐将使大量的消化液丢失，造成体内水、电解质和酸碱平衡的紊乱。

第四节　小肠内消化

小肠内消化是整个消化过程中最重要的阶段。食物在小肠内停留的时间随食物的性状而异，一般混合性食物为 3~8 小时。在这段时间里，食物在小肠内受到胰液、胆汁和小肠液的化学性消化以及小肠平滑肌运动的机械性消化，被最终分解成可吸收的小分子物质，通过小肠黏膜的吸收进入血液或淋巴。因此，小肠是食物消化的主要场所。在小肠内，食物的消化和吸收过程基本完成，余下的食物残渣则进入大肠。

笔记栏

一、胰液的分泌

胰液由胰腺分泌，是人体内最重要的消化液。胰腺由外分泌部和内分泌部组成，其外分泌部由腺泡及导管构成，具有分泌胰液的作用；内分泌部又称为胰岛，能分泌多种激素，参与机体代谢调节（见第二十一章）。

（一）胰液的性质、成分及作用

胰液为无色透明、无臭的碱性液体，pH 为 7.8~8.4，渗透压与血浆相等。正常成年人每天分泌量为 1~2L。胰液中含有无机成分和有机成分，无机成分主要是水、碳酸氢盐和多种离子，主要由小导管细胞分泌；有机成分主要有多种消化酶，由腺泡细胞分泌。

1. 碳酸氢盐　碳酸氢盐是由胰腺小导管上皮细胞分泌的无机物，是胰液呈现碱性的主要原因。碳酸氢盐的主要作用是中和胃酸，保护肠黏膜免遭强酸的侵蚀；同时提供小肠内多种消化酶活动必需的 pH 环境，这对小肠内消化具有重要意义。

2. 胰酶　胰液中的消化酶种类较多，主要由胰腺腺泡细胞分泌。

（1）胰淀粉酶：**胰淀粉酶**（pancreatic amylase）以活性的形式分泌，可将淀粉水解为糊精、麦芽糖和麦芽寡糖，其最适 pH 为 6.7~7.0。胰淀粉酶水解效率高、速度快，对生、熟淀粉都可水解。在小肠内，淀粉与胰液接触约 10 分钟即可完全水解。

（2）胰脂肪酶：**胰脂肪酶**（pancreatic lipase）在胆盐和**辅脂酶**（colipase）存在的条件下，可将甘油三酯水解为甘油、甘油一酯和脂肪酸，其最适 pH 为 7.5~8.5。

胰腺分泌的辅脂酶是胰脂肪酶的辅因子，对胆盐微胶粒有较强的亲和性，辅脂酶有助于胰脂肪酶在甘油三酯表面形成高亲和力的复合物，使胰脂肪酶紧紧地附在脂肪表面，发挥其分解脂肪的作用，并能避免胆盐把胰脂肪酶从脂肪表面置换出去。胰液中还含有一定量的胆固醇酯酶和磷脂酶 A_2，可分别水解胆固醇酯和卵磷脂。

（3）胰蛋白酶原和糜蛋白酶原：胰腺分泌多种消化蛋白质的酶，主要有胰蛋白酶原、糜蛋白酶原、羟基肽酶原和弹性蛋白酶原等，它们都以无活性的酶原形式被分泌。当胰液进入小肠后，小肠液中的**肠激酶**（enterokinase，也称肠致活酶）可激活胰蛋白酶原，使之成为有活性的**胰蛋白酶**（trypsin），后者也能激活胰蛋白酶原而形成正反馈。胰蛋白酶还能激活无活性的糜蛋白酶原，使其变为有活性的**糜蛋白酶**（chymotrypsin）。胰蛋白酶和糜蛋白酶都能将蛋白质分解为胨和胨，当两种酶同时作用时，分解作用加强，可将蛋白质分解成小分子的多肽和氨基酸，多肽可以被羟基肽酶进一步分解成氨基酸。

正常情况下，胰液中以酶原形式分泌的蛋白水解酶不会对胰腺进行自身消化。即便胰腺内有少量胰蛋白酶被激活，也可被胰液中含有的少量的具有抑制胰蛋白酶、糜蛋白酶活性的胰蛋白酶抑制物所抑制，从而防止胰腺自身被消化。但暴饮暴食、胰腺导管梗阻等情况引起胰液分泌增多时，胰管内压力升高，导致胰小管和胰腺腺泡破裂，胰蛋白酶原大量溢入胰腺间质被组织液激活，可引起胰腺自身消化，从而发生急性胰腺炎。

除上述消化酶外，胰液中还含有核糖核酸酶和脱氧核糖核酸酶等水解酶，它们被激活后，可将相应的核酸水解为单核苷酸。

由于胰液中含有水解三大营养物质的消化酶，因此是最重要的消化液。如果胰液分泌发生障碍，即使其他消化液分泌正常，也会影响脂肪和蛋白质的消化和吸收，常产生脂肪泻，同时，也可影响脂溶性维生素的吸收，产生相应的维生素缺乏症，但对糖的消化和吸收影响较弱。

（二）胰液分泌的调节

在非消化期，胰液几乎不分泌或很少分泌。在进食后胰液开始分泌，因此食物是兴奋胰腺的自然因素。胰液分泌受神经和体液的共同调节,以体液调节为主。

1. 神经调节　食物的性状、气味和食物对消化道的刺激通过条件和非条件反射引起胰液分泌。其传出神经主要是迷走神经。反射发生时,迷走神经释放的 ACh 可直接作用于胰腺,也可刺激 G 细胞释放促胃液素来间接作用于胰腺,共同促进胰液的分泌。由于迷走神经主要作用于胰腺腺泡细胞,而腺泡细胞以分泌消化酶为主,故经由神经调节诱导分泌的胰液中酶含量丰富,但水和碳酸氢盐的含量相对较少。

2. 体液调节　调节胰液分泌的胃肠激素主要包括:

(1) 促胰液素:**促胰液素**(secretin)由小肠上部黏膜的 S 细胞分泌,主要作用于胰腺小导管上皮细胞,促使其分泌大量的水和碳酸氢盐,因而使胰液分泌量大增,但酶含量很低。

(2) 缩胆囊素:**缩胆囊素**(cholecystokinin,CCK)也称**促胰酶素**(pancreozymin),由小肠上部黏膜的 I 细胞分泌,主要作用于胰腺腺泡细胞,促进胰液中各种酶的分泌,而对水和碳酸氢盐的影响很小。

(3) 促胃液素:由胃窦部和小肠上部黏膜的 G 细胞分泌,可促进胰液中淀粉酶、胰蛋白酶原和糜蛋白酶原的分泌。

二、胆汁的分泌

胆汁由肝细胞持续合成和分泌,经由肝管及肝外胆道系统排到十二指肠;或由肝管经胆囊管而储存于胆囊内,在消化期再由胆囊排入十二指肠。

(一) 胆汁的性质、成分及作用

肝细胞分泌的胆汁是金黄色、味苦的液体,pH 为 7.4。在消化间期,胆汁运送至胆囊贮存,称为胆囊胆汁。胆囊胆汁因被浓缩,故颜色变深,呈深棕色;因其中的碳酸氢盐被吸收,其 pH 降低为 6.8。每天分泌量为 0.8~1L。

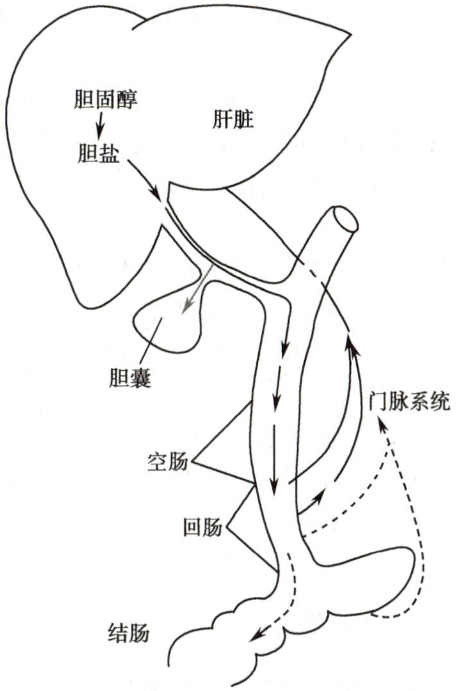

图 18-5　胆盐的肠-肝循环示意图
实线:来自肝脏的胆盐;虚线:由细菌作用产生的胆盐

胆汁成分复杂,除水、Na^+、碳酸氢盐等无机物外,还有胆盐、胆色素、胆固醇、卵磷脂和黏蛋白等很多有机物。胆汁是唯一不含消化酶的消化液。胆盐是胆汁中最重要的成分,其作用主要为:①乳化脂肪:胆盐可作为乳化剂,降低脂肪的表面张力,使脂肪乳化成微滴,增加胰脂肪酶的作用面积,促进脂肪的消化;②促进脂肪和脂溶性维生素的吸收:胆盐可与脂肪酸、甘油一酯及胆固醇等聚合成水溶性混合微胶粒,能使不溶于水的脂肪分解产物溶于水,从而促进了脂肪分解产物的吸收,同时也促进了脂溶性维生素的吸收;③有利于胆汁的分泌:胆汁排入十二指肠后,其中绝大部分的胆盐由回肠黏膜吸收入血,通过门静脉再回到肝合成胆汁,这一过程称为胆盐的肠-肝循环(图 18-5)。胆盐还能直接刺激肝分泌肝胆汁,称为胆盐的利胆作用。

(二) 胆汁的分泌调节

食物是促进胆汁分泌和排放的自然刺激物,其中高蛋白质食物刺激作用最强,其次是高

笔记栏

脂肪和混合食物，糖类作用最弱。在消化间期，肝分泌的胆汁运送到胆囊贮存。进食后，胆囊收缩，将胆汁排入十二指肠。胆汁的分泌与排放受神经和体液双重调节，以体液调节为主。

1. 神经调节　神经因素对胆汁分泌和胆囊收缩的作用较弱。进食动作或食物的扩张刺激均可兴奋迷走神经，释放ACh直接作用于肝细胞和胆囊，引起胆汁分泌少量增加和胆囊收缩轻度加强。

2. 体液调节

（1）促胰液素：促胰液素能直接促进肝的胆管系统对水和碳酸氢盐的分泌，而对肝细胞的分泌影响较小。在其作用下，胆汁分泌总量增加，但胆盐的分泌量无显著提高。

（2）缩胆囊素：CCK可引起胆囊强烈收缩，并同时促进Oddi括约肌舒张，从而促进胆汁大量排入十二指肠；也可刺激胆管上皮细胞分泌，但作用较弱。

（3）促胃液素：促胃液素可通过血液循环直接刺激肝细胞和胆囊，促进肝细胞分泌胆汁和胆囊收缩；还可通过促进促胰液素的分泌间接作用于肝细胞，促进胆汁的分泌。

（4）胆盐：胆盐具有很强的利胆作用，是临床常用的利胆剂。排放到肠道的胆盐通过胆盐的肠-肝循环返回肝脏，可直接刺激肝细胞，促进肝胆汁的分泌。

三、小肠液的分泌

（一）小肠液的性质、成分及作用

小肠液由十二指肠腺和小肠腺分泌，是无色透明的弱碱性液体，pH为7.6，渗透压与血浆相近，成人每日分泌量为1～3L。小肠液中除水和无机盐外，还含有肠激酶、黏蛋白等有机物。

十二指肠腺分泌黏稠的碱性液体，可保护十二指肠黏膜免遭胃酸的侵蚀。小肠腺分泌大量的小肠液，可稀释消化产物，使其渗透压降低，从而有利于吸收。肠激酶是唯一真正由小肠腺分泌的酶，其作用是将胰蛋白酶原激活为有活性的胰蛋白酶，促进蛋白质的消化分解。

在小肠黏膜上皮细胞的刷状缘和细胞内含有寡肽酶、二肽酶、双糖酶（如蔗糖酶、麦芽糖酶、异麦芽糖酶和乳糖酶）等多种消化酶，对寡肽和双糖的进一步分解为氨基酸和单糖起重要作用。营养物质在小肠上皮细胞的刷状缘或被吸收入上皮细胞后，可继续完成最终消化，为吸收做准备。

（二）小肠液的分泌调节

小肠液分泌调节主要与食糜的机械性刺激和化学性刺激有关，通过内在神经系统的局部神经反射来进行。此外，一些胃肠激素（如促胃液素、促胰液素等）也能促进小肠液的分泌。

四、小肠的运动

（一）小肠运动的主要形式

1. 紧张性收缩　无论空腹还是进食后，小肠平滑肌总是保持一定的紧张性，其主要作用包括：①有利于保持小肠的正常形态和位置；②有助于肠内容物的混合，并与肠黏膜密切接触，促进消化和吸收；③是其他运动形式进行的基础。当小肠紧张性降低时，肠内容物的混合与运送减慢，相反则增快。

2. 分节运动　**分节运动**（segmental motility）是小肠运动的特有形式，是以肠壁环形肌为主的节律性收缩和舒张交替进行的运动。表现为食糜所在肠管相隔一定距离的环形肌收

笔记栏

缩，把肠内的食糜分割成许多节段；随后，原收缩部位舒张，而原舒张部位发生收缩，使肠内食糜重新组合成新的节段；如此反复交替进行，使食糜不断地分开和合拢（图 18-6）。

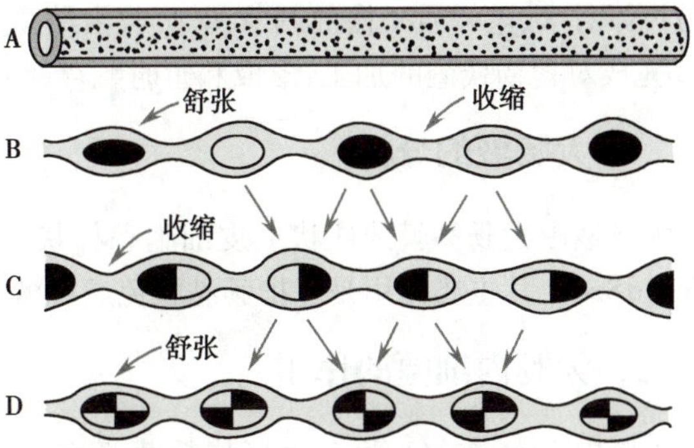

图 18-6 小肠分节运动示意图

A. 肠管表面观；B、C、D. 分节运动不同阶段肠管内食糜的情况

分节运动在空腹时几乎不存在，进食后逐渐加强，其节律受小肠慢波的控制。分节运动的主要作用是促进食糜与消化液充分混合，有利于化学性消化的进行；同时增加食糜与肠壁黏膜的接触面积并挤压肠壁，促进血液和淋巴的回流，有利于营养物质的吸收，对食糜的推进作用很小。

3. 蠕动　小肠的任何部位都可发生蠕动，其速度为 0.5～2cm/s，近端的速度大于远端。每个蠕动波较弱，将食糜推进数厘米后即消失。蠕动的意义是使经过分节运动的食糜向前推进，到达新的肠腔后，再开始新的分节运动。

在小肠还有一种行进速度快（可达 2～25cm/s）、传播较远的蠕动，称为蠕动冲。蠕动冲可以把食糜推进较远距离，甚至可将食糜从小肠始段推送到末端，有时还可推送到大肠。此外，在小肠远端还可出现与一般蠕动方向相反的逆蠕动，作用是防止食糜过早通过回盲瓣进入大肠，延长食糜在小肠中的停留时间，有利于充分消化和吸收。

肠运动推动肠内容物所产生的声音称为肠鸣音。肠运动亢进可致肠鸣音增强；肠麻痹时，肠鸣音减弱或消失。

（二）回盲括约肌的活动

回肠末端与盲肠交界处的环行肌显著加厚，起着括约肌的作用，称为回盲括约肌。回盲括约肌经常处于收缩关闭状态，其内压力约比结肠内压力高 20mmHg。

对盲肠黏膜的机械刺激或充胀刺激，可通过内在神经丛局部反射引起括约肌收缩，从而阻止回肠内容物向盲肠排放。进食时食物入胃，通过胃-回肠反射引起回肠蠕动，当蠕动波到达回肠末端数厘米时，回盲括约肌便舒张，可推送 4ml 左右内容物进入结肠。据估计，正常情况下每天有 450～500ml 内容物进入大肠。

回盲括约肌的主要功能是：①防止回肠内容物过快进入大肠，延长食糜在小肠内的停留时间，有利于小肠内容物的完全消化和吸收；②具有活瓣样作用，可阻止大肠内容物向回肠倒流。

（三）小肠运动的调节

1. 神经调节　肌间神经丛反射是小肠运动的主要调节方式。食糜的机械性扩张和化学性刺激都可通过局部神经丛反射使小肠运动增加。此外，外来神经对小肠运动也有一定的调节作用。一般来说，交感神经兴奋时抑制小肠运动，而副交感神经兴奋时可促进其运动。但是，外来神经的调节还是要通过肌间神经丛来实现。

2. 体液调节　促胃液素、CCK、P 物质、5-羟色胺等能促进小肠的运动；而促胰液素、生长抑素则可抑制小肠的运动。

第五节　大肠的功能

大肠是消化道的末端，不进行重要的消化活动，其主要生理功能为：①吸收水和电解质，

笔记栏

参与机体对水、电解质平衡的调节；②吸收由结肠内微生物合成的维生素B复合物和维生素K；③完成对食物残渣的加工，形成和暂时贮存粪便，并最终排出体外。

一、大肠液的分泌

大肠液由大肠黏膜的柱状上皮细胞和杯状细胞分泌，主要成分为黏液和碳酸氢盐，pH为8.3~8.4。其主要作用是保护肠黏膜免遭机械损伤和润滑大便。

二、大肠内细菌的作用

大肠内有大量的细菌，如大肠埃希菌、葡萄球菌等，细菌主要来自食物和空气。这些细菌在大肠适宜的酸碱度、温度等环境下不断繁殖和活动，可利用大肠内简单的物质合成维生素B复合物和维生素K，供机体利用。大肠内细菌还含有分解食物残渣相关的酶，可发酵糖和脂肪，腐败蛋白质。

三、大肠的运动形式

（一）袋状往返运动

由大肠壁环行肌不规则收缩引起，使结肠呈现一串结肠袋，结肠袋中的内容物向前、后两方向运动，是在空腹时最多见的一种非推进性的运动形式，有利于水的吸收。

（二）分节或多袋推进运动

分节推进运动产生于环行肌有规律的收缩，将一个结肠袋内容物推向下一个结肠袋；而多袋推进运动是一段结肠多个结肠袋收缩，将其内容物向远端推送。进食后或副交感神经兴奋时，这类运动增多。

（三）蠕动

大肠的蠕动是将肠内容物向远端推送的主要动力。在大肠还有一种进行快、传播远的蠕动，称为集团蠕动。这种蠕动常发生于进食后，在横结肠部开始发生，可将一部分肠内容物推送到乙状结肠或直肠。

四、排便

排便（defecation）是受意识控制的反射活动。人的直肠内通常没有粪便。当肠的蠕动将粪便推入直肠时，可刺激直肠壁内的感受器，冲动经盆神经和腹下神经传至脊髓腰、骶段的初级排便中枢，同时上传到大脑皮质引起便意。如果条件许可，传出冲动经盆神经引起降结肠、乙状结肠和直肠收缩，肛门内括约肌舒张；同时，阴部神经传出冲动减少，肛门外括约肌舒张，使粪便排出体外。此外，膈肌和腹肌收缩导致的腹内压升高有助于排便。

正常人的直肠对粪便的压力刺激有一定的阈值，当达到此阈值时则可引起便意。如果大脑皮质经常抑制排便，阈值升高，使粪便在肠腔内滞留，水分吸收过多导致粪便干结，不易排出而产生便秘。

第六节 吸　　收

一、概述

食物通过机械性和化学性消化后形成的小分子营养物质可进入消化道壁的血液和淋

巴，完成吸收。

（一）吸收的部位

由于消化道各部分的组织结构不同，以及食物在消化道各段被消化的程度和停留时间各异，所以消化道不同部位的吸收能力和吸收速度也不相同。食物在口腔和食管内一般不被吸收；胃只吸收乙醇和少量水分；大肠也只吸收一些水分和无机盐；而小肠才是营养物质的主要吸收部位。一般认为，蛋白质、脂肪和糖类的消化产物大部分在十二指肠和空肠吸收，胆盐和维生素 B_{12} 在回肠吸收。

小肠是营养物质吸收的主要场所，原因包括：①吸收面积巨大，正常成年人的小肠长 5~7m，黏膜上有许多环状皱襞，环状皱襞上有大量的小肠绒毛，在绒毛表面柱状上皮细胞顶端有许多微绒毛。环状皱襞、绒毛、微绒毛这些结构使小肠的表面积增加了 600 倍，达到 200~250m^2；②小肠绒毛内毛细血管和毛细淋巴管十分丰富，而且还有平滑肌纤维，在消化期，小肠绒毛产生伸缩和摆动，有利于血液和淋巴回流，有助于吸收；③食物在小肠内停留时间长，为 3~8 小时，营养物质有足够的时间被消化和吸收；④食物在小肠内已被充分消化为可被吸收的小分子物质。

ER-18-3

小肠扩大吸收面积示意图

（二）吸收的途径和机制

1. 吸收的途径　营养物质可通过跨细胞和旁细胞两种途径进入血液和淋巴完成吸收。跨细胞途径中，营养物质通过小肠黏膜上皮细胞临腔面进入细胞，再通过上皮细胞基底面或侧面进入血液和淋巴；旁细胞途径是营养物质通过上皮细胞间的细胞间隙进入血液和淋巴的过程（图 18-7）。

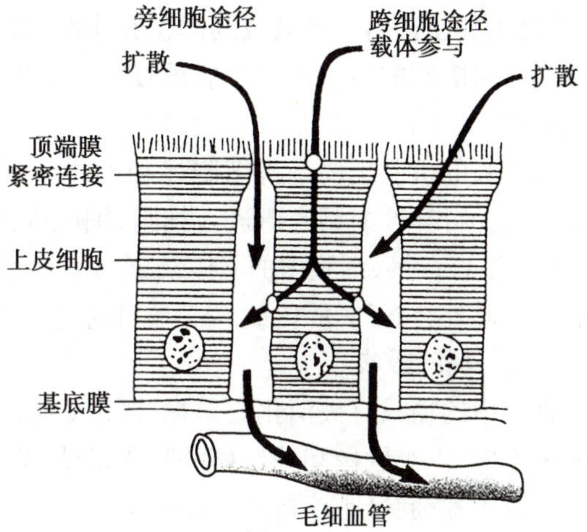

图 18-7　吸收途径示意图

2. 吸收的机制　吸收是复杂的生理过程。营养物质通过肠黏膜的细胞膜或细胞间隙进入血液和淋巴，包括单纯扩散、易化扩散、主动转运、入胞和出胞等机制。

二、小肠内主要营养物质的吸收

（一）水的吸收

成年人每日摄入的水分为 1~2L，消化腺分泌的消化液为 6~8L，所以每日由消化道吸收到血液中的水可达 8L 左右，随粪便排出的水仅 0.1~0.2L。水的吸收都是被动的。以 NaCl 为主的各种溶质的主动吸收所产生的渗透压梯度是水吸收的主要动力。由于小肠黏膜上皮细胞之间的紧密连接对水的通透性很大，所以水只需要很小的渗透压梯度就可较容易地被吸收。

（二）无机盐的吸收

1. 钠的吸收　成年人肠内容物的 Na^+ 有 95%~99% 被吸收回血液中，每日吸收的量有 25~35g，其中膳食摄入的 Na^+ 有 5~8g，其余是消化液中的 Na^+。小肠内 Na^+ 的吸收是跨细胞途径的主动转运过程，Na^+ 先利用小肠黏膜上皮细胞微绒毛上的多种钠通道和转运体顺浓度差进入上皮细胞内，再通过细胞基底膜和侧膜上的钠泵主动转运至细胞间隙，然后进入血液。Na^+ 在小肠内的吸收具有非常重要的意义，小肠内 Cl^-、HCO_3^-、水、葡萄糖、氨基酸等物质跨细胞吸收都与 Na^+ 主动转运有关。

笔记栏

2. 铁的吸收　人每日吸收的铁约为 1mg，仅占每日膳食中含铁量的 5%～10%。铁的吸收量与机体对铁的需要有密切关系。孕妇和急性失血患者铁需要量增加，铁的吸收也增加；相反体内的铁过多，则抑制其吸收。食物中的铁大部分是三价的高铁，不易被吸收，必须还原为亚铁后方可被吸收。维生素 C 能使 Fe^{3+} 还原成 Fe^{2+} 而促进铁的吸收；胃酸可促进铁溶解并使 Fe^{3+} 转变为 Fe^{2+}，故也可促进铁的吸收。临床上，胃大部分切除的患者常会发生缺铁性贫血。

铁的吸收部位主要在十二指肠和空肠上段。肠上皮细胞释放的**转铁蛋白**（transferrin）在铁的吸收中起重要作用。在肠腔内，转铁蛋白与 Fe^{2+} 结合为复合物后，通过受体介导的入胞方式进入细胞；在细胞内，转铁蛋白与受体脱离，释放出与之结合的 Fe^{2+}，重新分泌到肠腔发挥作用，转铁蛋白的受体也可循环利用。进入细胞内的铁和细胞内存在的脱铁蛋白结合形成铁蛋白，暂时贮存在细胞内，缓慢地向血液中释放；小部分以主动转运的方式进入血液。

3. 钙的吸收　食物中钙的吸收量受机体的需要量影响，通常有 20%～30% 可被肠道吸收，其余由粪便排出。钙吸收的部位在小肠，其中十二指肠的吸收能力最强。食物中的钙必须转变成水溶性的离子状态才能被吸收。维生素 D、机体对钙的需求量、酸性环境等都能促进钙吸收。

钙吸收的机制主要是跨细胞途径的主动转运过程。钙顺电-化学梯度通过小肠上皮细胞微绒毛上特异性的钙通道进入细胞，细胞内的钙结合蛋白与 Ca^{2+} 有很强的亲和能力，能与 Ca^{2+} 迅速结合，进入细胞内的 Ca^{2+} 可通过基底和侧膜上的钙泵或 Na^+-Ca^{2+} 交换体主动转运进入血液。此外，位于肠腔内的 Ca^{2+} 还可通过旁细胞途径的被动转运形式进行吸收。

（三）糖的吸收

食物中的糖只有被消化成单糖才能被吸收，吸收部位主要在小肠上部。各种单糖吸收的速率不同，以半乳糖和葡萄糖的吸收最快，果糖次之，甘露糖最慢。

肠腔中葡萄糖（或半乳糖）的吸收通过 Na^+-葡萄糖同向转运体进行，属于继发性主动转运，需要消耗能量。在肠腔，葡萄糖与 Na^+ 共用同一转运体一起进入肠黏膜上皮细胞内；进入细胞后，Na^+ 由细胞膜上的钠泵主动转运，而葡萄糖经过易化扩散进入血液。钠泵在转运过程中造成细胞内低 Na^+，同时也为葡萄糖的转运间接提供能量（图 18-8）。

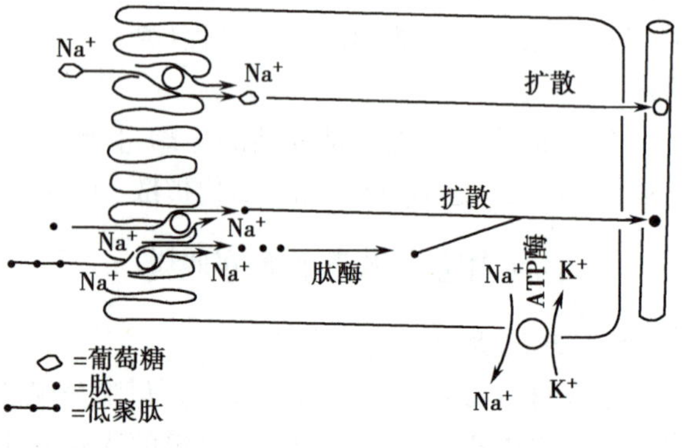

图 18-8　葡萄糖、氨基酸的继发性主动转运机制示意图

（四）蛋白质的吸收

食物中的蛋白质以氨基酸和寡肽的形式进行吸收，吸收的主要部位是小肠。氨基酸的吸收是与 Na^+ 的吸收耦联进行的，与葡萄糖吸收机制相似，也是继发性主动转运。钠泵的活动被阻断后，氨基酸的转运便不能进行。但氨基酸的吸收远比单糖复杂，采用多种转运体用于主动转运具有不同侧链的氨基酸。目前在小肠黏膜刷状缘上已确定出多种氨基酸的特殊运载系统，且需要 Na^+、K^+ 等的参与，另外，基底侧膜上的转运体也不一样。

在小肠黏膜刷状缘上也存在二肽和三肽转运系统，因此许多二肽和三肽都可完整地被小肠吸收，该系统称为 H^+-肽同向转运体，肽的转运系统也是依赖于 Na^+ 的继发性主动转运。在肠腔内蛋白质水解所产生的寡肽通过小肠刷状缘膜上的肽载体系统被转运到细胞内，然后分别在胞质内二肽酶和三肽酶的作用下水解为氨基酸，再进入血液。

此外，实验证明，极少量的蛋白质也可被吸收入血，但由于量极少，所以营养意义不大，甚至可能会引起过敏或中毒反应。

（五）脂肪的吸收

脂肪吸收的主要形式是甘油、甘油一酯、脂肪酸和胆固醇等。甘油溶于水，同单糖一起被吸收。中、短链脂肪酸因能溶于水而直接扩散入小肠上皮细胞，再进入血液。其余形式均不溶于水，它们和胆盐结合形成水溶性的混合微胶粒，顺利通过肠黏膜上皮细胞表面的非流动静水层到达微绒毛上；甘油一酯和长链脂肪酸通过细胞膜进入上皮细胞内，而胆盐则留在肠腔继续发挥作用。在上皮细胞内，长链脂肪酸（含 12 个碳原子以上）和甘油一酯重新合成为甘油三酯，与细胞内的载脂蛋白形成乳糜微粒，以出胞的方式排出上皮细胞后进入淋巴（图 18-9）。由于食物中大多为长链脂肪酸，所以脂肪的吸收途径以淋巴为主。

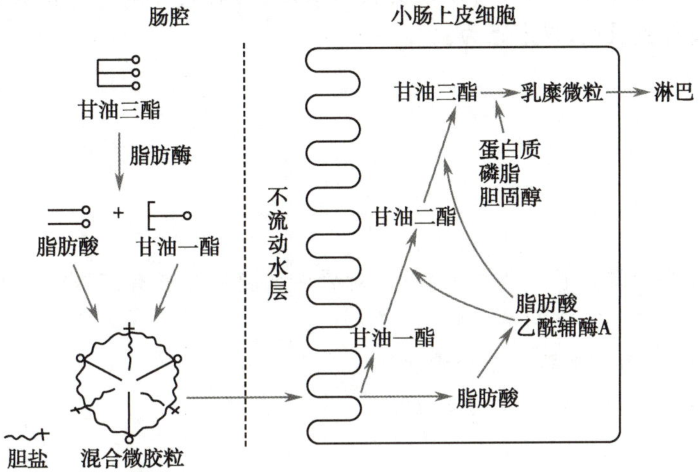

图 18-9　脂类物质在小肠吸收过程示意图

胆固醇来自食物和肝胆汁。食物中的胆固醇常是酯化的，不能被吸收，只有在消化液中的胆固醇酯酶的作用下水解为游离胆固醇才能被吸收。游离的胆固醇与胆盐结合成水溶性混合微胶粒，进入细胞后，胆固醇又被重新酯化，与载脂蛋白组成乳糜微粒，以出胞的方式排出并进入淋巴。

ER-18-4 主要物质在小肠的吸收归纳表

（六）维生素的吸收

大部分维生素在小肠上段被吸收，只有维生素 B_{12} 必须与内因子结合成复合物，才能在回肠被吸收。维生素可分为水溶性和脂溶性两大类，水溶性维生素主要以易化扩散方式被吸收，而脂溶性维生素 A、D、E、K 的吸收机制与脂肪相似。

学习小结

消化系统的消化和吸收功能为人体的新陈代谢提供原料和能量。消化的方式有机械性消化（即消化道平滑肌的运动）和化学性消化（消化液的作用）两种，两者都受到神经、体液调节。消化道平滑肌除具有肌组织的共同特性外，还具有它自身的生理特性，以适应消化活动的需要。消化道受自主神经和内在神经丛的支配，两者相互协调，共同调节胃肠功能。消化道还是重要的内分泌器官，分泌多种胃肠激素，参与调节消化道运动和消化腺分泌、营养作用和其他激素的释放。

笔记栏

人体重要的消化液有唾液、胃液、胰液和胆汁。唾液中的唾液淀粉酶对淀粉进行初步化学性消化；胃液中的胃蛋白酶原被激活后能对蛋白质进行初步水解；胰液中含有水解三大营养物质的消化酶，是所有消化液中最重要、消化力最强的一种；胆汁是唯一不含消化酶的消化液，但所含的胆盐对脂肪的消化和吸收具有重要作用。唾液分泌完全受神经调节，胃液分泌受神经-体液调节，胰液和胆汁的分泌以体液调节为主。

紧张性收缩和蠕动是消化道普遍存在的运动形式。胃特有的运动形式是容受性舒张，生理意义在于容纳和贮存食物。小肠特有的运动形式是分节运动，生理意义是促进营养物质在小肠内的消化和吸收。胃内食糜排入十二指肠的过程称为胃排空。胃内因素促进胃排空，十二指肠内因素抑制胃排空。胃排空主要受十二指肠内因素控制，因而是间断进行的，使胃排空的速度适应十二指肠内消化和吸收的速度。

小肠是营养物质吸收的主要场所。糖类和蛋白质被分解为小分子物质后，以继发性主动转运（与 Na^+ 同向转运）的方式吸收入血液；脂肪的分解产物依其各自的特点经血液或淋巴途径被吸收，以淋巴为主。

扫一扫，测一测

（王 微）

复习思考题

1. 将 200ml 蛋白质水解产物注入胃内，对胃液和胰液分泌有何影响？为什么？
2. 试述胃大部切除对消化的影响。
3. 生理情况下，为什么胰液不会消化胰腺自身？
4. 小肠为什么是最主要的吸收部位？

笔记栏

19章PPT

PPT 课件

第十九章

能量代谢和体温

学习目标

1. 掌握体温的概念、测定方法和正常值，产热和散热的方式及调节，体温调节中枢和调定点学说。

2. 熟悉影响能量代谢的因素，体温的生理波动，基础代谢、基础代谢率的概念及意义。

3. 了解能量的来源和转化，温度感受器。

第一节　能量代谢

新陈代谢是生命活动的基本特征之一，包括合成代谢和分解代谢。合成代谢指生物体利用营养物质来构建及更新自身，并将能量储存在生物分子的结构中。分解代谢则指生物分子中储存的化学能释放出来，或生物体分解自身物质成为能量，用以维持体温，以及肌肉运动、心脏射血、细胞电活动这些功能性活动。所以，物质代谢和能量代谢是相伴发生的。通常把伴随物质代谢过程发生的能量的贮存、释放、转移和利用称为**能量代谢**(energy metabolism)。

一、机体能量的来源与转化

(一) 能量的来源

人体不能直接利用太阳的光能，也不能直接利用外部供给的能量，所以人体一切生命活动所需的能量只能来源于食物中的糖、脂肪和蛋白质等能源物质。这三类营养物质中蕴藏着可被人体利用的化学能。

1. 糖　人体所需能量的 70% 以上是由食物中的糖类物质提供的。糖的消化产物葡萄糖被吸收后，一部分成为血糖直接供全身细胞利用；另一部分经合成代谢，以肝糖原和肌糖原的形式储存在肝脏和肌肉内——当血糖浓度降低时，这些糖原可以分解成葡萄糖，维持血糖浓度的相对稳定；还有少部分葡萄糖转化为脂肪或蛋白质。在氧供应充足的情况下，葡萄糖可进行有氧氧化，生成 CO_2 和水，1mol 葡萄糖完全氧化所释放的能量可合成 38mol ATP；在缺氧的情况下，葡萄糖进行无氧酵解，生成乳酸，此时 1mol 葡萄糖只能合成 2mol ATP。一般情况下大多数组织细胞都有足够的氧供应，因此，糖的供能以有氧氧化为主。但是，当机体处在相对缺氧状态时，糖酵解可提供急需的能量。如剧烈运动时，骨骼肌的耗氧量大大增加，血液供应相对不足，骨骼肌缺氧状态而导致糖酵解增强，保证了其能量的急需。神经系

笔记栏

统消耗的能量几乎全部来自葡萄糖直接有氧氧化，所以对缺氧很敏感，当低血糖或缺氧时，可发生脑功能障碍和头晕、休克。人体内糖原的储存量较少，只能供给机体饥饿24~48小时的能量消耗。

2. 脂肪　脂肪在体内的主要功能是储存和供给能量。体内储存的脂肪量较多，可占体重的20%左右。在体内氧化供能时，1mol脂肪所释放的能量约为糖有氧氧化时释放能量的2倍。通常成年人储备的糖原量在禁食24小时后即被耗尽，而储存的脂肪所提供的能量可供机体使用多达10多天至2个月之久。在饥饿状况下，糖供应不足时，机体供能主要依靠脂肪分解。而脂肪分解过多时可生成酮体，发生酮症，因此长期饥饿者易发生酮症酸中毒。

3. 蛋白质　在生理状态下，蛋白质的消化产物氨基酸在人体内的主要用途是合成组织蛋白质以实现自我更新，或合成激素、酶等生物活性物质；为机体提供能量则是氨基酸的次要功能。但在某些特殊情况下，如长期不能进食或消耗量极大时，体内糖和脂肪供应不足，能量极度缺乏时，机体才开始分解蛋白质，以维持必需的生理活动。

（二）能量的转化

能源物质在体内氧化所释放的能量约50%直接转变为热能，用于维持体温，并向外界散发；其余部分以化学能的形式储存于**三磷酸腺苷**（adenosine triphosphate，ATP）等高能化合物的高能磷酸键中，供机体用于各种生理功能活动，例如物质的跨膜主动转运、腺体的分泌、递质的释放、肌肉收缩等。除骨骼肌收缩做一定量的机械外功外，其他所利用的能量最终都将转变为热能。

ATP既是机体重要的贮能物质，也是直接的供能物质。当一分子ATP水解为**二磷酸腺苷**（adenosine diphosphate，ADP）及磷酸时，可同时释放出30.54kJ的能量，用于完成机体的各种生理活动。当能量过剩时，ATP将高能磷酸键转移给肌酸，肌酸和磷酸合成**磷酸肌酸**（creatine phosphate，CP），作为暂时的贮存能量形式；当ATP分解释放能量时，CP所贮存的能量再转移到ADP分子上，生成ATP供能。体内能量的释放、转移、贮存和利用之间的关系见图19-1。

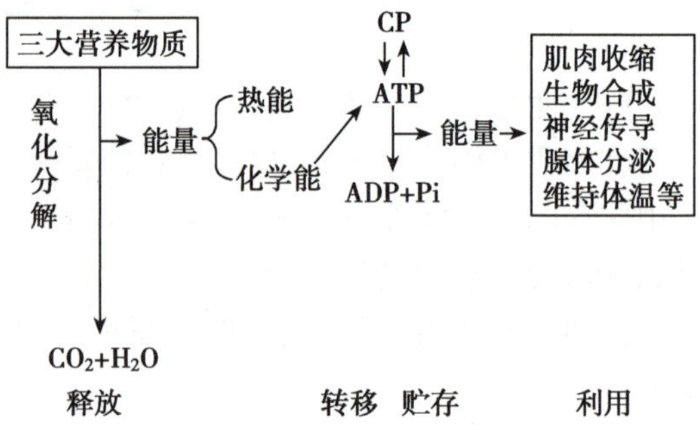

图19-1　体内能量的释放、转移、贮存和利用示意图

（三）能量平衡

能量平衡是指机体摄入的能量和消耗的能量之间的平衡。若在一段时间内体重不变，便可认为这段时间内人体摄入的能量与消耗的能量基本相等，能量达到“收支”平衡。若摄入食物的能量少于消耗的能量，机体即分解动用储存的能源物质，发生体重减轻，称为能量的负平衡；反之，如果机体摄入的能量多于消耗的能量，则以脂肪的形式贮存起来，因而体重增加甚至肥胖，表现为能量的正平衡。

临床上常用**体重指数**（body mass index，BMI）作为判断肥胖的简易指标。BMI＝体重(kg)/[身高(m)]^2。世界卫生组织规定，BMI在18.5~24.9之间属正常范围，BMI大于25为超重，BMI大于30为肥胖。而我国成年人的BMI的正常范围是18.5~23.9，BMI大于24为超重，BMI大于或等于28为肥胖。

二、影响能量代谢的因素

影响人体能量代谢的因素很多，主要有以下四个方面。

笔记栏

ER-19-1

机体不同状态下的能量代谢率

（一）肌肉活动

肌肉活动对能量代谢的影响最为显著。人体任何轻微的活动都可提高能量代谢率，体现为活动时所消耗能量的多少、耗 O_2 量的大小与肌肉活动的强度成正比关系。轻微活动时，机体耗 O_2 量比安静状态时增加 25%~60%；剧烈运动时，耗 O_2 量可达到安静状态的 10~20 倍。肌肉活动的强度通常以单位时间内机体的产热量来表示，因此，可以用能量代谢率作为评估肌肉活动强度的指标。

（二）环境温度

人体处于安静状态下，环境温度 20~30℃时能量代谢最为稳定，主要是因为此时肌肉比较松弛。当环境温度低于 20℃时能量代谢开始增加；10℃以下时显著增加。这是由于在寒冷的环境中，人体会发生肌张力增强和战栗，肌肉的收缩活动可以维持正常体温，造成能量代谢显著增强。而环境温度超过 30℃时，人体内的各种生物化学反应速度加快，呼吸、循环等生理活动加强，能量代谢增高。

（三）食物的特殊动力效应

人从进食后 1 小时左右开始，即使处于安静状态，其产热量也较进食前有所增加，该状况延续 7~8 小时。这种由于食物引起机体产生“额外”热量的作用称为食物的**特殊动力效应**（specific dynamic effect）。不同食物产生的特殊动力效应不同，蛋白质食物可使机体产热量增加 25%~30%，糖和脂肪增加的产热量为 4%~6%，进食混合性食物产热量大约增加 10%。食物特殊动力效应的产生机制尚未明确。可能与营养物质在体内的中间代谢反应环节有关，如肝内氨基酸脱氨基反应额外消耗能量等。

（四）精神活动

脑的重量只占体重的 2%，但在安静状态下，有 15%左右的循环血量进入脑循环，证明脑组织有较高的代谢水平。人在平静状态时，因思维而增加的产热量不超过 4%；但当人处于精神紧张状态时，如激动、愤怒、恐惧、焦虑时，能量代谢可以显著加快。这可能是由于出现无意识的肌紧张增强，甲状腺激素分泌增多，交感神经-肾上腺髓质系统兴奋等因素使能量代谢增强。

三、基础代谢

（一）基础代谢的概念

能量代谢易受到上述诸多因素的影响，因此人体在不同功能状态或环境条件下测出的能量代谢值无法直接作为判断能量代谢是否正常的依据。所以，用一个统一的、标准的状态下测出的人体能量代谢值去衡量机体的能量代谢，显得更为准确。**基础代谢**（basal metabolism）是指基础状态下的能量代谢。**基础代谢率**（basal metabolism rate，BMR）则是指在基础状态下，单位时间内机体的能量代谢。所谓基础状态是指人体处于清晨、清醒、静卧、肌肉放松、空腹（禁食 12 小时以上）、环境温度在 20~25℃、无精神紧张的状态。它基本排除了肌肉活动、食物的特殊动力效应、环境温度和精神活动等对能量代谢的影响。此时的能量消耗主要用于维持人体的最基本生命活动如心跳、呼吸等，BMR 比较稳定，是清醒状态下最低代谢水平。需要注意，基础代谢率并不是人体最低水平的能量代谢率，熟睡时机体的各种生理功能减弱至更低水平，此时的能量代谢率更低，但在做梦时可增高。

（二）基础代谢率的正常值

基础代谢率常以每小时、每平方米体表面积的产热量表示，其单位是 $kJ/(m^2 \cdot h)$。计算时要除以体表面积，是由于研究表明，人类每平方米体表面积的产热量是比较接近的，即能量代谢率的高低与体表面积成正比，因此，采用每平方米体表面积为标准衡量能量代谢水平。体表面积可用 Stevenson 公式计算：

笔记栏

$$体表面积(m^2)=0.0061\times身高(cm)+0.0128\times体重(kg)-0.1529$$

也可以依据图 19-2 直接读取体表面积，将受试者的身高与体重数据作一连线，从连线与体表面积线的交点直接查出。

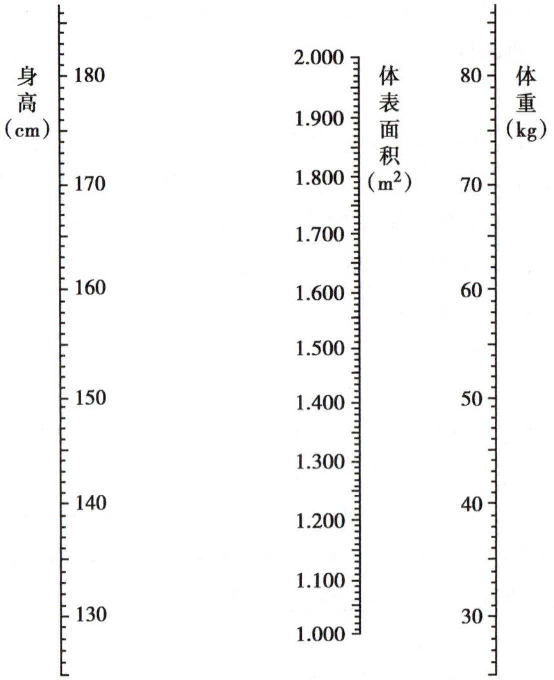

图 19-2 体表面积测算图

BMR 除与体表面积有关，还因性别、年龄而有差异（表 19-1）。一般男性比女性高，幼年比成年高，年龄越大代谢率越低。同一个体在同一年龄段内的 BMR 是相当稳定的。

表 19-1 国人正常的基础代谢率平均值[kJ/(m^2·h)]

年龄（岁）	11~15	16~17	18~19	20~30	31~40	41~50	51 以上
男性	195.5	193.4	166.2	157.8	158.6	154.0	149.0
女性	172.5	181.7	154.0	146.5	146.9	142.4	138.6

（三）测定基础代谢率的临床意义

一般说来，实际测得的 BMR 值与正常人平均值比较，相差在 15%以内均视为正常范围。如果相差超过 20%则可能是病理情况。测定 BMR 是临床上常用的一种辅助检查手段，可以帮助诊断某些疾病，特别是影响甲状腺功能的疾病。当甲状腺功能减退时，BMR 可比正常值低 20%~40%；而甲状腺功能亢进时，BMR 可比正常值高 25%~80%。此外，糖尿病、肾上腺皮质功能亢进、发热时，BMR 也会增高（体温每升高 1℃，BMR 一般增加 13%）；而病理性饥饿、肾病综合征时，BMR 则降低。

第二节 体温及其调节

机体的生命活动中包含许多复杂的、由各种酶催化的生物化学反应，酶活性的高低将随体温的改变而发生明显变化，继而直接影响体内生物化学反应的正常进行。因此，体温的相对恒定是保证人体正常新陈代谢和生命活动的必要条件。作为基本体征，体温也是判断健康状况的重要指标。

一、人体正常体温及其生理波动

（一）体温的概念和测量

1. 体温的概念　研究体温时通常将人体结构分为核心与表层两个层次。人体的表层，包括皮肤、皮下组织和肌肉等，其温度称为**表层温度**（shell temperature）。表层温度由于散热较快较容易，可随着环境温度的变化而发生明显变化，很不稳定。身体各部位的表层温度也不相同，越向肢体远端温度越低。机体深部（心、肺、脑和腹腔内脏等处）的温度称为**体核温度**（core temperature）。体核温度比表层温度高，且比较稳定，通过血液循环交换热量使核心各器官温度趋于一致。生理学所说的**体温**（body temperature）是指机体深部的平均温度，即体核温度。

在不同环境温度下，体核温度和表层温度的分布会发生相对改变。在较寒冷的环境中，体核温度分布区域缩小，主要集中在头部与胸腹内脏，而且表层与体核之间存在明显的温度梯度；在炎热环境中，体核温度可扩展到四肢（图 19-3）。

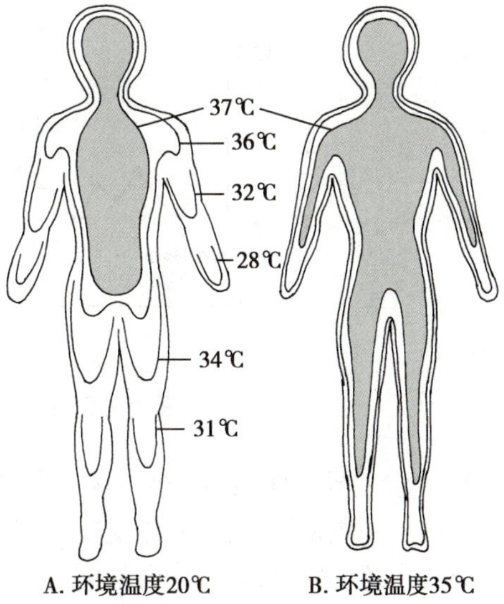

图 19-3　不同环境温度下人体体温分布图

2. 体温的测量　由于深部体核温度不易测试，所以临床上通常用直肠、口腔和腋窝等处的温度来代表体温。直肠温度是三种测试法中最接近机体深部温度的，正常值是 36.9~37.9℃，应注意测直肠温度时须将温度计插入直肠 6cm 以上。口腔温度的正常值是 36.7~37.7℃，测量时应将体温计放入舌下含测，其优点是测量较为方便，所测得温度值也比较准确，但要注意避免经口呼吸、进食等因素的影响。对不能配合的患者，如哭闹的小儿以及躁狂的患者，则不适宜测口腔温。腋窝温度的正常值是 36.0~37.4℃。由于腋窝不是密闭体腔，测出值易受环境温度、出汗和测量姿势的影响，不易准确测定，故测量时应保持腋窝干燥，并且要求被测量者的上臂紧贴胸廓，减少腋窝处温度的散失，同时测量时间不少于 10 分钟，这样才能保证机体深部的热量传至腋窝，使腋下温度接近于体核温度。

此外，临床或实验研究中有时也检测食管温度和鼓膜温度。食管中央部分的温度与右心的温度大致相等，而且体温调节反应过程与食管温度变化过程在时间上基本一致，所以，食管温度也可以作为体核温度的一个指标，食管温度比直肠温度约低 0.3℃。鼓膜及周围组织靠近下丘脑体温调节中枢，鼓膜下部和下丘脑同由颈内动脉供血，因此可选用鼓膜或其附近的温度代表脑组织的温度进行测定。近年来临床上常用红外线测温仪，经外耳道测定体温，既可防止婴幼儿不配合，又能较准确反映机体深部的温度。

（二）体温的生理性波动

人的体温是相对恒定的，但在生理情况下，体温可随昼夜、年龄、性别、环境温度、精神紧张和体力活动等因素发生波动。

笔记栏

1. 昼夜变化　人体体温可随昼夜呈周期性波动，表现为清晨 2~6 时体温最低，午后 1~6 时最高，波动幅度一般不超过 1℃。体温的这种昼夜周期性波动称为体温的**昼夜节律**或**日周期**（circadian rhythm）。研究结果表明，体温的昼夜节律同肌肉活动状态以及耗氧量等没有明显关系，而是由下丘脑的生物节律所决定的。

2. 性别差异　成年女性的体温平均比男性高约 0.3℃，而且其体温可随月经周期变化（图 19-4）。从月经期到排卵日之前体温较低，排卵日最低，排卵后体温立即上升（0.2~0.5℃），之后维持在较高水平，直到下次月经期前。实验证明，这种变动与血中孕激素及其代谢产物的变化相吻合。临床上可通过测定女性月经周期中基础体温的变化来间接了解卵巢的排卵功能。

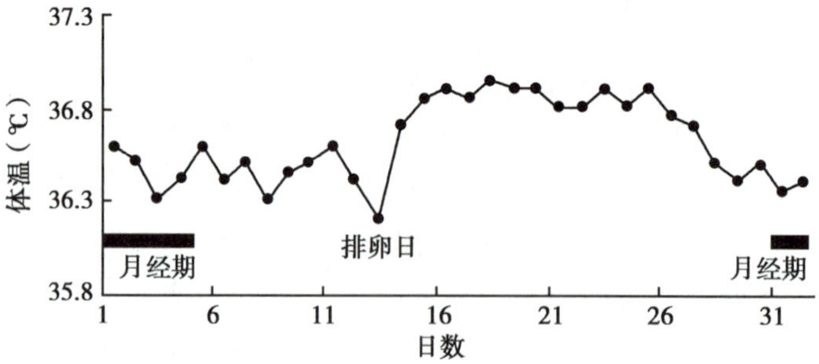

图 19-4　女性月经周期中基础体温曲线

3. 年龄差异　体温的高低与体内能量代谢水平有关。不同年龄人的能量代谢不同，体温也不同。一般来说，儿童的体温较高，老年人的体温较低。新生儿，特别是早产儿，由于体温调节机制还不完善，调节体温的能力差，他们的体温易受环境温度变化的影响，因此应加强婴幼儿保温护理。老年人代谢水平降低，基础代谢率低，其体温低于健康成人。

4. 肌肉活动　肌肉活动时能量代谢增高，产热量显著增加，可导致体温升高。所以，临床上应让活动后的患者安静一段时间以后再测体温。测定小儿体温时应防止哭闹。

ER-19-2

思政元素：小知识，大道理

5. 其他因素　麻醉药物可通过抑制体温调节中枢的活动、扩张皮肤血管以及增加机体散热而使体温下降，所以对于麻醉手术的患者，术中和术后应注意保温护理。此外，情绪激动、精神紧张、进食、环境温度变化等情况对体温都会有影响，在测量体温时，均应考虑到这些情况。

二、人体的产热和散热

人体在代谢过程中不断伴随着产生热量，同时又将热量不断地散发到体外。正常体温的维持，其实就是机体在体温调节机制的调控下，使**产热**（thermogenesis）过程和**散热**（thermolysis）过程处于动态平衡的过程，即体热平衡。

（一）产热

1. 主要产热器官　体内的热量来自各组织器官的代谢活动，不同的组织器官因代谢水平不同而产热量各异。在安静状态下，机体主要的产热器官是内脏，内脏器官的产热量约占全身产热量的 56%（表 19-2）。其中以肝脏的代谢工作最旺盛，产热量最大，体现为肝血液的温度比主动脉血液的温度约高 0.6℃左右。而由于骨骼肌重量占全身体重的 40%左右，其紧张度稍有增强，产热量即可发生明显的改变，具有巨大的产热潜力；所以在劳动或运动状态下，骨骼肌成为最主要的产热器官，其产热量可由安静时占人体总产热量的 18%增加到 73%，剧烈运动时可达总产热量的 90%，此时人体产热量可比安静时提高 40 多倍。

表 19-2　几种组织器官在不同状态下的产热量

组织器官	重量（占体重的百分比）	产热量（占机体总产热量的百分比）	
		安静状态	运动或劳动
脑	2.5	16	3
内脏	34.0	56	22
骨骼肌	40.0	18	73
其他	23.5	10	2

2. 产热的形式　机体处于寒冷环境中时，散热量显著增加。机体可通过**战栗产热**（shivering thermogenesis）和**非战栗产热**（non-shivering thermogenesis）两种形式增加产热量，以维持体温。

（1）战栗产热：战栗又称为寒战，是骨骼肌发生不随意的节律性收缩的表现，其节律为 9~11 次/min。战栗的特点是屈肌和伸肌同时收缩，所以基本上不做功，但产热量很高；发生战栗时，代谢率可增加 4~5 倍。

（2）非战栗产热：非战栗产热又称代谢产热。机体所有组织器官都有代谢产热的功能，但以**褐色脂肪组织**（brown fat tissue）的产热量为最大，约占非战栗产热总量的 70%。褐色脂肪组织细胞的线粒体内膜上存在**解耦联蛋白**（uncoupling protein，UCP），UCP 可解除氧化磷酸化和 ATP 合成之间的耦联，使代谢反应中释放的能量不能用于合成 ATP，而直接转化为热量散发出来。在成年人体内褐色脂肪组织含量很少，新生儿体内则较多。因为新生儿体温调节机制不完善，不能产生战栗，所以非战栗产热对新生儿来说具有重要的生理意义。

3. 产热活动的调节　寒冷环境中，神经、体液因素共同参与产热活动的调节。甲状腺激素是调节产热活动的最重要的体液因素。寒冷刺激通过神经-体液调节引起甲状腺激素分泌增多，后者可使产热的增加较为缓慢，但维持时间长。研究发现机体在寒冷环境中度过几周后，甲状腺激素的分泌量可增加 2 倍以上，代谢率可增加 20%~30%。寒冷刺激还能兴奋交感神经系统，增强交感-肾上腺髓质系统的活动，使肾上腺素、去甲肾上腺素分泌增多，使产热量迅速增加，但维持时间短。另外，寒冷刺激还可引起位于下丘脑后部的战栗中枢兴奋，经下行通路兴奋脊髓前角运动神经元，引起战栗，增加产热。

（二）散热

人体散热的主要途径有皮肤、呼吸道、消化道、泌尿道散热等，其中最重要的是皮肤散热。当环境温度低于体温时，大部分的体热通过皮肤的辐射、传导和对流散发，一小部分热量通过皮肤汗液蒸发来散发，呼吸、排尿和排便也可散失一定热量；而当环境温度高于体温时，蒸发散热成为机体散热的唯一方式。

1. 散热方式　皮肤的主要散热方式有四种：辐射散热、传导散热、对流散热和蒸发散热。

（1）辐射散热：人体以热射线的形式将体热传给外界较冷物体的散热方式称为**辐射散热**（radiative heat dissipation）。辐射散热量的多少主要取决于皮肤与周围环境的温度差；其次取决于机体的有效散热面积。温度差越大、有效散热面积越大，散热量也就越多。由于四肢面积较大，在辐射散热中起重要作用。在环境温度较低以及人体处于安静状态时，辐射散热量约占人体总散热量的 60%。

（2）传导散热：人体将热量直接传给与皮肤接触的较冷物体的散热方式称为**传导散热**（conductive heat dissipation）。传导散热需要物质媒介，其传导速度取决于媒介物质的导热性，以及体表与所接触物体之间的温度差。温差愈大和/或媒介物的导热性愈高，散热愈快。棉毛织物、木材、脂肪导热性能差，传导散热量少。例如肥胖者皮下脂肪较多，人体深部的热量不易向外散发，因此炎热天气特别容易出汗。水的导热度较大，根据这个道理可利用冰袋、冰帽给高热患者快速降温。

(3) 对流散热：通过气体流动来帮助热量散发的一种散热方式称为**对流散热**(convective heat dissipation)。由于人体周围总是围绕着一层同皮肤接触的空气，当人体散发的热量直接传给这一层空气后，由于空气的不断流动，已被体表加温的这层空气会离开，较冷的空气移来重新覆盖皮肤，体热以这样的方式不断散发到体外空间。所以，对流散热是传导散热的一种特殊形式，散热速度取决于风速、温差和有效散热面积的大小。例如，电扇转速加快使空气流动速度加快时，能够增加人体的散热量。

(4) 蒸发散热：**蒸发散热**(evaporative heat dissipation)是指机体通过体表水分的蒸发来散失体热的一种方式。蒸发 1g 水可使机体散发 2.43kJ 的热量。给高热不退的患者使用乙醇擦浴，就是利用蒸发散热来达到降温的目的。影响蒸发散热的因素主要有环境温度、湿度和风速等。环境温度高、湿度大和低风速时，不易蒸发，故人在高温、高热、通风差的环境中容易发生中暑；反之，容易蒸发。人体蒸发散热分为不感蒸发和发汗两种形式。

不感蒸发(insensible evaporation)是指体内的水分直接透出皮肤和呼吸道黏膜，在未形成明显的水滴之前就蒸发掉的一种散热方式。这种水分蒸发不为人所觉察，与汗腺的主动分泌活动无关。环境温度在 30℃以下时，不感蒸发比较恒定，每天蒸发量可达 1L，其中皮肤蒸发量为 600~800ml，呼吸道蒸发量为 200~400ml。不感蒸发受体温影响较大，体温上升 1℃时，蒸发量增加 15%。婴儿不感蒸发的速度较快，体温升高时较容易发生脱水。临床上给患者补液时，也应将不感蒸发的体液量计算在内。

发汗(sweating)是汗腺主动分泌汗液的过程。这种发汗方式是可以感觉到的，所以又称**可感蒸发**(sensible evaporation)。汗液中水分占 99%以上，溶质成分中以 NaCl 为主，还有少量的 KCl、尿素、乳酸等。汗液刚分泌时是等渗的，流经汗腺导管时，由于受醛固酮的调节，有一部分 NaCl 可被重吸收，所以最终排出的汗液是低渗溶液。高温作业等原因造成大量出汗的人，由于丢失水分多于 NaCl，可造成高渗性脱水；而补充水分的同时也应注意补充 NaCl，以免引起水和电解质平衡紊乱。

知识链接

发热与物理降温

各种疾病使产热和散热失去动态平衡，体温升高就称之为**发热**(fever)。高热期间患者的代谢率和耗氧量增加(体温每升高 1℃，代谢率就增加 13%)，容易引起机体内环境的改变，导致一系列并发症的发生，尤其是对中枢神经系统有不利的影响。

物理降温是通过物理吸热或散热的方法，使机体的温度降低。物理降温起效快、不良反应小、简单而安全、适用范围广，是较好的降温方法之一。常用的物理降温法有擦浴、冰敷和静脉降温法。在临床护理中，可根据患者的病情、年龄、机体情况等综合衡量，选择正确、安全、有效的物理降温方法，以提供优质的身心整体护理。

2. 散热的调节　人体主要通过调节皮肤血流量和发汗来调控散热。

(1) 发汗的调节：发汗是一种反射活动。人体受到温热环境刺激或在剧烈运动体温升高情况下，反射性引起全身小汗腺分泌汗液的过程称为温热性发汗。小汗腺广泛地分布于全身皮肤，其活动与体温调节有关。温热性发汗的中枢在下丘脑，支配汗腺的交感神经纤维末梢释放递质为乙酰胆碱,引起汗腺分泌。另外,位于掌、足底、前额等处的小汗腺有一些是受交感肾上腺素能纤维支配,在精神紧张或情绪激动时能引起发汗,称之为精神性发汗,其常伴随温热性发汗同时出现。精神性发汗在体温调节中作用不大,中枢可能位于大脑皮质运动区。

(2) 皮肤血流量的调节:皮肤温度的高低受皮肤血流量控制。当环境温度低于皮肤温度时,主要通过辐射、传导和对流方式散热,散热量大小主要取决于皮肤与外界环境之间的温差。在寒冷环境中,交感神经活动增强,皮肤小动脉收缩,动-静脉吻合支关闭,皮肤血流量大量减少,皮肤与环境之间的温差下降,散热量减少;反之,在炎热环境下,交感神经活动减弱,皮肤小动脉舒张,动-静脉吻合支大量开放,血流量增加,皮肤温度升高,散热量增多。

三、体温调节

人体体温的相对稳定有赖于自主性体温调节和行为性体温调节的共同参与,调节的目的是使人体的产热和散热过程尽可能处于动态平衡之中。**自主性体温调节**(autonomic thermoregulation)是指在下丘脑体温调节中枢控制下,通过改变皮肤血流量、汗腺活动、战栗等生理反应,调节产热和散热,从而维持体温相对稳定的过程。**行为性体温调节**(behavioral thermoregulation)是指机体通过改变自身的姿势和行为来维持体温稳定的过程。如在寒冷环境下通过增添衣物来保温,在炎热环境中通过减少衣服来增加散热等。自主性体温调节和行为性体温调节相互关联和补充,从而使人体能更好地适应自然环境的变化。

(一)温度感受器

温度感受器按分布的位置可分为外周温度感受器和中枢温度感受器两类。

1. 外周温度感受器　**外周温度感受器**(peripheral thermoreceptor)是分布于皮肤、黏膜和腹腔内脏等处的一些对温度变化敏感的游离神经末梢,分为冷感受器和热感受器两种。当局部温度升高时,热感受器兴奋;反之,冷感受器兴奋。这两种感受器各自对一定范围的温度敏感。人体皮肤的冷感受器数目比热感受器多 4~10 倍,因此对冷刺激较为敏感。另外,皮肤的温度感受器对温度的变化速率更为敏感。

2. 中枢温度感受器　**中枢温度感受器**(central thermoreceptor)是指存在于中枢神经系统内对温度变化敏感的神经元,可分为热敏神经元和冷敏神经元两类。**热敏神经元**(warm-sensitive neuron)在局部组织温度升高时冲动发放频率增加;**冷敏神经元**(cold-sensitive neuron)在局部组织温度降低时冲动发放频率增加。动物实验表明,在**视前区-下丘脑前部**(preoptic-anterior hypothalamus,PO/AH)热敏神经元居多;而在脑干网状结构和下丘脑的弓状核中冷敏神经元多见。这两种温度敏感神经元对脑部的温度变化非常敏感,局部脑组织温度变动 0.1℃,它们的放电频率就会发生改变,而且不出现适应现象。

ER-19-3
下丘脑温度变化对温度敏感神经元放电活动的影响

(二)体温调节中枢

在多种恒温动物实验中观察到,只要保留下丘脑及其以下神经结构的完整,动物就能够维持体温相对恒定;而在破坏下丘脑后,动物的体温无法保持稳定。这说明调节体温的基本中枢位于下丘脑。实验表明,下丘脑的 PO/AH 区在体温调节中占有非常重要的地位。PO/AH 区的温度敏感神经元不但能感受局部脑温的变化,而且能对下丘脑以外部位(如皮肤、内脏、脊髓、延髓、中脑等)传入的温度变化信息进行整合处理。体温升高时,热敏神经元兴奋而冷敏神经元被抑制,机体的散热增加、产热减少,使体温降低;反之,体温下降时,冷敏神经元兴奋而热敏神经元受到抑制,机体产热增加、散热减少,体温升高。

(三)调定点学说

目前多以**调定点**(set point)学说解释体温调节机制,该学说认为体温调节机制类似于恒温器工作原理,PO/AH 区中有个调定点,即设定值(如 37℃)。如果体温偏离此设定值,则

笔记栏

由反馈系统将偏离信息输送到控制系统，控制系统通过对受控系统的调整来维持体温的恒定。体温调节的具体过程如图 19-5 所示。下丘脑体温调节中枢包括调定点属于控制系统，它的传出指令控制着受控系统即产热装置和散热装置的活动。当体温高于 37℃时，外周及中枢温度感受器将体温变化信息传至 PO/AH，引起热敏神经元活动增强，散热大于产热，使体温下降至 37℃；反之，当体温低于 37℃时，热敏神经元活动将下降，而冷敏神经元活动增强，产热大于散热，使体温上升至 37℃。

调定点学说较好地解释了发热现象。例如，由细菌所致的发热是由于致热原使调定点上移（如上移至 39℃）的结果。因此患者的体温在未到达 39℃以前，冷敏神经元兴奋，机体产热增加、散热减少，表现出畏寒战栗等症状，直至体温上升到 39℃时才出现散热反应。致热因素不消除，产热与散热两个过程就继续在此新的体温调定点上保持着平衡，也就是说，这种发热时，体温调节功能并无障碍，只是由于调定点上移，体温才升高到发热的水平。而机体中暑时体温升高则是由于体温调节功能失调、散热能力不足所致，与调定点无关。

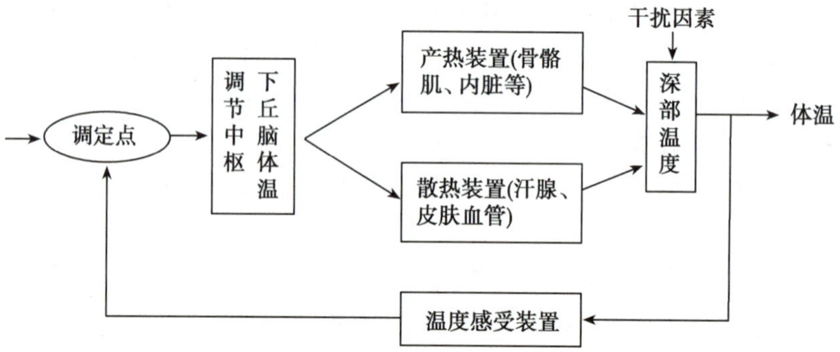

图 19-5 体温调节自动控制示意图

学习小结

机体内物质代谢过程中伴随的能量贮存、释放、转移和利用称为能量代谢。人体所需的能量来源于食物中的糖、脂肪和蛋白质等能源物质，主要来自糖和脂肪。能源物质在体内氧化所释放的能量约 50% 直接转变为热能用于维持体温，其余以化学能的形式储存于 ATP。ATP 既是机体重要的贮能物质，也是直接的供能物质。能量代谢主要受肌肉活动、环境温度、食物的特殊动力效应和精神活动的影响，以肌肉活动影响最显著。基础代谢率指在基础状态下，单位时间内机体的能量代谢，常以每小时、每平方米体表面积的产热量表示。

生理学所说的体温是指机体深部的平均温度，临床上通常用直肠、口腔和腋窝等处的温度来代表体温。体温保持相对恒定是保证人体正常新陈代谢和生命活动的必要条件，但在生理情况下，体温可随昼夜、年龄、性别、环境温度、精神紧张和体力活动等因素发生波动。体温的相对恒定是机体产热和散热两个过程处于动态平衡的结果。安静时的主要产热器官是内脏，运动时骨骼肌成为最主要的产热器官。皮肤是人体的主要散热部位，其散热方式有辐射、传导、对流和蒸发散热四种。下丘脑是体温调节的基本中枢。下丘脑 PO/AH 区的温度敏感神经元整合传入的温度信息后，根据调定点的体温设定值调节产热和散热过程，维持体温的相对恒定。

扫一扫，测一测

（彭 岳）

复习思考题

1. 为什么在高温环境工作的人，要定时补充一定的NaCl？

2. 试述在环境温度升高或降低时，机体体温维持稳定的机制。

3. 何谓自主性体温调节？循环系统在自主性体温调节中起何作用？

4. 病案：某患者出现畏寒、体温升高，伴有咳嗽流涕，临床诊断为感冒，经服用阿司匹林后出汗，体温下降。问题：

（1）为什么该患者体温升高反而感觉畏寒？

（2）为什么用药出现大汗后体温恢复正常？

笔记栏

PPT 课件

第二十章 尿的生成和排出

学习目标

1. 掌握肾脏的功能，肾血流量的调节，尿液生成的过程，肾小球的滤过，肾小管和集合管的重吸收，尿液生成的调节。

2. 熟悉肾脏的功能结构和血液循环特点，肾小管和集合管的分泌与排泄，排尿反射。

3. 了解排泄的途径，尿液的浓缩和稀释及清除率，尿液的理化特性，排尿异常。

机体将体内物质代谢的终产物和过剩的物质以及进入体内的异物等排出体外的过程，称为**排泄**（excretion）。人体有四条排泄的途径：①呼吸器官：以气体的形式，由肺从呼吸道排出二氧化碳、少量水分；②皮肤：以不感蒸发和汗液的形式，排出水分、少量的 NaCl 和尿素等；③消化道：随粪便排出胆色素和一些无机盐类（如钙、镁、铁等）；④肾脏：以尿液的形式，排出大部分代谢产物、水分、各种无机盐和有机物等。由于尿中排泄物种类最多、数量很大，而且可随着机体的需要选择性地改变尿量和尿中物质排出量，因此肾脏是机体最重要的排泄器官。

肾脏的主要功能是排泄；肾脏还可选择性地保留各种对机体有用的物质，在调节机体的水、电解质平衡以及酸碱平衡中均起着重要的作用；此外，肾脏分泌促红细胞生成素、肾素和前列腺素等生物活性物质，具有内分泌功能。因此，肾脏不仅是排泄器官和内分泌器官，而且是维持和调节机体内环境稳态的重要脏器。

第一节　肾脏的功能结构与血液循环

一、肾脏的功能结构

（一）肾单位和集合管

肾单位（nephron）是肾脏最基本的结构和功能单位，与集合管共同完成尿的生成过程。人的两侧肾脏约有 200 万个肾单位，肾单位由肾小体和肾小管两部分构成。肾小体包括血管球和肾小囊两部分，分布于肾皮质部分；肾小管长而弯曲，管壁均由单层上皮细胞构成，肾小管根据其结构和功能分为近曲小管、髓袢和远曲小管三段，远曲小管末端与集合管相连（图 20-1）。

- 肾单位
  - 肾小体
    - 肾小球(血管球)
    - 肾小囊
  - 肾小管
    - 近端小管
      - 近曲小管
      - 髓袢降支粗段
    - 髓袢细段
      - 髓袢降支细段
      - 髓袢升支细段
    - 远端小管
      - 髓袢升支粗段
      - 远曲小管

（髓袢降支粗段、髓袢降支细段、髓袢升支细段、髓袢升支粗段合称髓袢）

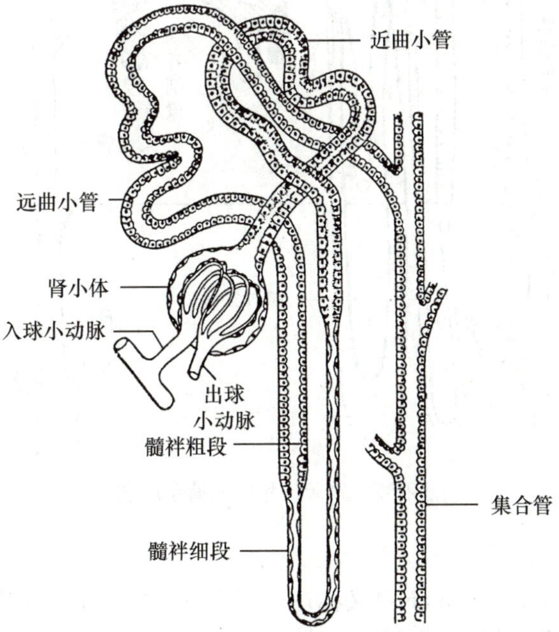

图 20-1　肾单位示意图

集合管不包括在肾单位内，但在功能上和远端小管密切联系。它主要参与尿的浓缩与稀释过程。每一条集合管收集多条远曲小管输送来的液体，许多集合管又汇入乳头管，最后形成的尿液经肾小盏、肾大盏、肾盂、输尿管进入膀胱。

（二）皮质肾单位和近髓肾单位

肾单位按肾小体所在部位不同，可分为皮质肾单位和近髓肾单位两类（图 20-2）。

皮质肾单位的肾小体主要分布于外皮质层和中皮质层，占肾单位总数的 85%~90%，其主要功能是生成尿液。皮质肾单位入球小动脉的口径比出球小动脉粗，两者之比为 2∶1；出球小动脉进一步分为毛细血管后，几乎全部分布于皮质部分的肾小管周围。这类肾单位的髓袢短，只达外髓质层，有的甚至不到髓质。此外，皮质肾单位的球旁细胞所含肾素较多。

近髓肾单位集中分布于近髓的内皮质层，占肾单位总数的 10%~15%。这类肾单位的肾小球体积较大，入球小动脉和出球小动脉的口径无明显差异，甚至入球小动脉还比较细一些。出球小动脉进一步分成两种小血管，一种是网形小血管，缠绕于邻近的近曲小管或远曲小管周围；另一种是细而长的 U 形直小血管，管与管之间有吻合支，血流可以相通。这类肾单位的髓袢甚长，可深入到内髓质层，有的甚至到达乳头部。球旁细胞中几乎不含有肾素。近髓肾单位和直小血管的解剖特点，决定了它们在尿的浓缩与稀释过程中所起的重要作用。

笔记栏

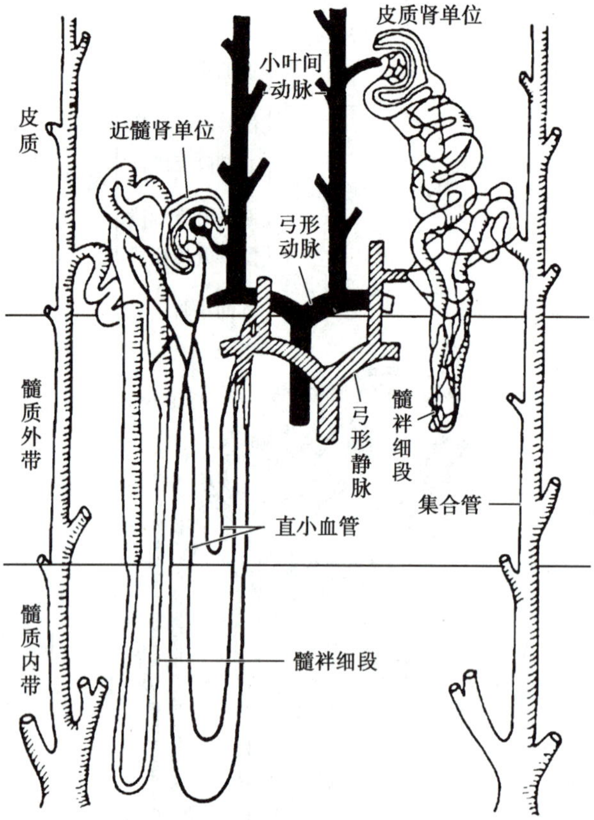

图 20-2 肾单位和肾血管示意图

（三）球旁器

球旁器（juxtaglomerular apparatus）又称球旁复合体，主要分布在皮质肾单位，包括三种特殊细胞群，即球旁细胞、致密斑和间质细胞（图 20-3）。

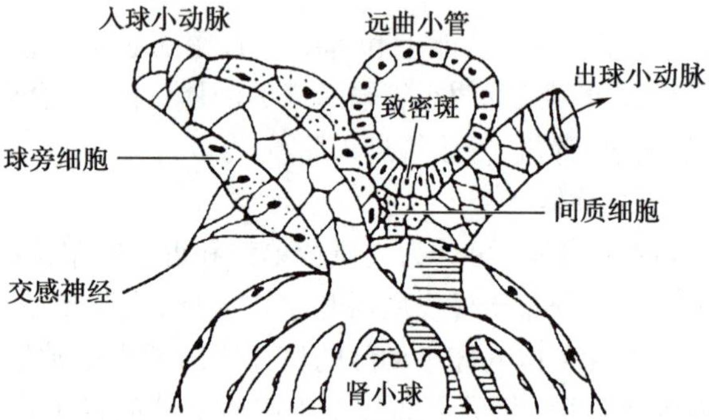

图 20-3 球旁器结构示意图

球旁细胞是位于入球小动脉中膜内的肌上皮样细胞，其胞内的分泌颗粒含有肾素。该细胞受交感神经支配，交感神经兴奋促进肾素分泌。**致密斑**（macula densa）存在于远曲小管的起始部，细胞呈高柱状，密集地聚在一起，染色较深，所以称为致密斑。致密斑可感受小管液中 NaCl 含量及流量的变化，并将信息传递至球旁细胞，调节肾素的释放。间质细胞又称球外系膜细胞，是指入球、出球小动脉和致密斑三者构成的三角区之间的一群细胞，其功能尚不清楚。

二、肾脏的血液循环

肾动脉由腹主动脉垂直分出，经肾门进入肾内后依次分支形成叶间动脉→弓状动脉→小叶间动脉→入球小动脉→肾小球毛细血管网→出球小动脉→肾小管和集合管的周围毛细血管网→小叶间静脉→弓状静脉→叶间静脉→肾静脉，而后经下腔静脉返回心脏。

（一）肾脏血液循环的特点

1. 血流量大，分布不均匀　肾脏的血液供应很丰富，正常成人安静时每分钟约有 1 200ml 血液流经两侧肾脏，相当于心输出量的 1/5～1/4。其中 94%左右的血液分布在肾皮质，5%～6%分布在外髓，其余不到 1%分布在内髓。通常所说的肾血流量主要是指肾皮质血流量。

2. 两次形成毛细血管网　入球小动脉进入肾小体后，分支成肾小球毛细血管网，之后汇集成出球小动脉，离开肾小体后再次分成毛细血管网，缠绕于肾小管和集合管的周围。第一次毛细血管网，由于入球小动脉口径比出球小动脉大，所以血流量多，毛细血管内压力高，有利于肾小球滤过；第二次毛细血管网，由于是出球小动脉后再分支，因血流量减少以及阻力消耗，血管内血压低而血浆胶体渗透压高，有利于肾小管重吸收功能。

（二）肾血流量的调节

肾脏的血液循环与其泌尿功能有着极其密切的关系，其流量受自身调节、神经和体液调节的影响。

1. 自身调节　肾血流量相对稳定是肾脏持续生成尿的基本条件，通常当平均动脉压在 80～180mmHg（10.7～24.0kPa）范围内变动时，肾血流量始终能保持相对恒定。通过实验观察到，用灌流方法将肾动脉血压由 20mmHg 提高到 80mmHg 的过程中，肾血流量、肾小球滤过率将随着肾动脉压的升高而成比例地增加；而当灌注压在 80～180mmHg 范围内变动时，肾血流量和肾小球滤过率却保持在一个稳定的水平上不变；进一步加大灌注压，肾血流量、肾小球滤过率又将随之而增加（图 20-4）。上述现象在去神经支配的肾脏或离体肾脏中都存在，表明这是一种自身调节现象。

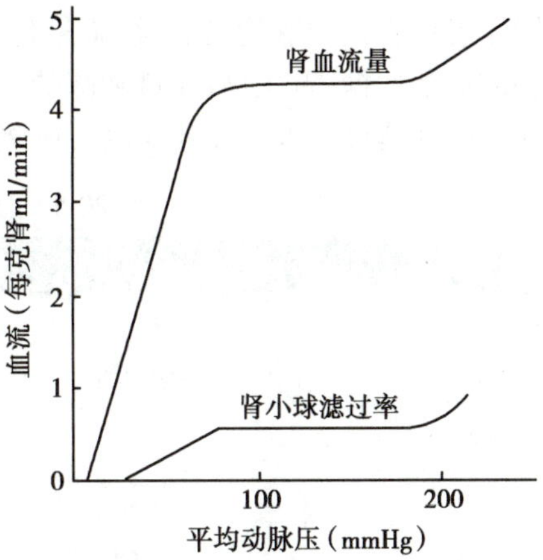

图 20-4　肾血流量和肾小球滤过率与动脉血压的关系

关于自身调节的机制，目前有肌源和管-球反馈两种学说。肌源学说认为，当肾脏灌注压改变时入球小动脉血管壁平滑肌的紧张性便随之改变，使管径相应地变化，从而发挥自身调节作用，保持肾血流量的稳定。管-球反馈学说见尿液生成的调节。

2. 肾血流量的神经和体液调节

（1）神经调节：调节肾血流量的神经是交感神经，主要分布于皮质肾单位的入球小动脉和近髓肾单位的出球小动脉管壁的平滑肌层，也见于球旁细胞。当交感神经兴奋时，肾血管收缩，肾血流量减少。例如在大失血、中毒性休克、严重缺氧，以及剧烈肌肉运动、环境温度升高等应急情况下，机体通过反射使交感神经活动增强，肾血管收缩，肾血流量减少，使血液转移到心、脑等重要器官，以适应全身血液重新分配的需要。

（2）体液调节：肾上腺素（E）、去甲肾上腺素（NE）、血管紧张素Ⅱ（AngⅡ）、血管升压

笔记栏

素（VP），以及血管内皮素（ET）等体液因素促使肾血管收缩，肾血流量减少；而 NO、心房钠尿肽、缓激肽和前列腺素（PG）等则使肾血管扩张，肾血流量增加。

综上所述，在一般的血压变动范围内，肾脏主要依靠自身调节来保持肾血流量的相对稳定，以维持正常泌尿功能；但在紧急情况下，则通过交感神经及肾上腺素等神经和体液因素来减少肾血流量，保证心、脑等重要器官的血液供应。

第二节 尿液生成的过程

肾脏的排泄功能通过生成尿液来实现，尿液的生成在肾单位和集合管中进行。首先是血液流过肾小球毛细血管时，除血浆蛋白外，血浆中的水分和溶质均可滤出到肾小囊腔中，形成超滤液；然后滤液在流经肾小管和集合管时，其中的一部分水和有用的物质被重新吸收回血液；同时，肾小管和集合管的上皮细胞又分泌或排泄一些物质加入小管液中，最后形成终尿排出体外。因此，尿生成包括肾小球滤过、肾小管和集合管重吸收、肾小管和集合管的分泌与排泄三个基本过程。

一、肾小球的滤过

肾小球滤过（glomerular filtration）是指循环血液流经肾小球毛细血管网时，在有效滤过压的作用下，除血浆蛋白外，血浆中的水和溶质通过滤过膜进入肾小囊腔内形成超滤液的过程。这是肾脏产生尿液的第一步，所形成的超滤液又称为原尿。采用微穿刺法从实验动物的肾小囊中直接抽取囊内液，经微量化学分析发现，其中除了蛋白质含量甚少之外，各种晶体物质如葡萄糖、氯化物、无机磷酸盐、尿素、尿酸、肌酐等的浓度都与血浆中的非常接近（表 20-1），而且其渗透压及酸碱度也与血浆相似，表明囊内液就是血浆的超滤液。

表 20-1 血浆、超滤液和终尿成分比较

成分	血浆（g/L）	超滤液（g/L）	终尿（g/L）	尿中浓缩倍数
水	900	980	960	1.1
蛋白质	70~90	0.30	微量	—
葡萄糖	1.00	1.00	极微量	—
Na^+	3.30	3.30	3.50	1.1
K^+	0.20	0.20	1.50	7.5
Cl^-	3.70	3.70	6.00	1.6
$H_2PO_4^-$,HPO_4^{2-}	0.04	0.04	1.50	37.5
尿素	0.30	0.30	18.0	60.0
尿酸	0.04	0.04	0.50	12.5
肌酐	0.01	0.01	1.00	100.0

（一）肾小球滤过率与滤过分数

肾小球滤过率和滤过分数是衡量肾小球滤过功能的重要指标，在临床上用来评价肾功能的损害程度。

1. 肾小球滤过率 **肾小球滤过率**（glomerular filtration rate，GFR）指单位时间内（每分钟）两肾生成的超滤液量。肾小球滤过率与体表面积有关，体表面积为 1.73m^2 的正常成人，

其肾小球滤过率为 125ml/min 左右。依此计算，两侧肾脏每昼夜从肾小球滤出的超滤液总量可高达 180L 左右。

2. 滤过分数　**滤过分数**（filtration fraction，FF）指肾小球滤过率和肾血浆流量的比值。肾血浆流量是指单位时间内（每分钟）流经两肾的血浆量。通常血浆占全血量的 55%，已知肾血流量为 1 200ml/min，那么肾血浆流量即为 660ml/min。因此，滤过分数为 125/660×100%≈19%。由此可见，流经肾脏的血浆约有 19%经肾小球滤过进入了肾小囊腔，形成原尿。

（二）滤过膜的通透性

肾小球滤过膜是肾小球毛细血管内的血液与肾小囊中超滤液之间的隔膜，是肾小球滤过的结构屏障。滤过膜由内向外依次由肾小球毛细血管内皮细胞、基膜、肾小囊脏层上皮细胞三层组织构成，总厚度 15~20nm。滤过膜有一定的通透性，它允许血浆中的水分和小分子物质滤过，但对血液中的有形成分和血浆中的大分子物质具有屏障作用。

ER-20-1 滤过膜结构示意图

1. 机械屏障　肾小球滤过膜的三层结构中都有大小不同的孔隙，起到机械屏障作用。对于电荷中性的物质来说，其滤过率主要取决于物质的分子有效半径。分子有效半径小于 2. 0nm 的物质可自由通过滤过膜，如葡萄糖（分子质量 180）的有效半径为 0. 36nm，可自由滤过；有效半径大于 4. 2nm 的大分子物质则不能滤过；有效半径介于 2. 0~4. 2nm 之间的各种物质，随着有效半径的增加，它们在滤液中的浓度逐渐降低，即滤过量与有效半径成反比（图 20-5）。

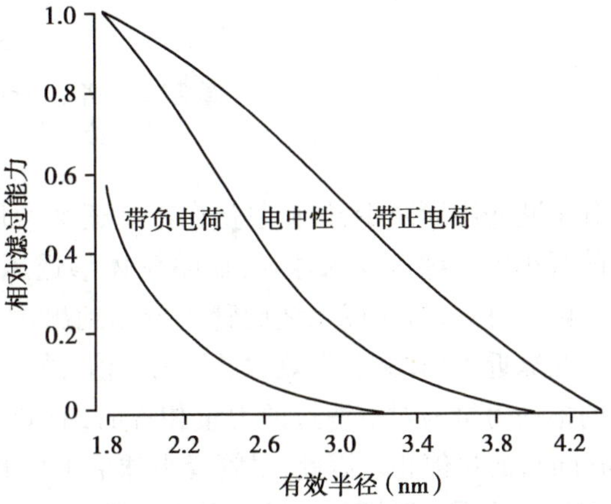

图 20-5　不同分子有效半径和带不同电荷的右旋糖酐的滤过能力

2. 电学屏障　滤过膜各层的表面都覆盖有带负电荷的唾液蛋白，形成了肾小球滤过的电学屏障。即对于带正电荷的物质具有吸引作用，促进滤过；而对于带负电荷的物质具有排斥的作用，阻止其滤过。研究发现有效半径相同的右旋糖酐，带正电荷的右旋糖酐较容易被滤过，而带负电荷的右旋糖酐则较难通过滤过膜（图 20-5）。血浆中的白蛋白虽然有效半径为 3. 6nm，但因为通常是带负电荷的，所以很难被滤过。

综上所述，血浆中的物质通过滤过膜时，既受滤过膜机械屏障结构的影响，又受电学屏障的控制。但两者相比，机械屏障作用更为重要。

（三）肾小球有效滤过压

肾小球有效滤过压是肾小球滤过的动力，由肾小球毛细血管血压、血浆胶体渗透压和囊内压三者构成（图 20-6）。其中肾小球毛细血管血压是推动滤过的主要动力；血浆胶体渗透压和囊内压是对抗滤过的阻力。因肾小囊内超滤液的蛋白质浓度极低，故其胶体渗透压可忽略不计。三者的关系可用下式表示：

肾小球有效滤过压=肾小球毛细血管血压-（血浆胶体渗透压+肾小囊内压）

用微穿刺法直接测得的大鼠肾小球毛细血管血压平均值约为 45mmHg，从毛细血管的入球端到出球端血压下降不多，即两端的血压几乎相等；肾小囊内压为 10mmHg；而毛细血管内血浆胶体渗透压则呈递增性变化，即在血液流经肾小球毛细血管全程时，由于血管内的

笔记栏

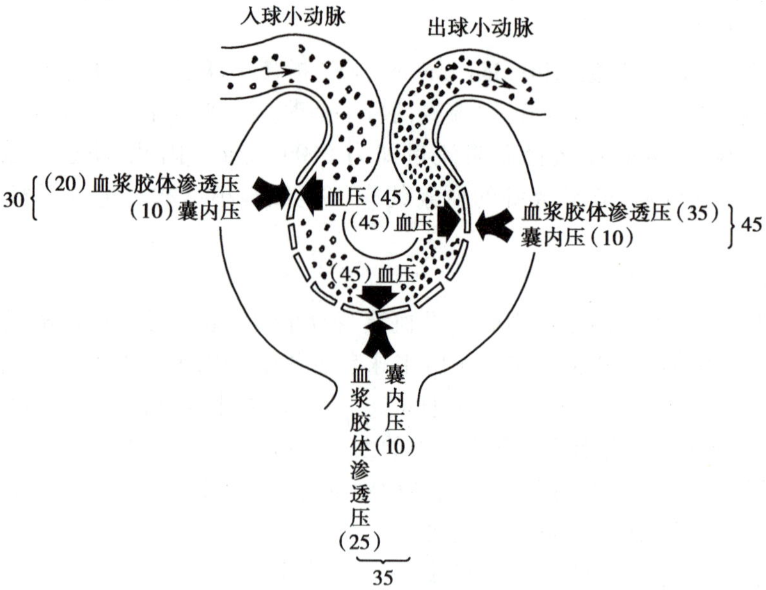

图 20-6 肾小球有效滤过压示意图
数值的单位为 mmHg

ER-20-2
肾小球毛细血管血压、血浆胶体渗透压和囊内压对有效滤过压的影响

水分不断滤出而减少,使血浆蛋白浓度逐渐增加,因而胶体渗透压随之升高。据测定,在大鼠的肾小球毛细血管入球端,血浆胶体渗透压为 20mmHg,而出球端可上升到 35mmHg 左右。由此可见,肾小球毛细血管入球端到出球端血浆胶体渗透压递增,造成有效滤过压递降。在靠近入球端侧,有效滤过压为正值,故有滤过作用;当移行到出球端一侧时,肾小球滤过的推动力量与对抗滤过的力量相等时,有效滤过压则为零,称为**滤过平衡**(filtration equilibrium),滤过停止。因此,尽管肾小球毛细血管全段都有滤过功能,但并非都能产生滤液,只有从入球小动脉端到滤过平衡这一段才有滤液产生。

(四)影响肾小球滤过的因素

滤过膜通透性和滤过面积、有效滤过压以及肾血浆流量是肾小球滤过的基本条件。其中滤过膜是滤过的结构基础;有效滤过压是滤过的动力;肾血浆流量是滤过的前提,也是物质基础。所以凡是影响以上三方面的因素,均可影响肾小球滤液的质和量。

1. 有效滤过压

(1)肾小球毛细血管血压:肾小球毛细血管血压受全身动脉血压的影响,也与入球小动脉和出球小动脉的舒缩状态有关。当动脉血压在 80~180mmHg 范围内变动时,通过自身调节使肾小球毛细血管血压维持相对稳定,从而使肾小球滤过率保持稳定(图 20-4)。但当动脉血压降到 80mmHg 以下时,超过肾脏自身调节能力范围,肾小球毛细血管血压将相应下降,于是有效滤过压降低,肾小球滤过率也减少。当动脉血压降至 40~50mmHg 以下时,肾小球滤过率则降为零,尿生成停止。

(2)血浆胶体渗透压:正常情况下,人体血浆胶体渗透压不会有太大变动。当全身血浆蛋白浓度有明显降低时,血浆胶体渗透压降低,此时有效滤过压升高,肾小球滤过率也随之增加。例如经静脉快速注入大量生理盐水时,由于大量的液体使血浆蛋白稀释,或肝功能严重受损,或肾毛细血管通透性增大,大量血浆蛋白从尿中丢失,血浆胶体渗透压下降而肾小球有效滤过压升高,滤液生成增多,尿量增加。

(3)肾小囊内压:正常情况下,肾小囊内压比较稳定。当肾盂或输尿管结石、肿瘤压迫或其他原因引起输尿管阻塞时，肾盂内压显著升高，囊内压随之升高，导致有效滤过压降低，肾小球滤过率减少。患有某些溶血性疾病时，血红蛋白从肾脏排出时可堵塞肾小管，也会引起囊内压升高而影响肾小球滤过。

2. 滤过膜通透性和面积

（1）滤过膜通透性：生理情况下滤过膜的通透性比较稳定，但在病理情况下，滤过膜的通透性可发生较大的变化。某些肾脏疾病如慢性肾小球肾炎、肾病综合征等，可使滤过膜各层的唾液蛋白减少或消失，或基膜损伤、破裂，或足突融合及消失，使其电学屏障、机械屏障作用减弱，滤过膜的通透性大大增加，原来不能滤过的大分子或带负电荷的血浆蛋白质大量滤出，甚至红细胞也能滤出，出现蛋白尿和血尿。

知识链接

肾病综合征

肾病综合征（nephrotic syndrome，NS）是一组由多种病因引起的肾小球基底膜通透性增加，导致血浆中大量蛋白质从尿中丢失的临床综合症。其典型症状为“三高一低”，即大量蛋白尿、高度水肿、高脂血症和低蛋白血症，以及其他代谢紊乱症状。患者应注意休息、预防感染，治疗方法包括对症治疗、免疫抑制治疗和并发症治疗。

（2）滤过膜面积：正常成人两侧肾脏全部肾小球毛细血管总面积约在 1.5m² 以上，生理情况下，两肾全部肾小球都在活动，足以保证持续而稳定地滤过。但在急性肾小球肾炎早期，由于肾小球毛细血管内皮细胞增生、肿胀，使毛细血管管腔变窄或完全阻塞，导致活动的肾小球数目减少，有效滤过面积减少，因而使肾小球滤过率降低，产生少尿甚至无尿。

3. 肾血浆流量　肾血浆流量改变主要是通过影响滤过平衡的位置影响肾小球滤过率。当肾的血浆流量增多时，肾小球毛细血管内的血浆胶体渗透压上升速度较慢，滤过平衡的位置则会靠近出球小动脉端，具有滤过作用的毛细血管段较长，肾小球滤过率也随之增加。在严重缺氧、中毒性休克等病理状态下，由于交感神经兴奋致使肾血管收缩，肾血浆流量减少，肾小球滤过率也因之而减少。

二、肾小管和集合管的重吸收

肾小球滤过生成的原尿在流经肾小管和集合管时，其中的水和某些溶质被重新吸收回血液中的过程称为肾小管和集合管的**重吸收**（reabsorption）。通过肾小管和集合管选择性的重吸收，使原尿中那些对机体有用的物质全部或绝大部分被重吸收，营养物质得到尽可能地保留，而余下未被重吸收的部分连同肾小管和集合管分泌的物质共同形成终尿被排出体外。

（一）重吸收的部位、途径和方式

1. 重吸收的部位　由于近曲小管、髓袢、远曲小管及集合管的管壁上皮细胞在组织学上存在着差别，因此重吸收的能力也不尽相同。与其他各段肾小管相比，近曲小管对各种物质的重吸收在种类和数量上都占居首位，是重吸收最重要的部位；髓袢主要重吸收部分水和 NaCl，由于髓袢与近曲小管的重吸收基本不受神经和体液因素影响，所以该处的重吸收量对终尿基本不产生直接影响。远曲小管和集合管可继续重吸收部分水、尿素和 Na^+ 等，其重吸收量虽比近曲小管少，但由于此段的重吸收量分别受血管升压素和醛固酮等体液因素的调节，直接影响了终尿的量和质（图 20-7）。

ER-20-3

泌尿小管各段上皮细胞结构模式图

笔记栏

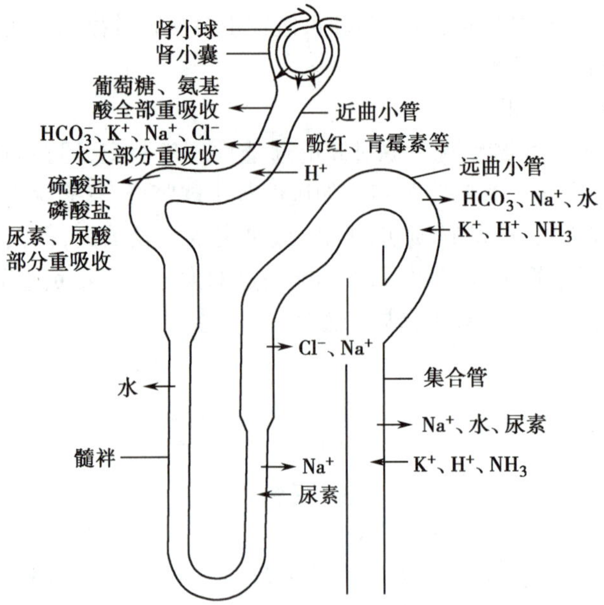

图 20-7　肾小管和集合管重吸收和分泌示意图

2. 重吸收的途径　肾小管和集合管物质重吸收的途径有跨细胞途径和细胞旁途径（图20-8）。以近端小管重吸收 NaCl 为例，①跨细胞途径：是以细胞内液为中间媒介的两次跨膜转运，即小管液中的 Na^+经管腔膜顺浓度梯度进入上皮细胞内，继而被基底侧膜钠泵转运至细胞间隙，随后进入毛细血管；②细胞旁途径：是指小管液中的 Na^+、Cl^-和水通过细胞间的紧密连接直接进入上皮细胞间隙而被重吸收，随后进入毛细血管。

3. 重吸收的方式　肾小管和集合管重吸收的方式可分为主动重吸收和被动重吸收两种形式。小管液中的绝大部分物质（如葡萄糖、氨基酸、Na^+等）主要是通过主动重吸收的方式；而小管液中的尿素、水和 Cl^-（髓袢升支粗段除外）等物质均是以被动重吸收的方式重吸收的。此外，在重吸收水时，有些溶质（如 K^+、Ca^{2+}等）可随水的转移以**溶剂拖曳**（solvent drag）形式被重吸收。

（二）肾小管和集合管对各种物质的重吸收

对比原尿和终尿可以发现，肾小管和集合管对各种物质的重吸收具有显著的选择性特点。成人每天生成的原尿量约有 180L，但终尿每天只有 1.5L 左右，表明肾小管和集合管对水的重吸收量可高达 99%，排出的尿量只占原尿的 1%。原尿中葡萄糖和氨基酸的浓度与血浆中的相同，但终尿中则几乎没有葡萄糖和氨基酸，表明葡萄糖和氨基酸全部被重吸收。水和电解质，如 Na^+、K^+、Cl^-等大部分被重吸收；尿素只有小部分被重吸收；肌酐则完全不被重吸收（表 20-1）。

1. Na^+和 Cl^-的重吸收　滤液中 65%～70%的 Na^+、Cl^-在近端小管重吸收，25%在髓袢重吸收，9%在远曲小管和集合管重吸收。

（1）近端小管对 Na^+和 Cl^-的重吸收：近端小管处 Na^+的重吸收中，2/3 是通过跨细胞途径主动重吸收，1/3 是通过细胞旁途径被动重吸收。

1）近端小管前半段：主要通过跨细胞途径重吸收 Na^+。在肾近端小管上皮细胞的管腔膜上，存在 Na^+-葡萄糖同向转运体、Na^+-氨基酸同向转运体以及 Na^+-H^+逆向转运体等。小管液中的 Na^+是通过与葡萄糖、氨基酸同向转运的方式，以及与 H^+逆向转运的方式，经跨细胞途径而主动重吸收的（图 20-9A）。

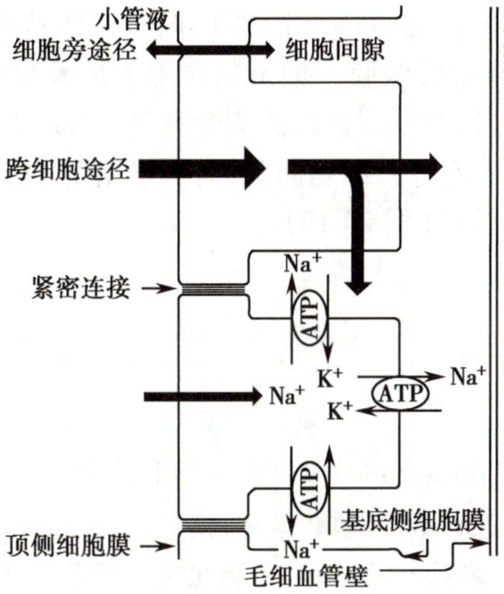

图 20-8 近端小管溶质跨细胞和细胞旁途径重吸收过程示意图

近端小管上皮细胞的基底侧膜上有钠泵，进入小管上皮细胞内的 Na^+ 迅速被钠泵泵入细胞间隙，一方面使细胞内 Na^+ 的浓度降低，促使小管液中 Na^+ 顺着电-化学梯度通过管腔膜不断地进入细胞内；另一方面可引起细胞间隙中 Na^+ 浓度和渗透压升高，通过渗透作用，水也随之进入细胞间隙，使其中的静水压升高，此压力可促使 Na^+ 和水进入相邻的毛细血管，也可使 Na^+ 和水通过紧密连接再返回小管内，这一现象称为**回漏**（back-leak），此模式称**泵-漏模式**（pump-leak model）。

2）近端小管的后半段：由于小管液中葡萄糖、氨基酸的重吸收已经基本完毕，水也随着 Na^+ 而重吸收，但近端小管的起始段中 Cl^- 不被重吸收，因此近端小管中、后段的 Cl^- 浓度明显高于小管周围组织间液，于是 Cl^- 顺着浓度梯度经细胞旁途径被重吸收（图 20-9B）。这一过程使小管周围组织间隙中负电荷的数目急剧增加，使 Na^+ 顺着电位梯度经紧密连接被动重吸收。因此，此段 Na^+ 和 Cl^- 经细胞旁途径的重吸收都属于被动转运。

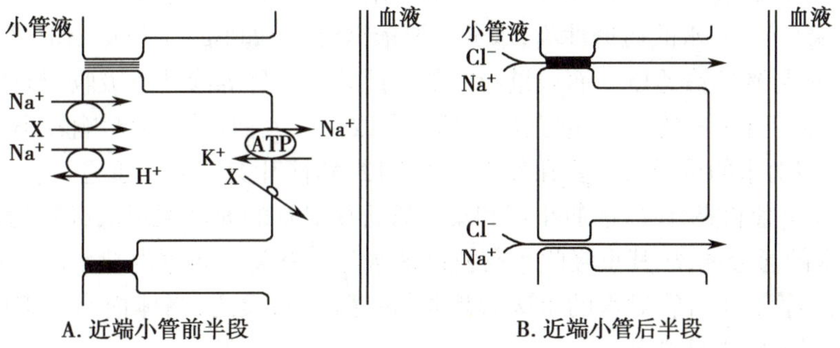

图 20-9 近端小管重吸收 NaCl 示意图

（2）髓袢对 Na^+ 和 Cl^- 的重吸收：髓袢不同段对 Na^+ 和 Cl^- 的重吸收状况是不同的。

1）髓袢降支细段：对 Na^+ 和 Cl^- 的通透性极低，而对水的通透性较高，由于水不断地渗透至肾小管周围组织液，因而使小管液中的 NaCl 浓度逐渐升高，至降支细段顶端时达到最高。

2）髓袢升支细段：对水不易通透，而对 Na^+ 和 Cl^- 通透性很高，而且小管液中 NaCl 浓度很高，于是 Na^+ 和 Cl^- 顺浓度梯度扩散到组织间液，参与肾内髓组织间液高渗梯度的形成。

笔记栏

3）髓袢升支粗段：对 Na^+ 和 Cl^- 的通透性很高，因髓袢升支粗段的管腔膜上存在有 Na^+-$2Cl^-$-K^+ 同向转运体，Na^+ 和 Cl^- 可经 Na^+-$2Cl^-$-K^+ 同向转运体转运进细胞内，进而重吸收入血。进入上皮细胞内的 Na^+ 在基底侧膜上钠泵的作用下泵入细胞间隙，细胞内 Na^+ 浓度下降，形成管腔与上皮细胞内的 Na^+ 浓度梯度，成为管腔膜上 Na^+-$2Cl^-$-K^+ 同向转运体活动的动力；上皮细胞内的 Cl^- 可经氯通道进入细胞间隙；而 K^+ 顺浓度梯度经管腔膜返回小管腔内，继续参与 Na^+、Cl^-、K^+ 的同向转运（图 20-10）。

知识链接

速　尿

临床上，**速尿**（呋塞米，furosemide）具有强大的利尿效应，就是因为速尿抑制了髓袢升支粗段管腔膜上的 Na^+-$2Cl^-$-K^+ 同向转运体，使该段对 NaCl 的重吸收明显减少，影响外髓质高渗状态的形成，尿浓缩作用减弱，水的重吸收明显减少，故利尿作用非常显著。

ER-20-4

远曲小管重吸收 NaCl 示意图

（3）远曲小管及集合管对 Na^+ 和 Cl^- 的重吸收：远曲小管初段的管腔膜上有 Na^+-Cl^- 同向转运体，可将小管液中的 Na^+、Cl^- 同时转运进入小管细胞内，进而重吸收入血。噻嗪类利尿剂即抑制该转运体，使 NaCl 重吸收减少，排出时带走较多的水，从而产生利尿作用。

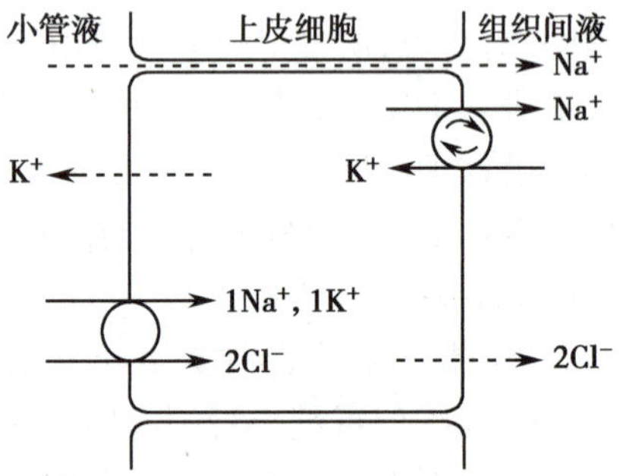

图 20-10　髓袢升支粗段重吸收 Na^+、Cl^-、K^+ 的机制

2. 水的重吸收　正常人原尿中的水分有 99% 被肾小管和集合管重吸收，只有 1% 排出。除髓袢升支对水分不通透外，其余各段肾小管和集合管均能重吸收水。其中 65%～70% 在近端小管、20% 在髓袢降支细段、14% 在远曲小管和集合管。水的重吸收都是被动的，数量决定于小管内外的渗透压差和管壁对水的通透性。

（1）近端小管：对水的通透性高，水分主要依靠溶质（如 Na^+、HCO_3^-、Cl^-、葡萄糖和氨基酸等）重吸收所导致的渗透压差而被重吸收的。此处是一种等渗性重吸收，与体内是否缺水无关，也不受血管升压素的影响，故此段水的重吸收率虽大，但对尿量影响较小。

（2）髓袢：对水的重吸收主要在髓袢降支细段，髓袢升支对水不通透。

（3）远曲小管和集合管：远曲小管和集合管管壁对水的通透性很低，但因为血管升压素能提高其对水的通透性，故其重吸收率与机体缺水与否有关。如体内缺水时，血管升压素释放增多，远曲小管和集合管对水的重吸收增加，尿量减少；反之，当体内水分多时，血管升压素释放减少，尿量则明显增多。

3. K^+ 的重吸收　每日从肾小球滤过的 K^+ 约为 35g，而每日尿中排出的 K^+ 仅有 2～4g。微穿刺实验证明，肾小球超滤液中的 K^+ 绝大部分在近端小管被重吸收回血，而终尿中的 K^+ 主要是由远曲小管和集合管分泌的。近端小管对 K^+ 的重吸收是一个主动转运过程。因为小管液中 K^+ 浓度远低于上皮细胞内 K^+ 浓度；同时管腔内电位较管周低，所以 K^+ 重吸收是逆电位差和逆浓度差进行的。管腔膜是主动重吸收 K^+ 的关键部位。

4. HCO_3^- 的重吸收　小管液中的 HCO_3^- 是以 CO_2 形式被重吸收的。因管腔膜对水溶性的 HCO_3^- 通透性较低，故 HCO_3^- 需先与分泌进入小管液中的 H^+ 结合生成 H_2CO_3，然后在管腔膜上的碳酸酐酶的作用下，H_2CO_3 迅速被分解为 CO_2 和 H_2O。CO_2 是脂溶性物质，迅速通过管腔膜进入细胞内，随后在碳酸酐酶的作用下结合成 H_2CO_3，进而解离为 H^+ 和 HCO_3^-。通过 Na^+-H^+ 交换，H^+ 分泌到小管液中，并将 Na^+ 交换回细胞。管周膜一侧对 HCO_3^- 的通透性较高，所以细胞内的 HCO_3^- 顺电-化学梯度随 Na^+ 一起吸收回血液（图 20-11）。故 HCO_3^- 的重吸收与 H^+ 的分泌密切相关，在维持机体酸碱平衡中起重要作用。

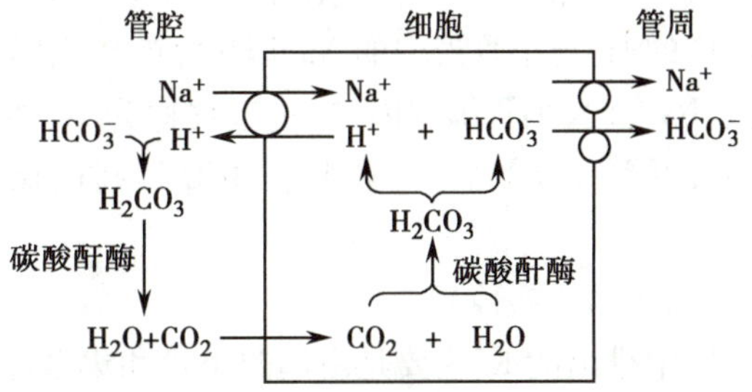

图 20-11　近端小管重吸收 HCO_3^- 的机制

5. 葡萄糖的重吸收　正常情况下，原尿中的葡萄糖全部被重吸收，故终尿中不含有葡萄糖。葡萄糖重吸收的部位仅限于近端小管，尤其是近端小管的前半段，其他各段都没有重吸收葡萄糖的能力。葡萄糖的重吸收是与 Na^+ 的重吸收耦联的继发性主动转运。首先葡萄糖、Na^+ 与管腔膜 Na^+-葡萄糖同向转运体相结合形成复合体后，葡萄糖和 Na^+ 迅速进入细胞内；而后进入细胞内的葡萄糖通过基底侧膜的载体蛋白转运，经易化扩散进入组织间液或血液，而 Na^+ 通过基底侧膜的钠泵被泵入细胞间隙，然后回到血液中。

近端小管对葡萄糖的重吸收具有一定的限度，当血液中葡萄糖浓度超过 160～180mg/100ml（9～10mmol/L）时，部分肾小管对葡萄糖的重吸收已达到极限，此时尿中即可出现葡萄糖。通常将尿中开始出现葡萄糖的最低血糖浓度值称为**肾糖阈**（renal threshold for glucose）。当血糖浓度超过此值时，部分肾小管细胞对葡萄糖的重吸收能力已达极限，尿中即可出现葡萄糖，称为**糖尿**（glucosuria）。超过肾糖阈后血糖浓度再继续增高，由于更多肾小管的重吸收能力达到了极限，尿中排出的糖更多。当血糖浓度超过 300mg/100ml（16.7mmol/L）时，则所有近端小管细胞重吸收葡萄糖的能力都达到极限，即肾小管重吸收葡萄糖达到极限量，此后尿糖的增加与血糖的升高呈线性关系。肾脏之所以对葡萄糖重吸收有限度，可能与近端小管管腔膜上 Na^+-葡萄糖同向转运体数量有限有关。

6. 氨基酸的重吸收　小管液中氨基酸的重吸收与葡萄糖的重吸收机制相同，也是与 Na^+ 重吸收耦联的继发性主动转运，只是转运的蛋白不同。根据氨基酸性质不同，有酸性、碱性或中性等多种类型的氨基酸转运体。不论是肾脏氨基酸转运体先天性或后天性功能障碍，均可出现肾性氨基酸尿。

7. 其他物质的重吸收　Ca^{2+}、HPO_4^{2-}、SO_4^{2-} 的重吸收也是以与 Na^+ 耦联同向转运的形式进行，其中 Ca^{2+} 的重吸收和排泄受甲状旁腺激素调节；小管液中的尿素在近端小管和髓袢升支细段及内髓部集合管有不同程度的重吸收；正常时进入原尿中的微量蛋白质，则通过肾小管上皮细胞以入胞方式重吸收。

三、肾小管和集合管的分泌与排泄

肾小管和集合管的分泌功能是指肾小管和集合管的上皮细胞将其本身新陈代谢所产生的物质分泌到小管液中的过程；排泄功能则指上皮细胞将血液中原有的某些物质排入小管液中的过程。因为这两种过程有时难以严格区分，故常把两者统称分泌。现已证明，能够从肾小管和集合管上皮细胞分泌的物质主要有 H^+、K^+ 和 NH_3 等。

（一）H^+ 的分泌

各段肾小管和集合管都能分泌 H^+，但分泌 H^+ 的能力最强的是近端小管，约占 80%。H^+

笔记栏

的分泌有 Na^+-H^+交换和 H^+泵两种机制。H^+来自肾小管上皮细胞内的 CO_2 和 H_2O。在碳酸酐酶的催化下，CO_2 与 H_2O 结合生成 H_2CO_3，随即在细胞内解离为 H^+和 HCO_3^-，在小管细胞内生成的 H^+与小管液中的 Na^+以 1∶1的比例经管腔膜的转运体逆向同步转运，即 H^+进入小管液、Na^+进入小管细胞内，这一过程称为 H^+-Na^+交换，属于继发性主动转运。每分泌 1 分子 H^+，可重吸收 1 个 Na^+和 1 个 HCO_3^-（排酸保碱），这对体内酸碱平衡的维持具有重要的意义。

（二）K^+的分泌

尿中排出的 K^+主要是由远曲小管和集合管的主细胞分泌的，因为原尿中的 K^+绝大部分已在近端小管部位被重吸收回血。其分泌量的多少与血 K^+浓度有关，并受醛固酮的调节。远曲小管和集合管主细胞分泌 K^+与 Na^+的主动重吸收有密切的联系，当 Na^+主动重吸收后，就在小管内外建立了电位差，小管腔内为负（为-45～-10mV），这种电位差是促使 K^+分泌的动力。由于 K^+的分泌与 Na^+的重吸收相耦联，所以将这种离子交换称为 K^+-Na^+交换。

在远曲小管和集合管处，K^+-Na^+交换和 H^+-Na^+交换具有竞争性抑制，例如机体酸中毒时，由于小管细胞内的碳酸酐酶活动加强，生成的 H^+增多，于是 H^+-Na^+交换增多，而 K^+-Na^+交换则减少，从而使尿中排出的 H^+增多而 K^+减少，导致高血钾；同理，碱中毒可导致低血钾。

（三）NH_3 的分泌

ER-20-5 肾小管分泌 H^+和 NH_3 的示意图

远曲小管和集合管的上皮细胞在代谢过程中由谷氨酰胺脱氨不断生成 NH_3。NH_3 具有脂溶性，能通过细胞膜向小管周围组织间液和小管液中自由扩散。分泌的 NH_3 迅速与小管液中的 H^+结合生成 NH_4^+，小管液中 NH_3 浓度因此而下降，于是在管腔膜两侧形成了 NH_3 浓度差，此浓度差又进一步加速了 NH_3 向小管液中扩散。因此，H^+的分泌可促使 NH_3 的分泌。生成的 NH_4^+可进一步与小管液中强酸盐（如 NaCl）的负离子结合，生成铵盐随尿排出，而强酸盐的正离子（如 Na^+）则通过 H^+-Na^+交换而进入肾小管细胞，与细胞内 HCO_3^-一起转运回血。肾小管和集合管上皮分泌 NH_3，既通过铵盐的生成促进了排 H^+，又促进了 $NaHCO_3$ 的重吸收，增加了碱储备，对调节机体酸碱平衡也有重要意义。

第三节 尿液生成的调节

调节尿液生成的方式有三种，即自身调节、神经调节和体液调节。

一、自身调节

肾内自身调节（renal autoregulation）是指通过肾小球与肾小管自身活动的改变以及肾小管内溶质浓度的改变来调节尿液生成的方式。

（一）球-管平衡

近端小管的重吸收率与肾小球滤过率之间有密切联系。当肾小球滤过率增大时，近端小管对 Na^+和水的重吸收率即增大；反之，当肾小球滤过率减少时，近端小管对 Na^+和水的重吸收率即减少。近端小管对 Na^+和水的重吸收率始终占肾小球滤过率的 65%～70%，这种现象称为近端小管**定比重吸收**（constant fraction reabsorption）。近端小管始终按肾小球滤过液的一定比例对溶质和水进行重吸收的现象，则被称为肾小球-肾小管平衡（glomerulo-tubular balance），简称**球-管平衡**。

关于球-管平衡的产生机制，目前认为主要与近端小管周围的毛细血管血压和血浆胶体渗透压的变化有关。由于近端小管周围毛细血管内的血液直接来自肾小球的出球小动脉，在肾血流量不变的前提下，当肾小球滤过率增加时，进入近端小管周围毛细血管的血量就会减少，导致毛细血管内血压下降，而血管内胶体渗透压则升高，于是近端小管周围组织液加速进入毛细血管，组织间隙内静水压因之下降，有利于近端小管对 Na^+ 和水的重吸收；肾小球滤过率如果减少，则发生相反的变化。所以，无论肾小球滤过率增大或减小，近端小管对 Na^+ 和水的重吸收率总能保持不变。此外，肾小管重吸收功能的改变也可能反过来引起肾小球滤过率发生相应的变化。例如，小管内压增加进而使囊内压增加，有效滤过压则降低，肾小球滤过率因而减少。这也是一种球-管平衡现象。

球-管平衡的生理意义是使尿中排出的 Na^+ 和水不致因肾小球滤过率的增减而出现大幅度的变动，即保持尿钠和尿量的相对稳定。

（二）管-球反馈

当肾血流量和肾小球滤过率增加时，到达远曲小管致密斑的小管液的流量增加，引起致密斑发出信息，使肾血流量和肾小球滤过率恢复至正常水平；相反，当肾血流量和肾小球滤过率减少时，流经致密斑的小管液的流量即下降，致密斑发出信息，使肾血流量和肾小球滤过率增加至正常水平。这种通过小管液的流量变化影响肾血流量和肾小球滤过率的现象称为肾小管-肾小球反馈（tubulo-glomerular feedback），简称**管-球反馈**。管-球反馈的产生与致密斑关系密切，致密斑在管-球反馈中起重要的传感器作用。致密斑能感受小管液流量及其中 NaCl 含量的变化。当肾血流量发生变化时，肾小球滤过率即刻改变，流经远曲小管的小管液流量及 NaCl 含量随即也改变，致密斑通过某种形式的信息传递，调节相邻球旁细胞分泌肾素，导致局部生成血管紧张素Ⅱ（AngⅡ），通过 AngⅡ影响出球小动脉口径，进而影响肾血流量和肾小球滤过率。此外，肾内产生的**前列腺素**（prostaglandin，PG）、腺苷和儿茶酚胺等也参与管-球反馈。管-球反馈是肾血流量和肾小球滤过率自身调节的重要机制之一。

在动脉血压改变或其他破坏稳态的情况下，管-球反馈和球-管平衡共同作用，防止远端小管中流量的大幅度变化，从而维持体液量与血钠含量的稳定。

（三）小管液中溶质的浓度

肾小管和集合管重吸收水的动力是小管液和上皮细胞之间的渗透压梯度（主要来源于 Na^+）。当小管液中某些溶质因某些原因未被重吸收时，小管液中的溶质浓度即升高，小管液渗透压也随之增大，由于渗透作用，导致一部分水保留在小管内，使小管液中的 Na^+ 被稀释而浓度降低，于是小管液和上皮细胞之间的 Na^+ 浓度梯度降低，从而使 Na^+ 的重吸收减少，导致小管液中有较多的 Na^+，进而通过渗透作用又使小管液中保留较多的水，结果使水的重吸收减少，尿量和 NaCl 的排出量即增多。这种小管液溶质浓度升高时，由于渗透作用使水的重吸收减少，尿量增加的现象称为**渗透性利尿**（osmotic diuresis）。例如糖尿病患者的多尿，就是由于小管液中葡萄糖含量增多，肾小管不能将葡萄糖完全重吸收回血，小管液渗透压因而增高，影响了 Na^+、Cl^- 和水的重吸收所造成的。临床上常利用渗透性利尿的原理，给患者静脉滴注可被肾小球滤过但不被肾小管重吸收的物质如甘露醇等，通过提高小管液中溶质的浓度，达到利尿和消除水肿的目的。

二、神经调节

参与调节尿液生成的神经为肾交感神经。肾交感神经兴奋时，其末梢释放去甲肾上腺素，可通过以下三个方面直接调控尿生成：①通过 α 受体引起入球小动脉、出球小动脉收缩，特别是入球小动脉收缩更显著，使进入肾小球毛细血管的血流量减少，肾小球毛细血管血压下降，导致肾小球有效滤过压下降，肾小球滤过率减少；②通过 β 受体刺激球旁细胞分泌肾

笔记栏

素，增加**肾素-血管紧张素-醛固酮系统**（renin-angiotensin-aldosterone system，RAAS）的活动，进而增强远曲小管和集合管对 Na^+、Cl^-和水的重吸收；③通过 α_1 受体增加近端小管和髓袢上皮细胞对 Na^+、Cl^-和水的重吸收。此外，肾交感神经还可通过影响体液因素间接调节尿液的生成。

三、体液调节

（一）血管升压素

1. 血管升压素的合成与分泌　血管升压素（VP）又称抗利尿激素（ADH）。在人和某些哺乳动物，其第八位氨基酸残基为精氨酸，故又称**精氨酸血管升压素**（arginine vasopressin，AVP）。VP 主要由下丘脑视上核和室旁核的大细胞神经元合成，经下丘脑-垂体束运输到神经垂体储存并分泌入血。

2. 血管升压素的生理作用　VP 的主要作用是提高远曲小管和集合管上皮细胞对水的通透性，促进水的重吸收，从而使尿液浓缩，尿量减少。此外，VP 还可提高内髓部集合管对尿素的通透性，促进髓袢升支粗段对 Na^+、Cl^- 的主动重吸收，从而提高肾髓质组织液的渗透梯度，有利于尿的浓缩。

VP 有 V_1 和 V_2 两种受体。V_1 受体主要分布于血管平滑肌，激活后可引起血管平滑肌收缩，血流阻力增大，血压升高。V_2 受体主要分布于远曲小管和集合管上皮细胞膜上，属于 G 蛋白耦联受体。生理剂量的 VP 主要与 V_2 受体结合，通过 G_S-AC-cAMP-PKA 通路，使上皮细胞内含水孔蛋白（AQP_2）的小泡镶嵌在上皮细胞的顶端膜中，形成水通道，从而增加顶端膜对水的通透性。小管液中的水在渗透压梯度作用下，通过水通道进入上皮细胞，再经基底侧膜的水孔蛋白 AQP_3 和 AQP_4 进入细胞间液而被重吸收入血（图 20-12）。

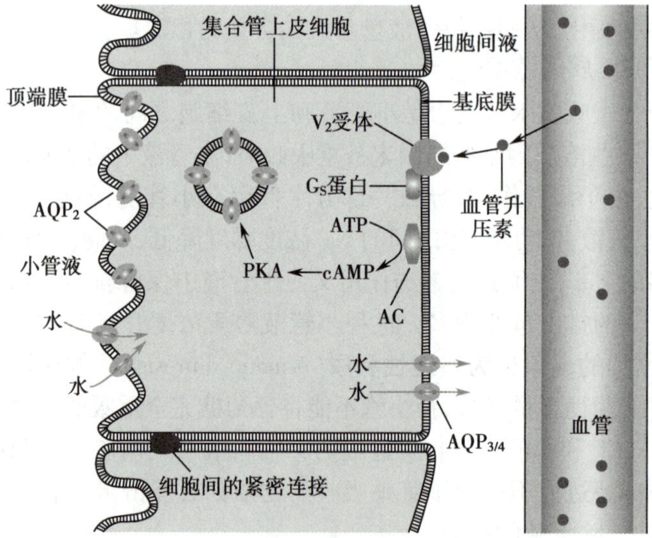

图 20-12　血管升压素的作用机制示意图

3. 血管升压素的分泌调节　调节 VP 分泌的因素主要是血浆晶体渗透压，循环血量以及动脉血压。

（1）血浆晶体渗透压：血浆晶体渗透压是生理条件下调节 VP 分泌的最重要刺激因素。研究证明，当血浆晶体渗透压升高达到刺激 VP 分泌的阈值后，血浆晶体渗透压每升高 1%，血浆中 VP 浓度即升高 1pg/ml。血浆晶体渗透压改变对 VP 分泌的影响是通过**渗透压感受器**(osmoreceptor)介导实现的。在下丘脑视上核附近有渗透压感受器，其对不同溶质引起的血浆晶体渗透压升高的敏感性是不同的。由 Na^+ 和 Cl^- 形成的血浆晶体渗透压变化是引起 VP 分泌的最有效刺激，但葡萄糖和尿素的刺激则较弱。

当机体大量出汗、剧烈呕吐或腹泻时，可引起体内失水多于溶质丧失，使血浆晶体渗透压升高，对渗透压感受器的刺激增强，引起 VP 分泌增多，远曲小管和集合管对水的重吸收增加，尿量减少，从而保留体内的水分；反之，当短时间内大量饮清水后，血液被稀释，血浆晶体渗透压降低，VP 分泌即减少，远曲小管和集合管对水的重吸收减少，尿量即增多。大量饮清水后引起尿量增多的现象称为**水利尿**(water diuresis)。正常人一次快速饮用 1 000ml 清水后，在 15~30 分钟内尿量便开始增多，第 1 小时末尿量达峰值，随后逐渐减少，通常在第 2~3 小时后排出尿量可恢复至饮水前水平。如果饮用的是等渗盐水，由于血浆晶体渗透压基本不变，则不会出现明显的上述变化(图 20-13)。

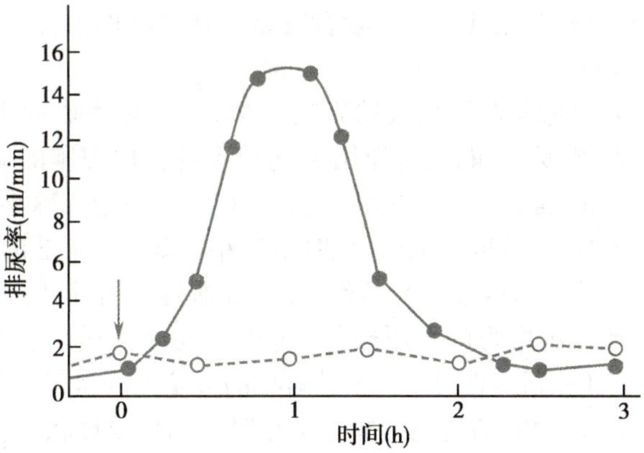

图 20-13　饮清水（实线）或等渗盐水（虚线）对尿量的影响示意图

(2) 循环血量：循环血量改变时，可通过作用于左心房和胸腔大静脉的容量感受器(心肺感受器)，反射性地影响 VP 分泌。循环血量增多时，容量感受器传入冲动增多，经迷走神经传入延髓，再上行至下丘脑，抑制 VP 释放，促进血量恢复；当循环血量减少时，容量感受器传入冲动减少，VP 释放增加；当循环血量进一步减少，使动脉血压下降时，通过颈动脉窦压力感受器也可反射性地促进 VP 的释放。当 VP 分泌大大增加时，既通过促进水的重吸收保存血量，又可作用于 V_1 受体，收缩血管平滑肌，升高血压。

(3) 动脉血压：当动脉血压在正常范围时(平均动脉压为 100mmHg)，压力感受器传入冲动对 VP 分泌起抑制作用；动脉血压升高时抑制作用增强；当动脉血压低于正常水平时，这种抑制作用减弱，VP 分泌即增加。

(4) 其他因素：疼痛刺激和情绪紧张可反射性使 VP 分泌增加，尿量减少；弱的冷刺激可使其分泌减少，尿量增多；下丘脑病变累及视上核、室旁核或下丘脑-垂体束时，VP 分泌发生障碍，尿量则可出现明显增加，甚至导致尿崩症。

知识链接

尿　崩　症

尿崩症是指精氨酸血管升压素(AVP)不同程度的缺乏，或各种原因引起的肾脏对 AVP 敏感性降低，导致肾小管重吸收水障碍的一组综合征，其临床特点为多尿、烦渴、大量饮水、低比重尿或低渗尿。24 小时尿量可多达 5~10L 或更多，尿比重常在 1.001~1.005。尿崩症常见于青壮年，可分为中枢性尿崩症、肾性尿崩症和妊娠期尿崩症，不同类型的尿崩症治疗方式不完全相同。

笔记栏

ER-20-6

肾素-血管紧张素-醛固酮系统示意图

（二）肾素-血管紧张素-醛固酮系统

球旁细胞分泌的肾素是一种蛋白水解酶，能催化血浆中的血管紧张素原生成血管紧张素Ⅰ（AngⅠ）。在血液和组织中（特别是肺组织）存在丰富的血管紧张素转换酶，能降解AngⅠ生成AngⅡ，AngⅡ再经血管紧张素酶A作用后，进一步生成AngⅢ和AngⅣ。AngⅠ基本没有生物活性，AngⅣ的作用与AngⅢ相似，但其活性也很弱。AngⅡ的作用一方面是直接调节心血管活动，同时对尿的生成具有调节作用。AngⅡ、AngⅢ还能刺激肾上腺皮质球状带合成和分泌**醛固酮**（aldosterone）。可见，肾素、血管紧张素、醛固酮三者在血浆中的水平是保持一致的，因此将这三者看成是相互关联的功能系统，称为肾素-血管紧张素-醛固酮系统（RAAS）。

1. AngⅡ对尿生成的影响　AngⅡ对尿生成的影响包括直接作用和间接作用。AngⅡ在生理浓度时，能通过作用于近端小管上皮细胞的血管紧张素受体，直接促进近端小管对Na^+的重吸收；在AngⅡ浓度较高时，直接引起入球小动脉发生强烈收缩，则肾小球滤过率减小；当AngⅡ浓度较低时，此时出球小动脉对AngⅡ的敏感性高于入球小动脉，故AngⅡ可引起出球小动脉收缩，引起肾小球毛细血管血压升高，导致肾小球滤过率增加，这样，在近端小管周围毛细血管内血压较低，而血浆胶体渗透压较高，从而间接促进近端小管的重吸收。AngⅡ还能通过促进VP和醛固酮的分泌而间接发挥作用。

2. 醛固酮的功能　醛固酮是肾上腺皮质球状带分泌的一种激素，对肾脏的作用是促进远曲小管和集合管对Na^+的主动重吸收，同时促进K^+的排出，所以醛固酮具有保Na^+排K^+作用。醛固酮进入远曲小管和集合管上皮细胞后，与胞质内受体结合，形成激素-受体复合体，后者穿过核膜与核中DNA特异性结合位点结合，通过基因调节，生成特异性mRNA，并最终合成多种**醛固酮诱导的蛋白**（aldosterone-induced protein），这些醛固酮诱导的蛋白可能是：①顶端膜的钠通道蛋白，由于钠通道数量增加，因而有利于小管液中Na^+向细胞内扩散；②线粒体中合成ATP的酶，能增加ATP的生成量，为上皮细胞钠泵活动提供更多能量；③基底侧膜的钠泵，能加速细胞内的Na^+泵出和K^+泵入细胞，增大细胞内和小管液之间的K^+浓度，有利于K^+分泌（图20-14）。

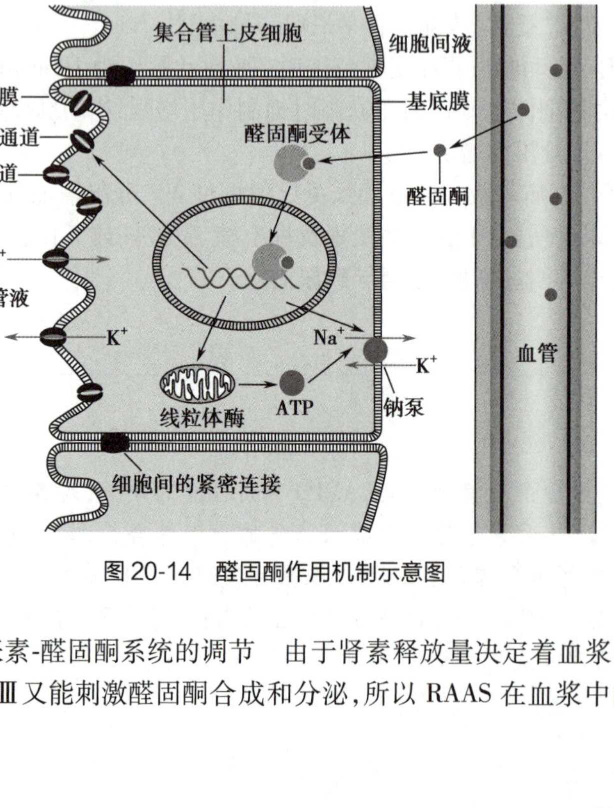

图20-14　醛固酮作用机制示意图

3. 肾素-血管紧张素-醛固酮系统的调节　由于肾素释放量决定着血浆中血管紧张素的浓度，而AngⅡ和AngⅢ又能刺激醛固酮合成和分泌，所以RAAS在血浆中的浓度和对尿生成的作用主要由肾素的分泌来调控。而肾素的分泌受多方面因素的调节，包括肾内机制、神经和体液机制。

（1）肾内机制：肾内机制是指可在肾内完成的调节，其感受器有两种，分别是位于入球小动脉处的牵张感受器和致密斑。前者感受肾动脉的灌注压，后者感受流经远曲小管处的小管液流量及 NaCl 含量。当动脉血压降低时，肾动脉灌注压即降低，于是小动脉壁的牵张程度减弱，刺激肾素释放量增加；同时，由于入球小动脉的压力降低，血流量减少，肾小球滤过率减少，流经致密斑的小管液流量及 NaCl 含量均减少，刺激致密斑再作用于球旁细胞，使肾素释放增加。

（2）神经机制：球旁细胞受肾交感神经支配，肾交感神经兴奋时释放去甲肾上腺素，作用于球旁细胞的 β 受体，可直接刺激肾素释放。

（3）体液机制：循环血液中的肾上腺素和去甲肾上腺素、肾内生成的前列腺素 E_2（prostaglandin E_2，PGE_2）和前列环素（PGI_2）均可直接刺激球旁细胞释放肾素；Ang Ⅱ、VP、心房钠尿肽、内皮素和 NO 则可抑制肾素的释放。

此外，当血 K^+浓度升高或血 Na^+浓度降低时，还可直接刺激肾上腺皮质球状带，增加醛固酮的分泌；反之，血 K^+浓度降低或血 Na^+浓度升高时，则可抑制醛固酮分泌。实验表明，醛固酮的分泌对血 K^+浓度的改变更为灵敏。

（三）心房钠尿肽

心房钠尿肽（ANP）是由心房肌细胞合成和分泌的激素，有明显的促进 NaCl 和水排出的作用。其作用机制包括：抑制集合管对 Na^+、Cl^-的重吸收；使入球小动脉和出球小动脉，尤其是入球小动脉舒张，增加肾血流量和肾小球滤过率；抑制肾素、醛固酮、VP 的分泌。因此，ANP 是体内调节水盐代谢、维持血容量、保持内环境相对稳定的重要激素之一。

第四节　尿液的浓缩和稀释

尿液的浓缩和稀释是根据尿液渗透压与血浆渗透压相比较而言的。如果排出的尿液的渗透压比血浆渗透压高，称为**高渗尿**（hyperosmotic urine），表示尿液被浓缩；如果排出尿液的渗透压比血浆渗透压低，称为**低渗尿**（hyposthenuria），表示尿液被稀释；如果尿液的渗透压与血浆渗透相等，称为**等渗尿**（isosthenuria）。正常人尿液的渗透压在 50~1 200mOsm/（kg·H_2O）之间波动，表明肾脏具有强大的浓缩和稀释尿的功能。临床上通过检测尿液的渗透压，即可了解肾脏对尿液浓缩和稀释的能力。

一、尿液浓缩和稀释的机制

关于尿液浓缩和稀释的产生机制，目前认为，主要与肾髓质高渗梯度的形成与维持以及 VP 的分泌量有关。肾髓质高渗梯度是完成尿液浓缩的必要前提条件，而 VP 分泌量的多少则是决定尿液浓缩和稀释程度的关键因素。肾髓质高渗梯度的形成与维持则取决于近髓肾单位、集合管以及直小血管的功能与结构的完整性。

（一）肾髓质高渗梯度现象

研究发现，在鼠肾皮质部位的组织液的渗透压与血浆渗透压的比值为 1.0，即肾皮质部位的组织液是等渗液。而在肾髓质部位，组织液的渗透压与血浆渗透压的比值随着由髓质外层向乳头部深入而逐渐升高，分别为 2.0、3.0、4.0，这不仅说明肾髓质的组织液是高渗液，并且提示，在肾髓质由外层向乳头部存在肾髓质高渗梯度现象（图 20-15）。肾脏对尿液的浓缩与肾髓质组织液保持高渗梯度有密切关系。

笔记栏

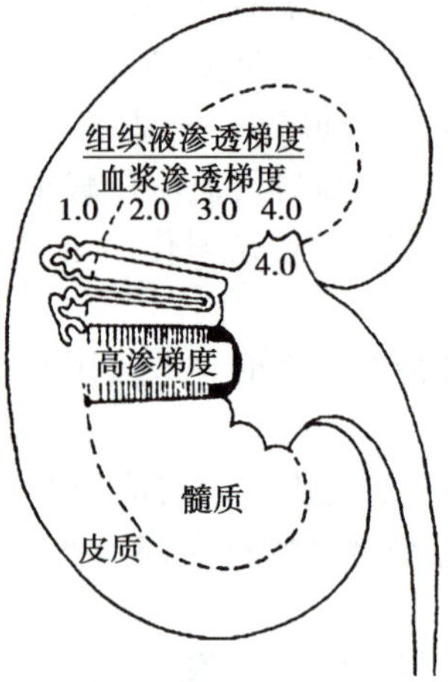

图 20-15 肾髓质高渗梯度示意图
线条越密集，表示渗透浓度越高

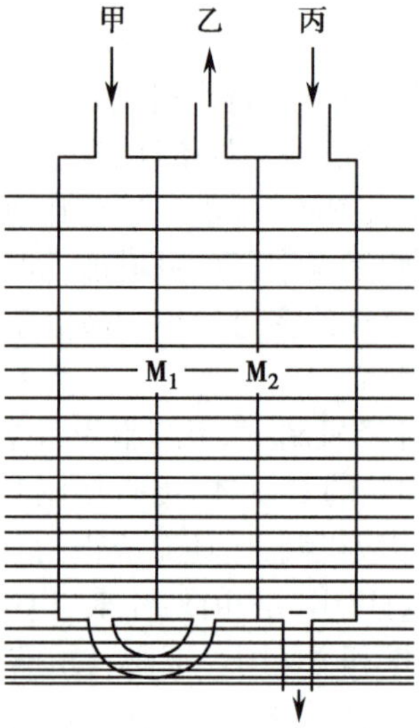

图 20-16 逆流倍增系统示意图

（二）肾髓质高渗梯度的形成与维持

关于肾髓质高渗梯度的形成与维持，目前主要根据肾小管的特殊结构以及各段肾小管对水和溶质的通透性不同，运用物理学中的**逆流交换**（counter-current exchange）和**逆流倍增**（counter-current multiplication）现象来解释。

1. 逆流交换和逆流倍增　**逆流**（countercurrent）是一个物理学概念，是指甲乙两个并列的管道中流动着方向相反的液体。如果甲乙两管之间存在着温度差或浓度差，而且两管之间具有导热性或通透性，则液体在逆流过程中，其中的热量或溶质可在两管之间不断进行交换，这一过程称为逆流交换。该系统则称为逆流交换系统。在逆流交换系统中，升支中液体的热能或溶质不断进入降支，使降支中液体的温度或溶质浓度逐渐升高，升支中液体的温度或溶质浓度逐渐降低，最终使两管从顶端至底端之间形成明显的温度或浓度梯度，这一过程称为逆流倍增。当彼此相邻的流体向着相反方向运动时，组成流体的组分就会在某一水平上达到平衡，构成这一过程的全部被统称为逆流倍增系统（图 20-16）。逆流倍增系统要具备两个基本条件，一是流体组分要反向流动，二是流体组分能被选择性交换。

甲乙两管内液体逆向流动，属逆流。假设 M_1 膜对水不通透，但能主动将溶质由乙管泵入甲管，经过 M_1 膜的作用，甲管中溶质浓度自上而下不断升高，在管的下端弯曲部溶质浓度达最高，而乙管中溶质浓度自下而上不断降低，这样，不论是甲管还是乙管，从上往下溶质浓度均逐渐升高，形成溶质浓度梯度，即出现了逆流倍增。在此基础上，丙管内液体向下流动，与乙管内液体形成逆流。假设 M_2 膜只对水有通透性，而对溶质不通透，丙管内的水将因乙管溶质的渗透作用而进入乙管，这样，丙管内溶质浓度将从上到下逐渐增加，而从丙管下端流出的液体就自然变成了高渗液体。

在肾脏中，由于近髓肾单位的髓袢降支、髓袢升支以及集合管彼此靠近，其中流体呈反向流动，且管壁具有选择通透性，并且髓质的直小血管呈 U 形排列，其中流体也呈反向流动，管壁也具有选择通透性，完全具备上述构成逆流交换和逆流倍增系统的基本条件，因此认为，肾髓质高渗梯度的形成与维持是通过髓袢、集合管以及直小血管的逆流交换和逆流倍增来实现的。而髓袢、集合管、直小血管是形成和维持肾髓质高渗梯度的结构基础。

2. 外髓部高渗梯度的形成　外髓部高渗梯度的形成与髓袢升支粗段主动重吸收 Na^+ 和

笔记栏

Cl^-有关。在外髓部，由于髓袢升支粗段能主动重吸收 Na^+和 Cl^-，但对水不易通透，因此，升支粗段小管液流向皮质时，随着管腔内 NaCl 被主动重吸收，管外组织液渗透压逐渐升高，并且越靠近内髓部，渗透压越高，从而在外髓部形成一个由内向外的渗透压梯度（图 20-17）。

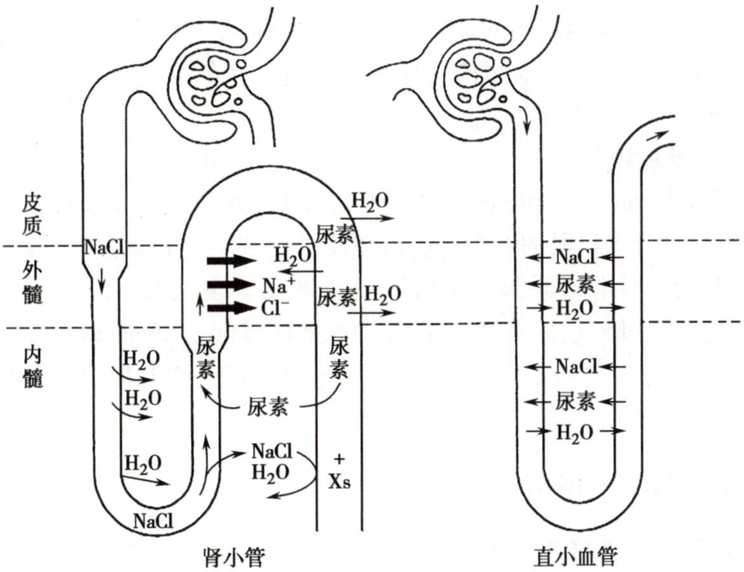

图 20-17　肾髓质高渗梯度的形成示意图

粗箭头表示主动重吸收 Na^+和 Cl^-；Xs 表示未被重吸收的溶质

3. 内髓部高渗梯度的形成　内髓部高渗梯度的形成与 Na^+和 Cl^-在髓袢升支细段被动重吸收以及尿素在集合管与髓袢升支细段间的再循环有关（图 20-17）。在内髓部，由于髓袢降支细段对 Na^+和 Cl^-不易通透，但对水通透性较高，随着水的重吸收，管内 NaCl 浓度逐渐升高，在髓袢降支折返处达最高，故当小管液从折返处流向升支细段时，小管内与管周组织液之间的 NaCl 浓度差明显增大，此时，由于升支细段对 Na^+和 Cl^-易通透，Na^+和 Cl^-则顺浓度差扩散进入内髓部组织液，使内髓部组织液的 Na^+和 Cl^-浓度升高，渗透压升高。此外，来自外髓部集合管的小管液进入内髓部集合管时，由于此处管壁对尿素的通透性大，小管液中尿素则迅速通过管壁向内髓部组织液扩散，造成内髓部组织液中尿素浓度增高，进入内髓部的尿素还可再次进入髓袢升支细段，而后通过髓袢升支粗段、远端小管、皮质和外髓部集合管，又回到内髓部集合管，继续扩散到内髓部组织液中，这种尿素的循环过程称为**尿素再循环**（urea recirculation），尿素再循环进一步使内髓部组织液渗透压升高。

4. 肾髓质高渗梯度的维持　肾髓质高渗梯度的维持主要是靠 U 形直小血管逆流交换实现的（图 20-17）。直小血管是近髓肾单位的出球小动脉延伸形成的毛细血管，细长而达髓质深部，呈 U 形，与髓袢、集合管紧邻且平行排列。当血液流经直小血管降支时，由于其周围组织液中的 Na^+、Cl^-和尿素浓度高于血管同一水平血液的浓度，故 Na^+、Cl^-和尿素向血管降支扩散，而水则从血管降支渗出，这样血管降支中的 Na^+、Cl^-和尿素浓度逐渐升高，在血管折返处其浓度达最高；当血液反流入血管升支时，由于升支内的 Na^+、Cl^-和尿素的浓度又高出同一水平的组织液，于是 Na^+、Cl^-和尿素又向组织液扩散，而水又渗入血管升支。这一过程称为直小血管的逆流交换作用。不难发现，通过直小血管的逆流交换作用，会使绝大部分 Na^+、Cl^-和尿素被保留在髓质的组织液中，而水则不断随血液返回体循环，不会过多停留于髓质中，从而使肾髓质始终维持高渗梯度状态。

笔记栏

（三）尿液浓缩的机制

尿液的浓缩(concentration of the urine)是由于小管液中的水被重吸收而溶质仍保留在小管液中造成的。来自髓袢升支粗段的低渗小管液从远曲小管进入集合管,在穿过肾髓质高渗区流向肾乳头方向时,由于 VP 的作用,使远曲小管和集合管对水的通透性提高,水就被从管内抽吸到管外,于是集合管内的水分越来越少,渗透压越来越高,尿液被浓缩,形成高渗尿。当机体高度缺水时,每日尿量可能只有 300~400ml,尿的渗透压可达 1 200~1 400mOsm/(kg · H_2O),比血浆高 4~5 倍。

（四）尿液稀释的机制

尿液的稀释(dilution of the urine)是由于小管液中的溶质被重吸收而水仍保留在小管液中造成的。来自髓袢升支粗段的低渗小管液在流经远端小管和集合管时,由于 VP 分泌不足,远端小管和集合管对水的通透性降低,Na^+、Cl^-被继续重吸收,而水不易被重吸收,于是小管液的渗透压进一步降低,尿液被稀释,尿的渗透压可低至 50mOsm/(kg · H_2O),形成大量低渗尿。尿崩症患者由于 VP 完全缺乏,其尿量每天可达 20L 以上,尿的渗透压可低至 30~40mOsm/(kg · H_2O)。

二、影响尿液浓缩和稀释的因素

（一）影响肾髓质高渗梯度形成的因素

肾髓质高渗梯度是完成尿液浓缩的必要前提条件,是由髓袢、集合管逆流倍增形成的。逆流倍增效率的高低与髓袢、集合管的结构及功能是否完整有关。比如,髓袢长,则逆流倍增效率高,形成渗透梯度大,浓缩效率高;反之,髓袢短,则逆流倍增效率低,形成渗透梯度小,浓缩效率低。小儿髓袢较成年人短,故其尿量较多,尿的渗透压降低。

NaCl 是形成肾髓质高渗梯度的重要因素,凡影响髓袢升支粗段主动重吸收 Na^+和 Cl^-的因素,都能影响髓质高渗梯度的形成。如髓袢利尿剂呋塞米能抑制髓袢升支粗段 Na^+-$2Cl^-$-K^+的同向转运,减少 Na^+和 Cl^-的主动重吸收,降低外髓部高渗状态,进而减少远端小管和集合管对水的重吸收,阻碍尿浓缩。

肾髓质高渗梯度的形成需要尿素参与,尿素通过尿素再循环进入肾髓质,尿素进入髓质的量取决于尿素浓度及集合管对尿素的通透性。一些营养不良、长期蛋白质摄入不足的患者,蛋白质代谢减少,尿素生成量减少,则影响内髓质高渗的形成,从而使尿浓缩功能降低。

逆流倍增与髓袢的组织结构是否完整有关。例如,肾髓质受损,尤其内髓部的髓袢受损,如髓质钙化、萎缩或髓质纤维化等疾病时,逆流倍增效率即减退或丧失,从而影响尿浓缩。

（二）影响远曲小管和集合管对水通透性的因素

远曲小管和集合管对水通透性的改变能直接影响尿浓缩和稀释,而其对水的通透性有赖于血液中 VP 的浓度。当血液中 VP 浓度升高时,远曲小管和集合管对水通透性增加,尿液被浓缩;相反,当血液中 VP 浓度降低时,远曲小管和集合管对水通透性降低,尿液被稀释。

（三）直小血管血流量和流速对髓质高渗梯度维持的影响

直小血管的逆流交换作用对维持肾髓质高渗梯度是极为重要的。因此,直小血管血流量和流速变化时,对髓质高渗梯度的维持能产生明显影响。当直小血管血流量增加和流速加快时,可从髓质组织中带走较多 Na^+、Cl^-和尿素,从而使肾髓质渗透梯度降低;当直小血管血流量不足和流速变慢时,由于供氧不足,使肾小管转运功能发生障碍,影响髓质高渗梯度的维持。以上两种情况均可降低肾的浓缩功能。

第五节 清 除 率

清除率(clearance rate,C)是指两侧肾脏在单位时间(一般用每分钟)内能将多少毫升血浆中所含的某物质完全清除出去,这个被完全清除了该物质的血浆毫升数,称为该物质的清除率。清除率能够反映肾脏对不同物质的排泄能力,是一种常用的检测肾功能的指标。

一、清除率的计算方法

计算某物质(X)的清除率(C_x),需要测定三个数据:尿中某物质的浓度(U_x,mg/100ml);每分钟尿量(V,ml/min);血浆中某物质的浓度(P_x,mg/100ml)。由于尿中的物质均来自血浆(滤过或分泌),所以

$$U_x \times V = P_x \times C_x$$

计算清除率的公式为:

$$C_x = U_x \times V / P_x$$

根据此公式可以计算出不同物质的清除率。例如,葡萄糖的清除率为0,而尿素的清除率为70ml/min,等等。需要指出的是,肾并不一定能把某一部分血浆中的某物质完全清除掉,所以清除率仅是一个推算的值,它更能反映的是每分钟内所清除的某种物质的量来自多少毫升血浆,或相当于多少毫升血浆中所含的某物质的量。

二、测定清除率的意义

测定清除率不仅可以了解肾功能,还可以分别推算肾小球滤过率、肾血浆流量以及判断肾小管对各种物质的重吸收和分泌的情况等。

(一)测定肾小球滤过率

已知肾每分钟排出某物质(X)的量为 $U_x \times V$,如果该物质可经肾小球自由滤过进入肾小管,并被肾小管、集合管重吸收和分泌,则 $U_x \times V$ 应等于每分钟肾小球滤过量、重吸收量(R_x)和分泌量(S_x)的代数和。每分钟内肾小球滤过的该物质的量应等于肾小球滤过率与该物质血浆浓度(P_x)的乘积,因而肾每分钟排出该物质的量,即

$$U_x \times V = GFR \times P_x - R_x + S_x$$

如果血浆中某物质能经肾小球自由滤过,而该物质在肾小管和集合管中既不被重吸收又不被分泌,则该物质在肾小囊超滤液中的浓度与血浆浓度相同,即

$$U_x \times V = GFR \times P_x$$

计算 GFR 的公式为:

$$GFR = U_x \times V / P_x$$

1. 菊粉清除率 **菊粉**(inulin)是存在于植物根中的多糖,也称菊糖。人和动物体内都不含有这种多糖,且对人体无毒性,进入体内不被分解,能完全随尿排出,而且菊粉只从肾小球滤过,不被肾小管、集合管重吸收和分泌,因此它是符合上述测定 GFR 的理想物质,因此,测定菊粉的清除率(C_{in})即可用来代表 GFR。

具体测定方法是,从静脉滴注一定量的菊粉并保持其血浆浓度(P_{in})恒定为1mg/100ml,

笔记栏

然后测定每分钟尿量(V)和尿中菊粉浓度(U_{in})。实际测得 V 为 1ml/min,U_{in} 为 125mg/100ml,菊粉清除率为:

$$C_{in}=U_{in}\times V/P_{in}=(125mg/100ml)\times(1ml/min)/(1mg/100ml)=125ml/min$$

通过对菊粉清除率的测定,认为肾小球滤过率为 125ml/min。

2. 内生肌酐清除率 不难发现,测定菊粉清除率的试验操作复杂,临床即改用较为简便的内生肌酐清除率试验,也能比较准确地测得肾小球滤过率。**内生肌酐**(endogenous creatinine)是指体内组织代谢所产生的肌酐。由于肉类食物含有肌酐以及肌肉剧烈活动时可产生肌酐,所以在测内生肌酐前,被试者应禁食肉类和避免强烈运动。内生肌酐清除率公式为:

$$内生肌酐清除率=尿肌酐浓度(mg/L)\times尿量(L/24h)/血浆肌酐浓度(mg/L)$$

由于肾小管和集合管既能分泌少量肌酐,也可重吸收少量肌酐,因此如果要准确测定肾小球滤过率,则不能直接用内生肌酐清除率的值来代替。

(二)测定肾血浆流量

肾血浆流量(renal plasma flow,RPF)是指每分钟流经两肾全部肾单位的血浆量。可用清除率进行测定。如果血浆中某一物质在流经肾脏后,肾静脉中其浓度接近于 0,则表示该物质经肾小球滤过和肾小管、集合管转运后,从血浆中完全被清除,因此该物质在尿中排出量($U_x\times V$)应等于 RPF 与血浆中该物质浓度(P_x)的乘积,即

$$U_x\times V=RPF\times P_x$$

静脉滴注**碘锐特**(diodrast)或**对氨基马尿酸**(PAH)的钠盐,维持其血浆浓度在 1~3mg/100ml,当血液流经肾脏一次后,血浆中碘锐特或 PAH 可几近完全(90%)被肾清除,因此,测定碘锐特或 PAH 的清除率可用来推测 RPF。但要注意,因肾动脉血液有一部分是供应肾单位以外的组织,这部分血液不被肾小球滤过,也不被肾小管分泌,故实际上肾静脉血中碘锐特或 PAH 的浓度并不等于 0。通过测定 PAH 清除率(C_{PAH})可计算 RPF。如测得 C_{PAH} 为 594ml/min,假定肾动脉血中的 PAH 有 90%被肾清除,则

$$RPF=594ml/min\div90\%=660ml/min$$

若已知 GFR 为 125ml/min,可进一步计算出滤过分数(FF),即

$$FF=125ml/min\div660ml/min\times100\%\approx19\%$$

根据 RPF 和血细胞比容,还可计算出**肾血流量**(renal blood flow,RBF)。若测得受试者的血细胞比容为 45%,RPF 为 660ml/min,则

$$RBF=660ml/min\div(1-45\%)=1\ 200ml/min$$

(三)判断肾小管的功能

通过对各种物质清除率的测定,可判断肾小管对各种物质的重吸收和分泌情况,进而推论肾小管对不同物质的转运功能。例如,葡萄糖可通过肾小球自由滤过,但其清除率为 0,这就表明葡萄糖可被肾小管全部重吸收。尿素的清除率小于肾小球滤过率,表明尿素被滤过之后,可被肾小管重吸收。这里需要说明的是,如果某一物质的清除率小于肾小球滤过率,可以肯定该物质一定在肾小管被重吸收,但也不能由此推断该物质一定不会被分泌,因为只要重吸收量大于分泌量,其清除率仍可小于肾小球滤过率。反之,如果某一物质的清除率大于肾小球滤过率,则表明肾小管必定能分泌该物质,但也不能排除该物质可被肾小管重吸收

的可能性，因为当其分泌量大于重吸收量时，清除率仍高于肾小球滤过率。

（四）反映肾脏的排泄功能

肾脏的主要功能是排泄血液中的有害物质。正常时，这些有害物质都有一个基本的清除率，这样才能保证内环境的相对稳定。如果有害物质的清除率明显降低，则说明肾脏的排泄功能发生了障碍。

第六节　尿液的排放

尿液的生成是个连续不断的过程，进入肾盂的尿液由于压力差以及肾盂的收缩被送入输尿管，通过输尿管的周期性蠕动被运送到膀胱并储存，当膀胱内储存的尿液达到一定量时引起排尿反射，将尿液经尿道排出体外。因此，尿液的排出是间歇的。

一、尿液的理化特性

正常人的新鲜尿液呈透明淡黄色，尿的颜色主要来自胆红素的代谢产物，并受食物和药物的影响。尿中含水95%~97%；溶解于其中的固体物仅占3%~5%，固体物可分为无机盐和有机物两大类。无机盐中主要是氯化钠，其余为硫酸盐、磷酸盐、钾盐和氨盐等；有机物中主要是尿素，其余为马尿酸、肌酐、尿色素等。尿液的 pH 为 5.0~7.0，最大变动范围为 4.5~8.0。尿的 pH 主要受食物性质的影响，荤素杂食的人，由于蛋白质分解后产生的硫酸盐和磷酸盐等随尿排出增多，尿呈酸性；而素食者，由于植物中所含的酒石酸、苹果酸、枸橼酸等均在体内氧化，产生酸性产物较少，故尿呈碱性。正常人尿液比重为 1.015~1.025。尿液的渗透压在 50~1 200mOsm/(kg·H_2O)。测定尿比重和渗透压是用来评估肾脏的浓缩和稀释功能，比重主要反映单位容积的尿中溶质的质量，渗透压则是反映单位容积的尿中溶质分子和离子的颗粒数。

正常成人每昼夜排出的尿量在 1 000~2 000ml 之间，平均为 1 500ml。生理条件下，尿量可以出现较大幅度变化，比如摄入的水分多，或者出汗很少时，尿量会增多；反之，如果摄入水少，或者出汗很多时，尿量就会减少。临床上，通常将每昼夜排出的尿量长期持续在 2 500ml 以上时，称为**多尿**(polyuria)；每昼夜排出的尿量在 100~500ml 范围内，称为**少尿**(oliguria)；每昼夜排出尿量不足 100ml，称为**无尿**(anuria)。少尿或无尿可导致代谢产物排出障碍而在体内堆积，引起尿毒症，因为正常成年人每天产生约 35g 固体代谢产物，至少需要 500ml 尿液才能将其溶解排出；而多尿则可引起机体脱水。

ER-20-7

知识链接：对尿毒症患者的人文关怀

二、膀胱与尿道的神经支配

膀胱是一个中空的肌性器官，膀胱壁由三层平滑肌构成，排尿时它们一起收缩，故称为逼尿肌；与尿道连接处的膀胱颈部平滑肌形成尿道内括约肌，尿道穿过泌尿生殖膈，则形成尿道外括约肌。膀胱逼尿肌和内括约肌受副交感及交感神经双重支配。副交感神经节前神经元的胞体位于第 2~4 骶段脊髓侧角，节前纤维行走于盆神经中，在膀胱壁内换元后，其节后纤维分布于逼尿肌和尿道内括约肌，末梢释放乙酰胆碱与 M 受体结合，能使逼尿肌收缩和尿道内括约肌舒张。盆神经中也含感觉纤维，能感受膀胱壁被牵拉的程度。交感神经起自脊髓胸 11~腰 2 段侧角，经腹下神经到达膀胱。交感神经末梢释放去甲肾上腺素，通过 β 受体可使逼尿肌松弛，通过 α 受体则使尿道内括约肌收缩。尿道外括约肌受阴部神经支配，阴部神经属躯体运动神经，其活动可受意识控制，起源于 2~4 骶段脊髓前角，当其兴奋时，能使尿道外括约肌收缩，反之，外括约肌舒张(图 20-18)。

笔记栏

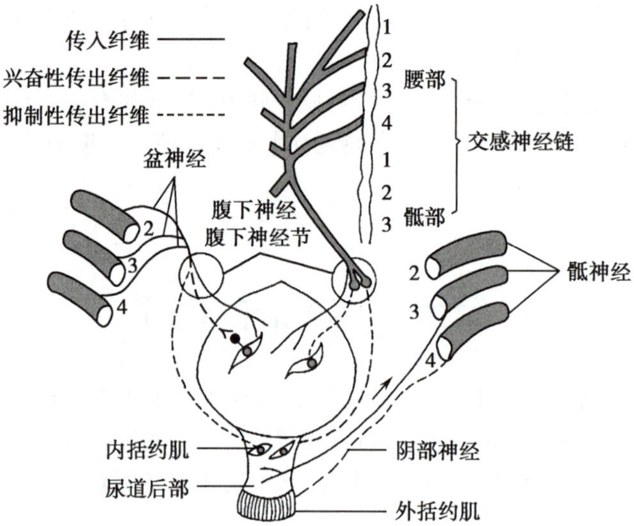

图 20-18 膀胱与尿道的神经支配示意图

三、排尿反射

ER-20-8

人膀胱充盈过程中容量与压力之间的关系

排尿反射（micturition reflex）是一种脊髓反射，即该反射在脊髓水平就能完成。但在正常情况下，排尿反射受脑的高位中枢控制，可有意识地抑制或加强其反射过程。在一般情况下，膀胱逼尿肌受到副交感神经紧张性冲动的影响，总是处于轻度收缩状态，而膀胱内压经常保持在 10cmH_2O 以下。当膀胱内尿量增多到 400～500ml 时，膀胱内压才会升高并超过 10cmH_2O；如果膀胱内尿量增多到 700ml，膀胱内压随之升高到 35cmH_2O 时，逼尿肌便出现节律性收缩，排尿欲增强，但此时大脑高级中枢仍然可以控制排尿；当膀胱内压达到 70cmH_2O 以上时，便出现明显的痛感以至于不得不排尿。可见，引起排尿反射的主要因素是膀胱内压的升高。

当膀胱内尿量增多到一定程度（400～500ml 或以上）时，膀胱壁的牵张感受器即受牵拉而兴奋，产生冲动沿盆神经传入，神经冲动在到达骶髓的初级排尿中枢的同时，也上传到脑干和大脑皮质的高位排尿中枢，从而产生排尿欲。大脑皮质的高位排尿中枢对骶髓初级排尿中枢有易化或抑制性的影响，影响着排尿反射活动。如果条件许可，初级排尿中枢的冲动便沿着盆神经传出，引起膀胱逼尿肌收缩、尿道内括约肌舒张，尿液便会进入尿道，此时尿液可以刺激尿道的感受器，冲动沿神经再次传到初级排尿中枢，进一步加强其活动，并反射性抑制阴部神经的活动，使尿道外括约肌舒张和开放，于是尿液就在膀胱内压的驱使下排出体外。这种由尿液刺激尿道感受器进一步反射性加强排尿中枢活动的过程是一种正反馈，它能促使排尿反射活动反复加强，直至尿液排完为止（图 20-19）。在排尿时，腹肌和膈肌的强力收缩，可使腹内压增高，有协助排尿活动的作用。

四、排尿异常

排尿是一个反射过程，但受到高位中枢的随意控制。如果反射弧的任何一个环节受损，或骶髓初级排尿中枢与高位中枢联系障碍，都将导致排尿异常。

临床上常见的排尿异常有尿频、尿失禁和尿潴留。①尿频：指排尿次数增多，常由于膀胱内炎症或机械性刺激，如结石等，引起；②尿失禁：指排尿失去意识控制，常见于脊髓胸腰段受损，导致骶髓初级排尿中枢与高位中枢失去联系；③尿潴留：指膀胱内充盈大量尿液但排尿反射不能发生，是由于反射弧受损，大多是由于骶段脊髓受损使初级排尿中枢功能障碍

笔记栏

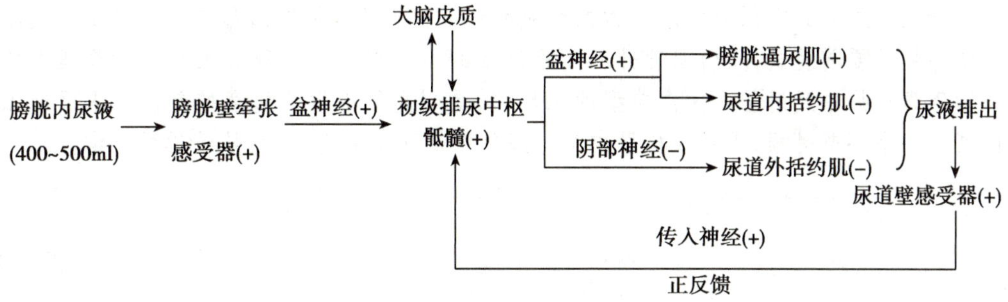

图 20-19 排尿反射路径示意图

(+)表示兴奋或收缩;(-)表示抑制或舒张

所致。婴幼儿因大脑皮质发育尚未完善,对初级排尿中枢的控制能力较弱,故排尿次数较多,且常有夜间遗尿现象。

学习小结

肾脏是人体最重要的排泄器官。肾脏除了生成尿液,还有维持内环境稳态和内分泌功能。肾单位是肾脏最基本的结构和功能单位,由肾小体和肾小管构成。按肾小体所在部位不同,可分为皮质肾单位和近髓肾单位两类,皮质肾单位的主要功能是生成尿液,近髓肾单位在尿的浓缩与稀释过程中起重要作用。肾血流量受自身调节、神经和体液调节。在一般的血压变动范围内,肾脏主要依靠自身调节保持肾血流量的相对稳定,以维持正常泌尿功能;在紧急情况下,则通过交感神经及肾上腺素等体液因素的调节减少肾血流量,以保证心、脑等重要器官的血液供应。

尿生成的过程包括肾小球滤过、肾小管和集合管的重吸收、肾小管和集合管的分泌与排泄三个环节。肾小球滤过是指血液流过肾小球毛细血管时,血浆中的水和小分子物质滤出到肾小囊腔内形成原尿的过程,受到滤过膜通透性和面积、有效滤过压以及肾血浆流量的影响。肾小球滤过率和滤过分数是衡量肾小球滤过功能的重要指标。肾小管和集合管的重吸收指小管液中的水和某些溶质被重新吸收回血液中的过程,重吸收具有选择性和有限性。近曲小管是重吸收最重要的部位;远曲小管和集合管重吸收的量和种类虽比近曲小管少,但由于受血管升压素和醛固酮等体液因素的调节,对终尿的量和质影响大。肾小管和集合管分泌的物质主要是 H^+、K^+和 NH_3,意义是排酸保碱,维持机体的酸碱平衡。

尿液的生成受肾内自身调节、体液调节和神经调节。自身调节包括球-管平衡、管-球反馈和小管液中溶质的浓度造成的渗透性利尿。调节尿生成的体液因素中最重要的是血管升压素和肾素-血管紧张素-醛固酮系统。血管升压素由下丘脑视上核和室旁核的神经元合成、神经垂体分泌;主要作用是提高远曲小管和集合管上皮细胞对水的通透性,促进水的重吸收,使尿量减少,故又称抗利尿激素;其合成与分泌主要受血浆晶体渗透压、循环血量以及动脉血压的调节。血管紧张素Ⅱ可通过直接作用和间接作用减少尿量。醛固酮由肾上腺皮质球状带分泌;作用是促进远曲小管和集合管对 Na^+的主动重吸收,同时促进 K^+的排出(保 Na^+排 K^+作用);分泌主要受肾素-血管紧张素-醛固酮系统,以及血 K^+、血 Na^+浓度的调节。

笔记栏

扫一扫，测一测

肾脏对尿液具有强大的浓缩和稀释能力。肾髓质高渗梯度的形成和维持是完成尿液浓缩的必要前提条件，而血管升压素分泌量的多少则是决定尿液浓缩和稀释程度的关键因素。排尿反射是人体内典型的正反馈，受到高位中枢的随意控制。如果反射弧的任何一个环节受损，或初级排尿中枢与高位中枢联系障碍，都将导致排尿异常。

（严 进）

复习思考题

1. 试分析大失血导致低血压时尿量的改变及其机制。
2. 试比较大量喝清水和大量喝生理盐水时引起尿量增多的机制。
3. 肾小球肾炎时为什么会出现尿少或蛋白尿？
4. 家兔实验中，静脉注射25%葡萄糖溶液5ml会引起尿液发生什么变化？为什么？
5. 从尿生成的过程分析，哪些环节可以是利尿剂的作用靶点？

第二十一章

内　分　泌

21章PPT

PPT 课件

学习目标

1. 掌握生长激素、甲状腺激素、糖皮质激素、肾上腺髓质激素和胰岛素的生理作用及其分泌调节，雄激素、雌激素、孕激素的生理作用。

2. 熟悉激素的概念，激素作用的一般特性，下丘脑的内分泌功能，垂体激素及分泌调节，甲状旁腺激素、降钙素和维生素 D_3 的生理作用。

3. 了解激素作用的机制，甲状腺激素的合成与代谢，睾丸和卵巢的功能和调节。

内分泌(endocrine)是指内分泌细胞将其分泌的活性物质直接排入血液或组织液的过程。**内分泌系统**(endocrine system)是由内分泌腺和散在于某些器官组织中的内分泌细胞组成的具有信息传递功能的调节系统。前者主要包括垂体、甲状腺、甲状旁腺、肾上腺、胰岛、性腺(睾丸和卵巢)、松果体和胸腺等；后者则分布比较广泛，存在于下丘脑、胃肠道黏膜、心脏、血管、肾、肺、皮肤、胎盘等组织内。内分泌系统与神经系统密切配合，共同调节着全身各系统的生理功能，维持机体内环境稳态。内分泌细胞分泌的高效能生物活性物质统称为**激素**(hormone)，激素通过体液作用于具有相应受体的靶细胞。大多数激素经血液循环运输到远距离的靶组织或靶细胞发挥作用，称为**远距分泌**(telecrine)；若激素经组织液扩散作用于邻近靶细胞，称为**旁分泌**(paracrine)；若分泌的激素返回作用于自身细胞发挥反馈作用，称为**自分泌**(autocrine)；若激素直接释放到体内管腔中发挥作用，称为**腔分泌**(solinocrine)；神经内分泌细胞合成和释放的激素(神经激素)沿着轴突借轴浆流动运输到神经末梢释放入血，称为**神经分泌**(neurocrine)。本章主要介绍各内分泌腺所分泌激素的功能及其分泌调节。

ER-21-1

激素在细胞间传递信息的主要方式

第一节　概　　述

内分泌系统分泌的激素作为细胞间通讯的化学信使，通过细胞信号转导途径，起到调节新陈代谢、维持生长发育、维持内环境稳态、调控生殖过程等功能。

一、激素的分类

激素来源复杂、种类繁多，按其化学结构和性质的不同，可分为以下三类(表 21-1)。

(一) 多肽或蛋白质类激素

此类激素最多且亲水性强，主要与靶细胞的膜受体结合，继而启动膜内信号转导系统引起细胞发生生物效应，而其自身并不进入细胞内。

笔记栏

表 21-1 激素的主要来源与化学性质

腺体/组织	生成的激素	英文缩写	化学性质
下丘脑	促甲状腺激素释放激素	TRH	肽类
	促性腺激素释放激素	GnRH	肽类
	促肾上腺皮质激素释放激素	CRH	肽类
	生长激素释放激素	GHRH	肽类
	生长激素释放抑制激素（生长抑素）	GHIH（SS）	肽类
	催乳素释放因子	PRF	肽类
	催乳素释放抑制因子	PIF	胺类/肽类
	血管升压素（抗利尿激素）	VP（ADH）	肽类
	缩宫素	OT	肽类
腺垂体	促肾上腺皮质激素	ACTH	肽类
	促甲状腺激素	TSH	蛋白质类
	促卵泡激素	FSH	蛋白质类
	黄体生成素	LH	蛋白质类
	催乳素	PRL	蛋白质类
	生长激素	GH	蛋白质类
甲状腺	四碘甲腺原氨酸（甲状腺素）	T_4	胺类
	三碘甲腺原氨酸	T_3	胺类
甲状腺 C 细胞	降钙素	CT	肽类
甲状旁腺	甲状旁腺激素	PTH	肽类
胰岛	胰岛素		蛋白质类
	胰高血糖素		肽类
肾上腺皮质	皮质醇		类固醇类
	醛固酮	Ald	类固醇类
肾上腺髓质	肾上腺素	E	胺类
	去甲肾上腺素	NE	胺类
睾丸	睾酮	T	类固醇类
	抑制素		蛋白质类
卵巢	雌二醇	E_2	类固醇类
	雌三醇	E_3	类固醇类
	孕酮	P	类固醇类
胎盘	人绒毛膜促性腺激素	HCG	蛋白质类
消化道、脑	促胃液素		肽类
	缩胆囊素（促胰酶素）	CCK（PZ）	肽类
	促胰液素		肽类
心房肌	心房钠尿肽	ANP	肽类
松果体	褪黑素	MT	胺类

续表

腺体/组织	生成的激素	英文缩写	化学性质
胸腺	胸腺素		肽类
各种组织	前列腺素	PG	脂肪酸衍生物
肾	1,25-二羟维生素 D_3	1,25-$(OH)_2D_3$	固醇类
脂肪组织	瘦素		蛋白质类
血管内皮	内皮素	ET	肽类

（二）胺类激素

胺类激素多为氨基酸的衍生物，如肾上腺素和去甲肾上腺素由酪氨酸经酶修饰而成；甲状腺激素为含碘酪氨酸缩合物。前两者水溶性强，与膜受体结合发挥调节作用；甲状腺激素脂溶性强，可进入细胞直接与核内受体结合发挥调节作用。

上述两类激素因分子中含有氮元素，又统称为含氮激素。

（三）脂类激素

是以脂质为原料合成的激素。

1. 类固醇激素　胆固醇是衍生这类激素的共同前体，包括肾上腺皮质激素、性激素和胆钙化醇（维生素 D_3）。前两者因含有环戊烷多氢菲母核结构又称为甾体激素，后者因其环戊烷多氢菲四环结构中的 B 环被打开又称为固醇激素。类固醇激素分子量小，属于亲脂激素，可直接跨膜，与胞质受体或核受体结合产生生物效应。

2. 脂肪酸衍生物　是指 20 碳脂肪酸衍生的廿烷酸类化合物，包括前列腺素族、血栓素类和白细胞三烯类等。这类激素既可通过膜受体也可通过胞内受体转导信息。

二、激素作用的一般特性

各种激素对靶细胞所产生的调节效应虽然不尽相同，但它们却表现出某些共同的作用特性。

（一）信息传递作用

激素只能对靶细胞的生理生化过程起增强或减弱的作用，并不参与细胞物质与能量代谢的具体环节，也不产生新的生理生化反应，即在细胞间的通讯联络中只充当传输信息的“信使”。

（二）激素作用的相对特异性

表现为激素只选择性地对能够识别它的靶细胞起作用。这种特异性主要取决于细胞是否存在能与某激素发生特异结合的受体，即激素只能选择性地对具有特异性受体的细胞发挥调节作用。如促甲状腺激素只作用于甲状腺；促肾上腺皮质激素只作用于肾上腺皮质。有些激素因受体分布广泛，故其作用也广泛，如生长激素、甲状腺激素几乎作用于全身各部位细胞。受体的数量及其与激素的亲和力均可受生理和病理因素的影响，继而影响到靶细胞对激素的敏感性和反应强度。

（三）高效生物放大作用

激素在血中的浓度很低（nmol/L～pmol/L），但其作用显著，原因是激素与受体结合后，可引发细胞内一系列信号转导程序或酶促反应（见激素的作用机制），并逐级放大，形成一个高效能的生物放大系统。因此，血中激素浓度的微小变化会对正常生理功能产生巨大的影响，说明激素水平的相对稳定对机体内环境和生理功能的稳态有着十分重要的作用。

笔记栏

（四）激素间的相互作用

当多种激素共同参与某一生理功能的调节时，不同激素之间可以发生相互影响，表现为协同作用、拮抗作用和允许作用，以维持该生理功能活动的相对稳定。例如，肾上腺素、生长激素、糖皮质激素及胰高血糖素在升高血糖效应上有协同作用；而胰岛素降低血糖，对上述升血糖激素有拮抗作用。有些激素对某些组织细胞没有直接的生物效应，但它的存在却是另一种激素发挥该效应的必要条件，这种现象称为**允许作用**（permissive action）。如糖皮质激素本身对心肌和血管平滑肌并无收缩作用，但必须有糖皮质激素的存在，儿茶酚胺才能很好地发挥对心血管的调节作用，称为糖皮质激素对儿茶酚胺的允许作用。

三、激素作用的机制

激素作为化学信使物质与靶细胞膜受体或细胞内受体结合后，引起跨膜和细胞内信号转导过程并最终产生生物效应。近年来，随着分子生物学技术的应用和研究，人们对激素作用机制的认识也更加深入。

（一）细胞膜受体介导的激素作用机制——第二信使学说

该学说认为含氮激素作为**第一信使**（first messenger），先与靶细胞膜上的特异受体结合，激活膜内的腺苷酸环化酶（AC），在 Mg^{2+} 存在的条件下，AC 催化 ATP 转化为 cAMP。cAMP 作为**第二信使**（second messenger），激活蛋白激酶 A（PKA），进而催化细胞内的磷酸化反应，引起细胞发生各种生物效应（图 21-1），如腺细胞的分泌、肌细胞的收缩。除 cAMP 以外，cGMP、IP_3、DG 或 Ca^{2+} 均可作为第二信使。但也有膜受体介导的反应过程中没有明确的第二信使产生。膜受体主要有 G 蛋白耦联受体、酪氨酸激酶受体和鸟苷酸环化酶受体等（详见第十四章）。

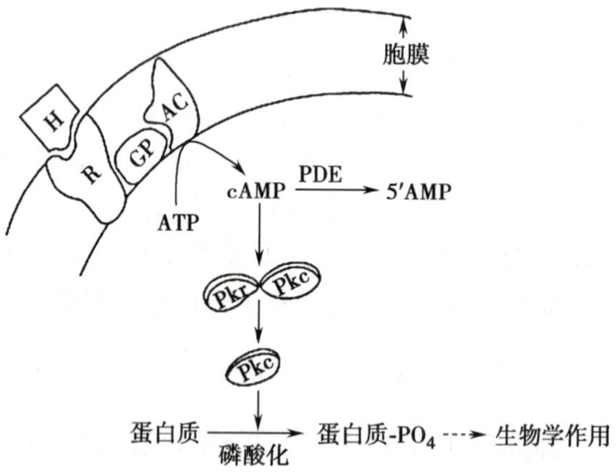

图 21-1　AC-cAMP-PKA 途径示意图

（二）细胞内受体介导的激素作用机制——基因表达学说

细胞内受体位于胞质和胞核内。**基因表达学说**（gene expression hypothesis）认为类固醇激素为脂溶性的小分子物质，可透过胞膜进入细胞，先与胞质受体结合形成激素-胞质受体复合物，获得通过核膜的能力，再进入胞核（或直接穿越胞膜和核膜），与核受体结合，激发 DNA 的转录过程，生成新的 mRNA，诱导新的蛋白质合成，从而产生生物效应（图 21-2）。

一般认为糖皮质激素和盐皮质激素受体为胞质受体，而性激素、1,25-$(OH)_2D_3$ 受体为核受体。甲状腺激素虽不属于类固醇激素，但其受体为核受体，可通过调节基因发挥效应。

已有实验证实，有些激素可通过多种细胞信号转导机制发挥不同作用。例如糖皮质激素既可通过基因调节发挥作用（数小时或数天），也可迅速调节神经细胞的兴奋性（数秒或数分钟），而且不被基因转录和翻译抑制剂抑制，显然是通过膜受体以及离子通道发挥效应；又如孕激素可与 $GABA_A$ 受体结合，影响 Cl^- 的转运；这种效应称为类固醇激素的**非基因效应**（non-genomic effect）。前列腺素可通过 G 蛋白耦联膜受体进行信号转导，也可通过核受体基因转录引起靶细胞效应。

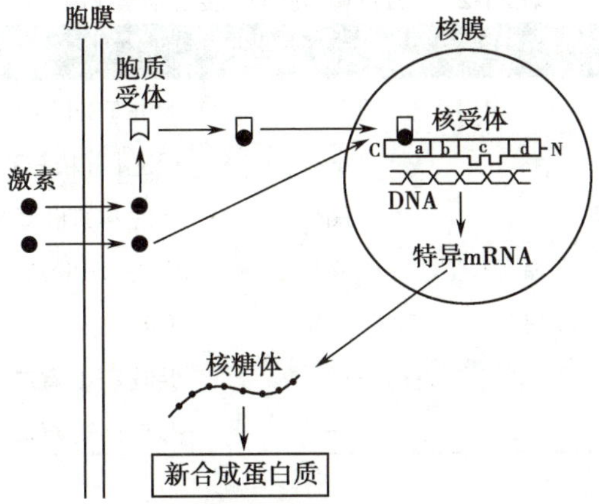

图 21-2 类固醇激素的基因调节机制示意图

第二节 下丘脑与垂体

中枢神经系统内的某些神经细胞既能产生和传导神经冲动，又能合成和释放激素，这些神经细胞被称为**神经内分泌细胞**（neuroendocrine cell）。现已明确，神经内分泌细胞主要集中在下丘脑。

一、下丘脑与垂体的功能联系

从结构和功能上看，下丘脑与垂体的联系非常密切，组成**下丘脑-垂体功能单位**（hypothalamus-hypophysis unit）（图 21-3）。

下丘脑-垂体功能单位包括下丘脑-神经垂体系统和下丘脑-腺垂体系统两部分。位于下丘脑视上核、室旁核的大细胞肽能神经元主要合成血管升压素和缩宫素，经下丘脑-垂体束的轴浆运输到神经垂体并贮存，构成下丘脑-神经垂体系统。下丘脑促垂体区的小细胞肽能神经元主要分泌下丘脑调节肽，经垂体门脉系统运输到腺垂体，调节腺垂体的内分泌功能，构成下丘脑-腺垂体系统。可见，下丘脑神经内分泌细胞本身具有神经元的功能，可接受大脑皮质或中枢神经系统其他部位传来的神经信息，又能分泌激素，故以下丘脑为枢纽，把神经调节与体液调节联系起来。

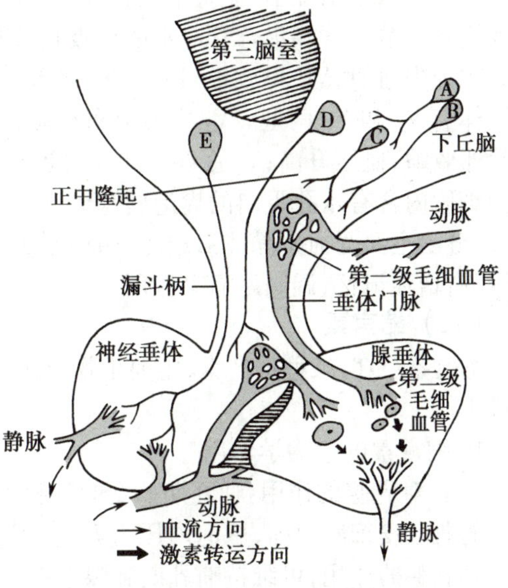

图 21-3 下丘脑-垂体功能单位示意图
A. 单胺能神经元；B、C、D、E. 各类肽类神经元

促垂体区位于下丘脑内侧基底部，其神经内分泌细胞胞体较小，主要分泌调节腺垂体激素释放的肽类激素，统称为下丘脑调节肽（HRP）。已发现的下丘脑调节肽有七种，化学结构已确定的称为“激素”，化学结构尚未确定的暂称为“因子”。下丘脑调节肽的名称及主要生物学作用见表 21-2。

笔记栏

表 21-2 下丘脑调节肽的主要生物学作用

下丘脑调节肽	英文缩写	主要生物学作用
促甲状腺激素释放激素	TRH	促进 TSH 释放，也能刺激 PRL 释放
促性腺激素释放激素	GnRH	促进 LH 和 FSH 释放（以 LH 为主）
促肾上腺皮质激素释放激素	CRH	促进 ACTH 释放
生长激素释放激素	GHRH	促进 GH 释放
生长激素释放抑制激素（生长抑素）	GHIH（SS）	抑制 GH（及腺垂体其他激素）释放
催乳素释放因子	PRF	促进 PRL 释放
催乳素释放抑制因子	PIF	抑制 PRL 释放

由于下丘脑 TRH、GnRH 及 CRH 的分泌均呈现脉冲式释放，导致腺垂体相应激素的分泌也出现脉冲式波动。下丘脑调节肽通过第二信使学说调节腺垂体功能，但各调节肽的第二信使的种类有所不同。下丘脑调节肽不仅仅产生于促垂体区，中枢神经系统其他部位及体内许多组织中也有生成，表明它们除有调节腺垂体的功能外，还有许多其他调节功能。此外，分泌下丘脑调节肽的小细胞肽能神经元也接受高位中枢和外周传入信息的调节。

二、神经垂体激素

神经垂体无内分泌细胞，不能合成激素，其释放的激素是由下丘脑视上核、室旁核的大细胞肽能神经元胞体合成，并以轴浆运输的方式沿下丘脑-垂体束下行到神经垂体并贮存。当视上核、室旁核的神经元受到刺激兴奋时，其冲动传导到神经垂体，引起激素释放入血。神经垂体释放的激素有血管升压素（VP）和**缩宫素**（oxytocin，OT），化学结构均为 9 肽，仅第 3 与第 8 位氨基酸残基不同，因此两者作用有交叉。

（一）血管升压素

在正常饮水情况下，血浆中血管升压素（VP）浓度很低（1～4ng/L）。生理量的 VP 主要是促进肾远端小管和集合管对水的重吸收，即抗利尿作用，故也称抗利尿激素（ADH）。当机体脱水或失血时，VP 释放量明显增多，则起到升高和维持血压以及保持体液量的作用。VP 的受体有 V_1 和 V_2 两型。V_1 主要分布在血管平滑肌的细胞膜上，经 IP_3 和 Ca^{2+} 介导使血管平滑肌收缩，血压升高；V_2 主要分布于肾远端小管和集合管上皮细胞管周膜上，经 cAMP 介导使细胞内含有水孔蛋白的囊泡转移到上皮细胞管腔膜上，形成水通道，促进水的重吸收。VP 的分泌主要受血浆晶体渗透压、循环血量和血压变化的调节（见第十六、二十章）。此外，VP 还有增强记忆、调制疼痛等作用。

（二）缩宫素

缩宫素（OT）又称催产素，主要生物学作用是在分娩时刺激子宫收缩和在哺乳期促进乳汁排出。

1. 缩宫素的生物学作用

（1）对乳腺的作用：哺乳期妇女的乳腺不断分泌乳汁并贮存于腺泡中。OT 使乳腺腺泡周围的肌上皮细胞收缩，腺泡内压力升高，促使乳汁经输乳管排出，称为射乳。此外，OT 还有营养乳腺的作用，可维持哺乳期乳腺丰满。

（2）对子宫的作用：OT 能促进子宫平滑肌收缩，但该作用与子宫的功能状态有关。OT 对非孕子宫的作用较弱，而对妊娠子宫的作用则较强。OT 促进子宫收缩的机制是促进 Ca^{2+} 内流，提高子宫平滑肌胞质内的 Ca^{2+} 浓度，引起肌细胞收缩。孕激素能降低子宫肌对 OT 的敏感性，而雌激素则能提高子宫肌对 OT 的敏感性（允许作用）。临近分娩时，子宫肌细胞表面的 OT 受体数量明显增多，使 OT 的作用在分娩时显著增强，但它并不是发动分娩的决定因素。临床上常将 OT 用于引产和产后因子宫收缩无力而引起的出血。

此外，OT 对机体的神经内分泌、学习与记忆、痛觉调制、体温调节等生理功能也有一定的影响。

2. 缩宫素分泌的调节　OT 没有明显的基础分泌，其分泌受控于两个神经内分泌反射。一个是婴儿吸吮乳头时，感觉信息沿传入神经到达下丘脑，兴奋分泌 OT 的神经元，神经冲动经下丘脑-垂体束至神经垂体，使 OT 释放入血，引起射乳反射（图 21-4）。在射乳反射的基础上，很容易建立条件反射，如母亲见到婴儿或听到婴儿哭叫声，甚至抚摸婴儿，均可引起条件反射性射乳。婴儿吸吮乳头的刺激除引起射乳反射外，还可抑制下丘脑 GnRH 释放，使腺垂体 FSH 和 LH 分泌减少，导致哺乳期妇女月经周期暂停。另一个神经内分泌反射是在分娩过程中，胎儿对子宫颈的压迫刺激可反射性引起 OT 的释放，并通过正反馈调节，使子宫收缩力逐渐加强，成为分娩时起催产作用的决定因素（图 21-4）。在性交过程中，阴道和子宫颈受到刺激也可引起 OT 分泌和子宫肌收缩，有利于精子在女性生殖道内的运行。

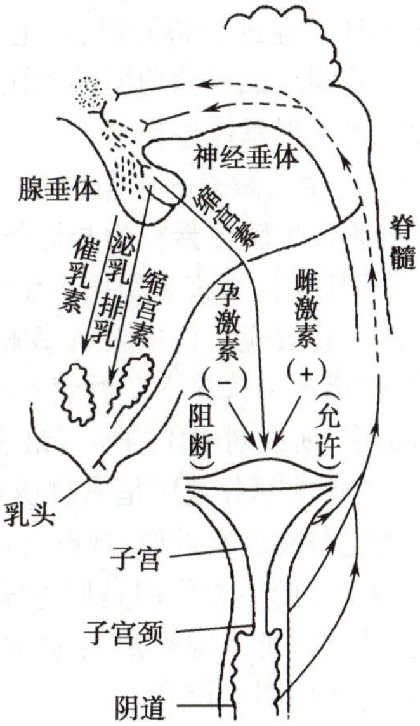

图 21-4　缩宫素和催乳素的神经内分泌调节示意图
实线代表促进作用；虚线代表抑制作用

分娩后哺乳，不仅对胎儿有益，还可以通过刺激 OT 的释放，促进母体子宫收缩，既减少产后出血，又加速子宫复旧。

三、腺垂体激素

腺垂体是体内最重要的内分泌腺，主要分泌六种激素。其中**促甲状腺激素**（thyroid-stimulating hormone，TSH）、**促肾上腺皮质激素**（adrenocorticotropic hormone，ACTH）、**促卵泡激素**（follicle-stimulating hormone，FSH）与**黄体生成素**（luteinizing hormone，LH）均有各自的靶腺，统称为促激素，通过直接作用于各自的靶腺发挥调节作用。**生长激素**（growth hormone，GH）、**催乳素**（prolactin，PRL）则直接作用于靶组织或靶细胞，调节机体的物质代谢、个体生长，影响乳腺发育与泌乳等生理过程。

（一）生长激素

GH 是腺垂体中含量较多的一种激素。人生长激素（hGH）是含 191 个氨基酸的蛋白质，GH 的基础分泌呈节律性脉冲式释放，入睡后分泌明显增加，约 60 分钟达到高峰，以后逐渐减少。50 岁以后，睡眠时的 GH 分泌峰逐渐消失。

1. 生长激素的生物学作用　GH 的主要生理作用是促进机体生长发育和物质代谢，对多器官组织均有影响，其中对骨骼、肌肉及内脏器官的作用更为显著，故 GH 也被称为**躯体刺激素**（somatotropin）。此外，GH 还参与机体的应激反应，是重要的应激激素之一。

（1）促进生长发育：机体生长发育受多种激素影响，但 GH 起关键作用。GH 的促生长作用在于它能促进骨、软骨、肌肉以及其他组织细胞的分裂增殖、蛋白质合成增加，从而加快骨骼和肌肉等的生长。临床观察显示，幼年时期 GH 分泌不足，患儿生长发育停滞，身材矮小，称为**侏儒症**（dwarfism）；如果幼年时期 GH 分泌过多，则患**巨人症**（gigantism）。成年后 GH 分泌过多，由于骨骺已经闭合，长骨不再生长，而肢端的短骨、面骨及软组织仍可出现异常的生长，以致出现手足粗大、下颌突出、鼻大唇厚及内脏器官如肝、肾等增大现象，称为**肢端肥大症**（acromegaly）。

（2）调节代谢作用：GH 具有促进蛋白质合成，加速脂肪分解，使机体的能量来源由糖代谢向脂肪代谢转移的作用，有利于机体的生长发育和组织修复。①蛋白质代谢：GH 促进

笔记栏

氨基酸进入细胞，加速 DNA、RNA 以及蛋白质的合成，减少尿氮排出，呈正氮平衡；②脂肪代谢：GH 可促进脂肪分解、氧化、供能，使组织（尤其是肢体）的脂肪量减少；③糖代谢：GH 可抑制外周组织对葡萄糖的利用，减少葡萄糖的消耗，升高血糖。GH 分泌过多的患者因血糖过高可出现垂体性糖尿。

2. 生长激素的作用机制 GH 是通过激活靶细胞膜上的生长激素受体（GH-R）和诱导靶细胞产生**胰岛素样生长因子**（insulin-like growth factor，IGF）实现其生物学效应的。

GH-R 位于许多组织的细胞膜上。GH 与 GH-R 的结合，通过多途径信号转导，调节靶细胞的生物效应。许多因素影响 GH-R 的数量，如雌激素和甲状腺激素可使 GH-R 的数量增多，而饥饿和营养不良可使 GH-R 的数量减少。胎儿或新生儿时期，各类细胞上的 GH-R 数量最多，所以对 GH 的反应最敏感。

GH 的部分效应是通过诱导某些靶细胞（肝细胞等）产生 IGF 实现的。IGF 的化学结构和功能与胰岛素近似，现已分离出 IGF-1 和 IGF-2。GH 的促生长作用主要是通过 IGF-1 介导，IGF-1 的主要作用是促进软骨组织增殖和骨化，使长骨加长。肢端肥大症患者血中 IGF-1 明显增高，而侏儒症患者血中 IGF-1 明显降低。在青春期，随着生长激素分泌增多，血中 IGF-1 浓度明显增高。

3. 生长激素分泌的调节 生长激素的分泌受多种因素的调节。

（1）下丘脑对生长激素分泌的调节：腺垂体 GH 的分泌受下丘脑 GHRH 与 GHIH（SS）的双重调控。GHRH 促进 GH 分泌，而 GHIH 则抑制其分泌。一般认为，GHRH 是 GH 分泌的经常性调节者，而 GHIH 则是在应激刺激使 GH 分泌过多时才对 GH 分泌起抑制作用（图 21-5）。

（2）反馈调节：GH 和其他垂体激素一样，可对下丘脑和腺垂体产生负反馈调节。实验结果提示，GH 不仅对下丘脑 GHRH 的释放有反馈抑制作用，而且 GHRH 对其自身释放也有负反馈调节作用。此外，IGF-1 对 GH 的分泌也有负反馈调节作用，IGF-1 能刺激下丘脑释放 GHIH，从而抑制 GH 的分泌（图 21-5）。

ER-21-2

生长激素的主要生理作用与分泌调节示意图

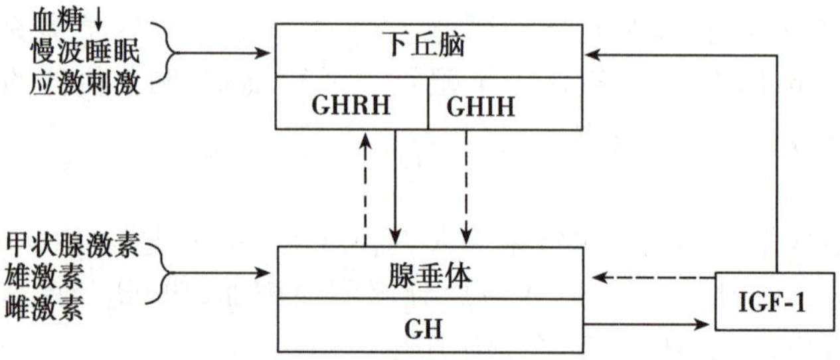

图 21-5 生长激素分泌的调节
实线代表促进；虚线代表抑制

ER-21-3

思政元素：rhGH 的功与过，在于正确使用

（3）影响 GH 分泌的其他因素：①睡眠：觉醒状态下 GH 分泌较少；进入慢波睡眠后，GH 分泌明显增加，有利于机体的生长发育和体力的恢复；转入异相睡眠后 GH 分泌减少；②代谢因素：运动、应激刺激、饥饿、低血糖等因素可引起 GH 分泌增多，其中以低血糖对 GH 分泌的刺激作用最强，可能是低血糖使 GHRH 神经元的兴奋性提高所致。血中氨基酸增多，使 GH 分泌增加，而脂肪酸增多则抑制 GH 分泌；③激素的作用：甲状腺激素、雌激素与睾酮均能促进 GH 分泌（图 21-5）。青春期，由于血中雌激素或睾酮浓度增高，GH 分泌明显增多。

（二）催乳素

催乳素（PRL）是由 199 个氨基酸构成的蛋白质，成人血浆中 PRL 浓度低于 20μg/L，女性高于男性。在妊娠期，PRL 的合成增加，至妊娠末期，浓度可达 200~500μg/L。

1. 催乳素的生物学作用　PRL 作用广泛。人 PRL 主要是促进乳腺和性腺的发育与分泌，并参与应激反应和免疫调节。

（1）对乳腺的作用：PRL 促进乳腺的发育，发动并维持哺乳期妇女乳腺泌乳。在女性青春期乳腺的发育中，雌激素、孕激素、GH、糖皮质激素、胰岛素、甲状腺激素及 PRL 都起着重要作用。到妊娠期，随着 PRL、雌激素与孕激素分泌增多，乳腺组织进一步发育至成熟，使其具备泌乳能力但不泌乳。这是由于妊娠期血中雌激素与孕激素浓度非常高，抑制了 PRL 对成熟乳腺的泌乳作用。分娩后，血中的雌激素和孕激素浓度大大降低，PRL 才能发挥其始动和维持泌乳的作用。

（2）对性腺的作用：PRL 通过刺激卵泡颗粒细胞上 LH 受体的生成，调控 LH 受体的数量。PRL 还有助于 LH 与 LH 受体结合，发挥其促进排卵和黄体生成的作用。PRL 还促进脂蛋白与膜上受体形成脂蛋白受体复合物，为孕激素的生成提供底物，促进孕激素生成。实验也发现，小剂量的 PRL 对卵巢雌激素与孕激素的合成有促进作用，但大剂量的 PRL 则有抑制作用。PRL 还可能抑制促性腺激素的生物效应或减少 GnRH 及促性腺激素的释放，可防止哺乳期间因发生排卵而致再度妊娠。闭经溢乳综合征的患者，血中 PRL 异常增高。

在男性，PRL 促进前列腺及精囊的生长，还可增强 LH 对间质细胞的作用，使睾酮合成增加。

（3）对免疫的调节作用：PRL 可协同一些细胞因子共同促进淋巴细胞的增殖，促进 B 淋巴细胞分泌 IgM 和 IgG。同时 T 淋巴细胞和胸腺淋巴细胞可以产生 PRL，以自分泌或旁分泌的方式发挥免疫调节作用。

（4）参与应激反应：应激状态下，血中 PRL 浓度升高，应激刺激停止后数小时恢复正常，是腺垂体分泌的三种应激激素之一。

2. 催乳素分泌的调节　腺垂体 PRL 的分泌受下丘脑 PRF 与 PIF 的双重控制，前者促进 PRL 分泌，后者抑制其分泌，平时以 PIF 的抑制作用为主。TRH 对 PRL 分泌也有促进作用。此外，婴儿吸吮乳头的刺激能反射性地引起下丘脑 PRF 神经元兴奋，腺垂体分泌 PRL 增多，促进乳腺泌乳（图 21-4）。

（三）促激素

由腺垂体分泌的促进靶腺生长并分泌靶腺激素的激素称为**促激素**（tropic hormones）。由于促激素受下丘脑调节肽的调控，在下丘脑、腺垂体和靶腺之间形成分泌活动的调节轴，即下丘脑-腺垂体-甲状腺轴、下丘脑-腺垂体-肾上腺皮质轴、下丘脑-腺垂体-性腺轴，在甲状腺激素、肾上腺皮质激素和性激素分泌的调节中起着重要的作用。一般来说，下丘脑分泌的调节肽经垂体门脉系统调节腺垂体分泌促激素，促激素经血液循环作用于靶腺，促进靶腺激素合成和分泌，还可促进靶腺的增生和肥大；靶腺激素和促激素又可通过负反馈调节，维持血中下丘脑调节肽、促激素和靶腺激素浓度的相对稳定。通常将靶腺激素对下丘脑、腺垂体的负反馈活动称为**长反馈**（long-loop feedback），将促激素对下丘脑的负反馈活动称为**短反馈**（short-loop feedback），将下丘脑调节肽对下丘脑自身的负反馈活动称为**超短反馈**（ultrashort-loop feedback）（图 21-6）。

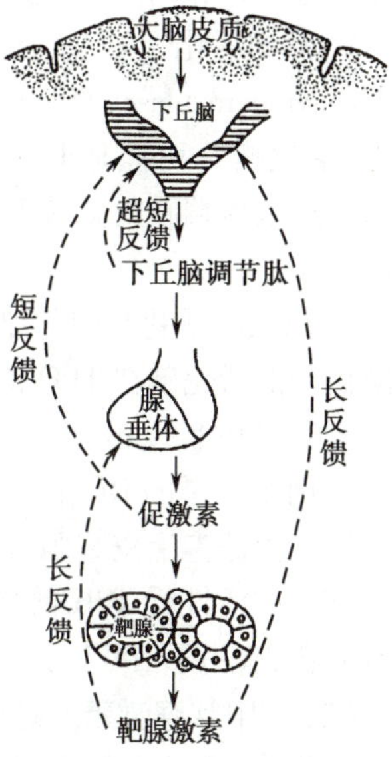

图 21-6　下丘脑-腺垂体-靶腺轴的调节
实线代表促进作用；虚线代表抑制作用

ER-21-4
下丘脑-垂体系统与外周内分泌腺体及器官的功能联系示意图

笔记栏

第三节 甲 状 腺

甲状腺是人体内最大的内分泌腺，重 20~25g。腺体内含有约 300 万个大小不等的由单层上皮细胞围成的滤泡，滤泡上皮细胞是**甲状腺激素**（thyroid hormone，TH）合成与释放的部位。滤泡腔内充满滤泡上皮细胞分泌的胶质，其主要成分是含有甲状腺激素的**甲状腺球蛋白**（thyroglobulin，TG），胶质是甲状腺激素的贮存库。在甲状腺滤泡之间和滤泡上皮细胞之间有滤泡旁细胞，也称 C 细胞，可分泌降钙素，参与钙、磷代谢调节（见第四节）。

一、甲状腺激素的合成与代谢

甲状腺激素是酪氨酸的碘化物，主要有两种，即甲状腺素，也称四碘甲腺原氨酸（T_4）和三碘甲腺原氨酸（T_3）。T_3 的生物活性是 T_4 的 5 倍，T_4 占总分泌量的 90%以上。

合成 TH 的主要原料是碘和 TG。碘由食物提供，甲状腺含碘量占全身总碘量的 90%。各种原因引起的碘缺乏都会导致 TH 合成减少。TG 由滤泡上皮细胞合成后转运至滤泡腔内贮存。

（一）甲状腺激素的合成过程

1. 甲状腺滤泡聚碘　聚碘是将细胞外液的 I^- 转运至甲状腺滤泡上皮细胞内，是合成 TH 的第一步。由于甲状腺内的 I^- 浓度比血浆高 25 倍左右，故聚碘是一个逆电-化学梯度的、由滤泡上皮细胞基底膜侧的钠-碘同向转运体介导的继发性主动转运。聚碘能力大小是判断甲状腺功能的一个重要指标，临床上常用放射性碘示踪法来检查和判断甲状腺聚碘能力。

2. 碘的活化　摄入滤泡细胞内的 I^- 在**过氧化酶**（thyroperoxidase，TPO）的催化下被迅速氧化为“活化碘”（可能是 I^0，碘原子）。活化过程在滤泡细胞顶端膜的微绒毛与滤泡腔交界处完成（图 21-7）。

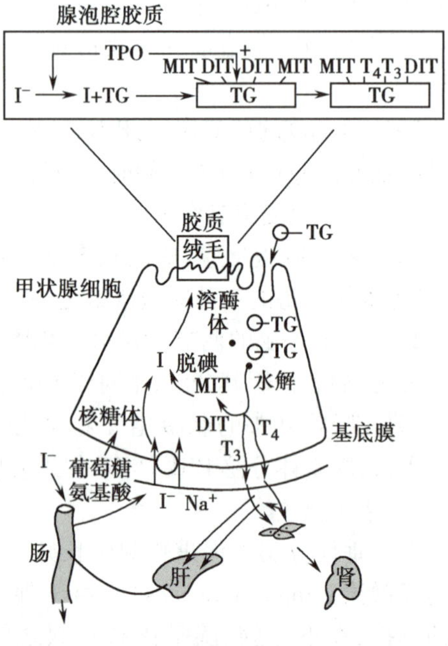

图 21-7　甲状腺激素合成和代谢示意图
TPO：甲状腺过氧化酶；TG：甲状腺球蛋白；MIT：一碘酪氨酸；DIT：二碘酪氨酸

3. 酪氨酸碘化与碘化酪氨酸的耦联　酪氨酸碘化是由活化碘在 TPO 的作用下取代 TG 上的酪氨酸残基上的氢，生成**一碘酪氨酸**（monoiodotyrosine，MIT）和**二碘酪氨酸**（diiodotyrosine，DIT）。两个分子的 DIT 耦联生成 T_4，一分子的 MIT 与一分子的 DIT 耦联则生成 T_3。

TPO 由滤泡上皮细胞合成，其作用是促进碘的活化、酪氨酸碘化以及碘化酪氨酸的耦联。TPO 的活性受 TSH 的调控。临床上，硫脲类药物可抑制 TPO 的活性，从而抑制甲状腺激素的合成，用于治疗甲亢。

（二）甲状腺激素的贮存、释放、运输与代谢

1. 贮存　TG 上的 T_3、T_4 以胶质形式贮存在滤泡腔内，也是唯一贮存在细胞外的激素。其贮存量大，居各种激素贮存量的首位，可供机体利用 50~120 天。

2. 释放　在 TSH 的刺激下，甲状腺细胞顶端膜的微绒毛伸出伪足，将滤泡中含有 T_3、T_4 的 TG 胶质小滴吞饮到滤泡上皮细胞内并与溶酶体融合。在水解酶的作用下 TG 被水解，释

放 T_3、T_4 入血。MIT 和 DIT 在脱碘酶作用下迅速脱碘，被重新利用。

3. 运输 T_3、T_4 释放入血后，以结合型和游离型两种形式运输。结合型 TH 与血浆蛋白结合，占 99%以上，因不能进入细胞而没有生物活性。游离型能进入靶细胞，与核受体结合，发挥生物学效应。结合型与游离型可相互转化，维持两者的动态平衡。

4. 代谢 血浆 T_4 半衰期约为 7 天，T_3 半衰期约为 1.5 天。脱碘是游离型 T_4、T_3 降解的主要方式。T_4 脱碘变为 T_3，成为 T_3 的主要来源，T_3 再脱碘则失活。约 20%的 T_4、T_3 在肝脏降解，其产物随胆汁排出。肾脏也能降解少量 T_4、T_3，产物随尿排出。研究证明，脱碘酶中含有硒，硒缺乏时，脱碘酶的活性降低，T_4 脱碘受阻，外周组织中 T_3 含量减少。

二、甲状腺激素的生物学作用

甲状腺激素的主要作用是调节新陈代谢、促进生长发育。

（一）对代谢的影响

1. 促进能量代谢 TH 能提高大多数组织的耗氧量和产热量，尤以心、肝、骨骼肌等为显著。研究表明，1mg T_4 可增加 4 200kJ 产热量，提高基础代谢率 28%。T_3 的产热效能比 T_4 强 4~5 倍。故甲亢者恶热多汗、基础代谢率升高；而甲减者则喜暖恶寒、基础代谢率降低。TH 的产热效应主要与其提高 Na^+-K^+-ATP 酶的活性、促进大多数组织的能量消耗有关。

2. 对物质代谢的影响

（1）蛋白质代谢：生理量的 TH 可促进蛋白质合成，有利于机体的生长发育和各种功能活动；TH 分泌过多则加速骨和骨骼肌为主的外周组织蛋白质分解，出现肌肉无力、骨质疏松、尿酸增加、血钙升高和尿钙增多等现象；TH 分泌不足时，因蛋白质合成减少，肌肉乏力，但组织间的黏蛋白增多，结合大量的水分子滞留皮下，形成无凹陷特征的水肿，称为黏液性水肿。

（2）糖代谢：TH 能促进小肠黏膜对葡萄糖的吸收，增加糖异生和糖原分解，提高糖皮质激素、胰高血糖素、GH 等多种激素的升糖作用，使血糖升高；TH 又能增强外周组织对糖的利用，使血糖降低。因此甲亢患者常表现餐后血糖升高，甚至出现糖尿，但又能很快降低。

（3）脂类代谢：TH 促进脂肪酸氧化，加速胆固醇降解，并加强儿茶酚胺和胰高血糖素对脂肪的分解作用。甲亢患者体脂减少，血中胆固醇含量低于正常。

生理水平的 TH 对三大营养物质的合成和分解代谢均有调节作用，但过量则促进分解代谢的作用更加明显。因此，甲亢患者常表现为多食善饥、消瘦明显。

（二）对生长与发育的影响

TH 是维持正常生长发育不可缺少的激素，具有促进组织分化、生长与发育成熟的作用，对脑和骨的发育尤其重要。TH 能刺激骨化中心正常发育和软骨骨化，促进神经元增殖、分化和突触的形成，促进胶质细胞的生长和髓鞘的形成，对神经系统结构和功能的发生与发展极为重要。胚胎期缺碘或婴幼儿时期甲状腺功能减退，就会出现明显的智力低下、身材矮小，称为呆小症（克汀病）。治疗呆小症也必须在出生后 3 个月内补充 TH，方可奏效。在儿童生长发育的过程中，TH 与 GH 有协同作用，缺乏 TH，GH 的作用也会受到影响。

（三）对神经系统的影响

TH 不仅影响中枢神经系统的发育，对已成熟的神经系统有提高其兴奋性的作用。TH 可易化儿茶酚胺的效应，使交感神经系统兴奋。甲亢时，患者中枢神经系统的兴奋性过高，表现为注意力不集中、易激动、失眠多梦、肌肉震颤等；甲减时，中枢神经系统兴奋性过低，出现记忆力减退、行动迟缓、表情淡漠、少言嗜睡等症状。

（四）对心血管活动的影响

TH 能直接使心率增快、心肌收缩能力增强、心输出量与心脏做功增加。故甲亢患者常表现心动过速、心肌肥大，可因过度耗竭而致心力衰竭；同时又由于耗氧量和代谢产物增加而间接使外周血管舒张，外周阻力降低而舒张压降低，故脉压常增大。

三、甲状腺功能的调节

（一）下丘脑-腺垂体-甲状腺轴的调节

1. 下丘脑-腺垂体对甲状腺的调节　下丘脑促垂体区释放的 TRH 能促进腺垂体合成 TSH，并释放入血再作用于甲状腺。TSH 是调节甲状腺功能的主要激素，它一方面促进 TH 的合成（可作用于合成的每个环节）与释放；另一方面促进甲状腺增生，使腺体肥大。下丘脑 TRH 神经元还接受神经系统其他部位传来的信息，如寒冷刺激的信息能通过大脑皮质加强下丘脑-腺垂体-甲状腺轴的活动。

2. 甲状腺激素的负反馈调节　血中游离 T_4、T_3 的水平对垂体 TSH 的分泌起经常性负反馈调节作用。血中 T_4、T_3 浓度升高时，通过下调胞膜上的 TRH 受体数量，降低腺垂体对 TRH 的反应性，使 TSH 合成和分泌减少；反之则作用相反（图 21-8）。

由于食物及饮水中缺碘，引起血中 T_3、T_4 浓度长期降低，对腺垂体的负反馈作用减弱，使 TSH 分泌增多，刺激甲状腺代偿性增生肥大，称为地方性甲状腺肿。青春期、妊娠及哺乳期的妇女，由于机体消耗较多的 TH，有时甲状腺也生理性肿大。

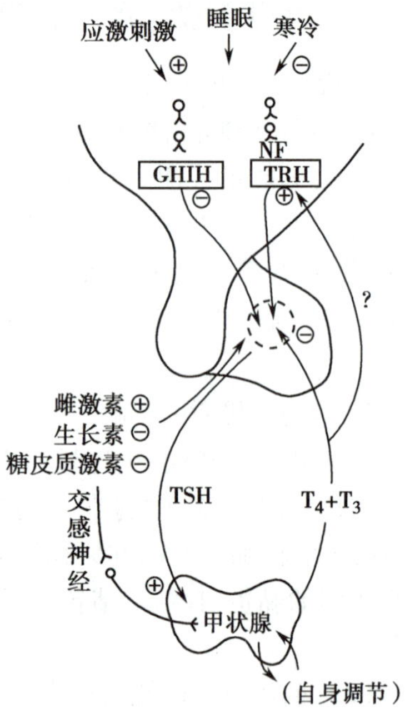

图 21-8　甲状腺激素分泌调节示意图

（二）甲状腺的自身调节

不受神经和体液因素的影响，甲状腺也能根据血碘水平调节其对碘的摄取与合成甲状腺激素的能力，称为甲状腺的自身调节。当血碘含量降低时，甲状腺的聚碘和合成激素能力增强；反之则相反。当血碘浓度过度增高时，甲状腺聚碘作用下降甚至完全消失，这种过量的碘所产生的抗甲状腺效应称为 Wolff-Chaikoff 效应。临床上常利用此效应，给予过量碘来处理甲状腺危象和甲状腺手术的术前准备。

（三）自主神经对甲状腺功能的调节

甲状腺受交感神经和副交感神经双重支配。刺激交感神经，TH 合成和分泌增加；刺激副交感神经则抑制 TH 合成和分泌。

甲状腺功能活动的调节是多层次、多水平的。除上述调节途径外，还发现其受免疫调节，在甲状腺滤泡细胞膜上存在许多免疫活性物质和细胞因子的受体，以及存在甲状腺自身抗体。

第四节　甲状旁腺和甲状腺 C 细胞

甲状旁腺主细胞分泌**甲状旁腺激素**（parathyroid hormone，PTH），甲状腺 C 细胞分泌**降钙素**（calcitonin，CT），两者均是肽类激素，与 1，25-二羟维生素 D_3 一起共同调节机体钙、磷代谢，是维持血液钙、磷浓度稳定的主要激素。

一、甲状旁腺激素和降钙素的生物学作用

PTH 和 CT 均以骨和肾为靶器官，前者的主要作用是升高血钙、降低血磷；后者的主要作用是降低血钙和血磷。甲状腺手术时若误伤甲状旁腺，术后会引起严重的低血钙，导致手足抽搐，甚至因喉部肌肉痉挛而窒息死亡。

（一）对骨的作用

PTH 通过其快速效应与延迟效应两个时相，动员骨钙入血，升高血钙。快速效应是通过骨细胞膜系统实现的，PTH 能迅速提高骨膜细胞的骨液侧膜对 Ca^{2+} 的通透性，使骨液中 Ca^{2+} 进入骨膜细胞内进而增强骨膜细胞的细胞外液侧膜上的钙泵活性，从而将骨液中的 Ca^{2+} 转入细胞外液中，此效应在 PTH 作用后数分钟即可发生。延迟效应是通过刺激破骨细胞活性加强，从而加速骨盐溶解实现的，在 PTH 作用后 12～14 小时出现，几天甚至几周后达高峰。PTH 还能抑制成骨细胞的活动，减少钙盐在骨中沉积，使血钙浓度进一步提高。

CT 能抑制破骨细胞活动，减弱溶骨过程，同时加强成骨细胞活动，增强成骨过程，以致骨组织钙、磷释放减少，血钙与血磷水平下降。由于成人与儿童骨的更新速度不同，CT 对成人血钙浓度的调节作用较小，对儿童血钙浓度的调节作用较重要。

（二）对肾脏的作用

PTH 促进肾远端小管和集合管对钙离子的重吸收，使尿钙排泄减少，血钙升高；同时抑制近端小管对磷酸盐的重吸收，促进磷酸盐的排出，使血磷降低。此外，PTH 还能激活肾脏的羟化酶，促进高活性的 1,25-$(OH)_2D_3$ 的生成。后者可以加速小肠黏膜上皮细胞对钙和磷的吸收，升高血钙和血磷。

CT 则能抑制肾小管对钙、磷、钠及氯等离子的重吸收，增加这些离子在尿中的排出量。

二、甲状旁腺激素和降钙素分泌的调节

血钙浓度变化引起的直接负反馈调节是对 PTH 和 CT 分泌的主要调节方式。血钙浓度下降时，引起 PTH 分泌增加，CT 的分泌减少，使血钙浓度回升；相反，血钙浓度升高时，则 PTH 分泌减少，CT 分泌增加，使血钙浓度回降。可见，PTH 与 CT 对血钙的作用相反，共同调节血钙浓度的稳态。与 PTH 相比，血钙对 CT 的调节特点是快速而短暂。因此，CT 对高钙饮食引起的血钙升高后恢复到正常水平起着重要作用。

此外，进食可刺激 CT 的分泌，血 Mg^{2+} 浓度升高也可刺激 CT 分泌。

【附】维生素 D_3

维生素 D_3（Vit D_3）是胆固醇的衍生物，也称**胆钙化醇**（cholecalciferol），其活性形式有 25-羟维生素 D_3［25-(OH)D_3］，1,25-二羟维生素 D_3［1,25-$(OH)_2D_3$］两种，其中以 1,25-$(OH)_2D_3$ 为主要活性形式。体内的 Vit D_3 主要由皮肤中 7-脱氢胆固醇经日光中的紫外线照射转化而来，也可从肝、乳、鱼肝油等食物中获取。

1,25-$(OH)_2D_3$ 的生物学作用包括：

1. 促进小肠黏膜对钙和磷的吸收，故既能升高血钙，也能升高血磷。

2. 调节骨钙的沉积与释放。1,25-$(OH)_2D_3$ 能刺激成骨细胞的活动，促进骨钙沉积和骨的形成，降低血钙；又能提高破骨细胞的活动，增强骨的溶解，使骨钙、骨磷释放入血，升高血钙和血磷。但总的效应是使血钙浓度升高。此外，1,25-$(OH)_2D_3$ 还可增强 PTH 对骨的作用，缺乏 1,25-$(OH)_2D_3$ 时，PTH 对骨的作用明显减弱。维生素 D 缺乏对骨代谢可产生显

笔记栏

ER-21-5

调节钙磷代谢激素的主要作用环节

著影响，儿童可引起佝偻病，成年人则易发生骨软化症和骨质疏松症。

3. 促进肾小管对钙、磷的重吸收，使尿中钙、磷排出量减少。

第五节 肾 上 腺

肾上腺由皮质和髓质两部分组成，两者在发生、结构和功能上都不相同，实际上是两个独立的内分泌腺。皮质与髓质之间有特殊门脉系统相通，故两者也有功能上的联系。皮质分泌的类固醇激素在维持机体基本生命活动中起重要作用；髓质分泌的儿茶酚胺类激素在机体应急反应中起重要作用。

一、肾上腺皮质激素

肾上腺皮质由外向内可分为球状带、束状带和网状带，各带内分泌细胞存在不同的合成酶，合成的皮质激素亦不相同。球状带细胞分泌盐皮质激素，主要是醛固酮；束状带细胞分泌**糖皮质激素**（glucocorticoid，GC），主要是**皮质醇**（cortisol）；网状带细胞可分泌极少量的性激素，主要是雄激素，也有少量的雌二醇和 GC。这些激素都是类固醇的衍生物，故统称为**类固醇激素**（steroid hormone）。

血中的皮质激素以游离型和结合型两种形式存在，两者可以相互转化维持动态平衡。结合型皮质激素占 90%，但只有游离型的皮质激素才能发挥作用。盐皮质激素主要调节机体的水盐代谢，维持循环血量和动脉血压；糖皮质激素主要调节物质代谢、提高机体的应激能力。皮质激素主要在肝脏降解，代谢产物随尿排出，尿中的 17-羟类固醇含量可以反映肾上腺皮质激素的分泌水平。

（一）糖皮质激素

1. 糖皮质激素的生物学作用　GC 的作用复杂而广泛，主要体现在以下几个方面：

（1）对物质代谢的影响：GC 对糖、蛋白质和脂肪代谢均有作用。①糖代谢：GC 因能显著升高血糖而得名，它可促进氨基酸进肝脏，同时增强肝脏内与糖异生有关酶的活性，加速糖原异生，增加肝糖原合成；此外，GC 有抗胰岛素作用，降低肌肉与脂肪等组织对胰岛素的反应性，减少外周组织对葡萄糖的利用，升高血糖。如果 GC 分泌过多（或大量服用此类激素药物），患者出现血糖升高，甚至出现糖尿；相反，肾上腺皮质功能低下患者（如艾迪生病），则可发生低血糖；②蛋白质代谢：GC 促进肝外组织，特别是肌肉组织蛋白质分解，加速氨基酸转移至肝生成肝糖原。GC 分泌过多时，由于蛋白质分解增强、合成减少，将出现肌肉消瘦、骨质疏松、皮肤变薄及淋巴组织萎缩等；③脂肪代谢：GC 可促进脂肪分解，增强脂肪酸在肝内的氧化过程，以利于糖异生。GC 对身体不同部位的脂肪作用不同，当肾上腺皮质功能亢进时，体内脂肪发生重新分布，四肢脂肪组织分解增强，躯干、头面部的脂肪合成增加，出现“满月脸”“水牛背”而四肢消瘦的“向心性肥胖”的特殊体形。

（2）对水盐代谢的影响：GC 可降低肾小球入球小动脉的阻力，增加肾小球血浆流量，使肾小球滤过率增加，促进水的排出。肾上腺皮质功能不全患者，排水能力明显降低，严重时可出现“水中毒”；如补充适量的 GC 即可得到缓解，而补充盐皮质激素则无效。此外，GC 可轻微促进肾远端小管和集合管重吸收 Na^+ 和排出 K^+；还能抑制近端小管对钙、磷的重吸收。

（3）对血细胞的影响：GC 刺激骨髓造血，促进血中红细胞、血小板的生成；抑制胸腺与淋巴组织细胞的 DNA 合成和有丝分裂，使淋巴细胞减少，降低机体的特异性免疫功能；动员附着在小血管壁上的中性粒细胞进入血流，增加血液的中性粒细胞数量；促进肺和脾脏收留嗜酸性粒细胞，使外周血嗜酸性粒细胞数减少；可抑制 T 淋巴细胞产生白细胞介素 2（IL-2）。

（4）对循环系统的影响：GC 并不直接引起血管收缩，但能增强血管平滑肌对儿茶酚胺的敏感性，维持一定的血管紧张性，称为糖皮质激素对儿茶酚胺的允许作用。另外，GC 可降低毛细血管壁的通透性，减少血浆的滤出，维持血容量。

（5）参与应激反应：**应激**（stress）是指当机体受到应激刺激（包括缺氧、感染、创伤、手术、饥饿、疼痛、寒冷以及精神紧张和焦虑不安等）时，产生的一种以 ACTH 和 GC 分泌增加为主，多种激素共同参与的、增强机体抵抗力的非特异性反应。在**应激刺激**（stressor）作用下，下丘脑-腺垂体-肾上腺皮质轴的功能大大增强，ACTH 和 GC 的分泌显著增加，提高了机体对应激刺激的耐受性和生存能力；与此同时，交感-肾上腺髓质系统的活动也加强，血中儿茶酚胺含量也相应增加；其他激素如 β-内啡肽、GH、PRL、胰高血糖素、VP 及醛固酮等分泌也增加。动物实验表明，切除双侧肾上腺的动物 1~2 周内即死亡；如果仅切除肾上腺髓质，则动物可存活较长时间，可见肾上腺皮质激素对维持生命的重要性。

（6）其他作用：除上述主要作用外，GC 还可促进胎儿肺泡表面活性物质的生成；提高胃腺细胞对迷走神经和促胃液素的反应性，增加胃酸及胃蛋白酶原的分泌；提高大脑皮质兴奋性、维持中枢神经系统的正常功能。此外，药理剂量的 GC 还具有抗炎症、抗休克、抗过敏、抗中毒和抑制免疫功能的作用。

2. 糖皮质激素分泌的调节　GC 无论是在生理状态下的基础分泌，还是在应激状态下的分泌活动，都受到下丘脑-腺垂体-肾上腺皮质轴的调控。下丘脑-腺垂体-肾上腺皮质轴是一个闭环联系、协调统一的反馈系统（图 21-9）。

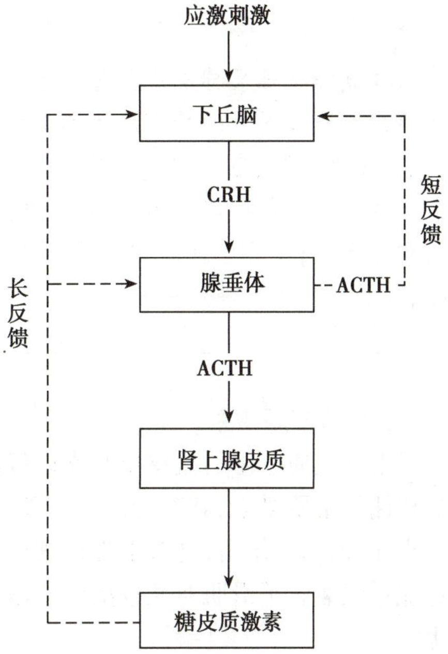

图 21-9　糖皮质激素的分泌调节示意图
实线为促进作用；虚线为抑制作用

（1）下丘脑-腺垂体对肾上腺皮质功能的调节：下丘脑室旁核及促垂体区的 CRH 神经元可合成和释放 CRH，经垂体门脉系统到达腺垂体，刺激 ACTH 的分泌。此外，引起应激反应的各种刺激信息传入中枢，信号到达下丘脑时，也可导致 CRH 的分泌，促进 ACTH 和 GC 的分泌。

ACTH 是调节 GC 合成和释放的最重要的生理因素，它还刺激束状带和网状带的生长发育。切除动物的腺垂体后，束状带与网状带萎缩，GC 的分泌显著减少；如及时补充 ACTH，可使已发生萎缩的束状带与网状带基本恢复，GC 的分泌回升。

受下丘脑生物钟的影响，CRH 的分泌呈现昼夜节律性波动，清晨 6~8 时分泌量最多，白天维持在较低水平，入睡后逐渐减少，午夜分泌最低。由于 CRH 的节律性释放，ACTH 和 GC 的分泌也发生相应的日周期波动。

（2）反馈调节：当血中 GC 浓度升高时，可通过长反馈途径抑制下丘脑释放 CRH 和腺垂体合成与分泌 ACTH；同时，腺垂体对 CRH 的反应性也减弱。此外，腺垂体分泌的 ACTH 浓度升高时，可通过短反馈途径抑制下丘脑 CRH 神经元的活动，使 CRH 分泌减少；下丘脑 CRH 神经元还可通过分泌 CRH 反馈影响自身的活动（超短反馈）。

在非应激状态下，通过 GC 和 ACTH 的负反馈调节，使下丘脑-腺垂体-肾上腺皮质轴的

笔记栏

活动处于基础分泌水平。在应激状态下，下丘脑和腺垂体对 ACTH、GC 的负反馈调节的敏感性暂时减弱，以致血中 ACTH、GC 的浓度处在高水平状态，维持高水平上的平衡，以适应应激环境的需要。

由于 GC 可反馈性地抑制下丘脑-腺垂体-肾上腺皮质轴的活动，临床上长期大量服用 GC 的患者会造成肾上腺皮质功能减退，甚至萎缩，如果突然停药，可引起肾上腺皮质危象，甚至危及生命。因此，应当逐渐减量停药或治疗过程中间断给予 ACTH，防止肾上腺皮质萎缩。

知识链接

库欣综合征

库欣综合征又称皮质醇增多症。1912 年，由 Harvey Cushing 首先报道。本征是肾上腺皮质分泌过量的糖皮质激素(主要是皮质醇)所致，主要表现为满月脸、多血质外貌、向心性肥胖、痤疮、紫纹、高血压、继发性糖尿病和骨质疏松等。

库欣综合征按其病因和垂体、肾上腺的病理改变不同可分成下列四种：①医源性皮质醇增多症；②垂体性双侧肾上腺皮质增生；③垂体外病变引起的双侧肾上腺皮质增生；④肾上腺皮质肿瘤。

(二) 盐皮质激素

肾上腺皮质分泌的盐皮质激素以醛固酮为代表，它对水盐代谢的作用最强，是调节机体水盐代谢的重要激素，其次为脱氧皮质酮。醛固酮主要有促进肾脏的远曲小管和集合管保 Na^+、保水和排 K^+ 作用，这对于维持细胞外液和循环血量的稳定起着重要作用。此外，醛固酮也能增强血管平滑肌对儿茶酚胺的敏感性。关于醛固酮的作用机制及其分泌调节参阅第二十章。

二、肾上腺髓质激素

肾上腺髓质的内分泌细胞为嗜铬细胞，直接受交感神经胆碱能节前纤维支配，在功能上相当于交感神经节后神经元。嗜铬细胞分泌肾上腺素(E)和去甲肾上腺素(NE)，前者约占 80%，后者约占 20%，属于胺类激素。血液中的 E 主要来自肾上腺髓质，而 NE 则除由肾上腺髓质分泌外，还有部分来自肾上腺素能交感神经末梢。

近年来发现，肾上腺髓质嗜铬细胞还能分泌一种由 52 个氨基酸残基组成的单链多肽，称为**肾上腺髓质素**(adrenomedulin，ADM)，它具有扩张血管、降血压、抑制内皮素和血管紧张素Ⅱ释放等作用。

(一) 肾上腺髓质激素的生物学作用

E 和 NE 通过胞膜上的肾上腺素能受体发挥作用，因肾上腺素能受体有多种分型且在体内分布广泛，故作用广泛而复杂。E 和 NE 对各组织器官的具体作用在相关章节已讨论，这里主要介绍其对代谢的影响和在应急反应中的作用。

1. 调节代谢　E 和 NE 可通过 β 受体促进糖原(β_2)与脂肪(β_3)分解，增加产热(β_1)，减少葡萄糖利用(β_2)；通过 α 受体促进糖原异生(α_1)，抑制胰岛素分泌(α_2)，因此可使血糖和血中游离脂肪酸含量升高，基础代谢率增加。

2. 参与应急反应　肾上腺髓质受交感神经节前纤维支配，两者构成交感-肾上腺髓质系统。当机体遭遇特殊紧急情况(如恐惧、焦虑、剧痛、失血、脱水、乏氧、暴冷暴热以及剧烈运动等)时,这一系统立即被动员起来。E 与 NE 的大量分泌可产生如下效应:提高中枢神经系统兴奋性,使机体处于警觉状态,对刺激反应的灵敏性增加;使呼吸加深、加快,肺通气量增加;使心跳加强、加快,心输出量增加,血压升高,血液循环加快;使肾脏、腹腔脏器血管收缩,而心、脑、骨骼肌等血管舒张,全身血液发生重新分配,有利于保证重要器官和活动器官的血液供应;使机体分解代谢增强,血糖升高,血中游离脂肪酸增多,同时葡萄糖与脂肪酸氧化过程增强,产生更多的能量。上述一切变化有助于机体动员潜能,主动适应环境或与环境做斗争。这种在紧急情况下通过交感-肾上腺髓质系统发生的适应性反应,称为**应急反应**(emergency reaction)。

实际上,引起应急反应的各种刺激也是引起应激反应的刺激,当机体受到应激刺激时,同时引起应急反应与应激反应。应急反应提高机体对环境急剧变化的应变能力,主动适应环境;应激反应提高机体对伤害性刺激的耐受能力,被动适应环境,两者相辅相成,使机体的适应能力更加完善。

(二)肾上腺髓质激素分泌的调节

1. 交感神经　支配肾上腺髓质的交感神经兴奋时,其节前纤维末梢释放 ACh,作用于嗜铬细胞上的 N 受体,引起 E 和 NE 的释放。若交感神经兴奋时间较长,还可使合成髓质激素所需要的酶的活性增强。

2. ACTH 与 GC　动物摘除垂体后,嗜铬细胞内合成肾上腺髓质激素所需的酪氨酸羟化酶、多巴胺 β-羟化酶与苯乙醇胺氮位甲基转移酶(PNMT)的活性降低,而补充 ACTH 则使这三种酶的活性恢复;如给予 GC,可使多巴胺 β-羟化酶与 PNMT 活性恢复,而对酪氨酸羟化酶则未见明显影响。ACTH 不但直接提高嗜铬细胞多巴胺 β-羟化酶与 PNMT 的活性,促进肾上腺髓质激素的分泌,还可通过 GC 间接发挥作用。

3. 负反馈调节　嗜铬细胞内 NE 含量增加到一定程度时,可抑制酪氨酸羟化酶活性,减少肾上腺髓质激素合成;反之则使合成增加。

第六节　胰　　岛

胰岛是散布于胰腺腺泡组织之间的内分泌细胞群,至少含有 5 种内分泌细胞,其中 B 细胞数量最多,约占 70%,分泌**胰岛素**(insulin);A 细胞其次,约占 20%,分泌**胰高血糖素**(glucagon);D 细胞分泌生长抑素(somatostatin,SS);D_1 细胞分泌**血管活性肠肽**(vasoactive intestinal peptide,VIP);F 细胞数量很少,分泌**胰多肽**(pancreatic polypeptide,PP)。本节主要介绍胰岛素和胰高血糖素。

ER-21-6
胰岛内细胞分布示意图

一、胰岛素

胰岛素是由 51 个氨基酸构成的小分子蛋白质,含有 A、B 两条肽链。B 细胞首先合成较大分子的前胰岛素原,再水解为胰岛素原,后者再分解成胰岛素与连接肽(C 肽),释放入血。胰岛素以结合型和游离型两种形式存在,两者保持动态平衡,只有游离型才有生物活性。胰岛素在血中的半衰期平均 6 分钟,主要在肝脏失活,肾与肌肉组织也能使胰岛素失活。

(一)胰岛素的生物学作用

胰岛素是促进机体合成代谢、能源物质贮存以及维持血糖浓度稳态的关键激素。

1. 糖代谢　胰岛素是体内唯一降低血糖的激素。胰岛素可通过:①促进全身组织细

笔记栏

胞，特别是肝脏、肌肉和脂肪组织对葡萄糖的摄取和利用；②加速肝糖原和肌糖原的合成；③抑制糖异生，促进葡萄糖转变为脂肪酸，贮存于脂肪组织。最终，使血糖水平下降。当胰岛素缺乏时，血糖浓度异常升高，甚至超过肾糖阈，引起胰源性糖尿病。

2. 脂肪代谢　胰岛素可促进脂肪的合成和储存，抑制脂肪的分解和利用，具体包括：①促进肝脏合成脂肪酸，并转运到脂肪细胞贮存；②促进葡萄糖进入脂肪细胞，合成脂肪酸和甘油三酯；③抑制脂肪酶的活性，减少脂肪的分解。胰岛素缺乏时，患者对糖的利用障碍，脂肪的分解增强，加速脂肪酸在肝内氧化，生成大量酮体，引起酮症与酸中毒；此外，还常伴有高胆固醇血症，易发生动脉硬化及心血管系统疾病。

3. 蛋白质代谢　胰岛素可促进蛋白质的合成和贮存，抑制蛋白质分解。对蛋白质合成的影响可在各个环节发挥作用：①促进氨基酸通过膜的转运进入细胞；②加快细胞核内的复制和转录过程，增加 DNA 和 RNA 的生成；③作用于核糖体，加速翻译过程，促进蛋白质合成。胰岛素与生长激素共同作用时对机体的生长发育有促进作用，但单独作用时促生长作用并不强。

（二）胰岛素分泌的调节

1. 血糖浓度的负反馈调节　血糖浓度的变化直接刺激胰岛 B 细胞，是调节胰岛素分泌的最重要因素。血糖浓度升高时，胰岛素分泌增多，使血糖浓度下降；相反，血糖浓度降低时，胰岛素分泌迅速减少，几分钟内血糖即可升至正常水平。若在持续高血糖刺激下，胰岛素的分泌可分为三个阶段：①血糖升高 5 分钟内，胰岛素分泌量增加 10 倍，这是由于 B 细胞内贮存的胰岛素释放所致，但 5~10 分钟后便下降 50%；②血糖升高 15 分钟后，胰岛素分泌出现第 2 次增多，在 2~3 小时达高峰，持续时间较久，这主要是激活了 B 细胞内的胰岛素合成酶系，合成大量新的胰岛素所致；③若血糖升高持续 1 周左右，胰岛素的分泌可进一步增加，这是由于长时间的高血糖刺激使 B 细胞增殖所致。

2. 氨基酸和脂肪酸的调节　血液中氨基酸可刺激胰岛 B 细胞分泌胰岛素，以精氨酸和赖氨酸的作用较强。氨基酸和血糖对刺激胰岛素分泌有协同作用，氨基酸单独作用时只能使胰岛素分泌少量增加，但如果血糖也升高，氨基酸则可使血糖引起的胰岛素分泌量加倍。氨基酸刺激胰岛素分泌，使吸收的氨基酸迅速被肌肉或其他组织摄取并合成蛋白质，同时减慢体内蛋白质的分解。脂肪酸和酮体大量增加时也能刺激胰岛素分泌，但作用较弱。

3. 激素的调节作用　某些胃肠激素如促胃液素、促胰液素、缩胆囊素和抑胃肽（GIP）能刺激胰岛素分泌，以 GIP 作用最为明显；GH、GC、TH 等可以通过升高血糖间接刺激胰岛素分泌，如长期大剂量应用这些激素，有可能使胰岛 B 细胞衰竭而导致糖尿病；A 细胞分泌的胰高血糖素可通过旁分泌直接作用于 B 细胞，或通过升高血糖间接促进胰岛素分泌；D 细胞分泌的生长抑素可通过旁分泌抑制 B 细胞分泌胰岛素。

4. 神经调节　胰岛受交感和副交感神经的双重支配，迷走神经兴奋时，通过释放 ACh 作用于 M 受体，直接促进胰岛素分泌，也可通过刺激胃肠激素释放间接促进胰岛素分泌；交感神经兴奋时，则通过释放 NE 作用于 B 细胞的 α 受体，抑制胰岛素的分泌。

知识链接

糖 尿 病

糖尿病是一组以高血糖为特征的代谢疾病群，是由于胰岛素绝对或相对分泌不足和/或利用障碍所引起的代谢紊乱（包括糖、蛋白质、脂肪等）。主要分型为 1 型糖尿病和 2 型糖尿病，1 型属于胰岛功能完全丧失，主要因 B 细胞被破坏，临床也称之为胰岛素依赖型糖尿病；2 型属于胰岛功能相对丧失，主要因胰岛素抵抗、胰岛素进行性分泌不足，临床称之为非胰岛素依赖型糖尿病。

糖尿病患者的典型临床表现为“三多一少”，即多饮、多尿、多食和体重下降，特征为高血糖和尿糖阳性。由于长期存在的高血糖，导致各种组织，特别是眼、肾、心脏、血管、神经的慢性损害、功能障碍。在这些并发症中，出现率最高的是视网膜症、肾病和神经障碍，被称为糖尿病的“三大并发症”。

二、胰高血糖素

胰高血糖素是由 A 细胞分泌的含 29 个氨基酸的多肽，血中半衰期为 5~10 分钟，主要在肝脏失活，肾脏也有降解作用。

（一）胰高血糖素的生物学作用

与胰岛素相反，胰高血糖素是一种促进分解代谢、动员体内能源物质的激素，其最显著的效应是升高血糖。胰高血糖素具有很强的促进肝糖原分解和使氨基酸异生为葡萄糖的作用；还可激活脂肪酶，促进脂肪分解，同时又可加强脂肪酸氧化，使酮体生成增多；此外，胰高血糖素还抑制蛋白质的合成，促进其分解。胰高血糖素的靶器官主要是肝，切除肝脏或阻断肝血流，上述代谢效应消失。

（二）胰高血糖素分泌的调节

血糖浓度的变化同样是调节胰高血糖素分泌的最重要因素。血糖降低时分泌增加；血糖升高时分泌减少。胰岛素和生长抑素可通过旁分泌直接作用于邻近的 A 细胞，抑制胰高血糖素的分泌；胰岛素又可以通过降低血糖间接刺激胰高血糖素的分泌。交感神经兴奋促进胰高血糖素分泌，迷走神经兴奋则抑制胰高血糖素分泌。

第七节 性 腺

性腺包括男性的睾丸和女性的卵巢，它们既是生殖器官，即生殖细胞（精子、卵子）产生、发育成熟的场所，又具有内分泌功能。性腺分泌的性激素是男女附性器官发育和副性征出现以及生殖行为全过程的决定因素。机体在性腺分泌的激素影响下产生的男女两性青春期后体征和外貌的差异称为**第二性征**（secondary sexual characteristics），它是区分性别的一般特征。没有性激素的刺激作用，附性器官就不能发育，永远保持在幼稚状态，副性征也不会出现。此外，性激素对全身代谢也有重要影响。

一、睾丸的内分泌功能

男性生殖系统的主要性器官睾丸具有产生精子和分泌激素的双重功能，其他附属器官（如附睾、输精管、精囊、前列腺、尿道球腺和阴茎）的功能是完成精子的成熟、贮存、运输及排出。睾丸的间质细胞分泌的雄激素以睾酮为主，支持细胞主要分泌抑制素。

（一）睾丸分泌的激素

1. 雄激素

（1）雄激素的合成与代谢：**雄激素**（androgen）主要包括**睾酮**（testosterone，T）、**脱氢表雄酮**（dehydroepiandrosterone，DHEA）和**雄烯二酮**（androstenedione）等几种，睾酮进入靶细胞后可转变为**双氢睾酮**（dihydrotestosterone，DHT）。活性以 DHT 最强，其次为睾酮，其余的均很弱。

雄激素均为含 19 个碳原子的类固醇激素，但以睾酮分泌量最多。在间质细胞内，胆固醇经羟化先形成孕烯醇酮，再经 17-羟化并脱去侧链形成睾酮。睾酮在其靶器官（如附睾和前列腺）内被 5α-还原酶还原为 DHT，再与靶细胞内的受体结合而发挥作用；少量也可以在芳香化酶作用下转变为雌二醇。

血中睾酮的水平与不同的年龄阶段有关，正常成年男性每天睾酮分泌量为 4~9mg，血浆睾酮总浓度为 19~24nmol/L，55 岁以后，随年龄增长血浆睾酮浓度逐渐降低。

血液中 98%的睾酮与血浆蛋白结合，只有 2%游离形式的睾酮才能离开血循环进入靶细胞与受体形成激素-受体复合物，通过促进基因转录而发挥生物学作用。在血浆中，65%睾酮与性激素结合球蛋白结合，33%睾酮与血浆白蛋白或其他蛋白结合，结合与游离形式的睾酮互相转化处于动态平衡状态。睾酮主要在肝内被灭活，以 17-酮类固醇结合型由尿排出，少量经粪便排出。

（2）睾酮的主要生理作用：雄激素在胚胎期的性分化、青春期性器官的发育和成熟、精子的发生、副性征与性功能的维持、调节促性腺激素分泌等方面均发挥重要作用，同时对机体的代谢活动也具有调节作用。

1）影响胚胎的性分化：胚胎 7 周时分化出睾丸，并分泌雄激素，诱导含 Y 染色体的胚胎向男性分化；雄激素的影响也导致了神经系统分化的性差异。此外睾酮对睾丸的下降也起重要作用。

2）促进男性附性器官的发育：睾酮可直接刺激睾丸，维持睾丸的正常发育，刺激精囊与前列腺的发育及其正常分泌，促进阴茎与阴囊的正常发育。

3）维持生精作用：睾酮可经支持细胞进入曲细精管与生精细胞相应的受体结合，促进精子的生成。附睾是精子成熟的场所，其功能的完整性也很大程度取决于附睾中的雄激素含量。因此，睾酮对于维持正常的精子发生和成熟都是至关重要的。

4）促进与维持男性副性征的出现与维持性欲：在青春期后，男性在睾酮刺激下产生并维持一系列区别于女性的特征，如骨骼粗壮、肌肉发达、肌力增强、体毛生长并呈男性分布、喉结突起、发音低沉、皮脂腺分泌增多等。睾酮还与男性的性行为以及正常性欲的维持有关。

5）对代谢的影响：睾酮促进蛋白质合成，特别是骨骼肌及生殖器官的蛋白质合成，使尿氮减少，出现正氮平衡。男性在青春期，睾酮与生长激素协同作用，使身体出现一次显著的生长过程。睾酮还可参与造血的调节，促进红细胞生成。

2. 抑制素　**抑制素**（inhibin）是睾丸支持细胞分泌的糖蛋白激素，分子质量为 31 000~32 000，由 α 和 β 两个亚单位组成。生理剂量的抑制素对 FSH 的分泌有很强的抑制作用，而对 LH 的分泌却无明显的影响。此外，在性腺还存在由抑制素两个 β 亚单位组成的二聚体，称为**激活素**（activin），其作用与抑制素相反，可刺激 FSH 的分泌。

（二）睾丸功能的调节

睾丸的生精功能及内分泌功能均受下丘脑-腺垂体的控制，雄激素和抑制素对下丘脑-腺垂体的分泌活动又产生负反馈调节，从而构成了**下丘脑-腺垂体-睾丸轴**（hypothalamus-adenohypophysis-testes axis）的反馈调节系统。此外，睾丸还存在复杂的局部调节机制。

1. 下丘脑-腺垂体对睾丸活动的调节　下丘脑通过释放促性腺激素释放激素（GnRH），调控腺垂体合成和分泌 LH 和 FSH，影响睾丸的功能。LH 主要作用于间质细胞，FSH 主要作用于生精细胞和支持细胞（图 21-10）。

（1）垂体对睾酮分泌的调节：LH 促进间质细胞合成与分泌睾酮，所以 LH 又称**间质细胞刺激素**（interstitial cell stimulating hormone，ICSH）。下丘脑产生的 GnRH 促进腺垂体分泌

笔记栏

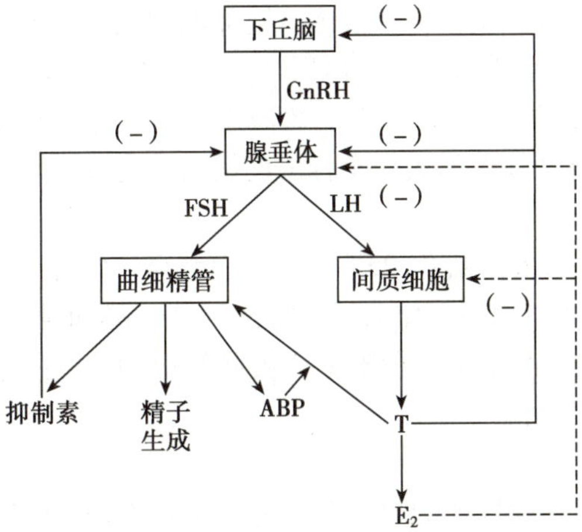

图 21-10 下丘脑-腺垂体-睾丸轴功能调节示意图
GnRH：促性腺激素释放激素；FSH：促卵泡激素；LH：黄体生成素；ABP：雄激素结合蛋白；E_2：雌二醇

LH，LH 与间质细胞膜上的 LH 受体结合后，激活腺苷酸环化酶，使细胞内 cAMP 增加，激活依赖 cAMP 的蛋白激酶，促进睾酮合成酶体系的磷酸化，加速睾酮的合成。

（2）垂体对精子生成的调控：LH 与 FSH 对生精过程都有调节作用，LH 刺激间质细胞产生睾酮，通过睾酮实现对完整和持续的精子发生的支持作用，FSH 则调控精原细胞的分化与增殖，两者协同调节精子发生。大鼠实验表明，如果生精过程已经开始，只要给予适量的睾酮，生精过程便可维持；如果生精过程尚未开始，或因某种原因中断，仅有睾酮则难以使生精过程启动或恢复，该过程必须有 FSH 的作用。实验提示 FSH 在精子发生过程中发挥始动作用，睾酮则有维持精子发生的功能。此外，适当水平的催乳素也可促进精子的发生。睾丸局部的与激素产生和精子的发生非特异相关的酶或因子（如各种生长因子）也被认为参与了睾丸功能的调节过程。

2. 睾丸激素对下丘脑-腺垂体的反馈调节　血中睾酮达到一定浓度后，作用于垂体和下丘脑，产生负反馈调节作用，降低 GnRH 和 LH 的分泌，使血中睾酮维持在一定水平。此外，FSH 能刺激支持细胞分泌抑制素，抑制素对腺垂体 FSH 的分泌有负反馈作用。因此，垂体两种促性腺激素受负反馈调节的机制可能不同，FSH 主要受抑制素调节控制，LH 主要受雄激素的负反馈调节。

3. 睾丸内的局部调节　近年的实验研究表明，在支持细胞与生精细胞之间、间质细胞与支持细胞之间，还存在着错综复杂的局部调节。睾丸可产生多种肽类、GnRH、胰岛素样生长因子及白细胞介素等物质，都可以旁分泌或自分泌的方式参与睾丸功能的局部调节。此外，情绪与压力等的心理因素可通过大脑皮质转化为神经内分泌信号，影响下丘脑-腺垂体-睾丸轴的功能。

二、卵巢的内分泌功能

女性的主性器官是卵巢，附性器官包括输卵管、子宫、阴道和外阴等。卵巢具有双重功能，既具有生卵作用，又能分泌性激素。卵巢分泌的激素主要是**雌激素**（estrogen）和孕激素，还分泌少量雄激素和多种肽类激素。在排卵前卵泡的内膜细胞和颗粒细胞分泌雌激素，排卵后黄体分泌雌激素和孕激素。

卵巢分泌的雌激素主要有 3 种：**雌二醇**（estradiol，E_2）、**雌酮**（estrone）和**雌三醇**（estriol），其中雌二醇的分泌量最大，活性最强。此外，卵巢的颗粒细胞也能分泌抑制素。

（一）雌激素和孕激素的合成与代谢

随着卵泡的生长发育，垂体分泌的 LH 与卵泡膜细胞上的 LH 受体结合，通过 cAMP-蛋白激酶系统，促使胆固醇转变为雄激素（主要为雄烯二酮），扩散转运至颗粒细胞；颗粒细胞内芳香化酶在 FSH 作用下活动增强，将细胞内的雄激素转化为雌激素。雌激素本身也通过与卵泡细胞上雌激素受体相结合，诱导卵泡细胞上的 FSH 或 LH 受体数量增加，促进雄激素的合成，加快雌激素的产生。排卵后，黄体细胞合成大量的孕激素，也能分泌较多的雌激素；妊娠期胎盘也大量分泌孕激素。

在月经周期中,血中雌激素和孕激素呈周期性波动。雌激素浓度随卵泡的发育而升高,在排卵前 1 周左右,卵泡分泌的雌激素明显增多,至排卵前 1 天达顶峰,旋即下降,在黄体期再次升高。在月经周期中,雌激素浓度形成两次高峰,但黄体期的雌激素高峰较卵泡期低。血中孕激素浓度在卵泡期一直很低,排卵后随着黄体的形成和发育浓度逐渐升高,在排卵后 5~10 天出现高峰,随后降低。

血中的雌二醇 70%与血浆中的性激素结合球蛋白结合,25%与白蛋白结合,5%游离;孕酮 48%与血浆皮质类固醇结合球蛋白结合,50%与白蛋白结合,2%游离。雌二醇和孕酮主要在肝中降解,雌三醇是雌二醇的主要代谢产物,孕二醇是孕酮的主要降解产物,这些代谢产物以葡糖醛酸盐或硫酸盐的形式随尿液排出体外。

(二)卵巢激素的生理作用

1. 雌激素　主要促进女性生殖器官的发育和副性征的出现并维持正常状态,对代谢也有明显的影响。

(1)对生殖器官的作用:雌激素促进青春期女子外阴、阴道、子宫、输卵管生长发育并维持其正常功能。包括:①卵巢:协同 FSH 促进卵泡发育,诱导排卵前 LH 峰的出现,促进排卵;②输卵管:促进输卵管上皮细胞增生,促进输卵管的节律性收缩,增强分泌细胞和纤毛细胞的活动,有助于精子与卵子的运送;③子宫:促进子宫发育,使子宫内膜发生增生期的变化,促进子宫颈分泌大量清亮、稀薄的黏液以利于精子的穿行。分娩前增强子宫平滑肌的兴奋性,提高对 OT 的敏感性;④阴道:促进阴道黏膜细胞增生,表浅细胞角化,黏膜增厚并出现皱褶。增加糖原含量,糖原分解使阴道分泌物呈酸性(pH 4~5),有利于阴道乳酸杆菌的生长,抑制其他微生物繁殖,维持阴道的自净作用。青春期前雌激素分泌过少,生殖器官不能正常发育成熟;绝经后,雌激素水平下降,生殖器官萎缩。

(2)对副性征和乳腺的影响:青春期后,雌激素可促使女性出现并维持女性第二性征,如乳房和皮下的脂肪增多,臀部肥厚,骨盆宽大,毛发呈女性特征分布,发音声调较高等。雌激素促进乳腺发育,促使乳腺导管和结缔组织增生。

(3)对代谢的作用:雌激素对代谢的作用比较广泛:①促进蛋白质合成,特别是促进生殖器官的细胞增殖与分化;②刺激成骨细胞的活动,促进钙、磷在骨质沉积,尤其是促进骨的成熟,促进骨骺的愈合;③促进肾对水和钠的重吸收,增加细胞外液量。

(4)对心血管系统的作用:雌激素可通过 NOS 合酶增加 NO 生成,促进血管内皮细胞的生成和抑制血管平滑肌细胞增殖,阻断血管平滑肌细胞上钙离子通道,维持血管正常的舒张功能。此外,雌激素还可降低血胆固醇和 β 脂蛋白含量,是抗动脉硬化的重要因素之一。

2. 孕激素　孕激素主要是**孕酮**(progesterone,P),主要作用于子宫内膜和子宫平滑肌,为受精卵的着床和妊娠的维持提供基本保障。孕酮受体含量受雌激素调节,因此孕酮的绝大部分作用都必须在雌激素作用的基础上才能发挥。

(1)对子宫与输卵管的作用:孕酮促使在雌激素作用下增生的子宫内膜进一步增厚,呈现分泌期的改变,为受精卵着床做好准备。另外,与雌激素的作用相反,孕酮使宫颈黏液分泌减少,黏度增大,形成黏液栓阻止精子穿行,并且抑制输卵管节律性收缩。

(2)维持妊娠:孕酮能使实验动物的子宫平滑肌细胞膜发生超极化,降低兴奋性,降低子宫平滑肌对 OT 的敏感性,使子宫处于安静状态;孕酮还可抑制母体对胎儿的免疫排斥反应。

(3)对乳腺的作用:在雌激素作用的基础上,孕酮可促进乳腺腺泡的发育成熟,为分娩后的泌乳做准备。

(4)产热作用:女性基础体温在排卵前先出现短暂降低,而在排卵后升高 0.5℃左右,并在黄体期一直维持在此水平。临床上常将女性基础体温的双相变化作为判定排卵的标志之一。

此外，孕激素能使血管和消化道平滑肌紧张性降低，有人认为这是孕妇容易发生便秘和痔疮的原因之一。

3. 雄激素 女子体内也有少量的雄激素，由卵泡内膜细胞和肾上腺皮质网状带细胞产生。适量的雄激素配合雌激素可刺激阴毛及腋毛的生长，增强女子的性欲，维持性快感；还可协同雌激素、孕激素增加钙在骨质的沉积，促进骨基质生长。如雄激素过多时，可出现男性化特征及多毛症。

4. 抑制素 抑制素可通过诱导 FSH 受体的表达，促进卵泡内膜细胞分泌雄激素，抑制颗粒细胞分泌孕激素等多种方式，调控卵泡的生长发育。

（三）卵巢功能的调节

卵巢功能受下丘脑-腺垂体调节，形成了下丘脑-腺垂体-卵巢轴，而卵巢分泌的激素又反馈调节下丘脑-腺垂体的分泌活动。

1. 下丘脑-腺垂体对卵巢活动的调节 下丘脑正中隆起释放的 GnRH 呈脉冲式分泌，调节腺垂体 FSH 和 LH 的分泌，并在月经周期中呈现周期性变化。FSH 是卵泡生长发育的始动激素，颗粒细胞和内分泌细胞均有 FSH 受体，FSH 还能使颗粒细胞上出现 LH 受体，与 LH 结合后可使颗粒细胞的形态及激素分泌能力向黄体细胞转化，形成黄体。排卵前 LH 分泌峰能诱发成熟卵泡排卵，排卵后 LH 又可维持黄体细胞持续分泌孕酮。

2. 卵巢激素对下丘脑-腺垂体的反馈作用 下丘脑及腺垂体均存在雌、孕激素的受体，雌、孕激素可反馈性地调节下丘脑和腺垂体激素的分泌。雌激素对下丘脑和腺垂体激素分泌既有负反馈作用又有正反馈作用，其作用性质与血浆中雌激素的浓度有关。小剂量的雌激素能抑制下丘脑 GnRH 的释放，而在排卵前 1 天左右，由于卵泡产生大量雌激素，血中雌激素水平达到顶峰，可促进 GnRH 的释放，继而引起排卵前 LH 和 FSH 释放，以血中 LH 浓度增加最明显，形成 LH 峰（图 21-11）。雌激素这种促进 LH 大量分泌的作用，称为**雌激素的正反馈效应**，而孕激素则抑制上述正反馈作用。在月经周期的大部分时间内，卵巢甾体激素可反馈抑制促性腺激素的分泌。故当卵巢切除或卵巢功能低下及绝经后，体内性激素水平下降，而 LH 和 FSH 水平则明显升高。

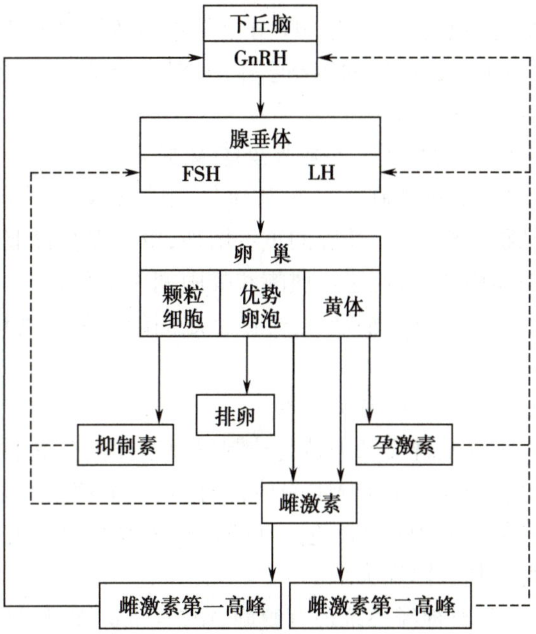

图 21-11 下丘脑-腺垂体对卵巢活动的调节

第八节 其 他

一、前列腺素

前列腺素（prostaglandin，PG）是广泛存在于人和动物体内的一组重要的组织激素，因其首先在精液中被发现而得名。根据其分子结构的不同，可把 PG 分为 A~I 九种类型，每种类型又有多种亚型。除了 PGA_2 和 PGI_2 以循环激素的形式发挥作用外，其他类型的 PG 代谢极快，半衰期为 1~2 分钟，只能在组织局部发挥调节作用。PG 的生物学作用极为广泛而复杂，几乎对机体各个系统的功能活动均有影响。如血小板产生的 TXA_2 能使血小板聚集，使血管收缩；而 PGI_2 则抑制血小板的聚集，使血管舒张。PGE_2 使支气管平滑肌舒张，与之相反，PGF_2 使支气管平滑肌收缩；PGE_2 抑制胃酸分泌，增加肾血流量，促进肾脏排水和排钠。此外，PG 还参与炎症、心血管和肿瘤等疾病的发病机制。

二、褪黑素

褪黑素（melatonin，MT）是松果体以色氨酸为原料合成并分泌的激素。1959 年，Lerner 从牛松果体提取物中分离出一种能使青蛙皮肤褪色的物质，命名为褪黑素。松果体分泌 MT 具有明显的昼夜节律，昼低夜高，凌晨 2 时最高，与日照周期同步。人类 MT 分泌与年龄有关，出生后 3 个月开始分泌，6 岁达到高峰，6~8 岁降至 70%。从青春期开始，松果体内结缔组织逐渐增多并钙化，MT 分泌随年龄增长逐渐减少。

MT 具有广泛的生物学作用，对内分泌系统、神经系统、人体衰老、免疫、生物节律等功能都有调节作用。

（一）抑制下丘脑-腺垂体-靶腺轴

MT 通过抑制下丘脑-腺垂体-靶腺轴从而影响性腺、甲状腺和肾上腺皮质功能。切除幼年动物的松果体，性腺的重量增加，甲状腺和肾上腺明显增大；性腺功能活动增强，甲状腺的摄碘作用增强，血浆皮质酮和醛固酮含量升高，并诱发实验性高血压。研究还表明，MT 能抑制性腺的发育和活动，与性激素之间的关系呈负相关，因而有人认为 MT 在青春期有抗性腺作用。

（二）调整生物节律

下丘脑视交叉上核是控制昼夜节律的生物钟。MT 可作为一个内源性因子作用于视交叉上核神经元上的 MT 受体，调控昼夜节律，使机体功能与昼夜节律同步。实验表明，给予生理剂量的 MT 有促进人和哺乳动物睡眠的作用，因此认为 MT 是睡眠的促发因子，可改善各种生物节律性失眠。

MT 对神经系统还有镇静、镇痛、抗惊厥、抗抑郁等作用。

三、瘦素

1994 年人们发现脂肪细胞 6 号染色体的**肥胖基因**（obese gene）所表达的蛋白质激素可降低体重，命名为**瘦素**（leptin），人类的瘦素为 146 肽。瘦素主要由白色脂肪组织合成和分泌，褐色脂肪组织、胎盘、肌肉和胃黏膜也有少量合成。

（一）瘦素的生物学作用

1. 调节体内的脂肪储存量并维持机体的能量平衡　瘦素直接作用于脂肪细胞，抑制脂肪的合成，降低体内脂肪的储存量，动员脂肪储存的能量转化、释放，避免发生肥胖。研究发现，多数肥胖者常伴有血清瘦素水平升高，提示可能存在"瘦素抵抗"现象。

2. 影响下丘脑-腺垂体-靶腺轴的活动　瘦素不仅影响下丘脑-腺垂体-性腺轴的活动，对 GnRH、LH 和 FSH 的释放有双相调节作用，也影响下丘脑-腺垂体-甲状腺轴和下丘脑-腺垂体-肾上腺皮质轴的活动。

（二）瘦素的分泌调节及作用机制

瘦素的分泌具有昼夜节律，夜间分泌水平高。摄食时血清瘦素水平升高，禁食时降低；

笔记栏

瘦素主要通过瘦素受体(ob-R)介导作用于下丘脑与摄食活动有关的神经核团,抑制与摄食有关的神经肽 Y(NPY)的合成和释放,减少摄食量。体内脂肪储量是刺激瘦素分泌的主要因素,在机体能量的摄入与消耗取得平衡的情况下,瘦素的分泌量可反映体内脂肪量储存的多少。此外,胰岛素和肾上腺素也可刺激脂肪细胞分泌瘦素。

学习小结

内分泌系统由内分泌腺和散在的内分泌细胞组成的,所分泌的高效能生物活性物质统称为激素,其作用具有信息传递、相对特异性、高效生物放大、存在相互作用等特性。激素按化学结构可分为含氮类(多肽或蛋白质类,胺类)和脂类激素(类固醇激素,脂肪酸衍生物),其作用机制不同。含氮类激素主要通过第二信使发挥作用;类固醇激素通过调节基因表达完成其功能。

下丘脑与垂体构成一个功能单位。下丘脑分泌七种下丘脑调节肽,调节腺垂体激素的分泌,构成下丘脑-腺垂体系统;下丘脑合成的血管升压素和缩宫素运送到神经垂体贮存和分泌,构成了下丘脑-神经垂体系统。腺垂体是人体内最重要的内分泌腺,分泌的激素有:生长激素,主要作用是促进机体生长发育和物质代谢;催乳素,主要作用是发动并维持哺乳期妇女乳腺泌乳;4 种促激素,分别调节各自靶腺的分泌活动,构成下丘脑-腺垂体-靶腺轴,该功能轴存在着多种反馈调节,以维持各种激素浓度的相对稳定。

甲状腺激素的生理作用主要是调节能量代谢和物质代谢,促进组织分化、生长与发育成熟(尤其是脑和骨),提高中枢神经系统的兴奋性等。肾上腺皮质分泌糖皮质激素、盐皮质激素、性激素。糖皮质激素作用广泛,可调节物质代谢和水盐代谢,参与应激反应,作用于血细胞、循环系统、消化系统、神经系统等。肾上腺髓质分泌的激素主要是肾上腺素和去甲肾上腺素。肾上腺髓质受交感神经节前纤维支配,构成交感-肾上腺髓质系统,参与应急反应。体内调节钙、磷代谢,维持血液钙、磷浓度稳定的激素主要是甲状旁腺激素、降钙素和 1,25-二羟维生素 D_3。胰岛分泌的胰岛素和胰高血糖素是调节血糖的重要激素。胰岛素促进机体合成代谢,是唯一降低血糖的激素;胰高血糖素促进分解代谢。

性腺包括男性的睾丸和女性的卵巢,它们既是生殖器官,即生殖细胞(精子、卵子)产生、发育成熟的场所,又具有内分泌功能。性腺分泌的性激素是男女附性器官发育和副性征出现以及生殖行为全过程的决定因素。雄激素在胚胎期的性分化、青春期性器官的发育和成熟、精子的发生、副性征与性功能的维持、代谢等方面均发挥重要作用。雌激素的主要作用是促进女性生殖器官的发育和副性征的出现,对代谢也有明显的影响。孕激素的作用主要是保证受精卵着床和维持妊娠,其绝大部分作用必须在雌激素作用的基础上才能发挥。性腺的功能受下丘脑-腺垂体-性腺轴的调节。

扫一扫,测一测

(刘慧敏)

复习思考题

1. 请总结:促蛋白质合成、促生长发育的激素有哪些? 升高血糖的激素有哪些? 促脂肪分解的激素有哪些? 能提高中枢神经系统兴奋性的激素有哪些?

笔记栏

2. 机体长期缺碘,为什么会发生甲状腺肿大?
3. 试述紧急情况下,肾上腺皮质和髓质的分泌调节及其生理意义。
4. 临床上长期大量使用糖皮质激素为何不能突然停药?
5. 胰岛素分泌不足的糖尿病患者,其代谢特征如何?

第二十二章

神经系统的功能

PPT 课件

学习目标

1. 掌握突触传递过程，外周神经递质及其受体，中枢内兴奋传递的特征，丘脑感觉投射系统，内脏痛与牵涉痛，大脑皮质的体表感觉区和主要运动区，下丘脑的功能。

2. 熟悉神经纤维兴奋传导的特征，反射中枢，中枢抑制，脊髓、小脑和基底神经节对躯体运动的调节，去大脑僵直，自主神经系统的功能与特点，脑电图。

3. 了解神经元和神经纤维的功能，神经胶质细胞的功能，中枢神经元的联系方式，脊髓的感觉传导功能，体表痛，运动传导通路，觉醒与睡眠，学习与记忆。

神经系统是人体内起主导作用的调节系统，其主要功能是调节机体的反射活动和实现脑的高级活动两个方面。前者是通过直接或间接地调控体内各系统、器官、细胞的功能活动，使之相互联系、互相协调，以适应环境的变化和维持机体内环境的稳态；后者是通过大脑皮质，以实现学习与记忆、语言与思维以及觉醒与睡眠等高级神经功能活动。

第一节　神经系统功能活动的基本原理

组成神经系统的细胞主要是神经细胞和神经胶质细胞。神经细胞又称**神经元**（neuron），是构成神经系统的基本结构和功能单位，其主要功能是接受刺激、传递信息和整合信息等。神经胶质细胞对神经元有支持、营养、保护、修复等功能。近年来发现胶质细胞还参与神经递质及生物活性物质的代谢等。

一、神经元与神经胶质细胞

（一）神经元的结构与基本功能

神经元数量巨大，在人类的中枢神经系统内约有 1 000 亿之多。其形态、功能虽然各异，但基本功能有共同之处。典型的神经元由胞体和突起两部分组成，突起又分为树突和轴突。神经元的胞体的主要功能是接受与整合信息，并根据获得的信息合成相应的物质如神经递质、激素等；树突是神经元的"感受"区，主要接受来自环境的各种信息，并根据信息性质产生不同膜电位变化，最终以电紧张形式影响胞体兴奋性；轴突始段阈值最低，是产生动作电位的部位；轴突形成神经纤维，其功能是将胞体的"指令"通过电信号（动作电位）或通过轴突内的细胞质（称轴浆）传送到末梢，进而影响与其相连接的细胞，产生相应的功能活动。

神经元结构模式图

（二）神经纤维的功能

1. 传导兴奋　神经纤维的基本功能是传导兴奋，把神经纤维上传导的兴奋称为**神经冲**

动(nerve impulse)。神经纤维传导兴奋的特征包括:①完整性:神经纤维传导兴奋要求神经纤维结构和功能的完整。如果神经纤维受损伤、被切断或者被冷冻、压迫、麻醉药等因素作用时均影响其传导功能,同时其传导功能还受胞膜上 Na^+通道数量与分布、通道状态等因素的影响;②绝缘性:一条神经干包含着多条神经纤维,但各条神经纤维同时进行兴奋传导时互不干扰,表现为传导的绝缘性。其主要原因是细胞外液对电流的短路作用使局部电流主要在一条纤维上构成回路,从而保证了神经传导的精确性;③双向性:在神经纤维任何一点产生动作电位时,均可以沿着神经纤维向两端传导;④相对不疲劳性:有效的电刺激连续刺激十余小时,神经纤维仍能保持着传导兴奋的能力。

2. 轴浆运输功能 神经纤维内的轴浆可在胞体与轴突末梢之间进行流动和物质运输,称为**轴浆运输**(axoplasmic transport)。轴浆运输是双向性的。胞体内物质向轴突末梢的转运过程称为顺向运输;轴突末梢物质向胞体的转运过程称为逆向运输。轴浆运输以顺向运输为主,意义在于将胞体合成的蛋白质、神经递质及合成递质的酶类等物质运至轴突末梢,以维持末梢递质释放、神经内分泌或代谢所需等。逆向运输可能与反馈控制胞体物质合成、递质的回收和异物的处理有关。轴突末梢可以摄取神经营养因子或神经毒和毒素类物质如破伤风毒素、狂犬病毒,经逆向运输而对神经元的活动产生影响。

3. 营养性作用 神经纤维对所支配的组织除发挥功能性的调控作用外,还能经常性地通过其末梢释放营养因子,持续性促进所支配组织的代谢活动,产生营养作用,称为神经的**营养性作用**(trophic action)。营养因子由胞体合成通过轴浆运输流向末梢,因此当神经纤维被切断、变性时,会引起所支配的组织代谢活动异常,产生相应的改变。如实验切断运动神经后,被支配的肌肉内的糖原合成减慢、蛋白质分解加速;临床上脊髓灰质炎、周围神经损伤的患者肌肉发生明显萎缩,均因为肌肉失去了神经营养性作用的结果。

神经纤维所支配的组织以及胶质细胞也能够产生对神经元起营养作用的蛋白分子,称为**神经营养因子**(neurotrophin,NT)。其中**神经生长因子**(nerve growth factor,NGF)是最早被发现的、研究较多的一种。NGF 由神经末梢摄取后,经逆向轴浆运输运送到胞体,调节胞体合成相关蛋白质,从而维持神经元的生长、发育、保护与修复等功能。

(三) 神经胶质细胞的功能

神经胶质细胞主要包括星形胶质细胞、少突胶质细胞、小胶质细胞等,形态各异,没有产生动作电位的能力,不直接参与信息的传递和处理。其主要功能如下:

1. 支持作用 神经胶质细胞填充于神经元及其突起间,构成网架起到支持和稳定神经元的作用。

2. 绝缘和屏障作用 少突胶质细胞与施万细胞分别形成中枢与周围神经纤维的髓鞘,起到绝缘作用;星形胶质细胞形成血管周足,是构成血-脑屏障的重要组成部分。

3. 修复与再生作用 胶质细胞特别是星形胶质细胞在神经元发生损伤或变性死亡时,能够通过有丝分裂进行增生,填补神经元死亡造成的缺损,从而起到修复和再生的作用。

4. 物质代谢和营养作用 星形胶质细胞通过血管周足和自身突起,将毛细血管和神经元联系到一起,是神经元与血液之间进行物质交换的主要途径。此外,星形胶质细胞还能产生神经营养因子,来维持神经元的生长、发育和生存,并保持其功能的完整性。

5. 稳定细胞外液 K^+浓度 星形胶质细胞可通过加强膜表面 Na^+泵的活动,将细胞外液中多余的 K^+泵入胞内,并通过缝隙连接将其分散到其他胶质细胞,有助于神经元电活动的正常进行。当胶质细胞受损时,Na^+泵的功能减退可导致细胞膜外高 K^+,使神经元膜电位减小兴奋性升高,而形成局部性癫痫病灶。

6. 参与免疫活动 星形胶质细胞膜上存在着能够与外来的抗原进行特异性结合的蛋

笔记栏

白分子，在与抗原结合后可将其呈递给 T 淋巴细胞，以发挥其免疫应答作用。

7. 参与神经递质、生物活性物质的代谢与合成　星形胶质细胞能够摄取神经元释放的谷氨酸与 γ-氨基丁酸等递质，及时消除这些递质对神经元的持续作用；同时又为神经元合成氨基酸类递质提供前体物质。

此外，星形胶质细胞还能合成并分泌血管紧张素原、前列腺素、白细胞介素以及多种神经营养因子等物质。

二、突触传递

神经调节的基本方式是反射，但在反射弧中神经元之间或神经元与效应器之间的结构缺乏原生质的联系，在实现反射活动时必须进行相互之间的信息传递。通常将神经元之间进行信息传递的接触部位称为突触（参见第二章）。经典的突触根据接触部位可分为三类：①轴突与胞体相接触；②轴突与树突相接触；③轴突与轴突相接触。将传出神经元与效应器间进行信息传递的接触部位称为**接头**（junction）。接头属于广义上的突触结构。信息在突触之间的传递过程称为突触传递。

ER-22-2 突触的类型

根据突触间信息传递的媒介物质不同，将突触传递分为化学性突触传递和电突触传递两种类型。前者以神经递质，后者以局部电流为信息传递媒介。化学性突触传递又根据递质释放后影响的范围和距离不同，分为**定向突触传递**（directed synapse transmission）和**非定向突触传递**（non-directed synapse transmission）。定向突触传递释放的递质仅作用于短距离的局限部位，如经典的突触和神经-骨骼肌接头；非定向突触传递释放的递质则可扩散较远、作用的空间比较广泛，又称之为**非突触性化学传递**（non-synaptic chemical transmission），如神经-平滑肌接头。由于机体以定向化学性突触传递方式最为普遍，故在本节加以重点叙述。

（一）化学性突触传递

ER-22-3 化学性突触结构示意图

1. 定向化学性突触传递过程　定向化学性突触传递是通过突触前膜释放化学性递质，在突触后膜将其转换为电信号的过程（其结构参见第二章）。

（1）突触传递的基本过程：化学性突触传递主要包括以下几个步骤：①突触前神经元的动作电位到达神经末梢，引起突触前膜去极化；②前膜的电压门控钙通道开放，细胞外的 Ca^{2+} 顺浓度差流入轴浆内；③Ca^{2+} 触发突触小泡前移与前膜接触、融合，并以出胞方式将递质释放入突触间隙；④递质经间隙扩散到达突触后膜，作用于后膜上的特异性受体或化学门控通道；⑤突触后膜对某些离子通透性的改变，引起突触后膜发生去极化或超极化，使突触后神经元兴奋性发生改变，突触后膜的这种电位变化称为**突触后电位**（postsynaptic potential）；⑥递质与受体发生作用之后立即被酶分解或移除。

（2）突触后电位：突触传递的信息包括兴奋性与抑制性两类，所以突触后电位可分为兴奋性突触后电位与抑制性突触后电位（图 22-1）。

ER-22-4 兴奋性突触后电位产生机制示意图

1）兴奋性突触后电位：由突触前膜释放兴奋性递质，与后膜上特异性受体结合后，引起后膜对 Na^+ 和 K^+ 的通透性增大（主要是 Na^+），Na^+ 的内流量大于 K^+ 的外流，所以发生净的正离子内流，导致突触后膜发生局部去极化，兴奋性提高，故称为**兴奋性突触后电位**（excitatory postsynaptic potential，EPSP）。当突触前神经元活动增强或参与活动的突触数目较多时，递质释放量也增加，由局部兴奋所形成的 EPSP 通过总和使膜电位幅度不断增大，若增大到阈电位时，首先在突触后神经元电压门控钠通道分布密集的轴丘处诱发动作电位，引起突触后神经元兴奋的产生与扩布；若未能达阈电位，由于该局部兴奋能提高突触后神经元的兴奋性，称此现象为易化。

2）抑制性突触后电位：突触前膜兴奋时释放抑制性递质，与后膜上特异性受体结合后，

笔记栏

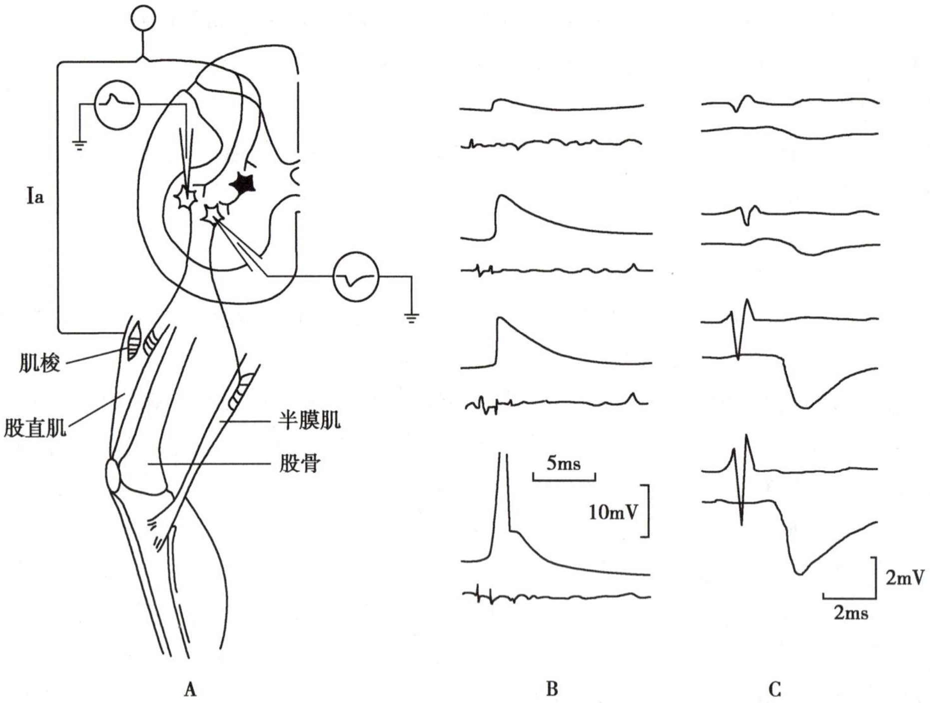

图 22-1 兴奋性突触后电位（EPSP）和抑制性突触后电位（IPSP）

A. 图中记录电极插入支配股直肌（伸肌）的脊髓前角运动神经元胞体，以适当强度电刺激相应的后根传入纤维，在该运动神经元内可记录到 EPSP，如果电极插入支配半膜肌（屈肌）的运动神经元内，则可记录到 IPSP，黑色神经元为抑制性中间神经元；B. EPSP：在一定范围内加大刺激强度，EPSP 的去极化程度随之增大（上面三个记录），当去极化达到阈电位时，即可爆发动作电位（最下面一个记录）。上线：神经元胞内电位记录，下线：后根传入神经电位记录；C. IPSP：当刺激强度逐渐加大时，IPSP 的超极化程度随之增大（自上而下）。上线：后根传入神经电位记录，下线：神经元胞内电位记录

ER-22-5 抑制性突触后电位产生机制示意图

引起后膜对 Cl^- 和 K^+ 的通透性增大（主要是 Cl^-），不论是 Cl^- 内流还是 K^+ 外流，突触后膜发生局部超极化，从而发挥其抑制效应，称为**抑制性突触后电位**（inhibitory postsynaptic potential，IPSP）。此外，IPSP 的产生可能与钠或钙通道的关闭也有着密切关系。

在中枢神经系统中，一个神经元常与多个神经元构成突触，在这些突触中既有兴奋性的又有抑制性的，突触后神经元的变化性质最终取决于同时产生的 EPSP 与 IPSP 的代数和，如果 EPSP 占优势并达阈电位水平时，突触后神经元产生兴奋；反之突触后神经元则呈现抑制状态。

ER-22-6 运动终板超微结构示意图

2. 神经-骨骼肌接头的兴奋传递　运动神经轴突末梢与骨骼肌之间形成的功能性联系部位称为**神经-骨骼肌接头**（neuromuscular junction），也称运动终板（其结构参见第二章）。该处的信息传递过程与上述兴奋性突触传递十分相似。

在安静状态时，接头前膜内突触小泡约以每秒钟一次的频率进行自发性量子式释放，由一个小泡释放的 ACh 量所引发的电位变化称为**微终板电位**（miniature endplate potential，MEPP）。单个 MEPP 通常不足以引起肌细胞的兴奋。

神经-骨骼肌接头信息传递过程：①神经冲动到达接头前膜，前膜去极化；②电压门控式钙通道开放，Ca^{2+} 进入前膜；③突触小泡向前膜靠近并与之融合，通过出胞的方式进行量子式释放 ACh；④ACh 经过接头间隙与终板膜上的 N_2 型受体结合并激活化学门控通道；⑤终板膜对 Na^+、K^+ 通透性增高（主要是 Na^+），由于 Na^+ 内流量超过 K^+ 外流量，导致终板膜去极

化产生**终板电位**(endplate potential,EPP);⑥EPP 可以通过电紧张形式激活临近肌膜上电压门控钠通道,当去极化达到阈电位水平时则在临近肌膜上产生动作电位,并传播至整个肌细胞膜;⑦ACh 在终板电位产生后即被胆碱酯酶(ChE)迅速水解为胆碱和乙酸。

接头处的兴奋传递与化学性突触兴奋传递有许多相似之处,引起的终板电位具有局部反应的特征。两者共同点:①电位具有等级性,其电位变化大小与前膜释放递质的量成正变关系,而没有“全或无”的特性;②无不应期,有总和现象;③以电紧张形式进行扩布等。其不同点:①神经-骨骼肌接头兴奋传递是一对一关系,即运动神经纤维每兴奋一次,它所支配的肌细胞也发生一次兴奋。这是因为一次动作电位到达神经末梢时,可使 200~300 个小泡同步释放近 10^7 个 ACh 分子进入接头间隙,引起的 EPP 进行总和后足以产生动作电位;但在兴奋性突触传递过程中,必须有多个神经冲动到达,才能使 EPSP 总和达到阈电位水平,引起突触后神经元兴奋;②每次神经冲动释放的 ACh 在发挥作用后立即被 ChE 分解而失效,以免影响下次神经冲动到来时的效应;③神经-骨骼肌接头通常只释放兴奋性递质,而少有抑制性递质释放;而突触不但释放兴奋性递质,也可释放抑制性递质。

许多因素均可作用于神经-骨骼肌接头兴奋传递过程的不同环节,以影响肌肉的收缩。影响接头前过程因素:如肉毒杆菌毒素能阻滞神经末梢释放 ACh;而黑寡妇蜘蛛毒则可促进神经末梢释放 ACh,导致 ACh 耗竭,两者均可引起接头传递阻滞。近年来,从中药川楝皮提取的川楝素,也被证明为接头前拮抗剂。影响接头后过程因素:筒箭毒类药物能够特异性地阻断终板膜上胆碱能受体通道,从而阻断接头传递使肌肉松弛;临床上重症肌无力患者,是由于自身免疫性抗体破坏了终板膜上的胆碱能受体通道,从而导致神经与肌肉间信息传递障碍,出现肌无力;而新斯的明等胆碱酯酶抑制剂,可通过抑制 ChE 活性以增加 ACh 在接头处浓度,改善肌无力患者症状;有机磷农药有抑制 ChE 的作用,可造成 ACh 在接头处大量积聚而引发骨骼肌痉挛、抽搐等中毒症状。

3. 非定向突触传递 其主要特点是神经元之间没有典型的突触样结构,而是由前神经元轴突末梢发出大量分支,在其上形成串珠状膨大的结构,即**曲张体**(varicosity)。曲张体没有施万细胞包绕,其内有大量的突触小泡,小泡内含有神经递质。曲张体沿着分支分布于所作用的组织细胞周围,当兴奋到达曲张体时,引起递质释放并通过细胞外液弥散到邻近或远隔几百微米部位的靶细胞,进而发挥生理效应(图 22-2)。

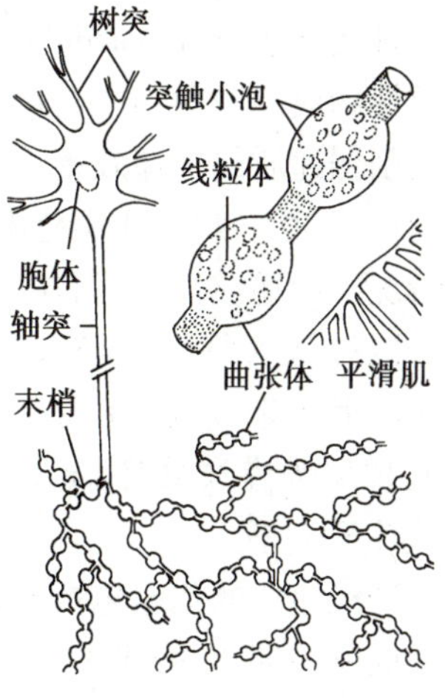

图 22-2 非突触性化学传递的示意图

现已发现中枢神经内单胺类神经纤维都能进行非突触性化学传递。在外周神经中,以 NE 和 ACh 为递质的神经-平滑肌接头或神经-心肌接头信息传递也是通过这种方式进行的。与定向化学性突触传递比较,非突触性化学传递具有以下特征:①没有典型的突触结构;②曲张体释放递质与被作用的靶细胞之间距离相对比较遥远;③释放出来的递质作用范围广泛;④完成的调节功能更复杂。

(二)电突触

电突触(electrical synapse)的结构基础为**缝隙连接**(gap junction),相邻的两个神经细胞膜之间距离仅有 2~3nm,连接处神经细胞膜不增厚,膜两侧轴浆内无突触小泡存在,两侧膜上有沟通两细胞胞质的水相通道,允许带电离子通过以进行电信息传递,故称为电突触。电突触传递的特点是:由于电阻低,所以传递速度快,几乎不存在潜伏期;因为没有突触的前、

ER-22-7
电突触结构模式图

笔记栏

后膜之分，所以呈双向性传递。电突触在哺乳动物中枢神经系统和视网膜等部位大量存在，传递多发生在同类神经元之间，且突触呈多种结构类型；其功能可能是使相邻的神经元产生同步化活动。

三、神经递质与受体

化学性突触的信息传递均以神经递质为媒介，作用于相应的受体后方能完成。因此，神经递质和受体是化学性突触信息传递的物质基础。

（一）神经递质

神经递质（neurotransmitter）是指由前神经元合成并由其末梢释放，特异性作用于突触后神经元或效应器细胞上受体，使之产生某些效应的化学物质。经典的神经递质通常具有以下的特征：①在突触前神经元内具有合成递质的前体物质与酶系统，并能合成相应的神经递质；②合成的递质具有贮存的部位，即突触小泡内，当兴奋到达突触前膜时小泡内递质能够进行释放；③突触后膜上存在着能与递质进行特异性结合的受体，并产生特定的生理效应；④在突触部位存在该递质失活的机制；⑤具有特异的受体激动剂和拮抗剂，能模拟或阻断递质的传递效应。新发现的一些信息传递物质（如神经肽、NO 等）并不完全符合上述条件，但所起的作用与递质相同，故也被视为神经递质。

神经调质（neuromodulator）是由神经元或神经胶质细胞产生的调节信息传递效率的神经活性物质，其本身并不直接触发所支配细胞发生效应，不起直接传递信息的作用，而是增强或削弱递质的传递效率。将神经调质所发挥的作用称为**调制作用**（modulation）。调质作用的持续时间较长、作用范围较大。递质与调质之间并无绝对的界限，往往同一种物质在某种情况下起递质作用，而在另一种情况下起调质作用。

ER-22-8

支配唾液腺的自主神经中递质共存的模式图

以往认为每根神经末梢内只存在和释放一种神经递质，称为**戴尔原则**（Dale principle）。近年来发现，在同一根神经末梢内可有两种或两种以上的递质或调质同时存在，称此现象为**递质共存**（neurotransmitter coexistence）。递质共存的意义在于更好地协调某些生理过程。

神经递质的代谢包括递质的合成、贮存、释放与失活等步骤。递质的合成需要原料和有关合成酶的催化；合成多在胞质中进行，然后贮存于突触小泡内；释放量主要取决于进入突触前膜的 Ca^{2+} 量；递质发挥生物效应后很快通过酶促降解或末梢重摄取等方式被消除。递质代谢异常常引起神经功能紊乱，而利用药物来干预递质代谢过程可对临床疾病产生治疗作用。

迄今已经了解的神经递质和调质已达 100 余种，根据其化学成分可以分为胆碱类、胺类、氨基酸类、肽类、嘌呤类、气体类和脂类等。根据神经递质存在的部位，将递质分为中枢递质和外周递质。

1. 外周神经递质　由传出神经末梢所释放的神经递质，称为外周神经递质。主要包括：

（1）乙酰胆碱：凡是末梢释放 ACh 作为递质的神经纤维，称为**胆碱能纤维**（cholinergic fiber）。主要分布在全部交感和副交感神经的节前纤维、绝大多数副交感神经的节后纤维以及交感神经的小部分节后纤维（如分布在汗腺、胰腺；支配骨骼肌和腹腔内脏的舒血管纤维）、躯体运动神经纤维。

（2）去甲肾上腺素：凡是末梢释放 NE 作为递质的神经纤维，称为**肾上腺素能纤维**（adrenergic fiber）。主要分布在大部分交感神经节后纤维。

（3）肽类：凡是末梢释放肽类化合物作为递质的神经纤维，称为**肽能纤维**（peptidergic fiber）。主要分布在胃肠道、心血管、呼吸道、泌尿道等器官，特别是胃肠道的肽能神经元，能释放包括降钙素基因相关肽、血管活性肠肽、促胃液素、缩胆囊素、脑啡肽、强啡肽与生长抑素等多种肽类递质。

2. 中枢神经递质 在中枢神经系统内参与突触间信息传递的化学递质,称为中枢神经递质。中枢递质主要分为 ACh、单胺类、氨基酸类和肽类四类(表 22-1)。此外,一些气体分子也具有神经递质作用。如 NO 可通过扩散到达靶细胞后,直接结合并激活一种鸟苷酸环化酶,使胞内 cGMP 水平升高而产生生物效应,从而调节突触功能,具有神经保护作用。脑内的另一种气体分子一氧化碳(CO)也可能作为脑内神经递质而参与调节活动。此外,腺苷、ATP、花生四烯酸及其衍生物等也可作为神经递质或调质。

表 22-1 主要的中枢神经递质名称、主要分布部位及功能特点

递质名称	主要分布部位	功能特点
乙酰胆碱	脊髓、脑干网状结构、丘脑、边缘系统	与感觉、运动、学习、记忆等活动有关,多数表现为兴奋
单胺类		
去甲肾上腺素	低位脑干网状结构	对睡眠与觉醒、学习与记忆、体温、情绪、摄食行为以及心血管活动等多种功能均有作用,对躯体运动以抑制为主
多巴胺	黑质纹状体、中脑边缘系统以及结节漏斗部分	与调节肌紧张、躯体运动、情绪活动等有关,多数起抑制效应
5-羟色胺	主要分布于中缝核	与睡眠、情绪、内分泌、心血管、疼痛等活动有关
组胺	下丘脑后部结节乳头核区	与觉醒、性行为、腺垂体分泌、饮水、痛觉调节等有关
氨基酸类		
γ-氨基丁酸	大脑浅层、小脑皮质浦肯野细胞层、黑质、纹状体与脊髓部	为抑制性递质
甘氨酸	脊髓、脑干	为抑制性递质
谷氨酸	大脑皮质、小脑与纹状体	为兴奋性递质
门冬氨酸	视皮质的锥体细胞和多棘星状细胞	为兴奋性递质
肽类		
速激肽	黑质、纹状体、下丘脑、缰核、孤束核、中缝核、延髓和脊髓背角等	调节痛觉、心血管活动、躯体运动行为以及神经内分泌活动
下丘脑神经肽	下丘脑	调节感觉、运动及智能活动
阿片样肽	脑内、脊髓	调节痛觉、心血管活动
脑-肠肽	脑内	与摄食活动等有关

(二)受体

受体(receptor)是存在于细胞膜或细胞内能与某些化学性物质特异性结合并诱发生物效应的蛋白质。能与受体发生特异性结合并产生相应生物效应的化学物质称为受体**激动剂**(agonist);若只发生特异结合,而不产生相应生物效应的化学物质则称为受体**拮抗剂**(antagonist)。临床上一些药物就是通过激动或拮抗某些受体而发挥其药理作用的。根据受体分布的部位可将受体分为外周受体和中枢受体,由于中枢受体分布和效应非常复杂,许多问题尚待深入研究。所以,以下就外周受体予以重点介绍(表 22-2)。

笔记栏

表 22-2 胆碱能和肾上腺素能受体及其亚型的分布、效应和拮抗剂

受体及其亚型	主要分布部位	效应	拮抗剂
胆碱能受体			
M 受体	分布于绝大多数副交感节后纤维（少数肽能纤维除外）以及交感胆碱能节后纤维支配的效应器细胞膜上	自主神经节后胆碱能纤维兴奋的效应	阿托品
N 受体			筒箭毒碱
神经元型 N_1 受体	中枢神经系统内和自主神经节的突触后膜	节后神经元兴奋	六烃季铵
肌肉型 N_2 受体	神经-骨骼肌接头的终板膜	骨骼肌细胞兴奋	十烃季铵
肾上腺素能受体			
α 受体			酚妥拉明
$α_1$ 受体	皮肤、胃肠与肾脏等内脏血管平滑肌，子宫、小肠、输尿管平滑肌、胃肠括约肌，支气管腺体，消化腺，汗腺，竖毛肌和扩瞳肌	主要是兴奋性-收缩，少数抑制-小肠舒张	哌唑嗪
$α_2$ 受体	分布于肾上腺素能纤维末梢的突触前膜	对突触前 NE 释放进行负反馈调节	育亨宾
β 受体			普萘洛尔
$β_1$ 受体	心肌细胞	兴奋心脏	阿替洛尔、美托洛尔
$β_2$ 受体	支气管、胃肠道、子宫以及冠状动脉、骨骼肌血管等平滑肌，睫状体肌，胆囊和胆道平滑肌	抑制性-舒张平滑肌	丁氧胺
$β_3$ 受体	脂肪组织	脂肪分解	

1. 胆碱能受体　凡能与 ACh 结合的受体称**胆碱能受体**（cholinergic receptor）。根据其药理特性分为：①**毒蕈碱**（muscarine）受体，因毒蕈碱能模拟 ACh 对这类受体的作用而得名，简称 M 型受体；②**烟碱**（nicotin）受体，因烟碱能模拟 ACh 对这类受体的作用而得名，简称 N 型受体。

（1）M 型受体：广泛分布于绝大多数副交感节后纤维（少数肽能纤维除外）以及交感胆碱能节后纤维支配的效应器细胞膜上。目前已分离出 M_1~M_5 5 种亚型，均为 G 蛋白耦联受体。ACh 与 M 受体结合后，可产生一系列自主神经节后胆碱能纤维兴奋的效应，包括心脏活动的抑制，支气管、胃肠道平滑肌、膀胱逼尿肌和瞳孔括约肌的收缩，消化腺与汗腺的分泌以及骨骼肌血管的舒张等，这种效应称为毒蕈碱样作用，又称 M 样作用。该作用可被 M 受体拮抗剂阿托品阻断。

（2）N 型受体：N 受体又分为 N_1 和 N_2 两种亚型，均是 ACh 门控通道受体。N_1 型受体分布于自主神经节的突触后膜上，ACh 与之结合可引起节后神经元兴奋，称为**神经元型 N 受体**（neuron-type nicotinic receptor）；N_2 型受体分布在神经-骨骼肌接头的终板膜上，ACh 与之结合可使骨骼肌兴奋，称之为**肌肉型 N 受体**（muscle-type nicotine receptor）。ACh 与这两种受体结合所产生的效应称为烟碱样作用，又称 N 样作用。六烃季铵是 N_1 型受体拮抗剂，十烃季铵是 N_2 型受体拮抗剂，筒箭毒碱能同时阻断这两种受体。

2. 肾上腺素能受体　凡是能与**儿茶酚胺**(catecholamine,CA)类物质结合的受体,称为**肾上腺素能受体**(adrenergic receptor)。该类受体可分为 α 与 β 两种类型。所有的肾上腺素能受体都属于 G 蛋白耦联型受体。由于受体存在部位及类型不同,所以产生的生物效应各异(表 22-2)。

(1) α 受体:α 受体又可分为 α_1 和 α_2 两个亚型,一般认为 α_1 受体分布于肾上腺素能纤维所支配的效应器细胞膜上。在外周组织中,α_1 受体主要分布于平滑肌,以产生兴奋性效应为主,促进皮肤、胃肠与肾脏等内脏血管收缩、子宫收缩和扩瞳肌收缩等,但对小肠平滑肌产生抑制作用。近年来,发现心肌细胞膜也存在 α_1 受体,它可介导儿茶酚胺的缓慢正性变力作用。α_2 受体主要分布于肾上腺素能纤维末梢的突触前膜上,对突触前 NE 的释放进行反馈调节。哌唑嗪和育亨宾分别能选择性阻断 α_1 和 α_2 受体而产生降压作用;而酚妥拉明可同时阻断 α_1 与 α_2 两种受体。

(2) β 受体:β 受体分为 β_1、β_2 和 β_3 三个亚型。β_1 受体主要分布于心肌细胞上,具有兴奋性效应。在生理状态下心脏的 β_1 受体作用占优势,以至掩盖了心脏 α_1 受体的作用。只有在 β_1 受体功能抑制时,α_1 受体对心脏的调节作用才能显现出来。β_2 受体主要分布在平滑肌,其效应是抑制性,使支气管、胃肠道、子宫以及冠状动脉、骨骼肌血管等平滑肌舒张。β_3 受体主要分布于脂肪组织,与脂肪分解有关。普萘洛尔是临床上常用的非选择性 β 受体拮抗剂,它对 β_1 和 β_2 两种受体均有阻断作用。心动过速或心绞痛等心脏病患者应用普萘洛尔可降低心肌代谢与活动,达到治疗目的,但可同时使支气管痉挛,对伴有呼吸系统疾病的患者有危险性,故对伴有呼吸系统疾病的高血压、缺血性心脏病及快速性心律失常等患者,可应用 β_1 受体拮抗剂阿替洛尔,避免发生支气管痉挛。

在不同效应器上分布的肾上腺素能受体种类不同,有的仅有 α 受体或 β 受体,有的则两种受体共存。因此,当肾上腺素能纤维兴奋时,效应器可表现为兴奋,也可能为抑制。此外,α 受体和 β 受体不仅对交感神经递质发生反应,与血液中存在的其他儿茶酚胺类物质也发生反应,但它们对不同类型受体的结合能力有所不同。NE 主要与 α 受体结合,与 β 受体结合作用较弱,特别是 β_2 受体;肾上腺素与 α 和 β 受体结合均比较强;而异丙肾上腺素主要与 β 受体结合。

3. 中枢受体　由于中枢神经递质种类繁多,其相应的受体也非常复杂。除胆碱能 M 型与 N 型受体以及肾上腺素能 α 型与 β 型受体外,还有 DA 受体、5-HT 受体、兴奋性氨基酸受体、抑制性氨基酸受体、神经激肽类、阿片类以及腺苷类受体等。其中绝大部分为 G 蛋白耦联受体。各种受体还有多种亚型,如多巴胺受体现已克隆到 $D_1 \sim D_5$ 五种亚型;5-HT 受体已知的有 $5\text{-HT}_1 \sim 5\text{-HT}_7$ 共 7 种类型受体;抑制性氨基酸中的 GABA 受体分为 A、B 两种亚型;阿片受体已确定的有 μ、δ、κ 3 种受体。上述各种受体也有其相应的拮抗剂。总之,中枢内受体系统中的不明之处较多,尚待阐明。

4. 突触前受体　受体一般存在于突触后膜,但在突触前膜也有分布(图 22-3),称为**突触前受体**(presynaptic receptor)。其主要作用是调节突触前神经末梢递质的释放。例如,肾上腺素能纤维末梢的突触前膜上,存在着 α_2 受体和 β_2 受体。当 α_2 受体被激活时抑制末梢 NE 释放;β_2 受体激活时,则促进 NE 的释放。但是大多情况下以负反馈形式调节 NE 的释放。

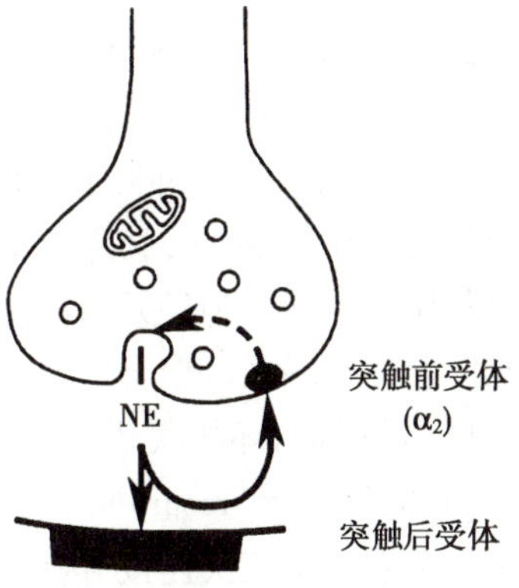

图 22-3　突触前受体反馈性调节递质释放示意图

5. 受体调节　细胞膜受体的数量及其与递质亲和力

笔记栏

随着内环境的改变而发生相应的变化。基本规律是，当递质释放量减少时受体的表达以及与递质的亲和力均增多和增强，称为受体**上调**（up regulation）；反之，称为受体**下调**（down regulation）。受体上调与下调的主要机制与膜表面的受体能够在细胞膜自身作用下内、外移动有关。如受体上调可能是细胞膜将储存在膜内的受体蛋白表达于膜表面；而下调则可能由于受体被膜内吞入胞使膜表面受体数量减少所致。膜表面受体数量与亲和力的改变，将影响突触之间的信息传递而产生各种疾病。

四、反射中枢活动的一般规律

（一）反射中枢

存在于中枢神经系统内，调节某一特定生理功能活动的神经元群，称为**反射中枢**（reflex center），是反射弧的中枢部分。根据所调节生理功能的复杂程度不同，反射中枢占据的空间范围差异很大。通常传入神经与传出神经之间只需要一次突触传递的反射，称为**单突触反射**（monosynaptic reflex）。如人体的腱反射，其反射在脊髓同一节段完成。复杂的生命活动调节的中枢范围则非常广泛，如呼吸活动调节中枢，涉及延髓、脑桥、下丘脑以及大脑皮质等，需要多次突触传递才能完成，称为**多突触反射**（polysynaptic reflex）。人和高等动物的反射以多突触反射为主。反射中枢在完成反射的过程中，绝非是单纯的传入与传出神经的中转联系，而是综合、分析、整合传入信息，并且决定传出信息性质的重要部位。反射中枢活动不但通过传出神经元直接控制效应器活动，也可以通过神经-内分泌等形式调节效应器的活动。

（二）中枢神经元的联系方式

中枢神经系统由数以千亿计的神经元所组成，这些神经元按其在反射弧中所处的地位，可分为三种，即：传入神经元、中间神经元和传出神经元，人体传出神经元有数十万，传入神经元约为传出神经元的 3 倍，而中间神经元的数量最多，仅就大脑皮质而言，估计约有 140 亿个，这表明中间神经元具有重要的生理作用。由于神经元数量巨大，功能各有不同，相互之间的联系极为复杂，主要有以下几种基本联系方式：

1. 单线式　一个神经元轴突仅与一个突触后神经元发生联系，称单线式联系（图 22-4A）。例如视网膜中央凹处的一个视锥细胞只与一个双极细胞发生突触联系，而双极细胞也只与一个神经节细胞形成突触联系，这种联系可使视锥细胞具有较高的分辨能力，保持突触传递的精确性。

2. 辐散式　一个神经元的轴突可通过其分支与许多神经元建立突触联系，这种联系方式称为**辐散式**（divergence，又称分散式）联系（图 22-4B）。它可使一个神经元的兴奋引起许多神经元的同时兴奋或抑制。一般传入神经元进入中枢后与其他神经元的联系以辐散为主。

3. 聚合式　许多神经元的轴突末梢都与同一个神经元建立突触联系，这种联系方式称为**聚合式**（convergence，又称会聚式）联系（图 22-4C）。它可使来自许多不同神经元的兴奋或抑制作用在同一神经元上相互影响，发生总和。在中枢神经系统内，传出神经元与其他神经元发生突触联系以聚合为主。

4. 链锁状与环状联系　中间神经元的联系方式更是复杂多样，有的呈**链锁状**（chain circuit），有的呈**环状**（recurrent circuit）联系。在这些联系形式中，辐散与聚合也同时存在。神经元一个接一个依次连接，构成链锁状联系（图 22-4D）。兴奋通过链锁状联系，可以扩大空间作用范围。一个神经元通过其轴突侧支与多个神经元建立突触联系，而后继神经元又通过其本身的轴突，回返过来与原来的神经元建立突触联系，形成一个闭合环路，称环状联系

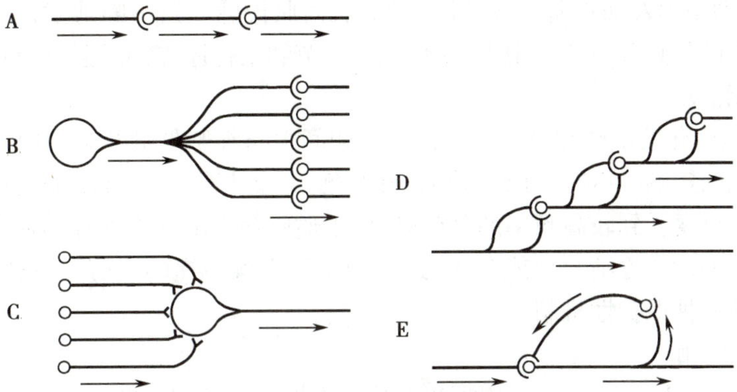

图 22-4 中枢神经元的联系方式示意图
A. 单线式；B. 辐散式；C. 聚合式；D. 链锁状；E. 环状
→表示兴奋传递方向

（图 22-4E）。兴奋通过环状联系可以形成反馈回路，若为正反馈可使兴奋得到加强和时间上的延续，产生后发放现象；若为负反馈，则使兴奋减弱，或及时终止。

（三）反射中枢内兴奋传递的特征

传递与传导不同，传导是在有原生质联系的同一组织上进行兴奋的传播，而传递是指在两个没有原生质联系的组织间进行。兴奋在中枢内传递时必须通过突触。由于突触本身的结构多样性、中间神经元之间联系的复杂性以及神经递质参与等因素的影响，所以神经突触的兴奋传递要比神经纤维的兴奋传导复杂得多，其主要特征如下。

1. 单向传递　通常情况下，化学性突触传递只能朝一个方向进行，即从突触前末梢传向突触后神经元。这是由于神经递质只能由突触前膜释放，影响突触后膜上的受体。但近年来的一些研究表明，突触后的靶细胞也能释放一些物质，逆向传递到突触前末梢，与突触前膜受体结合后调节递质释放功能。故从突触前后信息沟通的角度来看是双向性的，但与兴奋传递无直接关系。此外，电突触由于结构无极性，因此兴奋可以双向传递。

2. 中枢延搁　兴奋通过反射中枢时比较缓慢、历时较长，称为**中枢延搁**（central delay）。这是由于化学性突触传递时，需要经历递质释放、递质扩散、递质与后膜上受体结合后引起离子通道活动等一系列过程，因此耗费的时间较长。据测定，兴奋通过一个突触需要 0.3～0.5ms，兴奋传递所需时间愈长，提示兴奋经过的突触数目愈多。

3. 总和现象　在中枢神经系统内，由单根纤维传入的一次冲动所释放的递质量很少，仅能引起突触后膜局部兴奋，表现出易化作用，但不能使其爆发动作电位。如果在同一纤维上有多个神经冲动相继传入，或者许多传入纤维的神经冲动同时传至同一神经元，则每个冲动各自产生的 EPSP 就能叠加起来，当达到阈电位水平时突触后神经元则爆发动作电位，此过程称为兴奋总和，前者称为时间总和，后者称为空间总和。若传入纤维是抑制性的，将发生抑制性总和。此外，当兴奋与抑制信息同时到达同一个神经元时，后膜活动则取决于 EPSP 与 IPSP 的代数和，这属于总和的另外一种方式。

4. 兴奋节律的改变　中枢神经信息传递不但通过突触，而且还要经过性质不同的中间神经元的联系，突触后神经元自身的功能状态也可能不同，所以作为最后公路的突触后神经元的兴奋节律，将取决于中间联络神经元或总和后的突触后电位性质。因此，当测定传入神经与传出神经兴奋传递过程中的放电频率时，两者往往不同，称此现象为兴奋节律改变。

5. 后发放　当停止刺激某一传入神经后，传出神经仍继续发放冲动，称为**后发放**（after discharge）。兴奋性中间神经元的环状联系是产生后发放的主要原因之一。此外，在各种反

笔记栏

馈活动中,如运动中枢发动骨骼肌收缩时,骨骼肌内肌梭感受器不断地发出传入冲动,将骨骼肌被牵拉状态的信息及时传入中枢,以反馈性调节和维持原先的反射活动的准确性,这也属于后发放功能活动。

6. 对内环境变化的敏感和易疲劳　由于突触间隙与细胞外液相通,所以极易受到内环境理化因素变化的影响。PCO_2 升高、缺氧、麻醉剂、某些药物等均可影响突触传递。此外,当突触前神经元反复受到较高频率的刺激时,由于递质合成不及或贮存递质大量消耗,突触后神经元发放的冲动会逐渐减少或消失,这一现象称突触传递的疲劳。疲劳的出现是防止中枢过度兴奋的一种保护性机制。

(四)中枢抑制

中枢抑制(central inhibition)与中枢兴奋均为中枢内一种主动的生理性活动。在任何反射活动中,兴奋与抑制两者的对立统一是反射活动协调的基础。中枢抑制形式根据抑制部位可分为突触后抑制和突触前抑制;根据电位变化性质又可分为超极化抑制和去极化抑制。

1. 突触后抑制　**突触后抑制**(postsynaptic inhibition)是通过抑制性中间神经元释放抑制性递质,使突触后膜产生 IPSP 而呈现抑制效应。突触后抑制可分为**传入侧支性抑制**(afferent collateral inhibition)与**回返性抑制**(recurrent inhibition)两种形式。

(1)传入侧支性抑制:指传入神经进入中枢后,一方面直接兴奋某一中枢神经元,产生传出效应;同时经侧支兴奋一个抑制性中间神经元,进而抑制另一中枢神经元的活动,又称**交互抑制**(reciprocal inhibition)。例如,引起屈反射的传入神经进入脊髓后,一方面可直接兴奋屈肌运动神经元,另外经侧支兴奋抑制性中间神经元,通过后者活动抑制伸肌运动神经元,以便在屈肌收缩的同时使伸肌舒张(图 22-5)。这种抑制形式的意义是保证两个功能相互拮抗中枢的活动协调一致。

(2)回返性抑制:指中枢神经元的兴奋冲动沿轴突传出时,通过其轴突侧支兴奋另一抑制性中间神经元,后者释放抑制性递质抑制原先发动兴奋的神经元及同一中枢的其他神经元。例如,脊髓前角 α 运动神经元传出兴奋发动骨骼肌运动同时,发出侧支与闰绍细胞形成兴奋性突触,后者释放抑制性递质甘氨酸,抑制始发运动的 α 神经元的活动(图 22-6),这是一种负反馈抑制。其意义在于及时终止始发神经元的兴奋,并促使同一中枢内许多神经元的活动步调一致。药物士的宁或破伤风毒素可破坏闰绍细胞的功能,阻断回返性抑制,而导致骨骼肌痉挛。

2. 突触前抑制　**突触前抑制**(presynaptic inhibition)是指突触前膜释放的递质量减少,使突触后神经元 EPSP 下降所造成的传递抑制。突触前抑制的结构基础通常是由 3 个神经元构成的联合型突触,即由轴突-轴突式突触与轴突-胞体式突触构成。如图 22-7A 所示,轴

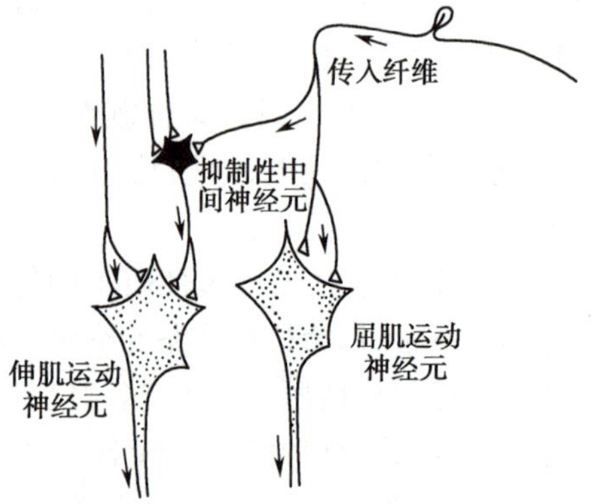

图 22-5　传入侧支性抑制模式图

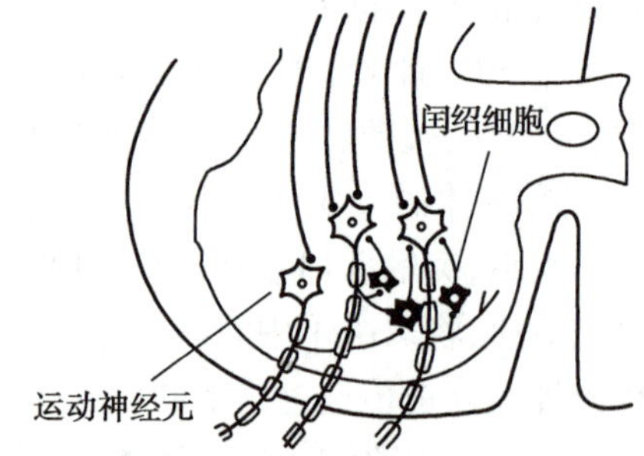

图 22-6　回返性抑制模式图

突末梢B与轴突末梢A构成轴突-轴突式突触，轴突末梢A与运动神经元构成轴突-胞体式突触，而末梢B与运动神经元不直接形成突触。当轴突A单独兴奋时，可在运动神经元上产生一定大小的EPSP；如果先兴奋轴突B之后再兴奋轴突A，则运动神经元上产生的EPSP明显减小，相对于之前而呈现抑制效应（图22-7B）。

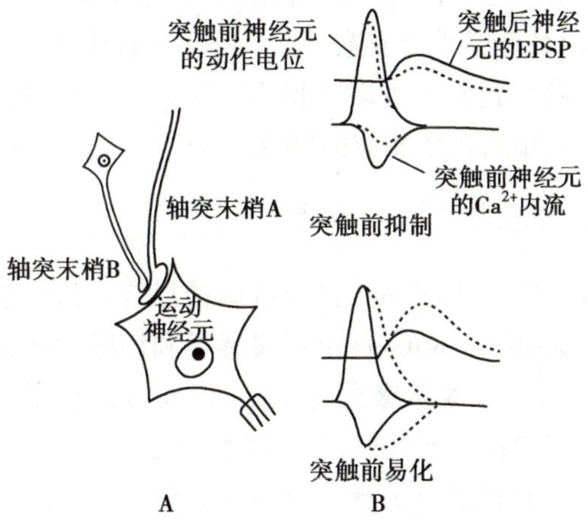

图22-7　突触前抑制和突触前易化的神经元联系方式及机制

A. 联系方式；B. 机制

虚线表示突触前抑制和突触前易化时的情况

突触前抑制发生的机制主要是：轴突B兴奋，释放递质GABA，使轴突末梢A发生部分去极化，膜电位减小；当轴突A兴奋传来时，产生的动作电位幅度减小，Ca^{2+}内流减少，于是轴突末梢A释放的兴奋性递质减少，导致运动神经元突触后膜产生的EPSP减小，兴奋性较之前降低，不易产生兴奋。

由于突触前抑制发生时后膜产生的是去极化电位，所以也称为去极化抑制。突触前抑制在中枢内广泛存在，多见于感觉传入系统的各级转换站，其生理意义在于调节感觉传入活动。突触前抑制和突触后抑制的区别见表22-3。

表22-3　突触前抑制与突触后抑制的主要区别

区别要点	突触前抑制	突触后抑制
抑制部位	突触前膜	突触后膜
突触类型	轴突-轴突与轴突-胞体式突触联合	轴突-胞体式突触或轴突-树突式突触
递质性质	兴奋性（GABA）	抑制性
后膜的电学机制	去极化（EPSP）	超极化（IPSP）
抑制特点	潜伏时间、持续时程长	持续时程短
生理意义	调节感觉传入活动	协调中枢功能活动

（五）中枢易化

中枢易化（central facilitation）分为突触后易化和突触前易化。通常一个突触后膜接受来自多个神经元传递来的信息，经过总和使之EPSP接近于阈电位水平，有利于兴奋发生，称此现象为**突触后易化**（postsynaptic facilitation）；而**突触前易化**（presynaptic facilitation）发生在突触前膜，结构与突触前抑制相似，在图22-7B中，如果发生在末梢A的动作电位时程延长，钙通道大量持续开放，进入末梢A的Ca^{2+}增多而使其释放递质增多，从而产生易化现象。

笔记栏

第二节 神经系统的感觉功能

感觉(sensation)是客观事物的个别属性在人脑中引起的主观反应。任何一种感觉的产生都是由感受器或感觉器官、神经传导通路和感觉中枢三部分共同活动完成的。机体内、外环境的各种变化信息,通过各种感受器或感觉器官的活动转化为电信号,并以神经冲动的形式经过一定的神经传导通路传到大脑皮质的特定部位,经大脑皮质的各种感觉中枢对传来的神经冲动加以分析、处理,最后产生相应的感觉。

一、脊髓的感觉传导功能

外周感受器的传入冲动除了头面部感觉通过脑神经传入到中枢外,大部分经脊神经后根进入脊髓。**躯体感觉**(somatic sensation)包括浅感觉和深感觉两大类,浅感觉又分为触压觉、温度觉和痛觉等;深感觉又称**本体感觉**(proprioception),包括位置觉和运动觉等。躯体感觉纤维的投射一般需要三级神经元接替,第一级神经元位于脊神经节或相应脑神经节内;第二级神经元位于脊髓后角或脑干有关神经核内;第三级神经元位于丘脑的感觉接替核内(参见第十二章第四节)。来自各种感受器的神经冲动进入脊髓或脑干后,一部分在不同水平直接或间接通过中间神经元与运动神经元连接构成反射弧完成各种反射,大部分经过不同次数更换神经元后向大脑皮质投射形成感觉传入通路,产生不同的特定感觉。总的来说,浅感觉传导通路先交叉后上行,深感觉传导通路先上行后交叉(图22-8),具体的感觉传导通路在上篇已详细描述,这里不再重述。

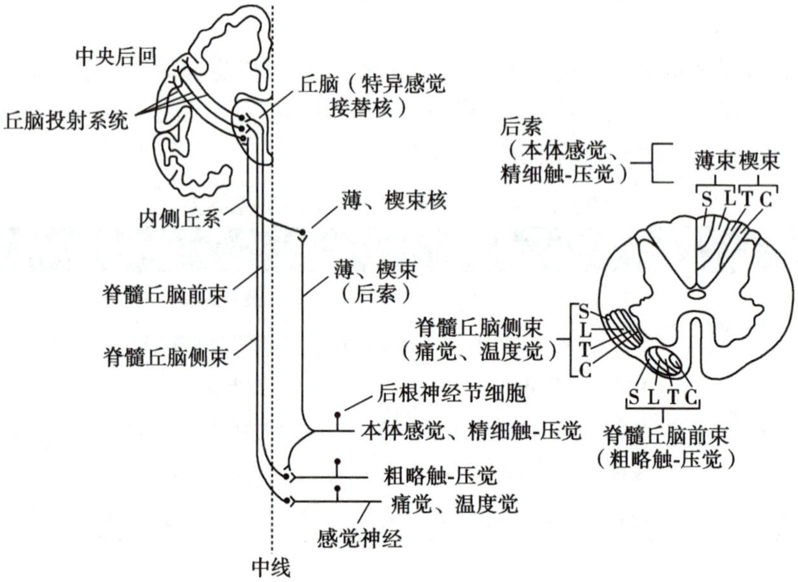

图22-8 躯体感觉传导通路及脊髓横断面示意图
C:颈;T:胸;L:腰;S:骶

二、丘脑及其感觉投射系统

丘脑是除嗅觉外的各种感觉传入通路的重要中继站,并对感觉进行初步的分析和综合。各种感觉传导路上行至丘脑相应核团更换神经元,然后投射到大脑皮质。

（一）丘脑的核团

丘脑的核团按功能可分为以下三大类：

1. 特异感觉接替核　主要有腹后核（包括腹后内侧核和腹后外侧核）、内侧膝状体和外侧膝状体，它们是机体所有特定感觉（嗅觉除外）投射到大脑皮质感觉区的中继换元部位。腹后核是躯体感觉的中继站，其中腹后外侧核接受来自躯干四肢部位的传入纤维，腹后内侧核接受来自头面部的传入纤维；内侧膝状体和外侧膝状体分别是听觉和视觉传导通路的换元站。

2. 联络核　主要有丘脑前核、腹外侧核和丘脑枕核，接受来自特异感觉接替核和其他皮质下中枢的纤维，换元后投射到大脑皮质的特定区域，其功能与各种感觉在丘脑和大脑皮质的联系协调有关。

3. 非特异投射核　主要是髓板内的中央中核、束旁核等，接受脑干网状结构的上行纤维，多突触换元接替后弥散地投射到整个大脑皮质。

（二）感觉投射系统

根据丘脑各部分向大脑皮质投射特征与功能的不同，可把**感觉投射系统**（sensory projection system）分为两大系统，即特异投射系统和非特异投射系统（图 22-9）。

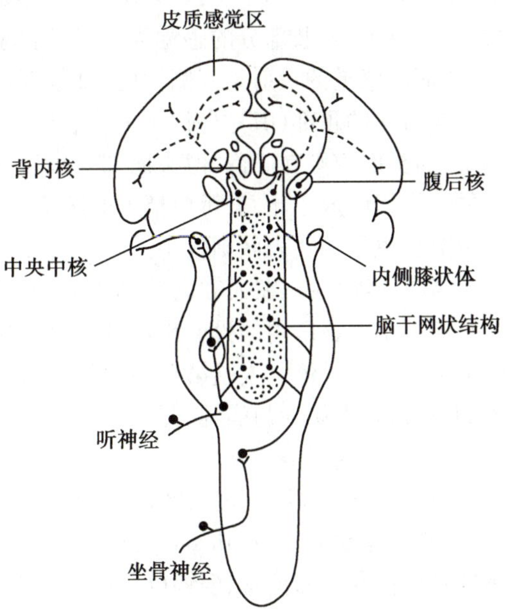

图 22-9　感觉投射系统示意图
实线代表特异投射系统；虚线代表非特异投射系统

1. 特异投射系统　**特异投射系统**（specific projection system）是指丘脑特异感觉接替核及其投射至大脑皮质特定区域的神经通路。每一种感觉的投射路径都具有专一性、点对点的投射关系，投射纤维主要终止于皮质的第四层，形成丝球状结构，与该层内的神经元构成突触联系，引起特定感觉。另外，这些投射纤维通过若干中间神经元接替，与大锥体细胞构成突触联系，从而激发大脑皮质发出传出冲动。联络核在结构上大部分也与大脑皮质有特定的投射关系，因此也归属于该系统，主要起联络和协调作用。特异投射系统的功能是引起特定感觉，并激发大脑皮质发出传出神经冲动。

2. 非特异投射系统　**非特异投射系统**（nonspecific projection system）是指非特异投射核及其投射至大脑皮质广泛区域的神经通路。该系统的路径是感觉传导路的第二级感觉纤维经过脑干时，发出许多侧支与脑干网状结构发生突触联系，经多次换元，抵达丘脑的髓板内核群，然后再经多次换元并弥散地投射到大脑皮质广泛区域。因此，该系统不具有专一的特异性感觉传导功能，也不具有与皮质点对点的投射关系。该系统的上行纤维进入皮质后分布于各层内，以游离末梢的形式与皮质神经元的树突构成突触联系，其主要功能是维持和改变大脑皮质的兴奋状态。将脑干网状结构内存在的具有上行激活大脑皮质起唤醒作用的功能系统，称为**网状结构上行激动系统**（ascending reticular activating system，ARAS）。由于这一系统是多突触接替的上行系统，因而易受药物影响，如巴比妥类药物的催眠作用和一些全身性麻醉药如乙醚的麻醉作用，可能是由于阻断了 ARAS 的传递而产生的结果。

特异投射系统和非特异投射系统的功能相互协调和配合，使大脑皮质处于觉醒状态下，从而产生特定感觉。

笔记栏

三、大脑皮质的感觉分析功能

大脑皮质是人体感觉的最高级中枢，各种感觉传入冲动投射到皮质的不同区域，通过分析与综合，从而产生不同的感觉。因此，大脑皮质有着不同的感觉功能定位，即大脑皮质存在着不同的感觉功能代表区。

（一）体表感觉区

体表感觉代表区有第一和第二两个感觉区，第一感觉区更为重要。

ER-22-9

大脑皮质体表感觉和躯体运动功能代表区示意图

1. 第一感觉区　**第一感觉区**（somatic sensory area Ⅰ）位于大脑皮质的中央后回，相当于 Brodmann 分区的 3-1-2 区。该感觉区产生的感觉定位明确，性质清晰。其感觉投射有如下规律：①躯干、四肢部分的感觉为交叉性投射，即躯体一侧的传入冲动投射到对侧大脑皮质，但头面部感觉的投射是双侧性的；②投射区域的空间总体安排是倒置的，即下肢的代表区在中央后回的顶部（其中膝以下的代表区在半球的内侧面），上肢的代表区在中央后回的中间部，而头面部则在底部，但头面部代表区内部安排是正立的；③投射区域的大小与感觉分辨的精细程度成正比，分辨愈精细的部位，代表区愈大，如拇指、示指和口唇的代表区面积较大，相反，躯干的代表区则较小。

2. 第二感觉区　在人和高等动物的脑，第二感觉区位于中央前回与脑岛之间，面积较第一感觉区小。该区内的投射是双侧性的，安排呈正立位，但身体各部分的代表区不如中央后回那么完善和具体。人脑第二感觉区受到损伤并不产生显著的感觉障碍。但其接受痛觉传入的投射，有人认为与痛觉有关。

（二）本体感觉区

中央前回（4 区）既是运动区，也是本体感觉的投射区。运动区与感觉区相互重叠的部位，称为**感觉运动区**（sensorimotor area）。它们接受来自肌肉、肌腱和关节等处的感觉信息，以感知身体在空间的位置、姿势以及身体各部分在运动中的状态。

（三）内脏感觉区

内脏感觉投射的范围较弥散，混杂在体表感觉代表区之中。第一感觉区的躯干与下肢部位有内脏感觉区，第二感觉区、运动辅助区及边缘系统的皮质部位也包括内脏感觉的投射区。

（四）特殊感觉

1. 视觉　视觉代表区位于枕叶皮质的距状裂上、下缘。由视网膜神经节细胞发出的纤维形成视觉传导路，其投射规律是：来自两眼鼻侧的视神经纤维交叉形成视交叉，而来自颞侧视神经纤维则不交叉。故来自左眼颞侧和右眼鼻侧的传入纤维投射到左侧枕叶皮质，右眼颞侧和左眼鼻侧的传入纤维投射到右侧枕叶皮质。因此，当一侧枕叶皮质受损可造成两眼对侧偏盲，双侧枕叶损伤时可导致全盲。此外，投射部位高度规则，视网膜的上半部投射到距状裂的上缘，下半部投射到下缘，视网膜中央的黄斑区投射到距状裂的后部，周边区投射到距状裂的前部。由于黄斑的投射区域大，故视敏度高。

2. 听觉　听觉代表区位于颞叶皮质的颞横回与颞上回。听觉投射是双侧性的，即一侧听皮质接受来自双侧耳蜗感受器的传入投射；故一侧代表区受损不会引起全聋。听皮质的各个神经元能对听觉刺激的激发、持续时间、重复频率等参数，尤其是声源的方向做出反应。

3. 嗅觉　嗅觉代表区位于边缘叶前底部，包括梨状区皮质的前部和杏仁核的一部分。嗅皮质随进化而渐趋缩小。嗅信号可通过前连合从一侧脑传向另一侧，但两侧嗅皮质并不对称。此外，通过与杏仁、海马的纤维联系可引起嗅觉的记忆和情绪活动。

4. 味觉　味觉代表区位于中央后回底部（43 区）和岛叶。味信息的处理可能在孤束核、丘脑和味皮质等不同区域。其中有些神经元仅对单一味觉发生反应,有些还对别的味觉或其他刺激发生反应,表现为一定程度的信息整合。

四、痛觉

痛觉(pain)是由**伤害性刺激**(noxious stimulus)作用于机体所引起的主观感觉,常伴有情绪不愉快和自主神经系统反应,属于生理心理活动关联现象。痛觉是在机体受损害时的一种报警系统,对机体起到重要的保护作用。

(一)痛觉的产生与致痛物质

伤害性感受器(nociceptor)广泛地分布于皮肤、肌肉、关节和内脏器官,是脊髓背根神经节和三叉神经节中初级感觉神经元的游离末梢。伤害性感受器最显著的特点是:①缺乏适宜刺激,任何形式和性质的刺激只要达到伤害程度即可兴奋;②不易出现适应现象,反复刺激下其敏感性不发生减退或消失。由于伤害性感受器特异性不强,所以对电、机械与化学能量等刺激均能够发生疼痛反应。此外,温热性刺激也可以引起痛觉,但其感受器阈值比伤害性感受器兴奋阈值高约 100 倍以上,所以敏感性较差。

致痛物质是产生痛觉的重要物质基础。目前以化学性刺激学说最为关注,认为伤害性感受器是一种化学感受器。在外伤、炎症、缺血、缺氧等伤害性刺激的作用下,由损伤组织局部合成、释放一些致痛的化学物质,如 H^+、K^+、5-HT、组胺、缓激肽、P 物质、前列腺素、白三烯、血栓素与血小板激活因子等,当致痛物质达到一定浓度时,或使伤害性感受器致敏,或引发伤害性感受器发生电位变化而产生痛觉传入冲动,到达皮质引起痛觉。

痛觉根据伤害性刺激发生的部位分为躯体痛和内脏痛,躯体痛又分为体表痛和深部痛。

(二)躯体痛

1. 体表痛　发生在体表的疼痛感觉称为体表痛。伤害性刺激作用皮肤时,可先出现**快痛**(fast pain)后出现**慢痛**(slow pain)两种性质的痛觉。快痛特点是:①产生与消失迅速;②定位清楚;③性质多为尖锐的刺痛;④常伴有反射性屈肌收缩;⑤吗啡类止痛作用不明显。慢痛特点是:①产生与消失缓慢,有长时间的后作用;②定位不清楚;③性质多为烧灼样痛;④常伴有情绪反应和心血管、呼吸变化;⑤吗啡类止痛作用明显。在外伤时,上述两种痛觉相继出现,不易明确区分。皮肤有炎症时,常以慢痛为主。

体表痛觉的二重性提示在痛觉传导上存在着不同传导速度的两类神经纤维。快痛由较粗的、传导速度较快的 A_δ 纤维传导,其兴奋阈较低;慢痛由无髓鞘、传导速度较慢的 C 类纤维传导,其兴奋阈较高。快痛主要经特异投射系统传导到大脑皮质的第一和第二感觉区,引起特定痛觉;而慢痛主要经非特异投射系统传导到大脑皮质第二感觉区和边缘系统,引起不明确痛觉。

2. 深部痛　发生在躯体深部组织,如关节、骨膜、韧带和肌肉等部位的痛觉称为深部痛。深部痛多表现为慢痛性质,其特点为定位不清,并伴有恶心、出汗、心跳和血压变化等自主神经系统反应。深部痛的发生常由于局部炎症、痉挛、缺血等导致其释放 H^+、K^+、组胺和 P 物质等致痛物质,刺激了痛觉感受器而引起痛感。由于疼痛可使局部组织的病理变化进一步加剧,而出现恶性循环。

(三)内脏痛与牵涉痛

1. 内脏痛　内脏痛是伤害性刺激作用于内脏器官引起的疼痛。内脏无本体感受器,温度觉与触觉感受器也很少,所以内脏感觉主要是痛觉。由于感受器数量分布明显少于躯体,决定了内脏痛定位不准确。

内脏痛与皮肤痛相比有两个明显的特征:①疼痛发生缓慢、持续、定位不精确和对刺激

笔记栏

的分辨能力差，常伴有明显的自主神经活动变化，情绪反应强烈，有时甚于疾病的本身；②对于切割、烧灼等锐性刺激不敏感，而对机械性牵拉、缺血、痉挛、炎症与化学性刺激则非常敏感，往往引起剧烈疼痛，甚至危及生命。

内脏病变除了引起患病器官本身的疼痛外，常可引起邻近体腔壁疼痛。由于体腔壁层浆膜（胸膜、腹膜、心包膜）受到炎症、压力、摩擦或牵拉等刺激产生的疼痛，称为**体腔壁痛**（parietal pain）。这种疼痛与躯体痛类似，也是由躯体神经传入，所以其疼痛定位清楚、准确。

2. 牵涉痛　某些内脏疾病往往可引起体表某一特定部位发生疼痛或痛觉过敏现象，称为**牵涉痛**（referred pain）。各内脏有特定的牵涉痛区域，如心肌缺血时可出现左肩、左臂内侧、左侧颈部和心前区疼痛；胆囊炎、胆结石时可出现右肩胛部疼痛；阑尾炎初期常有上腹部或脐周区疼痛；肾结石时可见腹股沟区疼痛。牵涉痛并非内脏痛所特有的现象，深部躯体痛、牙痛等也可发生牵涉痛。

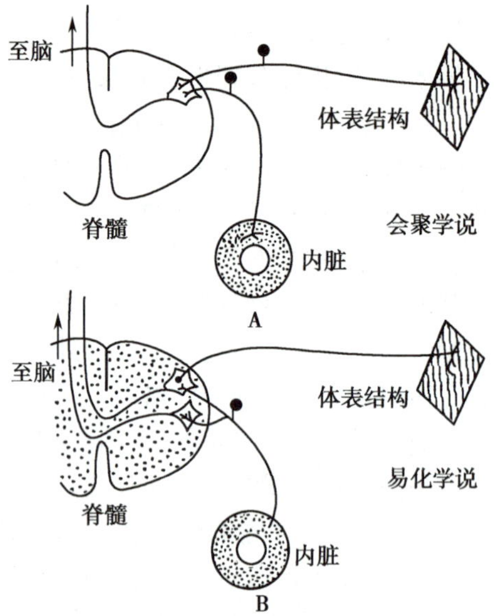

图 22-10　牵涉痛的会聚学说和易化学说示意图

由于牵涉痛多发生在与疼痛原发脏器具有相同胚胎来源节段和皮节的体表部位，所以对牵涉痛发生的机制通常用**易化学说**（facilitation theory）与**会聚学说**（convergence theory）进行解释（图 22-10）。易化学说认为，内脏痛觉传入冲动可提高内脏躯体会聚神经元的兴奋性，易化了相应皮肤区域的感觉传入，而导致牵涉性痛觉的过敏。会聚学说认为，来自躯体痛和内脏痛的传入纤维会聚到脊髓同一水平的同一脊髓后角神经元，并由同一个二级神经纤维上传入脑。由于大脑皮质习惯于识别来自皮肤的刺激，因而将内脏痛误认为是皮肤痛，故产生了牵涉痛。两种学说均不能圆满地解释牵涉痛的发生机制，"易化"和"会聚"可能均参与牵涉痛的发生。

知识链接

针 刺 镇 痛

针刺机体某些穴位能够使疼痛减轻或消失的现象，称为**针刺镇痛**（acupuncture analgesia）。针刺镇痛是针刺的众多效应之一。实验证明：针刺足三里穴可以抑制由于胃肠平滑肌痉挛引起的腹痛；针刺合谷穴，可以使痛阈明显提高；对于某些头痛、压痛等疼痛性疾病，针刺表现出明显的止痛效果。我国在临床外科应用针刺麻醉，能够在患者保持清醒状态下进行手术，并且获得了良好的效果。

关于针刺镇痛原理研究，目前虽然还没有能够从根本上予以阐明，但已经提出了一些重要假说，主要的观点多集中在针刺改变了中枢神经系统内源性痛觉调制系统的激活机制，并激发某些中枢神经递质的释放，从而产生镇痛作用。中枢内对于针刺镇痛既有内源性痛觉调制结构部位，又有参与镇痛的不同递质或调质，分别在中枢神经系统的不同水平与伤害性刺激传入信息相互作用，抑制伤害性刺激信息的感受与传递，从而产生镇痛效应。

参与介导针刺镇痛作用的递质或调质，可归纳为两类系统：①内源性阿片肽（主要包括内啡肽、脑啡肽与内吗啡肽等）；②单胺类递质（5-HT、去甲肾上腺素等）。另外，ACh、GABA、缩宫素、神经降压素和P物质等与针刺镇痛也有着密切联系。

第三节　神经系统对躯体运动的调节

运动是人和动物最基本的功能之一，而姿势是运动的基础，人体的姿势和躯体运动都是以骨骼肌的活动为基础。骨骼肌的舒缩活动、不同肌群之间的相互协调以及姿势变化，都是神经系统各级中枢之间高度协同、整合的结果。调节躯体运动的中枢可分为脊髓、脑干、大脑皮质三个水平，此外，小脑和基底神经节也对躯体运动具有重要的调节作用。

一、脊髓对躯体运动的调节

脊髓是调节躯体运动的最基本中枢，可单独完成一些简单的运动反射，但在整体内受高位中枢的控制。

（一）脊髓前角运动神经元和运动单位

脊髓前角存在大量的运动神经元，它们的轴突经前根离开脊髓后直接到达所支配的肌肉。这些神经元包括α、β、γ三种类型，其中β运动神经元数量少，功能尚不十分清楚。

1. α运动神经元　α运动神经元的胞体较大，数量较多，其发出的A_α传出纤维末梢分出许多小支，每一小支支配一根骨骼肌纤维。由一个α运动神经元及其所支配的全部肌纤维构成的功能单位，称为**运动单位**（motor unit）。运动单位的大小根据功能的不同有很大的差别，如一个眼外肌运动神经元只支配10根左右的肌纤维，而一个支配四肢肌肉的运动神经元所支配的肌纤维数目可达2 000根左右。前者有利于进行精细运动，而后者则有利于产生巨大的肌张力。同一个运动单位的肌纤维常常和其他运动单位的肌纤维交叉分布，以维持肌肉收缩的协调和均衡。

躯干四肢和头面部皮肤、肌肉和关节等处的外周传入信息以及从大脑皮质到脑干各级高位中枢的下传信息，均可会聚到α运动神经元，经整合后发出传出冲动，直达所支配的骨骼肌，因此α运动神经元被称为躯体运动反射的**最后公路**（final common path）。

2. γ运动神经元　γ运动神经元胞体较小，分散在α运动神经元之间，发出的A_γ传出纤维分布于肌梭内梭内肌纤维两端的收缩成分上，支配骨骼肌的梭内肌纤维。γ运动神经元兴奋性较高，主要接受各级高位运动中枢的下行性调控，常以较高频率持续放电，从而调节肌梭对牵张刺激的敏感性。

（二）脊髓的运动反射

脊髓的运动反射主要包括**牵张反射**（stretch reflex）、屈反射、对侧伸肌反射等。其中对侧伸肌反射、牵张反射属于姿势反射，即中枢神经系统通过调节骨骼肌的紧张度或产生相应的运动，以保持或纠正身体在空间的姿势，这种反射活动称为**姿势反射**（postural reflex）。

1. 牵张反射　是指有神经支配的骨骼肌受外力牵拉而伸长时，引起受牵拉的同一肌肉收缩的反射活动。

（1）牵张反射的类型：牵张反射可分为腱反射和肌紧张两种类型。

腱反射（tendon reflex）：又称**位相性牵张反射**（phasic stretch reflex），是指快速牵拉肌腱时，被牵拉的肌肉发生迅速而明显的缩短。例如膝反射，当膝关节半屈曲时，叩击髌骨下方的股四头肌肌腱，可引起股四头肌发生一次快速收缩，引起膝关节伸直。此外，跟腱反射和肘反射都属于腱反射。腱反射的潜伏期很短，只相当于一次突触传递的时间延搁，表明腱反射是单突触反射。临床上通过检查腱反射可了解神经系统的功能状态。如反射减弱或消失，常提示反射弧的某个环节受损；如反射亢进，常提示控制脊髓的高位中枢病变。

肌紧张(muscle tonus)：又称**紧张性牵张反射**(tonic stretch reflex)，是指缓慢持续牵拉肌腱时，被牵拉的肌肉不出现明显的动作，仅表现为发生持续、微弱的收缩，以对抗牵拉。肌紧张是维持躯体姿势最基本的反射活动，是姿势反射的基础。例如，人体取直立姿势时，由于重力的作用，支持体重的关节趋向于弯曲，弯曲的关节势必使伸肌肌腱受到牵拉，从而产生牵张反射，使伸肌的肌紧张增强，以对抗关节的屈曲从而保持直立的姿势。伸肌和屈肌都有牵张反射，但人类脊髓的牵张反射主要表现在伸肌。肌紧张为多突触反射，是同一肌肉内不同运动单位进行交替性收缩的结果，所以能持久保持而不易疲劳(表 22-4)。

表 22-4 腱反射与肌紧张的比较

项目	腱反射	肌紧张
反射分类	单突触反射	多突触反射
牵拉刺激	迅速短暂地牵拉	缓慢持续地牵拉
传入纤维	I_a类	Ⅱ类和I_a类
肌肉收缩形式	同步收缩	交替收缩
意义	中枢神经系统功能的临床检测指标	维持身体姿势

(2) 牵张反射的感受器：**肌梭**(muscle spindle)是腱反射和肌紧张的感受器。肌梭的外层为一结缔组织囊，囊内所含的特殊肌纤维称为梭内肌纤维，囊外的一般肌纤维则称为梭外肌纤维。肌梭与梭外肌纤维呈并联关系。梭内肌纤维的收缩成分位于纤维两端，而感受装置位于中间部，两者呈串联关系。因此，当梭外肌收缩时，梭内肌感受装置所受牵拉刺激减少；当梭外肌被拉长或梭内肌收缩时，均可使肌梭感受器受到牵拉刺激而兴奋(图 22-11B)。

梭内肌纤维分核袋纤维和核链纤维两种类型。肌梭的传入神经纤维有I_a和Ⅱ类纤维两类，I_a类传入纤维直径较粗，末梢呈螺旋形缠绕于核袋纤维和核链纤维的感受装置部位；Ⅱ类传入纤维直径较细，末梢呈花枝状，主要分布于核链纤维的感受装置部位。两类传入纤维都终止于脊髓前角的 α 运动神经元。α 运动神经元发出 A_α 传出纤维支配梭外肌纤维。γ 运动神经元发出的 A_γ 传出纤维支配梭内肌纤维，其末梢分别为支配核袋纤维的板状末梢和支配核链纤维的蔓状末梢(图 22-11A)。

(3) 牵张反射的过程：当肌肉受外力牵拉时，梭内肌感受装置被拉长，使螺旋形末梢发生变形而导致I_a类传入纤维的传入冲动增加，神经冲动的频率与肌梭被牵拉程度成正比，肌梭的传入冲动引起支配同一肌肉的 α 运动神经元兴奋，通过 A_α 传出纤维引起梭外肌收缩，从而完成一次牵张反射。

(4) γ 运动神经元对牵张反射的调节：刺激 A_γ 传出纤维并不能直接引起肌肉收缩，因为梭内肌收缩的强度不足以使整块肌肉缩短；但由 γ 运动神经元发出的传出纤维可使梭内肌收缩，从而牵拉核袋感受装置(图 22-11B)，通过I_a类传入纤维改变 α 运动神经元兴奋状态，从而调节肌肉收缩。这种由 γ 运动神经元→梭内肌→感受器→I_a类传入纤维→α 运动神经元→梭外肌所形成的环路，称为 **γ 环路**(γ-loop)(图 22-12)。所以 γ 运动神经元发出冲动可增加肌梭的敏感性。在整体情况下，γ 运动神经元主要受高位中枢的下行传导通路的调节，通过调节和改变肌梭的敏感性和躯体不同部位的牵张反射的阈值，以适应控制姿势的

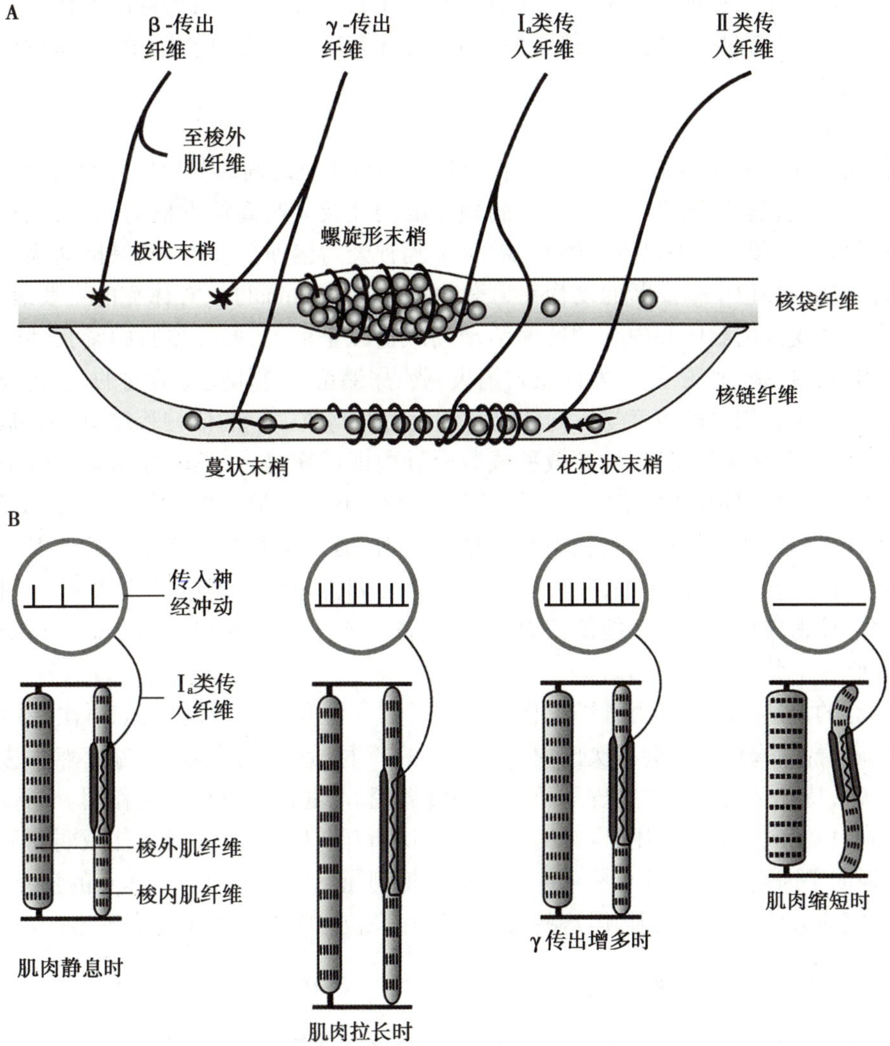

图 22-11 肌梭的组成与不同长度状态下传入神经放电变化的示意图

A. 肌梭的组成;B. 肌梭在不同长度状态下传入神经放电的变化

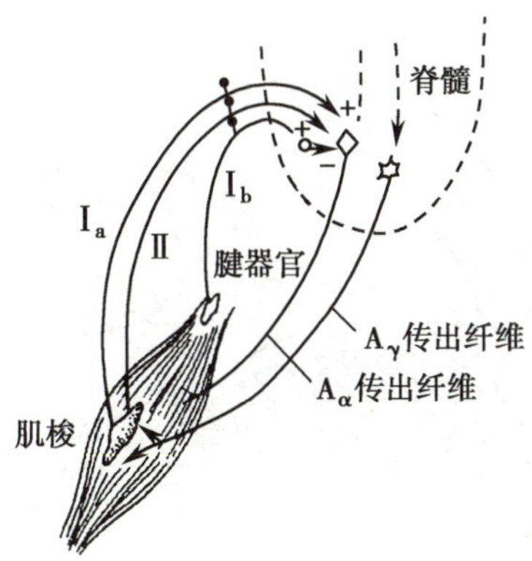

图 22-12 γ 环路示意图

需要。

此外,在肌腱胶原纤维之间还有一种牵张感受装置,称为**腱器官**(tendon organ)。它与梭外肌纤维呈串联关系,其传入纤维是直径较细的 I_b类传入纤维。腱器官是一种张力感受器,它对肌肉被动牵拉不太敏感,但对肌肉的主动收缩产生的牵拉异常敏感,其传入冲动对同一肌肉的 α 运动神经元起抑制作用。肌肉受牵拉时,肌梭首先兴奋而引起受牵拉肌肉的收缩;若进一步加大牵拉力量,则引起腱器官兴奋而抑制牵张反射,使肌肉收缩停止,从而避免肌肉被过度牵拉而受损。

2. 屈反射和对侧伸肌反射 脊椎动物在肢体皮肤受到伤害性刺激时,受刺激一侧肢体的屈肌收缩而伸肌舒张,肢体发生屈曲运动,称为**屈反射**(flexor reflex)。屈反射使机体避开伤害性刺激,具有保护性意义,反射的强度和范围可随刺激强度的增加而扩大。如果加大刺激强度,则可在同

笔记栏

侧肢体发生屈反射的同时出现对侧肢体伸肌的反射性收缩，称为**对侧伸肌反射**（crossed extensor reflex）。对侧伸肌反射是一种姿势反射，具有维持躯体姿势的作用，对保持躯体平衡具有重要意义。

（三）脊休克

脊休克（spinal shock）是指人和动物在脊髓与高位中枢之间离断后反射活动能力暂时丧失而进入无反应状态的现象。为研究脊髓独立的功能及其与高位中枢的关系，在动物实验中，常在脊髓第五颈段水平以下切断脊髓，保留膈神经对膈肌的支配，以保持动物的呼吸功能。这种脊髓与高位中枢离断的动物称为**脊动物**（spinal animal）。脊休克的主要表现：横断面以下脊髓所支配的躯体和内脏的反射活动均减退以至消失，如骨骼肌的紧张性降低甚至消失，外周血管扩张，血压下降，发汗反射消失，粪、尿潴留。脊休克是暂时的，上述反射活动可逐渐恢复。反射恢复的速度与不同动物脊髓反射对高位中枢的依赖程度有关。低等动物依赖程度低，因此恢复较快，如蛙在数秒或数分钟内即可恢复；人类因外伤等原因引起脊休克后，则需数周以至数月才能恢复。恢复过程中，较简单和较原始的反射先恢复，如屈反射、腱反射等；较复杂的反射恢复较迟，如对侧伸肌反射、搔爬反射等。部分内脏反射也得以恢复，如血压逐渐回升到一定水平，并具有一定的排便和排尿能力，但这些恢复的反射活动往往不能很好地适应机体生理功能的需要。另外，离断水平以下的知觉和随意运动能力将永久丧失。临床上将之称为截瘫。

脊休克的上述表现并非由脊髓损伤所引起。因为脊髓反射恢复后，如再次在原脊髓断面下方切断脊髓，脊休克不会再次出现。脊休克的产生，是由于离断的脊髓突然失去了高位中枢的控制，特别是失去了大脑皮质、脑干网状结构和前庭核的下行控制作用。高位中枢对脊髓反射的控制既有易化作用，也有抑制作用。切断脊髓后，伸肌反射往往减弱而屈反射往往增强，说明平时高位中枢具有易化伸肌反射和抑制屈反射的作用。脊休克的恢复，说明脊髓能独立完成某些简单的反射，但这些反射平时在高位中枢控制下不易表现出来。

二、脑干对肌紧张和姿势的调节

脑干主要通过调控 γ 运动神经元，发挥对肌紧张和姿势的调节作用。

（一）脑干对肌紧张的调节

1. 脑干网状结构的易化区与抑制区　脑干网状结构中存在抑制和加强肌紧张及肌肉运动的区域，分别称为**抑制区**（inhibitory area）和**易化区**（facilitatory area）。抑制区位于延髓网状结构腹内侧部分；易化区分布范围较广，包括延髓网状结构背外侧部分、脑桥被盖、中脑中央灰质及被盖等脑干中央区域。另外，大脑皮质运动区、纹状体、小脑前叶蚓部等脑干外神经结构通过激活和加强抑制区的活动发挥抑制肌紧张的作用；而前庭核、小脑前叶两侧部以及下丘脑和丘脑中线核群等部位则通过加强易化区的活动参与易化肌紧张的作用（图 22-13）。

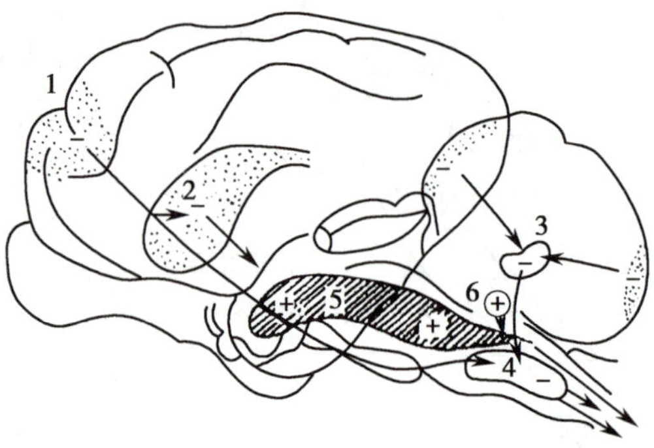

图 22-13　猫脑内与肌紧张调节有关的脑区及其下行路径示意图

+表示易化区；-表示抑制区

1. 运动皮质；2. 基底神经节；3. 小脑；4. 网状结构抑制区；5. 网状结构易化区；6. 前庭核

在功能上，易化区与抑制区的活动相互拮抗，从而维持正常的肌紧张。从活动的强度比较，由于易化区具有持续的自发放电活动，其自主活动较强；而抑制区本身无自发放电活动，当接受高位中枢传入冲动时，才被激活而发挥下行抑制作用。因此，在肌紧张的平衡调节中易化区略占优势。

2. 去大脑僵直 在中脑上、下丘之间横断脑干后，动物出现抗重力肌（伸肌为主）的肌紧张亢进，表现为四肢伸直、坚硬如柱、头尾昂起、脊柱挺硬，这一现象称为**去大脑僵直**（decerebrate rigidity）（图 22-14）。去大脑僵直是由于切断了大脑皮质和纹状体等部位与网状结构的功能联系，造成抑制区失去高位中枢的始动作用，使易化区和抑制区的活动失衡，易化区活动明显占优势的结果。

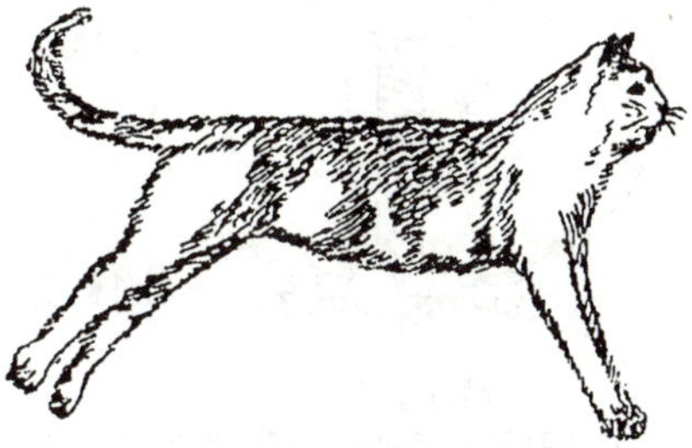

图 22-14 去大脑僵直示意图

去大脑僵直的产生机制有两种：α 僵直和 γ 僵直。α 僵直主要是由于前庭核等高位中枢的下行性作用直接或间接通过脊髓中间神经元提高了 α 运动神经元的活动；γ 僵直主要是网状结构易化区的下行性作用首先提高 γ 运动神经元的活动，使肌梭的传入冲动增多，转而增强 α 运动神经元的活动，导致肌紧张增强而出现僵直。

实验表明，经典的去大脑僵直主要属于 γ 僵直。因为切断已经出现去大脑僵直动物腰骶部后根，破坏 γ 环路的传入以消除肌梭传入的影响，则可使后肢僵直消失；进一步的研究发现，如对上述切断后根的动物，切除小脑前叶以消除前叶蚓部对前庭核的抑制作用，能使僵直再次出现。由于此时后根已切断，γ 僵直已不可能发生，因此属于 α 僵直。如在此基础上，进一步切断第Ⅷ对脑神经，以消除由内耳半规管和前庭传到前庭核的冲动，则 α 僵直再次消失，说明 α 僵直主要是通过前庭脊髓束而实现的。

（二）脑干对姿势的调节

机体正常姿势的维持是靠中枢神经系统整合实现的。由脑干整合而完成的姿势反射有状态反射、翻正反射以及直线加速度反射等。

1. 状态反射 是指头部在空间的位置发生改变以及头部与躯干的相对位置发生改变，都可反射性地引起躯体肌肉的紧张性改变的反射活动。**状态反射**（attitudinal reflex）包括颈紧张反射和迷路紧张反射。**紧张性颈反射**（tonic neck reflex）是指当颈部扭曲时颈部脊椎关节韧带和肌肉本体感受器传入冲动对四肢肌肉紧张性的反射性调节。其反射中枢位于颈部脊髓。该反射对于维持动物一定的姿势起重要作用。**紧张性迷路反射**（tonic labyrinthine reflex）是指内耳迷路的椭圆囊和球囊的传入冲动对躯体伸肌紧张性的反射性调节。其反射中枢主要是前庭核。状态反射在完整动物处于高位中枢控制下不易表现出来，只有在去大脑动物才明显可见。

2. 翻正反射 **翻正反射**（righting reflex）是指正常动物可保持站立姿势，如将其推倒则可翻正过来。这一反射包括一系列的反射活动，最先是头部位置的异常，刺激视觉与内耳迷路平衡觉感受器，从而引起头部的位置翻正；头部位置翻正后，头与躯干之间的相对位置异常，从而刺激颈部关节韧带和肌肉，使躯干的位置也翻正。

三、小脑对躯体运动的调节

根据小脑的传入、传出纤维联系，可将小脑分为前庭小脑、脊髓小脑和皮质小脑三个主要功能部分（图 22-15）。其功能主要是维持身体平衡、协调随意运动、调节肌紧张和参与随意运动设计等。

（一）维持身体平衡

前庭小脑主要由绒球小结叶构成，主要功能是维持身体平衡。前庭小脑接受来自前庭

笔记栏

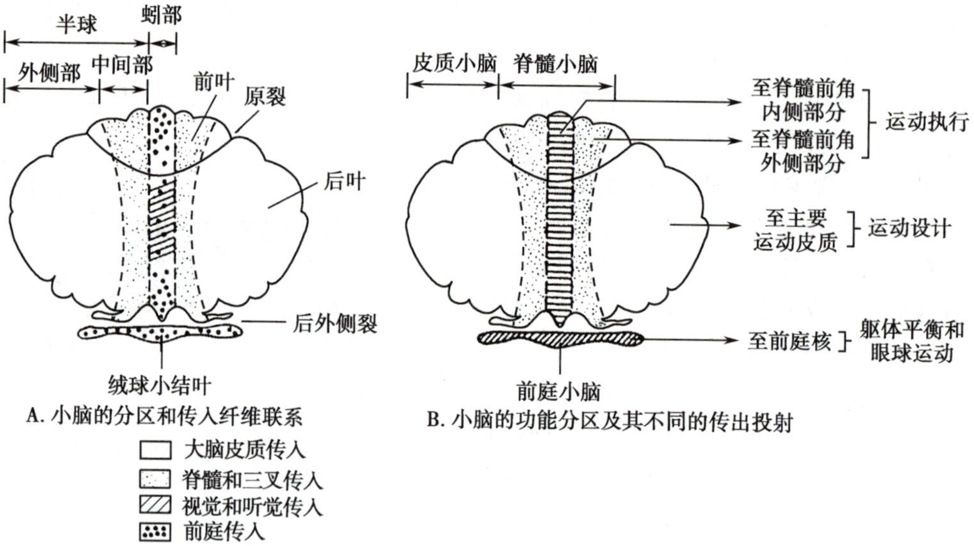

图 22-15 小脑的分区与传入、传出纤维联系示意图

核的投射纤维，感受有关头部位置改变和直线或旋转加速度运动情况的平衡感觉信息，其传出纤维均在前庭核换元，再经前庭脊髓束抵达脊髓前角运动神经元调节躯干和四肢近端肌肉的活动，以维持身体的平衡。其反射途径为：前庭器官→前庭核→绒球小结叶→前庭核→脊髓运动神经元→肌肉。实验和临床表明，切除绒球小结叶的猴或绒球小结叶受肿瘤压迫的患者，都有步基宽（站立时两脚之间的距离增宽）、站立不稳、步态蹒跚和容易跌倒等症状，但随意运动仍能协调进行。此外，前庭小脑还接受来自外侧膝状体、上丘的视觉传入，并且通过眼外肌调节眼球的运动，以协调头部运动时眼的凝视运动。

（二）协调随意运动和调节肌紧张

脊髓小脑由蚓部和半球中间部组成，主要功能是协调随意运动和调节肌紧张。脊髓小脑主要接受脊髓小脑束和三叉小脑束传入纤维以及部分视觉和听觉的纤维投射，也接受皮质脊髓束侧支的投射。其传出冲动分别通过网状脊髓束、前庭脊髓束以及皮质脊髓束的下行系统调节肌紧张；同时也经丘脑腹外侧核上行至运动皮质代表区，其主要功能是调节正在进行过程中的运动，协助大脑皮质对随意运动进行适时的控制。脊髓小脑受损后，不能有效利用来自大脑皮质和外周感觉的反馈信息来协调运动，因而运动变得笨拙而不准确，表现为随意运动的力量、方向及限度不能得到很好的控制。如患者不能完成精巧的动作，在动作进行过程中肌肉发生抖动而把握不住方向，特别在精细动作的终末出现震颤，故称为**意向性震颤**（intention tremor）；行走时跨步过大而躯干落后，从而容易发生倾倒，或走路摇晃呈酩酊蹒跚状，沿直线行走则更不平稳，不能进行快速的交替运动，但在静止时则无异常的肌肉运动出现，以上这些动作协调障碍统称为**小脑性共济失调**（cerebellar ataxia）。

脊髓小脑对肌紧张的调节具有易化和抑制双重作用，分别通过脑干网状结构易化区和抑制区发挥作用。加强肌紧张的区域是小脑前叶两侧部和半球中间部；抑制肌紧张的区域是小脑前叶蚓部。当人类的脊髓小脑受损后常可出现肌张力减退、四肢乏力等现象。

（三）参与随意运动设计

皮质小脑指小脑半球外侧部，主要功能是参与随意运动的设计。皮质小脑不接受外周感觉的传入，而主要与大脑皮质感觉区、运动区和联络区构成回路。一个随意运动的产生包括运动的设计和执行两个阶段。皮质小脑与基底神经节参与随意运动的设计与编程过程，而脊髓小脑则参与运动的执行过程。在精巧运动的学习过程中，大脑皮质与小脑之间不断

笔记栏

ER-22-10

高位中枢在随意运动产生和调节中的作用示意图

进行联合活动，其中皮质小脑参与了运动计划的形成和运动程序的编制；在学习精巧运动的开始阶段，动作往往不甚协调，脊髓小脑将大脑皮质运动区传递来的有关运动指令的“副本”与各种感觉传入信息（外周的反馈信息）进行比较，察觉两者之间的偏差，上行修正运动区活动，下行调节肌肉活动，以纠正偏差，使运动逐步变得协调；待运动协调、熟练后，皮质小脑内就储存了一套运动程序。之后，当大脑皮质发动此精巧运动时，首先通过大脑-小脑回路从皮质小脑提取程序，并将它回输到皮质运动区，再通过皮质脊髓束和皮质脑干束发动运动。这样，运动就变得协调、精巧和快速。当小脑外侧部损伤后可出现运动起始延缓和已形成的快速而熟练动作的缺失等表现，如不能完成诸如打字、乐器演奏等精细运动。

四、基底神经节对躯体运动的调节

基底神经节是皮质下一些核团的总称，主要包括纹状体、丘脑底核和黑质，而纹状体又包括尾核、壳核和苍白球。尾核和壳核在发生上较新，称为新纹状体；苍白球可分为内侧和外侧两部分，在发生上较古老，称为旧纹状体。黑质可分为致密部和网状部两部分。

（一）基底神经节与皮质间的回路

基底神经节接受大脑皮质的纤维投射，其传出纤维经丘脑腹前核和腹外侧核接替后，又回到大脑皮质，从而构成基底神经节与大脑皮质之间的回路。这一回路可分为直接通路和间接通路两条途径（图 22-16）。直接通路是指从大脑皮质的广泛区域到新纹状体，再由新纹状体发出纤维经苍白球内侧部接替后，到达丘脑腹前核和腹外侧核，最后返回大脑皮质运动前区和前额叶的通路。直接通路的活动最终能易化大脑皮质发动运动。间接通路是指在上述直接通路中的新纹状体与苍白球内侧部之间插入苍白球外侧部和丘脑底核两个中间接替过程的通路。间接通路可抑制由直接通路对丘脑及大脑皮质的兴奋性影响。两条通路相互拮抗并保持平衡，平时以直接通路的活动为主。

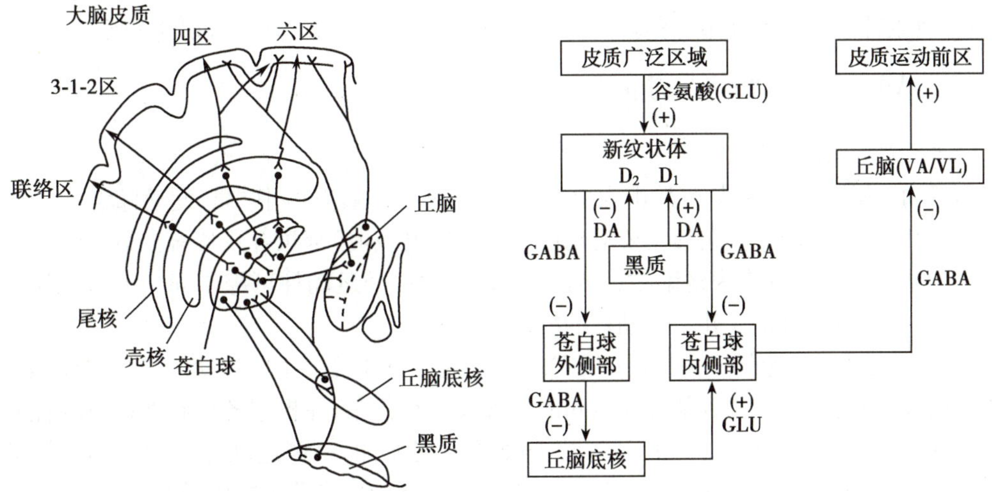

图 22-16　基底神经节与大脑皮质之间神经回路模式图

（二）基底神经节的功能与损伤时的运动障碍

基底神经节的主要功能是调节运动，与随意运动的产生和稳定、肌紧张的调节、本体感受传入冲动信息的处理等均有密切关系，但基底神经节如何调节躯体运动的细节还不清楚，目前对基底神经节运动功能的了解，主要来自人类基底神经节损伤引起的运动障碍。

临床上基底神经节损害主要产生两类运动功能障碍疾病：一类是肌紧张过强而运动过

笔记栏

少的综合征,另一类是肌紧张低下而运动过多的综合征。

1. 肌紧张过强而运动过少综合征　如**震颤麻痹**(paralysis agitans),又称**帕金森病**(Parkinson disease,PD),其主要症状是全身肌紧张增强、肌肉强直、随意运动减少、动作迟缓、面部表情呆板等。此外,患者常伴有**静止性震颤**(static tremor),多出现于上肢,其次是下肢与头部,静止时出现,情绪激动时增加,进行自主运动时减少。研究表明,震颤麻痹患者的病变部位在中脑黑质。黑质是脑内多巴胺能神经元胞体集中处,多巴胺能神经纤维上行抵达纹状体,抑制纹状体中胆碱能神经元的活动,正常时这两个系统保持平衡,从而维持正常的肌紧张和运动的协调性。当黑质病变时,多巴胺能神经元受损,黑质和纹状体中多巴胺含量明显减少,而 ACh 递质系统功能亢进(图 22-17)。临床上给予患者多巴胺的前体左旋多巴或 M 受体拮抗剂苯海索和东莨菪碱对肌肉强直和动作缓慢有疗效,但都不能改善静止性震颤的症状。

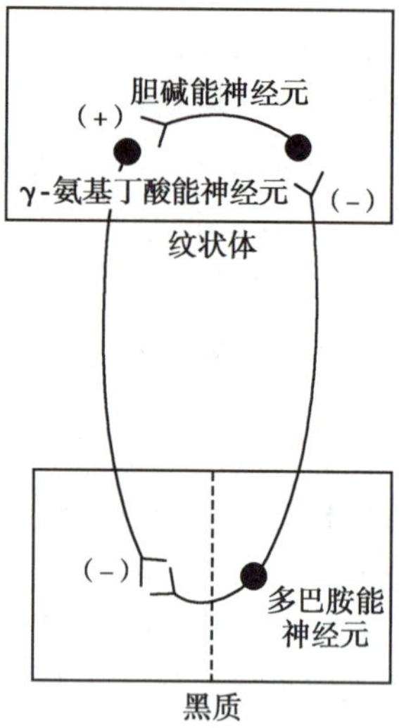

图 22-17　黑质-纹状体环路示意图

2. 肌紧张不全而运动过多综合征　如**舞蹈症**(chorea)和**手足徐动症**(athetosis)等。舞蹈症又称**亨廷顿病**(Huntington disease),患者的主要临床表现为不自主的上肢和头部的舞蹈样动作,并伴有肌张力降低等。病理变化主要部位在新纹状体,而黑质-纹状体通路完好,脑内多巴胺含量也正常,给予这类患者左旋多巴反而加剧症状,应用利血平将多巴胺耗竭则使症状缓解。目前认为,舞蹈症的发病原因主要是新纹状体内 GABA 能神经元变性或遗传性缺损,胆碱能神经元功能受此影响而相对减退,而黑质多巴胺能神经元功能相对亢进。

目前认为,基底神经节除了上述功能外,可能还参与了小脑、大脑的运动设计和程序的编制;与自主神经活动的调节、感觉的传入、学习和记忆等活动均有着密切的关系。

五、大脑皮质对躯体运动的调节

(一) 大脑皮质的运动区

高等动物随意运动的发动是由大脑皮质调控的。大脑皮质中参与发动随意运动的区域,称为大脑皮质运动区。包括主要运动区、运动辅助区和后部顶叶皮质等区域。大脑皮质运动区的基本功能单位称为**运动柱**(motor column)。一个运动柱可控制同一关节几块肌肉的活动,而一块肌肉可接受几个运动柱的控制。

1. 主要运动区　包括中央前回(4 区)和运动前区(6 区)。主要运动区接受本体感觉投射,感受躯体的姿势和躯体各部分在空间的位置及运动状态,并根据各种状态调整和控制全身的运动。主要运动区有以下功能特征:①交叉性支配,即一侧运动区支配对侧躯体的肌肉。但在头面部,除面神经支配的下部面肌和舌下神经支配的舌肌主要受对侧支配外,其余肌肉均为双侧性支配。②倒置安排,即下肢的代表区在皮质顶部,膝关节以下肌肉的代表区在半球内侧面;上肢肌肉的代表区在中间部;头面部肌肉的代表区在底部,但头面部代表区的内部安排是正立的。③运动区的面积大小与运动的精细、复杂程度成正相关,运动愈精细愈复杂的肌肉,其皮质代表区的面积愈大。

2. 运动辅助区　位于两半球纵裂的内侧壁,扣带回沟以上,4 区之前的区域,一般为双侧性支配。该区在复杂运动编码上发挥重要作用,破坏该区可使双手协调性动作难以完成,复杂动作变得笨拙。

（二）运动传导通路

大脑皮质运动区发出的对躯体运动进行调节的主要传导通路有皮质脊髓束和皮质脑干束。由皮质发出，经内囊、脑干下行到达脊髓前角运动神经元的传导束，称为皮质脊髓束；而由皮质发出，经内囊到达脑干内各脑神经运动神经元的传导束，称为皮质脑干束（参见第十二章第四节）。

皮质脊髓束分为皮质脊髓侧束和皮质脊髓前束。皮质脊髓束中约80%的纤维在延髓锥体跨过中线到达对侧，在脊髓外侧索下行，纵贯脊髓全长，形成皮质脊髓侧束；其余约20%的纤维不跨越中线，在脊髓同侧前索下行，形成皮质脊髓前束。前束一般只下降到胸段，大部分逐节段经白质前连合交叉，终止于对侧的前角运动神经元。在人类，皮质脊髓侧束在种系发生上较新，它们的纤维与脊髓前角外侧部分的运动神经元形成单突触联系。这些神经元控制四肢远端的肌肉，与精细的、技巧性的运动有关。皮质脊髓前束在种系发生上较古老，它们经中间神经元接替后，再与脊髓前角内侧部分的运动神经元形成突触联系。这部分神经元控制躯干和四肢近端的肌肉，尤其是屈肌，与姿势的维持和粗大的运动动作有关。

皮质脊髓束和皮质脑干束发出的侧支和一些直接起源于运动区的纤维，经脑干某些核团接替后形成顶盖脊髓束、网状脊髓束和前庭脊髓束，其功能与皮质脊髓前束相似，参与近端肌肉的粗略运动和姿势的调节；而红核脊髓束的功能和皮质脊髓侧束相似，参与四肢远端肌肉的精细运动的调节。

运动传导通路损伤后，在临床上常出现柔软性麻痹（软瘫）和痉挛性麻痹（硬瘫）两种表现。两者都有随意运动的丧失，但前者牵张反射减退或消失，后者有牵张反射亢进。目前认为，单纯损伤皮质脊髓束和皮质脑干束时可能仅出现软瘫，在此基础上再合并损伤姿势调节通路后才出现硬瘫。

知识链接

巴宾斯基征

临床上常用**巴宾斯基征**（Babinski sign）来检查皮质脊髓侧束功能是否正常。其检查方法是，患者仰卧，髋、膝关节伸直，以钝物从后向前快速划足跖外侧，出现足趾向足跖面屈曲为巴宾斯基征阴性，如出现踇趾背屈而其他四趾外展呈扇形散开的体征，则为巴宾斯基征阳性。在人类，如出现此阳性体征往往提示皮质脊髓侧束损伤。婴儿因皮质脊髓束发育尚不完全，成人在深睡或麻醉状态下，都可出现巴宾斯基征阳性。

运动传导通路常分为**锥体系**（pyramidal system）和**锥体外系**（extrapyramidal system）两个系统。前者是指皮质脊髓束和皮质脑干束；后者则为锥体系以外所有控制脊髓运动神经元活动的下行通路。但由于这两个系统在皮质起源的部位有重叠，且它们之间存在广泛的纤维联系，所以由皮质到脑干之间的通路损伤而引起的运动障碍往往分不清究竟是单纯的锥体系功能缺损，还是单纯的锥体外系功能缺损。临床上所谓的锥体束综合征，实际上是这两个系统合并损伤的结果。

第四节　神经系统对内脏活动的调节

内脏活动的调节通常不受意识的控制，故称之为自主神经系统，也称内脏神经系统，主

笔记栏

自主神经分布示意图

要包括交感神经系统和副交感神经系统。

一、自主神经系统的功能特点

自主神经系统的功能主要在于调节心肌、平滑肌和腺体(消化腺、汗腺、部分内分泌腺)的活动,其调节功能是通过不同的递质和受体系统实现的。交感和副交感神经的主要递质和受体是去甲肾上腺素和乙酰胆碱及其相应的受体。表 22-5 总结了自主神经系统胆碱能受体和肾上腺素能受体的分布及其生理功能。

表 22-5　自主神经系统胆碱能和肾上腺素能受体的分布及其生理功能

效应器	胆碱能系统		肾上腺素能系统	
	受体	效应	受体	效应
自主神经节	N_1	节前-节后兴奋传递		
眼				
虹膜环行肌	M	收缩(缩瞳)		
虹膜辐射状肌			α_1	收缩(扩瞳)
睫状体肌	M	收缩(视近物)	β_2	舒张(视远物)
心				
窦房结	M	心率减慢	β_1	心率加快
房室传导系统	M	传导减慢	β_1	传导加快
心肌	M	收缩力减弱	β_1	收缩力增强
血管				
冠状血管	M	舒张	α_1	收缩
			β_2	舒张(为主)
皮肤黏膜、脑和唾液腺血管	M	舒张	α_1	收缩
骨骼肌血管	M	舒张[1]	α_1	收缩
			β_2	舒张(为主)
腹腔内脏血管			α_1	收缩(为主)
			β_2	舒张
支气管				
平滑肌	M	收缩	β_2	舒张
腺体	M	促进分泌	α_1	抑制分泌
			β_2	促进分泌
胃肠				
胃平滑肌	M	收缩	β_2	舒张
小肠平滑肌	M	收缩	α_2	舒张[2]
			β_2	舒张
括约肌	M	舒张	α_1	收缩
腺体	M	促进分泌	α_2	抑制分泌

笔记栏

续表

效应器	胆碱能系统		肾上腺素能系统	
	受体	效应	受体	效应
胆囊和胆道	M	收缩	β_2	舒张
膀胱与输尿管				
逼尿肌	M	收缩	β_2	舒张
三角区和括约肌	M	舒张	α_1	收缩
输尿管平滑肌	M	收缩(2)	α_1	收缩
子宫平滑肌	M	可变(3)	α_1	收缩（有孕）
			β_2	舒张（无孕）
皮肤				
汗腺	M	促进温热性发汗(1)	α_1	促进精神性发汗
竖毛肌			α_1	收缩
唾液腺	M	分泌大量稀薄唾液	α_1	分泌少量黏稠唾液
代谢				
糖酵解			β_2	加强
脂肪分解			β_3	加强

注:（1）为交感节后胆碱能纤维支配;（2）可能是胆碱能纤维的突触前受体调制乙酰胆碱的释放所致;（3）因月经周期、循环血中雌激素和孕激素水平、妊娠以及其他因素而发生变动。

（一）紧张性作用

正常情况下，交感和副交感神经不断有低频神经冲动传出，使所支配器官处于一定的紧张状态，称为自主神经的紧张性作用。这可通过观察切断自主神经后它所支配的器官活动是否发生变化来加以证实。例如，在动物实验中，切断支配虹膜的副交感神经可引起瞳孔散大，而切断交感神经则可使瞳孔缩小。自主神经的紧张性作用，对维持内脏器官的正常功能活动起重要作用。

（二）双重支配

体内大多数组织器官都同时受交感和副交感神经的双重支配，但汗腺和大多数血管平滑肌只接受交感神经的单一支配。在具有双重支配的器官中，两者的作用往往相互拮抗。如心交感神经能加强心脏活动，而心迷走神经则抑制心脏活动。然而，有时交感和副交感神经对某一器官的作用也表现为协同作用，如都能促进唾液腺的分泌，交感神经兴奋可使唾液腺分泌少量黏稠的唾液；而副交感神经兴奋则能引起分泌大量稀薄的唾液。

（三）与效应器所处功能状态有关

自主神经的外周性作用还与效应器本身的功能状态有关。例如刺激迷走神经能使处于收缩状态的幽门舒张，处于舒张状态的幽门收缩；刺激交感神经可引起未孕动物的子宫运动抑制，而对有孕子宫却可加强其运动。

（四）参与对整体生理功能的调节

交感神经系统的作用广泛，常以整个系统参与活动。在环境急骤变化的情况下，交感神经系统可以动员机体许多器官的潜在功能以适应环境的急剧变化。例如，在剧烈运动、窒息、失血或寒冷环境等情况下，交感神经系统的活动明显增加，同时肾上腺髓质分泌也增加，表现为一系列交感-肾上腺髓质系统活动亢进的现象，称为应急反应。

副交感神经系统的活动相对比较局限。其活动常伴有胰岛素的分泌,称之为迷走-胰岛素系统。该系统的主要作用在于保护机体、休整恢复、促进消化、积蓄能量以及加强排泄和生殖功能等方面。机体在安静时副交感神经活动往往增强。

二、各级中枢对内脏活动的调节

在中枢神经系统的不同部位都存在着调节内脏活动的中枢,简单的内脏反射通过脊髓即可完成,较复杂的内脏反射则需要脑干、下丘脑或大脑边缘叶的参与。

(一)脊髓对内脏活动的调节

脊髓是某些内脏活动调节的初级中枢,基本的血管张力反射、发汗反射、排尿反射、排便反射、阴茎勃起反射等活动可在脊髓完成,但平时这些反射活动受高位中枢的控制。如仅依靠脊髓本身完成反射活动,则不能很好适应生理功能的需要。如截瘫患者虽有一定的反射性排尿能力,但排尿不受意识控制,且排尿常不完全。

(二)低位脑干对内脏活动的调节

低位脑干是很多内脏活动的基本中枢所在部位。由延髓发出的自主神经传出纤维支配头面部的所有腺体、心、支气管、喉、食管、胃、胰腺、肝和小肠等;延髓网状结构中存在许多与心血管、呼吸和消化系统等内脏活动有关的神经元,其下行纤维调节着脊髓的自主神经功能。研究表明,许多基本生命活动的反射性调节在延髓内基本完成,如循环、呼吸功能,一旦延髓受损,可立即致死,故延髓有“生命中枢”之称。此外,脑桥有角膜反射中枢、呼吸调整中枢,中脑存在瞳孔对光反射中枢等。

(三)下丘脑对内脏活动的调节

下丘脑是皮质下最高级的内脏活动调节中枢。其对内脏活动调节的重要性在于整合作用。下丘脑把内脏活动与其他生理活动联系起来,对摄食行为、水平衡、情绪活动、生物节律、内脏活动、体温以及内分泌等重要生理活动具有调节作用。

1. 摄食行为调节　下丘脑是调控摄食行为的基本中枢。下丘脑外侧区存在**摄食中枢**(feeding center),电刺激该区可使已饱食的动物进食,破坏该区则动物拒食而逐渐消瘦;下丘脑腹内侧核存在**饱中枢**(satiety center),电刺激该区可使正在进食的动物停止进食,破坏此区则动物食欲增加而逐渐肥胖。用微电极分别记录下丘脑外侧区和腹内侧核的神经元放电,观察到动物在饥饿时,前者放电频率较高而后者放电频率较低;静脉注入葡萄糖后,前者放电频率减少而后者放电频率增多。说明摄食中枢与饱中枢的神经元活动具有相互制约的关系,而且这些神经元对血糖敏感,血糖水平的高低可能调节着摄食中枢和饱中枢的活动。另外,摄食行为还受其他脑部如室旁核、腹侧盖核、苍白球及大脑皮质的控制。

2. 水平衡调节　水平衡包括机体对水的摄入与排出两个方面。人类通过渴感引起饮水,而排水则主要由肾脏的活动来完成。损毁下丘脑可导致动物烦渴与多尿,说明下丘脑能调节水的摄入与排出,从而维持机体的水平衡。下丘脑前部存在的渗透压感受器,既能通过血液中的晶体渗透压变化调节血管升压素的分泌,以控制肾脏排水(详见第二十章);同时又能控制渴感和饮水行为,以调节水的摄入。

3. 对情绪反应的调节　情绪是一种心理现象,伴随着情绪活动常发生一系列生理变化。这些客观的生理变化,称为**情绪的生理反应**(emotional physiological reaction),包括自主神经、躯体运动和内分泌等功能的改变。实验表明,在间脑水平以上切除大脑的猫,只要给予轻微的刺激,就能激发强烈的防御反应,通常出现类似于发怒时的反应(即“搏斗或逃走”反应),如张牙舞爪、脊背上拱、瞳孔扩大等,称之为**假怒**(sham rage)。说明平时下丘脑的这种活动受到大脑的抑制而不易表现,切除大脑后则抑制解除,下丘脑的防御反应功能被释放出来。在下丘脑近中线两旁的腹内侧区存在**防御反应区**（defense area），电刺激该区可引发防御性行为。此外，电刺激下丘脑外侧区动物会出现攻击行为，电刺激下丘脑背侧区则出现逃避行为。人类下丘脑发生疾病时也往往伴随着不正常的情绪的生理反应。可见，下丘脑与情绪反应密切相关。

4. 生物节律控制　机体内许多生理活动常按一定的时间顺序发生周期性的变化，称为**生物节律**（biorhythm）。按其频率的高低，可分为高频节律（周期低于 1 天，如心动周期、呼吸周期等）、中频节律（日周期）及低频节律（周周期、月周期以及年周期）三种节律。其中**日节律**（circadian rhythm）是最重要的生物节律，人体许多生理功能均呈现日节律，如血细胞数、体温、促肾上腺皮质激素分泌等都有日周期的变动。研究表明，下丘脑的视交叉上核可能是控制日节律的关键部位。将动物双侧视交叉上核损毁后，机体的正常日节律就消失。视交叉上核可通过视网膜、视交叉上核束与视觉感受装置发生联系，从而使体内日节律和外环境的昼夜节律同步。如人为改变每日的光照和黑暗的时间，可使一些机体功能的日周期节律发生改变。

5. 调节内脏的活动　研究表明，下丘脑存在着重要的心血管整合中枢，它可通过脑干心血管中枢间接影响心血管活动。如下丘脑前区视前区参与压力感受性反射，是该反射的整合中枢；下丘脑的内侧区分别参与心血管的压力与化学感受性反射；下丘脑背内核还接受容量感受器的传入信息，通过调节血管升压素的合成与释放来调节血量与血压。

下丘脑对体温和内分泌活动的调节，详见能量代谢和体温、内分泌章。

（四）大脑皮质

1. 边缘系统　边缘叶是指围绕着脑干的大脑内侧面的一些结构，如海马、穹隆、扣带回、海马回及胼胝体回等。边缘叶连同与其密切联系的岛叶、颞极、眶回等皮质，以及杏仁核、隔区、下丘脑、丘脑前核等皮质下结构，统称为边缘系统。此外，中脑中央灰质及被盖中央区等中脑结构与边缘系统有着密切的纤维联系，从而提出边缘中脑的概念，并归入边缘系统（图 22-18）。

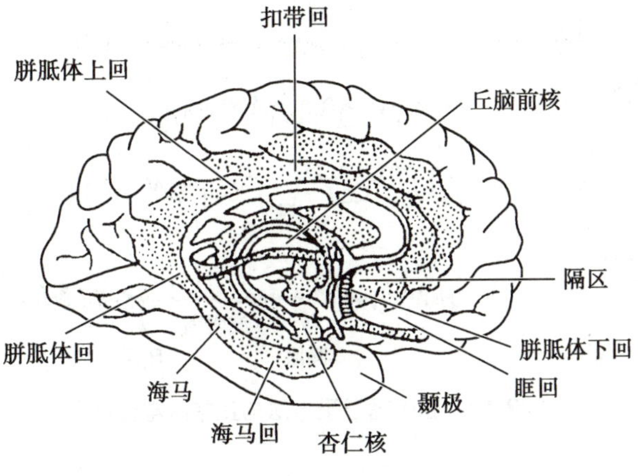

图 22-18　大脑内侧面示边缘系统各部分

边缘系统是调节内脏活动的高级中枢，对心血管、消化与吸收、呼吸及内分泌等自主性功能活动均有影响，故有“内脏脑”之称。但刺激同一部位所表现出的结果比较复杂，甚至有时出现相反的效应。例如，刺激扣带回前部可引起呼吸抑制或加速、血压下降或上升、心率减慢、胃运动抑制、瞳孔扩大或缩小；刺激隔区可引起阴茎勃起、血压下降或上升、呼吸暂停或加强；刺激杏仁核可引起咀嚼、唾液和胃液分泌增加、胃蠕动增强、排便、心率减慢、瞳孔扩

笔记栏

大。可见边缘系统对内脏活动的调节作用复杂而多变。

2. 新皮质 新皮质是指进化较新，分化程度最高的大脑半球外侧面结构，约占皮质的96%，其与内脏活动密切相关。电刺激新皮质，除能引起躯体运动外，也可引起内脏活动的改变，如血管舒缩、呼吸运动、汗腺分泌及消化道运动等变化。而且引起内脏活动的皮质区域与引起躯体运动代表区基本一致。例如刺激6区一定部位，会引起上、下肢血管的舒缩反应，而上、下肢血管的舒缩反应的皮质部位又往往与上、下肢躯体运动代表区相对应。

第五节 脑的高级功能

脑是人体各种生理功能的最高级调节中枢。除具有感觉和对躯体、内脏活动的调节功能外，还有更为复杂的功能，如觉醒与睡眠、学习与记忆、语言与思维及情绪与动机等高级神经与精神活动。脑的生物电活动是中枢神经系统调节各种生命活动的基础，因此，首先了解脑电活动的表现及产生机制，对阐明脑的各种功能活动具有重要作用。

一、大脑皮质的生物电活动

大脑皮质的电活动有两种不同形式，分别是**自发脑电活动**(spontaneous electric activity of brain)和**皮质诱发电位**(evoked cortical potential)。前者是在无明显刺激情况下，大脑皮质自发产生的节律性电位变化；后者是由于某种感觉传入或脑的某一部位受刺激时，在皮质某一局限区域所引导出的形式较为固定的电位变化。

在头皮表面记录到的自发脑电活动称为**脑电图**(electroencephalogram，EEG)(图22-19)。在打开颅骨后直接从皮质表面记录到的自发脑电变化，称为**皮层脑电图**(electrocorticogram，ECoG)。

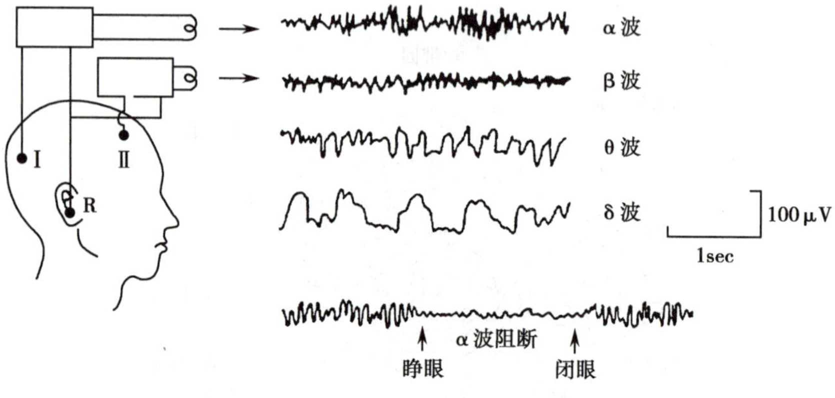

图22-19 脑电图记录方法与正常脑电图波形

(一) 脑电图

1. 脑电图的波形 根据频率和振幅的不同，可将脑电波分为α、β、θ和δ四种基本波形。通常，频率慢的波其波幅较大，而频率快的波其波幅较小。在不同脑区和在不同条件下，如安静、激动、困倦和睡眠等情况下，脑电图的波形可有显著差别。

(1) α波：频率为8~13Hz，波幅为20~100μV。是成年人安静时的主要脑电波，在枕叶最为显著。α波常表现为波幅由小变大，再由大变小反复变化的梭形波。α波在清醒、安静并闭眼时出现，睁开眼睛或接受其他刺激时立即消失而呈现快波(β波)，这一现象称为**α波**

阻断(α-block)。不同生理情况下脑电波也有变化,如血糖、体温和糖皮质激素处于低水平,以及动脉 PO_2 处于高水平时,α 波的频率减慢。

(2) β 波:频率为 14~30Hz,波幅为 5~20μV。当受试者睁眼视物、思考问题或接受其他刺激时出现,在额叶和顶叶较显著。一般认为,β 波为新皮质处于紧张状态时的主要脑电活动。

(3) θ 波:频率为 4~7Hz,波幅为 100~150μV。该波在颞叶和顶叶较显著,是成年人困倦时的主要脑电活动表现,如成人清醒时脑电图出现 θ 波则表示异常。在幼儿,一般常见到 θ 样波形,到 10 岁开始出现 α 波。

(4) δ 波:频率为 0.5~3Hz,波幅为 20~200μV。一般在颞叶和枕叶较明显。正常成人在清醒时几乎无 δ 波,只在入睡后才出现。此外,在深度麻醉、极度疲劳、智力发育不成熟的人,也可出现 δ 波。婴儿时期,脑电波频率比幼儿时期更慢,常可见到 δ 波,随着年龄的增长该脑电波频率逐渐增高(表 22-6)。

表 22-6 正常脑电图各种波形的特征、常见部位和出现条件

脑电波	频率(Hz)	幅度(μV)	常见部位	出现条件
α	8~13	20~100	枕叶	成人安静、闭眼、清醒时
β	14~30	5~20	额叶、顶叶	成人活动时
θ	4~7	100~150	颞叶、顶叶	少年正常脑电,或成人困倦时
δ	0.5~3	20~200	颞叶、枕叶	婴幼儿正常脑电,或成人熟睡时

临床上,某些颅脑疾患的脑电波会发生改变。利用脑电波改变的特点,并结合临床资料,可用来诊断某些疾病。如癫痫患者常出现异常的高频高幅脑电波或在高频高幅波后跟随一个慢波的综合波形。皮质有占位病变的患者,即使在清醒状态下,也可出现 θ 波或 δ 波。

2. 脑电波形成的机制　研究发现,用微电极记录的皮质神经元细胞内电位与脑电图波形及节律相似,只是波幅比脑电图增大数倍。因此认为,脑电波主要是由大量神经元同步发生的突触后电位经总和后形成的。一方面,因为锥体细胞在皮质排列整齐,其顶树突相互平行并垂直于皮质表面,因此其同步电活动易发生总和而形成较强的电场,从而改变皮质表面的电位。另一方面,大量皮质神经元的同步电活动依赖于皮质与丘脑之间的交互作用,同步节律的非特异性投射系统的活动可促进皮质电活动的同步化。

(二)皮质诱发电位

皮质诱发电位是指外加特定刺激作用于外周感受器或感觉投射系统的有关结构及脑区,在皮质某一局限区域所引导出的形式较为固定的电位变化。

二、觉醒与睡眠

觉醒(wakefulness)与**睡眠**(sleep)均是高级中枢神经系统主动活动的结果,伴随着昼夜节律而发生周期性的转换。觉醒时,机体能迅速适应环境变化,从事各种体力和脑力劳动。睡眠时,机体的意识暂时丧失,失去对环境的精确适应能力。其主要作用是促进精力和体力恢复。

觉醒与睡眠的昼夜交替是人类生存的必要条件。一般情况下,成年人每天需要睡眠 7~9 小时,儿童需要更多睡眠时间,新生儿需要 18~20 小时,而老年人所需睡眠时间则较少。如发生睡眠障碍,常导致中枢神经系统活动异常,发生幻觉、记忆力和工作能力下降等。

笔记栏

（一）觉醒状态的维持

觉醒可分为行为觉醒和脑电觉醒二种状态。**行为觉醒**（behavioral arousal）是指觉醒时的各种行为表现，机体对新异刺激有探究行为；**脑电觉醒**（electroencephalographic arousal）是指脑电呈现去同步化快波，不一定有探究行为。

目前认为，两种觉醒状态的维持是由不同的中枢神经递质介导的。行为觉醒的维持可能与黑质多巴胺能系统的功能有关；脑电觉醒的维持与蓝斑上部去甲肾上腺素能系统和脑干网状结构胆碱能系统的作用都有关。蓝斑上部去甲肾上腺素能系统对脑电觉醒的作用是持续性的或紧张性的，脑干网状结构胆碱能系统对脑电觉醒的作用则为时相性的，并能调制蓝斑上部去甲肾上腺素能系统的脑电觉醒作用。

（二）睡眠的时相

根据睡眠过程中脑电图、眼电图、肌电图、心电图的变化，可将睡眠分为**慢波睡眠**（slow wave sleep，SWS）和**快波睡眠**（fast wave sleep，FWS）两个时相。睡眠过程中两个时相互相交替，首先是慢波睡眠，持续80～120分钟后转入快波睡眠，维持20～30分钟后，又转入慢波睡眠；整个睡眠过程中有4～5次交替。两种时相的睡眠均可直接转为觉醒状态，但入睡时，只能由觉醒先进入慢波睡眠，而不能直接进入快波睡眠（睡眠被剥夺者除外）。

1. 慢波睡眠　指脑电波呈同步化慢波的睡眠时相。表现为一般熟知的睡眠状态：意识暂时丧失，各种躯体感觉功能减退，骨骼肌反射活动和肌紧张减弱，并伴有心率和呼吸频率减慢、血压下降、瞳孔缩小、体温下降、胃液分泌增加等自主神经功能活动的改变。在慢波睡眠中，机体的耗氧量下降，但脑的耗氧量不变，同时，腺垂体分泌生长激素明显增多。因此，慢波睡眠有利于促进生长、消除疲劳和促进体力恢复。

2. 快波睡眠　指脑电波呈去同步化快波的睡眠时相，又称**异相睡眠**（paradoxical sleep，PS）。其表现与慢波睡眠相比，各种感觉进一步减退，唤醒阈提高，骨骼肌反射和肌紧张进一步减弱，肌肉几乎完全松弛。可有间断的阵发性表现，如部分躯体抽动、心率加快、血压升高、呼吸加快而不规则等，这可能与某些疾病易于在夜间发作有关，如心绞痛、哮喘、阻塞性肺气肿缺氧发作等。此期还会出现眼球快速转动，所以又称**快速眼动睡眠**（rapid eye movement sleep，REM sleep）。此外，做梦也是快波睡眠期间的特征之一。

快波睡眠时脑耗氧量和脑血流量增多，脑内蛋白质合成加快，但生长激素分泌较慢波睡眠时减少。因此，快波睡眠有利于幼儿神经系统的发育、成熟，有利于成年人建立新的突触联系，促进学习记忆和精力恢复。

三、学习与记忆

学习和记忆是两个相互联系的神经活动过程。**学习**（learning）是指人和动物依赖于经验来改变自身行为以适应环境的神经活动过程；**记忆**（memory）则是指习得行为的贮存与读出，即经验在大脑中的再现过程。

（一）学习和记忆的形式

1. 学习的形式　学习的形式分为**联合型学习**（associative learning）和**非联合型学习**（nonassociative learning）两种类型，前者是有关或无关的两个事件在时间上很靠近并重复发生，最后在脑内逐渐形成了联系；后者则不需要在刺激和反应之间形成任何明确的联系。学习和记忆均以中枢神经活动为基础，与条件反射的建立有着密切的关系。

（1）反射的类型与条件反射的建立：根据反射形成过程将其分为非条件反射和条件反射。非条件反射是以与生俱来、反射弧固定、数目有限而永不消退为特点的低级性神经活动，其意义在于种族繁衍、本能性生存活动的需要；条件反射是个体在后天生活中、建立在非条件反射基础上的一种高级性神经活动,其反射弧不固定、数量无限,但是随着机体需要可建立也可消退,其意义是为了进一步扩展对环境变化的适应能力,提高机体活动的精确性和预见性。由于刺激的形式不同,所获得的条件反射类型有异。常见的条件反射有经典条件反射、操作式条件反射等。

经典的条件反射建立,最常用的是铃声刺激唾液分泌的实验。进餐引起狗的唾液分泌,是非条件反射,而铃声则不引起唾液分泌,故称铃声为无关刺激。若在铃声之后马上给予食物,并结合多次后,狗每当听到铃声就会分泌唾液,此时铃声已变成了进食的信号,由无关刺激变成了**条件刺激**(conditioned stimulus),由这种条件刺激与非条件刺激在时间上的结合,则形成了经典的条件反射,并将这一过程称为**强化**(reinforcement)。在经典的条件反射形成过程中,一种刺激成为预示另一种刺激即将出现的信号,即是一种联合型学习的过程。

操作式条件反射(operant conditioned reflex)的建立比较复杂,是在给予动物刺激后,要求其完成一定的躯体运动。动物必须通过自己完成一定的动作或操作,才能获得某种条件反射并得以强化,如训练动物表演各种高难度动作等。此类条件反射更能代表动物日常生活的习得性行为。

(2) 条件反射的泛化、分化和消退:当一种条件反射建立后,若给予近似的条件刺激,也可获得同样的条件反射,称为条件反射的泛化。它是由于条件刺激引起大脑皮质兴奋向周围扩散所致。如果这种近似刺激得不到非条件刺激的强化,该近似刺激就不再引起条件反射,这种现象称为条件反射的分化。如上实验,条件反射建立后,如果反复只给予铃声刺激而不再与食物相结合,条件反射则减弱或完全消失,称为条件反射消退。

(3) 两种信号系统:高度发达的大脑皮质除了可以利用具体的刺激信号形成各种条件反射外,还可以利用概括具体刺激信号的抽象语词来建立条件反射。为此,将刺激信号分为第一和第二信号系统。第一信号是指具体信号,如食物的性状、灯光与铃声等都是以本身的理化性质来发挥刺激作用的信号。对第一信号刺激建立条件反射的大脑皮质功能系统,称为**第一信号系统**(first signal system)。第二信号是指抽象信号,即语言、文字等代表某种含义而发挥刺激作用的信号。对第二信号刺激所形成条件反射的大脑皮质功能系统,称为**第二信号系统**(second signal system)。人类同时具有这两类系统,而动物仅有第一信号系统,这是人类区别于动物的主要所在。人类由于有第二信号系统活动,就能借助于语言与文字对一切事物进行抽象概括,表达思维活动,形成概念并进行推理,不断扩大、提高人类的认识能力。

2. 记忆的形式与过程　外界环境通过感觉器官进入大脑的信息约有1%能够被比较长时间地贮存记忆,其他都被遗忘。记忆的形式通常根据贮存和回放的形式分为陈述性和非陈述性记忆;根据记忆保留的时间长短可分为**短时记忆**(short term memory)和**长时记忆**(long term memory)。陈述性记忆与觉知或意识相关,其信息可滞留于脑内特定的部位,如海马、内侧颞叶等;非陈述性记忆则是一种下意识的感知与反射,与意识无关,也不涉及海马等脑区。这两种记忆形式可以互相转化。

(二) 学习和记忆的机制

研究表明,学习和记忆不但有其功能定位,而且与神经突触部位的生理、生化乃至组织学改变关系非常密切。

学习和记忆的功能定位主要有**海马回路**(hippocampal circuit),即海马→穹隆→下丘脑乳头体→丘脑前核→扣带回→海马所构成的回路,大脑皮质联络区、丘脑、杏仁核以及皮质感觉和运动区以外的新皮质区域等。这些部位如有损伤均不同程度地影响学习和记忆功能。近年来的研究还表明,短期记忆可能有前额皮质参与、中期记忆可能有海马及其相关间

笔记栏

脑结构参与、大脑联络区可能是长期记忆的功能区。这说明，还有很多中枢神经区域也涉及了人类的学习和记忆活动。

在学习和记忆的神经生理学机制中，近年来最受关注和认同的是突触可塑性。发现在记忆力比较强的大鼠海马的长时程增强反应明显，而记忆能力低下的大鼠则反应较差。另外，神经系统中广泛的环路联系使神经元产生的后作用，也是记忆的形式之一。

学习和记忆的功能与神经生物化学关系也非常密切，实验表明，长时记忆有赖于脑内蛋白质的合成；从短时记忆开始到长时记忆的建立过程中，蛋白质的合成与基因的激活极其活跃。在人类的逆行性遗忘症中，可能是由于脑内蛋白质代谢障碍所致。中枢递质和神经肽也参与了学习记忆活动过程。研究表明，记忆突触属于胆碱能突触，其功能主要与短期记忆有关；而去甲肾上腺素能促进环境信息传入和信息的贮存，所以具有增强学习记忆保持过程。神经肽类中的促肾上腺皮质激素、血管升压素可增强短时记忆的保持，临床上用其治疗遗忘症收到比较满意的效果。而缩宫素、脑啡肽与β-内啡肽则损害记忆的保持，使记忆能力减退。

从神经解剖学角度看，持久性记忆可能与新的突触联系的建立有关。实验表明，生活在复杂环境中的大鼠，其大脑皮质发达，突触联系多；而生活在简单环境里大鼠皮质比较薄。

四、语言中枢和大脑皮质功能的一侧优势

（一）语言中枢

与语言有关的脑区位于大脑侧裂附近。当人们看到某一物体并说出该物体名称时，整个信号传递的过程是：视觉信息→视网膜→外侧膝状体→初级视皮质（17 层）→高级视皮质（18 层）→角回（39 区）→Wernicke 语言区（22 区）→Broca 区→面部运动区（14 区）→启动唇、舌、喉的运动而发音。其中 Broca 区能将来自 Wernicke 区的信息处理为相应的发声形式；在 Wernicke 区后方的角回，能将阅读文字形式的信息转为 Wernicke 区所能接受的听觉文字形式的信息。

临床上发现，人类左侧大脑皮质一定区域的损伤可引起各种特殊的语言活动功能障碍：①**流畅失语症**（fluent aphasia），由 Wernicke 区受损所致。患者语言输出流畅，但言语错乱、语言过多，复述语言的能力受损，不能理解别人说话和书写的含义；②**运动失语症**（motor aphasia），由 Broca 区受损引起。患者可以看懂文字和听懂别人的谈话，却不会说话，不能用语词来口头表达自己的思想；③**失写症**（agraphia），因损伤额中回后部接近中央前回的手部代表区所致。患者可以听懂别人说话，看懂文字，自己也会说话，但不会书写；④**感觉失语症**（sensory aphasia），由颞上回后部的损伤所致。患者可以讲话及书写，也能看懂文字，但听不懂别人谈话的含义，常答非所问；⑤**失读症**（alexia），由角回受损所造成。患者视觉和其他语言功能（包括书写、说话和听懂别人谈话等）均健全，但看不懂文字的含义。可见，大脑皮质语言功能具有一定的区域，语言活动的完整功能与广大皮质区域的活动密切相关。严重的失语症可同时出现上述多种语言活动功能的障碍。

ER-22-12

知识拓展：美好的语言能够治疗疾病

（二）大脑皮质功能的一侧优势

人类两侧大脑半球的功能是不对等的，大多是以一侧皮质占优势。在主要使用右手的成年人，语言活动功能主要由左侧大脑皮质管理，如左大脑皮质损伤的患者常常伴随失语症，而右侧损伤则较少出现。这种左侧皮质在语言活动功能上占优势的现象称为**优势半球**（dominant hemisphere）。这种**一侧优势**（laterality of cerebral dominance）的现象虽与遗传有一定关系，但主要在后天生活实践中逐步形成，这与人类习惯使用右手有关。人类 10~12 岁之前，左侧优势正逐步建立。如左侧半球受损，右侧半球还可能再建语言活动中枢。如在成年

后损伤左侧半球，则语言中枢很难在对侧皮质再建。在主要使用左手的人中，双侧皮质有关区域都可能成为语言活动中枢。

另外，右侧半球在非语词性的认知功能上占优势，如对空间的辨认、深度知觉、触-压觉认识、图像视觉认识、音乐欣赏分辨等。

（三）两侧大脑皮质功能的相关性

人类左右两侧大脑皮质既有各自的专门功能，又可通过两侧半球之间的连合纤维互相传送信息，使没有经过学习的一侧皮质从已经学习过的一侧皮质获得认知能力，从而对完成两半球的运动、一般感觉和视觉的协调有重要作用。胼胝体是最大的连合纤维，进化越高的动物胼胝体越发达。

学习小结

神经系统是人体内起主导作用的调节系统。人类中枢神经系统内含有上千亿个神经元，它们组成复杂的神经网络系统，调节机体的反射活动以维持内环境稳定，还实现觉醒与睡眠、学习与记忆等脑的高级神经活动。

神经系统的结构与功能单位是神经元，它可以接受信息、整合、产生传出冲动。神经纤维的功能是传导兴奋，具有完整性、绝缘性、双向性、相对不疲劳性四个特征。神经元之间通过突触进行信息传递。定向化学性突触传递是最普遍的方式，是一种电-化学-电的传递过程，即突触前神经元的动作电位引起化学递质释放，与突触后膜上相应的受体结合，使后膜产生兴奋性或抑制性突触后电位，从而完成信息的传递。突触后神经元的兴奋状态与递质的性质及受体的种类有关。前膜释放兴奋性递质，使后膜对 Na^+ 和 K^+ 的通透性提高，Na^+ 内流为主，突触后膜发生局部去极化，兴奋性提高；如释放抑制性递质，使后膜对 Cl^- 和 K^+ 的通透性提高，Cl^- 内流为主，突触后膜发生局部超极化，兴奋性降低。神经递质和受体是化学性突触信息传递的物质基础。外周神经递质主要包括 ACh、NE 和肽类，相对应的外周受体有不同的类型和亚型，产生不同的生物效应。调节某一特定生理功能的神经元群称为反射中枢，兴奋在反射中枢内的传递具有单向、延搁、总和、兴奋节律改变、后发放、对内环境敏感和易疲劳的特点。中枢内兴奋与抑制的对立统一是反射活动协调的基础。中枢抑制也是主动的生理活动，分为突触后抑制和突触前抑制。前者通过产生抑制性突触后电位（又称超极化抑制）；后者则是通过减小兴奋性突触后电位从而达到抑制（又称去极化抑制）。

感觉是神经系统的重要功能。内外环境中的各种刺激首先由感受器或感觉器官将其转化为电信号，以神经冲动的形式通过一定的神经传导通路传到大脑皮质的特定部位（脊髓或延髓→丘脑→大脑皮质），经大脑皮质的分析处理，形成各种感觉。脊髓具有感觉传导功能；丘脑内存在特异投射与非特异投射两大系统，前者的功能是引起特定的感觉，并激发大脑皮质发出传出冲动，后者的功能是维持和改变大脑皮质的兴奋状态；大脑皮质存在着不同的感觉功能代表区，各种感觉的投射有各自的规律。痛觉是伤害性刺激引起的生理心理反应，皮肤痛和内脏痛各有明显的特征。

调节躯体运动的中枢可分为脊髓、脑干、大脑皮质三个水平。脊髓直接支配骨骼肌，能完成简单的运动反射如肌牵张反射、屈反射等，一旦脊髓与高位中枢离断将出现脊休克；脑干主要通过 γ 环路调节肌紧张和姿势；大脑皮质运动区发出运动指令，经运动传导通路下传发动随意运动。此外，小脑和基底神经节对躯体运动也有重要的调节作用，如发生损伤将出现各种形式的运动障碍。

笔记栏

自主神经系统控制内脏活动，具有紧张性作用、双重支配、作用与效应器所处功能状态有关、参与对整体生理功能的调节等功能特点。各级中枢都对内脏活动具有调节功能：脊髓可完成一些最基本的内脏反射；低位脑干是很多内脏活动的基本中枢所在部位，如生命中枢延髓；下丘脑是皮质下最高级的内脏活动调节中枢，具有重要的整合作用，对摄食行为、水平衡、情绪反应、生物节律、内脏活动、体温以及内分泌等生理活动具有调节作用；大脑皮质是最高级的内脏活动调节中枢，可将机体各系统的功能活动协调统一起来，使机体适应复杂的内外环境变化。

脑还有许多更为复杂的整合功能，如觉醒与睡眠、学习与记忆、语言与思维及情绪与动机等高级神经与精神活动。脑的生物电活动是中枢神经系统调节各种生命活动的基础。

扫一扫，测一测

（蔡 青 刘慧慧）

复习思考题

1. 试比较兴奋性突触后电位与抑制性突触后电位异同。
2. 试比较神经纤维兴奋传导和突触兴奋传递的特征。
3. 试述牵张反射的概念及类型，并比较两者的区别。
4. 高位脊髓横断损伤后肌张力及排尿反射各有何变化？为什么？
5. 刺激家兔颈部迷走神经外周端，其循环、呼吸、消化、泌尿系统的功能活动会出现如何改变？
6. 总结 Ca^{2+} 参与哪些重要的生理功能活动。

23章PPT

PPT 课件

第二十三章 感觉器官的功能

学习目标

1. 掌握眼的折光功能，视网膜的感光功能，几种视觉生理现象，外耳和中耳的传音功能。
2. 熟悉感受器的一般生理特性，内耳的感音功能。
3. 了解平衡感觉，嗅觉，味觉。

第一节 概 述

一、感受器和感觉器官

感受器(receptor)指分布于体表或组织内部的，感受机体内、外环境变化的结构或装置。感受器的结构各异、功能多样，分类方法也有多种。按所接受刺激性质的不同可分为机械感受器、化学感受器等；按分布部位的不同可分为内感受器、外感受器等。内感受器位于体内，感受机体内部的环境变化(如平衡感受器、本体感受器和内脏感受器等)；外感受器分布于头部或体表，感受外界环境变化(如视觉、听觉、味觉、触觉和压觉等)。

最简单的感受器是外周感觉神经末梢，如与痛觉感受有关的游离神经末梢；还有一些感受器是由高度分化的感受细胞(如视网膜中的视锥、视杆细胞，耳蜗的毛细胞等)连同它们的附属结构，如眼的折光系统、耳的集音与传音装置等，构成复杂的**感觉器官**(sense organs)。通常把分布于人类和高等动物头部的视觉、听觉、平衡觉、嗅觉、味觉等感觉器官，称为**特殊感觉器官**(special sense organs)。

二、感受器的一般生理特性

(一) 感受器的适宜刺激

每一种感受器都只对一种特定能量形式的刺激最敏感，这种形式的刺激就称为该感受器的**适宜刺激**(adequate stimulus)。如耳蜗毛细胞的适宜刺激是一定频率的声波；视网膜感光细胞的适宜刺激是一定波长的电磁波等。适宜刺激必须有一定的刺激强度才能引起感觉。引起感觉所需要的最小刺激强度称为**感觉阈**(sensory threshold)。

(二) 感受器的适应现象

当刺激强度持续不变地作用于同一感受器时，其感觉神经纤维上产生的动作电位频率将随着刺激作用时间的延长而逐渐下降，这种现象称为感受器的**适应**(adaptation)。适应是

笔记栏

所有感受器的一个功能特点，但适应的程度各异。通常根据感受器的适应开始出现时间和适应程度不同，把它们分为快适应和慢适应两类感受器。快适应感受器（如皮肤触觉感受器等）适应较快，在受刺激时，只在刺激作用后的短时间内有传入神经冲动发放，随后虽然刺激继续存在，但其传入神经冲动的频率迅速降低，甚至消失，有利于感受器和感觉中枢再接受新的刺激；慢适应感受器（如颈动脉窦、主动脉弓压力感受器和肌梭等）适应较慢，一般在刺激开始后不久传入冲动频率稍有下降，随后一直维持在这一水平，直到刺激被撤除为止，有利于对机体某些功能状态如血压、姿势等能长期持续监测。

（三）感受器的编码作用

感受器把刺激转换成传入纤维上的动作电位的同时，也把刺激所包含的环境变化信息转换到了动作电位的序列中，这一过程称为感受器的**编码**（coding）作用。

编码除了与感受器有关外，也与传导通路和感觉中枢有关，但详细机制迄今尚不清楚。

第二节 视 觉

大脑从外界获得的信息中，至少有 70% 来自视觉系统。**视觉**（vision）是由眼、视神经和视觉中枢的共同活动完成的。外界物体的大小、形状、颜色等都是通过视觉系统在大脑中引起主观视觉的。

视觉的外周感觉器官是眼（图 23-1）。与视觉功能有关的结构可分为：**折光**（dioptric）和**感光**（photographic）两大功能系统。前者由角膜、房水、晶状体和玻璃体四个折光率和曲率半径都不相同的折光体组成；后者由含有感光细胞的视网膜组成。人眼的适宜刺激是波长为 380~760nm 的电磁波。来自外界物体的光线，透过眼的折光系统成像在视网膜上。光线所包含的视觉信息被视网膜上的感光细胞转换成电信号，再以动作电位的形式沿视神经传入视觉中枢，产生视觉。

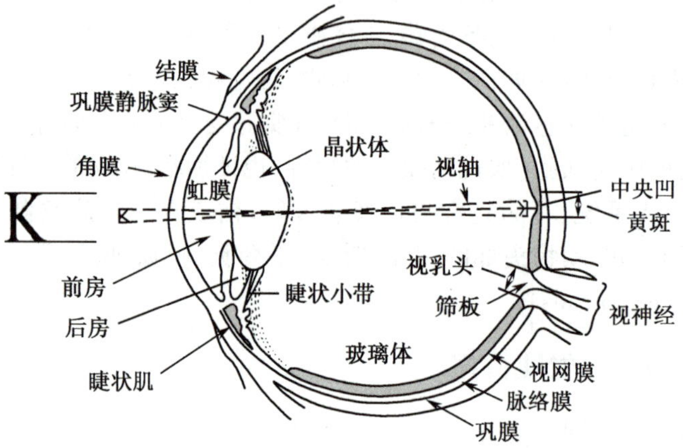

图 23-1 眼球水平切面（右眼）

一、眼的折光功能

（一）眼折光系统的光学特性与成像原理

光线经空气入眼后，必须先经过角膜、房水、晶状体和玻璃体四种折光率不同的介质和四个曲率半径不同的界面（角膜的前后表面和晶状体的前后表面），这些折光体在眼内形成一个含多个折光体的复合透镜组。根据光学原理，主焦点的位置是平行光线经过折射后聚焦成一点的位置。每一个物体的表面都可以认为是由无数的发光点或反光点组成，而由每一点发出的光线都是辐散的，只有当这些点和相应的折射面（如角膜）之间的距离趋于无限大时，到达该折射面的光线才能接近于平行，经折射后才能在主焦点所在的面上聚成一点，这样整个物体才能在这个面上形成物像。在眼内，这个能使平行光线经过折射后聚焦成像的面就是视网膜。

为了能简便分析眼的成像原理及计算物体在视网膜上成像的大小，根据眼的实际光学特性，设计了与正常眼折光效果相同，且更为简单的等效光学系统或模型，称为**简化眼**（reduced eye）。简化眼是一个假想的人工模型，其光学参数和其他特征与正常眼等值。该模型设想眼球为一单球面折光体，前后径为 20mm，折光率为 1.333，外界光线只在由空气进入球形界面时折射一次，该球面的曲率半径为 5mm，节点在球形界面后 5mm 的位置，后主焦点正好在此折光体的后极，这个模型和正常安静时的人眼一样，正好能使平行光线聚焦在视网膜上（图 23-2）。

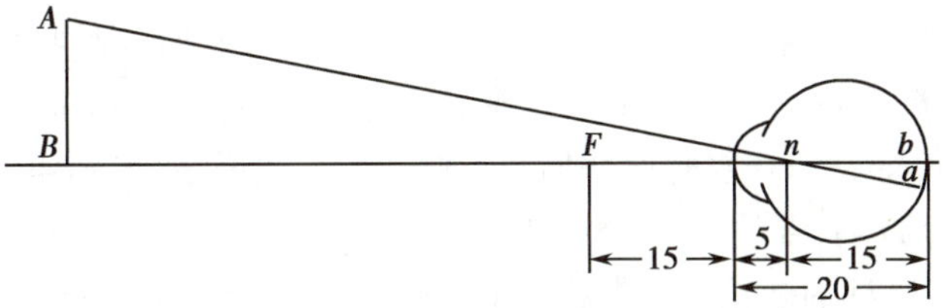

图 23-2　简化眼模型

n 为节点，$\triangle AnB$ 和 $\triangle anb$ 是两个相似的三角形；如果物距为已知，就可由物体的大小算出物像大小，也可算出两个三角形的顶角（即视角）的大小

利用简化眼可以方便地计算出不同远近的物体在视网膜上成像的大小。如图 23-2 所示，AnB 和 anb 是具有对顶角的两个三角形，因而有：

$$\frac{AB(\text{物体的大小})}{Bn(\text{物体至节点的距离})}=\frac{ab(\text{物像的大小})}{nb(\text{节点至视网膜的距离})}$$

式中，nb 固定不变，为 15mm，那么，根据物体的大小和它与眼睛的距离，就可以算出物像的大小。

利用简化眼可以算出正常人眼能看清的物体在视网膜上成像的大小。正常人眼在光照良好的情况下，如果在视网膜上的像小于 5μm，一般不能产生清晰的视觉，这是正常人眼对物像分辨能力的极限。这个极限只能用人所能看清的最小视网膜物像的大小来表示，而不能用所能看清的物体的大小来表示。因为视网膜上物像的大小不仅与物体的大小有关，也与物体和眼之间的距离有关。人眼所能看清的最小视网膜物像的大小，大致相当于视网膜中央凹处一个视锥细胞的平均直径。

（二）眼折光功能的调节

根据光学原理，当眼看远物（6m 以外）时，从物体某一点发出的进入眼内的所有光线，都可以认为是平行光线，对正常眼来说，正好能使物体成像于视网膜上，形成一个清晰的视觉物像；当眼看近物（6m 以内）时，则从物体某一点发出进入眼内的不再是平行光线，这些光线通过眼的折光系统后，不能在视网膜上形成清晰的物像，只能形成一个模糊的视觉物像。但事实是，正常人眼在看近物时也非常清楚，这是因为眼在看近物时已经对其折光系统等进行了调节，这一过程称为**视调节**（visual accommodation）。眼的调节是通过反射活动完成的，其内容包括晶状体变凸、瞳孔缩小和两眼球会聚，其中以晶状体调节为主。

笔记栏

1. 晶状体的调节　晶状体是一个透明、富有弹性的半固体组织，形似双凸透镜。晶状体由晶状体囊和晶状体纤维组成，晶状体囊附着在悬韧带上，晶状体纤维通过睫状小带附着于睫状体上。当眼看远物时，睫状肌松弛，睫状小带被拉紧，使晶状体被牵拉而呈扁平；当视近物时，可反射性地引起睫状肌收缩，睫状体向前内移动，导致连于晶状体囊的悬韧带松弛，晶状体由于其自身的弹性而变凸，以其前表面的中央部分向前凸出最为显著（图23-3）。通过对晶状体的调节，改变了眼的折光能力，使物像移动，最终在视网膜上形成清晰的物像。

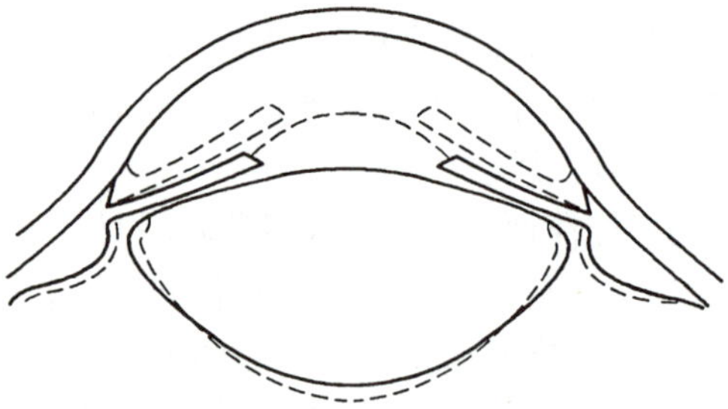

图23-3　眼调节前后睫状体位置和晶状体形状的改变

实线表示眼未作调节时；虚线表示眼在近反射时的变化

晶状体的调节能力可用近点的远近来表示。**近点**是指人眼能看清物体的最近距离。随着人年龄的增长，晶状体的自身弹性下降，变形能力逐渐降低，近点逐渐变远。8岁儿童的近点平均约为8.6cm，20岁左右成人约为10.4cm，50岁约为40cm，到60岁时可增加到100cm。一般说来，人到40至45岁后，晶状体的最大调节能力明显减弱，要看清近物（如看书、读报等）就发生困难，这种现象称为**老视**（presbyopia），即通常所称的老花眼。老视眼时，远处平行光线仍能聚焦于视网膜上，但近处的光线却聚焦在视网膜的后方，因此，视近物时，须戴上适当折光度的凸透镜才能看清。

2. 瞳孔的调节　瞳孔为虹膜中间的开孔。正常人眼瞳孔的直径可变动于1.5~8.0mm之间，其大小可以调节进入眼内的光线量。当视近物时，可反射性地引起双侧瞳孔缩小，称为**瞳孔调节反射**（pupillary accommodation reflex）或**瞳孔近反射**（near reflex of the pupil）。瞳孔近反射的生理意义是减少进入眼内的光线量并减少折光系统的球面像差和色像差，使视网膜上形成更清晰的像。

虹膜内有两种平滑肌：①环形的瞳孔括约肌，收缩时可使瞳孔缩小；②辐形的瞳孔散大肌，收缩时可使瞳孔散大。当强光照射时，瞳孔缩小；反之，瞳孔散大，用以调节进入眼内的光量。这种随照射光线的强弱而出现瞳孔大小的改变，称为**瞳孔对光反射**（pupillary light reflex）。瞳孔对光反射的感受器是视网膜，经视神经传入，中枢在中脑的顶盖前区和两侧动眼神经缩瞳核。当中脑受损害时，瞳孔对光反射失灵，或出现两侧瞳孔在同一时间不等大。临床上可通过检查这一反射来了解中脑的功能状况，还常把它作为判断麻醉的深度和病情危重程度的一个指标。

3. 眼球会聚　当双眼视近物时，发生两眼的眼球内收及视轴同时向鼻侧聚拢的现象，称为**眼球会聚**（convergence）。眼球会聚是由于两眼内直肌反射性地收缩所致，也称为**辐辏反射**（convergence reflex）。其生理意义是使双眼看近物时，物像能落在两眼视网膜的相称点上，从而产生单一清晰的视觉而避免复视。眼球会聚可为大脑提供信号，判断所视物体的远近。

（三）眼折光功能异常及其矫正

正常人眼无需对其折光系统进行调节，就可使平行光线聚焦在视网膜上，因而可以看清远处的物体；经过调节的眼，只要物体离眼的距离不小于近点，也能在视网膜上形成清晰的物像而被看清，称为**正视眼**（emmetropia）。如眼的折光能力异常，或眼球的形态异常，使平行光线不能在视网膜上形成清晰的物像，则称为**非正视眼**（ametropia）。非正视眼包括近视、远视和散光（图23-4）。

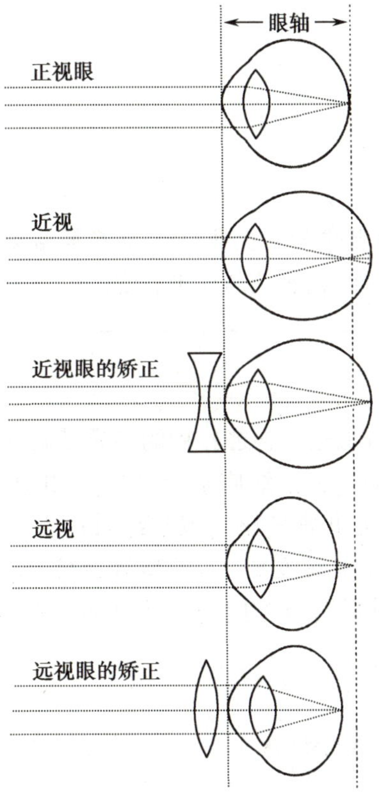

图 23-4　眼的折光异常及其矫正

1. 近视　**近视**(myopia)的发生多数因眼球前后径过长(轴性近视)或折光系统的折光能力过强(屈光性近视),使远物发出的平行光线聚焦成像在视网膜前方,而在视网膜上形成模糊的物像;当看近物时,由于近物入眼的是辐散光线,则眼不需要进行调节或只需进行较小程度的调节,就可使光线聚焦在视网膜上形成清晰的图像。因此,近视眼的近点比正视眼近。纠正近视需配戴适宜的凹透镜加以矫正,使入眼的平行光线经适当分散,焦点后移,成像于视网膜上。

2. 远视　**远视**(hyperopia)的发生多数由眼球的前后径过短(轴性远视)或折光系统的折光能力过弱(屈光性远视),使来自远物的平行光线聚焦在视网膜后方,在视网膜上不能形成清晰的物像,故远视眼视远物不清;当视近物时,由于近物入眼的是辐散光线,故聚焦在视网膜后方,也看不清近物。临床上,中高度远视,远近物体都看不清;轻度远视,由于在晶状体的调节限度内,仍可使物像成像于视网膜上,故远近物体都能看清,但其近点较正视眼远。由于远视眼不论是看近物还是看远物都需要进行调节,故易发生疲劳,尤其是在做近距离作业或长时间阅读时,可因调节疲劳而引发头疼。矫正远视可用凸透镜,使物体入眼光线经适当聚合后,再经眼的折光系统折光后成像于视网膜上。5 岁以前的儿童由于眼球前后径发育滞后,多呈远视,一般至 6 岁后自然成为正视;到青春期,眼球前后径发育迅速,加之读书用眼过度和不正确的阅读方式,非常易于发展为近视。

3. 散光　正视眼的折光系统,其各个折光面都是正球面。**散光**(astigmatism)是指眼的角膜或晶状体表面不呈正球面,即其表面不同方位的曲率半径不相等,因此各点的光线不能同时聚焦于视网膜上形成焦点,而是形成焦线,造成在视网膜上物像不清晰或产生物像变形。散光常发生于角膜表面,少数发生在晶状体表面。矫正规则散光可用柱面镜,其特点是在互相垂直的方位具有不同的曲率半径,当它和角膜的曲率半径改变大小相抵消时,使角膜的曲率异常得到纠正。不规则散光则很难矫正。

二、视网膜的感光功能

来自外界物体的光线通过眼的折光系统在视网膜上形成清晰的物像。物像是一种物理范畴的像,它与外界物体通过照相机中的透镜组在底片上成像机理类似。但视觉系统最终形成的像则是属于意识或心理范畴的主观映象,是由视网膜的神经信息最终在视觉中枢内形成。眼要看到物体,产生视觉,必须通过视网膜的感光作用,经过光电换能机制,将光能转换为视神经上的动作电位,最后传入视皮质才能完成。

在人和多数哺乳类动物的视网膜中存在着两种感光换能系统:①由视杆细胞和与其相联系的双极细胞以及神经节细胞等构成的视杆系统或称**暗视觉系统**(scotopic vision)。该系统对光的敏感度高,专司暗光觉,但对物体细微结构的分辨能力差,视物无色觉而只能区分明暗;②由视锥细胞和与其有关的传递细胞等组成的视锥系统或称**明视觉系统**(photopic vi-

笔记栏

ER-23-1

哺乳动物视杆细胞和视锥细胞模式图

sion)。该系统对光的敏感度低,专司明视觉,但视物时可以辨别颜色,且对物体细微结构具有高度的分辨能力。

知识链接

视锥细胞和视杆细胞

比较解剖学证实,只在白天活动的动物,如鸡,视网膜中只有视锥细胞;在夜间活动的动物,如猫头鹰,视网膜中只有视杆细胞,所以鸡昼出夜宿,猫头鹰夜出昼宿。

(一)视杆细胞的感光换能机制

感光细胞接受光刺激后,能把光刺激转变成视神经冲动,这种换能作用的物质基础就是视色素。视杆细胞中所含的视色素是**视紫红质**(rhodopsin)。视紫红质是结合蛋白,由1分子视蛋白和1分子11-顺型视黄醛的生色基团组成,对光非常敏感。视紫红质在光照下分解,在暗处又重新合成。全反型视黄醛在异构酶催化下转变成11-顺型视黄醛,这是一个耗能的酶促反应。11-顺型视黄醛形成后很快与视蛋白结合成为视紫红质,此过程不耗能(图23-5)。

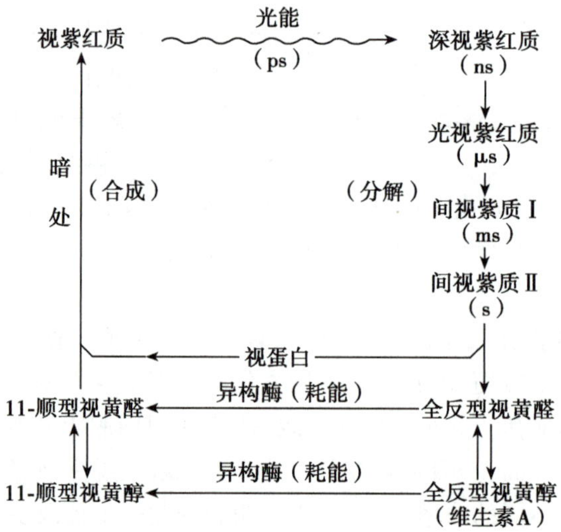

图23-5 视杆细胞中视紫红质的光化学反应示意图

人眼在暗处视物时,视紫红质既有分解,也有合成,这是暗视觉的基础。在暗处,其合成超过分解,视杆细胞中的视紫红质浓度较高,使视网膜对弱光的敏感度也增高。在亮处,视紫红质分解,浓度较低,眼对弱光的敏感度降低。在视紫红质的分解和合成过程中,有一部分视黄醛被消耗。视黄醛由维生素A衍生而来,即维生素A是生成视黄醛的主要原料。当维生素A长期摄入不足时,将导致视紫红质合成障碍,影响暗视觉,发生**夜盲症**(nyctalopia)。

(二)视锥系统换能机制和颜色视觉

视锥细胞功能的重要特点是具有辨别颜色的能力。正常人眼在380~760nm之间能分辨出至少150种颜色。关于颜色视觉的形成,早在19世纪初期,Young和Helmholtz就提出了三原色学说,近年来已被许多实验所证实。该学说认为,视锥细胞外段具有特殊的视色素。视网膜上分布有三种不同的视锥细胞,分别含有对红、绿、蓝三种光敏感的感光色素。

当某一波长的光线作用于视网膜时，以一定的比例使三种不同的视锥细胞产生不同程度的兴奋，信息经处理后转化为不同组合的神经冲动，传到大脑皮质就产生不同的色觉。如红、绿、蓝三种视锥细胞兴奋程度的比例为4∶1∶0时，产生红色色觉；比例为2∶8∶1时，产生绿色色觉等。个别人受遗传因素影响，缺乏相应的视锥细胞，对红、绿、蓝三种颜色中的一种或两种缺乏辨别能力，称为色盲。色盲可分为全色盲（不能分辨颜色）和红绿色盲（缺乏感受红光和绿光的视锥细胞）。某些人对三种颜色反应能力降低，称为色弱。色盲绝大多数由遗传因素引起，而色弱常由后天因素引起。

笔记栏

ER-23-2

人眼视网膜中三种不同视锥细胞对不同波长光的相对敏感性

三、几种视觉生理现象

（一）暗适应与明适应

1. 暗适应　当人从亮处进入黑暗的环境，最初任何物体都看不清楚，经过一段时间后，才能逐渐看清暗处的物体，称为**暗适应**（dark adaptation）。暗适应的产生机制与视网膜上视色素在暗处的合成有关。强光下，视锥细胞和视杆细胞内的视色素都被分解，但剩余的量不同。视杆细胞内的视色素剩余量较少，已达不到产生兴奋的程度；在暗处视紫红质的合成量增多，暗视觉才能逐渐恢复。而视锥细胞内的视色素分解与合成处于动态平衡之中，以维持着明视觉。因此，进入黑暗环境中的暗适应过程分两个阶段：第一阶段是视锥细胞的快暗适应过程，7~8分钟即可完成；第二阶段是视杆细胞的慢暗适应过程，需20~30分钟才能完成。随着视紫红质浓度逐渐增高，视网膜对光的敏感性也进一步升高，才能在暗处看清物体。因此，暗适应本质是人眼在暗处对光的敏感度逐渐提高的过程。

2. 明适应　从黑暗处初来到强光下时，起初感到一片耀眼光亮，不能看清物体，稍待片刻后才恢复视觉，称为**明适应**（light adaptation）。明适应出现较快，约需1分钟即可完成。初到强光下时的耀眼光感主要是由于在暗处合成的视紫红质迅速分解的结果。在对光敏感的视紫红质迅速分解之后，随着视紫红质急剧减少，视锥系统逐渐恢复明视觉作用。

（二）双眼视觉和立体视觉

两眼同时看一物体时所产生的视觉，称为双眼视觉。两眼视物时只产生一个视觉物像，这是因为人的两眼位于面部前方，两眼的视野有相当一部分重叠。当物体成像在两眼视野互相重叠的范围内，而且来自物体同一部分的光线，成像在两眼视网膜的相称点上，这样在主观视觉印象上就产生单一的像，称为单视。两眼视网膜的中央凹是相称点，中央凹之外，一眼的颞侧视网膜和另一眼的鼻侧视网膜互相对称，一眼的鼻侧视网膜与另一眼的颞侧视网膜互相对称。若物像不落在视网膜的相称点上，则将产生复视。双眼视觉的优点是：①扩大单眼视觉的视野；②弥补单眼视野中的盲点缺陷；③增强判断物体大小和距离的准确性；④形成立体视觉。

立体视觉指两眼视物时，能看到物体的高度、宽度和深度。它主要由两眼的视差造成同一物体在两眼视网膜上形成的像并不完全相同，右眼从右方看到物体的右侧面较多，左眼从左方看到物体的左侧面较多，经过中枢神经系统的综合，就能得到一个立体形象。

（三）临床检测的几个常用概念

1. 视力　又称**视敏度**（visual acuity），指眼对物体细小结构的分辨能力。一般以眼能分辨两点间的最小距离为衡量标准。眼前一定距离的两个光点发出的光线投射入眼后交叉通过节点时所成的夹角称为视角。在距离一定、光照良好的条件下，视角越大，表示两光点间距离越大，在视网膜上形成的物像也越大。目前国内常用于检测视力的有国际标准视力表和对数视力表，其视标是从上到下依次变小的E字。在眼前方5m远处视力表上，第10行E字开口间距离为1.5mm。来自该E字开口两点的光线在眼内形成的视角为1分，在视网膜

笔记栏

上形成两点物像之间的距离为 4~5μm,恰好相当于一个视锥细胞的直径。这样两条光线分别刺激两个视锥细胞,而且中间至少间隔一个未被刺激的视锥细胞(图 23-6)。在检查人的视力时,把人眼能分辨清该 E 字开口方向的视力,定为正常视力,以 1.0 表示。若同样距离,只能分辨清视角为 2 分角的 E 字的开口方向,其视力定为 1/2=0.5,即用眼能够分辨出两个光点的最小视角的倒数来表示视力。人眼在视网膜的中央凹处,视锥细胞直径可小于 2μm,因此该处的视力可超过 1.0 达到 1.5 或更高。视力的高低受眼的折光能力、光的波长、物体的大小和平均亮度等诸多因素的影响。

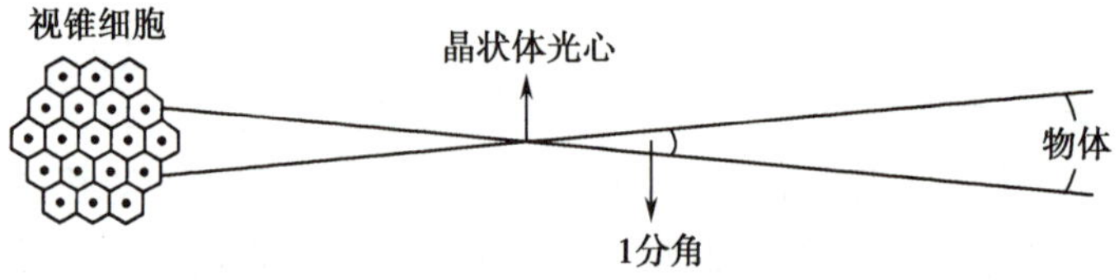

图 23-6 视敏度原理示意图

2. 视野 **视野**(visual field)指单眼固定注视正前方一点不动时,该眼所能看到的空间范围。它可用视野计加以测定,并用图纸记录下来,称为视野图(图 23-7)。

视野与视网膜上各点的对应位置是相反的,即视野图鼻侧部分成像在视网膜颞侧,视野图上侧部分成像在视网膜下侧。视野的大小取决于视网膜的结构、感光细胞的分布和视线被面部结构的阻挡程度。正常视野图中,颞侧视野大于鼻侧视野,下侧视野大于上侧视野。颜色视野以白色最大,其次是蓝、红、绿色,以绿色视野为最小。视野图表示眼所看到的面积,它能反映视网膜的普遍感光功能。视野狭小者不应驾驶交通工具,也不能从事本身或周围物体有较大范围活动的劳动。临床上通过视野的检查来诊断疾病,是了解视网膜疾病、视觉传导通路及视皮质病变的重要方法之一。

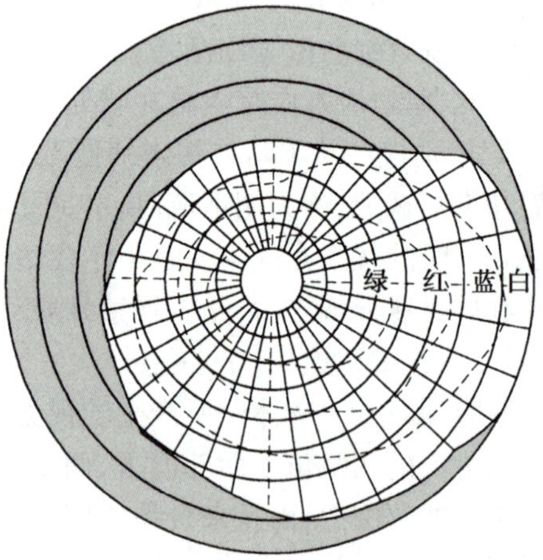

图 23-7 人右眼视野图

3. 房水循环和眼内压 房水为充盈于眼前房和后房中的无色透明液体,是眼折光系统的一个组成部分,其成分类似去蛋白血浆,但 HCO_3^- 和 Na^+ 的含量超过血浆,所以房水的渗透压比血浆高。房水对角膜和晶状体有营养作用,是维持眼内压的重要因素。

房水由睫状体脉络膜丛处的毛细血管被动滤过生成,也有睫状体的色素上皮的主动分泌过程参与。据测定,房水的生成速率约为 2μl/min。生成的房水由后房经瞳孔进入前房,大部分由巩膜角膜结合处的前房角进入巩膜的静脉窦,汇入睫状前静脉;小部分由前膜进入虹膜静脉;极少量由后房经晶状体背面、玻璃体管入视神经旁静脉淋巴管。房水不断生成,不断回流入静脉,两者保持动态平衡,沟通于后房、前房之间,形成房水循环,对营养角膜、晶状体和玻璃体以及维持眼内压的稳定起重要作用。我国成人正常眼内压为 17~24mmHg,平均 20mmHg。眼内压相对稳定对保持眼球,特别是角膜的正常形状和眼的正常折光能力有重要意义。如刺破角膜,房水丢失,眼内压下降,可引起眼球和角膜变形,从而影响眼的折光功能;若房水循环障碍,导致眼内压过高,称为**青光眼**(glaucoma),它可引起角膜、晶状体以及虹膜等结构的营养代谢障碍，还可引起头痛、恶心等全身症状，严重时导致角膜混浊，甚至视力丧失。

第三节　听　觉

听觉(audition)由外耳、中耳和内耳的耳蜗以及听神经和听觉中枢的共同活动完成。人耳的适宜刺激是声波。声源振动引起空气产生疏密波，通过外耳道、鼓膜和听骨链的传递，引起耳蜗中淋巴液和基底膜的振动，使耳蜗螺旋器中的毛细胞受刺激而产生兴奋，将声波的机械能转变为神经冲动，然后由神经纤维传送到大脑皮质的听觉中枢，产生听觉。

耳的适宜刺激是空气振动的疏密波，但振动的频率必须在一定范围内，并且达到一定强度，才能产生听觉。通常人耳能感受的振动频率范围为20～20 000Hz，强度范围为0.000 2～1 000dyn/cm^2。对于每一种频率的声波，都有一个刚能引起听觉的最小强度，称为**听阈**(auditory threshold)。当强度在听阈以上继续增加时，听觉的感受也相应增强，但当强度增加到某一限度时，引起的将不单是听觉，可能因鼓膜过度振动而引起疼痛感觉，这个限度称为最大可听阈。人耳的听阈随着声音的频率变化而变化，而且每一种振动频率都有它自己的听阈和最大可听阈，因而就能绘制出表示人耳对振动频率和强度的感受曲线，两条曲线所包围的区域称为**听域**(audible area)(图23-8)。从听域图上可以看出，人日常说话的频率和强度恰好在听域图的中间。临床上一般是把20岁左右健康人听力的听阈平均值作为0dB(分贝)，测定受测试者听力损失的分贝数，并把听力损失30dB以上者，诊断为耳聋。此外，听觉系统还具有辨别声音时间特性的能力，这对于语言识别、通讯以及音乐欣赏等具有一定意义。

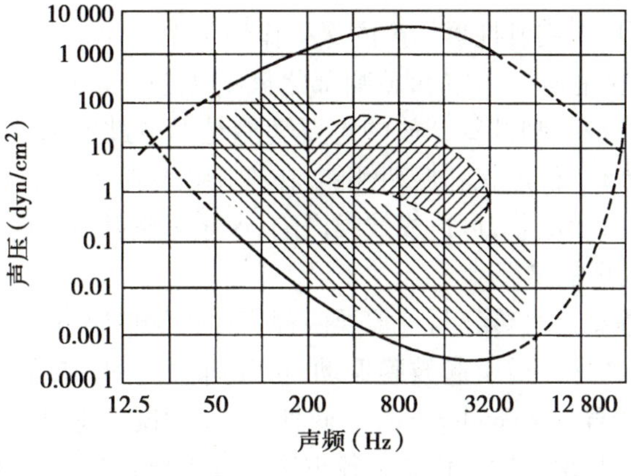

图23-8　人耳的正常听域图

中心斜线区：通常语言听域区；下方斜线区：次要语言听域区(ldyn=10^{-5}N)

一、外耳和中耳的功能

(一)外耳的功能

外耳包括耳郭和外耳道。耳郭的形状有利于接受外界的声波，有集音作用，并有助于声源方向的判断，有些动物能转动耳郭以探测声源的方向。外耳道是声波的传导通路，全长20～25mm。其一端开口于耳郭，另一端终止于鼓膜。根据物理学原理，计算得其最佳共振频

笔记栏

率约为 3 500Hz，该频率的声波由外耳道口传到鼓膜附近时，其强度可以增加约 10 倍。

（二）中耳的功能

中耳由鼓膜、听骨链、鼓室和咽鼓管等结构组成。中耳的主要功能是将声波振动的能量高效能地传递给内耳淋巴液，其中鼓膜和听骨链在声音传递过程中起着重要的增压作用。

1. 鼓膜 形状如同一个浅漏斗，其顶点朝向中耳，内侧与锤骨柄相连。鼓膜同电话机受话器的振动膜相似，是一个压力感受装置，具有较小的失真度和较好的频率响应性。据观察，当频率在 2 400Hz 以下的声波作用于鼓膜时，鼓膜可以复制外加振动的频率，其振动可与声波振动同始同终，几乎没有余振。

2. 听骨链 由锤骨、砧骨和镫骨依次连接而成。锤骨的柄附着于鼓膜，镫骨的脚板与前庭窗膜相接，砧骨居中，将锤骨和镫骨连接起来，使三块听小骨形成固定角度的杠杆。锤骨柄为长臂，砧骨长突为短臂。杠杆的支点刚好在听骨链的重心上，因而在能量传递过程中惰性最小，效率最高。鼓膜振动时，如锤骨柄内移，则砧骨的长突和镫骨柄也作相同方向的内移。

声波由鼓膜经听骨链到达前庭窗时，其振动的压强增大，而振幅稍减小，这就是中耳的增压作用。其原因是：①鼓膜的实际振动面积约为 $55mm^2$，而前庭窗膜的面积只有 $3.2mm^2$，两者之比为 17.2∶1。如传递的总压力不变，则作用于前庭窗膜上的压强为鼓膜上压强的 17.2 倍；②听骨链杠杆的长臂与短臂之比为 1.3∶1，这样，作用在短臂一侧的压力将增大为原来的 1.3 倍。通过以上两方面的作用，在整个传递过程中，中耳的增压效应为 17.2×1.3 倍，即 22.4 倍。

3. 鼓膜张肌和镫骨肌 为鼓室内的两块肌肉，听小骨的运动与之有关。当声强过大时（70dB 以上），可反射性地引起这两块肌的收缩，结果使鼓膜紧张，各听小骨之间的连接更为紧密，导致中耳传递振动的幅度减小，阻力加大。这种作用一方面可降低中耳的传音功能，另一方面可阻止较强的振动传到耳蜗，从而对感音装置具有某种保护作用。但由于这种反射有一定的潜伏期，所以对突发性爆炸声的保护作用不大。

ER-23-3

人耳的结构示意图

4. 咽鼓管 咽鼓管是连接鼓室和鼻咽部之间的通道，其鼻咽部的开口常处于闭合状态，在吞咽、打哈欠时开放。咽鼓管开放的主要功能是调节鼓室和大气压之间的压力平衡，进而能维持鼓膜的正常位置、形状和振动性能，在维持正常听力方面有重要意义。咽鼓管因炎症阻塞后，鼓室内空气被吸收，可造成鼓膜内陷，产生耳鸣并影响听力。

（三）声波传入内耳的途径

声波传入内耳的途径有气传导与骨传导两种。在正常情况下，以气传导为主。

1. 气传导 声波经外耳道引起鼓膜振动，再经听骨链和前庭窗膜进入耳蜗，这一条声音传导的途径称为**气传导**（air conduction）。此外，鼓膜的振动也可引起鼓室内空气的振动，再经蜗窗膜的振动传入耳蜗。这一传导途径也属于气传导，但在正常听觉过程中并不重要，只有当听骨链运动障碍时才发挥一定的传音作用，但这时的听力较正常时明显降低。

2. 骨传导 声波可直接引起颅骨的振动，再引起位于颞骨骨质中耳蜗内淋巴的振动，这种传导途径称为**骨传导**（bone conduction）。骨传导的敏感性低得多，因此在正常听觉的引起中起的作用甚微。只是当鼓膜或中耳病变引起传音性耳聋时，气传导明显受损，而骨传导却不受影响，甚至相对增强；而当耳蜗病变引起感音性耳聋时，气传导和骨传导均受损。因此，临床上可通过检查患者气传导和骨传导受损情况来判断听觉异常的产生部位和原因。

二、内耳的感音功能

内耳又称迷路，由耳蜗和前庭器官组成。耳蜗为声音的感受器官，前庭器官则与平衡感觉有关。耳蜗的主要作用有两个：①传音功能，将前庭窗所受的声能传送到毛细胞；②感音功能，将螺旋器感受到的声能转化为蜗神经的冲动。以下简述耳蜗的感音换能作用。

（一）基底膜的振动和行波理论

声波振动通过鼓膜、听骨链传到耳蜗，使耳蜗淋巴液和膜性结构振动。振动波转变为盖膜与基底膜之间的剪切运动，产生剪切力，并使与盖膜接触的毛细胞的纤毛发生弯曲或倾斜，引起毛细胞产生感受器电位，并进一步激发听神经纤维产生动作电位，传入中枢，引起听觉。如声波引起前庭窗膜内移，前庭阶压力增大，基底膜下移，鼓阶内压力增大，使蜗窗膜外移；相反，当前庭窗膜外移时，又作反方向的移动，如此反复，形成振动（图 23-9）。在正常气传导的过程中，蜗窗膜起着缓冲耳蜗内压力变化的作用。

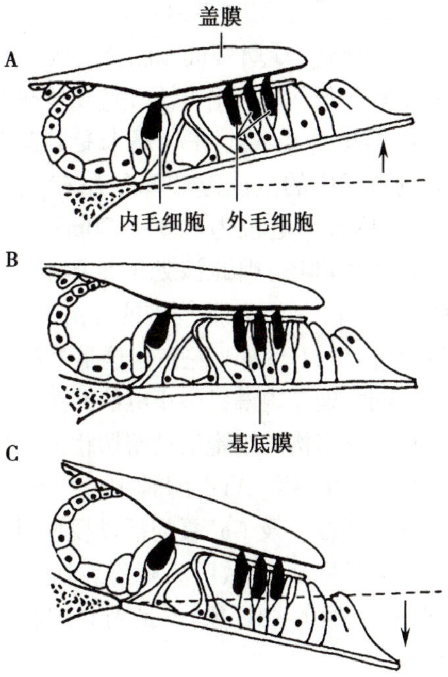

图 23-9 基底膜和盖膜振动时毛细胞顶部听毛受力情况示意图

A. 基底膜在振动中上移时，因与盖膜之间的切向运动，听毛弯向蜗管外侧；B. 静止时的情况；C. 基底膜在振动中下移时，听毛弯向蜗管内侧

实验表明，基底膜的振动从其底部开始，以**行波**（travelling wave）方式沿基底膜从耳蜗基底部向耳蜗顶部的方向传播。振幅随着振动由前庭窗向前推进而逐渐增大，传播速度则逐渐减慢，行至一定距离时，振幅达到最大，而后又迅速减小乃至消失（图 23-10）。耳蜗不同部位的谐振（共振）频率不同，声音频率愈低，行波传播的距离愈远，最大振幅出现的部位愈靠近基底膜顶部；相反，声波频率愈高，行波传播愈近，最大振幅出现的部位愈靠近前庭窗处。由于每一种频率的声波引起的基底膜振动都有一个特定的行波传播范围和最大振幅区，因此与该基底膜振动区域有关的毛细胞和听神经纤维就会受到最大的刺激，于是，来自基底膜不同区域的听神经纤维的冲动传到听觉中枢的不同部位，引起不同音调的感觉，这就是耳蜗对声音频率初步分析的基本原理。由此可以理解，临床上观察到耳蜗底部受损时主要影响对高频声波的听力，而耳蜗顶部受损时主要影响对低频声波的听力。如图 23-10 所示，外毛细胞顶端的听毛有些埋植于盖膜的胶状物中，有的则与盖膜的下面相接触；由于基底膜与盖膜的附着点不在同一个轴上，故当行波引起基底膜振动时，盖膜与基底膜便各自沿着不同的轴而上、下移动，于是两膜之间便发生交错的移行运动，使纤毛听毛受到一个剪切力的作用而弯曲，纤毛的弯曲使毛细胞的机械门控离子通道开放，使毛细胞去极化引起毛细胞兴奋，从而将机械能转变为生物电变化。

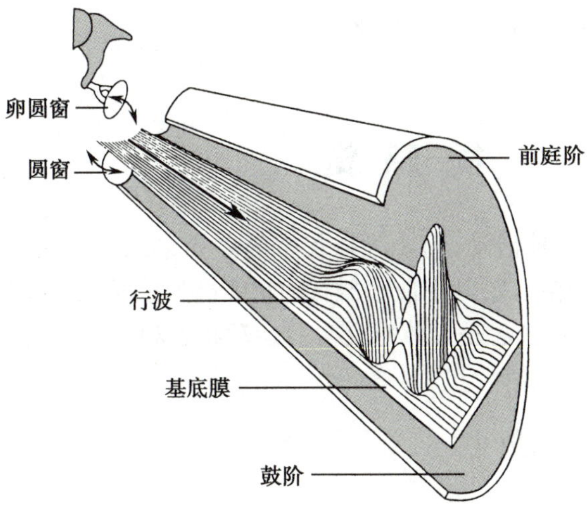

图 23-10 基底膜振动与行波学说

笔记栏

（二）耳蜗的生物电现象

如上所述，耳蜗将机械能转变为电信号，由此引起耳蜗内一系列过渡性的电变化，最后引起听神经纤维的动作电位，完成耳蜗的换能作用。

1. 耳蜗内电位　在耳蜗未受刺激时，如果以鼓阶外淋巴为参考零电位，那么便可测出蜗管内淋巴中的电位为+80mV左右，称为**耳蜗内电位**（endocochlear potential）。在静息情况下，毛细胞膜内电位为-80～-70mV，由于毛细胞顶端的浸浴液为内淋巴，因此该处毛细胞膜内外的电位差可达160mV左右。而毛细胞周围的浸浴液为外淋巴，该处膜内外的电位差只有80mV左右。这是毛细胞电位与一般细胞电位不同之处。内淋巴中正电位的产生和维持与蜗管外侧壁的血管纹结构的细胞活动密切相关。耳蜗内电位对缺氧或哇巴因（Na^+-K^+-ATP酶抑制剂）非常敏感，缺氧可使ATP的生成减少及Na^+泵的活动受阻，因而使内淋巴的正电位不能维持，可导致听力障碍。临床上呋塞米等利尿剂引起的一过性耳聋现象，就是因其抑制Na^+泵而引起的不良反应。

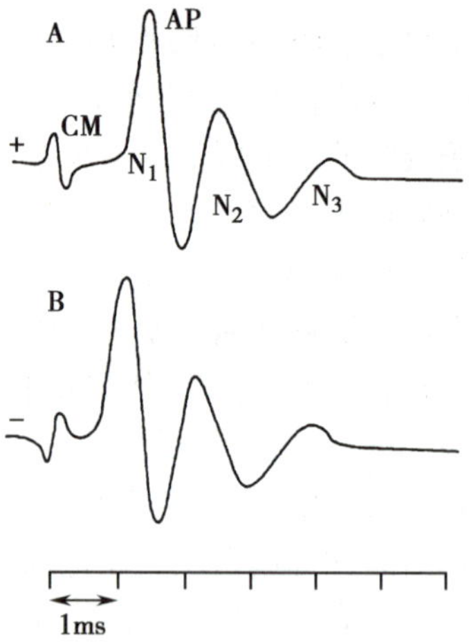

图23-11　短声刺激诱发的微音器电位和听神经动作电位

CM：微音器电位；AP：耳蜗神经动作电位（包括N_1、N_2、N_3三个负电位）A与B示当声音位相改变时，微音器电位倒转，但AP的位相不变

2. 耳蜗微音器电位　当耳蜗受到声音刺激时，在耳蜗及其附近结构还可记录到一种具有交流性质的电变化，这种电变化的频率和幅度与作用于耳蜗的声波振动完全一致，称为**耳蜗微音器电位**（cochlear microphonic potential，CM）（图23-11）。微音器电位的特点是：无真正的阈值，潜伏期极短，没有不应期。在一定范围内，微音器电位的振幅随声压的增大而增大，并且对缺氧和深麻醉相对不敏感。微音器电位不是听神经的动作电位，而是多个毛细胞在接受声音刺激时所产生的复合电位。

ER-23-4

知识拓展：科技创造人类的新福祉

3. 听神经动作电位　听神经动作电位是耳蜗对声音刺激所产生的一系列反应中最后出现的电变化，是耳蜗对声音刺激进行换能和编码的结果。根据引导方法不同，可以记录听神经复合动作电位或单一听神经纤维动作电位。图23-11中的N_1、N_2、N_3是从整根听神经上记录到的复合动作电位，它是听神经中所有纤维活动的综合结果。动作电位的振幅取决于声音的强度、发生兴奋的纤维数目及各纤维放电的同步化程度。

第四节　平 衡 感 觉

机体必须保持正常的姿势才能进行各种活动，而要维持正常的姿势，又依赖于前庭器官、视觉器官和本体感受器的协同活动才能完成，其中前庭器官的功能最为重要。前庭器官由内耳中的三个半规管以及球囊和椭圆囊组成，是人体感受自身运动状态和头在空间位置的感受器，在保持身体的平衡中起重要的作用。

一、前庭器官的感受装置与适宜刺激

（一）前庭器官

前庭器官的感受细胞都是毛细胞，它们按一定的形式排列，具有类似的结构和功能。这

些毛细胞有两种纤毛，其中有一根最长，位于细胞顶端的一侧边缘处，称为动纤毛；其余的纤毛较短，数量较多，称为静纤毛。每个细胞有静纤毛 60～100 根，在其排列上逐根变长，呈阶梯状。毛细胞的基底部有感觉神经纤维末梢分布。毛细胞的适宜刺激是与纤毛的生长面平行的机械力的作用。当动纤毛和静纤毛都处于自然状态时，细胞膜的静息电位约-80mV；同时，与毛细胞相连的神经纤维上有一定频率的持续放电（基础放电）。当在外力作用下，使静纤毛朝向动纤毛的方向弯曲，毛细胞就去极化，达到一定阈值（约-60mV）时，毛细胞的传入神经纤维发放的冲动频率增加，表现为兴奋效应；相反，当外力使动纤毛朝向静纤毛的方向弯曲时，则毛细胞超极化，同时传入冲动减少，表现为抑制（图 23-12）。前庭器官中所有毛细胞感受外界刺激所进行的机械电换能机制与耳蜗毛细胞相似。在正常情况下，机体的运动状态和头部在空间位置的改变都能以特定的方式改变毛细胞纤毛弯曲的方向，使相应神经纤维的放电频率发生改变。这些信息传到中枢后，能引起特殊的运动觉和位置觉，并出现各种躯体和内脏功能的反射性变化。

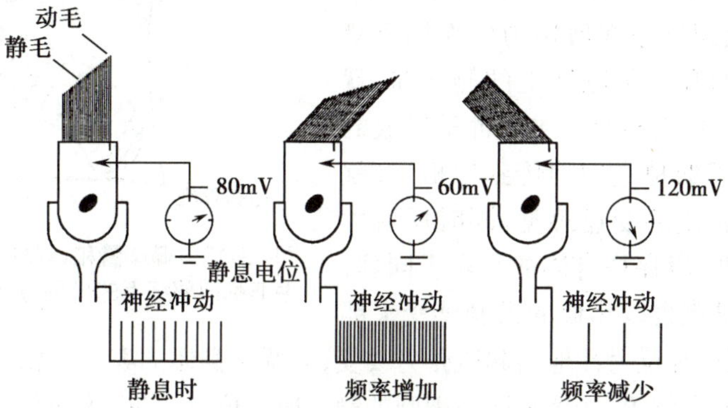

图 23-12 前庭器官中毛细胞顶部纤毛受力情况与电位变化关系示意图

（二）半规管的适宜刺激

人体两侧内耳中各有三个相互垂直的半规管，即外半规管、前半规管和后半规管。它们分别位于相互垂直的三个平面上。当头前倾 30°时，外半规管与地面平行，故也称水平半规管，其余两个半规管则与地面垂直。每个半规管约占 2/3 个圆周，与椭圆囊连接处都有一个膨大的部分，称为壶腹。壶腹内有一块隆起的结构称壶腹嵴，其中有一排面对管腔的毛细胞。毛细胞顶部的纤毛都埋植在胶质性质的圆顶形终帽之中。毛细胞上动纤毛与静纤毛的相对位置是固定的，如在水平半规管内，当内淋巴由管腔向壶腹的方向移动时，正好能使毛细胞的静纤毛向动纤毛方向弯曲，引起该侧壶腹的传入神经向中枢发放大量的神经冲动。

半规管的适宜刺激是旋转变速运动。当人体直立并在水平方向做旋转运动时，水平半规管的感受器受刺激最大。旋转开始时，由于管腔内淋巴的惯性，它的启动将晚于人体和半规管本身的运动。人体向左旋转，开始时左侧水平半规管中的内淋巴压向壶腹的方向，使该侧毛细胞兴奋而产生较多的神经冲动；与此同时，右侧水平半规管中的内淋巴压力作用的方向是由壶腹向半规管，于是由该侧壶腹传向中枢的冲动减少。伴随传向中枢的神经信息的变化，在主观上就产生特定的旋转变速感觉，同时，能反射性地引起某些肌张力改变，以保持身体的平衡。当旋转达到匀速状态时，管腔中的内淋巴与管腔呈同步运动，两侧壶腹中的毛细胞都处于不受力状态，中枢获得的信息与不进行旋转时相同。当旋转停止时，由于内淋巴的惯性，两侧壶腹中毛细胞的受力方向和冲动发放情况正好与旋转开始时相反。人脑正是根据来自两侧水平半规管传入信号的差异来判定旋转的方向和旋转状态的。内耳迷路的其他两对半规管分别接受与它们所处平面方向一致的旋转变速运动的刺激。

笔记栏

（三）椭圆囊和球囊的适宜刺激

椭圆囊和球囊的适宜刺激是直线变速运动。它们的感受细胞是位于其囊斑的毛细胞。毛细胞的纤毛埋植于耳石膜中。耳石膜是一种胶质板，内含耳石。耳石主要由蛋白质和碳酸钙构成，比重大于内淋巴。在这两个囊斑的水平面上，几乎每个毛细胞纤毛的排列方向都不完全相同（图 23-13）。当人体站立不动时，椭圆囊的囊斑与地面平行，其耳石膜在毛细胞纤毛的正上方；球囊的囊斑与地面垂直，其耳石膜悬在毛细胞纤毛的一侧。毛细胞纤毛的这种配置有利于分辨人体在囊斑所处平面上进行各种方向的直线变速运动。例如，当人体在水平方向作直线变速运动时，由于惯性作用，耳石膜有维持原位的趋势，而毛细胞则随人体在变速。这就使毛细胞与耳石膜的相对位置发生改变，发生剪切运动，致使纤毛在剪切力的作用下侧弯。这种椭圆囊囊斑毛细胞纤毛的侧弯曲，就能引起某些特定的传入神经纤维上冲动发放的增加。这种变化了的神经冲动传到中枢后，就会在主观上产生特定的变速感觉，同时反射性地引起肌张力改变，以保持身体的平衡。同理，球囊囊斑上的毛细胞也以相似的机制感受头部在空间的位置，同时也反射性地引起肌张力改变，以调整身体的姿势。箭头所指方向是该处毛细胞顶部动毛所在位置，箭尾是同一细胞的静毛所在位置，当机体所作直线加速运动的方向与某一箭头的方向一致时，该箭头所代表的毛细胞表面静毛向动毛侧的弯曲最明显，与此毛细胞有关的神经纤维有最大频率的冲动发放。

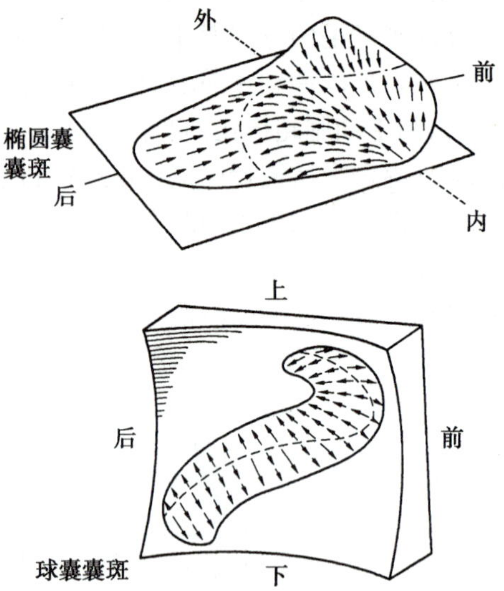

图 23-13 椭圆囊和球囊中囊斑的位置以及毛细胞顶部纤毛的排列方向

二、前庭反应与眼震颤

前庭器官的传入冲动，除引起运动觉和位置觉外，还可引起各种姿势调节反射和自主性神经功能的改变，这种现象称为前庭反应。

例如，当汽车突然加速时，会引起颈背肌紧张性增强而出现后仰的姿势；汽车突然停止时则出现相反的情况。这是前庭器官对变速运动反应而引起的姿势反射，其意义在于维持机体一定的姿势和保持身体平衡。

另外，如果前庭器官受到过强或过长的刺激或前庭功能过敏时，常会引起恶心、呕吐、眩晕、皮肤苍白等现象，称为前庭自主神经反应，主要表现为以迷走神经兴奋占优势的反应，例如晕船、晕车和航空病。

前庭反应中有一种特殊的反应，即当躯体做旋转运动时，引起两侧眼球出现同步的往复运动，称为**眼震颤**（nystagmus）。眼震颤主要是由半规管受刺激而引起的。当人头部前倾30°，绕纵轴旋转时，两侧水平半规管受到刺激，引起水平方向的眼震颤；前、后半规管受刺激时引起垂直方向的眼震颤。人类在水平面上的活动较频繁（如转身、回顾等），故以水平方向的眼震颤为例来说明眼震颤的情况。当向左旋转时，由于内淋巴的惯性，使左侧壶腹嵴内的毛细胞受刺激增强，而右侧正好相反（图 23-14A），反射性地引起某些眼外肌兴奋和另一些眼外肌抑制，于是出现两侧眼球向右侧移动，称为眼震颤的慢动相；当眼球移动到两眼裂右侧端时，又快速返回到眼裂正中，称为眼震颤的快动相。以后再出现新的慢动相和快动相，反复不已，这就是眼震颤。当旋转变为匀速转动时，旋转虽在继续，但由于内淋巴与身体的旋转速度相同，故壶腹中的毛细胞回到未旋转时的位置，因此眼震颤停止。当旋转突然停止时，由于内淋巴的惯性而又出现眼震颤，但其慢动相和快动相的方向与旋转开始时正好相反（图 23-14B）。眼震颤慢动相的方向与旋转方向相反，是由于对前庭器官的刺激而引起的；而快动相的运动方向与旋转方向一致，是中枢矫正性运动。临床上常根据眼震颤试验来判断前庭功能是否正常。

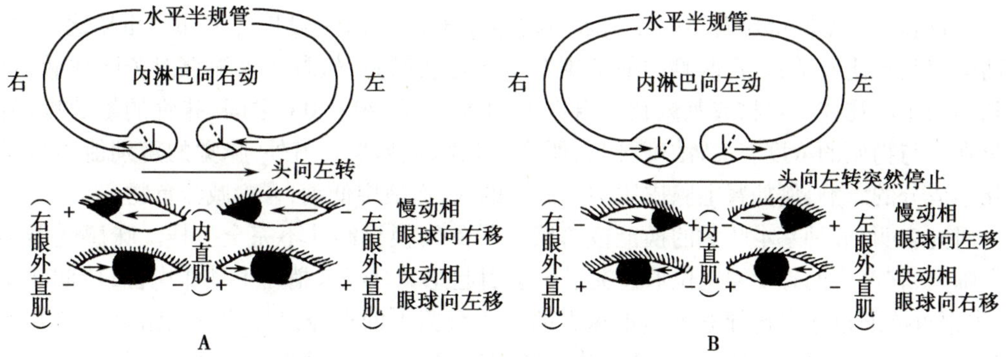

图 23-14　旋转运动时的眼震颤方向示意图

第五节　嗅觉和味觉

一、嗅觉

嗅觉（olfacition）感受器即**嗅细胞**（olfactory cell），位于上鼻道及鼻中隔后上部的嗅上皮中，是唯一的起源于中枢神经系统且能直接接受环境中化学物质刺激的神经元。嗅上皮由嗅细胞、支持细胞、基底细胞和鲍曼腺组成。嗅细胞呈细长瓶形，顶部有 8~12 条短而细的纤毛，埋于鲍曼腺所分泌的黏液之中；细胞的底端（中枢端）是由无髓纤维组成的嗅丝，穿过筛骨直接进入嗅球。嗅球是传递和处理嗅信息的初级中枢。嗅觉感受器的适宜刺激是空气中有气味的化学物质，人体大约有 1 000 种嗅觉感受器基因，它们可以产生大量的组合，能对 1 万种气味进行辨别。一般认为，众多的气味是由 7 种基本气味（樟脑味、麝香味、花草味、乙醚味、薄荷味、辛辣味、腐腥味）的组合所引起。嗅觉也和其他感觉系统类似，各种气味是由于它们在不同的传导路上引起不同数量的神经冲动的组合，在中枢引起特有的主观嗅觉感受。通过呼吸，这些分子被鼻腔中的黏液吸收，并扩散到嗅纤毛，与纤毛表面膜上的受体蛋白结合，这种结合可通过 G 蛋白引起第二信使类物质（如 cAMP 等）产生，最后导致膜上门控式 Na^+通道开放，引起 Na^+内流。在嗅细胞的胞体膜上产生去极化型的感受器电位，后者以电紧张方式触发轴突膜产生动作电位，后沿轴突传向嗅球，进而传向更高级的嗅觉中枢，引起嗅觉。

嗅觉有两个特点：①阈值很低，空气中只要含有极微量的某一种气味物质，即可引起相应的嗅觉；②有明显的适应现象，当某种气味突然出现时，可引起明显的嗅觉；如果这种气味的物质继续存在，感觉很快减弱，甚至消失。但对某种气味适应后，对其他气味的嗅觉仍然不变。

笔记栏

二、味觉

味觉(gustation)的感受器是味蕾,主要分布在舌背部表面和舌缘,口腔和咽部黏膜的表面也有散在的味蕾存在。每个人有 2 000~5 000 个味蕾,每一个味蕾都由味细胞、支持细胞和基底细胞组成。味细胞的更新率较高,平均每 10 天更新一次。味细胞的顶端有纤毛,称味毛,是味觉感受的关键部位。众多的味道都是由酸、甜、苦、咸和鲜五种基本的味觉组合而成。

人舌表面的不同部位对不同味刺激的敏感程度不一样,一般是舌尖部对甜味比较敏感,舌两侧对酸味比较敏感,舌两侧的前部则对咸味比较敏感,软腭和舌根部对苦味比较敏感。味觉的敏感度往往受食物或刺激物本身温度的影响,在 20~30℃之间,味觉的敏感度最高。味觉强度与物质的浓度有关,浓度越高,所产生的味觉越强。另外,味觉的辨别能力也受血液化学成分的影响,例如肾上腺皮质功能低下的人,血液中低钠,喜食咸味食物。

研究表明,五种基本味觉的换能或跨膜信号的转换机制并不完全一样。味感受器细胞没有轴突,它产生的感受器电位通过突触传递引起感觉神经末梢产生动作电位,传向味觉中枢,中枢可能通过来自传导五种基本味觉的专用线路上的神经信号的不同组合来认知各种味觉。另外,味觉也有适应现象,某种味质长时间刺激时,味觉的敏感度迅速降低。但此时对其他物质的味觉并不影响。

学习小结

感觉器官(或感受器)的功能是接受内、外环境中的不同刺激,将刺激转变为神经冲动。人体的主要感觉有视觉、听觉。

人的视觉器官是眼,由折光系统和感光系统两部分组成。折光系统由角膜、房水、晶状体和玻璃体组成,功能是将来自外界物体的光线折射后在视网膜上形成清晰的物像。为了形成清晰的物像,折光系统可进行相应的调节,包括晶状体的调节、瞳孔的调节和眼球会聚,其中以晶状体的调节为主。眼的折光能力异常,平行光线不能在视网膜上形成清晰的物像,称为非正视眼,包括近视、远视和散光。眼的感光系统由含有感光细胞的视网膜构成,功能是感受视网膜上物像的刺激,并转变成电信号沿视神经传入视觉中枢。视网膜中存在视锥和视杆两种感光换能系统。视锥系统为明视觉系统,专司白昼视物,能分辨颜色,对细微结构分辨能力高;视杆系统为暗视觉系统,对光的敏感度高,专司暗光下视物,不能分辨颜色,对细微结构分辨能力低。与视觉有关的生理现象有暗适应与明适应、双眼视觉和立体视觉,临床检测指标有视力、视野、眼内压等。

听觉器官由外耳、中耳和内耳的耳蜗三部分构成。外耳和中耳的功能是集音,将声波传入内耳,并起增压作用。声波传入内耳的途径有气传导与骨传导两种。内耳的耳蜗具有传音和感音功能,把传递到耳蜗的声波的机械振动换能转化成神经冲动,原理是基底膜的振动引起螺旋器上毛细胞顶部听毛的弯曲变形,这种机械变化引起耳蜗及与之相连的神经纤维产生一系列的电变化。

此外,内耳中的三个半规管、椭圆囊和球囊组成前庭器官,是人体感受自身运动状态和头在空间的位置的感受器,在保持身体平衡中起重要作用。

扫一扫,测一测

(闵建新)

复习思考题

1. 简述感受器的一般生理特性。
2. 简述视觉的三原色学说。
3. 简述行波理论的结构基础。

主要参考书目

[1] 丁文龙,刘学政. 系统解剖学[M]. 9 版. 北京:人民卫生出版社,2018.

[2] 杨茂友,邵水金. 正常人体解剖学[M]. 3 版. 上海:上海科学技术出版社,2018.

[3] 孙红梅,包怡敏. 正常人体学[M]. 2 版. 北京:人民卫生出版社,2016.

[4] 李继承,曾园山. 组织学与胚胎学[M]. 9 版. 北京:人民卫生出版社,2018.

[5] 王庭槐. 生理学[M]. 9 版. 北京:人民卫生出版社,2018.

[6] 郭健,杜联. 生理学[M]. 3 版. 北京:人民卫生出版社,2016.

[7] 邵水金,朱大诚. 解剖生理学[M]. 2 版. 北京:人民卫生出版社,2016.

复习思考题
答案要点

模拟试卷

55